Timothy A. Morris / Andrew L. Ries / Richard A. Bordow

Manual of Clinical Problems in Pulmonary Medicine

Seventh Edition

临床呼吸医师手册

第 7 版

	蒂莫西·A.莫里斯
主　编	〔美〕安德鲁·L.里斯
	理查德·A.鲍得
主　审	吴　琦　李月川
主　译	孙　昕　武俊平　贾　玮

U0338908

天津出版传媒集团

天津科技翻译出版有限公司

著作权合同登记号：图字：02－2014－512

图书在版编目（CIP）数据

临床呼吸医师手册／（美）蒂莫西·A．莫里斯
（Timothy A. Morris），（美）安德鲁·L．里斯
（Andrew L. Ries），（美）理查德·A．鲍得
（Richard A. Bordow）主编；孙昕，武俊平，贾玮主译
．— 天津：天津科技翻译出版有限公司，2023.6
书名原文：Manual of Clinical Problems in
Pulmonary Medicine
ISBN 978－7－5433－4310－8

Ⅰ．①临… Ⅱ．①蒂… ②安… ③理… ④孙… ⑤武
… ⑥贾… Ⅲ．①呼吸系统疾病－诊疗－手册 Ⅳ．
①R56－62

中国国家版本馆 CIP 数据核字（2023）第 011760 号

中文简体字版权属天津科技翻译出版有限公司。

授权单位：Wolters Kluwer Health，Inc.
出　　版：天津科技翻译出版有限公司
出 版 人：刘子媛
地　　址：天津市南开区白堤路 244 号
邮政编码：300192
电　　话：(022)87894896
传　　真：(022)87893237
网　　址：www.tsttpc.com
印　　刷：天津海顺印业包装有限公司
发　　行：全国新华书店
版本记录：880mm×1230mm　32 开本　28.75 印张　800 千字
　　　　　2023 年 6 月第 1 版　2023 年 6 月第 1 次印刷
　　　　　定价：158.00 元
（如发现印装问题，可与出版社调换）

译者名单

主　审　吴　琦　李月川

主　译　孙　昕　武俊平　贾　玮

译　者　(按姓氏汉语拼音排序)

白大鹏　付莎莎　谷松涛　胡　松　胡金苗　华静娜

贾　玮　李　莉　李冠华　李红蔚　马　晖　马龙艳

梅早仙　邵红霞　史丽霞　孙　昕　王　星　王合荣

吴　茜　武俊平　于洪志　余雯雯　张　力　张冬睿

张凯茹　张永祥　赵晓赟　郑兴杰　周洋洋

编者名单

Dennis E. Amundson, DO
Staff Physician
Scripps Clinic
Encinitas, California

William R. Auger, MD
Professor of Clinical Medicine
Pulmonary and Critical Care
  Medicine
University of California, San Diego
San Diego, California

Frank D. Bender, MD
Staff Physician
Escondido Pulmonary
  Medicine Group
Escondido, California

Jonathan L. Benumof, MD
Professor of Anesthesia
Department of Anesthesiology
UCSD School of Medicine
San Diego, California

Robert Bercovitch, MD
Staff Physician
Yale–New Haven Hospital
New Haven, Connecticut

Timothy D. Bigby, MD
Professor of Medicine
Pulmonary & Critical
  Care Medicine
University of California, San Diego
La Jolla, California
Section Chief, Pulmonary and Critical Care
  Medicine Service
VA San Diego Healthcare System
San Diego, California

Jennifer Blanchard, MD
Assistant Professor
Department of Medicine
University of California, San Diego
San Diego, California

Richard A. Bordow, MD
Associate Director
Pulmonary Function Laboratory
Doctors' Hospital
San Pablo, California

Shari A. Brazinsky, MD
Staff Physician
Alvarado Hospital Medical
  Center
San Diego, California

David M. Burns, MD
Professor Emeritus
Family and Preventive Medicine
UCSD School of Medicine
San Diego, California

J. Jonas Carmichael, MD
Fellow
Department of Pulmonary/Critical Care Medicine
Naval Medical Center San Diego
San Diego, California

Antonino Catanzaro, MD
Professor of Medicine
Pulmonary and Critical Care Medicine
University of California, San Diego
San Diego, California

Henri G. Colt, MD
Professor of Medicine
Pulmonary & Critical Care
University of California, Irvine
Orange, California

Douglas J. Conrad, MD
Professor of Medicine
Pulmonary and Critical Care Medicine
University of California, San Diego
San Diego, California
Director, UCSD Adult Cystic Fibrosis
  Clinic
Department of Medicine
UCSD Medical Center
La Jolla, California

Laura E. Crotty Alexander, MD
Assistant Professor of Medicine
Pulmonary and Critical Care Medicine
University of California, San Diego
San Diego, California

Konrad L. Davis, MD
Staff Physician
Pulmonary Department
Naval Medical Center San Diego
San Diego, California

David J. De La Zerda, MD
Fellow
Division of Pulmonary and Critical Care
  Medicine
University of California, San Diego
San Diego, California

Asha Devereaux, MD, MPH
Pulmonary Medicine
Sharp-Coronado Hospital
Coronado, California

Jeffrey R. Dichter, MD
Medical Director
Unity Hospital Intensive Care
Allina Health
Minneapolis, Minnesota

David Wayne Dockweiler, MD
Medical Director, Surgical Services
Staff Physician
Scripps Memorial Hospital, La Jolla
La Jolla, California

Richard D. Drucker, MD
Staff Physician
Kaiser Permanente
Woodland Hills, California

Wael ElMaraachli, MD
Assistant Professor of Medicine
Pulmonary and Critical Care Medicine
University of California, San Diego
San Diego, California

Mary Elmasri, MD
Fellow
Pulmonary and Critical Care Medicine
University of California, San Diego
San Diego, California

Steven J. Escobar, MD, FCCP, FACP
Assistant Professor
Internal Medicine
Uniformed Services University
  of the Health Sciences
Bethesda, Maryland
Head
Pulmonary Medicine
Naval Medical Center
San Diego, California

Garner G. Faulkner, RRT
Manager
Respiratory Care Department
University of California, San Diego
  Health System
San Diego, California

Peter F. Fedullo, MD
Clinical Professor of Medicine
Pulmonary and Critical Care Medicine
University of California, San Diego
San Diego, California

Timothy M. Fernandes, MD
Associate Physician
Pulmonary and Critical Care Medicine
University of California, San Diego
San Diego, California

Patricia W. Finn, MD
Professor and Head, Department of Medicine
University of Illinois College of Medicine at Chicago
Chicago, Illinois

Amy L. Firth, PhD
Research Scientist
Salk Institute
Laboratory of Genetics
La Jolla, California

Richard Ford, BS, RRT, FAARC
Administrative Director
Respiratory Care Department
University of California, San Diego Health System
San Diego, California

Michael J. Freudiger, PharmD
Clinical Pharmacist
Saint Agnes Medical Center
Fresno, California

Mark M. Fuster, MD
Assistant Professor of Medicine
Pulmonary and Critical Care Medicine
University of California, San Diego
Staff Physician
Pulmonary & Critical Care Section
VA San Diego Healthcare System
San Diego, California

Eugene M. Golts, MD
Assistant Clinical Professor of Surgery
Department of Surgery
Division of Cardiothoracic Surgery
University of California, San Diego
San Diego, California

Ian R. Grover, MD
Associate Clinical Professor of Medicine
Emergency Medicine
Medical Director
Hyperabaric Medicine Center
University of California, San Diego
  Medical Center
San Diego, California

Tony S. Han, MD
Staff Physician
Department of Pulmonary/Critical
  Care Medicine
Naval Medical Center San Diego
San Diego, California

Carl K. Hoh, MD
Professor of Radiology
Division Chief, Nuclear Medicine
University of California, San Diego
San Diego, California

William G. Hughson, MD, DPhil
Clinical Professor of Medicine
Director, Center for Occupational &
  Environmental Medicine
University of California, San Diego
San Diego, California

Tristan J. Huie, MD
Instructor
Medicine
University of Colorado, Denver
Aurora, Colorado
Instructor
Medicine
National Jewish Health
Denver, Colorado

Shazia M. Jamil, MD, FCCP, FAASM
Assistant Clinical Professor
Department of Medicine
University of California, San Diego School
  of Medicine
Attending Physician
Pulmonary and Critical Care Medicine
Scripps Clinic, Scripps Green Hospital
La Jolla, California

Lindsay G. Jensen, BA
Research Fellow
Department of Radiation Oncology
Moores Cancer Center
University of California, San Diego
La Jolla, California

Kim M. Kerr, MD
Clinical Professor of Medicine
Director, Medical Intensive Care
  Unit–Thornton
Pulmonary and Critical Care Medicine
University of California, San Diego
San Diego, California

Erik B. Kistler, MD, PhD
Assistant Professor of Anesthesiology
Department of Anesthesiology &
  Critical Care

University of California, San Diego, & VA
  San Diego Healthcare System
San Diego, California

Andrew Kitcher, MD
Fellow
Pulmonary and Critical Care Medicine
University of California, San Diego
San Diego, California

David H. Kupferberg, MD, MPH
Staff Physician
Pulmonary & Critical Care Division
Physician Lead, Health Connect Optimization,
  San Diego
San Diego Medical Center–Zion
Southern California Permanente Medical Group
San Diego, California

Judd W. Landsberg, MD
Assistant Professor of Medicine
Pulmonary and Critical Care Medicine
University of California, San Diego
San Diego, California
Staff Physician
Pulmonary & Critical Care Section
VA San Diego Healthcare System
San Diego, California

Deneen A. LeBlanc, RRT, NPS, AE-C
Practice Manager
Mercy Health Physician Partners Southeast
Kentwood, Michigan

Stephen H. Lee, MD
Staff Physician
Sharp Rees-Stealy Medical Group
San Diego, California

Andrew D. Lerner, MD
Fellow
Pulmonary and Critical Care Medicine
University of California, San Diego
San Diego, California

Julian P. Lichter, MD, FCCP
Associate Clinical Professor
Department of Medicine
University of California, San Diego
Director of ICU and Respiratory
Department of Medicine
Scripps Mercy Hospital
San Diego, California

Thuy K. Lin, MD
Staff Physician
Department of Pulmonary/Critical Care Medicine
Naval Medical Center San Diego
San Diego, California

Philip A. LoBue, MD
Associate Director for Science
Division of Tuberculosis Elimination
Centers for Disease Control and Prevention
Atlanta, Georgia

José S. Loredo, MD, MS, MPH
Professor of Clinical Medicine
Pulmonary and Critical Care Medicine
University of California, San Diego
San Diego, California

Bao Q. Luu, MD
Staff Physician
Scripps Clinic
San Diego, California

Marisa Magaña, MD
Assistant Clinical Professor
Pulmonary and Critical Care Medicine
University of California, San Diego
San Diego, California

Samir S. Makani, MD
Associate Clinical Professor
Pulmonary and Critical Care Medicine
University of California, San Diego
San Diego, California

Jess Mandel, MD
Associate Professor of Medicine
Pulmonary and Critical Care Medicine
University of California, San Diego
San Diego, California

Gregory Matwiyoff, MD
Fellowship Program Director
Department of Pulmonary/Critical Care Medicine
Naval Medical Center San Diego
San Diego, California

Russell J. Miller, MD
Fellow
Department of Pulmonary/Critical Care Medicine
Naval Medical Center San Diego
San Diego, California

Omar H. Mohamedaly, MD
Fellow
Pulmonary and Critical Care Medicine
University of California, San Diego
San Diego, California

Philippe R. Montgrain, MD
Assistant Professor
Pulmonary and Critical Care Medicine
University of California, San Diego
Staff Physician

Medicine Service
VA San Diego Healthcare System
San Diego, California

Timothy A. Morris, MD, FCCP
Professor of Medicine and Clinical Service Chief
Division of Pulmonary and Critical Care Medicine
University of California, San Diego School of
  Medicine
La Jolla, California
Medical Director of Respiratory Care and
  Pulmonary Function Laboratory
University of California, San Diego Medical Center
San Diego, California

Dominic A. Munafo Jr., MD
Assistant Clinical Professor
Internal Medicine
University of California
Medical Director
Sleep Data, Inc.
San Diego, California

Jennifer M. Namba, PharmD, BCPS
Assistant Professor of Clinical Pharmacy
Skaggs School of Pharmacy
San Diego, California

John Scott Parrish, MD
Associate Fellowship Program Director
Department of Pulmonary/Critical
  Care Medicine
Naval Medical Center San Diego
San Diego, California

David Poch, MD
Assistant Clinical Professor
Pulmonary and Critical Care Medicine
University of California, San Diego
San Diego, California

Bruce M. Potenza, MD, FACS
Clinical Professor
Department of Surgery
UCSD School of Medicine
San Diego, California

Frank L. Powell, PhD
Professor of Medicine and Chief
Division of Physiology
University of California, San Diego
La Jolla, California

Jennifer M. Radin, MPH
Graduate Student
University of California, San Diego/San Diego
  State University Joint Doctoral Program in
  Public Health (Epidemiology)
San Diego, California

Charles A. Read, MD
Professor of Medicine and Surgery
Division of Pulmonary, Critical Care,
  and Sleep Medicine
Vice Chairman, Inpatient Medicine
Director, Adult Critical Care
Director, Pulmonary Fellowship Program
Georgetown University Medical Center
Washington, D.C.

Justin C. Reis, MD
Pulmonary Fellow
Department of Pulmonary/Critical
  Care Medicine
Naval Medical Center San Diego
San Diego, California

Andrew L. Ries, MD, MPH
Associate Vice Chancellor for Academic Affairs
Professor of Medicine and Family and Preventive
  Medicine
University of California, San Diego School of
  Medicine
La Jolla, California
Director of Pulmonary Rehabilitation
University of California, San Diego Medical Center
San Diego, California

David R. Riker, MD
Director, Interventional Pulmonology/Critical Care
San Diego Interventional Procedures & Complex
  Airway Center
San Diego, California

William L. Ring, MD
Pulmonary and Critical Care Medicine
Scripps Clinic Torrey Pines
Co-Director, Intensive Care Unit
Pulmonary and Critical Care Medicine
Green Hospital of Scripps Clinic
La Jolla, California

Omar Saeed, MD
Staff Physician
Department of Pulmonary/Critical
  Care Medicine
Naval Medical Center San Diego
San Diego, California

Ajay P. Sandhu, MD, DMRT
Clinical Professor
Department of Radiation Oncology
University of California, San Diego
Medical Director
Department of Radiation Oncology
Moores Cancer Center
La Jolla, California

Kathleen Sarmiento, MD, MPH
Assistant Professor
Pulmonary and Critical Care Medicine
University of California, San Diego
Staff Physician
Medicine Service
VA San Diego Healthcare System
San Diego, California

Gregory B. Seymann, MD, SFHM
Clinical Professor of Medicine
Division of Hospital Medicine
UCSD School of Medicine
San Diego, California

Kevin D. Shaw, MD
Assistant Clinical Professor
Pulmonary and Critical Care Medicine
University of California, San Diego
San Diego, California

Cecilia M. Smith, DO, FACP, FCCP
Clinical Professor of Medicine
Department of Medicine
Jefferson Medical College
Philadelphia, Pennsylvania
Chair
Department of Medicine
The Reading Hospital and
  Medical Center
West Reading, Pennsylvania

Robert M. Smith, MD
Professor of Medicine
Pulmonary and Critical Care Medicine
University of California, San Diego
Associate Chief of Staff for Research and
  Development
Chief of Staff/Medical Director, VA San Diego
  Healthcare Systems
San Diego, California

Maida V. Soghikian, MD
Staff Physician
Pulmonary and Critical Care Medicine
Scripps Clinic Torrey Pines
Co-director of Respiratory Care
Scripps Green Hospital
Co-chair, Scripps Health Respiratory and Critical
  Care Co-management Group
La Jolla, California

Xavier Soler, MD, PhD
Assistant Professor of Clinical Medicine
Department of Medicine
University of California, San Diego
San Diego, California

Paul Stark, MD
Professor Emeritus of Radiology
Department of Radiology
University of California, San Diego
San Diego, California

Justin P. Stocks, MD
Pulmonary Fellow
Department of Pulmonary/Critical Care Medicine
Naval Medical Center San Diego
San Diego, California

Victor J. Test, MD, FCCP
Professor of Medicine
Pulmonary Medicine, Critical Care
University of Oklahoma
Tulsa, Oklahoma

Michael Tripp, MD, FCCP
Pulmonologist and Intensivist
Staff Physician
Department of Pulmonary/Critical Care Medicine
Naval Medical Center San Diego
San Diego, California

Angela C. Wang, MD
Staff Physician
Scripps Clinic Torrey Pines
La Jolla, California

James H. Williams Jr., MD
Adjunct Professor
University of California, Irvine
Orange, California

Jason X.-J. Yuan, MD, PhD
Professor of Medicine and Vice Chair
  for Scholarly Activities
Department of Medicine
University of Illinois College of Medicine
  at Chicago
Chicago, Illinois

Gordon L. Yung, MD
Professor of Medicine
Pulmonary and Critical Care Medicine
University of California, San Diego
San Diego, California

中文版前言

随着医疗技术的日新月异,加之人口老龄化、免疫受损宿主的不断增多以及全球交通工具的便捷性,我国呼吸系统疾病的种类、诊断技术、治疗手段以及防控策略都已经发生较大变化。严重急性呼吸综合征(SARS)相关冠状病毒引起的感染对全球卫生保健系统形成挑战,中东呼吸综合征冠状病毒(MERS-CoV)出现局部感染,新冠肺炎全球暴发,对于呼吸系统传染病的诊断与治疗提出巨大的挑战。

近年来,不断推广应用于临床的新型病原学诊断技术(如基因检测技术)和新的治疗技术(如经纤维支气管镜介入治疗技术、肺部肿瘤靶向治疗以及不断涌现的肺部康复治疗技术),不仅提升了呼吸系统疾病的诊断和治疗水平,也对临床医生进行呼吸系统疾病相关的知识学习和能力培训提出了更多、更高的要求。为了拓展我国医务人员对呼吸系统疾病的知识面,方便大家系统学习呼吸系统疾病的知识,我们组织有关人员翻译了国际权威著作《临床呼吸医师手册》(第7版)。希望通过原著精练、实用的文字与文献编排和译者精准的翻译工作,向读者展现临床常见和少见呼吸系统疾病的最新学术观点。

本书内容简洁、清晰、实用,与实践高度相关,可作为呼吸系统疾病专业医生精读的参考书,帮助读者全面、系统地更新呼吸系统疾病知识。本书也可作为住院医生、全科医生、实习医生,以及急诊科、重症医学科、感染科、风湿科等相关人员的重要工具书,从而帮助其提升呼吸系统疾病的诊治能力。

武俊平 贾玮

2022.3.1

共同交流探讨 提升专业能力

☑权威 ☑全面 ☑实用

★本书配套线上资源★

读者交流圈
共建沟通桥梁，在线交流阅读心得感悟。

推荐书单
医学好书精选，提升呼吸学科专业能力。

操作步骤指南

① 微信扫描右方二维码，选取所需资源。
② 如需重复使用，可再次扫码或将其添加
　 到微信"收藏"。

微信扫码
助你实现高效阅读

前 言

34 年前,第 1 版《临床呼吸医师手册》出版了。受到加州大学圣地亚哥分校医学院(成立于 1968 年)新成立肺科成员的启发,该手册强调了清晰、合理的临床挑战方法的重要性。随后的版本在承认临床医学中"真理的半衰期"的同时,继续将基本事实与经过充分研究的专家意见相结合,并提供了注释书目,强调理解当前"最新技术"的路径。尽管健康技术的各个方面发生了巨大的改变,但该手册对临床医生的关注始终保持不变。对于面临各种呼吸系统问题、技术全面的医生来说,它都是非常宝贵的资源。

现在,在第 7 版中,我们一直致力于为临床医生提供与特定情况高度相关的简明、清晰和实用的内容。这些章节是以学术交流、咨询和教学课程为蓝本,而不是百科全书式的概要。

第 7 版分为 3 篇内容,第 1 篇是呼吸科医生可用的各种资源和流程的最新概述。第 2 篇是手册的新内容,描述了呼吸系统疾病的常见临床表现,强调了呼吸系统疾病的细微表现如何指导鉴别诊断以及治疗。最后一篇也是内容最多的一篇,包含有关特定呼吸系统疾病的最新信息。

编辑们对加州大学圣地亚哥分校呼吸科和重症医学科的教职员工、校友和朋友表示衷心的感谢,感谢他们花费了大量时间来编写这些章节。还要特别感谢圣地亚哥海军医疗中心("Balboa")的呼吸科同事,感谢他们精心地编写各章节。

我们希望您喜欢阅读这些章节,就像我们喜欢创作和编辑它们一样。

Timothy A. Morris

Andrew L. Ries

Richard A. Bordow

致 Prudy：

在生命的逆境中保持乐观、开朗和勇敢。你都不知道我们有多爱你。(TM)

致 Vivian 和 UCSD 呼吸科同事：

没有你们，我们不可能完成本书。(AR)

致 Liz：

在过去的 40 年和 7 个版本的编写过程中，一直鼓励、支持和支撑着我。这是一次真正美妙的旅程！(RB)

致 Kenneth Moser (i.e., KM)：

一位有天赋的医生和老师。他是我们三个人共同的朋友，也是本书出版和不断再版的灵感来源。

目　录

第 1 篇

呼吸资源和操作

第1章 肺部疾病的影像学评估

Paul Stark

胸部 X 线片能够无创地获取患者的解剖和病理信息,对于肺脏、胸膜、纵隔、心血管和胸壁疾病的评估有着极高价值。自 1895 年伦琴发现 X 线以来,传统的 X 线摄影方式是使用胶片暗盒或者配有增感屏的胸部专用胶片来记录 X 线图像,成像后在观片灯上阅片。现代的 X 线摄影技术应用电子成像,由计算机进行数据处理,储存至网络数据库后可通过电脑上的个人工作站直接阅片。如今该技术很大程度上已经取代了传统的 X 线摄影方式。

对于 X 线摄影尤其是胸部 X 线摄影来说,将临床信息与影像学信息进行充分整合后,能选择更有效的成像模式。故一份胸片检查申请单应给放射科医师提供具体的信息和问题,以利于放射科医师更好地解读。对于异常的影像,可以通过对比研究和反复阅片来完善阅片报告。同时,也要考虑到检查的局限性、费用和伴随的辐射风险等重要问题。

技术

标准的胸片焦 - 片距为 2m,体位通常采取后前位和左侧位(左侧背离图像探测器),检查时让患者深吸气后屏气再行曝光。图像探测器需要具备宽检测范围和高灵敏度,以便显示多重灰阶并且减少辐射剂量。使用高千伏摄影(120 ~ 140kVp)能在显示肺内病变的同时观察骨骼影像以及胸壁、纵隔异常。在阅片时,放射科医师为了更清楚地观察不同部位的情况,可任意调整窗位和窗宽(对比和亮度)。滤线栅可以滤除散乱射线对胶片的影响,提高成像质量。

便携式/床旁胸片检查虽然有成像质量差、费用高等缺点,但仍占胸片检查较大比例。床旁检查时常因为患者未能配合深吸气,导致部分肺组织聚集,显示出类似肺实质异常的影像学改变;因为采用低千伏电压技术,可能导致肺野曝光过度或 X 线未能穿透纵隔组织;因为卧床患者投照体位多为前弓位,肺下叶会被膈肌部分遮挡;反前弓位同样也会有胸部外形失真的问题;前后位投照和球管－暗盒距离过近则会使心脏投影面积增大,遮挡部分肺组织;而仰卧位胸片则难以准确发现胸腔积液与气胸。对床旁胸片,尤其是成像质量较差的床旁胸片进行阅片时,要尽量避免过度解读。

胸部透视主要用来观察一些在动态放射视图中才容易发现的局部损害。在胸部透视中,观察胸部结构时,在做出深吸气、深呼气、咳嗽、嗅闻等动作时,动态图像可以发现膈肌麻痹、因空气潴留而导致的纵隔移位或气管支气管塌陷等病变。

补充性影像学检查

在过去,前弓位曾用于评估被锁骨及第一肋骨遮挡的肺尖病灶。实际上,前弓位成像较为杂乱,应尽量避免。高千伏摄影技术和斜位胸片便可以充分、直接地观察肺尖部位。

斜位以前被用来评估心脏,但是现在主要作用是提供额外的胸膜切线投影,如用于筛查石棉肺的胸膜斑块。斜位也有助于肺内结节定位以及区分肺内与胸壁病变。斜位还有助于观察位于肋膈沟或重叠于肝门部位的异常。左前斜位因为不被胸椎遮挡,故而最利于观察气管支气管树。如上段所述,对侧斜位最利于观察肺尖:左前斜位用于查看右肺尖,右前斜位用于查看左肺尖。

由于腹部更好的穿透性以及方向上更利于中央 X 线束穿透,腹部仰卧位能更好地观察肺底。对于长期卧床的患者,可以用反前弓位胸片增强肺底部可见度。

侧卧位可用于多种情况。对于胸膜疾病,侧卧位具备双重作用:患侧卧位可以通过层状液平影提示积液是可移动的(非包裹性的),健侧卧位则常用于显示是否另有其他因素限制了肺膨胀。卧位的命名取决于靠向哪一侧。这项检查通常被滥用于观察积液是否可移动。实际上,其他的检查如计算机断层扫描(CT)或超声检查是指导胸腔积液抽液、确定最佳的穿刺或置管部位的更好工具。

对于长期卧床患者,卧位可以借助水平的 X 线束更好地显示肺脓肿或胸膜囊内的气－液平。对于不能采取坐位的患者,该体位有助于检测气胸。卧位时,即使患者不能配合,也可以通过诱导对侧肺膨胀来评价膈肌运动。

在仰卧位和俯卧位情况下进行正位胸片投照,可以扩大后肺的显示。

并且由于胸腔积液的流动性,更利于查看肺底。

当一侧胸腔较小时,呼气时胸膜内积聚的气体会显得体积增大,因此,既往曾使用呼气相胸片来检测小气胸,但目前不建议使用该检查。原因有以下几点:①气胸很小,只有在呼气时才看得见,该检查没有临床意义;②前瞻性研究表明,几乎所有能在呼气相胸片中看到的气胸,在伴随的吸气相中同样可以检测到;③呼气相胸片不能与既往或后续的吸气相胸片对比,无法观察患者情况是好转还是恶化。吸气相和呼气相对比胸片可以检查纵隔移位或者检测到由于气流受限导致的细微异常。同样的,与吸气时相比,用力呼气或 Valsalva 动作,可导致全身的静脉血管管径缩小,可用于辨别增大的淋巴结或其他实性病变中的静脉血管,对于检测大气道塌陷(如气管软化症)也可能有帮助。

胸部数字化 X 线摄影

传统的 X 线摄影中,透过人体的 X 线被增强屏捕获,胶片直接在 X 线下曝光、成像。负片显影后,在观片灯上进行显示、观看和解读。胶片本身具备检测、显示和存储三个功能。

在 1980 年,开始应用存储荧光板。存储荧光板由掺有铕的卤化钡组成,可接收并存储 X 线图像,然后由激光器进行电子输出解码。计算机 X 线摄影(CR)几乎已经取代了传统胶片,并且分离了传统胶片同时具备的检测、显示和存储功能。如今,在大多数机构,数字化的图像可在专用工作站的屏幕上阅读(软拷贝)。其细节分辨率已经提高到了与常规 X 线摄影相当的程度。此外,CR 的曝光宽容度大,使得过度曝光或曝光不足的图像显著减少。在床旁摄影中,CR 虽然分辨率较低,但其成像质量一致,避免了传统摄影常出现曝光不足或曝光过度的缺点,使其成为床旁摄影的最佳选择。

在放射科和床旁检查设备中,有专用于胸部的检查单元。早期的数字化 X 线摄影设备,由表面带有电荷的硒鼓和一个用于读取的电位计组成。如今的平板 X 线摄影设备由闪烁体层、薄膜晶体管以及处理器三部分组成。碘化铯构成闪烁体层,硅光电二极管阵列构成薄膜晶体管。入射的 X 线到达闪烁体层,转化为可见光射出,由薄膜晶体管接收转化为电荷,电荷经处理器读出转化为灰阶。处理过的图像最终被发送至医学影像归档和通信系统(PACS),由此处传输至工作站。工作站读片时,可以操作图像进行增强、调窗、缩放和移位。双能 X 线摄影可以直观地分离骨和软组织,有利于显示被肋骨或其余骨性结构所遮挡的结节。

PACS 淘汰了以往的影像档案室,是一种巨大进步。PACS 负责整个医疗机构内数字化影像的储存和分配,有利于检索过往影像进行对照,有利于迅速解读刚拍摄的影像。同一医疗机构内的医生可以在不同的工作站上同时观察同一个图像。PACS 基本消除了图像资料丢失的问题,也很少需要为此再重新打印胶片。

计算机辅助诊断

计算机辅助诊断(CAD)指的是通过计算机的算法设计实现对肺结节和肺间质疾病的自动化检测。先进的 PACS 可以实现自动化的结节检测。在图像上标示出可疑结节的位置。时间减影技术从当前胸片减去先前的胸片,以增强区间变化。这些算法对于提高性能、增加诊断准确性和改善工作效率具有一定潜力。但直至目前,由于其假阳性率非常高,应用仍非常有限。

筛查

与针对性详查不同的是 X 线筛查。虽然对于肺结核的大型筛查已被证明是无效的,它并不能正确显示目前的肺结核患病率。但是医疗机构仍然对结核菌素皮肤试验阳性以及分娩前未做试验的妊娠女性、卫生保健人员进行常规胸部 X 线检查;部分州的教师或食品处理人员进行胸部 X 线检查。对一些皮肤试验结果并不可靠的人群(例如 AIDS 患者)进行结核病的 X 线筛查是合理的。通常情况下,只要拍摄正位胸片即可,侧位胸片并不能提供特定位置的额外有效信息。

筛查职业性肺部疾病是一项既定的做法,具有流行病学意义和临床效用。国际劳工组织(ILO)发布了详细的尘肺相关的肺和胸膜病变分类系统,其阅片者由美国职业安全与卫生研究所(NIOSH)组织考试,并对合格者予以相应授权(即所谓 B 读者)。

肺癌筛查目前已广泛应用。其成效体现为所检出的每个可切除肺癌的费用降低、人群中肺癌特异性死亡率降低和已检测到的肺癌分期趋向更早期。最近完成的国家肺癌筛查试验(NLST)显示,在为期 8 年的随访中,3 年内每年进行 1 次 CT 检查的人群比进行胸部 X 线检查的人群肺癌死亡率下降了 20%。系统地筛查高风险患者效果可观，但仍存争议。年度体检时例行胸部 X 线检查价值有限。有关 CT 用于肺癌筛查的进一步讨论，请参阅第 2 章。

另一个有争议的筛查应用是常规入院胸片检查。对于没有心肺疾病病史或相关症状的患者，胸片检查不太可能发现异常。同样，对于没有心肺疾病临床证据的患者，术前常规胸片检查的效价也很低。但对于 60 岁以上的患者，发现重大异常病变的可能性增大。术前 X 线检查对于术后期间的对比研究有重要作用。

误差

胸部 X 线摄影评估是伴随着显著的误差率的。对于一些定义明确、诊断确定的疾病（如肺癌）的研究处理显示，其影像学评价的假阴性率可达 30%~40%。部分漏诊是由于病变发生在解剖结构复杂的部位以至于无法分辨，或未能完整地查看所有图像：阅片者检出某一阳性发现后，即停止对图像的进一步阅读，以至于未能发现更多的异常病变。

错误的阅片报告无助于临床做出正确诊断。适当地结合病史以及双人独立阅片，可以有效增加阅片结果的准确性。

（李月川　译）

拓展阅读

1. Gurney JW, ed. *Diagnostic Imaging of the Chest*. Salt Lake City, UT: Amirsys; 2006.
   该题目的综述。
2. Webb WR, Higgins CB. *Thoracic Imaging: Pulmonary and Cardiovascular Radiology*. Baltimore, MD: Lippincott, Williams & Wilkins; 2010.
   胸部和心脏影像学综述的更新。
3. Reed JC. *Chest Radiology: Plain Film Patterns and Differential Diagnosis*. Philadelphia, PA: Mosby; 2003.
   胸片的读片和鉴别诊断。
4. Milne ENC, Pistolesi M. *Reading the Chest Radiograph—A Physiologic Approach*. Philadelphia, PA: Mosby; 1993.

综述了心肺生理学,以加深对胸片的理解。

5. Friedman PJ. Practical radiology of the hila and mediastinum. *Postgrad Radiol*. 1981; 1:269.

提示可以通过学习放射解剖学来加强读片水平。

6. International Labour Office. *Guidelines for the Use of the ILO International Classification of Radiographs of Pneumoconiosis*. 2000 ed. Geneva, Switzerland: International Labour Office; 2002.

7. Korner M, Weber CH, Wirth S, et al. Advances in digital radiography: physical principles and system overview. *Radiographics*. 2007;27:675 – 686.

综述了拍摄胸片的设备和物理学原理。

8. Shiraishi J, Li F, Doi K. Computer-aided diagnosis for improved detection of lung nodules by use of posterior-anterior and lateral chest radiographs. *Acad Radiol*. 2007;14 (1):28 – 37.

描述了胸片的计算机辅助诊断情况以及侧位胸片在诊断肺结节时的价值。

9. Mendelson DS, Khilnani N, Wagner LD, et al. Preoperative chest radiography: value as a baseline examination for comparison. *Radiology*. 1987;165(2):341 – 343.

术前胸片可作为术后成像的参考而发挥重要作用。

10. Eisenberg RL, Pollock NR. Low yield of chest radiography in a large tuberculosis screening program. *Radiology*. 2010;256(3):998 – 1004.

入职前普查胸片对发现活动性肺结核而言是低效的。

第2章 放射性同位素技术

Timothy A. Morris, Carl K. Hoh

肺通气灌注($\dot{V}/\dot{Q}$)扫描适于评价肺的血流灌注和通气功能,最常用于肺栓塞的诊断。当检查结果显示局部血流灌注缺失而并没有相对应部位的通气减少时,高度提示肺栓塞。尽管目前肺栓塞的诊断更多地使用增强 CT 扫描,但核医学肺扫描依然是该病最经济、可靠和无创的诊断方式。另外,肺通气灌注扫描有其独有的诊断特性,在某些临床情况下很有用。

灌注扫描前要注射锝 – 99m (^{99m}Tc) 标记的大聚合人血清蛋白颗粒(MAA)或人白蛋白微球(HAM)。用于灌注扫描的一份标准剂量的 ^{99m}Tc – MAA 包含 10 万个粒子,其放射性活度为 37 ~ 148MBq(1 ~ 4mCi)。因为单个微粒略大于肺毛细血管管腔,首过时随血流被栓塞在肺毛细血管内,肺内各区域放射量反映出该处血流灌注量(不是绝对总量)。微粒导致的短时毛细血管栓塞基本无害,因为只有 0.3% 的毛细血管受影响,并且白蛋白微粒在 8 小时后会自行分解。

由于肺内血流分布受重力影响,最佳的同位素注射方式应该是俯卧位和仰卧位分别注射一半剂量。在坐位或者站立位注射时,可导致人为的肺尖部放射性减低。灌注扫描最好同时包含 6 个体位:前位、后位、左右侧位和左右斜位。

通气扫描可以使用几种不同的气体或气溶胶药物,最常用的同位素气体是氙 – 133(^{133}Xe)。进行通气扫描时,^{133}Xe 与空气或适当浓度的氧气混合,获得放射性活度接近 185MBq/L(5mCi/L)的气态药剂。患者进行数次深呼吸后,连接与一个含有放射性气体的密闭肺活量计。通常,第一次吸入为深吸气,使放射性气体进入肺泡腔内并记录(单次吸入扫描)。接下来,患者进行潮式呼吸,记录气体的分布情况(吸入期)。当患者肺内和肺活量计内的放射性浓度达到平衡后(平衡期),患者恢复呼吸室内空气(洗脱期)。洗脱期时,肺内局部有放射性气体潴留是诊断通气功能障碍的最敏感指标,解读时需要描述该时相。

可雾化吸入的放射性颗粒已经成为通气扫描中常用的替代药物。其中应用最广泛的是^{99m}Tc – DTPA。因为^{99m}Tc – DTPA是气溶胶而非气体,溶胶颗粒的质量、惯性以及局部通气模式均影响其分布。大气道内的湍流会导致颗粒沉积于气管壁上,造成局部"热点",影响结果判读。尽管^{99m}Tc颗粒具备一些实用价值,但在部分患者的通气扫描中仍表现出与^{133}Xe扫描不同的结果。锝气体,成分为^{99m}Tc标记纯碳微粒的超细分散体($<1\mu m$),克服了其他放射性颗粒的一些缺点。锝气体微粒进入肺泡时不会在气道中沉积,这样,叠加在灌注图像上的残余放射性就很少了。锝气体通气扫描检查费用较低,但其理论上的优势能否转化为实际中的高诊断正确性尚有争议。

出于成本和效率的考虑,气溶胶被广泛应用。但是在加州大学圣地亚哥分校(UCSD),我们更倾向于使用^{133}Xe进行通气功能的检查诊断。除了能提供更多的通气生理图像外,这种方法还有其他实用价值。由于氙气的放射性活度(740MBq)远高于^{99m}Tc – MAA(148MBq),可以在^{99m}Tc灌注扫描之后进行^{133}Xe通气扫描,其扫描影像不会有明显模糊。在这种序贯检查技术中,可以在灌注扫描缺失最明显的视图中进行通气扫描。此外,如果灌注扫描结果正常,就没必要继续进行通气扫描,从而减少成本和辐射暴露。最后,气溶胶扫描没有洗脱期,在某些临床环境下,洗脱期具备额外的诊断价值。

肺通气灌注扫描主要是用于确诊或者排除肺栓塞。关于其敏感性和特异性的多个临床研究表明,灌注扫描和通气扫描的敏感性/特异性是相互独立的。单独来讲,灌注扫描的敏感性非常高。的确,正常的灌注扫描在临床上可以除外严重肺栓塞,结果研究表明,对于不合并静脉血栓且灌注扫描正常的患者,保守治疗是安全的。然而,异常的灌注扫描结果不具备特异性。为了提高诊断特异性,应关注3个特征:①灌注缺损的范围大小;②必要时,研究相应的X线检查;③相应的通气扫描结果(包括通气/灌注扫描)。如果灌注缺损和胸片上肺浸润区域重叠,或者所有的灌注缺损都只有亚段大小,那么不能够确诊肺栓塞,并且这种情况下通气扫描也不能提供更多的诊断价值。如果一个或多个灌注缺损范围达到或者超过肺段大小,并且胸片不伴有肺浸润,那么需要进一步做通气扫描。如果低灌注部位通气扫描正常,那么足以做出肺栓塞的诊断。如果通气扫描结果仍然是异常的,那么不能依此做出肺栓塞诊断。

遗憾的是,大部分怀疑肺栓塞的患者进行$\dot{V}/\dot{Q}$扫描后并不能明确诊断。数据研究表明,10%~20%的患者灌注扫描结果正常,另有15%~20%的患者诊断为急性肺栓塞。其余的患者未能确诊。另一方面,虽然部分患者的肺通气灌注扫描不具备确诊价值,但却与血栓的发生率明显相关。但是医生会因为肺栓塞可能性为"中等"或"低下"而放松警惕,误认为肺栓塞不存在。

　　在具备急性症状且 $\dot{V}/\dot{Q}$ 扫描结果显示有肺动脉梗阻的患者中,绝大部分为肺栓塞。但是,任何阻碍血流通过肺动脉的情形均能产生上述结果。上述情形包括:慢性肺血栓栓塞性疾病(梗阻至少部分来源于陈旧性血栓的成纤维细胞组织)、多发性大动脉炎、纤维素性纵隔炎、肺动脉原发肿瘤、肺动脉发育不全,以及较为少见的肿瘤或其他纵隔组织(如主动脉、淋巴结)侵犯或压迫肺动脉。

　　$\dot{V}/\dot{Q}$ 扫描的另一应用是肺功能的定量测量,用于肺储备功能较差患者的术前检查。例如,对于 1 例因肺癌或支气管扩张拟行肺切除术或因肺大疱拟行肺大疱切除术的患者,肺扫描可以提供肺内各区域的重要信息,而肺量测定法或其他功能测试无法提供这些信息。具体来讲,它可进行"定量"扫描,即明确肺内各区域通气量、血流量所占比例,进而明确该手术切除区域是否占据患者全部肺通气量和灌注量的主要部分。例如,对一位右下叶支气管扩张拟行右下肺叶切除的患者而言,如果其右下肺叶通气很差同时血流灌注不良,那么局部肺叶切除不会对其肺功能造成太大影响,甚至可能改善肺功能。相反,如果该肺叶血流量占比很大,那么切除后很可能导致严重的血流动力学紊乱,影响换气。因此,$\dot{V}/\dot{Q}$ 扫描能显示肺内各区域信息,再结合其他肺功能检查如肺量测定法,可为拟行手术患者提供完整的肺评估。

　　$\dot{V}/\dot{Q}$ 扫描同样为原发性肺动脉高压(PPH)和大血管慢性血栓栓塞性肺动脉高压(CTEPH)提供了一种无创鉴别手段。在 PPH 患者中,灌注扫描为正常或表现为斑片状改变。而在 CTEPH 患者中,大多可见肺段或大范围的灌注缺损。然而应指出的是,与血管造影相比,CTEPH 患者灌注扫描的结果往往会明显低估梗阻的程度。患者如果患有原因不明的肺动脉高压并且伴有一个或多个肺段灌注缺损,特别是灌注缺损不匹配的情况下,应进行更进一步的检查(详见第 66 章)。

　　现代核医学成像硬件和处理软件可以生成肺部三维断层图像[单光子发射计算机断层扫描/(SPECT)]。与传统 $\dot{V}/\dot{Q}$ 成像相比,SPECT $\dot{V}/\dot{Q}$ 扫描提供更高的图像对比度,因而具备更高的敏感性,减少肺通气/灌注扫描的非诊断性解读。此外,三维图像提高了肺通气和灌注缺损部位的解剖学定位和关联。$\dot{V}/\dot{Q}$ 比的参数图像和配准的诊断性胸部 CT 扫描图像,以及与 SPECT/CT 扫描仪生成的融合图像是更新的技术,将为研究同时提供生理和解剖图像,并最终被应用于临床。

　　为了检测静脉血栓和肺内栓塞,血栓特异性靶向剂的放射性同位素技术已被使用或者正处于研究阶段。这些研究方法原先是采用放射性标记的纤维蛋白原(RLF),在最初的深静脉血栓的流行病学研究中有重大作用,目前已不复使用。其潜在的较大应用价值是放射性标记的抗体或其他媒介。这些抗体或其他媒介与纤维蛋白、血小板受体或其他活动性血栓组分有高亲和力。例如,放射性标记的抗纤维蛋白抗体,结合到急性血栓表面,被 γ 相机检测到。与其他成像方式相比,其优势在于可以将急性血栓与其他因素导致的血管阻塞区分开来。例如,传统的用于检测解剖结构异常的检查,如超声成像、$\dot{V}/\dot{Q}$ 扫描,螺旋 CT 甚至血管造影术,可能会将由于陈旧性血栓性疾病所导致的深静脉或肺动脉血管内狭窄误认为急性血栓。然而,放射性标记抗体只会与新出现的血栓表面结合。此外,由于放射性标记的抗体与深静脉血栓或肺动脉栓子均可结合,单次成像即可同时显示深静脉和肺动脉是否存在急性血栓。

　　镓－67(^{67}Ga)肺扫描在呼吸科作用有限。静脉注射后,^{67}Ga 蓄积于代谢增加的组织(如肿瘤、炎症)。虽然 ^{67}Ga 肺扫描能够检测 X 线摄影下的隐性病灶,但该检查的低特异性限制了其临床应用。在某些情况下,一些医生仍然会使用 ^{67}Ga 肺扫描,例如,在结节病中,^{67}Ga 扫描通常是阳性的,某些中心以此来追踪病情进展情况。但是与一些标准的检查(例如,胸片、肺功能)相比,^{67}Ga 肺扫描既不能更准确地预测功能的恶化,也不能更精确地显示患者对治疗的反应。

　　最后,放射性标记的白细胞一直被广泛用于检测肺和实质脏器中是否存在脓肿。该技术并不精确,通常只有在诊断感染的其他方法失败时才会使用。

(李月川　译)

参考文献

1. Alderson PO, Lee H, Summer WR, et al. Comparison of Xe-133 washout and single

breath imaging for the detection of ventilation abnormalities. *J Nucl Med.* 1979；20：917.

指出在肺栓塞的诊断中，^{133}Xe 冲刷显像比单次呼吸成像更具优势。

2. Baughman RP, Shipley R, Eisentrout CE. Predictive value of gallium scan, angiotensin-converting enzyme level, and bronchoalveolar lavage in two-year follow-up of pulmonary sarcoidosis. *Lung.* 1987；165：371.

镓显像阴性提示(结节病)2 年内恶化进展的风险较小。

3. Fishman AJ, Moser KM, Fedullo PF. Perfusion lung scans vs pulmonary angiography in evaluation of suspected primary pulmonary hypertension. *Chest.* 1983；84：679.

原发性肺动脉高压患者呈现出正常或者"斑驳样"灌注图像；慢性血栓栓塞性肺动脉高压患者呈现出典型的大量错配缺损灌注图像。

4. Keyes JW. Three-dimensional display of SPECT images：advantages and problems. *J Nucl Med.* 1990；31：1428.

一篇非常好的对 SPECT 的前景和问题的讨论。

5. Hull RD, Hirsh J, Carter CJ, et al. Diagnostic value of ventilation-perfusion lung scanning in patients with suspected pulmonary embolism. *Chest.* 1985；88：819.

利用血管造影发现肺栓塞的可能性较低，为 25%～40%。

6. Hull RD, Raskob G. Low probability lung scan findings：a need for change. *Ann Intern Med.* 1991；114：142.

"低可能性"或"中间值"等词语对精确评价血栓风险是有害的，用"未诊断的"形容会更加贴切。

7. Kahn D, Bushnell DL, Dean R, et al. Clinical outcome of patients with a "low probability" of pulmonary embolism on ventilation-perfusion lung scan. *Arch Intern Med.* 1989；149：377.

使用通气/灌注显像检查 90 例灌注扫描提示"低肺栓塞可能性"的患者，没有发现任何患者有肺栓塞证据。

8. Knight LC. Do we finally have a radiopharmaceutical for rapid, specific imaging of venous thrombosis [editorial]？ *J Nucl Med.* 1991；32：791 – 795.

综述了多种方法，有非常好的参考文献；倾向于使用抗纤维蛋白原抗体。

9. Kanke M, Matsueda GR, Strauss HW, et al. Localization and visualization of pulmonary emboli with radiolabeled fibrin-specific monoclonal antibody. *J Nucl Med.* 1991；32：1254.

一篇描述静脉血栓栓塞诊断方法的文章。

10. Kipper MS, Moser KM, Kortman KE, et al. Longterm follow-up of patients with sus-

pected embolism and a normal lung scan: perfusion scans in embolic suspects. *Chest*. 1982;82:411.

这篇文章对怀疑血栓但灌注扫描正常的未使用抗凝药物的人群进行长期随访,提示具有正常灌注显像的人群可以不服用抗凝药。

11. Kipper MS, Alazraki N. The feasibility of performing Xe-133 ventilation imaging following the perfusion study. *Radiology*. 1982;144:581.

指出灌注显像后行通气显像不会引起明显的像素劣化。

12. Miniati M, Pistolesi M, Marini C, et al. Value of perfusion lung scan in the diagnosis of pulmonary embolism: results of the Prospective Investigative Study of Acute Pulmonary Embolism Diagnosis (PISA-PED). *Am J Respir Crit Care Med*. 1996;154: 1387 – 1393.

对于怀疑 PE 的患者可单独行灌注显像评估病情,典型的楔形缺损图像与 PE 高度相关,尤其当患者本身临床特点高度符合 PE 时,这种相关性更强。

13. Oster ZH, Sum P. Of monoclonal antibodies and thrombus specific imaging. *J Nucl Med*. 1990;31:1055.

这是对该方法的过去成果、现状和前景的非常好的综述。

14. Pantin CF, Valind SO, Sweatman M, et al. Measures of the inflammatory response in cryptogenic fibrosing alveolitis. *Am Rev Respir Dis*. 1988;138:1234.

^{67}Ga 的初始摄入水平并不能预测治疗效果。

15. Peters AM. Imaging inflammation: current role of labeled autologous leukocytes. *J Nucl Med*. 1992;33:65.

该文作者回顾了如何利用放射性标记的白细胞判断炎性病变的状态。

16. Ramanna L, Alderson PO, Waxman AD, et al. Regional comparison of technetium-99m DTPA aerosol and radioactive gas ventilation (xenon and krypton) studies in patients with suspected pulmonary embolism. *J Nucl Med*. 1986;27:1391.

指出气体和气溶胶通气显像存在差异,但不影响闪烁法判定肺栓塞的最终结果。

17. Ryan KL, Fedullo PF, Davis GB. Perfusion scan findings understate the severity of angiographic and hemodynamic compromise in chronic thromboembolic pulmonary hypertension. *Chest*. 1988;93:1180.

灌注显像能提示血栓栓塞型肺动脉高压,但不能提供该病变严重程度和手术可行性等信息。

18. Reinartz P, Wildberger JE, Schaefer W, et al. Tomographic imaging in the diagnosis of pulmonary embolism: a comparison between V/Q lung scintigraphy in SPECT technique and multislice spiral CT. *J Nucl Med*. 2004;45(9):1501 – 1508.

通过对 83 例怀疑急性 PE 的患者进行 V/Q、SPECT 和 CT 检查,以比较三者诊断的准确性。发现 CT 检查特异性稍高,SPECT 检查敏感性稍高,CT 和 SPECT 的特异性和敏感性皆高于肺 VQ。

19. Bajc M, Olsson B, Palmer J, et al. Ventilation/perfusion SPECT for diagnostics of pulmonary embolism in clinical practice. *J Intern Med*. 2008;264(4):379 – 387.

一项对 2328 例患者的回顾性研究发现,VQ SPECT 检查适用于 99% 的病例。

20. Roach PJ, Thomas P, Bajc M, et al. Merits of V/Q SPECT scintigraphy compared with CTPA in imaging of pulmonary embolism. *J Nucl Med*. 2008;49(1):167 – 168.

一篇非常好的利用核医学显像诊断急性 PE 的综述。

21. Stein PD, Freeman LM, Sostman HD, et al. SPECT in acute pulmonary embolism. *J Nucl Med*. 2009;50(12):1999 – 2007.

另一篇非常优秀的综述。作者讨论了 SPECT 对比 V/Q,拥有更高的敏感性和特异性。V/Q 显像的最重要缺点在于不能确诊,而 SPECT V/Q 显像却很少有此不足。

22. Soler X, Hoh CK, Test VJ, et al. Single photon emission computed tomography in chronic thromboembolic pulmonary hypertension. *Respirology*. 2011;16(1):131 – 137.

23. Soler X, Kerr KM, Marsh JJ, et al. Pilot study comparing SPECT perfusion scintigraphy with CT pulmonary angiography in chronic thromboembolic pulmonary hypertension. *Respirology*. 2012;17(1):180 – 184.

参考文献 22 和 23 强调 SPECT V/Q 显像是一项探查 CTEPH 患者灌注缺损的精确方法。

第3章 肺功能检测

Timothy A. Morris

　　肺功能对于呼吸道疾病的诊断和治疗具有重要参考意义。肺功能检测类似于体格检查;其检查结果不仅仅是一组数据,而是能为临床提供重要的信息。肺功能检测临床应用领域广泛,包括呼吸衰竭的分型和分期(甚至在临床诊断之前),以及诊断与某组数据相关的疾病。肺功能检测可以确定疾病的生理严重程度,以协助监测疾病的进展和评估治疗效果。肺功能检测的准确性及其在临床上应用的效果取决于:①测试人员的技术水准和临床知识,以及对结果的分析;②仪器的质量;③检测的一致性和已得到验证的测试技巧;④数据收集和简化的精确性;⑤选择恰当的正常预测数据。

　　判断被检测者肺功能测试数据是否异常时,需考虑其年龄、身高和性别。对于一些肺功能检测参数,体重、种族和实验室的海拔高度也要考虑。已经发表的一系列正常预测数据已较多(表3-1)。

　　许多肺功能检测参数,例如肺活量(VC)和第1秒用力肺活量(FEV$_1$),不同文献根据公式计算的预测值是相似的。而对于有些测试[例如,一口气呼吸法测量的一氧化碳弥散功能(DLCO)、瞬间最大呼气流速、动脉血氧分压(PaO$_2$)],不同公式计算出的预测值有明显的差别。对于这些参数,各实验室

表3-1	正常值参考文献
测试	参考文献
肺活量	6,7,10
流量	8
肺容积(RV,FRC,TLC)	9,10,22
DLCO	13,14
PaO$_2$,PaCO$_2$,pH	12
MIP/MEP	11

RV,残气量;FRC,功能残气量;TLC,肺总量;DLCO,一氧化碳弥散功能;PaO$_2$,动脉血氧分压;PaCO$_2$,动脉二氧化碳分压;MIP,最大吸气压;MEP,最大呼气压。

需评估其自身的测试方法,通过与正常个体($n = 10 \sim 20$)的测量值进行比较来选择预测数据。如果很多正常个体的测量值超出正常限度,那么测试方法和选择的预测数据都需要被重新评估。残差总和最少的公式为最佳的预测公式。

一些肺功能检测项目的预测数据有种族差异。其最佳修正因子尚有争议且仍无法确定。例如,对非洲裔美国人,美国胸科协会(ATS)指出需将白种人的 VC、肺总容量(TLC)和 FEV_1 的预测值下调 12%,残气量(RV)、功能残气量(FRC)和瞬时流量[例如,用力呼气量(FEF),50%]下调 7%。亚洲人的种族修正值会更复杂,因为还会有地域和营养方面的影响。

当判断患者的异常肺功能检测值是否有显著的临床意义时,需要充分考虑该参数的正常值下限。虽然统计学上普遍采用 $x \pm 1.96SD$(双尾 t 检验,$P < 0.05$)来表示正常值范围,但当单方向数据超出正常值范围而临床上又不足以诊断为异常(例如,高流速或 VC)时,用 $x - 1.65SD$(单尾 t 检验,$P < 0.05$)来表示正常值下限更合适。对于不符合正态分布的参数,其下限值必须通过对回归方程进行归一化处理,或者通过观察大样本人群实际的百分位数上限值和下限值来确定。设定某一患者的正常值范围最好是采用计算机计算得出的报告,这些报告从相应的预测方程中导出每个测量参数的正常限值。根据经验,表 3 - 2 给出了一些参数(第 95 百分位数)的近似正常值下限。值得注意的是,尽管对最合理的正常值范围进行了严格的预测,但大多数肺功能测定参数的正常值范围仍相对较大。因此,患者未患病的情况下测

表 3 - 2	第 5 百分位数正常值的上限和下限
参数	正常值界限(% 预测)
VC,FVC	75
FRC	70,130
RV	65,135
TLC	80,120
FEV_1	75
$FEV_1/FVC(\%)$	85
FEF 25/75	65
MIP	65

VC,肺活量;FVC,用力肺活量;FRC,功能残气量;RV,残气量;TLC,肺总量;FEV_1,第 1 秒用力肺活量;FEF,用力呼气量;MIP,最大吸气压。

得的基线数值是最有用的"正常值"。

　　轻度患者的检测数值会与预测的正常值有重叠。基于这个现象,最好将这些临界值描述为轻度病症或正常变异值(低于正常)。这些发现要结合其他 PFT 检查结果和临床数据进行解释。如有需要,则建议患者行进一步的临床检查。

　　为每例患者选择适合的肺功能检测能获取最多的临床信息,从而避免占用不必要的公共卫生资源。综合临床表现有助于选择适合的肺功能检测,其后需进行测试及随访问卷调查。

　　肺量计用于测定吸气和呼气流量的类型(图 3 - 1),以及测量一些肺容量指标(例如,肺活量、FEV_1、呼气残气量、吸气肺活量和潮气量)。单独用肺量计通过测量 VC、FEV_1 和呼气流速可以区分阻塞性和限制性呼吸道疾病。阻塞性疾病患者的肺量计检测结果表现为流速降低,VC 正常或降低(图 3 - 2)。如果 VC 降低,就需要做进一步的测试以确定气道阻塞是否仅由 VC 降低引起。哮喘、慢性支气管炎和肺气肿是最常见的阻塞性疾病。在气管支气管任何部位的局部病灶(例如,肿瘤、异物、肉芽组织及瘢痕)都可以造成阻塞。

　　限制性疾病常表现 TLC、VC 降低,或两者均降低。它们可由很多疾病引起,这些疾病表现为 5 种病理生理类型(首字母缩写为:PAINT):胸膜疾病、肺泡疾病、间质性病变、包含呼吸肌的神经肌无力、胸腔异常(如驼背、肥胖)。

　　在限制性疾病中,肺量计检测显示 VC 降低、FEV_1/FVC 正常或升高。在没有明确病因的阻塞性气道疾病中,由于绝对肺容量的减小,仅仅表现为流速降低(图 3 - 3)。当患者既有阻塞又合并限制性疾病时,仅依据肺量计不能确定限制性因素的存在;这些患者需要直接检测 TLC 用于限制性因素的确定诊断、分型和定量评估。

　　FEV_1 是重复性最好的流速指标,特别是应用于阻塞性疾病患者的诊断和监测疗效方面。FEV_1 占预计值百分比($FEV_1\%$ pred)被用作呼吸道疾病严重程度分级的指标,每个分级使用随机阈值。

　　美国胸科学会/欧洲呼吸学会(ATS/ERS)指南以及全球慢性阻塞性肺疾病倡议(GOLD)中指出,FEV_1 占预计值与慢性阻塞性肺疾病(COPD)患者的疾病严重程度一致(参见第 64 章)。尽管 ATS 和 ERS 指南也建议使用 FEV_1 占预计值对限制性通气功能障碍肺疾病的严重程度进行分级,但支持这一建议的证据较少。限制性通气障碍的肺疾病包括很多种疾病,有着不

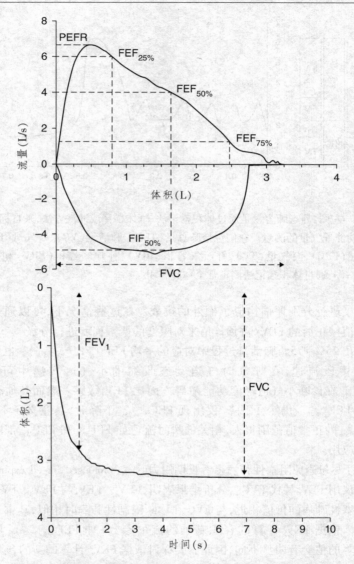

图 3−1　正常个体用力肺活量、最大吸气量和呼气量的测量图解,上面为流量−体积曲线,下面为体积−时间曲线。

同的临床表现和病史,这些疾病可能无法通过 FEV_1 占预计值进行一致性量化。同时合并限制和阻塞性通气功能障碍的患者对其不同通气功能障碍的

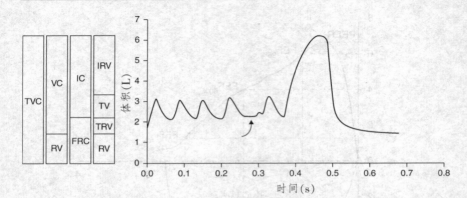

图 3-2　左图：静态肺容量是通过体积描记法、气体稀释或冲洗方法，来自标准的肺量计和功能残气量的测量。它们包括肺总量（TLC）、肺活量（VC）、残气量（RV）、功能残气量（FRC）、潮气量（TV）、补吸气容积（IRV）、补呼气容积（ERV）和吸气量（IC）。右图：通过体积描记法测正常个体肺容积。

严重程度进行分别评估构成了额外的挑战。在这些情况下，可以通过 TLC 占预计值校正后的 FEV_1 占预计值来对阻塞的严重程度进行分级。

呼出 25%~75% 肺活量过程中对应的平均 FEF（$FEF_{25\%\sim75\%}$），也称为最大呼气中段流速，在呼气时气道动态收缩的小气道疾病中可降低。$FEF_{25\%\sim75\%}$ 在诊断小气道轻度功能障碍方面比 FEV_1 敏感。然而其他类型的肺病中 $FEF_{25\%\sim75\%}$ 仍然会下降，仅出现 $FEF_{25\%\sim75\%}$ 下降时，其意义还不确定。$FEF_{25\%\sim75\%}$ 的正常值范围很大，相关的瞬时流速如 $FEF_{50\%}$ 和 $FEF_{75\%}$ 都限制了其临床应用。

为了尽量避免阻塞性肺病患者长期用力呼气（prolonged forced expiration），我们提议用 FEV_6 替代 FVC。分析结果表明，FEV_1/FEV_6 与 FEV_1/FVC 对于诊断阻塞性肺病的价值相近，与 FVC 在诊断限制性肺病时相似，其重复性好于 FVC。依据 FEV_6 计算的容积基础的流量参数（如 $FEF_{25\%\sim75\%}$），与依据 FVC 计算的值会有明显不同，因此需要探讨依据 FEV_6 计算的新的参考值。

运动前后测量用力肺活量对于确诊运动诱发的哮喘很有用。吸入类胆碱物或疑似抗原物质后进行生理测试，有助于对变态性肺病患者的过敏原进行评估。除了连续测量 VC 和呼气流速，监测其他肺功能，例如呼吸道阻力、比气道传导率和肺容积增长也是很有用的。

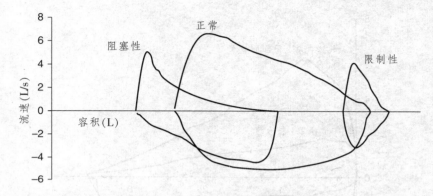

图 3-3　阻塞性和限制性疾病的流速-容积曲线与正常曲线比较。虽然其代表的是同一呼吸运动,数据来自标准容积-时间曲线,但流速-容积曲线的图形显示更加直观。虽然阻塞性肺疾病的患者用力肺活量降低,但绝对肺容积、流速实际上比正常人要高。

　　相对于容积-时间曲线,流速-容积曲线(见图 3-1、图 3-3 和图 3-4)显示在 RV 到最大吸气、TLC 到最大呼气期间,流速和肺容积具有相关性。流速-容积曲线显示的流速和肺容积有相关性的最重要结论已经多次被认可。常见的阻塞性疾病如哮喘和 COPD 由于呼气时肺容积降低,流速显著降低。流速-容积曲线中呼气部分的双曲线凹形显示了这个现象(见图 3-3)。有明显顿挫的流量峰,因而产生的正方形环路形状的流速-容积曲线通常被认为是上气道阻塞的特征(气管狭窄),但是应该注意这些对于局部阻塞并不灵敏,常提示有严重的局部气道狭窄(图 3-4)。

　　“绝对”肺容量通常用于评估三种特殊的呼吸状态:TLC(深吸气后的容量)、RV(深呼气后的容量)和 FRC(最少使用呼吸肌时的容量)(见图 3-3)。气体稀释技术(或冲洗技术)、体积描记法、放射照相法可以被用于直接或间接测量肺容积。三种技术对于正常个体的诊断价值相当,但对于呼吸道疾病患者则常存在差异。气体稀释技术(如氦气稀释法、氮气冲洗)是最常用的测量绝对肺容量的方法,但是对阻塞性肺病患者常低估真实的 TLC。这是因为只测量了肺内能够进行自由气体交换的空间,通气不良的区域(例如,典型 COPD 的高处区域)未被计算在内。体积描记法测量胸腔内可压缩气体的体积,对 COPD 患者而言是更精准的 TLC 测量方法。有些条件下体积描记法会高估严重阻塞患者的肺容量。传统的后前位胸部 X 线片结合平

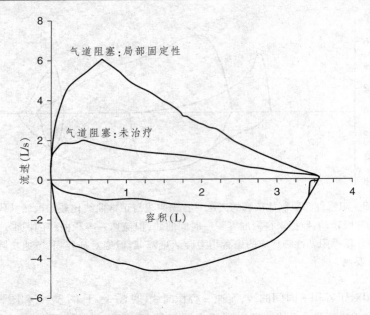

图 3 - 4 不同程度气道阻塞对流速 - 容积曲线的影响。治疗前,气道阻塞的患者表现为方形环,具有中心气道局部固定性阻塞的特征。局部治疗后,很难从流速 - 容积曲线中看出狭窄,尽管直径为 9mm 的气道仍有残余狭窄。容积 - 时间曲线中更难发现狭窄。

面技术或椭圆技术可以测量 TLC,虽然从正常人群取得的放射学容量平均值与体积描记法测量的 TLC 有显著的相关性,但是对于单个患者测量的准确性限制了其在临床系列研究中的应用。肺容量严重下降的患者,放射学方法测定的 TLC 显著大于体积描记法测量值。假设患者用力吸气后(通常是被忽视的假设),TLC 下降则提示存在限制性疾病。

　　应用单次呼吸方法或稳定状态(steady-state)测定法取得的 DLCO 数据,尽管对于呼吸功能障碍和肺泡 - 毛细血管表面面积损失是非特异性的,但该指标比较灵敏。单次呼吸 DLCO 的降低可能与继发于肺气肿的肺组织损失有关,然而和稳定状态测定法相比,单次呼吸方法偶尔得出假阴性结果。由于正常值范围很大,单次呼吸方法和稳定状态测定法在肺气肿早期诊断中的应用均受限。DLCO 在肺实变引起的各种限制性疾病中也会降低,如结节病、间质纤维化、药物中毒。在肺栓塞等肺血管疾病中同样表现为降低,因此,DLCO 异常的特异性不高。这个检查对于评估肺功能和动脉血气检查正常,但是主诉呼吸困难的患者非常有用。这些患者虽然正常 DLCO 不能排除肺部疾病,但较低的 DLCO 会非常明确地提示存在肺部疾病。最近的数据指出,连续检测 DLCO 对于 Goodpasture 综合征的治疗很有用,这个隐匿性肺出血的综合征表现为 DLCO 升高。

最大吸气压(MIP)是指深吸气时对抗密闭系统的压力,通常从 RV 位开始测量。最大呼气压(MEP)通常用 TLC 表示。MIP 和 MEP 有效应用于疑似神经肌肉障碍,或有呼吸困难、限制性肺容量或胸部 X 线片显示无肺实变或胸腔异常患者的呼吸肌张力的诊断。MIP 和 MEP 特异性不佳,不能鉴别未用力呼吸、肌肉衰弱、功能障碍和神经疾病。尽管如此,这个测试对于疾病的随访很有用。该测试用于评估呼吸肌疲劳有所进步,但广泛的临床应用还很复杂。呼吸肌疲劳在呼吸困难和呼吸衰竭中的作用还不明确。

运动测试对于有心肺疾病患者功能障碍的诊断和评估很有用(见第 4章)。测量参数包括呼吸频率、潮气量、动脉血气、呼出气体的浓度、心律和血压。休息时正常的患者可能会出现换气异常(低氧血症或高碳酸血症)。运动测试对于发现肺部疾病、评估运动的影响、确定是否给予氧气补充、评估治疗效果,以及慢性肺病患者的康复计划很有意义。

评估运动期间 FRC 的变化和潮气量流速限度有助于明确运动期间呼吸困难的原因以及运动限度,这些异常均不可能在常规测试中检测出来。目前一些中心已开展这种测试,其临床应用意义需要充分明确。评估应用负压时潮气量呼吸中流速 – 容积曲线的变化,有助于确定呼吸道塌陷。呼吸道塌陷是造成休息或运动时呼吸困难的重要原因。

脉搏血氧仪扩大了检测动脉氧气的能力和范围(例如,普通麻醉或支气管镜检查、重症监护室)。然而,当需要准确评估氧气时(例如,给予长期动态氧气治疗,测量运动时动脉氧气变化),这些仪器测量氧气饱和度(±3%~5%)的绝对准确性限制了其应用。

低氧血症的原因包括通气不足、扩散异常、通气 – 灌注不匹配、右向左分流和吸入气体中氧气不足。气体交换异常引起的低氧血症或高碳酸血症常见于:①无效通气,当肺脏只有通气没有灌注时;②肺血流分流,当肺脏有分流而无通气时,较常见;③其他极其少见的通气 – 灌注不匹配。肺泡 – 动脉氧分压差$[P(A-a)O_2]$可以预估分流和不匹配的程度。更多特异性的检测用于定量和确定肺脏的通气血流分布不匹配。无效通气可以用 Bohr 方程计算无效腔气量与潮气量比值而得出：

$$\frac{\dot{V}_D}{\dot{V}_T} = \frac{PaCO_2 - PECO_2}{PaCO_2}$$

$PECO_2$ 是呼气末 CO_2 的浓度，$PaCO_2$ 是动脉 CO_2 浓度。在没有限制性或阻塞性肺病时，无效腔气量与潮气量比值升高（>0.45）提示存在肺血管疾病。

根据患者在吸入 100% 纯氧气时的动脉氧分压（PaO_2）可以评估右向左分流的程度；这个方法不能区分是心脏内分流还是肺内分流。PaO_2 < 550mmHg 提示存在分流。然而，长时间呼吸 100% 纯氧气诱发吸收性肺不张，可以将低氧区域转变成暂时性的分流区域。虽然会产生光谱不匹配定量信息，复杂的多种惰性气体方法仍然在实验室中被使用。通气和灌注显像摄影的半定量方法表现出区域分布的特征。

睡眠呼吸障碍的重要性越来越被认可。全面的睡眠研究，包括应用肌电图和脑电图定义睡眠和觉醒阶段，对于了解呼吸与睡眠障碍的关系、白天疲劳、白天过度嗜睡至关重要。小型便携式多通道记录仪的应用增多提供了一种费用相对低廉的方法，用于检测夜间睡眠氧气低饱和、吸气气流的改变、通气状况和心律失常（见第 81 章）。

（李月川 译）

拓展阅读

1. Miller MR, Crapo R, Hankinson J, et al. General considerations for lung function testing. *Eur Respir J*. 2005;26(1):153–161.

2. Pellegrino R, Viegi G, Brusasco V, et al. Interpretative strategies for lung function tests. *Eur Respir J*. 2005;26(5):948–968.

3. MacIntyre N, Crapo RO, Viegi G, et al. Standardisation of the single-breath determination of carbon monoxide uptake in the lung. *Eur Respir J*. 2005;26(4):720–735.

4. Wanger J, Clausen JL, Coates A, et al. Standardisation of the measurement of lung volumes. *Eur Respir J*. 2005;26(3):511–522.

5. Miller MR, Hankinson J, Brusasco V, et al. Standardisation of spirometry. *Eur Respir J*. 2005;26(2):319–338.

前 5 篇参考文献是写得非常好的一系列文章，这些文章对如何进行多种肺功能测试,如何利用预测值和如何根据肺功能结果采用不同的治疗策略提出了自己的观点。

6. Cerveri I, Dore R, Corsico A, et al. Assessment of emphysema in COPD: a functional and radiologic study. *Chest*. 2004;125(5):1714 – 1718.

   利用 HRCT 评估 PFT 与肺气肿进展的关系,发现 FRC、$FEV_{50\%}/FIV_{50\%}$ 比率和 DLCO/VA 与肺气肿进展相关。

7. Coates AL, Peslin R, Rodenstein D, et al. Measurement of lung volumes by plethysmography. *Eur Respir J*. 1997;10(6):1415 – 1427.

   综述了儿童和成人的体描肺功能检查需要完成哪些项目。

8. Hankinson JL, Odencrantz JR, Fedan KB. Spirometric reference values from a sample of the general U.S. population. *Am J Respir Crit Care Med*. 1999;159(1):179 – 187.

   有很重要的贡献,因为该文纳入了大量黑人和西班牙裔患者。

9. Crapo RO, Morris AH, Gardner RM. Reference spirometric values using techniques and equipment that meet ATS recommendations. *Am Rev Respir Dis*. 1981;123(6):659 – 664.

   与其他已发表文献进行了详细比较。

10. Bass H. The flow volume loop: normal standards and abnormalities in chronic obstructive pulmonary disease. *Chest*. 1973;63(2):171 – 176.

   从 247 位非吸烟成人数据中计算出了吸气和呼吸流速预测公式。

11. Crapo RO, Morris AH, Clayton PD, et al. Lung volumes in healthy nonsmoking adults. *Bull Eur Physiopathol Respir*. 1982;18(3):419 – 425.

   虽然利用单呼吸氦稀释技术测量的健康受试者的肺体积比体描仪测定的稍小(如小 0.3L),但计算出的预测值仍处于最优范围内。

12. Black LF, Hyatt RE. Maximal static respiratory pressures in generalized neuromuscular disease. *Am Rev Respir Dis*. 1971;103(5):641 – 650.

   提出通常参考值。

13. Crapo RO, Jensen RL, Hegewald M, et al. Arterial blood gas reference values for sea level and an altitude of 1,400 meters. *Am J Respir Crit Care Med*. 1999;160(5, pt 1):1525 – 1531.

   非常准确地提出明确界限值,其对 PaO_2 的预测值显著高于 Sorbini 等人(Respiration. 1968;25:3,)提出的过去经常被引用的预测值。

14. Crapo RO, Morris AH. Standardized single breath normal values for carbon monoxide diffusing capacity. *Am Rev Respir Dis*. 1981;123(2):185 – 189.

   虽然此项研究对 DLCO 的预测值被广泛应用,但对于一些实验室而言,该值虚高,可能与该研究是在海拔 1400m 完成的有关。

15. Miller A, Thornton JC, Warshaw R, et al. Single breath diffusing capacity in a repre-sentative sample of the population of Michigan, a large industrial state. Predicted val-ues, lower limits of normal, and frequencies of abnormality by smoking history. *Am Rev Respir Dis.* 1983;127(3):270 – 277.

非常重要的研究,因为该研究同时纳入了吸烟者和非吸烟者,并提供了海平面高度生活的成人的代表性数据。

16. Shade D Jr, Cordova F, Lando Y, et al. Relationship between resting hypercapnia and physiologic parameters before and after lung volume reduction surgery in severe chronic obstructive pulmonary disease. *Am J Respir Crit Care Med.* 1999;159(5, pt 1):1405 – 1411.

阐述了 PFT 在评估和选择患者行肺减容手术过程中起到了重要作用,该文章还挑战了 CO_2 潴留患者行胸外科手术风险很高这一传统观点。

17. Crapo RO, Casaburi R, Coates AL, et al. Guidelines for methacholine and exercise challenge testing-1999. This official statement of the American Thoracic Society was adopted by the ATS Board of Directors, July 1999. *Am J Respir Crit Care Med.* 2000; 161(1):309 – 329.

ATS 1999 年采用的指南,指南中的一些标准化检测方法已经过时。随着检测方法的改进,该指南中一些争论点也已经被解决。

18. Carlin BW, Clausen JL, Ries AL. The use of cutaneous oximetry in the prescription of long-term oxygen therapy. *Chest.* 1988;94(2):239 – 241.

该文指出指夹式血氧仪的局限性。根据 PaO_2 水平测定,80% 需要规范氧疗的患者因指夹式血氧仪问题未接受规范氧疗。

19. Munoz X, Torres F, Sampol G, et al. Accuracy and reliability of pulse oximetry at dif-ferent arterial carbon dioxide pressure levels. *Eur Respir J.* 2008;32(4):1053 – 1059.

低氧血症和高碳酸血症在指夹式血氧仪上和血气上显示的氧饱和度不同。

20. Hart N, Kearney MT, Pride NB, et al. Inspiratory muscle load and capacity in chron-ic heart failure. *Thorax.* 2004;59(6):477 – 482.

阐述了当前测定吸气肌张力和耐力的方法。

21. Babb TG, Rodarte JR. Exercise capacity and breathing mechanics in patients with air-flow limitation. *Med Sci Sports Exerc.* 1992;24(9):967 – 974.

提出能够通过比较单位时间内呼吸流量:最大分钟通气量来灵敏地分析运动时潮式呼吸的气流受限情况。

22. Swanney MP, Jensen RL, Crichton DA, et al. FEV(6) is an acceptable surrogate for

FVC in the spirometric diagnosis of airway obstruction and restriction. *Am J Respir Crit Care Med*. 2000;162 (3, pt 1):917-919.

该研究支持只记录 6 秒内的 FVC 以避免慢性阻塞性肺病的患者在测试时通过延长呼气时间增加呼气量。另外，该研究发表了 FEV_6 的正常值。

23. Eltayara L, Becklake MR, Volta CA, et al. Relationship between chronic dyspnea and expiratory flow limitation in patients with chronic obstructive pulmonary disease. *Am J Respir Crit Care Med*. 1996;154(6, pt 1):1726-1734.

24. Aggarwal AN, Agarwal R. The new ATS/ERS guidelines for assessing the spirometric severity of restrictive lung disease differ from previous standards. *Respirology*. 2007;12(5):759-762.

ATS/ERS 推荐将 FEV_1% 预测值而不是 FVC% 预测值作为限制性肺病严重程度的分级标准。近半数患者按照此两种方法将产生不同的分级。以 FVE_1 预测值（新）方法分级产生的趋势并不一致：一些患者的严重程度评分将下降，而另一些则会上升。

25. Gardner ZS, Ruppel GL, Kaminsky DA. Grading the severity of obstruction in mixed obstructive-restrictive lung disease. *Chest*. 2011;140(3):598-603.

同时合并阻塞性和限制性肺病的患者的 FEV_1% 预测值通常会夸大阻塞程度，通过计算 TLC% 预测值（FEV_1% 预测值/TLC% 预测值）以调整 FEV_1% 预测值能更好地对患者的严重程度进行分级。

26. Culver BH. Obstructive? Restrictive? Or a ventilatory impairment? *Chest*. 2011;140(3):568-569.

对上一篇论文（Gardner 2000）的非常有趣的评论，提示疾病严重程度可能与整个通气损伤程度有关，不应尝试着将阻塞性和限制性的损伤程度分开单独计算。

第4章 运动

Andrew L. Ries

运动是一种生理性刺激,通过提高机体的代谢活动和气体运送以适应高负荷需要。对心肺功能产生不良影响和限制呼吸储备的疾病会出现疲劳症状,但在休息时通常不会表现出来。用力呼吸时出现的呼吸困难是患者最常见的就诊原因。呼吸困难是由众多潜在因素引发的主观症状,运动评估对于患者在运动期间再次出现的症状以及描述生理反应非常有用。运动检测应被用于评估患者运动受限的主诉,包括以下目的:

1. 评估个体的工作能力(例如,指导运动训练,随访,评估风险的预后指标)。

2. 评估运动耐力限制因素(例如,评估不明原因的呼吸困难、呼吸障碍)。

3. 评估运动时的气体交换(例如,发现运动诱发的低氧血症,吸氧)。

4. 评估运动诱发的支气管痉挛/哮喘(如,评估疾病变化,或治疗介入效果)。

根据不同的生理学原理,选择恰当的技术用于不同人群运动检测,例如,正常人群、心脏病患者、肺病患者。因此,为了确保安全和提供有用信息,需要根据这些限制因素提前计划运动检测。

在正常人群中,最大运动能力受限制于达到肌肉代谢需求的心脏输出水平以及肌肉能够产生足够代谢能量的能力。在健康人群中,通气储备或肺脏气体交换没有上限,除非是运动员的极限运动。

对正常个体而言,低水平运动会出现心排血量增加(主要是心率增大所致),动脉混合静脉氧分压差($a - V_{O_2}$)增大,耗氧量($\dot{V}_{O_2}$)和二氧化碳生成($\dot{V}_{CO_2}$)增加。每分通气量增加以维持足够的肺泡通气水平可以全部排出产生的 CO_2,因此,$PaCO_2$ 仍保持在正常水平。由于运动时肺血流增加,肺灌注分布更均匀,通气–灌注关系改善,导致 $P(A-a)O_2$ 梯度略有降低。

随着运动幅度进一步增加,供应运动肌肉的血液不能够提供足够的氧气以维持纯有氧代谢。此时会出现无氧糖酵解代谢(无氧阈)。乳酸进入静脉系统,被 $NaHCO_3$ 缓冲后会产生更多的 CO_2。对应这种非氧化性活动产生的 CO_2,每分钟通气($\dot{V}_E$)与 $\dot{V}_{O_2}$ 相比出现不成比例的上升——达到了无氧阈。高水平运动时,乳酸性酸中毒使 pH 值降低,导致 $\dot{V}_E$ 升高,CO_2 产生超出比例,引起 $PaCO_2$ 下降。这个对于运动的经典反应顺序已在正常个体中得到了很好的阐述。例如,在低有氧水平运动过程中,反映新陈代谢增加的生理变量都是密切相关的,如 $\dot{V}_{O_2}$、$\dot{V}_{CO_2}$、$\dot{V}_E$,心率、心排血量和 $a-\dot{V}_{O_2}$。对应运动应激过程中产生的生理学数据可用于发现心肺功能障碍患者的异常,例如左心室衰竭和每搏输出量降低的患者。与正常人比较,在固定水平 V_{O_2} 时,心率增加和 $a-V_{O_2}$ 差异增宽更明显。

许多肺病患者均不会表现出正常运动限制这一生理模式,这是由于肺病患者通常受限制于通气受限、肺气体交换功能障碍或二者皆有,而不是受限于心排血量下降。最近有证据提示,慢性肺病患者外周肌肉功能障碍与最大运动限度有关。通气受限受各种因素影响,例如,呼吸力学紊乱、呼吸用力、$\dot{V}/\dot{Q}$ 关联性紊乱(例如,大的无效腔通气)和呼吸肌疲劳。近期的研究强调了在慢性阻塞性肺病(COPD)患者中动态过度通气对发病推动作用的重要性,这是劳力性呼吸困难和运动限制的起因。气体通气受限是肺泡通气不足、分流、右心衰竭或 $\dot{V}/\dot{Q}$ 比例失调的结果。许多肺病患者运动受限不是因为存在血流动力学问题,使用心率以指导"最大运动"或训练常常没有用。此外,许多中至重度肺病患者不能达到特定的无氧阈,这是因为在达到阈值前由于呼吸困难运动被迫中止。

因此,肺病患者的显著特征是 V_{O_2} 和心律水平远低于正常人群的预测数据(源自正常图推测)。此外,为安全地测试肺病患者的运动耐力,动脉氧合的监测非常重要。正常个体除非是在极限水平,运动不会引起低氧血症。

肺病患者运动测试的实际应用取决于测试的目的。例如,当测试是为慢性肺病患者制订训练计划时,测试最好在器械(如跑步机)上进行,运动量要与训练计划(步行)相当。这是因为不同类型的运动训练会针对性锻炼特定肌肉。例如,仰卧自行车或上肢训练并不会改善步行限度。

根据测试目的选择特定的检测数据。如果是要判断运动时患者是否需要氧气供给,就要检测休息和运动期间的动脉血气(ABG)(或皮肤血氧测定),运动水平和患者的日常活动相当。此外,如果运动期间出现动脉低氧血症,就要在有已知氧气流速供给条件下重新测试,所选择的氧气流速应确保不会发生低氧血症。

实验室运动测试常选择:①快速,渐进达到最大症状限制;或②特定的稳定状态水平。前者对于确定运动耐力和最大限度很有意义。后者更适用于评估训练时效(如耐力锻炼的心率)或精确的测量生理参数(例如,AGS、心排血量、无效腔通气)。近几年实验室外的简单运动测试方法,如6分钟步行测试和往返步行测试(SWT),在测量运动限度方面的应用增多。时间距离步行测试是检测个体在特定的时间范围内(如6分钟)所行走的最大距离。SWT是检测个体往返于两个水平摆放相距10m的交通锥之间。递增SWT是使用节拍器来调整步行速度,每分钟增加速度直到受试者跟不上速度或出现症状而停止。耐力SWT是个体以恒定速度行走时,测量其最长的步行时间(≤20分钟),以递增SWT最大速度的85%作为恒定速度。这些测试具有使用较少的仪器设备和专业经验的优势,然而要仔细注意测试过程,因为因素的变化如行走路面、患者指令、测试过程的鼓励、氧气使用或监测设备、测试的次数都会影响结果。如果测试使用范围广,就需要标准化的测试过程。而且这些测试不会像多数实验室测试那样提供详细的生理数据。

运动测试用于检测肺病患者两个常见的错误是:①休息状态时ABG值正常就不必做运动检测;②从休息状态的肺功能和ABG测试就可以判断患者是否会有运动时严重气体交换恶化。两个假设都不正确。很难将患者的呼吸困难主诉与其运动期间真实的生理性能相关联,因为像疼痛一样,呼吸困难主要是主观的感觉。

肺病患者运动训练时,另一个常见错误是选择的训练水准太低。正常人或心脏病患者,训练水准一般选择最大V_0或心率的60%~70%。许多慢性肺病患者在低水平运动时就有呼吸限制,可能低于他们的无氧阈。这样的个体可以将运动水准维持在最大值的较高比率(如90%或以上),即使绝对值较低。

运动测试已成为肺病患者诊断和治疗的重要组成部分。熟悉这些使用的技术和相关数据的作用对于恰当处理患者很有必要。

(李月川 译)

参考文献

1. American Thoracic Society/American College of Chest Physicians. ATS/ACCP statement on cardiopulmonary exercise testing. *Am J Respir Crit Care Med.* 2003;167:211-277.

对当前运动试验的综述,包括适应证、方法、生理参数的测量、参考值、正常反应、心肺疾病患者的运动限制和结果解读。

2. Palange P, Ward SA, Carlsen K-H, et al. Recommendations on the use of exercise testing in clinical practice. *Eur Respir J.* 2007;29:185 – 209.
   欧洲呼吸病学会发布的对心肺疾病患者行心肺运动试验的规范,其中讨论了关于运动耐力、预后和治疗干预的评估方法。

3. Jones NL. *Clinical Exercise Testing.* 4th ed. Philadelphia, PA: WB Saunders; 1997.
   一份临床运动试验的操作指南,讨论了生理基础、临床应用、方法、干预以及正常值。

4. Wasserman K, Hansen JE, Sue DY, et al, eds. *Principles of Exercise Testing and Interpretation.* 4th ed. Philadelphia, PA: Lea & Febiger; 2004.
   众所周知的一本书,综述了心肺运动试验的生理基础及应用情况。

5. Ries AL. The role of exercise testing in pulmonary diagnosis. *Clin Chest Med.* 1987; 8:81 – 89.
   回顾了肺病患者进行运动试验的原则,包括对方法、操作流程和适应证的讨论。

6. O'Donnell DE, Revill SM, Webb KA. Dynamic hyperinflation and exercise intolerance in chronic obstructive pulmonary disease. *Am J Respir Crit Care Med.* 2001;164: 770 – 777.
   表明 COPD 患者运动耐力的决定因素是潮气量末的过度通气水平。

7. Mahler DA. The measurement of dyspnea during exercise in patients with lung disease. *Chest.* 1992;101(suppl 5):242S – 247S.
   回顾了肺病患者运动试验过程中呼吸困难程度的测定方法。Brog 和视觉模拟测量法最为常用。患者呼吸困难的发生主要与运动时间和该患者对干预的敏感性有关。

8. American Thoracic Society. Guidelines for the six-minute walk test. *Am J Respir Crit Care Med.* 2002;166:111 – 117.

9. Sciurba FC, Slivka WA. Six-minute walk testing. *Semin Respir Crit Care Med.* 1998; 9:383 – 391.

10. Brown CD, Wise RA. Field tests of exercise in COPD: the six-minute walk test and the shuttle walk test. *COPD.* 2007;4:217 – 223.

11. Singh SJ, Morgan MDL, Scott S, et al. Development of the shuttle walking test of disability in patients with chronic airways obstruction. *Thorax.* 1992;47:1019 – 1024.

12. Revill SM, Morgan MDL, Singh SJ, et al. The endurance shuttle walk: a new field test for the assessment of endurance capacity in chronic obstructive pulmonary dis-

ease. Thorax. 1999;54;213 – 222.

参考文献 8 ~ 12 综述了利用限时步行距离实验和折返步行实验评估运动耐力的情况。

13. American Thoracic Society/European Respiratory Society. Skeletal muscle dysfunction in chronic obstructive pulmonary disease. *Am J Respir Crit Care Med.* 1999;159(4, pt 2);S1 – S40.

系统总结了慢性肺病患者骨骼肌功能障碍情况,讨论了正常肌肉功能、COPD 患者骨骼肌功能失调和对肌肉功能障碍的干预措施。

14. Casaburi R. Exercise training in chronic obstructive lung disease. In: Casaburi R, Petty TL, eds. *Principles and Practice of Pulmonary Rehabilitation.* Philadelphia, PA: WB Saunders; 1993;204 – 224.

综述了 COPD 患者运动训练的原则和收益。系统总结了 37 项已发表研究中 933 例患者的阳性结果。

15. Ries AL, Farrow JT, Clausen JL. Pulmonary function tests cannot predict exercise-induced hypoxemia in chronic obstructive pulmonary disease. *Chest.* 1988;93;454 – 459.

16. Owens GR, Rogers RM, Pennock BE, et al. The diffusing capacity as a predictor of arterial oxygen desaturation during exercise in patients with chronic obstructive pulmonary disease. *N Engl J Med.* 1984;310;1218 – 1221.

参考文献 15 和 16 强调了 COPD 患者运动时血氧变化的多态性。虽然两篇文章的标题和侧重点不同,但都提示了轻度慢性阻塞性肺病患者运动过程中血氧不会下降(稳定或有改善),然而中重度慢性阻塞性肺病患者血氧的改变无法预测(可能下降、升高或不变)。

17. Ries AL, Farrow JT, Clausen JL. Accuracy of two ear oximeters at rest and during exercise in pulmonary patients. *Am Rev Respir Dis.* 1985;132;685 – 689.

耳氧测量的准确性与直接测量血氧的结果相比为 SaO_2(95% 置信区间) ±4% ~ 5% ,当给予精细测量时,其结果为 SaO_2(±2.5%~3.5%)。

18. Storms WW. Review of exercise-induced asthma. *Med Sci Sports Exerc.* 2003;35; 1464 – 1470.

对运动性哮喘的简明综述。

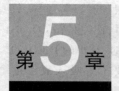
动脉血气分析和体内酸碱平衡的应用

Timothy A. Morris

　　动脉血气分析（ABG）测定不仅可以反映肺气体交换功能，还能判断体内是否存在酸碱失衡及其严重程度。ABG 提供的信息，如血氧饱和度、动脉血氧分压（PaO_2）和二氧化碳分压（$PaCO_2$）以及 pH 值等，最好参照其他相关临床信息进行考虑。正确的解读血气分析的各项指标需要了解患者的临床状态、治疗方法及其他相关指标（混合静脉氧饱和度、血红蛋白浓度和心排血量等）。

　　为了提供准确的信息，必须正确地收集、处理和分析动脉血气标本。通常，用肝素化的 20G（或更小）针直接穿刺桡动脉获取标本，或者当需要重复取样时，留置动脉导管。留置动脉导管时，必须仔细监测局部并发症，包括感染、血栓形成、动脉血流阻塞和远端微栓塞。当动脉血流中断后，尺动脉以及胫后动脉提供循环血液，因此，桡动脉或足背动脉（较少见）是监测首选部位。肱动脉和股动脉由于缺少双重循环，不太理想，但在情况需要时也可以使用。

　　采集的 ABG 标本不能暴露于空气中，通常利用动脉压使血液进入注射器。许多设备都是专门为此目的而设计的，并使良好的取样技术更加便利。在收集过程中出现的任何气泡均应及时排出；将标本混匀以确保充分抗凝，然后放置在冰水中。应用仪器在几分钟内进行分析，仪器的每一个血液气体电极（PO_2、PCO_2、pH 值）近期均应用商用标准进行校准。电极和取样室要维持在 37℃，如果结果异常，必须根据患者体温进行校正。PaO_2 和 $PaCO_2$压力单位通常为 mmHg 或 kPa（1mmHg≈0.133kPa）。

　　除了直接测量值（血氧饱和度、PO_2、PCO_2、pH 值），ABG 结果通常包括根据精确测定的 PO_2、PCO_2 和 pH 值计算出的数值。当校准正确（PO_2 和 PCO_2 ±2mmHg，pH ±0.01 单位）时，电极非常精确，计算值也同样精确。最常见的计算值是碳酸氢盐水平、碱过量或不足、肺泡 - 动脉氧分压差。一个常见的误解是，根据 ABG 分析中计算出来的 HCO_3^- 值（通过 Henderson - Hasselbalch 方程，见"动脉 pH 值、碳酸氢盐和酸碱平衡"）比在化学实验室中测量的准确度低。在现代分析技术中,测量值和计算值很少有显著差异,只要在正常范围内即可。然而,化学分析仪分析静脉血液时,往往是在 CO_2 消散后,因此获得标本后运送到化学实验室,当有呼吸紊乱时,测得的 $PaCO_2$ 的原始结果是不准确的。测定肺泡 - 动脉氧分压差需要了解吸入氧浓度(FiO_2),通常依赖于一个假定的呼吸交换率(R 或 RER),这在疾病状态或非稳态条件下可能是异常的(例如,过度换气)。

对 ABG 测量结果的初步评估应该包括对其技术完备性的考虑。一些简单的规则可能有帮助:①当 PaO_2 >48mmHg,标本为静脉血的可能性较小;②如果患者在呼吸空气的条件下,PaO_2 + $PaCO_2$ 应 <140mmHg;③如果在短时间内 HCO_3^- 的浓度变化 >5mmol/L,而又缺乏原发代谢失衡的证据,提示 $PaCO_2$ 或 pH 值的测量有误,或者收集标本的注射器中存在过量的肝素(一种酸)。

氧气

PaO_2 的正常值随着年龄的增长而降低,且受气压即海拔高度的影响。在海平面下,PaO_2 <80mmHg 是不正常的。然而,在丹佛(环境气压为 625mmHg)年轻人 PaO_2 的预测值一般约为 80mmHg,老年人较低(60 ~ 65mmHg)。

根据 PaO_2 低氧血症严重程度进行分类略武断:在海平面下,<60mmHg 为轻度低氧,45 ~ 59mmHg 为中度低氧,<45mmHg 为重度低氧。低氧的主要原因是:①吸入气体中氧含量减少(例如,随着海拔增高气压降低,或者吸入低氧混合气体);②整体的肺通气不足;③通气 - 血流比例($\dot{V}/\dot{Q}$)失调;④右至左分流(肺内或心内)。当心排血量严重减少时,混合静脉氧气含量减少,不会直接引起低氧血症。但是,它会明显加重分流或($\dot{V}/\dot{Q}$)失衡的影响(表 5 - 1)。

用简化的肺泡气体方程计算肺泡动脉氧分压差(A – a)DO_2 可以区分前两种机制与后两种机制。

$$PAO_2 = \frac{PIO_2 - PaCO_2}{R} \qquad (5.1)$$

其中,R = $\dot{V}_{CO_2}/\dot{V}_{O_2}$,(A – a)$DO_2$ = PCO_2 – PaO_2。

(A – a)DO_2(也被称为肺泡 - 动脉梯度或者肺泡 - 动脉氧分压差)通常小于 20mmHg。由于吸氧浓度(FiO_2)减少(如海拔高)或肺通气不足(如

表5-1		低氧血症评估指南	
状态	$(A-a)DO_2$	PaO_2/PaO_2	PaO_2/FiO_2
正常	5~20	>0.8	>500
低 $\dot{V}/\dot{Q}$	30~50	0.65~0.70	300~450
分流	>60	<0.55	<250

PCO_2升高)导致的低氧患者,$P(A-a)O_2$ 也可能正常,因为其他的因素引起了 $P(A-a)O_2$ 的升高。

通常,肺低通气或 $\dot{V}/\dot{Q}$ 比例失调的患者,吸氧浓度提高1%,PaO_2 增加 3~5mmHg;分流的患者吸入氧浓度每增加1%,PaO_2 上升 <2mmHg。可以用 PaO_2/PaO_2 和 PaO_2/FiO_2 的比值替代$(A-a)DO_2$。这些值更容易计算,但更依赖于 FiO_2 的改变。

PaO_2 只占溶解血浆中运输氧的一小部分。血液的携氧能力主要集中在红细胞的血红蛋白中。PaO_2 与动脉血氧饱和度(SaO_2)的关系可用氧合血红蛋白解离曲线来表示。PaO_2 值相对较高时,减少 PaO_2,SaO_2 下降很少。当 PaO_2 在 60mmHg 以下(对应于90%的 SaO_2),SaO_2 下降较 PaO_2 的下降更迅速。因此,对于低氧患者的管理,努力提高 PaO_2 至 60~65mmHg,很少有显著的临床获益。氧合血红蛋白解离曲线受多种因素影响,并且可能会根据临床情况发生改变。例如,酸中毒时解离曲线右移,碱中毒时解离曲线左移:当 pH 值为 7.3 时,60mmHg PaO_2 对应的动脉血氧饱和度为87.7%,而当 pH 值为 7.50 时,相同 PaO_2 对应的血氧饱和度为93.4%。

脉搏血氧仪是估算血氧饱和度应用比较普遍的相对低成本的方法。它对连续监测患者血氧非常重要,当患者应用呼吸机或出现呼吸衰竭时,可以减少血气分析的次数。

如果不存在明显的碳氧血红蛋白和高铁血红蛋白,血氧定量法的准确度是相当不错的。此外,当患者出现明显的高碳酸血症或低氧血症时,血氧饱和度和 ABG 衍生的氧和血红蛋白饱和度的一致性并不那么强。当然,血氧定量法没有提供肺泡通气量的信息,也没有关于酸碱状态的信息。因此,必须通过血气分析以获得这方面的信息。

二氧化碳

$PaCO_2$ 反映 CO_2 产生和通过通气清除 CO_2 之间的平衡。下面的等式说明了这一点：

$$PaCO_2 = \frac{k \times \dot{V}_{CO_2}}{\dot{V}_A} \qquad (5.2)$$

其中，$\dot{V}_{CO_2}$ = 每分钟产生的二氧化碳；$\dot{V}_A$ = 肺泡通气量；k 为常数。当 $\dot{V}_A$ 减少时，$PaCO_2$ 升高（高碳酸血症）；当 $\dot{V}_A$ 升高时，$PaCO_2$ 降低（低碳酸血症）。

不论年龄如何，$PaCO_2$ 的正常值为 37～43mmHg。$PaCO_2$ 值为 30～37mmHg 时，为轻度低碳酸血症；26～29mmHg 为中度，< 25mmHg 为重度。轻度高碳酸血症 $PaCO_2$ 为 44～50mmHg；中度为 51～60mmHg；重度为 > 60mmHg。这些数字也应与基线值相比，$PaCO_2$ 较基线出现任何突然的变化可能提示严重的肺功能改变。

高碳酸血症可进一步分为两种情况，一种是总通气量减少；另一种是总通气量正常，但参与气体交换的通气比例低，有效通气量低。总通气量减少可能是由于呼吸控制紊乱（如鸦片过量、甲状腺功能减退、脑干卒中等）或呼吸肌无力（例如，重症肌无力、有机磷中毒等）。有效通气量减少通常见于无效腔通气量增加的疾病（例如，慢性阻塞性呼吸道疾病）。

动脉 pH 值、碳酸氢盐和酸碱平衡

物理化学的两大原理决定了我们对酸碱平衡的理解。第一个原理是描述弱酸与其共轭碱之间的平衡的离解常数：

$$HA \leftrightarrow H^+ + HA^-$$

或者用数学公式表达：

$$K_A = \frac{[H^+][A^-]}{[HA]} \qquad (5.3)$$

血液中的主要缓冲液是碳酸盐 – 碳酸氢盐碱基对。CO_2 与水结合成碳酸，分解成碳酸氢盐和 H^+，根据以下关系：

$$CO_2 + H_2O \leftrightarrow H_2CO_3 \leftrightarrow H^+ + HCO_3^-$$
$$pK = 6.1 \qquad (5.4)$$

用数学公式表示为：

$$K = \frac{[H^+][HCO_3^-]}{[H_2CO_3]}$$

由于 H_2CO_3 与 CO_2 是处于平衡关系的，又可表示为：

$$K = \frac{[H^+][HCO_3^-]}{[CO_2]} \tag{5.5}$$

利用正确的常数将公式重新整理得到 Henderson 方程，而每边取负对数并重新整理得到了 Henderson – Hasselbalch 方程：

$$[H^+] = \frac{24[PCO_2]}{[HCO_3^-]} \quad pH = 6.1 + \log\frac{[HCO_3^-]}{0.03 \times PCO_2} \tag{5.6}$$

Hendersen – Hasselbalch 方程用图 5 – 1 曲线（a）来表示，当 $[HCO_3^-]$ = 24mmol/L 时，$PaCO_2$ 和 pH 值之间为对数反比关系。当 pH 值为 7.1 ~ 7.45 时，这种关系就会变得更加"友好"，这段关系可以用线（b）来近似表示，$PaCO_2$ 中每增加 10mmHg，pH 值的斜率就会下降 0.08。

虽然 pH 值是 ABG 报告的常见形式，但可以将基于对数的 pH 单位换算成 $[H^+]$ 毫微当量每升（nEq/L，$1nEq/L = 10^{-9}mol/L$）。pH 正常值（7.37 ~ 7.43）转换成 $[H^+]$（43 ~ 37nEq/L）。pH 值一个单位的变化对应 10 倍的浓度变化，0.3 单位的 pH 值变化对应于 2 倍的浓度变化（$\log[10] = 1$，$\log[2] = 0.3$）。在此基础上，即使不使用科学计算器，也很容易构建一个换算表（表 5 – 2）。这种转换如果使用简化的 Henderson 方程会更容易计算酸碱关系。

血液 pH 值升高（血液中 H^+ 减少）被称为碱血症，而 pH 值下降（H^+ 增多）被称为酸血症。酸中毒或碱中毒导致酸血症或碱中毒，但由于代偿机制，实际上患者的 pH 值可能正常。

阴离子间隙

控制酸碱平衡的第二个原则是，溶液中必须有等量阴阳离子。

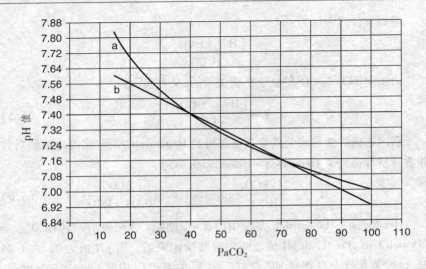

图 5.1　该图表明了当 $[HCO_3^-]$ 正常时(24mmol/L),pH 和 $PaCO_2$ 之间的关系。曲线 a 表示 Hendersen – Hasselbalch 方程预测的负对数反比关系(见内文)。曲线 b 表示, $PaCO_2$ 为 30 ~ 80mmHg 时, $PaCO_2$ 每增加 10mmHg,pH 值的斜率就会下降 0. 08。

表5 - 2	pH 值和 H^+ 浓度的换算		
碱血症		酸血症	
pH 值	$[H^+]$(nEq/L)	pH 值	$[H^+]$(nEq/L)
8. 00	10	7. 30	50
7. 90	12. 5	7. 20	63
7. 80	16	7. 10	79
7. 70	20	7. 00	100
7. 60	25	6. 90	125
7. 50	32	6. 80	160
		6. 70	200
正常值			
7. 40	40		

总的阳离子 – 总的阴离子 = 0,或者

$[Na^+] + [K^+] - [Cl^-] - [HCO_3^-] - [A^-] - [$未测量阴离子$] = 0$

$$140 + 4 - 102 - 25 - 15 - 2 = 0 \tag{5.7}$$

常见的未测定的阴离子的浓度（例如，SO_4^{2-} 或 PO_4^{2-}）仅为 $0.5 \sim 1.5 \text{mmol/L}$，而与其他带电离子相比，$H^+$ 的浓度相对较低，可以忽略不计。A^- 代表血液中其他弱酸的碱基对。这些主要由血浆蛋白上的带电氨基酸残基组成。这些带电基团的 PK 通常为 $6.6 \sim 6.8$，所以它们在 pH 值为 7.4 时，90% 是解离的。血液中这些以蛋白质为基础的弱酸的总浓度（A_{TOT} 单位为 mEq/L，$\text{mEq/L} = \text{mmol/L} \times$ 离子价数）通常是蛋白质浓度的 2.4 倍（g/dL）（$1\text{g/dL} = 10\text{g/L}$）。因此：

$A^- = A_{TOT} \times 0.90 =$

蛋白浓度（g/dL）$\times 2.4 \times 0.90$（正常值为 $11 \sim 16$） $\tag{5.8}$

这个公式可以计算 A^-，并有助于理解低蛋白血症对其大小的影响。假定 A^- 和 K^+ 浓度不变时，这是常见的计算阴离子间隙的基础。基于这一假定，公式可以简写为：

阴离子间隙 $= [Na^+] - [Cl^-] - [HCO_3^-]$（正常范围为 $10 \sim 15$） $\tag{5.9}$

其中，阴离子间隙增大超过正常范围时反映了存在未测量的阴离子，但是没有规定由低蛋白血症引起的变化或由 pH 值引起的 $[A^-]$ 的变化（其改变缓冲基团的解离状态）。正确估算溶液中未测定阴离子的数量有着重要意义，例如升高表明存在代谢性酸中毒。

酸中毒和碱中毒的方法

如上所述，氢离子浓度 $[H^+]$ 控制在 $10 \sim 100 \text{nEq/L}$ 之间一个很窄的浓度范围。为了保持 $[H^+]$ 在这个范围，酸的产生和清除必须保持动态平衡。这个极低的浓度范围（比大部分其他电解质少 6 个数量级）对于整个酸的产生速率有着重要意义。每天产生超过 100mmol/L 的"固定"非挥发性酸（如硫酸盐或磷酸盐）和约 $13\ 000 \text{mmol/L}$ 的挥发酸作为代谢副产物。肾脏分泌非挥发性酸，而肺清除挥发性酸，如 CO_2（相当于 200mL/min）。

CO_2 清除的改变（例如影响 $PaCO_2$ 的通气改变）带来的紊乱体现在 Henderson - Hasselbalch 方程的分母中，这被称为酸碱平衡的呼吸紊乱。反之，如果非挥发性酸分泌速度减慢或加快，或摄入酸碱异常，称作酸碱平衡的代谢紊乱。这些变化主要体现在 Henderson - Hasselbalch 方程的分子上。

如果碳酸氢盐 - 碳酸盐系统是血液中唯一的缓冲系统，那么，$PaCO_2$ 剧烈变化导致的 pH 值变化不应该引起碳酸氢盐水平的任何变动。但是，pK

不同于碳酸氢盐,pK 的其他血液缓冲剂的存在意味着 pH 值的变化将产生或消耗 $[H^+]$,导致 $[HCO_3^-]$ 的微小变化。

$PaCO_2$ 剧烈变化导致的 pH 值和碳酸氢盐变化程度可以用三种方式量化。首先,可以简化如图 5.1 所示的 Henderson – Hasselbalch 关系($PaCO_2$ 在 30 ~ 70mmHg 范围内):$PaCO_2$ 每升高 10mmHg,pH 值就会下降 0.08。也可以使用预期关系的列线图,或者可以从预测方程中估算(表 5 – 3)。例如,$PaCO_2$ 从 40mmHg 增长到 60mmHg(急性呼吸酸中毒)导致 pH 值下降 0.16 单位(20 * 0.008)至 7.24,并导致 $[HCO_3^-]$ 浓度增长 2mmol/L(0.1 × 20)。以 $PaCO_2$ 下降为特征的急性呼吸性碱中毒,导致与急性呼吸性酸中毒相同幅度的 pH 值升高,但是 $PaCO_2$ 每下降 1mmHg,$[HCO_3^-]$ 浓度就下降 0.2mmol/L。

预测通气状态导致 pH 值和碳酸氢盐溶度变化的能力,是理解"碱过剩"和"碱不足"概念的基础。碱过剩(或不足)是指测量的碳酸氢盐溶度与基于 $PaCO_2$ 变化预测的碳酸氢盐溶度之间的差值。也就是说,如果 $PaCO_2$ 是 40mmHg,碱过剩是指血液中必须添加大量强酸使 pH 值恢复至 7.40,而碱不足是指必须添加的强碱的量。碱过剩通常与直接测量的 ABG 结果一起报告。本质上,碱过剩(或不足)评价方法和 Henderson – Hasselbalch 方程使用的信息相同,因此,它是一种评估与呼吸变化相结合的代谢过程的有用方法。然而,计算假定电解质和血清蛋白的正常值可能无效,所以,不经鉴别地使用碱过剩或碱不足值可能会导致错误。

虽然临床情况中存在很大的可变性,一个健康个体对 $PaCO_2$ 慢性变化(超过几天)的反应是通过肾脏增加清除或保留碳酸氢盐来代偿的。这些代偿机制可以使 pH 值恢复正常,但不能完全恢复到正常值。其他健康个体的代偿性代谢变化的幅度,从临床观察(表 5 – 3)中得到了充分的证实。在慢性 CO_2 潴留中,$PaCO_2$ 每升高 10mmHg,碳酸氢盐会增加 4mmol/L,从而使 $PaCO_2$ 每变化 10mmHg,pH 值的变化钝化为 0.03 单位。慢性过度通气,肾脏清除碳酸氢盐以完全代偿,直到 $PaCO_2$ 每下降 10mmHg,碳酸氢盐下降 5mmol/L。然而,重要的是要记住,一个过程是否可以归结为"正常的代偿",或者它是否代表一个独立的过程(即其他病理、药物反应等)属于临床决策。对正常受试者的预期代偿幅度的估计可能会支持这一临床决策,但并不能替代它。

代谢性酸中毒和碱中毒时,血液中碳酸氢盐浓度首先发生变化。呼吸反应发生以缓和酸血症或碱血症(表 5 – 3)。一个快速的经验法则是,在代谢酸中毒中,$PaCO_2$ 应该等于 pH 值的最后两个数字,尽管最大的呼吸代偿

只会将 $PaCO_2$ 降低到 $12 \sim 15mmHg$。如果存在明显的潜在呼吸道疾病,就不会有足够的代偿,pH 值也会低于预期。例如,在 pH 值为 7.20 的情况下,如果 $PaCO_2$ 为 $35mmHg$ 则表明存在不完全呼吸代偿,可能是存在潜在的呼吸道疾病或中枢神经系统(CNS)改变导致呼吸动力不足。一个肺功能正常的人会将其 $PaCO_2$ 降低到大约 $20mmHg$。当出现代谢性碱中毒引起的显著的低通气($PaCO_2 > 45mmHg$)时,该经验法则不适用。代谢性碱中毒最好的"经验法则"是 $PaCO_2$ 每升高 $0.7mmHg$,$[HCO_3^-]$ 增加 $1mmol/L$。

表 5-3	预测引起酸中毒或碱中毒过程的变化	
呼吸性酸中毒(原发性紊乱,$\uparrow PaCO_2$;代偿性,$\uparrow [HCO_3^-]$)		
	急性	**慢性**
ΔpH	$-0.008 \times \Delta PCO_2$[a]	$-0.003 \times \Delta PCO_2$
ΔH^+	$0.8 \times \Delta PCO_2$	$0.3 \times \Delta PCO_2$
ΔHCO_3^-	$0.1 \times \Delta PCO_2$	$0.4 \times \Delta PCO_2$
H^+	$0.8 \times PCO_2 + 8$	$0.3 \times PCO_2 + 27$
呼吸性碱中毒(原发性紊乱,$\downarrow PaCO_2$;代偿性,$\downarrow [HCO_3^-]$)		
	急性	**慢性**
ΔpH	$-0.01 \times \Delta PCO_2$[a]	$-0.003 \times \Delta PCO_2$
ΔH^+	$0.75 \times \Delta PCO_2$	$0.3 \times \Delta PCO_2$
ΔHCO_3^-	$0.2 \times \Delta PCO_2$	$0.5 \times \Delta PCO_2$
H^+	$0.75 \times PCO_2 + 10$	$0.3 \times PCO_2 + 28$
代谢性酸中毒(原发性紊乱,$\downarrow [HCO_3^-]$;代偿性,$\downarrow PaCO_2$)		
ΔPCO_2	$1.1 \sim 1.3 \times \Delta HCO_3$	
PCO_2	$1.5 \times [HCO_3^-] + 8$	
PCO_2	pH 的最后两个数字	
代谢性碱中毒(原发性紊乱,$\uparrow [HCO_3^-]$;代偿性,$\uparrow PaCO_2$)		
ΔPCO_2	$0.6 \sim 0.8 \times \Delta HCO_3$	
PCO_2	$0.7 \times [HCO_3^-] + 21$	

[a] 适合 PCO_2 在 $40 \sim 80mmHg$ 之间。

当代谢和呼吸过程分别影响 pH 值时,存在混合酸碱紊乱。当两个过程沿着同一个方向驱动 pH 值时,最容易识别,因为对另一个方向的代偿没有混淆。例如,在心脏停搏期间,呼吸性酸中毒和代谢性酸中毒共存于酸碱紊乱中,并导致 pH 值降低的比单纯的 $PaCO_2$ 升高更大。代谢性碱中毒和呼吸性碱中毒共同存在下可导致 pH 值显著升高,伴有心律失常,心排血量下降,或癫痫发作。

相反,当导致酸中毒的过程被叠加在碱中毒上时,会产生混合的代谢和呼吸紊乱,反之亦然。这些在临床实践中很常见,而且由于 pH 值趋于正常,往往难以识别。例如,慢性呼吸性酸中毒的阻塞性肺疾病患者会出现代偿性代谢性碱中毒。如果应用皮质类固醇或利尿剂治疗,可能会进一步加重患者的代谢性碱中毒,从而导致正常或轻微的碱性 pH 值。要注意的一种特殊情况是水杨酸中毒的混合代谢性酸中毒和呼吸性碱中毒。低 pH 值、高阴离子间隙、根据代偿机制较预测值低的 $PaCO_2$,这些特征形态提示这种诊断。

导致酸碱紊乱的常见情况见表 5 - 4。一般来说,治疗应该针对病因,而不是简单地将 pH 值修正为正常值。

要充分理解酸碱的紊乱,使用系统的方法对 ABG 结果进行分析具有重要意义(表 5 - 5)。大多数方法都是通过识别呼吸系统紊乱开始。如果所有的异常都可以用急性呼吸改变来解释,那么就出现了原发性呼吸紊乱。如果[HCO_3^-]的变化超过了急性呼吸紊乱导致的预测值,就要注意是否存在慢性呼吸紊乱代偿性变化。代谢代偿大于预测值,提示存在酸碱联合紊乱。反之,代谢代偿较预测值小则表示混合性紊乱或不完全补偿。如果是原发性代谢紊乱,也应采用类似的分析方法。最后,存在未测定阴离子的增加决定了代谢性酸中毒的存在,即使[HCO_3^-]是正常的。

表 5 – 4	酸碱紊乱的常见原因

呼吸性酸中毒

- 减少呼吸动力
- 镇静剂
- 中枢性低通气综合征
- 严重的中枢神经系统抑制或损伤
- 呼吸肌功能减弱
- 格林 – 巴利综合征
- 重症肌无力
- 严重低血钾
- 肺功能减弱
- 慢性阻塞性肺疾病
- 哮喘持续状态
- 严重限制性疾病

呼吸性碱中毒

- 恶性中枢神经系统事件
- 直接刺激呼吸的药物(水杨酸、黄体酮)
- 脓毒症(早期)
- 肝硬化
- 妊娠(晚期妊娠)
- 肺顺应性降低(J 受体)
- 焦虑症

代谢性酸中毒

正常阴离子间隙

- 胃肠道碳酸氢盐损失
- 肾小管性酸中毒
- 输尿管分流
- NH_4Cl 或 HCl 输注
- 补液
- 静脉高营养
- 代偿性呼吸性碱中毒高阴离子间隙
- 酮症酸中毒
- 乳酸酸中毒
- 水杨酸中毒
- 甲醇摄入
- 乙二醇摄入

代谢性碱中毒

- 低氯血症(常伴有体积收缩)
- 低钾血症
- 盐皮质激素过剩
- Bartter 综合征
- 输入碱性液体
- 代偿性呼吸性酸中毒

CNS，中枢神经系统。

表 5 – 5	解读血气分析的方法
六步法	**快速粗略方法**

六步法

1. 患者是酸中毒还是碱中毒？
2. 如果 PCO_2 异常，判断 PCO_2 的急性变化是否能解释 pH 值变化。如果可以，这种紊乱主要是呼吸性酸碱紊乱
3. 如果 PCO_2 的急性变化不足以解释所有 pH 值的变化，评估其他代谢紊乱的特征。代谢紊乱与慢性呼吸系统变化的预测代偿是否一致？
4. 如果紊乱主要表现为代谢性，评估呼吸性代偿的充分性。代谢性紊乱如果缺乏完全性呼吸代偿或过度呼吸代偿提示合并呼吸紊乱
5. 如果存在代谢性酸中毒，用阴离子间隙或电荷中性方程确定是否存在未测量的阴离子
6. 鉴别阴离子间隙代谢性酸中毒患者是否存在其他代谢紊乱

快速粗略方法

1. 确定预测的 pH 值变化是否由于通气功能改变（即，是否 PCO_2 可校正为 40mmHg）
2. 确定测量 pH 值和预测 pH 值之间的差值
3. 确定碱不足或碱剩余：将测量 pH 值和预测 pH 值之间的差值相乘，然后将小数点向右移两位（单位是 mmol/L）
4. 计算阴离子间隙以评估主要离子对碱不足的贡献

（李月川　张冬睿　译）

参考文献

1. Albert MS, Dell RB, Winters RW. Quantitative displacement of acid-base equilibrium in metabolic acidosis. *Ann Intern Med*. 1967;66;312 – 322.
   建立代谢性酸中毒置信区间的经典文章。

2. Adrogue HJ, Madias NE. Management of life-threatening acid-base disorders：part one. *N Engl J Med*. 1998;338;26 – 34.

3. Adrogue HJ, Madias NE. Management of life-threatening acid-base disorders：part two. *N Engl J Med*. 1998;338;107 – 111.

两部分关于酸碱平衡的综述(153 篇参考文献)。

4. Forsythe SM, Schmidt GA. Sodium bicarbonate for the treatment of lactic acidosis. *Chest*. 2000;117:260 - 267.

一篇综述,论述在乳酸酸中毒情况下是否应使用碳酸氢盐。因为缺乏使用后结果改善的证据,作者建议不要使用。

5. Gilfix BM, Bique M, Magder S. A physical chemical approach to the analysis of acid-base balance in the clinical setting. *J Crit Care*. 1993;8:187 - 197.

讨论了一种计算未测定阴离子的方法,并与经典阴离子间隙测定法进行了比较。

6. Inman KJ, Sibbald WJ, Rutledge FS, et al. Does implementing pulse oximetry in a critical care unit result in substantial arterial blood gas savings? *Chest*. 1993;104:542 - 546.

比较了在使用指夹式血氧仪前后,300 例 ICU 患者检查血气的情况。

7. McCurdy DK. Mixed metabolic and respiratory acid base disturbances: diagnosis and treatment. *Chest*. 1972;62:35S - 44S.

一篇讨论代谢性酸碱平衡紊乱的优秀综述,其中含有 $PaCO_2$ 与 $[H^+]$ 关系的经典图表。

8. Morris LR, Murphy MB, Kitabchi AE. Bicarbonate therapy in severe diabetic ketoacidosis. *Ann Intern Med*. 1986;105:836 - 840.

该文章点燃了代谢性酸碱平衡紊乱时是否使用碳酸氢盐的争论。

9. Narins RG. Diagnostic strategies in disorders of fluid, electrolyte, and acid-base homeostasis. *Am J Med*. 1982;72:496 - 520.

包含了临床病例的杰出综述。

10. Palmer BF, Alpern RJ. Metabolic alkalosis. *J Am Soc Nephrol*. 1997;8:1462 - 1469.

一篇综述,论述了在危重情况下代谢性碱中毒的处置方法。

11. Peris LV, Boix JH, Salom JV, et al. Clinical use of the arterial/alveolar oxygen tension ratio. *Crit Care Med*. 1983;11:888 - 891.

论述了如何计算 PaO_2/PAO_2 比率以及如何利用此比率推测患者所需的 FiO_2 水平。

12. Kumar V, Karon BS. Comparison of measured and calculated bicarbonate values. *Clin Chem*. 2008;54:1586 - 1587.

同时测量(在实验室)和计算(通过血气)近 18 000 例临床样本的 $[HCO_3^-]$ 值,发现当[HCO_3^-]值在正常区间内(96%)时,两种方法的测量结果基本一致。然而,当[HCO_3^-]值4%(513 例)异常时,以上两种方法测量的结果只有 10 例保持一致。

13. Munoz X, Torres F, Sampol G, et al. Accuracy and reliability of pulse oximetry at different arterial carbon dioxide pressure levels. *Eur Respir J.* 2008;32(4):1053 – 1059.
在低氧血症和高碳酸血症情况下,指氧和血气中的氧饱和度结果并不一致。

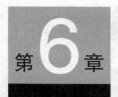

第6章 胸部超声在呼吸医学中的应用

David R. Riker

超声(US)技术是肺部医学的一个重要工具,特别是在重症监护病房(ICU),它可以促进建立准确和安全的血管通路,并帮助确定休克的原因。它在评估肺和胸膜疾病方面也有着重要意义。超声的价值在于它没有辐射、低成本、床边可用性和检查时间短。虽然超声目前尚未得到肺部疾病医护人员和重症医护人员充分利用,但护理标准正迅速向日常使用方向发展。

超声技术与物理学

超声图像是通过位于超声传感器中的陶瓷晶体生成的。这些晶体通过电子刺激产生声音脉冲,这些脉冲与组织接触,并被反射、折射、吸附或散射。从组织返回的回声使晶体元素变形,产生电脉冲,被加工成灰度图像。当没有声波反射,如发现有漏出性胸腔积液,图像被称为"无回声"并且呈现黑色。当回声显示与周围组织相当时,使用"等回声"一词,如肝脏或脾脏;当回声显示强于周围组织时,使用"高回声"一词,如横膈膜和胸膜。"低回声"指的是弱于周围组织的回声。

当声波撞击一个运动物体时,如血管中流动的血液,频率发生变化,声波的变化产生多普勒效应,可以用来确定血流速度和方向。彩色多普勒超声对血流中的多普勒信号敏感,呈彩色血流。标准颜色变化包括:①当血流朝向传感器移动时为红色信号;②当血流远离传感器移动时为蓝色信号。

检查准备

频率:更高频率的传感器(5MHz 或 7.5MHz)为胸壁和胸膜等结构提供了更好的分辨率。对于更深的(如肺组织)成像,3.5MHz 的传感器更合适。频率与分辨率直接相关:随着频率的增加,分辨率也随之增加。然而,频率和渗透率成反比。

探头:对于胸部超声,曲线或凸阵探头较为合适。为了进行胸部检查,

47

以及获得胸廓和腹腔更广的视野,凸阵探头是首选。线阵探头具有更好的
分辨率,可用于胸壁较薄的患者。超声窗较小的病变或者患者肋间隙较窄
时应考虑应用扇形传感器。

增益和功率:这些可以手动调整,以提高图像的清晰度。

模式:B 型(亮度模式或二维模式)将声波转换成实时灰阶解剖图像。M
型是运动调制,它在胸部超声成像中提供的信息较少。

彩色多普勒超声:允许在超声场中显示和描绘血管结构。

正常结果

胸壁肌肉层和筋膜层由软组织回声的线性阴影表示。将传感器在肋骨
的纵向(垂直)方向上定位,形成"蝙蝠翼"征象,其中肋骨为曲线回声界面,
具有明显的声学阴影。当使用高频探头时,壁胸膜和脏胸膜可以看到两条
薄的亮回声线,厚度通常不超过 2mm。脏胸膜和壁胸膜之间的距离为 0.3 ~
0.4mm。正常情况下,呼吸时脏胸膜在壁胸膜上滑动;这种现象称为"滑动
征"。采用 M 型模式,可以通过"海岸沙滩征"来确认肺部滑动:在呼吸过程
中,脏胸膜类似于"沙",固定的壁胸膜和胸壁类似于"海"。正常的横膈膜
可以通过下方的肋间隙看到,表现为与吸气有关的 1 ~ 2mm 厚的曲线回声。
肋膈角可能表现为"窗帘征",是指在吸气时,正常的充气肺如何向下移动到
探头前,并暂时遮蔽了超声窗口。正常情况下,超声无法显示肺脏,但胸壁
结构引起的声音脉冲失真产生水平伪影,在胸膜下表现为一系列等距的回
声平行线。这些线被称为"多重反射伪影"或者"A 线",强度随着胸膜距离
的增加而减弱。在肺滑动的情况下,A 线与正常通气模式相关。B 线也是多
重反射伪影,起源于胸膜表面,在类似射线模式下垂直延伸到屏幕底部。B
线也称为"肺火箭"或"彗星尾",在正常人的侧胸壁中可见,但更多的是与
肺部疾病有关。

超声是治疗胸膜疾病的重要工具。在诊断胸腔积液时,它比临床检查
或胸部 X 线片(包括侧卧位片)更敏感,甚至只有 50mL 的胸腔积液它也能
检测到。此外,超声可以估算液体的量,确定它是游离性的还是包裹性的,
并提示积液的性质。胸腔积液在脏胸膜和壁胸膜之间表现为无回声区。当
积液量多到能够引起压迫性肺不张时,肺脏可在积液中表现为高回声的舌
状结构("水母"征或"舌头"征)。在 M 型模式下,可以看到脏胸膜在呼吸时

向胸壁移动,形成正弦的信号。

当 X 线片提示一侧膈肌抬高,超声可以帮助确定解剖结构。通过确定膈肌位置和实时运动,可以区分肺下积液、膈下积液、膈肌麻痹。超声也有助于鉴别胸部 X 线片检查中的单侧"白肺",因为它能区分积液和实性病变。

超声也有助于判断胸腔积液的性质,并定义为四种典型模式:①均匀无回声;②积液中有不均匀的强回声光点的复合物;③用隔或纤维条索分隔的复合物;④均匀回声。漏出液为均一的无回声表现,模式②、③和④与渗出物相对应。胸膜结节对渗出液具有高度特异性,常提示恶性肿瘤。胸膜增厚和实质病变强烈提示存在渗出液。均质回声模式可能是由于出血性积液或脓液所致。

胸膜增厚的定义为任意胸膜宽度超过 3mm 的局灶性回声病变,通常提示脓胸、血胸或医源性胸膜病变。增厚的胸膜可能含有高回声的病变,提示钙化。少量的胸腔积液与胸膜增厚有相似的超声图像特征。

原发性或转移性胸膜肿瘤的脏胸膜或者壁胸膜可能会出现回声或低回声结节。结节的存在高度提示恶性胸腔积液。然而,观察到肺实变旁胸腔积液提示肺炎旁胸腔积液。

组织积液如复杂的肺炎旁胸腔积液、脓胸和血性胸腔积液的特点是在积液中有漂浮的网状结构,存在相应的纤维分隔或随呼吸或心跳移动的回声颗粒("浮游生物征")或回声增强。增强 CT 扫描在评价复杂胸腔积液时对明确积液性质或者分隔不太敏感。

胸腔穿刺术、胸腔引流导管、活检

重症监护医学学会建议使用胸部超声引导进行所有胸膜手术。胸部超声可减少手术失败(干针)和并发症发病率。近期的胸部 X 线或 CT 扫描可用来确认手术指征和患侧。

低频探头(3.5～5MHz)最适用于引导胸腔积液引流,因为它可以评估深层结构以及避免损伤重要器官,如肝脏、脾脏或血管。高频探头(7.5～10MHz)有助于评估胸膜增厚或结节,以及引导胸膜活检。患者应该处于合适的体位以评估相应的部位。坐姿通常是最合适的,但机械通气或 ICU 的患者不能耐受这种姿势。这种情况下可以采用侧卧位或者斜位。ICU 患者进行游离胸腔积液引流或者胸膜活检时,可以通过抬高床头和同侧臂内收经腋后线入路以优化切入点。另一个方法是患者在目标半胸向上的情况下转向侧卧位。

患者处于最佳体位,超声定位积液,确保胸腔穿刺针不触及膈肌或肺组织。操作者应测量皮肤表面到胸膜或胸腔积液的深度,并在进针部位的皮肤处做标记。进针的角度要与超声探头的方向一致。超声引导下直接行胸腔穿刺引流,对提高引流量及安全性意义不大。然而,当考虑胸膜或肺活检时,这种实时超声引导的方法是首选。

超声引导下胸腔穿刺术提高了手术的成功率和安全性。使用超声引导,气胸发生风险为 $2.7\% \sim 3.6\%$,而不使用超声引导,发生风险为 $5\% \sim 18\%$。在一项关于胸腔穿刺术中并发症发病率的大型回顾性研究($n = 523$)中,与不使用超声引导相比,超声引导具有低的气胸发病率(4.9% 对 10.3%)以及较低需要胸腔引流管置入的气胸发病率(0.7% 对 4.1%)。虽然与自主呼吸的患者相比,机械通气的患者进行胸腔穿刺发生气胸的风险更高,但当使用超声引导时,气胸发病率也会较低($1.3\% \sim 2\%$)。

闭式胸膜活检

与胸部 CT 相比,胸部超声更易发现局灶性胸膜异常。为了避免肺穿孔,胸腔闭式胸膜盲检需要胸膜液体或胸膜气体的存在;在少量或无胸腔积液的患者中,超声引导可降低肺撕裂的发生风险。在恶性疾病中,超声引导下胸膜活检的敏感性为 $77\% \sim 86\%$,特异性为 100%。闭式胸膜盲检对恶性疾病的敏感性为 65%,对结核的敏感性为 90%。在此过程中,大多数研究都倾向于使用针穿活检(Trul – Cut),而不是胸膜穿刺活检针(Abrams 或 Cope)和细针抽吸。超声引导下胸膜活检的并发症发病率低于 5%(气胸、血胸和血管迷走神经反应),而无超声引导的闭式胸膜活检并发症发病率可高达 11%。

胸腔置管

在胸腔置管中,胸部超声有助于定位合适的引流部位。对于包裹性积液,如果存在多个小室,超声可以通过分离最大的小室或最大的单独积液提高胸腔引流成功率。超声能精确插入小口径导管($8 \sim 14F$)以治疗胸膜疾病,疗效较高($73\% \sim 94\%$),并发症发病率低。不需要较大的胸腔引流管,也可以成功治疗脓胸。在脓胸常规治疗(大口径胸腔引流管置入)失败的病例中,76.5%的患者成功地接受了超声引导的小口径胸膜引流管治疗。超声可将急诊 ICU 胸腔置管的并发症发病率降低到与非紧急情况下置管相当。

超声在特殊肺部疾病中的应用

实变

　　肺实变区相对于肝脏为低回声或等回声,因此术语为"肝样变征"(组织相似模式)。当传感器平行于支气管长轴,空气支气管图像可被视为向肺门靠拢的线性高回声模式。当传感器在短轴上时,空气支气管图像可被视为散射的圆形或细长的高回声结构。由于肺顺应性,它们会随着呼吸周期上下移动。这些"动态空气支气管图像"可以用来区分肺实变和再吸收性肺不张。另一个实变的超声表现为支气管充液征,其超声特征为无血流信号的管状结构,与充满渗出液的气道表现一致。不完全性肺不张可观察到 C 线或"碎片征"。表现与 B 线类似,但是伪影来自实变区域而不是胸膜线。胸部超声对 ER 患者肺炎诊断的敏感性和特异性优于胸部 X 线(分别为99%和95%、67%和85%)。与胸部 CT 相比,胸部超声是检测实变的金标准,敏感性为90%,特异性为98%。然而,实变的超声表现是非特异性的,必须根据不同的临床情况进行判断。ARDS、肺挫伤、肺栓塞、支气管肺泡癌等浸润性肿瘤也可表现为实变。

气胸

　　气胸可以突然发生,需要快速鉴别。依靠胸部 X 线片和 CT 等影像学检查可能会延误气胸的诊断和治疗。超声可以迅速排除气胸。胸腔穿刺、经支气管镜活检和中心静脉穿刺的术前及术后应用超声扫描可以排除大量气胸。肺滑动反映肺与胸壁的正常相互作用;存在肺滑动可以排除气胸的发生,而缺失肺滑动高度提示气胸的发生。皮下气肿和肺顺应性降低(如 ARDS 和肺纤维化)可导致气胸排除困难或缺乏肺滑动。其他没有肺滑动的情况为大面积实变、肺挫伤、肺气肿、肺过度充气和胸膜粘连。在肺顺应性低且不存在肺滑动的疾病中,B 线("彗星尾"伪影)的存在可以排除气胸。在 A 线存在的情况下,肺滑动和 B 线的缺失高度提示气胸。存在气胸时,M 型模式下"海岸沙滩征"消失,出现"平流层"征(或者"条码"征)。"平流层"征由水平线和平行线组成,无胸膜线。没有气胸时,胸膜线将"海"和"岸"分开。很少有"肺点"被发现,这是气胸和充气肺之间的过渡区域,吸气时间歇性地与胸壁接触。在 M 型模式下,"肺点"为"海岸沙滩"征与"平流层"征的结合。肺点对气胸诊断的敏感性为 79%,但特异性为 100%。检查气胸时,使用这些方法的胸部超声比胸部 X 线检查更敏感。

肺泡－间质水肿

急性呼吸困难时,前胸壁弥漫性 B 线的超声表现能准确区分肺水肿和COPD,其敏感性为 100%,特异性为 92%。肺彗星伪影能够在临床表现明显之前就发现早期肺水肿,这支持超声作为一种无创性方法用于监测危重患者血流动力学变化。超声在检测肺间质疾病如肺纤维化、结节病、病毒性肺炎、癌性淋巴管炎、硅沉着病和放射性肺炎等方面起到一定的作用。有趣的是,ILD 患者也可能表现出胸膜表面的改变,例如胸膜增厚(85%)和胸膜结构不规则(98%)。

肺部病变经胸活检

外周肿瘤邻近胸膜或侵犯胸壁可采用 22G 脊椎穿刺针进行超声引导下针吸活检(FNA)或针穿活检(CNB)。这两种方法诊断率高,气胸发病率低。肺癌一般表现为圆形均匀低回声或多形性病变。肿瘤内的坏死产生无回声信号。当胸壁浸润时,肺活动受限。

经胸穿刺活检也可用于肺实变的诊断,特别是对免疫功能低下患者。肺脓肿在超声影像上的表现为椭圆形的低回声病灶,有高回声和不规则的边缘。大约 90% 的超声引导肺穿刺可以抽出致病菌。

中心静脉置管

与解剖标志法相比,采用线性高频探头(7.5~10MHZ)超声引导下的中心静脉置管(CVC),可以减少导管放置失败率和并发症。在危重患者中,其获益更加明显:使用超声显著减少了穿刺时间、尝试次数以及并发症,例如刺破颈动脉、血肿、血胸、气胸、导管相关血流感染。

有两种使用超声放置中心导管的方法:直接法和间接法。在间接法中,超声用于确定穿刺部位和穿刺角度,并可观察到相关的周围血管,包括动脉。直接法采用实时超声引导,引导针入静脉。超声探头应用无菌覆盖物或护套。直接法和间接法均优于传统的标志法。虽然可以使用间接法,但是优选直接法,其可以使成功最大化,同时尽量减少并发症。

纵隔超声

纵隔超声的最大作用是探查前上纵隔。胸骨附近的肿瘤可以在超声引导下活检,由于在手术过程中可以容易地评估周围血管或肿瘤血管,因此减少了出血风险。超声可用于评估上腔静脉综合征患者,可以评估其上腔静脉、相邻静脉以及侧支血管。心包积液很容易通过超声检测,其中胸骨下和胸骨旁视野最有用。心包穿刺也可以在超声引导下进行。EBUS(支气管内超声)已迅速成为评估和分期纵隔、气管旁和隆突下淋巴结的首选方式(见第 7 章)。

(李月川　张冬睿　译)

参考文献

1. Beckh S, Bolcskei PL, Lessnau KD. Real-time chest ultrasonography: a comprehensive review for the pulmonologist. *Chest*. 2002;122:1759 – 1773.
   简要回顾胸部超声。

2. Yang PC, Luh KT, Chang DB, et al. Value of sonography in determining the nature of pleural effusion: analysis of 320 cases. *AJR Am J Roentgenol*. 1992;159:29 – 33.
   胸腔积液超声表现的分类。

3. McLoud TC, Flower CD. Imaging the pleura: sonography, CT, and MR imaging. *AJR Am J Roentgenol*. 1991;156:1145 – 1153.
   提供胸膜成像模式的描述。

4. Barnes TW, Morgenthaler TI, Olson EJ, et al. Sonographically guided thoracentesis and rate of pneumothorax. *J Clin Ultrasound*. 2005;33:442 – 446.
   使用超声波减少胸腔穿刺术并发症。

5. Gervan DA, Petersen A, Lee MJ, et al. US guided thoracentesis: requirement for postprocedure chest radiography in patients who receive mechanical ventilation versus patients who breathe spontaneously. *Radiology*. 1997;204:503 – 506.
   超声引导胸腔穿刺术后胸部 X 线片的应用有限。

6. Mayo PH, Goltz HR, Tafreshi M, et al. Safety of ultrasound guided thoracentesis in patients receiving mechanical ventilation. *Chest*. 2004;125(3):1059 – 1062.
ICU 插管患者超声引导下胸腔穿刺并发症低。

7. Rahman NM, Gleeson FV. Image-guided pleural biopsy. *Curr Opin Pulm Med*. 2008; 14:331 – 336.
影像引导下胸膜活检的概述。

8. Liu CM, Hang LW, Chen WK, et al. Pigtail tube drainage in the treatment of spontaneous pneumothorax. *Am J Emerg Med*. 2003;21:241 – 244.
使用小口径胸导管治疗气胸。

9. vanSonnenberg E, Nakamoto SK, Mueller PR, et al. CT- and ultrasound-guided catheter drainage of empyemas after chest-tube failure. *Radiology*. 1984;151:349 – 353.
超声和 CT 引导胸腔置管治疗脓胸的比较。

10. Havelock T, Teoh R, Laws D, et al. Pleural procedures and thoracic ultrasound: British Thoracic Society pleural disease guideline 2010. *Thorax*. 2010;65(suppl 2): ii61 – ii76.
胸膜疾病和胸膜手术的 BTS(英国胸科协会)指南。

11. Weinberg B, Diakoumakis EE, Kass EG, et al. The air bronchogram: sonographic demonstration. *AJR Am J Roentgenol*. 1986;147(3):593 – 595.
支气管造影征象及临床意义。

12. Lichtenstein DA, Lascols N, Meziere G, et al. Ultrasound diagnosis of alveolar consolidation in the critically ill. *Intensive Care Med*. 2004;30(2):276 – 281.
ICU 对超声肺泡实变的发现及超声检查技术综述。

13. Nalos M, Kot M, McLean AS, et al. Bedside lung ultrasound in the care of the critically ill. *Curr Respir Med Rev*. 2010;6:271 – 278.
在常规 ICU 患者护理中使用超声的临床意义。

14. Cortellaro F, Colombo S, Coen D, et al. Lung ultrasound is an accurate diagnostic tool for the diagnosis of pneumonia in the emergency department. *Emerg Med J*. 2012;29 (1):19 – 23. doi:10.1136/emj.2010.101584.
急诊无胸片肺炎的诊断。

15. Miller LD, Joyner CR, Dudrick SJ, et al. Clinical use of ultrasound in the detection of pulmonary embolism. *Trans Assoc Am Phys*. 1966;166:381 – 392.
应用超声诊断 PE 的替代方案。

16. Reissig A, Heyne JP, Koegel C. Sonography of lung and pleura in pulmonary embolism: sonomorphologic characterization and comparison with spiral CT scanning. *Chest*.

2001；120：1977 – 1983.

CT 扫描与超声诊断 PE 的比较。

17. Mathis G. Ultrasound diagnosis of pulmonary embolism. *Eur J Ultrasound*. 1996；3：153 – 160.

超声应用及 PE 诊断强调临床意义的综述。

18. Mathis G，Blank W，Reissig A，et al. Thoracic ultrasound for diagnosing pulmonary embolism：a prospective multicenter study of 352 patients. *Chest*. 2005；128（3）：1531 – 1538.

基于预测试概率的 PE 超声检查的大型前瞻性研究。

19. Lichtenstein DA，Menu Y. A bedside ultrasound sign ruling out pneumothorax in the critically ill：lung sliding. *Chest*. 1995；108（5）：1345 – 1348.

超声肺滑动征对气胸的阴性预测率为 100%。

20. Lichtenstein D，Meziere G，Biderman P，et al. The comet tail artifact：an ultrasound sign ruling out pneumothorax. *Intensive Care Med*. 1999；25（4）：383 – 388.

阴性预测怀疑有气胸的患者的超声表现。

21. Lichtenstein DA，Meziere G，Lascols N，et al. Ultrasound diagnosis of occult pneumo-thorax. *Crit Care Med*. 2005；33（6）：1231 – 1238.

危重患者隐匿性气胸的探讨。

22. Blaivas M，Lyon M，Duggal S. A prospective comparison of supine chest radiography and bedside ultrasound for the diagnosis of traumatic pneumothorax. *Acad Emerg Med*. 2005；12（9）：844 – 849.

超声在创伤患者护理中的应用。

23. Soldati G，Copetti R，Sher S. Sonographic interstitial syndrome：the sound of lung wa-ter. *J Ultrasound Med*. 2009；28（2）：163 – 174.

超声间质综合征概述。

24. Lichtenstein D，Goldstein I，Mourgeon E，et al. Comparative diagnostic performances of auscultation chest radiography，and lung ultrasonography in acute respiratory distress syndrome. *Anesthesiology*. 2004；100（1）：9 – 15.

肺超声检查作为 ARDS 患者的床边工具。

25. Volpicelli G，Mussa A，Garofalo G，et al. Bedside lung ultrasound in the assessment of alveolar-interstitial syndrome. *Am J Emerg Med*. 2006；24（6）：689 – 696.

利用床旁超声诊断肺间质疾病。

26. Lichtenstein D，Meziere G. A lung ultrasound sign allowing bedside distinction be-tween pulmonary edema and COPD：the comet-tail artifact. *Intensive Care Med*. 1998；

24(12):1331 - 1334.

区分超声检查结果确定 CHF 或 COPD 患者的 SOB。

27. Lichtenstein DA, Meziere G, Lagoueyte JF, et al. A-lines and B-lines: lung ultrasound as a bedside tool for predicting pulmonary artery occlusion pressure in the critically ill. *Chest*. 2009;136(4):1014 - 1020.

超声伪影在左房压升高患者中的临床应用。

28. Agricola E, Bove T, Oppizzi M, et al. "Ultrasound comet-tail images": a marker of pulmonary edema: a comparative study with wedge pressure and extravascular lung water. *Chest*. 2005;127(5): 1690 - 1695.

肺水肿、间质改变及超声彗星尾像。

29. Reissig A, Kroegel C. Transthoracic sonography of diffuse parenchymal lung disease. *J Ultrasound Med*. 2003;22(2):173 - 180.

胸部超声与几种常见肺部疾病的探讨。

30. Bouhemad B, Liu ZH, Arbelot C, et al. Ultrasound assessment of antibiotic-induced pulmonary reaeration in ventilator-associated pneumonia. *Crit Care Med*. 2010;38(1):84 - 92.

VAP 与基于胸部超声的治疗反应。

31. Bouhemad B, Brisson H, Le-Guen M, et al. Bedside ultrasound assessment of positive end-expiratory pressure-induced lung recruitment. *Am J Respir Crit Care Med*. 2011;183(3):341 - 347.

基于超声解释 PEEP 和肺泡变化。

32. Diacon AH, Schuurmans MM, Theron J, et al. Safety and yield of ultrasound-assisted transthoracic biopsy performed by pulmonologist. *Respiration*. 2004;71(5):519 - 522.

手术辅助超声、技术、安全性和收益率。

33. Yang PC, Chang DB, Yu CJ, et al. Ultrasound guided percutaneous cutting biopsy for the diagnosis of pulmonary consolidations of unknown aetiology. *Thorax*. 1992;47(6):457 - 460.

CNB 治疗肺实质疾病的探讨。

34. Chen HJ, Yu YH, Tu CY, et al. Ultrasound in peripheral pulmonary air-fluid lesions: color Doppler imaging as an aid in differentiating empyema and abscess. *Chest*. 2009;135(6):1426 - 1432.

超声改善了鉴别脓胸和肺脓肿的诊断难度。

35. Hind D, Calvert N, McWilliams R, et al. Ultrasonic locating devices for central venous cannulation: a metaanalysis. *BMJ*. 2003;327:361.

简要概述超声和血管通路。

36. Karakistos D, Labropoulos N, De Groot E, et al. Real-time ultrasound-guided cathe-terisation of the internal jugular vein: a prospective comparison with the landmark tech-nique in critical care patients. *Crit Care*. 2006;10(6):R162.

中心静脉置管术超声和体表标志的对比。

37. Blaivas M, Brannam L, Fernandez E. Short-axis versus long-axis approaches for teaching ultrasound-guided vascular access on a new inanimate model. *Acad Emerg Med*. 2003;10(12):1307 – 1311.

总结血管超声教学的不同技巧。

38. Wernecke K, Vassallo P, Potter R, et al. Mediastinal tumors: sensitivity of detection with sonography compared with CT and radiography. *Radiology*. 1990;175:135 – 143.

纵隔影像学同期复习。

39. Soldati G, Testa A, Silva FR, et al. Chest ultrasonography in lung contusion. *Chest*. 2006; 130(2):533 – 538.

肺挫伤患者中超声的作用探讨。

40. Breikreutz R, Walcher F, Seeger FH. Focused echocardiographic evaluation in resus-citation management: concept of an advanced life support-conformed algorithm. *Crit Care Med*. 2007;35(suppl 5): S150 – S161.

超声在高级生命支持中的评估和管理。

41. Elmer J, Noble V. An evidence-based approach for integrating bedside ultrasound into routine practice in the assessment of undifferentiated shock. *ICU Director*. 2010;1(3):163 – 174.

将超声纳入休克管理。

42. Feissel M, Michard F, Faller JP, et al. The respiratory variation in inferior vena cava diameter as a guide to fluid therapy. *Intensive Care Med*. 2004;30(9):1834 – 1837.

根据下腔静脉超声检查结果液体复苏术的总结。

43. Bolliger CT, Herth FJF, Mayo PH, et al. , eds. *Clinical Chest Ultrasound: From the ICU to the Bronchoscopy Suite*. Vol 37. Basel, Switzerland: Karger; 2009;208 – 217.

胸部超声在肺部应用的综述。

第7章 介入性肺病学:诊断方法进展

Andrew D. Lerner, Samir S. Makani

过去10年,支气管镜取得了令人惊叹的进展,这使得肺病的诊断和治疗水平明显提高。新技术减小了有创性,提高了诊断率,并降低了风险。随之而来的一个必然结果是患者的医疗保健费用降低了,也更平稳地过渡到合理保健。支气管内镜超声和导航支气管镜等先进的肺部操作流程所带来的诊断率的提高已经革新了肺癌分期方法和肺脏周围病灶的诊断。

可弯曲光导纤维支气管镜检查

可弯曲光导纤维支气管镜(简称"可弯曲支气管镜")检查就是经鼻或口咽插入支气管镜使从喉到气管支气管树亚段都可视化。可弯曲支气管镜检查占肺专科医生气道介入操作的97%。可弯曲支气管镜检查最普遍的适应证为:①评估肺部肿块、肺癌分期、诊断不明的肺浸润影、纵隔淋巴结疾病、咯血、影响中央气道功能紊乱因素、支气管内病灶;②气管内插管的定位;③治疗性抽吸肺泡分泌物和黏液栓。

可弯曲支气管镜检查的并发症发病率很低。暂时性缺氧是最常见的并发症,并且大多数可以通过在操作过程中吸氧而避免。支气管镜检查导致发生严重出血的概率为1%~4%。这通常与经支气管活检、刷检或支气管内活检有关。因为这个原因,大多数专家建议支气管检查的患者当血小板数量超过每微升50 000时才可进行活检。如果没有其他危险因素,阿司匹林本身并不会增加经支气管活检的出血风险。然而,一项研究显示,支气管镜相关出血风险的增加与其他一些抗血小板药物有关,如氯吡格雷。出于这些原因,我们不能仅仅因为患者服用阿司匹林就推迟支气管镜检查,但对于其他的抗血小板药物,应该停用7天后才可进行选择性支气管镜检查。支气管镜检查前应停用华法林5天,但是某些特殊患者需要在检查前应用肝素或低分子肝素替代华法林。这些预防措施通常使可弯曲支气管镜检查相关的死亡率低于0.04%。患者死亡一般是由出血、心血管事件、支气管痉挛、吸入性肺炎或者药物不良反应引起。

支气管冲洗、支气管刷检、支气管肺泡灌洗、支气管内或经支气管钳夹活检，以及支气管内或经支气管针吸活检等多种取样方法可供操作者从呼吸道提取样本。选择性气管旁和支气管旁淋巴结或其他病灶取样也可采用经支气管镜针吸活检技术。荧光镜检查或 CT 引导有助于在操作过程中定位病变。

可弯曲支气管镜检查有一定的局限性，它只能看到气管腔内及气管内表面的异常。检查者无法看到支气管壁内的肺部病灶和支气管旁的结构。一些间接征象，如黏膜和气管壁解剖结构的改变，可用于评估相应气道外的异常，但往往不准确。尽管放射影像学对于确定肺部病灶的病理特征是不可靠的，但它为支气管镜检查前提供了一些有价值的信息。基于这些原因，通过可弯曲支气管镜检查对气道外病变进行组织取样的效率较低，并且取决于操作者的经验。在一些情况下，纵隔镜检查的取样率较高，但却因其创伤性大而受限。

支气管内超声检查

支气管内超声（EBUS）极大地提高了支气管镜操作者视野的准确度和对支气管外病灶如淋巴结的活检技术。同时它也大大提高了胸部肿瘤诊断和分期的准确性，且不会产生胸部外科检查所需要的高额费用和并发症。

EBUS 是在可弯曲支气管镜末端使用了一个超声探头。超声根据气道管腔之外的组织（例如，管腔内、管壁和支气管旁结构）对超声波阻力的不同来获得图像。这对于评估支气管内和气管周围病变、通过淋巴结活检确定肺癌分期，以及区分肿块与其周围组织和血管的关系都是很有价值的。

EBUS 检查，像常规支气管镜检查一样，是通过可弯曲的内镜与标准的摄像头、工作通道、抽吸通道固定而进行操作。另外，EBUS 检查还包含一个凸出的超声探头。尽管超声内镜与传统支气管内镜都是可弯曲和旋转的，但摄像的角度是倾斜的。超声探头被一个充满盐水的气囊环绕，以帮助它和气道黏膜紧密接触，并且可消除空气界面，否则会导致伪影的产生。超声探头内有一个活检通道，可以实时监测活检针进入组织或病灶的进针方向和深度。

EBUS 检查最常见的适应证是肺癌和其他支气管壁外肿块的评估和分

期。肺癌分期方面,EBUS 在纵隔和肺门淋巴结活检以及评估肿瘤侵犯纵隔上是必不可少的。可疑的纵隔和肺门淋巴结可以通过 EBUS 引导的经支气管针吸活检(TBNA)准确取样,其敏感性高达 90%。事实上, EBUS - TBNA 与纵隔镜检查在敏感性、阴性预测值和非小细胞肺癌淋巴结分期的诊断准确性上并无差别。

单独 EBUS - TBNA 技术诊断癌症淋巴结转移的敏感性为 0.93(95% CI,0.91~0.94),特异性为 1.00(95% CI,0.99~1.00)。对于 CT 或 PET 扫描上可疑的淋巴结,它诊断的敏感性会进一步增加。既往前瞻性研究表明,纵隔镜检查和 EBUS 检查在明确实际病理分期上并没有显著差异。另一项回顾性研究显示,在 73 例患者中,纵隔镜检查仅改变了 2 例(2.7%)患者的肿瘤分期和治疗计划。

除了方便活检,EBUS 也可以在短距离放射治疗前评估肿瘤的深度,揭示血管与周围组织结构的关系,并精确定位病灶的边界。

EBUS 的优势包括:①避免外科手术切口;②增加患者的依从性;③增强淋巴结活检的重复性;④安全。包含 1299 例患者的 11 项研究的 Meta 分析显示,接受 EBUS 检查的患者仅发生了两例并发症(发生率为 0.15%,一例为需要胸腔置管的气胸患者;一例为暂时性低氧血症)。一项对 153 例患者行纵隔淋巴结 EBUS - TBNA 的研究中,并没有观察到 EBUS 检查所导致的严重或轻微的并发症。

EBUS - TBNA 的局限性是,对于 <5mm 的淋巴结,其活检的取样率降低,并且难以对胸腔内所有淋巴结区域进行活检。然而,大多数小的淋巴结是典型的良性淋巴结。此外,EBUS 相比纵隔镜通常会对更多的淋巴结区域进行取样,且发生并发症的风险较低。

对于肺癌分期和评估肺部病灶的特征来说,EBUS 是一项安全、经济、准确的技术。尽管 EBUS 检查的操作还没有成为标准肺部专科训练的一部分,但它的应用在不断扩展且更多的临床项目正认识到它的重要性。

导航支气管镜检查

随着肺癌 CT 筛查越来越普遍,偶然发现的肺外周病变逐渐增多。然而,确定无症状的外周病变的病因常常具有挑战性。常规支气管镜检查通常无法到达外周病灶,即使在 X 射线透视下,经支气管镜肺活检的获取率仍然不高。从经验角度讲,诊断方法包括等待观察法(可能会延误恶性肿瘤治疗)和外科手术切除法(可能出现较高手术相关发病率)。虽然经胸壁针吸活检(TTNA)常用于活检外周孤立肺结节,但通常无法获取样本。

导航支气管镜是支气管镜的一种,它使用一种虚拟、三维计算机化的气道图来引导支气管镜和活检工具准确定位到周围病变的位置。气道导航的"线路图"首先是由专业计算机软件通过使用近期完成的胸部 CT 扫描数据设计而成。绘制出气道线路图后将患者带到支气管镜检查室并安置在一个电磁场区域中。传统的支气管镜放入气道后,将支气管镜的实时图像叠加到之前获取的虚拟图像上并加以修改。而导航支气管镜在其工作通道中插入了一种特殊的导管支气管镜。这个小的可操纵导管在它的顶端有一个位置传感器,并且可以在体内的电磁场中看到其所在位置。然后操作者双手将导管经小气道送到虚拟图像所定位的病灶位置。一旦导管到达病灶,经工作通道插入的标准支气管镜工具就会在病灶处取样。

导航支气管镜通过与带径向扫描探头的支气管内超声(RP－EBUS)结合而进一步得到改进。RP－EBUS 采用径向超声探头,在导航支气管镜检查中该探头通过一个延伸的引导鞘管插入,并在直视下确定已到达病灶位置。可操纵导管到达线路图上的靶标后,RP－EBUS 的探头插入该区域以进一步确定病灶和其位置。实时图像显著提高了活检的准确性和取样量。

导航支气管镜对于远端气道周围病灶的定位最有帮助。在靶病灶处见到影像学可视化的气道——"支气管征",是导航支气管镜有价值的良好指征。虽然 CT 引导下经胸壁活检对周围病变有较高的检出率,但导航支气管镜发生气胸的风险明显降低。

计算机生成的"虚拟图像"的一个缺点是缺乏关于气道的详细信息。然而,随着技术的进步,图像数据变得越来越全面。值得注意的是,成像数据并不是实时捕捉的。它取自之前已有的 CT 扫描图像,所以支气管镜检查者必须假定该图像可反映患者目前的状况。支气管镜在导航下运行时也可能被成像伪影所干扰。基于这些限制,以及缺乏专业训练,一定程度上阻碍了导航支气管镜检查的广泛普及。然而,带有 RP－EBUS 的导航支气管镜检查对于获得肺外周病变组织是一种很有前景且风险低的工具。

(李月川　张冬睿　译)

参考文献

1. Silvestri GA, Feller-Kopman D, Chen A, et al. Latest advances in advanced diagnostic and therapeutic pulmonary procedures. *Chest*. 2012;142(6):1636 – 1644.
近期关于先进性操作很好的回顾综述。

2. Becker HD. *A Short History of Bronchoscopy*. New York, NY: Cambridge University Press; 2009.

3. Wang KP, Mehta AC. *Flexible Bronchoscopy*. Cambridge, MA: Blackwell Scientific; 1995.
本文涵盖了可弯曲支气管镜检查的所有临床方面。

4. Borchers SD, Beamis JF Jr. Flexible bronchoscopy. *Chest Surg Clin N Am*. 1996;6: 169 – 192.
参考文献 2 到 38 几乎都是专门的评论文章。

5. Arroliga AC, Matthay RA. The role of bronchoscopy in lung cancer. *Clin Chest Med*. 1993; 14:87 – 98.

6. Dasgupta A, Mehta AC. Transbronchial needle aspiration: an underused diagnostic technique. *Clin Chest Med*. 1999;20:39 – 51.
《胸腔医学》这一期的主题都是关于可弯曲支气管镜的。

7. Sharafkhaneh A, Baaklini W, Gorin AB, et al. Yield of transbronchial needle aspiration in diagnosis of mediastinal lesions. *Chest*. 2003;124:2131 – 2135.

8. Ernst A, Eberhardt R, Wahidi M, et al. Effect of routine clopidogrel use on bleeding complications after transbronchial biopsy in humans. *Chest*. 2006;129:734 – 737.

9. Wahidi MM, Garland R, Feller-Kopman D, et al. Effect of clopidogrel with and without aspirin on bleeding following transbronchial lung biopsy. *Chest*. 2005;127(3): 961 – 964.

10. Mares DC, Wilkes DS. Bronchoscopy in the diagnosis of respiratory infections. *Curr Opin Pulm Med*. 1998;4:123 – 129.
一篇简要回顾。

11. Yasufuku K, Pierre A, Darling G, et al. A prospective controlled trial of endobronchial ultrasound-guided transbronchial needle aspiration compared with mediastinoscopy for mediastinal lymph node staging of lung cancer. *J Thorac Cardiovasc Surg*. 2011;142(6):1393.e1 – 1400.e1.
比较 EBUS 和纵隔镜检查在癌症分期的里程碑试验。

12. Herth F, Becker HD. Endobronchial ultrasound. In: Simoff MJ, Sterman DH, Ernst A, eds. *Thoracic Endoscopy: Advances in Interventional Pulmonology*. Malden, MA:

Blackwell Futura；2006：33－43.

13. Yung RC, Lawler LP. Advances in diagnostic bronchoscopy：virtual bronchoscopy and advanced airway imaging. In：Simoff MJ, Sterman DH, Ernst A, eds. *Thoracic Endoscopy：Advances in Interventional Pulmonology*. Malden, MA：Blackwell Futura；2006：44－75.

14. Annema JT, van Meerbeeck JP, Rintoul RC. Mediastinoscopy vs endosonography for mediastinal nodal staging of lung cancer：a randomized trial. *JAMA*. 2010;304(20)：2245－2252.

15. Gu P, Zhao YZ, Jiang LY, et al. Endobronchial ultrasound-guided transbronchial needle aspiration for staging of lung cancer：a systematic review and meta-analysis. *Eur J Cancer*. 2009；45(8)：1389－1396.

16. Lee BE, Kletsman E, Rutledge JR, et al. Utility of endobronchial ultrasound-guided mediastinal lymph node biopsy in patients with non-small cell lung cancer. *J Thorac Cardiovasc Surg*. 2012；143(3)：585－590.

17. Kurimoto N, Murayama M, Yoshioka S, et al. Assessment of usefulness of endobronchial ultrasonography in determination of depth of tracheobronchial tumor invasion. *Chest*. 1999;115：1500－1506.

18. Bülzebruck H, Bopp R, Drings P. New aspects in the staging of lung cancer：prospec-tive validation of the International Union against Cancer TNM classification. *Cancer*. 1992;70(5)：1102－1110.

19. Herth F, Becker HD, Ernst A. Conventional vs endobronchial ultrasound-guided transbronchial needle aspiration：a randomized trial. *Chest*. 2004；125（1）：322－325.

20. Herth FJ, Becker HD, Ernst A. Ultrasound-guided transbronchial needle aspiration：an experience in 242 patients. *Chest*. 2003;123(2)：604－607.

21. Shannon JJ, Bude RO, Orens JB, et al. Endobronchial ultrasound-guided needle aspiration of mediastinal adenopathy. *Am J Respir Crit Care Med*. 1996;153(4, pt 1)：1424－1430.

22. Varela-Lema L, Fernandez-Villar A, Ruano-Ravina A. Effectiveness and safety of endobronchial ultrasound-transbronchial needle aspiration：a systemic review. *Eur Respir J*. 2009;33(5)：1156－1164.

23. Wang Memoli JS, Nietert PJ, Silvestri GA. Meta-analysis of guided bronchoscopy for the evaluation of the pulmonary nodule. *Chest*. 2012;142(2)：385－393.
评价导航支气管镜实用性的一项很好的近期荟萃分析。

24. Gould MK, Fletcher J, Iannettoni MD, et al. Evaluation of patients with pulmonary nodules: when is it lung cancer? ACCP evidence-based clinical practice guidelines (2nd edition). *Chest.* 2007;132(3)(suppl):108S – 130S.

25. Eberhardt R, Anantham D, Ernst A. Multimodality bronchoscopic diagnosis of peripheral lung lesions: a randomized controlled trial. *Am J Respir Crit Care Med.* 2007;176(1):36 – 41.

26. Ernst A, Silvestri GA, Johnstone D, et al. Interventional pulmonary procedures: guidelines from the American College of Chest Physicians. *Chest.* 2003; 123: 1693 – 1717.

27. Yasufuku K, Chiyo M, Sekine Y, et al. Real-time endobronchial ultrasound guided transbronchial needle aspiration of mediastinal and hilar lymph nodes. *Chest.* 2004; 126:122 – 128.

28. Kurimoto N, Miyazawa T, Okimasa S. Endobronchial ultrasonography using a guide sheath increases the ability to diagnose peripheral pulmonary lesions endoscopically. *Chest.* 2004;126:959 – 965.

29. Lacasse Y, Martel S, Hebert A, et al. Accuracy of virtual bronchoscopy to detect endobronchial lesions. *Ann Thorac Surg.* 2004;77:1774 – 1780.
对敏感性、特异性、阳性预测值和阴性预测值的前瞻性评价,以及以往评价虚拟支气管镜的研究综述。

30. Seijo LM, de Torres JP, Lozano MD, et al. Diagnostic yield of electromagnetic navigation bronchoscopy is highly dependent on the presence of a Bronchus sign on CT imaging: results from a prospective study. *Chest.* 2010;138(6):1316 – 1321.

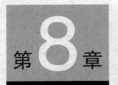

术前肺功能评估

Stephen H. Lee

术后肺部并发症(PPC)是增加住院费用,以及发病率和死亡率升高的主要原因。术前肺功能评估的目的是评估和确定 PPC 发生风险较高的人群。这项评估是通过仔细回顾患者的具体特征和手术细节来完成的。近期发现睡眠呼吸暂停已成为 PPC 的一个新危险因素。

PPC 在文献中的定义不同,包括肺炎、肺不张、支气管痉挛、气胸、胸腔积液、低氧血症、长时间的机械通气和再插管等。文献所报道的 PPC 的发病率差异较大,主要是由于患者人群、手术类型以及 PPC 的定义标准不同。目前尚没有一个统一标准。

对于 PPC 来说,最重要的手术危险因素是操作过程的解剖定位。靠近横膈膜(如胸隔膜和上腹隔膜)的手术发生 PPC 的风险比远离横膈膜的手术要高。神经外科和口腔颌面部手术是一种例外情况,因为其发生吸入性肺炎和气道损伤的风险更高。胸部和上腹部手术会导致肺活量和功能残气量(FRC)显著降低。上腹部手术后 FRC 降低约 30%,开胸手术后 FRC 降低 35%,而下腹部手术后 FRC 则降低了 10%~15%。术后膈肌功能障碍是肺生理功能受限的主要原因。保持足够的 FRC 对预防肺不张和随后的通气灌注不匹配十分重要。其他与 PPC 发生风险增加相关的外科因素是手术时间的延长和手术本身的复杂性。PPC 在下肢手术中是非常罕见的。

近来逐渐涌现出的一些数据表明,在多种外科手术中,如脾切除术、胆囊切除术、结肠切除术和减肥手术,腹腔镜操作相比开腹手术的 PPC 发生风险更低。与开腹手术相比,腹腔镜手术对术后肺功能的损伤较小,可能与术后疼痛减轻有关。有趣的是,尽管腹腔镜手术的手术时间通常比开腹手术时间长,但腹腔镜手术的 PPC 发生风险似乎仍较低。

全身麻醉可以通过几种机制导致肺部并发症。气管插管可并发误吸或支气管痉挛。麻醉气体能减弱缺氧引起的血管收缩、损伤黏膜纤毛、降低清除分泌物功能、消除咳嗽反射和周期性叹息、损害膈肌功能。其后果是导致通气 – 灌注不匹配、肺不张及 FRC 的降低。有一些证据表明,区域神经阻滞麻醉(脊髓、硬膜外)相比全身麻醉 PPC 的发病率更低。一项随机对照试验的系统性回顾分析表明,相比全身麻醉,神经阻滞麻醉的术后肺炎发病率降低了 39%。局部麻醉联合全身麻醉相比单独应用全身麻醉,呼吸抑制的发病率降低了 57%,肺炎发病率降低了 47%。因此,不管是否联合全身麻醉,局部麻醉发生 PPC 的风险似乎更低。

由于高龄本身就容易伴随一些影响 PPC 发生风险的额外并存疾病和其他术后并发症,所以年龄的增加对 PPC 发生的影响很难确定。然而一项仅包含采用多因素分析报道的大型荟萃分析显示,年龄不仅是 PPC 的一个独立危险因素,该风险还会随着年龄的增加而增加。同样的研究也表明,更高的美国麻醉师协会(ASA)分类级别和功能依赖程度分级与 PPC 发生风险的增加显著相关。

慢性阻塞性肺疾病(COPD)是一致公认的 PPC 的危险因素。PPC 的发病率随 COPD 基础疾病的严重程度增加而增加,并且可能与围术期肺容积、膈肌功能和胸壁力学的改变以及麻醉效果相关。急性加重期应在任何择期或非急诊手术前就开始治疗。而对于慢性、稳定的 COPD 患者,则应先尽可能地优化肺功能。不推荐常规使用预防性抗生素。为了使肺功能达标,可能需要推迟手术。那些活动期、有症状的哮喘更容易发生 PPC;因此,COPD 急性加重期和未控制的哮喘,应在术前进行恰当的治疗。如果需要,术前短期应用皮质类固醇并不会增加术后并发症的发生。使用硫巴比妥类和氧巴比妥类药物诱导麻醉时,哮喘患者相比非哮喘患者,喘息的发病率明显增加。而丙泊酚在这两类人群中都不会引起喘息。控制良好的哮喘并非是 PPC 的危险因素。

吸烟,无论是正在吸烟还是已戒烟,都是 PPC 的一个重要危险因素。与从不吸烟者相比,现时吸烟者发生术后肺炎、非计划插管和长时间机械通气的概率更大。这些呼吸事件的危险性似乎随吸烟指数的增加而增加。既往吸烟者 PPC 的发生风险也有所增加,但不如现时吸烟者风险高。戒烟应成为任何吸烟者的一个目标,但与减少 PPC 手术相关的最佳戒烟时机尚不清楚。专家共识通常建议尽早戒烟,并尽可能在手术前 4~8 周内戒烟。

与之相反的,当考虑混杂变量时,肥胖似乎并不会增加 PPC 的发生风险。然而,与肥胖、年龄增长密切相关的阻塞性睡眠呼吸暂停(OSA),被认为是 PPC 的一个可能危险因素。睡眠呼吸暂停的患者易出现气道管理困难、术后低氧血症和上气道塌陷,并且术后使用镇静药和肌肉松弛药的风险增加。麻醉医生现在应该充分认识到睡眠呼吸暂停患者围术期的风险。ASA 建立了 OSA 患者围术期管理的实践指南。当然,对这部分患者进行仔细的临床监测是必要的,因为疼痛、膈肌和胸壁功能障碍、镇静药和止痛药可能对术后上、下呼吸道的呼吸功能产生潜在影响。对于那些已经在术前接受正压治疗的确诊睡眠呼吸暂停的患者,应在术后继续治疗。对于那些没有术前明确诊断睡眠呼吸暂停但高度可疑 OSA 的患者,可以在术后考虑应用经验性正压治疗。

人们越来越认识到肺动脉高压(PH)是增加 PPC 发生(如长时间机械通气)的潜在危险因素,但这方面的数据相对较少,且由于诊断 PH 的方法多种多样,导致数据也相对复杂。目前,PH 与术后死亡风险增加的关系已经确立。

术前评估应包括完整的病史和体格检查。虽然体检结果本身似乎并不是 PPC 的显著预测因子,但异常结果会促使进一步的调查,从而揭示与 PPC 高风险相关的潜在因素。其他方面健康的患者,并不推荐行常规术前胸部 X 线摄影来发现隐匿性疾病,因为它们很少改变麻醉技术或手术方法的选择。对于有心肺疾病的患者,高风险手术前进行胸部 X 线摄影可能有助于作为术后影像学对比研究的一个基线。常规动脉血气(ABG)也不推荐。尽管几项老年患者的队列研究表明,$PaCO_2 > 45mmHg$ 是 PPC 的一个重要危险因素,但一项双盲试验的回顾性分析显示,无论是单变量还是多变量分析,都没有发现高碳酸血症是一个重要的危险因素。此外,高碳酸血症通常在有严重基础肺部疾病的患者中被发现,而这些严重基础肺疾病可通过临床症状做出可疑诊断并在肺功能检测中确诊。

术前肺功能检测(PFT)在研究方法上的差异使得它很难对这些检查的数值得出确切的结论。几项回顾性研究认为,来自临床评估(例如,病史、体格检查、功能上或 ASA 分级)的信息对于术前评估的目的与术前 PFT 提供的信息量是一样的。然而,那些接受高风险手术又存在不明原因呼吸困难史、慢性肺疾病或大量吸烟的患者进行 PFT 是合理的。在这些患者中,PFT 的结果可能影响术前肺部治疗和其他围术期管理的策略。

已研究出几种多变量风险因子指标,并且被证实对不同 PPC(如肺炎和呼吸衰竭)的临床危险分层有帮助。由于所包含变量的数目原因,有些指标虽然全面,但在日常实践中并不实用。实际风险指数可以使用在术前容易评估和(或)获得的变量。Canet 及其同事开发了一个简单计算的预测指数用于单一 PPC 的复合终点,包括呼吸道感染、呼吸衰竭、支气管痉挛、肺不张、胸腔积液、气胸和吸入性肺炎。Gupta 等人和 Arozullah 等人报道的风险指数分别只使用了 5 个和 7 个简单变量,这些风险指数是特定用于手术后48 小时内拔管失败或非计划再插管的术后呼吸衰竭患者。

接受肺切除手术的患者术前生理学评估需要考虑更多。所有患者都应该接受评估,以确定他们是否能承受切除肺组织的损失而不会显著增加发病率或死亡风险。接受肺切除手术的患者需要进行肺活量和弥散能力的测定,以计算肺切除术后预测术后(PPO)残余肺储备的百分比。PPO FEV_1 的百分比可以用下面的公式计算:

$$\frac{\text{术前 } FEV_1 \times (\text{术后剩余肺段的数目}/\text{总肺段的数目})}{FEV_1 \text{ 预测值}}$$

总共有 19 个肺段:右肺上叶 3 段、右肺中叶 2 段、右肺下叶 5 段、左肺上叶 5 段、左肺下叶 4 段。PPO 肺弥散能力的百分比也是以类似的方式计算。根据定量灌注扫描的结果,也可以计算出 PPO FEV_1 和弥散能力。对于接受肺切除术的患者已经有几个发表的循证指南。美国胸科医师学会建议,如果 PPO FEV_1 和弥散能力 >60% 预测值,就不需要做进一步的测试。如果预测值为 30% ~ 60%,建议进行简单的运动测试,以便进一步进行危险分层。如果预测值 <30%,建议进行正规的心肺运动试验。这些患者发生 PPC 的风险较高。

(李月川 张冬睿 译)

参考文献

1. Ferguson MK. Preoperative assessment of pulmonary risk. *Chest*. 1999;115:58S – 63S.
   简要回顾与不同类型手术相关的 PPC,特别关注风险增加的病理生理学。

2. Simonneau G, Vivien A, Sartene R, et al. Diaphragm dysfunction induced by upper abdominal surgery: role of postoperative pain. *Am Rev Respir Dis*. 1983;128: 899 – 903.
   显示上腹部手术后明显的膈肌功能障碍导致限制性通气不足的小型研究。

3. Winslow ER, Brunt ML. Perioperative outcomes of laparoscopic versus open splenectomy: a meta-analysis with an emphasis on complications. *Surgery*. 2003;134:

647 – 655.

腹腔镜脾切除术与开腹脾切除术相比,PPC 风险降低了 1/3(分别为 3.1% 和 9.0%)。

4. Hall JC, Tarala RA, Hall JL. A case-control study of postoperative pulmonary complications after laparoscopic and open cholecystectomy. *J Laparoendosc Surg*. 1996;6: 87 – 92.

与腹腔镜胆囊切除术相比,开腹胆囊切除术的 PPC 风险高 6.4 倍(分别为 17.2% 和 2.7%)。

5. Weller WE, Rosati C. Comparing outcomes of laparoscopic versus open bariatric surgery. *Ann Surg*. 2008;248(1):10 – 15.

腹腔镜胃分流术与开放式胃分流术 OR 是 1.92。

6. Rodgers A, Walker N, Schug S, et al. Reduction of postoperative mortality and morbidity with epidural or spinal anaesthesia: results from overview of randomized trials. *BMJ*. 2000;321:1 – 12.

在全身麻醉或不全身麻醉的情况下使用局部麻醉、椎管内(脊髓、硬膜外)麻醉与术后肺炎和呼吸抑制的风险降低有关。

7. Smetana GW, Lawrence VA, Cornell JE. Preoperative pulmonary risk stratification for non-cardiothoracic surgery: systematic review for the American College of Physicians. *Ann Intern Med*. 2006;144:581 – 595.

8. Girish M, Trayner E Jr, Dammann O, et al. Symptom-limited stair climbing as a predictor of postoperative complications after high-risk surgery. *Chest*. 2001; 120: 1147 – 1151.

在这项对接受高风险手术患者进行的前瞻性研究中,对于无法爬上至少 1 段、2 段、3 段、4 段和 5 段楼梯的患者,术后心肺并发症的阳性预测值分别为 89%、80%、63%、52% 和 32%。总的来说,肺部并发症几乎是心脏并发症的 3 倍(分别为 30% 和 11%)。

9. Wong DH, Weber EC, Schell MJ, et al. Factors associated with postoperative pulmonary complications in patients with severe chronic obstructive pulmonary disease. *Anesth Analg*. 1995;80:276 – 284.

在对接受非胸外科手术的严重潜在慢性阻塞性肺病患者的回顾性研究中,与 ASA Ⅲ 级或更低级别患者相比,ASA Ⅳ 级或更高级别患者 PPC 的发病率高 14 倍(多变量分析)。

10. Kroenke K, Lawrence VA, Theroux JF, et al. Postoperative complications after thoracic and major abdominal surgery in patients with and without obstructive lung dis-

ease. *Chest*. 1993;104:1445 – 1451.

严重的术后肺部并发症的发病率随着慢性阻塞性肺病的加重而增加。对于无、轻中度和重度 COPD 的患者,重度 PPC 的发病率分别为 4%、10% 和 23%。

11. Kabalin CS, Yarnold PR, Grammer LC. Low complication rate of corticosteroid-treated asthmatics undergoing surgical procedures. *Arch Intern Med*. 1995;155:1379 – 1384.

哮喘患者术前使用皮质类固醇治疗不会增加术后感染的风险。

12. Pizov R, Brown RH, Weiss YS, et al. Wheezing during induction of general anesthesia in patients with and without asthma: a randomized, blinded trial. *Anesthesiology*. 1995;82:1111 – 1116.

哮喘患者应用硫巴比妥和氧巴比妥麻醉诱导期间的喘息发病率分别为 45% 和 26%,而无哮喘患者的发病率分别为 16% 和 3%。异丙酚作为诱导剂时两组均无喘息。

13. Nagagawa M, Tanaka H, Tsukuma H, et al. Relationship between the duration of the preoperative smoke-free period and the incidence of postoperative pulmonary complications after pulmonary surgery. *Chest*. 2001;120:705 – 710.

在术前戒烟的患者中,PPC 的发病率直到戒烟 5~8 周才开始下降,戒烟 8~11 周才达到从不吸烟者的发病率。

14. Warner MA, Offord KP, Warner ME, et al. Role of preoperative cessation of smoking and other factors in postoperative pulmonary complications: a blinded prospective study of coronary artery bypass patients. *Mayo Clin Proc*. 1989;64:609 – 616.

戒烟 2 个月或 2 个月以下者的 PPC 发病率是戒烟 2 个月以上者的 4 倍。戒烟 6 个月后,PPC 发病率与不吸烟者相似。

15. Turan A, Mascha EJ, Roberman D, et al. Smoking and perioperative outcomes. *Anesthesiology*. 2011;114(4):837 – 846.

与从不吸烟者相比,当前吸烟者术后肺炎(OR 2.1)、计划外插管(OR 1.9)和机械通气时间延长(OR 1.5)的风险更高。

16. Musallam KM, Rosendaal FR, Zaatari G, et al. Smoking and the risk of mortality and vascular and respiratory events in patients undergoing major surgery. *JAMA Surg*. 2013;148(8):755 – 762.

与从不吸烟者相比,当前吸烟者和先前吸烟者术后呼吸事件的发生风险更高,当前吸烟者的风险高于先前吸烟者。

17. Wong J, Lam DP, Abrishami A, et al. Short-term preoperative smoking cessation and postoperative complications: a systematic review and meta-analysis. *Can J Anaesth*. 2012;59(3):268 – 279.

术前至少 4 周戒烟可减少术后呼吸并发症。

18. Mills E, Eyawo O, Lockhart I, et al. Smoking cessation reduces postoperative complications: a systematic review and meta-analysis. *Am J Med*. 2011;124:144 – 154.

术前戒烟与降低 PPC 风险相关。

19. Kaw R, Pasululeti V, Walker E, et al. Postoperative complications in patients with obstructive sleep apnea. *Chest*. 2012;141(2):436 – 441.

OSA 患者术后低氧血症的风险高于无 OSA 患者(OR 7.9)。OSA 患者术后呼吸衰竭的风险也高于无 OSA 患者(OR 4.3),但由于样本量不足,无法计算其统计学意义。

20. Kaw A, Chung F, Pasupuleti V, et al. Meta-analysis of the association between obstructive sleep apnoea and postoperative outcome. *Br J Anaesth*. 2012;109:897 – 906.

13 项研究的荟萃分析显示,与无 OSA 的患者相比,OSA 患者术后发生急性呼吸衰竭(OR 2.4)和低氧和(OR 2.8)的概率更高。

21. Practice guidelines for the perioperative management of patients with obstructive sleep apnea. *Anesthesiology*. 2006;104:1081 – 1093.

22. Lai HC, Lai HC, Wang KY, et al. Severe pulmonary hypertension complicates postoperative outcome of noncardiac surgery. *Br J Anaesth*. 2007;99(2):184 – 190.

本病例对照研究显示,超声心动图定义的重度肺动脉高压患者"延迟拔管"的发生率高于对照组,分别为 21% 和 3%

23. Gupta H, Gupta PK, Fang X, et al. Development and validation of a risk calculator predicting postoperative respiratory failure. *Chest*. 2011;140:1207 – 1215.

该风险计算器根据 5 个术前变量(手术类型、ASA 等级、紧急情况、功能状态和脓毒症)提供术后呼吸衰竭的准确风险评估。计算器可以在线访问:http://surgericariskcalculator. com/prf-risk. calculator。在线计算器还提供了一个链接,将其作为 APP 下载。

24. Arozullah AH, Daley J, Henderson WG, et al. Multifactorial risk index for predicting postoperative respiratory failure in men after major noncardiac surgery. *Ann Surg*. 2000;232(3):242 – 253.

该指数使用 7 个变量将患者分为 5 个术后呼吸衰竭风险组(0.5%、1.8%、4.2%、10.1%、26.6%):手术类型、急诊手术、白蛋白、尿素氮、功能状态、COPD 病史和年龄。虽然衍生和验证样本非常大,但研究中并未包括女性。

25. Canet J, Gallart L, Gomar C, et al. Prediction of postoperative pulmonary complications in a population-based surgical cohort. *Anesthesiology*. 2010;113:

1338 – 1350.

根据年龄、术前血氧饱和度、上呼吸道感染、术前贫血、手术切口位置、手术时间和紧急手术等 7 个变量,将 PPC 风险分为低风险组(1.6%)、中风险组(13.3%)和高风险组(42.1%)。数据来自西班牙 59 家医院近 2500 例患者。

26. Brunelli A, Kim AW, Berger KI, et al. Physiologic evaluation of the patient with lung cancer being considered for resectional surgery: diagnosis and management of lung cancer, 3rd ed: American College of Chest Physicians evidence-based clinical practice guidelines. *Chest*. 2013;143(5)(suppl): e166S – e190S.

肺切除术候选者生理学评价的循证指南。

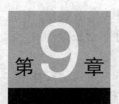

第9章 药物疗法

Jennifer M. Namba, Michael J. Freudiger

气道疾病和肺动脉高压的药物疗法取得了许多令人振奋的进展,已使患者生活质量得到明显改善,还可改善肺动脉高压患者的预后。

气道疾病

哮喘和慢性阻塞性肺疾病(COPD)的药物疗法包含相似的药物种类。在这两者当中,药物的选择、剂量和治疗组合需基于患者当前症状的严重程度逐步调整。但这两种疾病的治疗策略之间也存在着重要的差异:例如,药物疗法可以改善 COPD 的症状,却无法改善长期的发病率和死亡率。

短效 β_2 受体激动剂(SABA)是快速缓解急性支气管痉挛并改善肺功能达 6 小时的支气管扩张剂。通过定量吸入器(MDI)或雾化器吸入 SABA(沙丁胺醇、左旋沙丁胺醇、吡布特罗)起效更快(5~15 分钟),功效更高,耐受性更好,且可减少潜在的心脏刺激,故优于口服剂型(异丙肾上腺素、奥西那灵)。SABA 可能的不良反应包括震颤、心动过速和电解质紊乱。左旋沙丁胺醇是沙丁胺醇的 R - 对映异构体,它可能比沙丁胺醇更少导致心动过速,但其更为昂贵,通常是作为应用沙丁胺醇出现不良反应风险较高患者的保留药物。特布他林的应用受限是因为其导致心动过速的发病率更高。

异丙托溴铵是一种短效抗胆碱能支气管扩张剂,对黏液腺高分泌、哮喘急性发作和 COPD 者有益。其类似 SABA,可快速起效(15~20 分钟)且作用时间短(2~8 小时)。根据其抗胆碱能特性应谨慎用于窄角性青光眼或尿路梗阻患者。异丙托溴铵通常与沙丁胺醇(DuoNeb®, Combivent® RESPI-MAT®)联合应用,从而使患者更好受益,主要应用于 COPD。可必特 RESPI-MAT® 在大豆和花生过敏患者是安全的,但 Combivent® 定量吸入器因使用大豆卵磷脂作为助悬剂,对上述患者禁忌应用。

长效支气管扩张剂可为具有中度至重度哮喘或 COPD 症状的患者提供持续控制。为缓解症状,通常将它们与短效药物一起应用。长效 β_2 受体激动剂(LABA),如沙美特罗、福莫特罗和阿福特罗,较 SABA 起效缓慢,作用时间长(12～24 小时)。茚达特罗(75～300μg/d)是一种非常长效的 β_2 受体激动剂,持续作用达一整天,仅被批准应用于 COPD。

许多权威人士反对在无皮质类固醇情况下使用 LABA 单药治疗哮喘,因为这会使得哮喘相关死亡风险增加。噻托溴铵是一种长效的抗胆碱能支气管扩张剂,每日 1 次给药,已被批准用于 COPD。噻托溴铵(18μg)每日吸入预防中度至重度 COPD 急性加重已被证明较沙美特罗更为有效。其也可作为针对控制不良哮喘的一种有效的补充治疗。

吸入皮质类固醇(氟替卡松、倍氯米松、布地奈德、氟尼缩松、曲安奈德)可降低气道高反应性并防止长期炎症。5～7 天起效,而进一步的改善可能发生在其后的数周。患者每次吸入后均应用水漱口,以避免发生鹅口疮。因为观察到全身应用皮质类固醇(泼尼松、泼尼松龙、甲泼尼松龙、曲安奈德肌内注射)的不良反应风险,吸入皮质类固醇成为首选途径。全身用药通常应用于急性加重期,在此期间予以大剂量冲击治疗,其后在 3～10 天内逐渐减量。短期全身应用皮质类固醇的副作用包括高血糖、食欲增加、水肿、体重增加、情绪改变、高血压及消化性溃疡。长期使用可导致肾上腺轴的抑制、皮肤纹、糖尿病、骨质疏松、心力衰竭加重。有证据表明,使用吸入糖皮质激素儿童的生长抑制会导致其成年后身高的小幅度下降。

罗氟司特(Daliresp®)是一种口服磷酸二酯酶 – 4(PDE – 4)抑制剂,抑制中性粒细胞和白细胞在肺部浸润,从而发挥抗炎作用。每日口服 500μg 的罗氟司特可改善患者肺功能,降低慢性支气管炎相关 COPD 恶化的风险。罗氟司特禁用于中度至重度肝功能障碍患者和哺乳期的女性。值得注意的不良反应包括体重减轻、腹泻和神经精神系统影响,甚至可导致自杀倾向。它通过 CYP3A4、CYP1A2 代谢,所以与上述二者的其他诱导剂或抑制剂可能发生药物相互作用。

甲基黄嘌呤,如茶碱,可抑制磷酸二酯酶,舒张支气管平滑肌,减少嗜酸性粒细胞向支气管黏膜浸润,增强膈肌收缩力并改善黏液纤毛清除功能长达 24 小时。茶碱是一种可供选择用于治疗哮喘的药物,但由于其治疗指数狭窄,疗效不理想,因此不适合作为急性加重期首选的一线治疗药物。对 COPD 而言,茶碱可作为吸入抗胆碱能药物和 β_2 受体激动剂后的三线治疗药物。口服给药后 2～4 小时或静脉给药后 1 小时可测得稳定的药物峰值水平,其目标值为 5～15μg/mL。剂量相关的毒性反应包括心动过速、恶心、呕吐、癫痫、中枢神经系统刺激、高血糖与低钾血症。治疗剂量的不良反应包括失眠、排尿困难，以及食管下端括约肌松弛导致的胃食管反流性疾病和消化性溃疡的恶化。茶碱是 CYP1A2、CYP2E1 和 CYP3A4 的主要底物，因此可导致大量的药物相互作用。

肥大细胞稳定剂(色甘酸)通过稳定肥大细胞膜，抑制后续的嗜酸性粒细胞和上皮细胞激活和释放炎症介质，从而阻止早期和晚期的过敏反应。其适用于轻度持续性哮喘。雾化吸入 20mg 剂量或定量吸入器 2 吸，每天 3～4 次。它的优点包括妊娠期间的安全性和没有已知的显著药物相互作用。治疗反应在 2 周内达到，最大反应发生在 4～6 周。最常见的副作用包括咳嗽、口腔/咽喉刺激和难闻的味道。

白三烯调节剂可抑制导致哮喘中的气道水肿、平滑肌收缩以及与过敏原反应相关的炎症过程的白三烯通路。白三烯调节剂可以分为两类：①白三烯受体拮抗剂(扎鲁司特和孟鲁司特)，其可阻止白三烯的结合；②白三烯受体抑制剂(齐留通)，其可抑制它们的生成。这在轻度至中度持续性哮喘中得到显示，可能有益于作为替代吸入皮质类固醇剂量增加的补充治疗。然而，这些获益在老年人群中却不甚明显。孟鲁司特被批准用于成人，每次口服 10mg，每天 1 次，1 岁及以上儿童每次 4～5mg，每天 1 次，但它已被应用于 6 月龄的患儿。扎鲁司特使用剂量为成人 20mg 口服，每天 2 次；5 岁及以上儿童 10mg 口服，每天 2 次。齐留通在成人和 12 岁及以上儿童剂量为 600mg 口服，每天 4 次，或 1200mg 口服，每天 2 次(急诊配方)。它们都要求空腹服用以增加生物利用度。通常需监测肝功能基线值，每月 1 次，持续 3 个月，此后每 2～3 个月 1 次，持续 1 年。头痛和肠胃不适是最常见的副作用，但情绪改变、攻击性、激动、幻觉、抑郁、自杀倾向和震颤亦可能发生。有报道称，Churg－Strauss 综合征发生于白三烯调节剂开始应用同时伴快速的全身皮质类固醇减量时，但其因果关系尚未最终明确。白三烯调节剂主要通过 CYP3A4、CYP2C9 和 CYP1A2(特别是齐留通)代谢，这增加了其与华法林和茶碱等药物发生相互作用的风险。

奥马珠单抗是一种 IgG1 单克隆抗体，特异性作用于 IgE，阻止 IgE 与肥大细胞和嗜碱性粒细胞上的 IgE 受体结合。由此导致的过敏反应通路减少可有效治疗易发生过敏性哮喘发作，甚至应用大剂量皮质类固醇和 LABA 控制不佳的患者。但其临床反应可能需要几个星期才能发生。通常只适用于 12 岁以上的患者。剂量范围为每 2～4 周皮下注射 150～375mg，视体重和预处理期间血清 IgE 水平而定。不良反应包括注射部位的疼痛和(或)瘀青,以及上呼吸道感染。因为存在小而有限的超敏反应和过敏反应,所以实施给药和监测通常在医生办公室进行。

大环内酯类药物是一类在哮喘中能产生有益的抗炎和免疫调节作用的抗生素,其作用包括减少气道黏液分泌及减少细菌在生物被膜的黏附。大环内酯类抗生素的预防性治疗也可能在减少肺炎相关性 COPD 加重中发挥作用。在最近的研究中,阿奇霉素每天 250mg,或每周 3 次,为期 1 年,可减少 COPD 患者加重的频率。虽然目前的指南不推荐此时行预防性抗菌治疗,但已提出其预防急性加重的使用标准。

肺血管疾病

肺动脉高压的药物治疗包括利尿剂、抗凝剂和地高辛等支持性药物,以及针对肺血管本身的靶向治疗("高级治疗")。本节仅介绍后一组药物。它们的选择基于临床因素,例如每例患者病情的严重程度,如第 74 章中进行的详细介绍。

钙通道阻滞剂只有在急性血管反应试验阳性的患者中与其延长生存、维持功能和血流动力学改善相关[26]。钙通道阻滞剂应滴定至最大耐受剂量(地尔硫䓬 120 ~ 960mg/d,硝苯地平 30 ~ 240mg/d,氨氯地平 2.5 ~ 30mg/d),并密切监测血压、心率和氧饱和度。维拉帕米因其更明显的负性肌力作用而通常不被使用。低血压和外周水肿是在减轻肺动脉高压症状必需剂量下经常被报道的表现,通气 – 灌注不匹配和右心室功能的下降也可能发生。不推荐钙通道阻滞剂应用于显著右心衰竭、血流动力学不稳定或门脉性肺动脉高压的患者,且对急性血管扩张剂没有作用的患者也是无效的。

前列腺素类药物具有扩张血管和抗增殖作用,并可改善肺动脉高压患者的血流动力学和功能能力。因为复杂的给药和副作用,它们通常作为病情更严重患者的保留治疗方法。注射前列腺素(依前列醇、曲前列环素)需要持续输注,其不良反应包括头痛、下颌疼痛、颜面潮红、恶心、腹泻、皮疹、关节痛、低血压和注射部位疼痛或感染。吸入前列腺素(伊洛前列素、曲前列环素)有更少的全身和注射相关的副作用,但会引起咳嗽、咽喉发炎,并可能加重潜在的肺部疾病。

依前列醇(Flolan®,Veletri®)对改善生存率具有最有力的证据,并被认为是功能分级Ⅳ级患者的一线治疗药物(参见第74章)。由于依前列醇的半衰期仅为3~5分钟,故其给药复杂。患者必须通过中心静脉导管持续输注,每日准备剂量和备用用品,并维持冷藏大部分药物。初始给药要在训练有素的人员密切监控下进行。初始给药剂量为1~2ng/(kg·min),滴定至症状控制和不良反应出现。没有绝对的最大剂量,但副作用通常是剂量限制的。当前不推荐依前列醇同类之间的剂量转换。

曲前列环素(Remodulin®)可静脉给药、皮下注射或吸入给药,用于功能分级Ⅱ、Ⅲ和Ⅳ级的患者(参见第74章)。曲前列环素超越依前列醇的优点包括其更长的4小时的半衰期、皮下给药的选择和室温下更高的稳定性。初始注射剂量为1.25ng/(kg·min)且每周滴定。注入部位疼痛是皮下给药途径的一个常见的限制因素。依前列醇向曲前列环素转换可由依前列醇剂量为10%时起始,以20%的增幅滴定,同时减少依前列醇滴定量。

吸入前列腺素类结合其他口服药物可提供额外的症状和功能改善。吸入伊洛前列素(Ventavis®)初始剂量为2.5μg并滴定至目标剂量5μg,每天6~9次。每次治疗的给药时间大约需要10分钟。吸入曲前列环素初始剂量为3吸(54μg),每天4次,每1~2周进行滴定,直至目标剂量为9吸,每天4次。吸入曲前列环素具有用药次数更少、治疗时间更短和每日1次药物准备的优点。

内皮素受体拮抗剂是口服剂,可改善血流动力学,运动能力,Ⅰ组肺动脉高压,功能分级Ⅱ、Ⅲ级和可能选定的Ⅳ级患者临床恶化的时间(参见第74章)。波生坦(Tracleer®)也被证实对Ⅳ级患者有效。内皮素受体拮抗剂由于肝毒性和致畸风险仅能通过有限的分配途径获得。内皮素受体拮抗剂不推荐用于中度至重度肝损伤患者或与其他可能导致肝损伤的药物联用。波生坦治疗过程中必须每月监测肝酶,而安立生坦(Letairis®)则不需要常规监测。美国食品药品监督管理局(FDA)将内皮素受体拮抗剂分类为"妊娠类别X",这类药物对妊娠期女性的风险明显大于潜在的获益。因此,育龄期女性在接受内皮素受体拮抗剂治疗期间必须使用两种有效的生育控制方式并每月检查妊娠试验,直至治疗结束1个月后停止。其他不良反应包括外周水肿和贫血。服用波生坦需要每3个月监测血红蛋白。

波生坦是一种非选择性ETA和ETB拮抗剂,初始剂量为62.5mg,每天2次,持续4周,滴定剂量至125mg,每天2次。安立生坦是一种选择性ETA拮抗剂,初始剂量为5mg,如果可耐受则可增加至每天10mg。使用任一药物均应避免同时应用强效 CYP3A4 或 CYP2C9 抑制剂（如环孢素、利托那韦），或者诱导剂（如利福平），或者谨慎应用。波生坦也是 CYP3A4 和 CYP2C9 诱导剂，所以密切监控其他 CYP3A4 或 CYP2C9 底物（如华法林、西地那非）可能是必要的。

磷酸二酯酶－5 抑制剂（西地那非、他达拉非）是口服剂，可改善运动能力，血流动力学并延迟 I 组肺动脉高血压和功能分级 II、III 级患者的临床恶化。头痛、颜面潮红、恶心、腹泻、消化不良、鼻出血和鼻塞是最常见的副作用。严重的不良反应包括低血压、失明或失聪、阴茎异常勃起和血管闭塞危险。磷酸二酯酶－5 抑制剂禁忌与硝酸盐联用，因其可导致严重低血压和死亡风险。与其他降压药物联用，尤其是 α 受体阻滞剂，应该从最低剂量开始并仔细监测。应避免联用强效的 CYP3A4 诱导剂或抑制剂，或谨慎使用。

西地那非（Revatio®）FDA 的批准剂量为 20mg，每天 3 次口服，但有研究已应用剂量高达 240mg/d。对于暂时不能耐受口服药物的患者，西地那非可每天 3 次静脉给药，每次 10mg。不推荐在儿童和青少年中使用西地那非，因为有报道称，高剂量的西地那非会增加死亡率。他达拉非（Adcirca®）的剂量为 40mg，每天 1 次口服，但肝或肾损伤患者推荐减量至每天 20mg。

（贾玮 译）

参考文献

1. *National Asthma Education and Prevention Program Guidelines*（NAEPP）：*NAEPP Expert Panel Report* 3．Washington，DC：US Department of Health and Human Services；2007．NIH publication 08－5846．
   2007 年更新了 DHHS 哮喘指南，重点关注哮喘恶化的监测控制、评估措施、患者教育和改进的治疗策略，以及长期哮喘的分段管理方法。
2. *The Global Strategy for Asthma Management and Prevention*．Vancouver，WA：Global Initiative for Asthma；2012．http：//www．ginasthma．org/．
   包括对 386 篇文献中 19 篇里程碑式论文的影响总结，为 2012 年指南的更新提供了足够的证据。
3. *The Global Strategy for the Diagnosis，Management and Prevention of COPD*．Vancouver，WA：Global Initiative for Chronic Obstructive Lung Disease；2013．http：//www．goldcopd．org/．
   根据最新的药物治疗方案对慢性阻塞性肺病的严重程度和治疗进行分类。

4. Qaseem A, Wilt TJ, Weinberger SE, et al. Diagnosis and management of stable chronic obstructive pulmonary disease: a clinical practice guideline update from the American College of Physicians, American College of Chest Physicians, American Thoracic Society, and European Respiratory Society (ACP/ACCP/ATS/ERS guidelines). *Ann Intern Med*. 2011;155:179-191.

   包括对稳定慢性阻塞性肺病管理的 7 个主要建议更新。

5. Fanta CH. Asthma. *N Engl J Med*. 2009;360:1002.

   哮喘有效药物治疗的回顾与比较。

6. Hubbard RC, Crystal RG. Alpha-1-antitrypsin augmentation therapy for alpha-1-antitrypsin deficiency. *Am J Med*. 1988;84:52.

   α-1-抗胰蛋白酶缺乏症的特征和治疗选择。

7. Ram FS, Sestini P. Regular inhaled short acting beta-2 agonists for the management of stable chronic obstructive pulmonary disease: Cochrane systematic review and meta-analysis. *Thorax*. 2003;58:580.

   一项荟萃分析显示,在中重度 COPD 患者中定期使用吸入性短效 β_2 激动剂超过 7 天,可改善支气管扩张后肺功能,减少呼吸困难症状。

8. Bone R, Boyars M, Braun SR, et al. In chronic obstructive pulmonary disease, a combination of ipratropium and albuterol is more effective than either agent alone. An 85-day multicenter trial. COMBIVENT Inhalation Aerosol Study Group. *Chest*. 1994;105:1411.

   一项多中心、前瞻性、双盲、平行研究显示,异丙托品和沙丁胺醇联合治疗比单独使用两种药物更有效。

9. Jaeschke R, O'Bryne PM, Mejza F, et al. The safety of long-acting β-agonists among patients with asthma using inhaled corticosteroids. *Am J Respir Crit Care Med*. 2008;178(10):1009-1016.

   一项系统综述显示,在哮喘患者的 ICS 治疗中添加 LABA 并没有增加哮喘相关住院或死亡的风险。

10. Kerstjens HAM, Engel M, Dahl R, et al. Tiotropium in asthma poorly controlled with standard combination therapy. *N Engl J Med*. 2012;367:1198-1207.

    在 ICS 和 LABA 控制不良的患者中,噻托溴铵的加入显著降低了哮喘恶化和哮喘急性加重的风险。

11. Vogelmeier C, Hederer B, Glaab T, et al. Tiotropium versus salmeterol for the prevention of exacerbations of COPD. *N Engl J Med*. 2011;364:1093.

    一项随机、双盲、双模拟、平行组试验显示,噻托溴铵比沙美特罗能更有效地预防中重度 COPD 患者病情恶化。

12. Kelly HW, Sternberg AL, Lescher R, et al. Effect of inhaled glucocorticoids in child-hood on adult height. *N Engl J Med*. 2012;367:904 – 912.

使用吸入糖皮质激素超过 4 ~ 6 年的青春期前儿童会发生生长速度的降低,影响成年期的身高,但不是累积的或进行性的。

13. Giembycz MA, Field SK. Roflumilast: first phosphodiesterase 4 inhibitor approved for treatment of COPD. *Drug Des Devel Ther*. 2010;4:147 – 158.

罗氟司特无论是作为单一疗法还是与长效支气管扩张剂联合使用,均可改善严重慢性阻塞性肺病、慢性支气管炎、近期加重或需要频繁抢救性吸入器的患者的肺功能。

14. Ram FS, Jones PW, Castro AA, et al. Oral theophylline for chronic obstructive pulmonary disease. *Cochrane Database Syst Rev*. 2002;(4):CD003902.

茶碱通过对 FEV_1 和 FVC 的适度影响和轻微改善动脉血气张力,在中重度 COPD 中发挥作用。

15. Korenblat PE, Kemp JP, Scherger JE, et al. Effect of age on response to zafirlukast in patients with asthma in the Accolate Clinical Experience and Pharmacoepidemiology Trial (ACCEPT). *Ann Allergy Asthma Immunol*. 2000;84:217.

一项为期 4 周的扎鲁司特开放性试验表明,在较少依赖 SABA 抢救性吸入器的情况下,肺功能的改善随着年龄的增长而降低,但所有年龄组的症状反应都有所改善。

16. Hanania NA, Alpan O, Hamilos DL, et al. Omalizumab in severe allergic asthma inadequately controlled with standard therapy. *Ann Intern Med*. 2001; 154 (9): 573 – 582.

一项为期 48 周的前瞻性、双盲、安慰剂对照试验显示,高剂量 ICS 和 LABA 治疗不能充分控制的严重过敏性哮喘患者可能受益于奥玛利珠单抗。

17. Strunk RC, Bloomberg GR. Omalizumab for asthma. *N Engl J Med*. 2006;354: 2689 – 2695.

变应原介导的哮喘恶化的病理生理学回顾(附奥马利珠单抗在治疗中的地位)。

18. Hatipoglu U, Rubinstein I. Low-dose, long-term macrolide therapy in asthma: an overview. *Clin Mol Allergy*. 2004;2:4.

概述大环内酯类抗生素的免疫调节作用,以及它们的抗感染特性,使哮喘额外受益。

19. Hernando-Sastre V. Macrolide antibiotics in the treatment of asthma: an update. *Allergol Immunopathol (Madr)*. 2010;38(2):92 – 98.

探讨肺炎支原体和肺炎衣原体在稳定哮喘患者中的作用,包括大环内酯类抗生素的抗炎和免疫调节作用。作者表示,需要更多的随机临床试验,以评估大环内酯类药物的额外获益是否与哮喘临床相关。

20. Albert RK, Connett J, Bailey WC, et al. Azithromycin for prevention of exacerbations of COPD. *N Engl J Med*. 2011;365:689–698.

在常规治疗的基础上服用 250μg 阿奇霉素 1 年,可减少高危患者的急性加重。部分患者出现轻度听力障碍。作者指出,患者更容易被大环内酯类抗药性生物定植,但没有发现证据。这增加了急性加重的发生率。目前还没有大环内酯类抗药性生物在社区中可能增加风险的研究。

21. Wenzel RP, Fowler AA, Edmond MB. Antibiotic prevention of acute exacerbations of COPD. *N Engl J Med*. 2012;367:340–347.

回顾了 COPD 抗生素预防的最新证据,提出了符合长期阿奇霉素预防的 COPD 患者的选择标准。病例中的患者在 1 年内每周 3 次服用阿奇霉素 250μg。

22. McLaughlin VV, Archer SL, Badesch DB, et al. ACCF/AHA 2009 expert consensus document on pulmonary hypertension: a report of the American College of Cardiology Foundation task force on expert consensus documents and the American Heart Association. *Circulation*. 2009;119:2250–2294.

美国肺动脉高压诊断和治疗综合指南。

23. Barst RJ, Gibbs JS, Ghofrani HA, et al. Updated evidence-based treatment algorithm in pulmonary arterial hypertension. *J Am Coll Cardiol*. 2009;54:S78–S84.

回顾提出 PAH 治疗算法的药物治疗,包括世卫组织分类的推荐强度。

24. Johnson SR, Mehta S, Granton JT. Anticoagulation in pulmonary arterial hypertension: a qualitative systematic review. *Eur Respir J*. 2006;28:999.

7 项观察研究表明华法林可能对 IPAH 有效。5 项研究显示抗凝治疗可以改善死亡率,而两项没有。

25. Mathur PN, Powles P, Pugsley SO, et al. Effect of digoxin on right ventricular function in severe chronic airflow obstruction. *Ann Intern Med*. 1981;95:283.

地高辛改善了部分血流动力学,但该研究没有涉及其他结果。

26. Sitbon O, Humbert M, Jais X, et al. Long-term response to calcium channel blockers in idiopathic pulmonary arterial hypertension. *Circulation*. 2005;111:3105–3111.

目前钙通道阻滞剂在肺动脉高压治疗中的应用指南。

27. Barst RJ, Rubin LJ, Long WA, et al. A comparison of continuous intravenous epoprostenol (prostacyclin) with conventional therapy for primary pulmonary hypertension: the primary pulmonary hypertension study group. *N Engl J Med*. 1996;334:

296 - 302.

28. Badesch DB, Tapson VF, McGoon MD, et al. Continuous intravenous epoprostenol for pulmonary hypertension due to the scleroderma spectrum of disease: a randomized, controlled trial. *Ann Intern Med*. 2000;132:425 - 434.

参考文献 27 和 28 是非盲的随机试验,显示静脉注射依前列醇可以在 12 周内减轻症状和改善血流动力学。只有 IPAH 和 HPAH 患者的生存率得到改善(参考文献 27)。

29. Simonneau G, Barst RJ, Galie N, et al. Continuous subcutaneous infusion of treprostinil, a prostacyclin analogue, in patients with pulmonary arterial hypertension: a double-blind, randomized, placebo-controlled trial. *Am J Respir Crit Care Med*. 2002;165:800 - 804.

30. Hiremath J, Thanikachalam S, Parikh K, et al. Exercise improvement and plasma biomarker changes with intravenous treprostinil therapy for pulmonary arterial hypertension: a placebo-controlled trial. *J Heart Lung Transplant*. 2010;29:137 - 149.

31. Olschewski H, Simonneau G, Galiè N, et al. Inhaled iloprost for severe pulmonary hypertension. *N Engl J Med*. 2002;347:322.

参考文献 29 至 31 表明,其他前列环素能有效地减轻症状,改善运动能力和血流动力学。曲前列环素和伊洛前列素与环氧丙烯醇相比具有给药优势,可作为某些患者的替代品。

32. McLaughlin VV, Benza RL, Rubin LJ, et al. Addition of inhaled treprostinil to oral therapy for pulmonary arterial hypertension: a randomized controlled clinical trial. *J Am Coll Cardiol*. 2010;55:1915 - 1922.

单用波生坦或西地那非治疗 NYHA Ⅲ、Ⅳ级患者时,联合应用吸入性曲前列环素是安全有效的。

33. Channick RN, Simonneau G, Sitbon O, et al. Effects of the dual endothelin-receptor antagonist bosentan in patients with pulmonary hypertension: a randomised placebo-controlled study. *Lancet*. 2001;358:1119.

34. Rubin LJ, Badesch DB, Barst RJ, et al. Bosentan therapy for pulmonary arterial hypertension. *N Engl J Med*. 2002;346:896.

35. Galie N, Rubin LJ, Hoepper MM, et al. Treatment of patients with mildly symptomatic pulmonary arterial hypertension with bosentan (EARLY study): a double-blind, randomised controlled trial. *Lancet*. 2008;371:2093 - 2100.

参考文献 33 ~ 35 显示,波生坦改善了 PAH NYHA Ⅱ ~ Ⅳ级患者的运动能力、血流动力学、功能分级和临床恶化时间。

36. Galiè N, Olschewski H, Oudiz RJ, et al. Ambrisentan for the treatment of pulmonary arterial hypertension: results of the ambrisentan in pulmonary arterial hypertension, randomized, double-blind, placebo-controlled, multicenter, efficacy (ARIES) study 1 and 2. *Circulation*. 2008;117:3010.

安贝生坦对提高运动能力安全有效。未观察到明显的肝酶升高,这表明与波生坦相比,它可能具有更好的安全性

37. Galiè N, Ghofrani HA, Torbicki A, et al. Sildenafil citrate therapy for pulmonary arterial hypertension. *N Engl J Med*. 2005;353:2148-2157.

38. Galiè N, Brundage BH, Ghofrani HA, et al. Tadalafil therapy for pulmonary arterial hypertension. *Circulation*. 2009;119:2894-2903.

参考文献 37 和 38 显示,西地那非和他达拉非改善症状性 PAH 的运动能力和血流动力学,副作用最小(约 50% 的他达拉非患者已经服用波生坦),他达拉非也延迟了临床恶化的时间。

第10章 肺康复治疗

Andrew L. Ries

综合肺康复治疗(PR)计划公认的定义为对慢性肺部疾病患者加强标准的药物治疗、控制和缓解症状、优化功能能力,并减少致残率。主要目标是最大限度地恢复患者的独立功能。这可以通过帮助患者做到以下目标来完成:①了解关于他们疾病的更多知识;②更积极地参与他们自己的医疗保健;③在日常护理活动中更加独立。因此,患者做得越好,越能减少对家庭、朋友、卫生专业人员和昂贵医疗资源的依赖。

典型的计划包含多学科参与,包括内科医生和卫生专业人员,如护士、呼吸和物理治疗师、运动专家、心理科医生和其他的特殊专业人士。该计划应根据每位患者的需要量身定制。为了取得成功,必须解决重要的情绪和心理问题并优化药物治疗来改善肺功能。康复计划的目标是为患者、家庭和初级保健医生提供支持。任何有症状的慢性肺部疾病患者都是PR的候选对象。PR的最大经验来自COPD患者,然而,其他慢性肺部疾病的患者也是合适的候选对象。PR也被发现是外科手术一个有益的辅助,如肺移植和肺减容术。在这些情况下,PR不仅有助于更好地为患者准备手术并促进他们的康复,还可帮助患者和工作人员更好地理解,以及权衡风险和潜在的获益,并做出选择。

PR的适合患者是那些承认他们的症状是由肺部疾病引起的,认识到损伤或残疾与疾病相关且有动力积极参与他们自身的护理来改善健康状况的患者。患者应能维持标准的药物治疗,并能在进入一个计划之前认真评估以便设置适当和现实的目标。肺功能检查用于显示肺部疾病的特征并量化其严重程度;然而,患者选择应根据其症状和致残情况,而不是仅基于肺功能得出的武断的标准。运动测试有助于评估最初的运动耐力,评估可能的血气变化(如运动性低氧血症),并计划安全和适当的训练计划。

一个综合的PR组成包括教育、胸部物理治疗呼吸的指导、心理支持和运动训练。教育患者及相关的其他人员关于肺部疾病的知识,同时教导他们处理问题的具体方法也是十分必要的。受过教育的患者能够更好地应对疾病,更容易处置疾病,更有可能避免到医生办公室、急诊室和医院进行不必要的就诊。应教授患者适当的胸部和呼吸治疗技术。适当的咳嗽和体位引流技术对所有患者都是重要的,尤其是那些黏液分泌过多的患者。缩唇呼气、膈肌呼吸和放松训练技术有助于改善通气效率和帮助患者控制呼吸困难的可怕症状。应用呼吸治疗设备的患者在使用、护理和清洁时应接受指导。具有明显低氧血症的患者应评估连续氧疗的最佳方法并指导其正确应用,因为氧疗已被证明可以提高这些患者的生存率并减少其发病率。轻型便携式氧气系统应着重应用于非卧床患者。

慢性肺部疾病的患者存在严重的社会心理问题,因为他们常常难以应对自己不了解的症状。他们会变得沮丧、恐惧、焦虑并会依赖其他人来满足自己的需要。渐进性呼吸困难会导致恐惧 – 呼吸困难的恶性循环,加重的呼吸困难则会产生更多的恐惧和焦虑,这反过来又导致更为严重的呼吸难。在 PR 中,这些问题可以通过热情且支持的工作人员对这些患者传达理解和鼓励而有效解决。重要的家庭成员和朋友应包含在项目活动中。支持小组和团体治疗会议也是有效的。严重的精神疾病患者可能从个体咨询和心理治疗中获益。精神科药物通常应用于有严重心理功能障碍的患者。

运动训练提供了生理和心理上的好处,是患者练习控制呼吸困难方法的一个理想机会。运动计划应该是安全的,并应根据每位患者的兴趣、环境和功能水平进行适当设计。步行方案非常有用,还能鼓励患者扩大他们的社交视野。其他类型的运动(例如,骑自行车、游泳)也是有效的。因为许多慢性肺部疾病患者运动耐量受限,训练的重点应该放在增加耐力即持续活动时间上。对许多主诉呼吸困难的肺部疾病患者来说,上肢的运动训练可能是有益的,因为涉及手臂的日常护理活动(如抬举、梳洗)的训练水平远低于下肢。

近年来,越来越多的人注意到慢性肺部疾病患者中外周肌肉功能障碍这一问题,以及肌肉疲劳对运动耐量的限制作用。这激发了这一领域新的研究计划。特定的外周肌肉力量和耐力训练法已经被制订并纳入 PR 计划。肺部疾病患者呼吸肌疲劳的潜在作用引发了对通气肌肉训练的尝试。虽然通气肌肉训练可取得成功,但这类训练提高运动能力的作用尚未确定。

休息时无低氧血症的 COPD 患者有可能会发生运动诱导的低氧血症。低氧血症不是运动训练的禁忌证。运动诱导的低氧血症患者可以携带方便、轻巧的便携氧气系统,从而保证安全地进行运动训练。

大量精心设计的试验证据证明了 PR 的益处。PR 作为一种有效的预防性医疗干预手段,已被证实可有效减少住院天数和昂贵医疗资源的使用。康复治疗后,患者的生活质量得到改善,症状减轻,运动耐量增加,更加独立,日常生活活动能力提高,心理功能改善,焦虑和抑郁减少,以及希望、自控和自尊感有所增强。即使经过短期的干预,获益通常可持续 1~2 年。

(贾玮 译)

参考文献

1. Ries AL, Bauldoff GS, Carlin BW, et al. Pulmonary rehabilitation: joint ACCP/AACVPR evidence-based clinical practice guidelines. *Chest*. 2007;131(5 suppl): 4S–42S.

2. Ries AL, Carlin BW, Carrieri-Kohlman V, et al; ACCP/AACVPR Pulmonary Rehabilitation Guidelines Panel. Pulmonary rehabilitation: joint ACCP/AACVPR evidence-based guidelines. *Chest*. 1997;112:1363 and *J Cardiopulm Rehab*. 1997;17:371.
参考文献 1 和 2 是由美国胸科医师学会和美国心血管和肺康复协会联合制定的最新循证指南,该指南审查了肺康复的可用科学证据。建议由总结已发表临床试验的证据表提供支持。

3. American Association of Cardiovascular and Pulmonary Rehabilitation. *Guidelines for Pulmonary Rehabilitation Programs*. 4th ed. Champaign, IL: Human Kinetics; 2011.
最新参考资料,为实践提供了推荐指南。

4. American Thoracic Society, European Respiratory Society. ATS/ERS statement on pulmonary rehabilitation. *Am J Respir Crit Care Med*. 2006;173:1390.
美国胸科学会(ATS)和欧洲呼吸学会(ERS)的官方声明,概述了肺康复的益处,并描述了当前现状。

5. Qaseem A, Wilt TJ, Weinberger SE, et al. Diagnosis and management of stable chronic obstructive pulmonary disease: a clinical practice guideline update from the American College of Physicians, American College of Chest Physicians, American Thoracic Society, and European Respiratory Society. *Ann Intern Med*. 2011;155:179.
ACP、ACCP、ATS 和 ERS 的官方声明提出了 COPD 患者的管理标准。包括有症状的 COPD 患者肺康复的推荐。

6. Hodgkin JE, Celli BR, Connors GL. *Pulmonary Rehabilitation: Guidelines to Success*. 4th ed. St Louis, MO: Mosby Elsevier; 2009.

7. Fishman AP. *Pulmonary Rehabilitation*. New York, NY: Marcel Dekker; 1996.
参考文献 6 和 7 都是优秀的综合书籍,回顾了 PR 的各个方面。

8. Birnbaum S. Pulmonary rehabilitation: a classic tune with a new beat, but is anyone listening? *Chest*. 2011;139:1498.
2010 年实施的医疗保险条例摘要,以回应 2008 年国会授权在美国为慢性阻塞性肺病患者提供 PR 的全国覆盖。

9. Lacasse Y, Martin S, Lasserson TJ, et al. Meta-analysis of respiratory rehabilitation in chronic obstructive pulmonary disease: a Cochrane systematic review. *Eura Medicophys*. 2007;43:475.
31 项随机临床试验的荟萃分析和 Cochrane 系统回顾,评估 PR 对生活质量和(或)运动能力的影响。结论:PR 在生活质量的重要方面和运动耐量的增加方面产生了有较大临床意义的改善。

10. Puhan M, Scharplatz M, Troosters T, et al. Pulmonary rehabilitation following exacerbations of chronic obstructive pulmonary disease. *Cochrane Database Syst Rev*. 2009;(1):CD005305. doi:10.1002/14651858.
Cochrane 回顾对包括 219 例患者在内的 6 项随机对照试验的回顾表明,PR 可降低 COPD 急性加重期患者的住院率和死亡率,并改善患者的生活质量。

11. Ries AL, Kaplan RM, Limberg TM, et al. Effects of pulmonary rehabilitation on physiologic and psychosocial outcomes in patients with chronic obstructive pulmonary disease. *Ann Intern Med*. 1995;122:823.

12. Ries AL, Kaplan RM, Myers R, et al. Maintenance after pulmonary rehabilitation in chronic lung disease: a randomized trial. *Am J Respir Crit Care Med*. 2003;167:880.
两项评价 PR 的随机临床试验。参考文献 11 显示在持续 1~2 年的短期干预后有显著的改善。参考文献 12 评估了康复后的维护计划,强调了将康复策略视为长期干预措施和慢性病管理不可或缺的一部分的重要性。

13. Griffiths TL, Phillips CJ, Davies S, et al. Cost effectiveness of an outpatient multidisciplinary pulmonary rehabilitation programme. *Thorax*. 2001;56:779.
200 例 COPD 患者的随机对照试验显示 PR 具有成本效益(每 QALY 成本)。

14. O'Shea SD, Taylor NF, Paratz JD. Progressive resistance exercise improves muscle strength and may improve elements of performance of daily activities for people with COPD: a systematic review. *Chest*. 2009;136:1269.
对 18 项对照试验的回顾,这些试验显示了 COPD 患者通过阻力训练增加肌肉力量有中等效果。抗阻训练通常包括在 PR 中,被认为是重要的日常活动表现。

15. Costi S, Crisafulli E, Antoni FD, et al. Effects of unsupported upper extremity exer-

cise training in patients with COPD: a randomized controlled trial. *Chest*. 2009;136: 387.

一项随机试验,证实了先前的试验,并证实了上肢运动训练的益处,该训练通常包括在 PR 中,并被认为对许多涉及手臂的日常生活活动很重要。

16. Salhi B, Troosters T, Behaegel M, et al. Effects of pulmonary rehabilitation in patients with restrictive lung diseases. *Chest*. 2010;137:273.

17. Varadi RG, Goldstein RS. Pulmonary rehabilitation for restrictive lung diseases. *Chest*. 2010; 137;247.

参考文献 16 和 17 是最近的一项观察研究和相关社论,讨论了 PR 在限制性肺病患者中的应用。症状、生活质量和运动耐量的改善与 COPD 患者相似。

18. Palmer SM, Tapson VF. Pulmonary rehabilitation in the surgical patient: lung transplantation and lung volume reduction surgery. *Respir Care Clin N Am*. 1998;4:71.

19. Ries AL. Pulmonary rehabilitation and lung volume reduction surgery. In: Fessler HE, Reilly JJ Jr, Sugarbaker DJ, eds. *Lung Volume Reduction Surgery for Emphysema*. New York, NY: Marcel Dekker; 2004:123.

20. Ries AL, Make BJ, Lee SM, et al. The effects of pulmonary rehabilitation in the National Emphysema Treatment Trial. *Chest*. 2005;128:3799.

参考文献 18、19 和 20 讨论了 PR 作为外科手术(如肺移植和肺减容手术)的辅助的作用。参考文献 14 证明,通过大量大学和社区项目实施的 PR 对重度肺气肿患者有效。

21. Ries AL, Bullock PJ, Larsen CA, et al. *Shortness of Breath: A Guide to Better Living and Breathing*. 6th ed. St Louis, MO: Mosby; 2001.

一本很好的关于患者教育的书。

22. Dudley DL, Glaser EM, Jorgenson BN, et al. Psychosocial concomitants to rehabilitation in chronic obstructive pulmonary disease: part 1, psychosocial and psychological considerations; part 2, psychosocial treatment; part 3, dealing with psychiatric disease (as distinguished from psychosocial or psychophysiologic problems). *Chest*. 1980;77:413, 544, 677.

综述了 COPD 患者的心理社会问题,包括文献回顾和治疗建议。

23. Casaburi R. Exercise training in chronic obstructive lung disease. In: Casaburi R, Petty TL, eds. *Principles and Practice of Pulmonary Rehabilitation*. Philadelphia, PA: WB Saunders; 1993.

慢性阻塞性肺病患者运动训练问题综述。包括一个表格,总结了 37 项已发表的研究 933 例患者的文献综述。

24. California Pulmonary Rehabilitation Collaborative Group. Effects of pulmonary rehabilitation on dyspnea, quality of life and health care costs in California. *J Cardiopulm Rehabil*. 2004;24:52.

对加利福尼亚州 10 个中心的 647 例患者进行的协作研究表明,在 18 个月的随访中,呼吸困难和生活质量显著改善,医疗保健利用率显著降低。

25. Ries AL, Farrow JT, Clausen JL. Pulmonary function tests cannot predict exercise-induced hypoxemia in chronic obstructive pulmonary disease. *Chest*. 1988;93:454.

本文报道 40 例 COPD 患者运动时的血气变化,提示运动性低氧血症在静息时肺通气量测定和气体交换中是不可预测的。

26. Petty TL, Casaburi R. Recommendations of the Fifth Oxygen Consensus Conference. *Respir Care*. 2000;45:940.

慢性肺病患者长期氧疗的探讨。基于两项经典随机试验(夜间氧治疗试验和英国医学研究委员会研究)的科学理论回顾。

第11章

介入性肺病学治疗操作

Andrew D. Lerner，Samir S. Makani

先进的微创治疗流程在气道阻塞和狭窄以及哮喘的治疗中有独特的作用。例如,包括经硬式支气管镜行肿瘤消融和气道支架置入术,以及支气管热成形术。这些操作为医生提供了显著改善患者生活质量的机会。

具备高级治疗技术的硬式支气管镜

硬式支气管镜特别适合于治疗中心气道疾病。硬式支气管镜是一种非弹性金属管。管腔足以在全身麻醉下进行机械通气,并可将仪器可视化并传递入气道。特别适用于大气道阻塞和大咯血的治疗。虽然硬式支气管镜比可弯曲支气管镜更具侵入性,且需要全身麻醉,但其在操作过程中控制气道和为患者提供通气的能力比纤维支气管镜具有明显的优势。其大管腔允许大量组织和血块的清除。其坚硬的末端可以用来挖取病变核心,或者如果操作得当,可以扩张狭窄的气道或放置气道支架。可弯曲支气管镜可以通过硬式支气管镜管腔进行操作;事实上,硬式支气管镜很少独立于可弯曲支气管镜单独使用。

硬式支气管镜在良性或恶性原因导致大气道阻塞的治疗中是必要的。良性气道狭窄与多种疾病相关,包括结节病、淀粉样变性、支气管结石、复发性多软骨炎、Wegener肉芽肿、肺移植、药丸吸入和插管后气管狭窄。常用于这些情况的支气管镜技术包括激光切除、扩张治疗和支架放置。

中心气道恶性阻塞是硬式支气管镜的常见适应证。恶性气道阻塞有三种形式:①支气管内肿瘤;②单纯外源性肿瘤伴外压;③上述的组合。治疗的目标通常是姑息治疗,因为进展到足以阻塞中心气道的恶性肿瘤是罕有治愈的。采用硬式支气管镜治疗的方式取决于阻塞的形式和肿瘤类型。硬式支气管镜治疗恶性气道阻塞的技术包括:①支气管内消融技术,如Nd:YAG激光治疗、氩等离子体凝固术、电凝和冷冻疗法;②应用硬式支气管镜本身或充气的球囊行扩张治疗;③气道支架;④近距离放射治疗;⑤光动力疗法。

支气管内消融治疗用于破坏支气管内病变。Nd:YAG 激光是最常用的消融技术。它可产生多种效应,包括凝固、碳化和恶性组织的汽化。组织穿透力约 6mm。Nd:YAG 激光治疗最合适的适应证是短的支气管内阻塞性病变且阻塞远端气道通畅和肺功能良好。大中心气道(气管、主支气管和中间支气管)的治疗效果最好。80% ~90% 的气道阻塞性病变患者可以建立通畅的气道。除了减轻各种症状,Nd:YAG 激光治疗通常还可改善功能状态。应该强调的是,单纯气道外压引起的气道阻塞是所有支气管消融方法的禁忌证,包括 Nd:YAG 激光治疗。重度并发症罕见(约 1%),包括穿孔(气管支气管壁、血管)、心律失常、心肌梗死、空气栓塞和死亡。激光治疗的安全性和培训指南已经出版。

其他支气管消融技术在介入肺脏病学中还相对较新,包括氩等离子体凝固术,一种应用氩气的电凝形式。氩等离子体凝固术的优势是其可以治疗与探头呈直角的病变,更便于直接治疗肺上叶。组织穿透力一般限于3mm,并发症罕见。氩等离子体凝固术的一个缺点是耗时,从而造成它不适用于切除大肿瘤。在可以使用激光的大多数情况下,标准电凝都可以使用。其主要优点是可节省成本。然而,电凝,特别是在有补氧的情况下,存在气管内起火风险。

冷冻疗法使用低温来破坏组织。在同一疗程中需要连续的冷冻周期。不幸的是,由此产生的组织破坏的最终深度是很难预测的,而细胞死亡在1~2 周内逐渐发生。这需要在初始治疗后第 2 次行"清理"支气管镜,以消除坏死碎片。它不适合用于中心气道阻塞的紧急处理。除了在肿瘤破坏中的应用外,冷冻疗法也可用于异物、大的黏液栓和血块的清除。

良性气道狭窄的扩张治疗可单独使用硬式支气管镜或硬式支气管镜与多种血管成形术、瓣膜成形术球囊联合进行。依次将较大直径的内镜或球囊置入气道进行逐步扩张。经验丰富且谨慎的操作者可减少气管支气管撕裂的风险。因此,为了取得预计的气道直径,可能需要进行一些治疗研讨。

支气管内支架是帮助维持气道通畅的宝贵工具。适应证包括:①良性或恶性原因导致的外来大气道受压;②恶性肿瘤患者后续治疗的准备(例如,肿瘤激光减瘤术后的放射治疗);③良性气道阻塞,如气管支气管软化症;④气管食管瘘。有各种不同的硅胶支架可供选择,包括 Silastic™ 支架、镍钛合金支架和混合支架。Silastic™ 支架的重要特征包括有外部螺栓阻碍移位及光滑的边缘。Silastic™支架的放置和去除需要硬式支气管镜。合金支架可在支气管镜或荧光镜引导下放置,可能不需要应用硬式支气管镜。

支架的可能并发症包括移位、支架边缘肉芽组织的形成和分泌物嵌塞。声门下空间的支架移位是一个非常困难的问题,通过经皮缝合技术或 Y 形支架放置可防止其发生。合金支架具有独特的并发症,包括支架断裂和金属网表面上皮化继发的移除困难。因此,FDA 对在良性疾病中使用纯合金支架发布了一个黑框警告。

近距离放射治疗(腔内放射治疗)是治疗恶性气道病变的一个额外的治疗选择。该方法主要用于缓解症状,但某些疾病(如原位癌)可能治愈。

支气管热成形术

支气管热成形术是一种相对较新的治疗,2010 年 FDA 批准其用于重症哮喘患者。这是一种使用特殊的射频导管控制热能作用于气道平滑肌的支气管镜治疗方法。气道平滑肌在支气管哮喘发作期间对支气管收缩、慢性炎症引起的气道重塑和狭窄起重要作用。热能造成平滑肌破坏后产生替代的结缔组织,其引起支气管痉挛和持续重塑的能力明显下降。理论上,支气管热成形术的这种机制可减轻重症哮喘患者的症状。

对于吸入皮质类固醇和长效 β 受体激动剂不能控制的重症哮喘患者来说,支气管热成形术是一种可行的选择。一个完整的疗程需要 3 次序贯的支气管镜操作,每次间隔 3 周:每个下叶分别需 1 次操作,另一次操作为两上叶同时进行。一个专门的"Alair"射频导管向肺内壁发出一系列 10 秒加热的热能。

两项多中心随机对照试验(AIR 和 RISA)报告,相较标准药物治疗,支气管热成形术提高了患者生活质量且改善了哮喘症状。然而,这两项试验均受限于操作本身的安慰剂效应的可能。一项大型跨国、随机、前瞻、双盲、对照试验(AIR II)包括 288 例患者,对比未行支气管热成形术的患者,接受支气管热成形术的患者有明显较少的急诊就诊、严重恶化及脱离学校或工作的天数。这些获益至少持续了 2 年。然而,没有任何研究表明其对 FEV_1、峰值流量、急救药物使用或气道高反应性有显著影响。

支气管热成形术似乎是一个相对安全和耐受性较好的操作。不良事件通常包括由于气道炎症的短暂加重而导致的呼吸道症状(咳嗽、喘息和胸部不适)的短暂增加,大多数症状是轻度至中度的,只需要暂时增加哮喘吸入治疗。一小部分患者可能需要临时住院。症状一般在 1 周内恢复。在 AIRⅡ试验中,未见归因于支气管热成形术的严重不良事件且随访 5 年内无迟发性不良事件发生。

结合现有信息,支气管热成形术在哮喘治疗中的作用尚不清楚。需要更多的研究来确定将获益于这种创新治疗方式的精确患者人群。

(贾玮 译)

参考文献

1. Silvestri GA, Feller-Kopman D, Chen A, et al. Latest advances in advanced diagnostic and therapeutic pulmonary procedures. *Chest*. 2012;142(6):1636 – 1644.

   最近一篇不错的关于肺部疾病诊断和治疗先进方法的综述。

2. Becker HD. *A Short History of Bronchoscopy*. Cambridge: Cambridge University Press; 2009.

3. Wang KP, Mehta AC. *Flexible Bronchoscopy*. Cambridge: Blackwell Scientific; 2012.

   本文涵盖了软性支气管镜检查的所有临床方面。

4. Borchers SD, Beamis JF Jr. Flexible bronchoscopy. *Chest Surg Clin N Am*. 1996; 6:169.

   参考文献几乎都是综述。

5. Arroliga AC, Matthay RA. The role of bronchoscopy in lung cancer. *Clin Chest Med*. 1993;14:87.

6. Ernst A, Silvestri GA, Johnstone D, et al. Interventional pulmonary procedures: guidelines from the American College of Chest Physicians. *Chest*. 2003;123:1693 –1717.

7. Wain JC. Rigid bronchoscopy: the value of a venerable procedure. *Chest Surg Clin N Am*. 2001;11:735 – 748.

   一篇简明扼要的综述。

8. Duhamel DR, Harrell JH Ⅱ. Laser bronchoscopy. *Chest Surg Clin N Am*. 2001;11: 769 – 789.

   一篇简明扼要的综述。

9. Ciccone AM, De Giacomo T, Venuta F. Operative and non-operative treatment of benign subglottic laryngotracheal stenosis. *Eur J Cardiothorac Surg*. 2004;26:818 – 922.

   声门下狭窄的外科和非手术治疗的比较与并发症的讨论。

10. Wood DE. Airway stenting. *Chest Surg Clin N Am.* 2001;11:841 – 860.
气道支架的综述。
11. Unger M. Endobronchial therapy of neoplasms. *Chest Surg Clin N Am.* 2003;13:129 –
147.
支气管内肿瘤介入治疗技术综述。
12. Dweik RA, Stoller JK. Role of bronchoscopy in massive hemoptysis. *Clin Chest Med.*
1999;20:89.
13. Swanson KL, Edell ES. Tracheobronchial foreign bodies. *Chest Surg Clin N Am.*
2001;11:861 – 872.
14. Yasufuku K, Chiyo M, Sekine Y, et al. Real-time endobronchial ultrasound guided
transbronchial needle aspiration of mediastinal and hilar lymph nodes. *Chest.* 2004;
126:122 – 128.
15. Makani S, Simoff MJ. Bronchial thermoplasty. In: Wang K-P, Mehta AC, Turner
JC, eds. *Flexible Bronchoscopy.* 3rd ed. Oxford: Blackwell; 2012.
关于支气管热成形术的非常优秀和全面的综述。
16. Wahidi MM, Kraft M. Bronchial thermoplasty for severe asthma. *Am J Respir Crit
Care Med.* 2012;185(7):709 – 714.
17. Castro M, Rubin AS, Laviolette M, et al. Effectiveness and safety of bronchial ther-
moplasty in the treatment of severe asthma: a multicenter, randomized, double-blind,
sham-controlled clinical trial. *Am J Respir Crit Care Med.* 2010;181(2):116 – 124.
哮喘干预研究(AIR Ⅱ)试验。
18. Cox G, Thomson N, Rubin A, et al. Asthma control during the year after bronchial
thermoplasty. *N Engl J Med.* 2007;356:1327 – 1337.
哮喘干预研究(AIR)试验研究组。
19. Pavord I, Cox G, Thomson N, et al. Safety and efficacy of bronchial thermoplasty in
symptomatic, severe asthma. *Am J Respir Crit Care Med.* 2007;176:1185 – 1191.
严重哮喘研究(RISA)试验研究组。

第12章

肺治疗学

Garner G. Faulkner, Deneen A. LeBlanc

　　肺治疗学包含广泛的治疗选项,从氧疗到高级的气道管理。本章介绍输送氧气、提高气道湿度、提供支气管清洁和扩张肺部的方式和设备。

氧输送

　　辅助供氧以保持血氧饱和度达到安全阈值以上对于肺部疾病患者来说是必要的。确定合适的氧输送方法的初始步骤是评估是否需要一个低流量或高流量系统来保持饱和度。低流量供氧系统从一个 50Psi(1Psi = 6.895kPa)出口或圆柱形罐供应 100% 氧气并以远低于患者吸气峰值流速的速度输送氧气。当患者吸气时,吸入的气流混合了环境空气和低流量供氧,因而增加的吸氧浓度(FiO_2)传送至气道和肺泡,但送至肺泡的实际分压由肺泡气体方程 $[PAO_2 \approx FiO_2(P_{atm} - PH_2O) - PaCO_2/RQ]$ 确定。由此产生的 FiO_2 是多变的,取决于吸入气流中固定的低流量供氧和剩余环境空气的比例。如果供氧流量较少,则会夹带更多的环境空气,供氧被稀释,吸氧浓度相对较小。在更高的供氧流量,夹带空气较少且 FiO_2 较高。

　　低流量输送设备包括:①鼻套管;②简易面罩;③非呼吸器面罩;④储备套管。鼻套管是简单的插鼻装置,通常允许流量为每分钟 1~6L(1Lpm),有些种类允许 6~15Lpm。小儿鼻套管支持流量 <1Lpm。鼻套管通常每供氧 1Lpm 增加 FiO_2 约 4% ,而精确的 FiO_2 也取决于患者的吸气流量(表 12-1)。

表 12-1	鼻套管氧流量换算 FiO_2 的近似值
鼻套管流量(L)	输送 FiO_2%(近似值)
1	24
2	28
3	32
4	36
5	40
6	44

储备套管是一种类似于标准鼻套管的插鼻装置,但有一个额外的储存罐用来储存和保存气体。有两种常见的种类:下垂式和胡须式。两个装置上的储存罐储存 100% 的氧气,但胡须式可储存 18 ~ 20mL,而下垂式可储存近 40mL。它们储存罐与套管的位置也有不同。胡须式储存罐(如 Oxymizer)从设备插入鼻腔的区域延伸出来并直接位于患者的上唇部。然而,有些患者可能由于它们的外观和面部的沉重感而不愿意使用它们。有些患者更喜欢应用下垂式储存罐,其套管可垂挂至胸部水平。它更容易隐藏,面部负担更轻。这两种装置的储存罐内部都包含一个隔膜,其可调节吸气过程中气体的流动和空气吸入。同样流速下,它们可为患者提供比标准鼻套管更高的 FiO_2。这一特性节省了气体,这对于长期(家庭)使用者来说是非常重要的。然而,储备套管要求患者能产生足够的吸气压力以开放其内部隔膜。对于氧气需求高于正常的患者,如肺纤维化和肺动脉高压患者,如果他们能产生足够的吸气压力,这种装置是理想的。

简易面罩是覆盖鼻部和口部的锥形塑料面罩。与鼻套管类似,它们的工作原理是将低流量供氧(100%)与周围空气混合。它们使用 5 ~ 10Lpm 氧气流速可以将 FiO_2 提高至 35% ~ 50%。面罩两侧的打开端口允许吸入过程中周围空气的流入和呼气过程中呼出气体的释放。因为面罩和面部之间的容量,需要辅助供氧流量≥5Lpm 以防止面罩自身积聚呼出的 CO_2。当患者的氧合改善,如果氧气流速设置 <5Lpm 的阈值,这种特性就会成为问题。如果氧的需求低于 35%,应该停止继续使用简易面罩,改用鼻套管以提供更低的 FiO_2。由于这个原因,简易面罩通常被用作短期装置,例如在术后恢复期应用。

非呼吸器面罩结构类似于简易面罩,其面罩底部附着一个氧气储备袋。储备袋装有一定量的 100% 氧气,由单向阀与面罩隔开。当患者吸气时,单向阀打开,允许氧气从袋中流入面罩。在呼气过程中,阀门关闭并防止呼出的 CO_2 污染氧气储备。此外,面罩包含侧孔,其中一个侧孔覆盖着一个单向阀,其工作方式与储存阀的方式不同。吸气时侧阀关闭以减少吸入空气并稀释吸入的氧气,呼气时侧阀打开以从面罩释放呼出的气体。人们往往认为非呼吸器面罩可提供 100% FiO_2,但这是错误的。该面罩的传输范围通常为 60%~80%;精确的数量取决于患者的面部和面罩边缘之间密封的完整性以及患者的吸气流量。除了为缺氧患者提供较高的 FiO_2,非呼吸器面罩通常用于洗出氮气来治疗小型气胸(参见第 27 章)以及输送氦 – 氧(氦氧混合气)来治疗气道阻塞(参见第 33 章)。

高流量氧气设备以近似患者吸气峰流量的速度输送气体,因此,较少有周围空气由面罩或套管周围偶然夹带进来。这一特征使它们可以控制空气的夹带和由此产生的氧气/空气比。相较于低流量的装置,它们可为患者提供一个更稳定和可预测的 FiO_2。依据使用的特殊设备,由此产生的 FiO_2 传输范围为 21% ~ 100%。高流量输送设备包括:①空气输送面罩;②大容积雾化器;③加湿、加热的高流量鼻套管。虽然它们都使用一定程度的高流量氧,但它们的特性和临床用途截然不同。

空气输送面罩(如 VentiMask)通常是锥形的,类似于简易面罩,但其具有一个喷射适配器来创建 Venturi 效应以混合辅助供氧和周围空气。Venturi 效应是指在高流量氧气通过管道收缩部分时所产生的压力降低。在该部位,特定大小的空气输入口允许系统精确调节空气/氧气稀释比例。每个面罩包括不同尺寸的喷射器,其颜色编码对应特定的 FiO_2。VentiMask 在流速近似患者吸气峰流量时提供 24% ~ 50% FiO_2。它们通常用于患者需要稳定地提供低至中等的 FiO_2 水平时,例如,有 CO_2 潴留风险的 COPD 患者。VentiMask 可以进行改良,用于转运过程中需要辅助供氧的气管切开患者。

大容积雾化器的工作原理与 VentiMask 相同,但同时也提供气道湿化。该系统由一个带有可调节的空气传输口的独立 Venturi 装置和一个用来向系统内注入灭菌水的毛细管组成。雾化器使水雾化并被系统随空气 - 氧气混合物一同输送给患者。大容积雾化器可以使用气雾面罩或气切面罩。它们有各种模式和 FiO_2 输送范围,通常为 28% ~ 100% FiO_2。对于高需氧量或需要补充气道湿化作用的气管切开患者,它们是非常好的选择。

加湿、加热的高流量鼻套管(如 Comfortflow™,Optiflow™)是一种相对较新的技术,包含高流量鼻套管、伺服控制的加湿器和加热线路。该装置的这些特征使其可提供与体温相似的、充分饱和水分的、非常高的空气流量(20 ~ 50LPM)进入呼吸系统。湿化和加热可以输送比可耐受水平高得多的流量。寒冷、干燥的空气会使气道黏膜迅速蒸发水分,这将十分痛苦,会阻碍黏液纤毛气道清除,导致气道阻塞。加湿、加热的高流量鼻套管系统的独特性质,区别于上述的"高流量"设备。一个明显的区别是,20 ~ 50Lpm 的流量通常非常接近患者的吸气峰流量。因此,几乎所有患者的呼吸都来自系统本身,几乎没有夹带周围空气。该系统与一个高压气源连接,输送伴随空气混合物的氧气,可以精确传送 FiO_2 范围为 21% ~ 100%。加湿、加热的高流量鼻套管系统最常用于高吸气峰值需求、高 FiO_2 要求,或那些不能耐受面罩装置的患者。它也为撤除无创机械通气但仍要求高吸气流量的患者提供了良好的过渡装置。非常高的流量也可冲刷一些解剖无效腔的空气并供应少量的气道呼气末正压(PEEP),但这些行为的临床意义仍未确定。

加湿

　　加湿使水蒸气增加到气体中,并可能在氧气和其他医用气体的输送中起重要作用。本来干燥的吸入气体湿润化有助于保持黏膜的完整性和正常的黏液纤毛气道清除功能。黏膜干燥伴纤毛作用受损可导致分泌下降和浓厚的黏液栓阻塞气道的可能。一般来说,4Lpm 以上的流量就应加湿。尤为重要的是,经由人工气道(如气管插管)输送的气体应适当加湿,因为这种方法绕过了上气道(吸入气体加湿、加热的主要生理机制)。三种常见的湿化吸入氧气和其他医疗气体的设备为:①起泡器;②表面式装置;③热湿交换器。

　　起泡器是一个简单的非加热装置,由伸入储水器的毛细管组成。气体通过毛细管进入水中,然后发出气泡到表面。气泡有一个相对较高的表面积,使得气体上升到表面时被水湿化。然而,由于空气的水蒸气容量依赖于温度,未加热气体湿化潜力有限。当患者的呼吸系统把室温气体加热到体温时,水的承载能力就会增加。温暖的空气蒸发气道水分,可使黏膜干燥。

　　表面式装置主要是引导气源越过水容器,然后把它输送至患者。当气体越过水面时,水蒸气进入气流中。当空气通过水面时,表面式装置也提供热量,从而增加空气的含水量。如果流动的空气保持加热在接近体温的水平,直到它送达患者,那么吸入的气体在穿越气道时水分会完全饱和,不会干燥。加热的表面式装置与加湿、加热的高流量鼻套管系统一样常用于侵入性和非侵入性的通气回路。

　　热湿交换器(HME)主要获取患者的呼出气,用它的温度和水分加热和加湿吸入气体。当患者呼气时,HME 的膜获取呼出的热量和水汽,然后添加到下一次吸气中。HME 的目的是模仿鼻黏膜和鼻甲的作用,被称为"人工鼻"。它们最常用于非加热通气回路,通常短期应用(如术后机械通气和呼吸机转运)。

支气管清洁

支气管清洁治疗也称为分泌物清除,包含多种无创技术,有助于去除分泌物以改善气体交换。过去,手掌叩击、体位引流和指导咳嗽是仅能选择的可行的方法。这些技术有许多缺点,并且已经被新的更有效的方法所取代,例如:①机械振动法;②机械吹气和排气;③气道振荡;④高频气道振荡;⑤高频胸壁振荡。

机械振动法通过手持电动或气动设备产生的振动和冲击能量波进行治疗。设备接口放置在患者胸壁与肺段和肺叶相对应的特定区域。振动和冲击使分泌物松动、液化,并移动到更大气道。振动和冲击的同时使用体位引流(使用体位和重力以廓清肺段区域)和指导咳嗽/呼吸技术是特别有效的。机械振动装置的一个示例是 G5Percussor™。这种设备通常体积小,携带方便,是针对特定肺段的理想治疗选择。不幸的是,治疗过程中必须施加在胸壁的外部压力会使患者感到非常不适(对其进行操作的呼吸科医生也会感到不适)。

机械吹气和排气装置(例如,The CoughAssist Mechanical Insufflation/Exsufflation™)在一个呼吸周期中通过机械地应用正压和序贯的负压模拟咳嗽。在 2~3 秒的吸入过程中,经由面罩、吹口或气管造口适配器逐渐对气道施加正压($20~50cmH_2O$)。然后,在 2~3 秒的呼气过程中,施加负压。从正压到负压的快速转换产生了一个突然的呼气流量,模拟了真实的咳嗽。一次典型的治疗包括 5 个吸气/呼气周期。分泌物进入上气道,可以被患者自身排出或由临床医生吸出。慢性神经肌肉障碍患者,如肌萎缩侧索硬化或四肢瘫痪导致咳嗽减弱或缺乏的患者,尤其受益于这种疗法,可在家庭和医院中维持有效的支气管清洁。

气道振荡装置(例如,Acapella™和 Flutter Valve™)手持设备可提供振荡(少量空气流动来回快速振动能量)和呼气流量阻力。患者向设备中呼气,产生振荡,从而穿过气道并使分泌物松动。由设备产生的呼气阻力也会产生反压力以支撑气道开放并促进肺膨胀。气道振荡装置对于慢性肺部疾病(支气管扩张症、囊性纤维化等)的长期治疗和急性疾病都是有用的,因为急性疾病患者往往不能耐受更积极的分泌物清除方式。

高频气道振荡装置(例如,Percussionaire, Intrapulmonary Percussive Ventilation™)在气道内产生内部高频(12～25Hz)冲击。它是用气动驱动装置和一个雾化器在治疗期间提供雾化水或药物。控制振荡频率由慢变快,从而粉碎分泌物并使之移动到大气道进而清除。

高频胸壁振荡装置在患者胸壁外部产生振荡振动。两种最常见的是Frequencer™和ThairapyVest™。Frequencer™是手持的,采用声频产生柔和的胸壁振动。当声波穿透胸壁,分泌物松动、液化,并移动到大气道。这特别有助于不能耐受传统排痰清除分泌物治疗的患者。ThairapyVest™是一个连接可变的气体脉冲发生器的充气背心,通过压力脉冲提供胸壁外振动。压力脉冲使分泌物松动并进入大气道。这种背心尤其有助于分泌物广泛潴留的患者,如囊性纤维化患者。

肺膨胀

肺膨胀疗法包括预防或纠正肺不张的多种方式。诱发性肺量测定法鼓励患者采取缓慢的、深而长的吸气,模仿打哈欠或叹息。间歇性正压呼吸(IPPB)为自主呼吸患者吸气期间提供正压从而增加FRC。气道正压(例如,EZ PAP™)通过呼气正压扩张肺部。患者对抗阻力阈值进行呼气,该阻力阈值可针对预期效果进行调整。反向压力支撑开放气道并增加肺容积。这对于标准诱发性肺量测定法不能改善的患者或在肺膨胀治疗中需要补充氧气的患者是一个很好的选择。

(贾玮 译)

参考文献

1. Cairo JM. Administering medical gases: regulators, flowmeters, and controlling devices. In: Cairo JM, Pilbeam SP, eds. *Mosby's Respiratory Care Equipment*. 7th ed. St Louis, MO: Mosby; 2004.
   本章是呼吸护理设备的综合教材,重点介绍氧气/气体的使用。

2. Cairo JM. Lung expansion device. In: Cairo JM, Pilbeam SP, eds. *Mosby's Respiratory Care Equipment*. 7th ed. St Louis, MO: Mosby; 2004.
   本章为呼吸护理设备综合教材,重点介绍肺扩张技术。

3. Fink J. Humidity and bland aerosol therapy. In: Wilkins RL, Stoller JK, Kacmarek RM, eds. *Fundamentals of Respiratory Care*. 9th ed. St Louis, MO: Mosby; 2009.

本章是一本涵盖呼吸护理基础知识的综合教材,介绍了加湿和加温输送气体的方法。

4. Dymedso website. *The Frequencer*, *Acoustical Airway Clearance Device User Manual*. http://www . dymedso. com/pdf/manuel_V2_ENG_US – CAN_v11-02-04. pdf. Accessed May 4, 2011.

全面概述了频率发生器气道清除装置。

5. Heuer AJ, Scanlan CL. Medical gas therapy. In：Wilkins RL, Stoller JK, Kacmarek RM, eds. *Fundamentals of Respiratory Care*. 9th ed. St Louis, MO：Mosby; 2009.

这是一篇医疗气体及其管理,特别是氧疗的综述。

6. Myslinski MJ, Scanlan CL. Bronchial hygiene therapy. In：Wilkins RL, Stoller JK, Kacmarek RM, eds. *Fundamentals of Respiratory Care*. 9th ed. St Louis, MO：Mosby; 2009.

这是一本涵盖呼吸护理基本原理的综合性教材,具体章节讨论了包括支气管卫生在内的各种疗法。

7. Oakes D. *Clinical Practitioner's Pocket Guide to Respiratory Care*. 4th ed. Old Town, ME：Health Educator Publications; 1996.

针对一线医生的关于呼吸护理和技术的全面概述。

8. Wilkins RL. Lung expansion therapy. In：Wilkins RL, Stoller JK, Kacmarek RM, eds. *Fundamentals of Respiratory Care*. 9th ed. St Louis, MO：Mosby; 2009.

这是一本涵盖呼吸护理基础知识的综合教材,这篇专题章节回顾了肺扩张疗法。

9. Wissing DR. Humidity and aerosol therapy. In：Cairo JM, Pilbeam SP, eds. *Mosby's Respiratory Care Equipment*. 7th ed. St Louis, MO：Mosby; 2004.

这是一本关于呼吸护理设备的综合教材,这一特定章节侧重于气体的湿化和输送。

第13章 烟草控制

David M. Burns

吸烟导致肺癌、口腔癌、喉癌、食管癌、肾癌、膀胱癌、胰腺癌、白血病、宫颈癌、胃癌、腹主动脉瘤、动脉粥样硬化外周血管疾病、脑血管疾病、冠心病、慢性阻塞性肺疾病。口服避孕药的使用增加了吸烟女性血管疾病的发生风险,且如果女性在妊娠末 6 个月吸烟有更高的胎儿和产妇妊娠并发症发生风险。此外,有足够的证据表明吸烟会导致白内障、髋部骨折、骨密度降低、消化性溃疡病,以及伤口愈合不良和术后呼吸道并发症引起的手术不良预后。

烟草控制干预措施的主要目标是预防吸烟的开始、戒烟和防止接触二手烟。预防吸烟的开始本身是一个重要的公共卫生目标,但短期内减少总人口与吸烟有关的疾病发生率只能通过戒烟。阻止青少年吸烟对减少其发病率的帮助极小,直至他们开始吸烟时间点后 30 年或更长时间才可能有一定帮助。

控制烟草主要是影响个人烟草的使用。烟草控制干预措施可能集中在个体吸烟者(如药物治疗)和环境(例如,限制允许吸烟的地点)的管理,同时,也可能会关注产品本身和它的营销,现在,FDA 已被赋予烟草产品管辖权。自 20 世纪 60 年代以来,烟草控制策略已逐渐从只关注教育和干预个体吸烟过渡为开始强调环境因素在促进和加强戒烟、防止吸烟开始的作用。教育吸烟者和基于临床的戒烟辅助工作,以努力改变社会规范、提高烟草成本、限制允许吸烟的场所、限制烟草行业销售办法及提供基于社会的持久且不可逃避的戒烟和支持戒烟的信息为补充。目前认为,一个有效的控制流程应利用多层的方法,结合环境改变支持戒烟的大量选项使吸烟非规范化,包括限制吸烟行为和增加烟草使用的心理和财务成本。

关于烟草使用的公共政策的变化可以最小的成本影响大量的个体。提高香烟的价格是改变吸烟行为最强大的工具,而增税可使香烟消费总量和人均香烟消费量降低、戒烟率升高和降低吸烟初始年龄。大多数研究表明,每增加 10% 的价格则对应 4% 的消费下降。增加香烟的成本可对短期尝试戒烟和长期成功戒烟均产生一定影响。

对允许吸烟场所的公共政策的变化也以最小的成本影响大量的个体。劳动人口在工作场所完全禁止吸烟的比例有显著增高，从 1986 年的 3% 到 2003 年的 77%。许多工作场所的观察报告表明，建立工作场所吸烟限制的改变伴随着戒烟尝试的增加和每天吸烟数量的减少。一旦成功地实施了工作场所吸烟限制，吸烟者每天吸烟的数量继续减少，且吸烟者试图戒烟的成功率增加。当前普遍执行的允许吸烟场所的限制被认为是每天吸烟超过一包的吸烟者比例显著下降和每日吸烟者平均每日吸烟数量近期下降的一个主要因素。

医疗保健系统是一个向吸烟者传递戒烟信息、增加戒烟成功概率的合理且可能有效的手段。每年约有 70% 的吸烟者会去看医生，医生会向这些吸烟者提供戒烟的建议。有报道称，去年接受医生戒烟建议的患者比例仍然过低，但随着时间的推移，这一比例一直在上升，现在超过 60% 的会见过医生的吸烟者都会接受医生的建议。在过去的 20 年里，FDA 已批准多种药物戒烟方法，包括尼古丁替代疗法的口香糖、贴片、鼻腔喷雾剂和口腔吸入器；可乐定；安非他酮；伐伦克林。自 1996 年以来，尼古丁贴片和口香糖已被批准非处方销售。应用尼古丁替代治疗联合安非他酮较二者单独使用可进一步提高戒烟率。使用长期（6 个月或更长时间）尼古丁替代治疗或戒烟日期前应用尼古丁替代治疗数周有望改进药物治疗效果。

多项临床对照试验表明，医生建议和药物治疗对长期戒烟成功有很大的影响。医生应记录患者的吸烟史，鼓励吸烟者戒烟，商定戒烟日期，跟进戒烟尝试，并告知吸烟者额外的戒烟援助。当前的推荐建议，应为所有对戒烟尝试感兴趣的患者提供某种形式的药物支持。当医生提供这种干预措施时，他们可以使其患者的长期成功戒烟率提高 1 倍。此外，医生的鼓励也可以使患者参与戒烟援助（如吸烟门诊或电话咨询）的可能性加倍，从而额外提高实现长期戒烟的概率。一旦这些干预措施超出了受控的研究环境，且在没有临床试验提供的结构和支持下独立应用，它们对吸烟者的影响就会更小。

在临床试验中取得的效果和基于人群的数据之间的差距界定了如果这些策略以一个更全面的组织化的方式来传达并与其他可用的戒烟资源相结

合可取得的可能性。

实现成功戒烟的自然过程通常包括戒烟成功前的多次戒烟失败,且这应该是在临床实践中认可的。戒断治疗应被视为一个长期的过程,需要持续监测和对反复的戒断尝试进行鼓励,并将之作为治疗的正常部分。在戒烟后的至少 2 年内,吸烟者都会有反复的复吸率,且因为大多数吸烟者已成瘾,故其往往需要 5 年或更多长时间的戒断以确保持续成功戒烟。这一现实强调了需要持续监控既往吸烟者的吸烟状况。

提高个体干预措施的效果需要整合烟草控制资源,以便其支持戒烟信息和戒烟援助的实用性和有效性。这可以通过减少医疗系统对获得戒烟帮助和咨询的障碍(尤其是费用),并将医生或其他执业医生的建议与电话热线咨询联系来实现。鼓励医疗系统将戒烟视为基于人群的干预,利用多种媒介和多个人员传递信息,而并非仅通过医生来获取信息,这一点非常有帮助。为了获得最大的受益,我们需要将烟草控制干预纳入医疗传送系统,并将其与社区戒烟资源联系起来,创造一个鼓励进入的环境。当这样实施时,可能会明显改善以人群为基础的戒烟率。

值得关注的是,超过一半的既往吸烟者做到了成功戒烟,而剩余的吸烟者,他们戒烟更困难且对烟草控制干预措施更有抵抗力。尽管这个问题合理可信,但证据表明,目前吸烟者戒烟率较高,而且几乎没有证据表明增税或其他烟草控制措施在促进戒烟的方面失去了作用。

大多数综合烟草控制项目的两个常见组成部分是大众传播媒介和自助材料。它们可以做到以相对较低的成本接触到大量个体。然而,人们对其也存在着误解,认为它们是自主干预,即仅仅通过提供自助材料或让吸烟者接受媒介信息,就可实现戒烟目标。显然,这两种烟草控制渠道都仅仅是渠道。它们是其他烟草控制干预措施可以促进、加强、宣传以及计划可以设置的方法。然而,如果这两种方法单独应用,而并未将其整合成更全面的方法,那么它们几乎不会产生什么效果。

改变吸烟者生活和吸烟环境以提供持久的和不可避免的戒烟信息,同时给予戒烟支持,这已成为最全面的烟草控制措施的一个目标,但实现这一目标还存在问题。加利福尼亚州和马萨诸塞州的全州范围综合计划已经减少了吸烟行为,并降低了疾病风险,而且已成为其他州进行该项计划的示例。不幸的是,税收的下降和政策压力显著减少或消除了许多州烟草控制工作的资金,且很可能会继续将其未来的影响降至最低。

　　电话咨询服务独立实行和结合医疗系统干预措施实行均可有效促进长期戒烟成功。个性化咨询的几种方法可向一般人群的吸烟者提供援助。

　　基于计算机的交互式软件可以为个体吸烟者定制适合自己的干预措施和咨询方式。通过互联网在吸烟者可以接触到的公共场所，通过家用电脑或手持设备提供定制的干预措施，可以克服吸烟者的一些传统阻力，尤其是年轻吸烟者，他们需要更集中且更有效的戒烟干预措施。

　　当前的吸烟行为模式假定吸烟者会周期性地处于戒烟、考虑戒烟、进行戒烟尝试的阶段，或者成功戒烟或者复吸。复吸之后，吸烟者可有一段时期不愿意戒烟，或者吸烟者可能会考虑再次尝试戒烟。全面烟草控制计划的各个组成部分可能会在不同阶段影响戒烟过程。例如，公共信息宣传活动可以帮助吸烟者考虑戒烟的必要性，医生的建议可能引发戒烟尝试，而一旦尝试在无烟环境下工作可能会促进戒烟。关于吸烟风险的公共信息、吸烟者的负面形象以及医生对吸烟风险的警告都能说服吸烟者戒烟。此外，希望为孩子树立一个好榜样的愿望和对吸烟依赖的担忧是吸烟者想要戒烟的原因。急性疾病也可以触发戒烟行为，并提供了医疗保健交流中针对戒烟的教育时机。

　　影响戒烟尝试的力量可能不同于那些引起长期戒烟成功的因素。例如，年龄较大的吸烟者不太可能会在过去的 12 个月内进行戒烟尝试，但他们更可能在戒烟尝试的基础上成功戒烟 3 个月或更长时间。这一观察结果表明，促进老年吸烟者戒烟的工作可以产生较大收益。

（贾玮　译）

参考文献

1. Agency for Health Care Policy and Research. *Treating Tobacco Use and Dependence*: 2008. *Update*. Rockville, MD: US Department of Public Health and Human Services, Public Health Service, Agency for Health Care Policy and Research; 2008. http://www. ncbi. nlm. nih. gov/books/NBK12193/.
基于对现有文献的综合荟萃分析和专家的最佳判断，对临床实践环境干预措施的有效性进行全面的循证回顾。

2. Patnode CD, O'Connor E, Whitlock EP, et al. *Primary care relevant interventions for tobacco use prevention and cessation in children and adolescents*: *A systematic evidence*

review for the U. S. Preven-tive Services Task Force. Rockville, MD: Agency for Health-care Research and Quality (US); Decem-ber 2012. Report No 12 – 05175 – EF – 1. 这是一篇全面的基于对预防儿童或青少年吸烟或鼓励戒烟干预措施的循证综述。http://www. cdc. gov/mmwr/PDF/wk/mm6044. pdf.

3. Centers for Disease Control and Prevention. *Best Practices for Comprehensive Tobacco Control Programs*—2007. Atlanta, GA: U. S. Department of Health and Human Serv-ices, Centers for Dis-ease Control and Prevention, National Center for Chronic Disease Prevention and Health Pro-motion, Office on Smoking and Health; 2007. http://www. cdc. gov/tobacco/stateandcommunity/best _ practices/pdfs/2007/BestPractices _ Com-plete. pdf.
关于国家全面烟草控制运动的一部分建议,包括每个州的预算建议。

4. Centers for Disease Control and Prevention. *Tobacco Control State Highlights*, 2010. Atlanta, GA: U. S. Department of Health and Human Services, Centers for Disease Control and Prevention, National Center for Chronic Disease Prevention and Health Promotion, Office on Smoking and Health; 2010. www. cdc. gov/tobacco/data_statis-tics/state_data/state_highlights/2010/.
提供了与推荐的最佳实践相关的吸烟行为、政策、资金投入的特定州的数据。

5. Centers for Disease Control and Prevention. Current cigarette smoking among adults aged—United States. *MMWR Morb Mortal Wkly Rep.* 2011;61(44):889 – 894. http://www. cdc. gov/mmwr/preview/mmwrhtml/mm6144a2. htm? s_cid = mm6144a2_w.
美国国家健康访问调查中关于吸烟流行率的最新数据。

6. Centers for Disease Control and Prevention. Quitting smoking among adults—United States, 2001 – 2010. *MMWR Morb Mortal Wkly Rep.* 2011;60(44):1513 – 1519.
最近的数据显示,美国人口的戒烟率正在上升。

7. Curry SJ, Grothaus LC, McAfee T, et al. Use and cost effectiveness of smoking-cessa-tion services under four insurance plans in a health maintenance organization. *N Engl J Med.* 1998;339:673.
关于全面医疗保健系统戒烟计划有效性的较陈旧的但仍然相关的描述,该计划将成功戒烟率提高了 2.4 倍,并证明了消除获得戒烟援助的财政障碍,以增加对戒烟援助计划参与的重要性。

8. Johnston LD, O'Malley PM, Bachman JG, et al. *Monitoring the Future National Sur-vey Results on Drug Use*, 1975 – 2011. *Volume II: College Students and Adults Ages 19 – 50*. Ann Arbor, MI: Institute for Social Research, The University of Michigan; 2012. http://www. monitoringthefuture . org/pubs/monographs/mtf-vol2_2011. pdf.

说明了青少年在其他青少年吸毒背景下开始吸烟的最新全国趋势。

9. Morris CD, Waxmonsky JA, May MG, et al. Smoking reduction for persons with mental ill-nesses: 6 – month results from community-based interventions. *Community Ment Health J.* 2011;47(6):694 – 702.
证明电话咨询和集体心理治疗对于精神病患者的有效性,这些患者可能是目前吸烟者中一个仍在日益增长的部分。

10. National Cancer Institute. *Those Who Continue to Smoke: Is Achieving Abstinence Harder and Do We Need to Change Our Interventions?* Smoking and Tobacco Control Monograph No 15. US – DHHS, NIH, NCI, NIH publication No 03 – 5370; 2003. http://cancercontrol. cancer. gov/tcrb/monographs/15/index. html.
对戒烟趋势的回顾表明,现有的烟草控制工作仍在发挥作用,剩余的吸烟人口仍然受到这些工作的影响。

11. National Cancer Institute. *Risks Associated With Smoking Cigarettes With Low Machine – Measured Yields of Tar and Nicotine.* Smoking and Tobacco Control Monograph No 13. USDHHS, PHS, NIH, NCI; 2001. http://cancercontrol. cancer. gov/tcrb/monographs/13/.
回顾现有证据,得出结论:过去50年来香烟设计的变化并没有降低吸烟相关疾病的发生风险。

12. US Department of Health and Human Services. *How Tobacco Smoke Causes Disease: The Biology and Behavioral Basis for Smoking-Attributable Disease A Report of the Surgeon General* 2010. Atlanta, GA: US Department of Health and Human Services, Public Health Service, Centers for Disease Control and Prevention, National Center for Chronic Disease Prevention and Health Promo-tion, Office on Smoking and Health; 2010. http://www. cdc. gov/tobacco/data_statistics/sgr/2010/ index. htm.
全面回顾吸烟导致疾病的机制。

13. US Department of Health and Human Services. *The Health Consequences of Smoking: A Report of the Surgeon General.* Atlanta, GA: US Department of Health and Human Services, Public Health Service, Centers for Disease Control and Prevention, National Center for Chronic Disease Preven-tion and Health Promotion, Office on Smoking and Health; 2004. http://www. cdc. gov/tobacco/sgr/sgr_2004/index. htm.
关于吸烟导致的疾病以及与吸烟有因果关系证据的全面描述。

14. US Department of Health and Human Services. *The Health Consequences of Involuntary Exposure to Tobacco Smoke.* Atlanta, GA: US Department of Health and Human Services, Public Health Service, Centers for Disease Control and Prevention, National

Center for Chronic Disease Preven-tion and Health Promotion, Office on Smoking and Health; 2006.

对环境烟草烟雾暴露的疾病后果进行了广泛的书面回顾。

网站信息

CDC web site for state-specific tobacco control information

http://www.cdc.gov/tobacco/data_statistics/state_data/

American Legacy Foundation cessation resources

http://www.legacyforhealth.org/ex.aspx

Agency for Health Care Policy Research web site for clinical practice guidelines

http://www.ncbi.nlm.nih.gov/books/NBK12193/

National Cancer Institute Smoking and Tobacco Control monograph series

http://cancercontrol.cancer.gov/tcrb/monographs/

第14章 呼吸科医师对灾难事件的管理

Asha Devereaux, Jeffrey R. Dichter, Dennis E.Amundson

　　根据疾病控制和预防中心2011年3月发表的一份报告,近1/3的医院对公共卫生官员最担心的6类大规模灾难没有做好准备工作。灾难医学的综合方法需要急救医学和公共卫生医学的融合。灾难规划涵盖范围从孤立事件的准备(如停电、交通事故、氯气泄漏或建筑倒塌)到影响较大事件的准备(如核灾难、地震、火灾、飓风和海啸)。大多数灾难源于自然事件,并会导致急诊医师所熟悉的损伤。然而,涉及化学、生物和核制剂的恐怖主义行为呈现出超出大多数医务人员实践经验以外的独特情况。因为这些暴露要么会影响呼吸系统,要么需要重症监护,呼吸科医师将在这些患者的治疗中起到重要作用。灾难性事件可能导致大规模伤亡事件,会为医疗系统带来压倒性的伤亡人数和严重程度。必须考虑多重挑战,包括过负荷能力、分诊、护理的危机标准和稀缺资源的分配。个人防护装备(PPE)和去污染不属于本章的范围,但参考文献书目中提供了这个主题的参考。

基本原则

灾难规划中的过负荷能力与管理

　　过负荷能力可定义为管理和适应大量且非预期患者涌入的能力。其涵盖范围可由日常繁忙的医院工作到可能需要调用急诊大规模重症监护(EM-CC)的重大灾难。应急管理包括适应患者护理能力高于正常人数的流程和策略。作为一位参与防灾规划的呼吸科医师,至关重要的是要了解相关资源、可用的治疗和灾难应对策略、个人防护,以及内外部命令的沟通方法。

　　为了简化,可将过负荷能力规划分为四大类:

1. 人员("工作人员",包括所有重症监护和基于医院的专业人员)。
2. 医院环境["空间",如重症监护病房(ICU)、观察病房和病房]。
3. 设备("物资",如呼吸机、药物等)。

4. "系统"(通信和协调所需的流程)。

对于每种资源,有 6 种核心策略用于适应灾难激增,具体如下:

1. 准备:提前为可能发生的灾难制订计划、储备物资并交叉培训人员。

2. 替代:使用麻醉剂或抗生素的等效药物,而非特定需要的药物;有冠心病监护病房(CCU)护士护理内科监护病房(MICU)患者。

3. 节省:接受较低的氧饱和度以节省氧气,以较高的护士/患者的比例管理一些患者。

4. 适应:在低危患者中使用麻醉机代替标准呼吸机。

5. 再利用:在灭菌工作后可能需重复使用线路或导管。

6. 再分配:只对那些有最大生存机会的患者提供救生治疗,如呼吸机或 ICU 病床/水平的护理。

在规划潜在灾难的连续性时,可以根据灾难的严重程度划分大规模灾难护理标准:

1. 常规:人员、空间、物资和系统都与例行每日实践和维护正常的护理标准相一致,但接近常规护理的极限。例如,在任何 ICU 可能发生的正常"竞争",患者可能不得不在其他区域如急诊室(ER)或麻醉恢复室(PACU)等待 ICU 床位的"开放"。

2. 应急:人员、空间、物资和系统的使用与通常的做法不一致,但对正常的护理标准即便存在影响,影响也极小。例如,一个 PACU 或中间监护病房不得不需要改变用途作为 ICU 使用数天或数周。这种情况曾发生在飓风"桑迪"过后纽约的 Bellevue 医院,基于发电机功率的可用性对患者进行了重新定位。

3. 危机处置能力:人员、空间、物资和系统与通常的护理标准不一致,但应鉴于灾难的严重性和现有资源的可引用性提供最好的护理。例如,在 2005 年飓风"卡特里娜"之后新奥尔良的 Memorial 医疗中心发生的事件,那里的医护人员在没有电力和物资几乎耗竭的情况下,最终需要做出关于哪些患者有最佳生存机会的分流决定。至少有 34 例患者在飓风期间或之后死亡。

必须根据灾难的范围和持续时间,在当地、郡县和(或)州之间协调对灾难期间常规护理的一些限制。在灾难规划中应与邻近的设施建立互助协议,以便有效地管理和跟踪资源及患者的转移。目前,在联邦指导下,许多州都设立了医疗和法律政策,但仍在积极的发展中。

地震

自 2006 年以来,世界各地发生的地震越来越多。医疗伤亡通常是由建筑坍塌、水灾和最近在日本的核辐射暴露造成的次生损害导致。海地和菲律宾的经验表明,由于现有的医疗、交通和通信系统基础设施的破坏,地震后灾民的护理是困难的。呼吸科医师/重症科医师可能在外科手术的等待期或恢复期参与创伤(例如,长骨骨折、开放性股骨骨折、骨盆骨折、坏疽、颅骨或脊柱骨折)患者的稳定。围困、极端天气、脱水导致的医疗问题也应被预计到。挤压伤导致的并发症(包括感染、肾衰竭、贫血和心肌病等)很常见且需要加强支持治疗。当患者混乱涌入时,护理的协调是有挑战性的,需要增强和冗余的通信及资源和人员的分流。护士和医生的比例扩大,而实验室和放射学使用将受限。为了快速评估患者,可提供一些有用的工具,包括便携式超声、数字 X 线和通信设备(包括 GPS 系统),以协调护理不同情况下的转移和定位。每一次灾难发生时通讯和交通受限后,工作人员的情境意识和交叉培训是关键的建议。召集一个多学科相关的伦理委员会是很重要的,这将有助于协调和支持在分配稀缺资源时做出艰难决定,以及利用上述步骤在医疗设施内部和外部使用事故指挥系统。

电离辐射暴露

核事故(例如,切尔诺贝利核事故)、地震后遗症(例如,福岛核事故),或可能的恐怖主义行为所引起的电离辐射暴露,可能导致毁灭性的重大伤亡。人类大量接触电离辐射可能由单一点源[例如,辐射扩散装置(RDD)或"脏弹"]、核电站事故或破坏,或核武器爆炸导致,而这些也可能由于冲击波、热、光和电磁脉冲(影响通信和电子设备)能量辐射导致额外的损伤形式。暴露后的临床效应可由爆震方法、天气条件、自然环境、暴露时间等进行预测。个体辐射剂量可以通过确定前驱症状(恶心和呕吐)发作次数及严重程度、第 1 个 48 小时绝对淋巴细胞计数的下降和外周血淋巴细胞染色体畸变的表现来估算。暴露方式包括局部照射、全身照射、外部污染、内部污染或组合的形式。辐射暴露的不良反应时常与创伤联合出现。不管何种情况,辐射事件导致的人员伤亡的去污染和治疗原则是相同的。

最初的辐射暴露管理应包括:①减少暴露时间;②增大与辐射源的距

离;③最大限度屏蔽。去污染工作应在现场开始。所有未受伤但外部污染的个体可以进行去污染而无须医疗干预。简单地除去衣物并用肥皂和温水清洗皮肤可有效去除 99% 以上的外部污染。受伤的被污染患者给医疗机构带来了独特的问题。对危及生命的伤害的治疗总是优先于去污染(即首先注意 ABC)。所有非危及生命的创伤患者在治疗前应接受去污染。随后应行辐射测量以确定剂量,评估前驱症状,并收集生物剂量样本。患者可以在估算的受辐射剂量和存在或缺少其他损伤的基础上进行分级。如果有外伤,应在暴露后 36 小时内进行手术。进一步的手术应推迟 6 周,以便恢复免疫功能及伤口愈合的正常化。内部污染可能是由于伤口、摄入或吸入放射性物质所致。伤口可以通过冲洗和去除异物以去污染。清创应限于坏死组织。消化道去污染可包括泻药或螯合剂的使用。全肺灌洗可在吸入大量物质后去除约 50% 的放射性。这种放射性的减少主要是通过去除吞噬肺泡和肺泡管内污染颗粒的肺泡巨噬细胞完成的。

急性辐射综合征

全身照射后可能发生急性辐射综合征(ARS)。一般来说,急性全身剂量超过 1Gy 可导致 ARS。暴露超过 10Gy,不太可能存活,而治疗应仅限于舒适护理。综合征的进展包括 4 个不同的阶段:前驱期、潜伏期、症状的明显期和恢复期或死亡。暴露后,前驱症状可能在几小时内发展,也可能直至暴露后 6 天才发展。典型的前驱症状包括恶心、呕吐和腹泻。这些症状的发作时间取决于接受的辐射剂量。前驱症状发作迅速提示更短的潜伏期并预示着更严重的急性疾病(通常暴露 >6Gy)。前驱期后,症状可能缓解数小时至数天,这似乎意味着恢复,但这种短暂的潜伏期随后是症状明显期。这个阶段可能持续数周,其特征是严重的免疫抑制。ARS 的时间进程和严重程度取决于暴露程度。暴露于超致死剂量辐射的人可能在死亡前数小时内经历所有阶段。在较低剂量,ARS 可能主要为造血综合征。随着暴露量的增加,将出现胃肠道、心脏和脑血管综合征。大量暴露后可形成间质性放射性肺炎,并可发展为肺纤维化。急性肺损伤需要机械通气的患者应在普通 ICU 护理下治疗,注意实行肺保护策略,使用最低 FiO_2 维持血氧饱和度 >90%,降低额外的氧中毒可能。单克隆抗体、维生素 A、白介素 – 11、成纤维细胞生长因子和己酮可可碱目前被认为是放射性肺损伤的实验性疗法。血管紧张素 II 受体阻滞剂、血管紧张素转换酶抑制剂与青霉胺能减轻大鼠模型的放射性肺损伤。

　　根据造血综合征的严重程度,可应用细胞因子、输血或干细胞移植来治疗。支持治疗包括应用抗生素、止吐药物、止泻药物、液体、电解质和镇痛药。因为放射损伤后可能会有很多人员伤亡,美国国家骨髓捐献计划、美国海军和美国血液和骨髓移植学会合作开发出放射损伤治疗网络(RITN),其覆盖了美国 55 个造血干细胞移植中心、供体中心和脐带血库,目的是提供辐射暴露的过负荷能力和管理指南。暴露后数天至数周应向出现多器官衰竭的患者提供重症监护,其剂量很可能已经 < 10Gy。暴露后数小时内出现多器官衰竭的患者(> 6Gy)应接受对症护理。

化学暴露

　　在故意接触化学物质后,患者最常出现的症状类似于有毒的普通工业物质的吸入,如氯气、有机磷产品或燃气。化学物质可分为:①主要影响肺部的吸入毒素或;②主要涉及中枢神经系统的神经毒性药物。如果可进行适当的危险品(HAZMAT)评估,那么快速的药剂鉴定可使临床医师在患者到达之前准备具体解毒剂和治疗用品。

吸入的毒素

　　吸入的毒素可分为:①直接呼吸刺激物;②气道起疱剂。化学窒息剂(如一氧化碳、氰化氢和硫化氢)可能导致较高的发病率,但通常不会引起肺损伤,除非暴露较为严重,如 1984 年发生在印度博帕尔的 30 ~ 40 吨异氰酸甲酯的意外泄露。该事件中有超过 2000 人死亡,尸检结果与急性呼吸系统疾病(ARDS)和严重的肺毒性一致。幸存者大多患有慢性肺部疾病,如慢性阻塞性肺疾病(COPD)和肺纤维化。

直接呼吸刺激物(氯气、光气)

　　氯气是一种高度活跃的黄绿色气体,其密度是空气的 2.5 倍。它用于生产化学品、漂白和塑料加工,以及用于各种娱乐和家庭设施(如游泳池、清洁剂)。以前认为氯气与组织水反应生成盐酸和氧自由基,会造成严重的黏膜刺激。然而,盐酸比氯气毒性小得多,且最近的动物研究表明,氯气通过上皮细胞蛋白质的氧化损伤直接损害呼吸系统。症状包括轻到中度的胸部灼烧感、胸部紧迫感、咳嗽、咽喉刺激、呼吸困难及眼部刺激。严重或长期暴露可导致溃疡性气管支气管炎、弥漫性肺泡损伤和肺透明膜形成,以及肺水肿。治疗包括补充湿化氧气和吸入/雾化吸入支气管扩张剂。雾化吸入碳酸氢钠和吸入布地奈德已被用于游泳池的大量氯气暴露和混合清洁剂的暴露,并可减少症状持续时间和肺部后遗症。

光气、双光气已用于化学战。这些药物在水中很难溶解,因此存在延迟起效(0.5~8 小时)。初次暴露产生眼、鼻、咽喉和上呼吸道黏膜的烧灼感。更严重的暴露可以导致咳嗽、喘息、喘鸣、呼吸困难、低血压和非心源性肺水肿。光气暴露后的急性肺损伤预后较差。呼吸道刺激性暴露的治疗是予以支气管扩张剂和局部护理的支持治疗。有人提倡应用类固醇,但其获益尚未得到证实。

起疱剂(芥子气)

芥子气化合物是一类在战场上已具有重要作用的相似药物,可单独使用或与其他化学和生物制剂联合使用。最常见的制剂为硫芥子气,其结构简单且易于使用,通常用于制造塑料的材料生产。芥子气闻起来像大蒜,较空气重且在低洼地区聚集。由于其挥发性低,芥子气可在环境中保持 5 天。液体芥子气在细胞外液中迅速吸收和水解。在暴露 2 分钟内,芥子气可以使细胞 DNA 发生不可逆的烷基化,造成细胞坏死。此外,靶器官在数分钟内会不可逆地与化学药剂结合,使得延迟消除变得困难,甚至不可能清除。主要累及皮肤、眼睛、气道、骨髓、胃肠道和神经系统。芥子气毒性的临床效应通常在暴露后 2~48 小时开始。当然,症状和体征的早期发作预示更严重的暴露。典型表现包括皮肤起疱以及眼睛和气道症状,这些症状是由直接刺激作用导致的。显著低于引起皮肤起疱的蒸汽暴露可导致使人丧失能力的呼吸道损伤。暴露后 4 小时内开始的咽喉疼痛或排痰性咳嗽提示下呼吸道受累,应立即进行气道评估和干预。气管和支气管脱皮和溃疡可导致阻塞。伪膜形成可能会导致坏死阻塞并可使气道管理复杂化。暴露后不久的死亡率通常与肺部并发症有关。晚期死亡率通常是由于骨髓抑制和肺损伤及浅表皮肤损害的脓毒性并发症所致。

接触芥子气的最初应对方法是尽量减少进一步暴露。初级预防方法为应用屏障,如防护服和洗液,可能提供有限的保护。早期和有效的去污染行为(5 分钟内)可去除皮肤上的残留药物。与热烧伤治疗相反,化学物质所致皮肤创伤的护理应包括对大的水疱或大疱进行频繁冲洗和应用局部抗生素。由于化学性烧伤相较于热烧伤的表面特性,极少需要皮片移植,且初始的液体需求不是那么大。疼痛管理包括口服或全身麻醉药物的准确应用。局部散瞳剂、润滑眼部凝胶和局部麻醉剂有助于减轻刺激性眼痛和后期瘢痕形成。湿化空气和镇咳药可帮助缓解吸入性损伤。支气管扩张剂治疗是主要的治疗方法。如果暴露后不久出现发声困难、咳嗽或呼吸困难应考虑气道控制。皮质类固醇的作用还存在争议,但是,它们可能对严重病例有用。抗生素可作为感染性肺炎确诊病例的保留治疗。含硫药物应该避免应用,因为它们可能加重硫芥子气暴露引起的细胞损伤。在一些动物研究中,暴露 20 分钟内予 N - 乙酰半胱氨酸(Mucomyst,mucosil - 20)预处理或治疗消除了一些器官损害。一些专家建议暴露后接受静脉给药硫代硫酸钠[500mg/(kg·d)]治疗 48 小时,随后口服 N - 乙酰半胱氨酸和维生素 C 10 天。硫酸盐禁用于芥子气暴露,但作为硫供体的制剂在动物中减少了全身效应并提高了致死剂量。经受芥子气暴露的人存在长期影响的重大风险,尤其是肺和上气道癌症。有呼吸道暴露的人可能会存在哮喘或类似于 COPD 的综合征。

神经毒性药物

20 世纪 30 年代,德国科学家在工业有机磷工厂中研制出了有毒的"神经性毒剂"。4 个主要的化合物是塔崩、沙林、梭曼和 VX。这些药剂抑制乙酰胆碱酯酶水解乙酰胆碱的能力。乙酰胆碱的蓄积会导致烟碱和毒蕈碱受体的过度刺激。

当乙酰胆碱酯酶裂解结合的神经性毒剂的一部分产生一个稳定的键时,这一过程称为"老化",神经性毒剂与酶的附着通过这一过程变成永久性的。乙酰胆碱酯酶裂解结合的神经性毒剂老化需要的时间各不相同,梭曼为 2 分钟,而其他神经毒剂需数小时。如果在老化之前使用,几种化合物可以从酶中去除神经性毒剂。这些化合物中最重要的一类是肟类。神经性毒剂是液体,在扩散过程中既可能构成液态危害,也可能产生蒸汽危害。所有神经性毒剂可迅速穿透衣服、皮肤和黏膜。他们可以通过吸入、摄入或皮肤接触吸收。症状取决于暴露途径和剂量。皮肤接触后,症状可能会延迟 18 小时后才会出现;然而,吸入后的症状会在数秒钟到数分钟内出现。

神经性毒剂毒性的临床表现反映了神经系统中毒蕈碱和烟碱受体的过度刺激。毒蕈碱的影响包括流涕、针尖样瞳孔、视力模糊、腺体高分泌(如唾液腺、泪腺、汗腺、呼吸系统)、支气管痉挛、恶心、呕吐、腹泻、心动过缓、腹痛、尿便失禁。烟碱的影响包括骨骼肌抽搐、痉挛、无力、心动过速和高血压。轻度的暴露可导致流涕、针尖样瞳孔、支气管痉挛、分泌物增多和呼吸困难。更严重的暴露可导致肌肉震颤、恶心、呕吐、腹泻、昏迷、癫痫、瘫痪、呼吸暂停和死亡。经神经性毒剂暴露而存活的患者可能从短期影响恢复后会出现疲劳、易怒及数周的记忆障碍。

患者的治疗始于对气道、呼吸和循环的细致评估。受害者应该与暴露源分离并快速去污染。去除衣物,用清水冲洗眼睛 5 ~ 10 分钟,并用肥皂和水清洗皮肤。神经性毒剂中毒的解毒剂是硫酸阿托品和氯解磷定(2 – PAM 或 Protopam chloride)。根据暴露的严重程度,阿托品首次剂量为 2 ~ 6mg,肌内注射,随后每 5 ~ 10 分钟肌内注射 2mg 直至分泌物和呼吸困难或气道阻塞降至最低程度。作为肟,2 – PAM 作为乙酰胆碱酯酶的重活化剂与神经性毒剂结合并使之从酶上移除。根据暴露的严重程度,初始剂量为 600 ~ 1800mg(肌内注射),劳拉西泮和地西泮可辅助控制癫痫发作。

即使是最有经验的临床医师为受污染的患者提供医疗服务也会承受较大的压力。PPE(如防毒面具、呼吸器和厚防护服)会导致 30 分钟内热应力,并使患者和工作人员几乎不可能有足够的交流。手动灵活性也受限。应该注意的是,化学药剂易于穿透乳胶手套,而双层手套应每 20 分钟更换 1 次。应使用温水和温和的肥皂清洗患者,而不是应用次氯酸盐漂白剂,因为漂白剂可以加重进一步的化学损伤。眼睛、黏膜和伤口应使用生理盐水冲洗至少 2 分钟。有多种商业去污染剂是有效的且无毒的。

生物制剂

与呼吸科医师相关的生物制剂包括"生物毒素"(蓖麻毒素和肉毒菌)、"感染性人畜共患病"(炭疽、鼠疫、兔热病)和传染性病毒(天花或病毒性脑炎)。最有可能造成威胁的制剂包括炭疽、天花、鼠疫和蓖麻毒素。2002 年,炭疽和蓖麻毒素被故意投放,而天花和鼠疫仍然存在人群大规模传染的风险。

炭疽

炭疽是由形成孢子的炭疽杆菌导致的。历史上,它是一种皮肤传染病(Woolsorter 病)。2001 年,它被用作雾化生物武器,通过美国邮件杀害 5 人并感染其他 22 人。根据接触途径,炭疽感染有 3 种形式:皮肤、胃肠道或吸入。产生呼吸道感染必须有 3000 ~ 5000 空气中的孢子(大小 1 ~ 1.5μm)被吸入,肺巨噬细胞吞噬,并通过淋巴管向肺门和纵隔淋巴结运输,在那里它们可以作为"营养细胞"保持休眠 10~60 天或更长的时间。炭疽在淋巴结中迅速萌芽为杆菌形式,通过细菌复制产生大量毒素导致出血性纵隔炎。急性起病最初类似于严重的流感样疾病,随后快速进展为败血症、休克、多器官功能衰竭和死亡。吸入炭疽有很高的死亡率(50%~70%),但吸入孢子的数量、基础的临床状态和患者的年龄对疾病的病程有直接影响。在重症患者,诊断需要对纵隔增宽进行临床怀疑和评估。在生物安全预防 2 级下炭疽杆菌易于从血、脑脊液、腹水和疱液中培养。免疫组织化学和聚合酶链反应(PCR)的快速检测也可通过实验室反应网络进行。治疗的基础是早期使用有效的抗生素[通常是联合使用环丙沙星、利福平和(或)克林霉素(静脉给药)]、彻底胸腔引流和精心的 ICU 护理。对抗细菌毒素的疫苗(AVA – BioThrax)是美国唯一批准的炭疽疫苗。环丙沙星(500mg,每天 2次)、左氧氟沙星(每天 500mg)或多西环素(100mg,每天 2 次)60 天的长期药物预防,伴或不伴疫苗,已在潜在暴露人群中得到应用。

鼠疫

鼠疫是由鼠疫耶尔森菌——肠杆菌科家族的一种革兰阴性杆菌导致的。它在大流行性人类疾病中有着历史性的地位,且从 14 世纪起成为战争中蓄意使用的一种手段。鼠疫是一种啮齿动物为宿主的人兽共患传染病,自然发生在流行地区并通过所有种类的跳蚤传播。有 3 种临床形式:①腺鼠疫(淋巴腺炎);②败血病鼠疫(通常由血行播散);③肺鼠疫(作为细菌战媒介威胁最大的)。肺鼠疫会导致严重的压倒性的肺炎,伴随咯血、发热、咳嗽、胸痛、呼吸困难和心动过速。胸片显示双侧肺泡混浊、胸腔积液和空洞。常出现肺门淋巴结肿大,但纵隔增宽不明显,有助于与吸入性炭疽进行区分。休克和死亡发生在 2~6 天内,死亡率接近 60%。诊断通过痰培养或体液发现鼠疫耶尔森菌、直接荧光抗体(DFA)、PCR 或 IgM 检测。治疗方法为肌内注射链霉素(1mg,每天 2 次)或庆大霉素(5mg/kg,静脉给药或肌内注射,每天 1 次)。替代药物包括多西环素(100mg,静脉给药,每天 2 次;或200mg,每天 1 次)、环丙沙星(400mg,静脉给药,每天 2 次),或氯霉素(25mg/kg,静脉给药,每天 4 次)。必须尽早给予抗生素以提高生存率。可能的暴露者应接受口服多西环素或环丙沙星的药物预防。目前没有可用的鼠疫疫苗。

天花

天花是由天花病毒引起的,据认为 1980 年已被消灭,最后一例天花地方流行发生在 1977 年的索马里。但它很可能仍然存在于一些国家的生物武器军械库。天花具有极强的传染性,临床疾病死亡率达 30%。临床表现分为一系列不同的阶段:潜伏期(7～17 天)、前驱期(持续 2～4 天)、暴发期、水疱期、脓疱期、结痂期和脱落期。皮疹和发热的综合征发生在较长的潜伏期后。皮疹类似于水痘,一些严重的"水痘"应该被怀疑为天花。可以由于黏膜病变或继发感染出现呼吸道症状。天花的确诊可以通过皮肤刮取物、体液和咽拭子的 PCR 分析进行,且使用生物安全级别 4 级执行。目前,还没有 FDA 批准的急性感染治疗。公共卫生措施主要基于隔离、支持和大范围疫苗接种策略等的预防控制。一种抗反转录病毒的药物西多福韦在动物研究中显示效果良好并正在接受治疗测试。牛痘免疫球蛋白可减轻接种过牛痘动物的肺部病毒负荷和肺炎症状,但没有证据表明它对感染天花的患者提供任何生存或治疗的益处。

蓖麻毒素

蓖麻毒素是一种生物毒素,由蓖麻植物种子中提取的一种蛋白质组成。它容易生产,毒性很高。冻干粉暴露途径包括吸入、摄取或注射。蓖麻毒素可引起细胞核糖体失活,导致坏死细胞死亡。吸入蓖麻毒素(基于动物数据)进展快速,3 小时内会产生严重呼吸衰竭及肺水肿,经常是致命的。可通过暴露后 24 小时内鼻黏膜拭子酶联免疫吸附试验(ELISA)分析做出诊断。也可以进行血清和呼吸道分泌物的特定蓖麻毒素抗原检测或免疫化学染色。建议进行急性和恢复期的滴度测定。治疗主要是支持治疗。虽然疫苗正在研制中,但目前还没有有效的解毒剂。

(贾玮 译)

参考文献

1. Amundson D, Dadekian G, Etienne M, et al. Practicing internal medicine onboard the USNS comfort in the aftermath of the Haitian earthquake. *Ann Intern Med*. 2010;152: 733 – 737.
本文提供了有关大地震后患者激增和损伤类型的实用知识。

2. Amundson D, Lane D, Ferrara E. Operation aftershock: the US military disaster re-
sponse to the Yogyakarta earthquake May through June 2006. *Mil Med*. 2008;173(3):
236.

讨论灾害期间的军事应对、语言和文化方面的灾难应对以及灾难期间的医疗
策略。

3. Borak J, Sidell FR. Agents of chemical warfare: sulfur mustard. *Ann Emerg Med*.
1992;21:303 – 308.

关于化学和生物制剂的第一篇综述和经常引用的完整著作之一。

4. Cevik Y, Akmaz I, Sezigen S. Mass casualties from acute inhalation of chlorine gas.
South Med J. 2009;102(12):1209 – 1213.

25 名土耳其士兵暴露于混合清洗溶液中的氯暴露情况说明。

5. Christian MD, Devereaux AV, Dichter JR, et al. Definitive care for the critically ill
during a disaster: current capabilities and limitations : from a Task Force for Mass
Critical Care summit meeting, January 26 – 27, 2007, Chicago, IL. *Chest*. 2008;
133:8S – 17S.

讨论灾难期间大规模重症监护服务的框架和基础设施。

6. Daugherty EL. Health care worker protection in mass casualty respiratory failure: infec-
tion control, decontamination, and personal protective equipment. *Respir Care*. 2008;
53:201 – 212.

关于个人防护用品、感染控制和去污方面很好的资源。

7. Dean A, Ku B, Zeserson E. The utility of handheld ultrasound in an austere medical
setting in Guatemala after a natural disaster. *Am J Disaster Med*. 2007;2(5):
249 – 256.

提高技术以满足灾难期间的医疗需求。

8. Devereaux A, Amundson DE, Parrish JS, et al. Vesicants and nerve agents in chemi-
cal warfare. *Postgrad Med*. 2002;112:90 – 96.

军事战争中使用的化学物质和临床管理方法综述。

9. Devereaux A, Jeffrey R, Dichter MD, et al. Definitive care for the critically ill during
a disaster: a framework for allocation of scarce resources in mass critical care. *Chest*.
2008;S51 – S66.

第一份基于共识的文件,旨在解决灾难期间稀缺资源的分类问题。

10. Etienne M, Powell C, Amundson D. Healthcare ethics: the experience after the Hai-
tian earthquake. *Am J Disaster Med*. 2010;5(3):141 – 147.

分类算法的实际应用和建立伦理委员会,以协助资源分配。

11. Feldman KA, Russel EE, Lathrop SL. An outbreak of primary pneumonic tularemia on Martha's vineyard. *N Engl J Med*. 2001;345:1601 - 1606.

本文讨论了兔热病的临床经验。

12. Hick JL, Barbera J, Kelen G. Refining surge capacity: conventional, contingency, and crisis capacity. *Disaster Med Public Health Prep*. 2009;3(2):S59 - S67.

正式发表的第一批文章之一,建立并定义了一种在灾难期间提高容量的方法。

13. Kales S, Christiani DC. Acute chemical emergencies. *N Engl J Med*. 2004;350(8):800 - 808.

对可能的化学药剂和治疗方法进行简明扼要的综述。

14. Knebel A, Coleman N, Cliffer K, et al. Allocation of scarce resources after a nuclear detonation: setting the context. *Disaster Med Public Health Prep*. 2011;5:S20 - S31.

极好的补充内容,包括灾难性核事件后的深度护理。

15. Lazarus A, Deveraux AV. Potential agents of chemical warfare. *Postgrad Med*. 2002;112:133 - 140.

基于军事野战手册和训练的化学战剂简述。

16. Lazarus AA, Devereaux A, Mohr LC. Biological agents of mass destruction. In: Irwin RS, Rippe JM, eds. *Intensive Care Medicine*. 7th ed. Philadelphia, PA: Lippincott Williams & Wilkins; 2011.

关于生物性人畜共患病患者的诊断、治疗和管理的详细章节。

17. Lehavi O, Leiba D, Schwartz D, et al. Lessons learned from chlorine intoxications in swimming pools: the challenge of pediatric mass toxicological events. *Prehosp Disaster Med*. 2008;23(1):90 - 95.

从本文中收集的信息有助于解决大量吸入氯气的治疗方法,并可能提供一些临床经验教训,在氯气引起的急性吸入性灾难事件中可能有用。

18. Martin J, Campbell HR, Iijima H, et al. Chlorine-induced injury to the airways in mice. *Am J Respir Crit Care Med*. 2003;168:568 - 574.

氯气损伤的病理生理机制探讨。

19. Armed Forces Radiology Research Institute. *Medical Management of Radiological Casualties Handbook*. 2nd ed. Bethesda, MD: Armed Forces Radiology Research Institute; 2003.

军事领域放射急救管理和简要处理方法的主要参考。

20. Mettler FA, Voelz GL. Major radiation exposure—what to expect and how to respond. *N Engl J Med*. 2002;346(20):1554 - 1561.

关于辐射暴露、生理和治疗的简明而全面的综述。

21. Moores LK, Geiling JA, Devereaux A, et al. Respiratory illnesses related to the intentional release of chemicals and biological agents of terror. In: Fein A, Kamholz S, Ost D, eds. *Respiratory Emergencies*. Boca Raton, FL: CRC Press; 2006.
第 2 章详细论述了生物制剂和化学制剂对肺部的影响。

22. Manthous CA, Jackson WL. The 9 – 11 Commission's invitation to imagine: a pathophysiology-based approach to critical care of nuclear explosion victims. *Crit Care Med.* 2007;35:716 – 723.
重症监护室对核受害者的管理。

23. Mishrai P, Samarthi R, Pathaki N, et al. Bhopal gas tragedy: review of clinical and experimental findings after 25 years. *Int J Occup Med Environ Health.* 2009;22(3): 193 – 202.
很好地讨论了博帕尔灾难的长期后遗症。

24. Okie S. Dr. Pou and the hurricane—implications for patient care during disasters. *N Engl J Med.* 2008;358(1):1 – 5.
关于在没有资源或支持的情况下,医生遇到灾难情况的重要讨论。

25. Ricks RC, Berger ME, O'Hara FM Jr, eds. *The Medical Basis for Radiation-Accident-Preparedness. The Clinical Care of Victims*. Boca Raton, FL: CRC Press; 2002.
很好地讨论了辐射受害者的剂量评估和医疗相关性。

26. Robinson B, Alatas MF, Robertson A, et al. Natural disasters and the lung. *Respirology.* 2011; 16(3):386 – 395.
回顾了自然灾害对肺部的影响,以及如何影响对未来灾害的规划。

27. Rorison D, McPherson SJ. Acute toxic inhalations. *Emerg Med Clin North Am.* 1992;10:409 – 435.
科学讨论了毒物吸入性损伤的机制。

28. Rubinson L, Hick J, Hanfling DG, et al. Definitive care for the critically ill during a disaster: a framework for optimizing critical care surge capacity. *Chest.* 2008;133: 18S – 31S.

29. Rubinson L, Hick J, Curtis JR, et al. Definitive care for the critically ill during a disaster: medical resources for surge capacity. *Chest.* 2008;133:32S – 51S.
参考文献 28 和 29 是很好的指南,可帮助 ICU 做好容量激增的准备。

30. Swartz MN. Recognition and management of anthrax: an update. *N Engl J Med.* 2001;345: 1621 – 1626.
关于炭疽管理的最新进展。

31. USAMRICD. *The Medical Management of Chemical Casualties Handbook*. 4th ed. Be-

thesda, MD: Office of the Army Surgeon General; 2007.

用于化学伤亡军事管理的小型手册。

32. Waselenko JK, MacVittie TJ, Blakely WF, et al. Medical management of the acute radiation syndrome: recommendations of the Strategic National Stockpile Radiation Working Group. *Ann In-tern Med*. 2004;140:1037 – 1051.

这是一份不错的参考资料,为辐射伤员的分类和管理提供了具体指导(包括 91 个参考文献)。

网站信息

United States Army Office of the Surgeon General. This site offers detailed military-relevant information on chemical and nerve agents.

http://sis. nlm. nih. gov/Tox/ChemWar. html

REAC/TS Radiation Emergency Assistance: Center/Training Site. Provides support to the US Department of Energy, WHO, and the International Atomic Energy Agency in the medical management of radiation accidents. Web site contains information for management of radiation emergencies and guidance for initial hospital medical management.

www. orau. gov/reacts

Armed Forces Radiobiology Research Institute. Multiple references available at this web site for download including (1) Medical Management of Radiological Casualties Handbook, (2) Pocket Guide for Responders to Ionizing Radiation Terrorism, and (3) Textbook of Military Medicine: Consequences of Nuclear Warfare.

www. afrri. usuhs. mil

Center for Disease Control and Prevention—Emergency Preparedness and Response. Excellent web site geared toward both natural disasters and acts of terrorism.

www. bt. cdc. gov

American College of Radiology. Provides access to the handbook Disaster Preparedness for Radiology Professionals.

www. acr. org

Institute of Medicine of the National Academies. Guidance for establishing crisis standards of care for use in disaster situations.

http://www. iom. edu/Reports/2012/Crisis-Standards-of-Care-A-Systems-Framework-for-Catastrophic-Disaster-Response. aspx

第15章 机械通气：设备和方法

Timothy A. Morris

通过采用微机控制的算法来管理呼吸机的性能,显著地提高了呼吸机提供各种通气模式支持的能力。在指令通气这种最常应用的模式中,呼吸机在一定时间内提供吸入式呼吸,在此期间,许多参数可以被控制,可以为了达到特定的潮气量采用不同的吸气模式;也可以根据吸气时的压力调整吸气流速;还可以通过调节吸气和呼气时间的比例从而产生很长的吸气时间或非常短的呼气时间。呼气末正压(PEEP)应用于气道,使肺泡在呼出时保持开放。应根据不同疾病患者治疗的目的选择适当的呼吸支持模式(如改善氧合作用、促进 CO_2 清除、使呼吸肌得到休息等)。新一代的基于微机控制的呼吸机的优点之一就是当患者的治疗要求发生变化时,同样的呼吸机可以提供不同类型的通气支持。

不同的机械通气模式可以根据下列几种功能进行分类:①在吸气过程中控制和调整进入肺部的气体;②在呼气过程中发挥作用;③开始及结束机械通气;④在自主呼吸中发挥作用。这些功能具有改善动脉氧合、保护肺泡免受过度膨胀的作用,以及通过与患者自主呼吸同步来减少呼吸功的作用。

控制：容积对压力

指令通气控制模式最基本的内容是如何在吸气过程中控制和调整肺部的气体流动。基本的选择一是压力控制,二是容积控制。最直接的压力控制(PC)模型是一个简单的压力驱动系统。在这种理想设置下,患者的气道在特定压力下连接到空气源,在吸气开始的时候,压缩空气进入肺的流量是由患者的呼吸系统的阻力和顺应性决定的。当肺内压力接近气源的压力时,气流减慢,这种减慢的速率由呼吸系统的阻力和顺应性决定。在这种模式下,气道的压力将被"控制"在一个恒定的水平上,而在任何时刻,气体流量将取决于呼吸系统的阻力和顺应性。

在容积控制(VC)下,呼吸机提供了一种预先设定的气流流向肺部的模式,此过程中气道压力改变,取决于呼吸系统的阻力和顺应性。输送到肺部的气体量是由输送的气流速度和持续时间决定的。简单来说,这种理想化模型是将一个高度加压的空气罐,通过一个电阻器阀门连接到患者的气道,以控制气流,就类似用一个高压泵的装置在加油站给汽车轮胎充气。在这种模式下,气流是恒定的,在任何时刻,肺内的压力都取决于肺的阻力和顺应性。肺内压力(像汽车轮胎)是不能达到高压气瓶的压力的。

当然,这两种理想化的系统对于实际的临床操作来说是不恰当的,然而,现代呼吸机都模拟了这两种基本模式中的一种,通过使用微处理器控制的阀门来调节高压螺线管泵的输出。呼吸机通过对吸气过程中产生的流量反复取样,进而调整螺线管输出,在特定的时间内提供精确的气流模式(容积=流量×时间),从而产生一种类似"音量控制"的呼吸。为了产生压力控制的呼吸,微处理器对呼吸机所施加的压力进行采样,从而调整螺线管泵的输出以达到保持气道压力恒定的目的。

在任何一次呼吸过程中,呼吸机可以控制气道压力(PC)或气流(VC),但不是同时进行。然而,我们又设计出一种名为"容积式压力控制"或"压力调节容量控制"的呼吸机模式,旨在同时提供 PC 和 VC 的优势。在这种模式下,任何一次吸气都是压力控制的呼吸,因此吸入的气流和容积取决于患者自身;同时,通过一次次的呼吸叠加达到一个特定的容积又可以对总压力进行调节。具体来说,临床医师设定目标容积(与 VC 相似),呼吸机则根据前几次呼吸时的潮气量在后面每一次呼吸中向上或向下调节压力,从而达到这一目的。这种模式促进了呼吸机与患者自主呼吸的同步(与 PC 模式一样),同样也保证了特定的潮气量(就像 VC 模式一样)。

随着现代呼吸机的快速发展,通过对其输出的监测和调整,以及对气道压力和气流更全面的控制,实现了呼吸机的多功能性和适用性,以满足各种临床需求。举一个例子,当患者使用老旧的呼吸机(压力控制模式或容积控制模式)进行通气时,吸气时发生咳嗽或呛咳,气道压力会迅速上升,在呼吸机尚未检测到气道高压并结束呼吸之前造成肺部的气压性创伤。然而,现代呼吸机可以通过下述途径迅速地适应肺顺应性的快速变化(如咳嗽及呛咳时):①提高气道内流速和压力的检测速度;②使用微处理器来不断调整气道内的吸入阀和呼出阀,同时不会停止呼吸。因此,在保障分钟通气量的同时,气压伤被最小化,同时减少了呼吸功。

指令通气中的呼吸序贯

当应用指令通气(完全由呼吸机驱动)时,呼吸机模式也有不同。指令呼吸可以按规定的速度进行(控制*),也可以由患者自身的努力触发(辅助)。在间歇指令通气 (IMV) 或同步间歇指令通气(SIMV)模式下,指令通气只能在特定的时间间隔内进行,每分钟呼吸特定次数。在持续指令通气模式(CMV)或辅助/控制(AC)模式下,呼吸机检测到一次自主呼吸就辅助一次指令通气。同时,如果患者在指定的时间间隔内没有触发辅助呼吸,机器就会发出指令呼吸,这点类似于 IMV。在 CMV 或 AC 模式下,患者可能会同时接受辅助通气和控制呼吸的组合,这取决于呼吸机的频率和患者自主呼吸的速率。只应用辅助(自我启动)模式呼吸的患者可能会感到疲劳,因为虽然呼吸机帮助其减少了呼吸功,但它并不能完全使呼吸肌得到休息。一旦在吸气开始时膈肌开始收缩,它就会在整个吸气周期内继续收缩。让膈肌休息的一种方法是设定呼吸机的频率,这样大多数的呼吸都是被控制的(由机器启动)。

无论选择何种方式,都是为了实现人机配合,减少呼吸肌的工作,并防止呼吸肌疲劳。患者通过 4 种方式来感知呼吸机的反应:①开始吸气时所必需的能量;②在肌肉参与的条件下,吸气的速度是多少;③吸气时间;④吸入气体量。当呼吸机的反应无法满足患者在其中一个或多个方面的需求时,患者自身的呼吸功就会增加,呼吸机的驱动也会增加,患者会变得不舒服,造成人机对抗。

触发吸气

机械呼吸机在其吸入的触发机制、吸气的需求值和结束吸气的机制上,对患者的反应是不同的。当机械呼吸机辅助患者的呼吸时,它必须"感觉到"患者已经开始吸气并利用吸入触发机制启动机器驱动的呼吸。对于许多呼吸机来说,一旦患者的自发吸气超过了预设的负压,呼吸就会被触发。

---

*术语"控制"在呼吸机中有两个不同的含义——"容量控制"和"压力控制",分别是指吸气过程中调整气流和压力。"受控制"的呼吸动作是完全由呼吸机启动的,不受患者的任何触发影响。

对于早期的呼吸机,这个阈值是 $-2cmH_2O$ 或更多,新一代的呼吸机可将阈值设定为 $-0.5cmH_2O$。此外,呼吸机也可以由气管插管内气体流量下降而触发。流量触发可能使呼吸机对患者的吸气更加敏感,继而通过使用软件使气道压力在呼吸时产生轻微的正值,进一步减少患者在呼吸时的呼吸功。这样可以消除自主呼吸过程中由机械通气回路所增加的呼吸功。

当机械通气提供的气流滞后于患者的要求时,患者所做的功就会增加。老式机械通气机上的吸气阀需要更大的吸气量以产生更大的气流,而现在呼吸机上的吸气阀则只需要很小的吸气量。

吸气和呼气的持续

现代呼吸机也可以通过改变吸气及呼气的持续时间来满足患者的需要。例如,有意识的患者,更易于接受吸气时间短而呼气时间长的机械通气(类似于自主呼吸的正常节奏)。然而,当发生严重的低氧血症时,患者可能需要长的吸气时间和短的呼气时间:正常吸入呼气(I/E)时间比率的逆转,称为反比通气(IRV)。IRV 模式通常用于压力控制模式的机械通气,但也可用于容量控制。当然,吸入时间、呼吸频率和 I/E 比率是相互影响的。一些呼吸机可直接设置两个参数(如 I/E 和速率);根据需要调整其他参数。因为 IRV 会改变正常的通气模式,患者通常需要单独或同时应用镇静及神经肌肉阻滞以避免患者呼吸机的不同步。这种通气方式能够在较低的气道峰压和呼气末压力下达到可接受的动脉氧合水平。这种效应是由于应用高平台压力吸气避免肺泡萎陷所产生,还是由于缩短呼气时间(在呼气结束前即开始吸气)在肺泡水平提供 PEEP(肺泡或内源性 PEEP)而产生,至今仍存在争议。

PEEP

在呼气过程中,呼吸机可以让肺部达到大气压力,或者在呼气过程中提供持续性正压通气(PEEP)。PEEP 最常见的作用是在呼气过程中避免肺泡萎陷,增加肺的通气比例,并减少分流。因为在肺损伤中,气体交换功能障碍是由于肺内分流引起的,应用 PEEP 可以不需要使用高氧浓度的情况下,有效地缓解低氧血症。还有些临床医师也将 PEEP 应用于其他方面:①减少表现出内源性 PEEP 的慢性阻塞性肺疾病患者的呼吸功;②减少充血性心力衰竭患者的静脉回流压力。

当呼吸机处于 PEEP 模式下,压力支持(PS)被用来减少呼吸功。PS 由吸气触发,这就像辅助呼吸模式时被触发一样。一旦出现这种情况,PS 就会增加气流以保持高于 PEEP 的正压,从而使呼吸机在不控制患者呼吸模式的情况下提供一些吸气的帮助。

双水平通气和气道压力释放通气

双水平通气和气道压力释放通气(APRV)被描述为这样一种模式,指令呼吸没有被传递,但是呼吸机切换两种不同的压力。这两种压力被定义为 $PEEP_{high}$ 和 $PEEP_{low}$,这里的 PEEP 一词是指呼吸机保持气道压力的方式,而不代表呼吸过程中的任一阶段。随着 PEEP 应用于指令通气,自主呼吸被允许使用,这也增加了 PS 的应用。

APRV 是这样一种双水平通气模式,$PEEP_{high}$ 占据大部分时间来增强肺泡的氧合,CO_2 的清除则是通过周期性地将气道压力调至 $PEEP_{low}$ 水平,而这个压力通常可保持为 0 压力(大气压)。一小段时间后,在肺泡与 $PEEP_{low}$ 压力完全平衡之前,气道压力又回到了 $PEEP_{high}$ 水平,继续进行氧合。虽然这种模式有点类似于压力控制反比通气,但 APRV 的优势在于允许自主呼吸贯穿于整个呼吸过程,减少对药物麻痹和深度镇静的要求。

高频振荡通气

高频振荡通气(HFOV) 是一种很有趣的机械通气形式,它不提供指令通气,而是像 APRV 一样,通过保持相对较高的平均气道压力以优化氧合,然而,CO_2 的清除不是通过肺泡收缩来完成的,而是通过气道压力快速振动(5~6Hz)来实现的。通过对振幅、频率和吸气比例的操纵可以增强 CO_2 的清除能力。HFOV 可以在某些严重呼吸衰竭的情况下,提供潜在的生理学上的益处。然而,临床研究尚未证实持续 HFOV 支持会比传统的机械通气取得更好的结果。

比例辅助通气

在新一代的呼吸机中,患者与机械呼吸机之间的同步性可能会得到增强。应用复杂的软件算法和快速反馈机制来控制气道压力和流量,可以使得这些呼吸机能够灵活地调整它们的功能以适应患者的需求。这些发展使得比例辅助通气成为可能,这种设计可提供一定比例通气所需的能量,而不考虑所产生的潮气量或需要的分钟通气量。在通气过程中,呼吸系统所需要的能量可以被划分为两部分:一部分为克服肺和胸壁的弹性回缩力所需的能量;另一部分为克服气道阻力所需要的能量。比例辅助通气机不断调整它提供的压力,在每一次调整中同时计算出驱动气流所需的压力和支撑当前容积所需要的压力。比例辅助通气和其他新型机械通风方式的临床效益尚不清楚,仍处于研究阶段。

(李冠华 译)

参考文献

1. Chatburn RL. Classification of ventilator modes: update and proposal for implementation. *Respir Care*. 2007;52;301 – 323.
   关于机械通气的实用分类术语。

2. Chan K, Abraham E. Effects of inverse ratio ventilation on cardiorespiratory parameters in severe respiratory failure. *Chest*. 1992;102;1556.
   在 10 例严重呼吸衰竭患者中,压力控制的反比通气与 PaO_2、动脉 pH 值和平均气道压力的显著增加相关。与无反比的压力控制通气相比,肺内分流、$PaCO_2$ 和心脏指数显著降低。

3. Downs J, Klein EF, Desautels D, et al. Intermittent mandatory ventilation: a new approach to weaning patients from mechanical ventilators. *Chest*. 1973;64;331.
   描述了这种呼吸机模式的基本原理、电路系统和优点。

4. Duncan SR, Riak NW, Raffin TA. Inverse ratio ventilation PEEP in disguise. *Chest*. 1987;92;390.
   编者提出了一个问题,即由于长时间的吸气平台或肺泡 PEEP,IRV 是否有效。

5. Forese A, Bryan AC. Effects of anesthesia and paralysis on diaphragmatic mechanics in man. *Anesthesiology*. 1974;41;242.
   这是一篇经常被引用和引起争议的文章,描述了使用透视技术来比较机械通气和自主呼吸中的膈肌功能。

6. Hinson JR, Marini JJ. Principles of mechanical ventilator use in respiratory failure. *Annu Rev Med*. 1992;43;341.
   机械通气治疗呼吸衰竭的生理学研究进展。

7. MacIntyre NR. Respiratory function during pressure support ventilation. *Chest*. 1986;

89：677.

压力支持通气改善了患者的舒适性,减少了通气做功,并倾向于使从急性呼吸衰竭中恢复的稳定患者的剩余呼吸功能的压力－体积变化特征正常化。

8. MacIntyre NR. Clinically available new strategies for mechanical ventilatory support. *Chest*. 1993；104：560.

机械通气策略的最新综述。

9. Marini JJ, Smith TC, Lamb VJ. External work output and force generation during synchronized intermittent mechanical ventilation. *Am Rev Respir Dis*. 1988；138：1169.

同步间歇机械通气模式下,辅助呼吸和自主呼吸的呼吸肌功能相似。

10. Marini JJ, Rodriguez RM, Lamb VJ. The inspiration workload of patient－initiated mechanical ventilation. *Am Rev Respir Dis*. 1986；134：902.

即使呼吸机被设置为帮助每一次呼吸,机械式呼吸机上的患者也会出现大量的呼吸肌肉活动,特别是对于吸气流量响应较低的较旧呼吸机。

11. Slutsky AS. Non-conventional methods of ventilation. *Am Rev Respir Dis*. 1988；138：175.

呼吸暂停氧合、高频通气、低频正压通气与体外二氧化碳清除的研究进展。

12. Suter PM, Fairley HB, Isenberg MD. Effect of tidal volume and positive end-expiratory pressure on compliance during mechanical ventilation. *Chest*. 1978；73：158.

在机械通气时,静态肺顺应性、动态肺顺应性均受潮气量和呼气末正压(PEEP)变化的影响。必须在恒定的机械通气设置下进行肺顺应性测量。

13. Tharratt RS, Roblee PA, Albertson TE. Pressure controlled inverse ratio ventilation in severe adult respiratory failure. *Chest*. 1988；94：755.

与常规通气相比,这种机械通气模式的描述表明,在较低的分钟容积、气道峰压和 PEEP 下,可以实现类似的气体交换。

14. Tobin MJ. Mechanical ventilation. *N Engl J Med*. 1994；330：1056.

关于机械通气的一个很好的综述。

15. Putensen C, Mutz NI, Putensen-Himmer G, et al. Spontaneous breathing during ventilatory support improves ventilation-perfusion distributions in patients with acute respiratory distress syndrome. *Am J Respir Crit Care Med*. 1999；159：1241－1248.

在气道压力释放通气期间的自主呼吸,可能会为患者提供生理学益处,如改善通气灌注的比值,以及更高的 RVEDV、SV、CI、PAO_2、DO_2 和 PvO_2。然而,对临床结果的影响尚未确定。

16. Sydow M, Burchardi H, Ephraim E, et al. Long-term effects of two different ventilatory modes on oxygenation in acute lung injury. Comparison of airway pressure release ventilation and volume-controlled inverse ratio ventilation. *Am J Respir Crit Care*

Med. 1994;149(6):1550 – 1556.

两种通气模式下的血流动力学变量和氧摄取量相似。然而,APRV 允许较低的镇静和自主呼吸。此外,有生理学证据表明在 APRV 通气期间,24 小时内肺泡逐渐恢复。

17. Derdak S, Mehta S, Stewart TE, et al. High-frequency oscillatory ventilation for acute respiratory distress syndrome in adults: a randomized, controlled trial. *Am J Respir Crit Care Med.* 2002;166(6):801 – 808.

高频振荡通气与常规通气相比,使用了更高的平均气道压力,并显示出氧合的早期改善,并不会持续超过第一天。与常规通气相比,随后的氧合、死亡率、血流动力学变量、通气失败、气压伤或黏液堵塞无显著差异。

18. Hurst JM, Branson RD, Davis K Jr, et al. Comparison of conventional mechanical ventilation and high-frequency ventilation. A prospective, randomized trial in patients with respiratory failure. *Ann Surg.* 1990;211(4):486 – 491.

高频振荡通气和传统强制通气对急性呼吸衰竭的预后具有可比性。

19. Younes M. Proportional assist ventilation: a new approach to ventilatory support. *Am Rev Respir Dis.* 1992;145:114.

介绍了比例辅助通气的理论依据和实现这种通气形式的实验模型。

20. Younes M, Puddy A, Roberts D, et al. Proportional assist ventilation: results of an initial clinical trial. *Am Rev Respir Dis.* 1992;145:121.

与同步间歇性机械通气相比,4 例患者的比例辅助机械通气耐受性良好,气道峰压降低 50%,自主呼吸频率降低。

第16章

机械通气：并发症和中断机械通气

Timothy A. Morris

机械通气本身可以使严重并发症发生的风险增加，所以在条件允许的情况下应尽早中断机械通气。我们可以从以下方面将不必要的机械通气减少到最低：①经常对机械通气患者进行评估以确定患者何时能够脱机；②在患者可以耐受的情况下尽快过渡到独立呼吸。这个脱机的阶段与其说是强制性地减少呼吸支持，不如说是将已经不需要机械通气的患者从机械通气中释放出来。

一般来说，机械通气的原因既决定了机械通气可能出现的并发症，也决定了脱机的方法。患者需要机械通气是因为：①不能在吸氧条件下维持足够的动脉氧合；②不能维持足够的肺泡通气（排出 CO_2）；③与气体交换无直接相关性的治疗目的（例如，颅脑外伤引起的过度通气、破伤风引起的瘫痪）。有时可能多种原因同时存在，但往往有一个原因占主导地位。

并发症

气管插管相关的并发症可见于所有的机械通气患者，包括鼻窦炎、喉和气管损伤（参见第 33 章）。此外，缺氧型呼吸衰竭患者发生并发症的风险较高是因为他们通常需要较高的吸氧浓度（FiO_2）、吸气峰值和呼气末气道正压。FiO_2 长期维持在 0.5 以上会增加出现氧中毒和肺纤维化的风险。当存在因为低通气 – 血流灌注比例（V/Q）导致的肺不张时应用纯氧（$FiO_2 = 1$）会导致肺动静脉分流增加。

血流动力学紊乱和气压伤

血流动力学紊乱和气压伤与高吸气压和呼气压有关。高吸气压和呼气末正压（PEEP）可以不定量地降低心排血量和血压。虽然 PEEP 通常可以减少肺内由于肺泡萎陷导致的分流，但也可能导致：①左心室顺应性下降，右心房静脉回流受阻；②肺血管阻力增加或减少；③（"正常"）肺泡单位过度伸张和损伤。对于个体患者来说,心排血量和气体交换的实际比例通常是不能预测的。因此,一些接受高水平的 PEEP 的严重低氧呼吸衰竭患者可以通过使用全身动脉和肺动脉导管重复测量血流动力学参数和气体张力而获益。然而,这些侵入性的血流动力学监测方法本身就存在并发症风险,必须权衡其潜在的影响 PEEP、血管内容量扩张和药物治疗的风险。在保证血流动力学和血氧饱和度稳定的前提下,应努力降低 FiO_2 至安全水平(<0.7)。

机械通气可以使胸腔内固有压力升高,从而身体其他部位的静脉回流减少,此外在某些情况下,还可以减少心室充盈和心排血量,进而导致血流动力学紊乱。当然,静脉压低或右心室功能不佳的患者尤其容易受到这种影响,而容量扩张可能有助于减轻这种影响。阻塞性疾病如慢性阻塞性肺病(COPD)和哮喘的患者在机械通气时由于胸腔内压增高在血流动力学方面会有特定的风险。这些患者可能因为在通气循环中不能充分地呼出气体,从而建立危险水平的呼气末正压,被称为“内源性 PEEP”或“自发性 PEEP。”虽然很难精确测量,但由于呼气流量在下次吸入开始之前没有恢复到零,所以内源性 PEEP 常常反映在呼吸机的流量时间图上。

机械通气患者出现气压伤的风险高,并且风险与平均气道峰压有相关性。在相关介绍中最不可预测的风险就是气胸。当发生张力性气胸时,由于胸膜腔内压的显著升高,血管会发生严重塌陷。然而,对于严重的毁损肺,由于自身受限,气胸也可能仅表现为影像学上的细微改变。应用胸腔引流管(无论是预防还是治疗)并不能保证同一侧胸腔不会再发生气胸;事实上,严重的成人呼吸窘迫综合征(ARDS)患者可能需要多个双侧胸腔引流管。如果出现了支气管胸膜瘘,那么机械通气将会引起进一步的血流动力学紊乱。低氧通气失败患者发生气压伤的风险增加,这可能与局部的肺泡内压变化及肺泡本身扩张程度不相符有关,而不是完全由跨呼吸膜压造成的。这些患者明显的肺结构破坏可能会导致气压伤在较低的压力下即可出现。

机械通气过程中由于反复过度充气引起的肺泡损伤(“容量伤”)突发的概率虽然比气压伤要低,但是对于急性肺损伤或 ARDS(参见第 67 章)的患者来说具有更高的危险性。在对 ARDS 患者的多通道研究中已证明,容量伤对肺造成的潜在和渐进性的损害可以使高潮气量通气组的死亡率更高,尽管在早期高潮气量通气组的血氧饱和度水平要高于低潮气量通气组。

感染

任何方式的气管插管患者被感染的风险都会增加。随着应用抑酸剂或 H_2 受体阻断剂改变胃液 pH 值,胃内容物中的细菌会过度生长,这是出现医院内肺炎的主要原因。是否可以通过使用硫糖铝替代这些药物来预防胃出血,以便将院内肺炎的发生风险降到最低,这点仍存在争议。对于需要长期通气支持的患者来说,营养不良可能为一个主要问题。对于长期通气支持的患者,应尽快开始营养支持。

在一些机械通气患者中,呼吸并发症与需要应用的机械通气的治疗方法有关,而非呼吸机本身。其中一些患者在肺脏正常的情况下进入了 ICU。例如,瘫痪的患者哪怕是很短暂地脱离机械通气都是很危险的。在这种情况下应当启动适当的保护措施,包括仔细测试窒息报警。对颅脑外伤患者应用巴比妥类药物,尤其是在严格保持头朝上体位的情况下,即使是肺功能正常的患者,也可能会出现支气管分泌物清除不佳的问题。如果不采取谨慎的预防措施,该类患者可能发展为肺叶不张和革兰阴性菌肺炎(参见第 12 章)。

除了呼吸系统并发症外,机械通气患者也可能出现心律失常、癫痫发作和消化道出血。低氧血症、低血钾或其他电解质紊乱,以及应用一些可能引起心律失常副作用的药物(例如 β 受体激动剂、氨茶碱)均可能引起心律失常。癫痫发作可能是由低氧血症、慢性高碳酸血症迅速纠正或茶碱等药物引起的。在胃炎、胃溃疡基础上出现消化道出血的情况很常见,但是其机制尚不清楚。抑酸剂和 H_2 受体阻断剂可以降低出血的发生率,特别是对急性中枢神经系统疾病的患者(例如,头部外伤、脑血管意外)。

中断机械通气

在条件允许的情况下应尽早地中断机械通气。尽管在逻辑上有些颠倒,但是在某种程度上,造成需要机械通气的病因在患者可以安全拔管前,并不能完全被解决。随着现在认识到逐渐减少通气支持通常是不必要的之后,从机械通气中释放出来这句话基本上取代了"脱机"这个词来描述停用呼吸机的过程。将患者从机械通气中逐步释放出来的这个过程,其主要目的是使医疗团队确定患者已不再需要机械通气。更有争议的是,这一过程可能会逐渐训练一些患者的呼吸肌来承担整个呼吸工作。

当气体交换本身已经改善到可以自主呼吸的程度时,花费在机械通气的时间增加了40%。通过减少患者机械通气时间的方法,可降低并发症发生率,并节省大量费用。时间是一个主要问题。对于拔管过早、需要重新插管的患者,很容易出现气道建立困难、喉部损伤、吸入性肺炎、心肌缺血的情况,所有这一切都将导致更高的死亡率。与之相反的,长期机械通气的患者则可能发生院内肺炎、气管损伤和其他并发症。

成功拔管对呼吸所需的做功要求,要远远小于对呼吸的能力要求。呼吸的做功取决于:①需要的气体交换量,这反过来又取决于 O_2 消耗和 CO_2 的产生;②气体交换效率,包括$(A-a)O_2$ 浓度梯度和 $\dot{V}_D/\dot{V}_T$;③膨胀肺所需的做功,如肺和胸壁的顺应性。呼吸能力又取决于:①控制呼吸的神经机制;②呼吸肌力量;③耐力。尽管进行了大量的临床研究,但仍很难预测这些因素之间的平衡何时能够使特定患者停止机械通气。

适应证

对于临床医师来说,好消息是复杂的、耗时的并且常常是不一致的脱机方法被具有同样效果的简单程序所取代。在我们中心,我们将患者脱机过程中包含的筛查、测试、练习、评估和报告几个步骤简称为 STEER。脱机过程中必不可少的环节是将患者分为 4 种基本类型:①那些立即拔管很可能成功的患者;②那些情况向拔管的目标好转的患者;③那些没有好转,需要进一步评估的患者;④具有任何脱机禁忌证的患者。

筛查:第一步是确定患者在开始脱机过程中可能受到的损害(如上所述的第 4 类)。本类型一般有一个或更多的下列问题:①气体交换不足,可表现为 PO_2/FiO_2 比例低或需要高水平的 PEEP;②在自主呼吸时无力咳嗽或清除气道分泌物;③病情不稳定,如存在休克或低血压;④严重的肌无力或瘫痪;⑤精神处于镇静、嗜睡或反应迟钝;⑥近期要制订主要计划;⑦心肌缺血不稳定;⑧颅内压增高。存在这些禁忌证的患者应每日进行监测,寻找其解决的迹象。其他的患者可以启动脱机流程。这种积极的方法是安全的,并且缩短了机械通气的持续时间。

测试:下一步是区分那些准备好立即中断机械通气的患者和那些需要中间步骤的患者。患者的呼吸表现(当给予呼吸机最小的支持时)可以预测何时拔管。目前各种"脱机参数"已很普及,如分钟通气量、呼吸频率和吸气压力。一个简单而准确的预测值是"快速浅呼吸指数",表示的是呼吸率与潮气量之比(f/V_T)。我们倾向于在短暂自主呼吸期间测量 f/V_T(在 T 形管或低压力支持条件下),至少每天 1 次。低 f/V_T 比值的患者可以继续自主呼吸,如果他们能耐受 1～2 小时,那么可以拔管。那些 f/V_T 比值高的患者需要更进一步的环节来从机械通气中释放出来。

　　练习:对于那些不能立即拔管的患者,中间步骤是很有必要的。在脱机过程中,患者的表现是呼吸状态的原因还是结果尚存争议。练习可以选择的方法有:①定期每间隔一定时间就用呼吸机以 IMV 模式、压力支持模式提供较低的辅助通气,或使用 T 形管与湿化氧吸入,以让患者向脱机指标"冲刺";②在 IMV 模式、压力支持模式或二者结合模式下间断减少呼吸机的支持,使患者逐步承受通气需求。虽然这两种方法的优劣尚没有共识,但最近的证据似乎倾向于周期"冲刺"。

　　评估:无论选择何种方式,在设计脱机计划时都应考虑几个要点。首先,患者的改善情况可能比预期得更快,并且任何脱机进程,均应该包括可以辨别出那些已经可以脱离机械通气进行自主呼吸的患者。相反,在"冲刺"过程中,患者不能过度劳累导致呼吸肌疲劳,因为在下一次尝试之前,可能需要较长的休息时间来恢复。如果可能的话,每一次"冲刺"的强度要比前一次更高,直到患者最终可以独立地自主呼吸。最后,临床医师必须定期评估患者在脱机过程中的进展,并确定出那些未向拔管标准(3 类)进展的患者。

　　报告:STEER 规程可以确保临床医师及时了解患者何时能够自主呼吸,以及何时可以拔管。另一方面,可以对在脱机过程中没有进展的患者进行系统评估,以寻找所有可以治疗的导致长期依赖呼吸机的病因(见"程序"部分)。

程序

　　STEER 规程最好在一天的清晨开始,这时候患者已经得到了休息,而 ICU 的医护人员也最多。通过血氧饱和度对患者进行客观监测。呼吸肌疲劳的临床证据包括心动过速,呼吸频率增加到 35 次/分或以上,或主诉严重呼吸困难。在大多数患者中,这些迹象表明,不管血气如何,都需要回到先前的通气支持水平。然而,$PaO_2 < 60mmHg$ 或 pH 值 < 7.25 也提示应停止脱机间隔。

心理因素可能是部分患者脱机时的主要问题。应该仔细地向患者解释脱机过程和可能出现的感觉。医患之间信任的增进尤为重要。持续的安心和信心往往会得到最好的结果。

脱机失败(第3类)通常可以归因于气体交换、呼吸驱动、肌肉力量或耐力的不足。在一般情况下,在 35% 或以下吸氧浓度条件下,$PaO_2 > 60mmHg$ 足以允许自主呼吸。由真正的神经系统异常引起呼吸驱动不足是非常罕见的,当存在时,通常不能成功的脱机。然而,继发性的呼吸驱动异常较为常见,而且通常是可逆的。最常见的继发性异常是发生代谢性碱中毒和过度镇静。一个呼吸驱动被抑制的标志性表现就是在脱机时由于呼吸频率没有相应升高而出现 $PaCO_2$ 分压升高。机械优势和肌肉力量也是成功脱机的关键,必须考虑到肌肉应当承担的工作。最大吸气压力(MIP)是肌肉力量的一个简单量度,呼吸机提供一次潮气量呼吸所需的峰值压力大体近似肌肉需要完成的工作。有用的经验法则是,MIP 应等于通气峰值压力,肺活量至少应等于呼吸机提供的潮气量。

在脱机过程中仔细检查患者可能有助于发现并解释失败的原因。停机时肌肉疲劳的特征通常是潮气量减少和呼吸速率增加。一个重要的警告标志是胸腹矛盾运动的出现,腹部在吸气时向内移动,提示膈肌疲劳。这些变化可能先于 $PaCO_2$ 升高出现,并且表明需要将患者恢复到较高水平的通气支持。许多因素可能会导致肌肉无力和疲劳:营养不足、呼吸肌功能失调和萎缩、电解质紊乱(钾、磷、镁和钙离子)、内分泌失调(甲状腺或类固醇)、神经和神经肌肉病变(包括脊髓病变)、肺容量增大。一旦考虑这些问题,它们很容易被发现。纠正这些问题可以使患者从机械通气中释放出来。

(李冠华 译)

参考文献

1. Antonelli M, Moro ML, Capelli O, et al. Risk factors for early onset pneumonia in trauma patients. *Chest*. 1994;105(1):224 –228.

在 124 例创伤患者中,严重的腹部和胸腔创伤是早期肺炎的主要危险因素。创伤后头几天的机械通气似乎降低了早期肺炎的风险。持续 5 天以上的机械性支持与晚期肺炎风险增加有关。

2. Beach T, Millen E, Grenvik A. Hemodynamic response to discontinuance of mechani-

cal ventilation. *Crit Care Med*. 1973;1(2):85-90.

约50%的病例出现心排血量的增加,另外50%则显示出心排血量的下降,这可能反映了"心肌储备"的差异。

3. Bellemare F, Grassino A. Evaluation of human diaphragm fatigue. *J Appl Physiol*. 1982;53(5): 1196-1206.

呼吸肌疲劳的两个决定因素是吸气(Ti/Tt)所花费的时间百分比,以及作为最大呼气收缩中的一小部分的呼气肌肉收缩力。

4. Craven DE, Kunches LM, Kilinsky V, et al. Risk factors for pneumonia and fatality in patients receiving continuous mechanical ventilation. *Am Rev Respir Dis*. 1986;133 (5):792-796.

使用 H_2 受体阻断剂增加了感染性肺炎的风险,可能因为改变了机械通气患者胃内容物的 pH 值。

5. Douglass JA, Tuxen DV, Horne M, et al. Myopathy in severe asthma. *Am Rev Respir Dis*. 1992;146(2):517-519.

25 例因哮喘急性加重而机械通气患者中的 19 例(76%)在入院后(3.6±1.5)天里接受了皮质类固醇治疗和静脉注射氨茶碱,以及同时进行了雾化和静脉注射沙丁胺醇,他们的肌酶平均升高 1575U/L。在 9 例患者中,存在临床可监测出的肌病,肌病和 CK 酶升高的表现与机械通气时间的延长显著相关。

6. Elpern EH, Scott MG, Petro L, et al. Pulmonary aspiration in mechanically ventilated patients with tracheostomies. *Chest*. 1994;105(2):563-566.

在接受长期机械正压通气的气管切开术患者中,经常可见与进食有关的误吸。高龄增加了这一人群的误吸风险,而误吸的发生并不总是伴随着痛苦的临床症状,医务人员应警惕误吸的发生。

7. Ely EW, Baker AM, Dunagan DP, et al. Effect on the duration of mechanical ventilation of identifying patients capable of breathing spontaneously. *N Engl J Med*. 1996; 335(25):1864-1869.

8. Esteban A, Alia I, Ibanez J, et al; The Spanish Lung Failure Collaborative Group. Modes of mechanical ventilation and weaning. A national survey of Spanish hospitals. *Chest*. 1994;106(4):1188-1193.

脱机过程可能占患者机械通气总时间的40%以上。

9. Esteban A, Frutos F, Tobin MJ, et al; Spanish Lung Failure Collaborative Group. A comparison of four methods of weaning patients from mechanical ventilation. *N Engl J Med*. 1995;332(6): 345-350.

10. Esteban A, Alia I, Tobin MJ, et al; Spanish Lung Failure Collaborative Group.

Effect of spontaneous breathing trial duration on outcome of attempts to discontinue mechanical ventilation. *Am J Respir Crit Care Med.* 1999;159(2):512 – 518.

对于预测中断机械通气的耐受能力,30 分钟与 2 小时的测试结果可能一样好。

11. Field S, Kelly SM, Macklem PT. The oxygen cost of breathing in patients with cardio-respiratory disease. *Am Rev Respir Dis.* 1982;126(1):9 – 13.

自然通气下的氧气流量波动于 75 ~ 286mL/min。

12. Mitsuoka M, Kinninger KH, Johnson FW, et al. Utility of measurements of oxygen cost of breathing in predicting success or failure in trials of reduced mechanical ventilatory support. *Respir Care.* 2001;46(9):902 – 910.

13. Gandia F, Blanco J. Evaluation of indexes predicting the outcome of ventilator weaning and value of adding supplemental inspiratory load. *Intensive Care Med.* 1992;18 (6):327 – 333.

在 0.1 秒到达最大吸气压的吸入性气道闭塞压力的比例以及呼吸频率与潮气量的比例可以准确而早期地预测脱机的结果。

14. Gracey DR, Viggiano RW, Naessens JM, et al. Outcomes of patients admitted to a chronic ventilator-dependent unit in an acute-care hospital. *Mayo Clin Proc.* 1992;67 (2):131 – 136.

对 61 例接受慢性呼吸机支持的患者进行研究发现,在 58 例存活的患者中,53 例患者脱离机械通气,35 例患者出院回家(其中 5 例患者需要夜间机械通气支持),而 COPD 是住院的最常见的原因。

15. Kumar A, Pontoppidan H, Falke KJ, et al. Pulmonary barotrauma during mechanical ventilation. *Crit Care Med.* 1973;1(4):181 – 186.

肺气压伤(其中包括气胸、纵隔气肿、皮下气肿)与慢性肺病的存在和气道峰压相关,但不与 PEEP 本身相关。

16. Laggner AN, Tryba M, Georgopoulos A, et al. Oropharyngeal decontamination with gentamicin for long-term ventilated patients on stress ulcer prophylaxis with sucralfate? *Wien Klin Wochenschr.* 1994;106(1):15 – 19.

咽喉和气道分泌物的细菌定增值率降低,对于长期机械通气患者局部口咽部使用庆大霉素以及硫糖铝预防应激性溃疡似乎并没有提供额外的临床获益。

17. Liebler JM, Benner K, Putnam T, et al. Respiratory complications in critically ill medical patients with acute upper gastrointestinal bleeding. *Crit Care Med.* 1991;19 (9):1152 – 1157.

严重上消化道出血的发作期间约 22% 的患者会发生呼吸并发症。

18. Pingleton SK, Hinthorn DR, Liu C. Enteral nutrition in patients receiving mechanical

ventilation. Multiple sources of tracheal colonization include the stomach. *Am J Med*. 1986;80(5): 827 - 832.

75% 的呼吸道污染细菌起源于口腔和胃部,这表明由胃管饲进食引起的胃内高 pH 值可能会增加胃内细菌定植。

19. Prod'hom G, Leuenberger P, Koerfer J, et al. Nosocomial pneumonia in mechanically ventilated patients receiving antacid, ranitidine, or sucralfate as prophylaxis for stress ulcer. A randomized controlled trial. *Ann Intern Med*. 1994;120(8): 653 - 662.

与抗酸剂和雷尼替丁相比,应用硫糖铝预防应激性溃疡可降低机械通气患者晚发肺炎的风险。

20. Rouby JJ, Lherm T, Martin de Lassale E, et al. Histologic aspects of pulmonary barotrauma in critically ill patients with acute respiratory failure. *Intensive Care Med*. 1993;19(7):383 - 389.

在 30 例年轻[平均年龄,(34 ± 10)岁]的危重患者中,有 26 例在尸检组织学检查发现气体空间的扩大,后者定义为在通气肺区域和非通气肺区域存在肺泡过度扩张和凹陷性囊腔。严重气体空间扩大的患者气胸的发病率更高,其采用较高的气道峰压和潮气量,暴露于有毒氧气水平的时间明显更长,体重减轻的程度也明显高于轻度气体空间扩大的患者。

21. Tobin MJ, Guenther SM, Perez W, et al. Konno-Mead analysis of ribcage-abdominal motion during successful and unsuccessful trials of weaning from mechanical ventilation. *Am Rev Respir Dis*. 1987;135(6):1320 - 1328.

胸腔与腹部的反常运动可能是由于气道阻力的增加以及肺顺应性的降低,而并不是因为呼吸肌疲劳。胸腔与腹部运动的非同步位移差是更为敏感的指标。

22. Tobin MJ, Perez W, Guenther SM, et al. The pattern of breathing during successful and unsuccessful trials of weaning from mechanical ventilation. *Am Rev Respir Dis*. 1986;134(6):1111 - 1118.

未能通过脱机训练的患者出现了浅快呼吸。

23. Warner MA, Warner ME, Weber JG. Clinical significance of pulmonary aspiration during the perioperative period. *Anesthesiology*. 1993;78(1):56 - 62.

吸气症状明显的患者,如果 2 小时内没有出现症状加重,就不太可能出现呼吸相关后遗症。

24. Yang KL, Tobin MJ. A prospective study of indexes predicting the outcome of trials of weaning from mechanical ventilation. *N Engl J Med*. 1991;324(21):1445 - 1450.

在对 64 例机械通气试脱机患者的观察中发现,出现浅快呼吸最能准确预测脱机失败,相反则能准确预测脱机成功。

25. Zwillich CW, Pierson DJ, Creagh CE, et al. Complications of assisted ventilation. A prospective study of 354 consecutive episodes. *Am J Med*. 1974;57(2):161-170.
对314例连续接受机械通气的患者进行前瞻性的并发症研究,研究发现,右主支气管的插管、气切套管的失灵,以及通气不足,与患者的生存率下降相关。

Timothy A. Morris, Ford Richard

第17章 呼吸治疗中的规程驱动护理

　　患者驱动规程是由医务人员根据患者的病情和对治疗的反应制订的一套治疗方案,呼吸治疗从业人员(RCP)据此启动、改变、中断或重新开始治疗和服务。RCP提供心肺干预和治疗,可以改善患者的预后,降低发病率、死亡率和医疗成本。RCP可在任何地区获得许可,以提供治疗、支持和监测。RCP的实践范围包括以规程为指导的护理,但是需要由主任医师进行监督。主任医师最终对以规程为导向的护理内容负责,并对执行基于规程治疗的RCP的能力负责。建立规程可以帮助呼吸治疗师在工作量不断增加的情况下为患者提供恰当和有效的护理。规程基于科学证据,并包括指导和决策点的选择。规程的应用可以确保所有治疗方法都有确定的指标,也有助于减少不必要的护理量。数据表明,25%~60%的呼吸治疗可能是错位的。有一些循证医学的文献支持规程的使用,从而最大限度地减少不必要的治疗,对于那些有能力能和呼吸治疗师做得一样好的患者也可以进行自我管理。重要的是,许多研究得出结论,规程可以减少不必要的护理,因此有助于减少总体工作量。对于需要支气管扩张剂治疗的患者,规程可以通过手持定位设备有效地使患者从小体积雾化器转换为更加省时的手持剂量吸入器。

　　加利福尼亚大学圣地亚哥分校(UCSD)的早期和持久的经验表明,1993年实施规程时,常规药物气溶胶和胸部物理疗法减少了60%。这种减少归因于减少了治疗的变异性,为医疗必要性提供了指导方针,允许RCP根据对治疗的反应改善护理计划,并在何时需要进一步评估必须联系MD这个问题上提供了指导方针。虽然今天医疗系统需要提高工作效率,但是也要平衡适当、有效和熟练的护理患者的需求。为了提供安全、经济有效的护理,患者驱动规程的概念逐渐发展起来。

　　患者驱动规程的成功取决于负责实施的所有医疗从业人员对这些要素的明确理解。规程要确保:①医生的意图得以实现;②护理应适当、及时,并且受患者病情的驱动;③酌情替换为较低成本方案;④最重要的,明确哪些临床状况需要临床医师提起注意。规程是简单的法策流程,其中规定了要实施哪些治疗,何时停止或更改,以及何时将联系医师进行管理更改。当满足规程标准时,只有医师同意的更改才能被执行。

一旦医师确定了治疗的需要,规程会确保预期发生在患者身上的事件一定会实现。对该程序的访问应该是有结构层次的,使得医师可以申请特定的治疗、特定的规程或简单的"呼吸护理规程"。如果治疗师识别出对患者的治疗规程可能与最初医生的要求不同,他(她)应联系医师审查并且制订新的或附加的护理计划。规程可以补充,但不能替代医师的治疗;与规程不符的命令继续定义执行的护理。

使用规程的医师应熟悉规程路径或流程,并了解规程程序的能力以实现期望结果。另一方面,他们也应该认识到对于一些异常复杂的病例,规程可能不适用。规程应包含明确的决策点,以明确治疗师何时向医师通知患者状况的变化,患者状况发生急剧恶化或患者无法达到预期结果都应直接通知医师。对于医师的优势包括:①能编写灵活多变的指令,以适应患者状况可能出现的变化;②保证提供的护理是最先进的;③患者状态发生明显变化时发出通知;④免于书写文书;⑤能去除不符合规程的患者。

发展

在 1992 年的共识文件中,美国胸科医师学会(ACCP)是其中第一个认可和推广使用患者驱动规程的医师组织。他们发现成功的呼吸护理规程具备以下要素:

1. 明确的目标。

2. 规程概述包括决策树或流程图。

3. 阐明决策和行动点上的替代选择。

4. 描述可能的并发症和纠正方法。

5. 明确治疗终点和必须联系医师的决策点。

ACCP 还确定了呼吸护理规程的实施和维护需要:

1. 使用具有良好科学依据的书面规程。

2. 主任医师的大力支持。

3. 强化对 RCP 的教育。

4. 医务人员认可并信任规程。

5. 经常审核结果并进行继续教育。

6. 调整规程以满足需求和新的科学依据。

呼吸护理规程由医师、RCP 和医疗团队的其他成员开发,并且依赖于对已发表的文献和专家共识。根据每个医院特点,这些规程反映了医疗团队在大多数情况下针对特定呼吸状况使用的最佳护理计划的共识。规程允许医师主动输入评估和治疗流程,以及指定何时停止规程和何时通报。这些计划的清晰度和细节远远超过了每位患者的书面医嘱可能达到的程度。类似地,呼吸护理从业者不再是只提供"辅助服务",而更多像是医师的代理人,确保患者得到及时和适当的干预措施,如规程中所述。训练呼吸护理从业者评估和量化治疗对每位患者的生理影响。全天候记录生理参数对呼吸道疾病患者的护理是非常有价值的。此外,治疗师能够根据患者的"实时"状况和既往对治疗的反应,按照明确的共识调整治疗。

优势

虽然医院或部门管理者可能意识到规程有能力大幅度降低费用,但 20 多年前创建的呼吸护理规程与降低成本无关。需求随着机械通气支持技术的发展和呼吸治疗设备逐渐被设计出来而增加。随着治疗变得更加复杂和多变,呼吸系统患者的护理就像是射击一个移动目标。患者状况不断变化,这就需要对治疗进行持续修改。床旁治疗师的观察和反馈成为不能总在床旁的医师的重要辅助。

启动和维护呼吸护理规程程序需要团队合作:①呼吸科主任医师;②监督并保持规划顺利进行的项目负责人;③致力于规划和利用规程的医师;④负责执行的治疗师。关于如何规划和启动呼吸护理规程程序的逐步说明以及具体规程的详细示例如下。执行的规程数量和项目扩展的时间表可能取决于呼吸护理(RC)部门和医师的准备情况。在实施任何规程之前,必须提供具体的培训和资质评估。项目开发的复查性远远超出了起草一套规程。它包括确定相关政策、明确责任、认证资质和必要的培训,以及建立活动监督机制。

必须将规程视为当特定情况发生时每个人都遵守的准则。所有的"利益相关者"都必须在接受之前才有修改规程的机会。考虑到 RC 执行的复杂性,在机构内医师之间达成共识可能需要相当长的时间(4~12 个月),但早期的"买入"至关重要。所有建议应以某种方式纳入或解决。所有范围内的医务人员委员会应在项目发展阶段审查规程,并应与关键利益相关者进行一对一会议,以保证获得实现项目所需的支持。了解医疗中心环境、医务人员目标以及激励措施可能有助于制订出获得医务人员支持的规程。

思考

在执行这些复杂程序时会遇到许多障碍。尽管已知规程驱动护理的益处,但治疗师认为增加了太多的工作,医师感觉失去了对患者的掌控。可以通过教育、参与和分享计划的积极成果来解决和克服这些障碍。建立 RC 工作人员的高水平支持和内在动机是实施最重要和最困难的方面,特别是在一个要求治疗师学习新技能、增强沟通能力和适应变化的项目中。由部门成员组成的工作组和团队会加快项目的规划和实施。

"生命最好的证据是生长",这句格言对于 RC 规程尤为适用。要有效地反映治疗中的真实状态,必须定期重新评估方案。当与 RC 相关的新的医疗信息出现时,必须定期更新规程。此外,在规程更新期间,医师和其他工作人员的常规反馈有助于规程保持实用性,同时促进与整个医疗团队的沟通。

总体而言,有关 RC 规程的现有证据表明,它们可以提供若干好处,包括:①加强 RC 服务的分配,包括动脉血气(ABG)抽样、动脉管路置入、辅助吸氧的使用、支气管保健疗法和支气管扩张剂。增强分配的优点可以通过实施个体化呼吸治疗方案或通过使用通用的规程服务来实现,其中规程指导呼吸治疗的选择和具体的 RC 计划;②在需要脱机的病例中,规程可以加快患者脱离机械通气的速度,并减少 ICU 住院时间和节省医疗费用。由于国家持续的医疗护理危机,医院面临无数挑战,规程管理为改善所有 RC 服务的水平和强度提供了一个崭新而实用的策略。

(赵晓赟 译)

参考文献

1. American Association for Respiratory Care. 2011. Resources for Patient-Driven Protocols. http://www. aarc. org/resources/protocols.

2. AARC Position Statement. Respiratory Therapy Protocol: position statement. May 16, 2001. http://www. aarc. org/resources/position_statements.

3. Kollef MH, Shapiro SD, Clinkscale D, et al. The effect of respiratory therapist-initia-

ted treatment protocols on patient outcomes and resource utilization. *Chest.* 2000;117: 467 – 475.

4. Jasper A, Kahan S, Goldberg H, et al. Cost-benefit comparison of aerosol bronchodilator delivery methods in hospitalized patients. *Chest.* 1987;91:414 – 418.

5. Stoller JK, Haney D, Burkhart J, et al. Physician-ordered respiratory care vs. physician-ordered use of a respiratory therapy consult service: early experience at The Cleveland Clinic Foundation. *Respir Care.* 1993;38(11):1143 – 1154.

6. Stoller JK, Mascha EJ, Kester L, et al. Randomized controlled trial of physician-directed versus respiratory therapy consult service-directed respiratory care to adult non-ICU inpatients. *Am J Respir Crit Care Med.* 1998;158:1066 – 1075

7. Ford RM, Phillips-Clar JE, Burns DM. Implementing therapist-driven protocols. *Respir Care Clin N Am.* 1996;2:51 – 76.
很好的信息摘要,包括基本原理、实施方法和法律考量。本章节由 UCSD(美国加州大学圣地亚哥分校)编写,特别描述了 UCSD 的经验心得和院际项目的实施结果。

8. Burton GG. A short history of therapist-driven respiratory care protocols. *Respir Care Clin N Am.* 1996;2(1):15 – 26.
Burton 医生因在约 20 年前首创正式的呼吸护理指南而被世人所知。这篇文章展示了他对这个项目的独到观点。他演讲的录像带可在得克萨斯州达拉斯的美国呼吸协会办公室获取。

9. Kester L, Stoller JK. Ordering respiratory care services for hospitalized patients: practices of over-use and underuse. *Cleve Clin J Med.* 1992;59:581 – 585.
尽管治疗方案的重点通常是减少不必要的治疗,但这项研究发现,20% 的患者需要加强呼吸治疗。这显示了呼吸护理的一个重要方面,即"咨询服务"实际上需要额外的干预措施。

10. Hess D. The AARC (American Association for Respiratory Care) clinical practice guidelines. *Respir Care.* 1991;36(12):1398 – 1401.

11. The AARC (American Association for Respiratory Care) clinical practice guidelines. *Respir Care.* 1992;37(8):882 – 922.
美国呼吸护理学会(AARC)提供的国家标准列出了许多呼吸治疗实施过程中的适应证、危害和注意事项。这些标准由相关的专家编写,为项目的应用提供了循证参考。

12. Browning JA, Kiaser DL, Durbin CG Jr. The effect of guidelines on the appropriate use of arterial blood gas analysis in the intensive care unit. *Respir Care.* 1989;34:

269 - 276.

Browning 是最早评估呼吸护理协议项目的专家之一。在他早期的工作中,在 ICU 环境里,(应用呼吸护理协议项目)使患者的血气分析数量减少了。

13. Albin RJ, Criner JG, Thomas S, et al. Pattern of non-ICU inpatient supplemental oxygen utilization in a university hospital. *Chest*. 1992;102:1672 - 1675.

这证明了此项目可以设计专门氧疗方案,使呼吸护理从业者改善有适应证患者的依从性。

14. Tenholder MF, Bryson MJ, Whitlock WL. A model for conversion from small volume nebulizer to metered dose inhaler aerosol therapy. *Chest*. 1992;101:634 - 637.

当有较低成本的替代方案可达到类似的临床结果时,应加以重点考虑。这篇参考文献首次展示了一项由小型雾化器转变为计量吸入器成功的项目案例。

15. Nielson-Tietsort J, Poole B, Creagh CE, et al. Respiratory care protocol: an approach to in-hospital respiratory therapy. *Respir Care*. 1981;26:430 - 436.

20 世纪 80 年代早期几乎没有相关的协议,而本文就这些协议的影响进行了回顾,提出了将协议作为呼吸治疗实施的途径。

16. Burns DM. When information is key to survival: breathing life into respiratory care. *Healthc Inform*. 1994;11:24 - 30.

协议项目要求获取重要信息,并提供可用的报告跟踪临床和成本结果。部门信息系统在开发、实施和监视协议程序方面提供了一个有价值的工具。

17. Ford R, Phillips J, Burns D. Early results of implementing a patient driven protocol system [abstract]. *Respir Care*. 1993;38:1306.

在 UCSD,单一的肺强化层实施后 90 天内,气雾剂治疗和 CPT 均显著减少。最后给出了试验结果。

18. Phillips JE, Ford RM, Morris TA. *UCSD Patient Driven Protocols*. Ann Arbor, MI: Daedalus Enterprises Inc; 1998.

美国加州大学圣地亚哥分校呼吸护理部制定的 23 项方案的详细视图,包括算法、策略和单页参考指南。

19. Burton GG, Tietsort JA. *Therapist-Driven Respiratory Care Protocols: A Practitioner's Guide*. Oregon, OR: Academy Medical Systems; 1993.

早期的协议是从全国各地的 RC 部门汇编而成,并在本文中汇编以供审查。

20. Stoller J, Kester L, eds. Therapist-driven protocols. *Respir Care Clin N Am*. 1996;2 (1, special issue).

这个问题是一个很好的信息概要,包括协议的基本原理、实现协议的后勤支持和法律考虑。

21. Durbin CG Jr. 2006 Philip Kittredge Memorial Lecture. What to do when protocols fail. *Respir Care*. 2007;52(3):324 – 326.

描述在未能成功实施协议系统的中心所做的观察、医生和执业人员级别的障碍，以及如何克服这些障碍。

22. Stoller JK. The effectiveness of respiratory care protocols. *Respir Care*. 2004;49(7): 761 – 765.

概述协议的成功和影响，以及具有有效程序的中心的特征和质量。具体确定与雾化管理、支气管卫生、氧气管理和呼吸机管理相关的协议循证的有效性。

第18章

临床改进质量和减少错误的技术

Gregory B. Seymann

背景

一代代的医师已经认识到,医学实践是以科学和艺术为基础的。这一传统的论题认为,科学提供了病理生理学的理论基础,证明了其在技术和药理学上的应用,使临床医师能够治愈患者。"医学艺术"被交给与患者建立独特联系的医师个体,并选择如何最佳地将科学数据应用于每位患者。这个过程被看作是一门"艺术",由一位经验丰富的临床医师完美应用,制订新的治疗计划。

医学研究所(IOM)在 1999 年发表了一篇《人非圣贤 孰能无过》(*To Err Is Human*)的医学报道,报道中宣称"医疗本应该并且可以是安全的,但事实上并非如此",自此医学实践的观念发生了显著变化。该报道基于两项研究,"每年至少有 4.4 万人,甚至多达 9.8 万人因医疗中的错误死于医院,这些本来是可以避免的……"这一死亡率超过了 AIDS 或乳腺癌的年死亡率。这些信息唤醒了公众和医疗界,尽管科学新发现的数量呈指数型增长,但美国医疗体系对患者的治疗效果并不理想。

早期患者安全和质量改进运动的倡导者意识到,IOM 的数据可能只代表冰山一角,并认为许多的非致命错误造成的临时伤害或"濒临失误"肯定没有被报道出来。随后,卫生和人类服务部的监察办公室(OIG)在后续研究中揭露,2008 年 10 月份,住院医疗保险受益人的不良事件发生率为 27%。在这些事件中,只有 1.5% 导致死亡。其余事件导致了严重或暂时的伤害或者是延长住院时间。最重要的是,本研究中的医师评论员认为,44% 的事件是很明显的或者可预防的。这些事件每月影响 270 000 例患者,医疗保险每年的额外支出为 44 亿美元。

定义为"错误"的事件,其性质和频率相当广泛。OIG 研究证实,尽管媒体关注度很高,诸如手术部位错误此类严重错误仍然极少。大部分归因于药物(例如,由于抗凝剂引起的过度出血、由精神药物引起的精神错乱以及由肾毒素引起的肾功能不全)。其他类似研究表明,医疗错误通常由本来认为有益的干预措施引起的。McGlynn 及其同事进行了一项大型的、不同地理位置、为期两年的回顾性研究。他们发现,全面遵守完善、规范的质量标准(例如,老年人接种流感疫苗、治疗难以控制的高血压、冠心病患者治疗高胆固醇)的比例为 54.9%。换句话说,患者只在一半时间内接受了基于证据的标准化护理。大多数缺陷涉及对经验证明的治疗措施使用过少。

这些错误对财政的影响非常惊人,并激励着健康医疗付费政策不断变革。除了因对住院患者错误医疗导致的 40 亿美元支出之外,由此导致的后续再次住院每年还要花费美国医疗卫生系统 250 亿美元。卫生护理行动团体、私人和公共付款人为医院和医师创造了越来越多激励措施来提高患者护理的质量和安全性。

系统改进:示例

回顾"医学艺术"的概念,其作用不及受过培训的医师更值得信赖。重温上面列出的一些错误的例子,很明显,很多证据支持的干预措施并不能可靠地应用于所需的患者。为什么科学的方法也不能适用于"医学艺术"呢?换句话说,严格的调研以发现更好的方法来确保适当的医疗干预措施适用于符合资格的患者,这和发现新知识一样能使患者受益。常言道:"我们不需要做更好的事,我们只需要把事情做得更好"。

IOM 报道的作者很清楚,医疗护理中高错误率的主要原因并非医师疏忽或缺乏训练。其他行业,特别是汽车和航空领域,在提高产品和服务的可靠性方面已经取得了数十年的成功,并为医学领域提供了宝贵的参考模式。与医疗相比,这些行业没有把错误的主要责任归咎于员工个人。相反,他们已经接受了个体工人难免出现疏漏的事实,而寻求改进系统来解决这个问题。在过去 20 年中,患者安全和质量改善领域的领导者已经花了很多时间探索将这些概念应用于医疗的方法,并鼓励医疗界接受这一方法。

那些坚信能将医疗转变为高度可靠行业的人中已经有很多成功的事迹。回顾几个例子,说明如何采用科学方法在当地医院产生创新性的变革。

Keystone 项目的重点是应用简单的干预措施来消除重症监护室(ICU)内中心静脉导管(CVC)相关的血流感染。数据表明,ICU 中,CVC 每年会造成

80 000 例血流感染,导致 28 000 人死亡,费用为 23 亿美元。其次,他们确定了一套以循证医学为基础的最佳操作方法来减少与 CVC 相关的血流感染。

1. 严格遵守手卫生。

2. CVC 插入时应用完全无菌措施(帽子、隔离衣、口罩、无菌巾)。

3. 用氯己定进行皮肤消毒。

4. 尽可能避免选择股部为穿刺点。

5. 尽早去除不必要的导管。

大多数 ICU 临床医师在学习的时候都知道这些最佳措施,但不清楚怎样严格遵守才能改善预后。更重要的是,调查人员认识到需要进行系统性的改变,以确保这些操作得到可靠遵守;期望医师和护士每次都分毫不差地执行操作步骤难以对实践结果产生影响。

作为研究的一部分,每个 ICU 都招募了优秀医师和护士各一名。这些主管人员的任务是教会同事们这些改变,并督导这些干预措施顺利实施。准备具有必要设备的治疗车,使得医生更容易遵守无菌操作规程,并制作一个清单,以便遵守所有 5 个步骤。如果没有遵循列出的操作步骤,单位工作人员有权在非紧急情况下叫停执行人员,并且每日讨论每位患者的导管是否可去除。定期向团队提供有关 CVC 相关血流感染率的反馈意见。

应用这个简单的模型,3 个月内,研究医院 ICU 血流感染的中位数从每 1000 个导管中 2.7 个感染下降到 0 个。值得注意的是,在全部 18 个月的观察中,感染率中位数保持在 0。血液感染的总体发病率下降了 66%。研究人群涵盖密歇根州 85% 可用的 ICU 床位,因此影响是很广泛的。将这些实践操作推广到全国各地的 ICU,将会对患者安全产生重大影响。

对医院获得性静脉血栓栓塞(VTE)的预防是另一个实际情况远差于预期的事件。据估计,美国每年有 10 万人因 VTE 而死亡。尽管有充分证据和广泛传播的国家指南,但住院患者适当药物预防率仅为 30%~50%。在圣地亚哥,加利福尼亚大学医院的临床医师意识到,这种不良的表现需要改善。随着简化风险评估工具的发展和实施,他们将适当的 VTE 预防率提高到了 98%。调查人员认识到,医师需要一套可靠的危险因素评估方法以及时提起医师的注意。他们组织了一个多学科小组,包括卫生管理人员、具有 VTE 鉴定资质的呼吸科医师、药剂师、护士和信息系统专家,来建立一套循证方案。他们的风险评估工具与其他现存的不同,简单易使用,而不是基于条款的数字评分系统,该工具的设计使得临床医师可以快速查阅标准,并将患者分为存在 VTE 的低、中、高风险组。

干预措施的一个同样重要的方面是"强迫"风险评估,把此项作为住院医师接收入院患者的常规医嘱。若不完成 VTE 风险评估,医师则无法开医嘱,从而给予患者适当的抗凝剂预防治疗。研究医院的一个优势是存在一个计算机化的医嘱输入系统,使得风险评估的推广更加无懈可击。然而,如果在手写医嘱清单的情况下,很可能会混杂不清了。

最后,调查人员不断重新评估其结果,这也使得他们取得了"持续的质量改善"。例如,此方案推广不久之后,适当的 VTE 预防率从 50% 上升到 80%。这一值得称赞的进步后,我们意识到还有 20% 的患者没有得到 VTE 的预防,调查人员回顾了该方案全部的可用数据。他们发现医师偶尔会错把 VTE 的高危患者归类为低危组。经过修改,减少此错误后,进步非常惊人,在该研究的末期预防率已达到 98%。

系统改进:关键概念

这两个直接的干预措施只是个案说明,还有一些更广泛的推动成功质量改进的概念。牢固掌握这些概念,对于那些致力于在他们的实践、科室、医院乃至于医疗系统中做出积极改变的医师大有裨益(表 18 - 1)。

第一个概念是保持干预方法简单易行。医疗护理人员工作繁忙,且烦琐或复杂的工作流程变化也不太可能被采用。10 多年前,Fine 及其同事发表的肺炎严重指数(PSI)是一项严格制定并经过验证的预测工具,可帮助临床医师估计社区获得性肺炎患者的 30 天死亡风险。此外,它已被验证为一

表 18 - 1	成功的质量改进措施的关键概念

- 保持干预方法简单易行
- 把干预方法整合到标准的工作流程中,从而最大限度地减少干预方法的中断
- 尽可能地尝试标准化流程
- 及时反馈结果
- 努力确保任何新流程都从主要用户处安全"购买"
- 在组织中创造安全素养
- 一旦实现改进,继续进行持续监控,以确保其得到及时维护
- 设定高目标,力争不断改进完善

种安全有效的工具,用于确定这些患者需要的治疗场所。尽管它是大多数肺炎临床研究中风险评估模型的核心部分,但在实践中很少使用,因为它需要一个复杂的评分系统,涉及来自 19 个不同变量的数据。类似地,在圣地亚哥研究之前的 VTE 风险分层模型也很烦琐,需要基于条款的数字评分系统来分层患者。相比之下,简化的工具在当地机构迅速应用,效果很好。该模式目前正在全国范围广泛流行。

　　Keystone 项目很好地表明,像清单一样简单的操作流程可以对患者的结果产生巨大的影响。这样的干预不仅要简单,而且必须顺利地融入从业者的工作流程中。在 Keystone 项目的案例中,如果清单没有方便地放在治疗车上,那么合规操作可能将会明显减少。任何妨碍繁重工作的障碍都可能被跳过;在 CVC 植入过程中,医师或护士不大可能会去找清单。在 VTE 研究的情况下,评估步骤被嵌入医嘱程序中,如果没有,则不能下达医嘱。如果设置成要求医生积极主动寻找评估的模式,可能再次绕过这一关键步骤。这些"工作"是任何质量改进举措的敌人,因此,确保干预方法对从业者常规工作流程的影响最小化至关重要。

　　Keystone 项目和 VTE 预防项目都是流程标准化的实例。在这些措施之前,每位医师会根据自己的个人偏好选择 CVC 置管方法及 VTE 预防策略。在实践中的偏差造就了犯错误的空间。通过 CVC 清单和 VTE 医嘱设置这两个实例,临床医师每当做决定时都应该警醒,要执行循证医学的最佳做法。事实上,在大多数医师做同样处置的情况下,才能允许调查人员研究过程本身的影响,而在 VTE 预防这一案例中,早期发现缺陷是为了增加干预的力量。

　　对干预措施效果的及时反馈是变革的动力。医疗培训应选择能动性强的高素质人士,从而可以定期反馈并推动干预措施的改善。在 Keystone 项目中,团队每月报告其 CVC 感染率,在这种情况下,这些病例有助于大家认识到执行清单的优势,并加强医师和护士依从性。

　　确保任何新的干预都从主要用户处安全获得是成功的关键。VTE 预防工作由主要利益相关者组成的多学科团队实现了这一目标,具有广泛的代表性,以确保在实施之前影响所有用户的问题都能被考虑到。Keystone 项目都安排当地临床中的佼佼者来执行,这种情况保证医疗和护理都能取得领先,从而实现了这一目标。当员工看到他们的同事拥有主动权时,通常更容易获得支持,而不是被视为管理员"自上而下"的命令。

　　创造"安全文化"是另一个关键概念,所有机构为减少系统性错误必须努力实现。这种文化的一个组成部分就是当出现患者安全问题时废除传统的权力链。在 Keystone 项目中,事先达成规程,即每个参与医院的行政机构将授权和支持护理人员监督医师遵守 CVC 最佳操作规范,这对成功至关重要。这一概念在航空领域得到了成功应用,标准做法是:如果机组成员中的任何人察觉安全程序可能存在偏差,都可以挑战上级的权威。在医疗护理方面如果没有这样一个团队,则无法实现减少差错的重大进展。

　　推进积极变革的领导人不在成功面前止步不前,这一点也非常重要。更加切实地将"改进质量"变更为"持续改进质量",因为我们一直在寻找更好的方法。VTE 项目在规程推出后取得了显著的成果;然而,即便 80% 这一结果相对之前提高了 50%,调查人员对这一结果仍不满意。带着"持续改进质量"的理念,他们重新评估了其规程的内容,并进行了些许修改,从而进一步提高了成果。

　　最后,早期取得的成功被长久保持下去也至关重要。许多受挫的吸烟者和节食者都意识到,若没有继续前进的责任感,积极的行为方式的改变则很难保持。"保持成果"是实现持久改进的中心目标,对成功的干预方法的持续督导仍然很重要。Keystone 项目的调查员在报告数据之前,监测了 18 个月中清单的有效性,VTE 和 CVC 感染预防措施继续进行主动监测,以保证取得的成果得以持续。

结论

　　医疗从业人员已经把质量和安全提升为工作的重中之重。改善医疗护理服务技术这一理念的进步,已经使医疗行业朝着每一次都能对每一位患者提供适时且正确的护理这一目标发展。

　　外部力量将使临床医师越来越难以避免地把对发展有益的新工具用于实践中。自 2003 年以来,对公立医院医疗质量的评估报告已经实施,对医师表现评估的报告已见端倪。"按表现支付薪酬"的方法正在由联邦政府和个体付款人积极实施,目的是重新设计薪资政策来奖励优质护理,而不再以数量来衡量。除了书面考试之外,若要持有美国内科学院所有专业的认证,需要有高质量技术改进的具体示范。

　　吸引临床医师、患者、付款人和美国医疗监管机构优化业绩的动力越来越大,最终将最大限度地为人民的健康和福利服务。提高医患对这个话题的认识至关重要,培养医师领导这项工作将确保这一议程朝向有利方向发展,最终使医患双方都能受益。对于那些受到本人启发且想要学习更多的读者,参考文献可提供更深入的学习机会。

(赵晓赟 译)

参考文献

1. Corrigan J, Kohn LT, Donaldson MS, eds. *To Err Is Human: Building a Safer Health System*. Washington, DC: National Academy Press; 1999.
   10 多年来,国际移民组织发布的这份具有里程碑意义的报道,推动了美国医疗体系在提高质量和患者安全方面的改革,并为正在进行的医疗改革设定了议程。

2. Department of Health and Human Services, Office of Inspector General. *Adverse Events in Hospitals: National Incidence Among Medicare Beneficiaries*. Washington, DC: Government Printing Office; 2010.
   本报道通过估计影响美国医院医疗保险患者的非致命性医疗差错率,加强了 IOM 10 年前讨论的信息死亡率,揭示了医疗保健差错范围的更有力图景。

3. McGlynn E, Asch S, Adams J, et al. The quality of health care delivered to adults in the United States. *N Engl J Med*. 2003;348:2635 – 2645.
   这项大型研究表明,在提供标准化的循证质量护理指标方面存在显著不足。对持怀疑态度的人来说,重新审视所选择的指标是有益的,因为这些指标包含了被普遍接受但明显未得到充分利用的做法。

4. National Priorities Partnership. "Preventing hospital readmissions: a $25 billion opportunity." Compact action brief: a roadmap for increasing value in healthcare. http://www.nehi.net/publications/51/compact_action_brief_preventing_hospital_readmissions. Accessed August 3, 2011.
   本文件汇集了来自不同来源的数据,以估计可预防的医院再入院的财政负担,目前这是联邦政府激励质量的主要目标。

5. Pronovost P, Needham D, Berenholtz S, et al. An intervention to decrease catheter-related bloodstream infections in the ICU. *N Engl J Med*. 2006;355:2725 – 2732.
   这项开创性的研究表明,简单的干预措施可能对患者的预后产生显著影响。密歇根州 ICU 护理流程的修订使全州与导管相关的血流感染减少了 66%。

6. Gawande A. The checklist. *The New Yorker*. December 10, 2007. http://www.new-

yorker. com/reporting/2007/12/10/071210fa _ fact _ gawande. Accessed March 15, 2011.

这是一篇平淡无奇但颇有见地的论文,论述了简单的干预措施对质量的影响,作者是为普通公众撰写健康问题方面最重要的作者之一。他详述了普罗诺沃斯特工作的影响,以及更广泛实施的障碍。

7. Geerts W, Bergqvist D, Pineo G, et al. Prevention of venous thromboembolism: American College of Chest Physicians Evidence-Based Clinical Practice Guidelines (8th ed.). *Chest.* 2008;133(S6):381S – 453S.

美国胸科医师学会(ACCP)正在进行的定期更新的系统综述提供了对各种临床环境中 VTE 预防证据的全面综述。

8. Maynard G, Morris T, Jenkins I, et al. Optimizing prevention of hospital-acquired venous thromboembolism (VTE): prospective validation of a VTE risk assessment model. *J Hosp Med.* 2010;5:10 – 18.

这项研究很好地说明了一线临床医生如何使用质量改进技术来获得强大的结果。正如文中所讨论的,研究人员能够在他们的机构中将适当的 VTE 预防率提高到 98%。

9. Fine M, Auble T, Yealy D, et al. A prediction rule to identify low-risk patients with community-acquired pneumonia. *N Engl J Med.* 1997;336:243 – 250.

本研究的研究人员推导并验证了一种准确、可靠的预测工具以预测肺炎死亡率和决定住院患者护理的必要性,但过于复杂难以在临床应用。它强调了将良好的科学应用于患者护理的困难。

10. Motykie G, Zebala L, Caprini J, et al. A guide to venous thromboembolism risk factor assessment. *J Thromb Thrombolysis.* 2000;9(3):253 – 262.

请参阅这篇综述,特别是附录,以了解在圣地亚哥研究之前提出的一些 VTE 风险分层系统的复杂性。很明显,对于忙碌的临床医生来说,采用这些系统是很有挑战性的。

11. Berwick D; The Commonwealth Fund. *Escape Fire: Lessons for the Future of Health Care.* New York, NY: The Commonwealth Fund; 2002.

卫生保健改进研究所的首席执行官和医疗保险和医疗补助服务中心的代理行政长官提供了一个重新设计美国医疗保健系统的雄辩机会,以更好地满足患者的需要。

12. Chassin M. Is health care ready for six sigma quality? *Milbank Q.* 1998;76(4): 565 – 591.

呼吁有组织的医学机构跟随高性能行业的引导,这些行业通过使用"六西格玛"

方法实现了远远超过医疗行业所达到的水平。

13. Leape L. Error in medicine. *JAMA*. 1994;272(23):1851 – 1857.

从认知心理学和人为因素心理学的角度深入探讨了人为错误的科学,并应用系统重新设计来提高工作场所的安全性。这篇论文是由患者安全研究的先驱之一撰写的,它回顾了航空等高可操作性行业的关键概念,这些概念为随后 10 年医疗保健领域所采用的变革提供了依据。

14. Gawande A. *Better: A Surgeon's Notes on Performance*. New York, NY: Picador Books (Henry Holt and Company); 2007.

对于有兴趣进一步了解医疗保健质量改进方面的创新实例的读者,Gawande 提供了许多引人入胜的故事,讲述了不同的个人如何致力于在他们的社区中改善医疗保健。他鼓励读者成为"积极的越轨者",并分享了他关于如何让个人医学生涯产生更大影响的想法。

第19章

残疾和法医学评估

William G.Hughson

　　许多医师不喜欢写法医报告。他们安于自己诊断和治疗疾病的传统角色。但是，提供清晰的书面报告是确保他们的患者获得工伤补偿金和其他福利的重要因素。这些报告由残疾评定人士、保险理赔人和工人补偿判决人等非医务人员阅读，经常要求使用特殊形式和隐晦的术语来达成特定的法律和行政目的。

　　区分病损和残疾是很重要的。病损是由疾病过程引起的解剖或功能的丧失。残疾是病损引起的功能缺失，包括工作能力。它可以被定义为无法完成指定级别的活动，或者在执行该工作过程中过度痛苦。残疾程度与工作的实际要求直接相关。例如，第1秒用力呼气量（FEV_1）为1 L的老师可能没有残疾，而体力劳动者则需要再培训去从事另外的工作。非医疗的人士会依靠医师意见就残疾问题做出最终决定。

　　法医学报告应包括标准医学会诊的所有细节，以及详细职业史。在检查之前完成患者生成表格可以促进评估的进行。报告的评估部分应包含表19-1中列出的所有问题的答案。我们倾向于问答的形式，因为它可以节省时间，并能更清楚地解释问题和医师的意见。要点问题需要用具有法律意义的特定词汇去讨论。

什么是诊断?

　　这通常是最容易回答的问题。应列出每种肺部病情以及支持其诊断的证据。例如，石棉肺的诊断基于暴露史、适当的潜伏期、胸部X线片上的间质改变、肺功能提示限制性通气功能障碍和弥散功能降低、肺部听诊捻发音。还应列出非肺部诊断，特别是关乎病损或残疾的。

诊断是与工作相关吗?

　　这需要判断该疾病是否由工作场所暴露而引发、加重、加速或突发的。

这种判断必须以合理的医疗概率的方式表达,这意味着疾病与工作有关的可能性更大(即 >50% 概率)。法律系统认为总是会有一些不确定性,但是若没有用合理的医学概率表达意见,就无法解决患者的法律问题。引发,定义为由工作引起的新疾病(例如石棉肺)。加重,是指雇佣关系使得先前不影响工作或日常生活的环境状态恶化了(例如,吸烟的慢性阻塞性肺部疾病患者暴露于工业粉尘中)。加速意味着原本随着时间推移自然恶化的情况由于就业而加速恶化(例如,肺气肿患者的气道阻塞暴露于刺激性气体中)。突发是指由于就业,先前存在的情况第一次表现出来(例如过敏性哮喘患者暴露于面粉中)。疾病与就业的时间顺序关系非常重要。例如,肺尘埃沉着病需要数年才能发展,以及免疫介导的反应需要数周至数月才能发生致敏。重要的是要注意,症状是否在工作中恶化,而在周末或假期时改善。同事中存在类似的情况具有高度提示意义。暴露的性质和严重程度应通过获得材料安全数据表和可用的工业卫生信息来确定。应描述出应用保护装置(例如呼吸器)和充分的通风情况。

表 19 - 1	在残疾评估报告中需要回答的问题

1. 诊断是什么?

2. 诊断是由工作而引起、加重、加速和突发的?

3. 有损伤证据吗? 如果是这样,损伤有多严重? 使用什么评级系统? 患者的表现如何对应于这个系统?

4. 是临时残疾吗? 那么,是部分还是全部? 预期的恢复时间是多少?

5. 患者能否回到以前的岗位? 如果环境得以修复,患者能否回到工作岗位? 是否有工作限制或预防措施?

6. 是永久性残疾吗? 如果是,患者是否固定在某一级别? 什么时候患者趋于平稳?

7. 永久性残疾有多严重? 使用什么评分系统,以及患者的表现怎样对应这个系统?

8. 是否有永久的工作限制? 如果是,那是什么?

9. 是否有分摊永久性残疾的依据? 如果没有发生工伤,预先存在的条件会造成伤残吗?

10. 是职业再培训吗? 如果是,哪些类型的工作是适当的?

11. 需要进一步的治疗吗? 如果是,治疗的性质、频率和持续时间是多少?

有没有病损证明？如果有，病损有多严重？

主观数据（如呼吸困难、虚弱和疼痛）必须与客观数据区别开来，因为在诉讼程序中，症状对于疾病的度量往往是不可靠的。查体和胸部影像学可提供诊断信息，但无法测量功能方面。基础肺量计仍然是评估病损程度的基石。需要添加其他技术（例如运动测试）。清楚哪个评级系统适用于患者的情况很重要。美国医学协会（AMA）永久性损伤评估指南最为常用。引荐来源应提供明确的说明，并在必要时向医师提供评分系统。

是否有残疾？

如果是，是局部还是整体，是暂时还是永久？关键问题是"患者能否回到岗位中进行平常和习惯性的活动？"这需要清楚地了解患者的工作，包括所需的体力和潜在的有害暴露。职业接触史可从患者身上获得，并附有雇主提供的书面工作描述。当患者能够执行一些但不是全部的日常工作时，则表明存在部分残疾。有用的问题包括：如果工种改变后，患者是否可以返回工作？是否有工作限制或预防措施？在大多数情况下，雇主必须做出合理的安排。但是，调整工作通常很困难，对于"合理"的定义可能会存在争议。即便进行了妥善安排，患者也完全无法工作时，则存在完全残疾。如果残疾是暂时的（部分或全部），重要的是向患者和雇主提供预计恢复所需的时间，以便将任务分配给其他工作人员。如果可能是永久性残疾的话，要尽快告知雇主和患者。这有助于为患者的未来进行现实的规划。

是否是永久性残疾？

如果存在永久性残疾，患者是否固定于某一级别？残疾有多严重？患者在最大医疗改善后且无法进一步恢复后达到持久并稳定的残疾状态。报告应清楚地描述患者的病损及其对工作能力的影响。这包括任何永久的限制和避免接触，但要保证严谨。诸如"不再进一步接触粉尘或烟雾"等笼统性声明会可能导致患者失业。需要精确描述任何特定的需避免的暴露（例如过敏原或敏化剂）并考虑到剂量（例如，呼吸器使用、通气要求、职业安全和健康管理局允许的接触限值）。例如,具有轻度石棉肺的患者可能能够在现行法规下继续工作,因为现在允许的粉尘水平非常低。永久性残疾的描述必须包含适用于评级系统的术语。例如,在加利福尼亚,诸如最小或中度、偶尔或频繁这些词语在描述呼吸困难时具有特定含义。"加州劳工法"对肺病引起的不能从事重体力劳动和伤残百分比分级都有区分。评级系统的副本可以从引荐来源和联邦监管机构获得。

有什么分摊的基础吗?

仅当存在永久性残疾时才考虑分摊。它用于描述职业性和非职业性肺部疾病对全部残疾的相对作用。然而,分摊的医学概念与法律原则不同,正如损伤与残疾不同。例如,虽然大多数医师会将预先存在的哮喘作为一位油漆工肺损伤的一个因素,但分摊的法律概念会认定这是先前存在的残疾。一个有用的问题是:如果没有发生工伤,先前存在的状况是否会造成残疾? 在油漆工的案例中,如果在工伤之前没有发现残疾的证据(例如,工作限制、由于疾病状态而导致的失业),则不会有分摊的依据,残疾则被认为全部与工作相关。如果本身存在残疾,而这种状况因就业而加剧或加速,则残疾程度的增加将分摊并予以赔偿。处理分摊的最佳方法是规定两部分描述永久性残疾的情况。第一部分描述现有的残疾因素(主观和客观)和工作限制。第二部分描述职业前存在的残疾因素和工作限制。听证官决定两部分中每一部分所代表的残疾程度,并通过减法分摊由就业造成的残疾。

再就业培训合适吗?

严重损伤的患者可能完全无法从事任何类型的工作。功能更好的人员适合再培训,这是工人的补偿福利。医师应该描述出适合患者的工作类型和工作避免接触的因素。可能会要求医师与职业康复顾问就患者状况进行沟通。

需要进一步的医疗治疗吗?

描述所有治疗的性质、频率和预期持续的时间很重要。在大多数情况下,即使在非职业因素存在的情况下,如果职业与残疾有关,医疗费用应由工人的赔偿款来支付。通常不允许分摊医疗费用。

（赵晓赟　译）

参考文献

1. Brigham CR, Babitsky S. Independent medical evaluations and impairment ratings. *Occup Med*. 1998;13:325 – 343.

   医学报告写作的详细回顾。

2. Cowl CT. Occupational asthma: review of assessment, treatment and compensation. *Chest*. 2011;139:674 – 681.

   很好的综述,包括伤残、工伤赔偿和保险制度的讨论。

3. Demeter SL. Disability evaluation. *Occup Med*. 1998;13:315 – 323.

   讨论各种评级系统,包括 AMA 指南。

4. Guidotti TL, Martin CJ. Evaluation of the worker with suspected occupational lung disease. *Occup Med*. 1998;13:279 – 288.

   回顾职业性肺病的治疗方法,包括病因和残疾问题。

5. Lentz G, Christian JH, Tierman SN. Disability prevention and management. In: Ladou J, ed. *Current Occupational and Environmental Medicine*. 4th ed. New York, NY: McGraw-Hill; 2007:21 – 35.

   对残疾概念及其评估和管理的一般方法进行了良好的审查。这本书的其他章节是关于职业历史和工人报酬的。

6. Plumb JM, Cowell JWF. An overview of workers' compensation. *Occup Med*. 1998; 13:241 – 272.

   对职工薪酬各方面进行了详细审查。

7. Rondinelli RD, Beller TA. Impairment rating and disability evaluation of the pulmonary system. *Phys Med Rehabil Clin N Am*. 2001;12:667 – 679.

   关于肺功能障碍评估的诊断程序和评估标准的综述。

8. Rondinelli R, Genovese E, Mueller KL, eds. *Guides to the Evaluation of Permanent Impairment*. 6th ed. Chicago, IL: American Medical Association; 2007.

   这本书描述了 AMA 的评级系统。

9. Sood A, Beckett WS. Determination of disability for patients with advanced lung dis-

ease. *Clin Chest Med*. 1997;18:471 – 482.

讨论了各种评分系统和撰写报告的方法。

10. Sood A, Redlich CA. Pulmonary function tests at work. *Clin Chest Med*. 2001;22: 783 – 793.

非常出色的综述,关于肺功能测试用于诊断职业性肺病和评估损害。

11. Taiwo OA, Cain HC. Pulmonary impairment and disability. *Clin Chest Med*. 2002; 23:841 – 851.

详细的综述文章,包括肺功能测试和残疾评定系统的讨论。

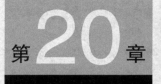

第20章 航空旅行和高原医学

David J. De La Zerda, Frank L. Powell

引言

由于升至高空引起的最常见的医学急症是低压性缺氧,由于吸入气氧分压(PiO_2)的降低引。PiO_2在高海拔地区的下降预测公式为:$PiO_2 = FiO_2 \times (P_{baro} - PH_2O)$。$FiO_2$是吸入氧气分数,不管高度如何,保持恒定在21%。$P_{baro}$是大气压(例如,在海平面上为760mmHg)。$PH_2O$是当空气完全加湿时的水蒸气分压,就像在肺泡中一样。P_{baro}是决定PiO_2的主要因素,因为体温下(37℃),PH_2O为47mmHg,FiO_2和PH_2O为常数。表20-1显示了不同高度的PiO_2。高海拔地区的P_{baro}的下降导致低压性缺氧。在肺部原本已存在低氧血症的患者中,无论是航空旅行还是高空活动(如滑雪和登山)都可能增加发生严重低氧血症的风险。

航空旅行

虽然大多数商业航班在22 000~44 000英尺(6 700~13 400m)之间巡航,但美国联邦航空局规定机舱应加压以模拟海拔低于8000英尺(2438m)时的状态。在该高度,正常个体动脉血(PaO_2)中的氧分压通常为75~53mmHg,这对应海平面氧饱和度下降3%~5%。

根据疾病预防控制中心(CDC),飞行中的医疗急症很少见。10 000~40 000名航空旅行者中会出现1例医疗事件,15万人中会有1人需要使用医疗设备或药物,死亡率为3/10 000 000(其中2/3死于心脏病)。最常见的医疗问题是血管迷走神经、胃肠道、呼吸道、心脏和神经系统问题。预先筛选的患者似乎在确保健康飞行方面是有价值的。在对涉及1 115名筛选患者的研究中,1011人确认飞行,没有人出现明显的飞行问题。其余104例患者有各种不稳定和稳定的情况,阻止了航空旅行。前瞻性评估和管理需要了解各种特定疾病状态所涉及的风险。即使进行了预检,也可能会出现一些问题。

表 20－1	气压、高度和氧气				
气压（mmHg）	590	460	300	270	215
高度（ft）	6500	13 000	20 000	26 000	32 000
动脉血氧分压（mmHg）	150	90	65	55	45
动脉血氧饱和度(%)	95	90	80	65	55

　　大多数患有慢性阻塞性肺疾病（COPD）的患者可以在很少或没有干预措施的情况下安全飞行。这存在相当大的个体差异，因为商用飞机达到中等高度也可能会导致通气功能的变化。在 8000 英尺（ $Pb = 565mmHg$ ）下 60 分钟后，健康人和严重 COPD 患者的肺功能变化包括用力肺活量（FVC）下降、残气量增加和气道阻力变化。在 44 名 FEV_1 为 34%（ ±9% ）的 COPD 患者的小队列研究中，患者 28 天内飞行中位时间 3 小时，只有 18.2% 的患者在飞行中出现了症状和体征。主诉主要是呼吸困难、水肿、喘息和发绀。只有两名患者需要辅助吸氧，无患者需要住院治疗。其他研究也显示出类似的结果。

　　肺动脉高压患者在航空旅行期间缺氧风险增加，因为较低的吸入气氧张力可导致肺动脉血管收缩。随后的肺血管阻力升高可能使已经受损的右心室压力增加。因此，Ⅲ级或Ⅳ级功能的患者应该避免不必要的飞行。理想情况下，Ⅰ级和Ⅱ级功能的患者应在航空旅行前接受正式评估，并进行缺氧性高度模拟试验。如果经过彻底评估，患者被认为适合飞行，航空航天医学协会建议在飞行中对患者活动进行限制。

　　哮喘是一种常见的肺部疾病，在航空旅行中有恶化的风险。对于大多数飞行相关的恶化，单独应用吸入性支气管扩张剂就可进行治疗。尽管患者自己携带支气管扩张剂最为方便，但紧急用药支气管扩张剂是商用飞机上标准飞行急救医疗包的一部分。航空航天医学协会建议所有哮喘患者在飞行期间携带口服泼尼松用于紧急情况。

　　在飞行中气胸具有特殊风险。在航空旅行之前，必须确定和矫正气胸的病因。近期出现气胸可能会在航空旅行期间扩大，并进展成为张力性气胸。因此，气胸的存在是航空旅行的绝对禁忌证。气胸成功引流 3 周后，可以进行航空旅行，只要在飞行前放射学上确认气胸已完全消退即可。

胸腔中的肺外气体（如行胸腔手术后）也可能造成重大风险，并应延迟空中旅行。如果客舱压力突然下降，气体可能会迅速膨胀，并增加致命性张力性气胸的风险。

商业航空旅行与深静脉血栓（DVT）风险的增加有关。外部危险因素包括不活动、血液浓缩、狭窄座位上静脉压力增加、座位边缘血管内皮损伤，以及机舱压力下降引起体液转移至细胞间隙从而引起血液浓缩。航空旅行中 DVT 形成的预先存在的风险因素包括 DVT、肺栓塞（PE）、血栓后综合征、恶性肿瘤、妊娠和慢性静脉功能不全的病史。在高风险患者中，美国胸科医师学会（ACCP）建议应频繁行走（当机组许可的情况下）、行等距腓肠肌肌肉训练、尽量坐在靠走道座位和穿分级压力袜（低于膝盖，踝部压力为 15 ~ 30mmHg）。ACCP 建议在航空旅行期间不要使用阿司匹林或抗凝剂来预防 DVT，但不应停止其他用途的抗凝治疗。

在飞行中发生的对中度低压性缺氧的主要心脏反应是心率的增加，随后是每搏输出量减少。这些过程可能增加冠状动脉疾病患者发生冠状动脉事件的风险。然而，稳定的心脏疾病并不限制飞行。例如，稳定的心绞痛患者不受管制或者受很少的限制，但心肌梗死患者 2 周内需避免飞行，除非患者在休息状态下没有胸痛和呼吸困难的现象、乘客不是一个人或不匆忙，以及硝酸甘油很容易获得，在这些前提下，2 周内出现心肌梗死的患者可以飞行。复杂性心肌梗死或活动受限的患者需要进一步的心脏病学评估，或者在航空旅行之前进行压力测试。

航空航天医学协会认为以下心血管疾病是商业航行的禁忌证：2 ~ 3 周内非复杂性心肌梗死、6 周内复杂性心肌梗死、不稳定型心绞痛、失代偿性或严重充血性心力衰竭、不受控制的高血压、10 ~ 14 天内冠状动脉旁路移植术（CABG）、2 周内脑血管意外（CVA）、不受控制的室性或室上性心动过速、艾森曼格综合征和严重的心脏瓣膜病。关于这些情况的进一步建议超出了本章的范围，但强烈建议存在这些情况的患者在航空旅行之前进行心脏病学评估。

辅助吸氧可以规避心肺功能受限患者飞行中的大部分障碍。海平面 PaO_2 是可以预测哪些患者飞行中需要辅助吸氧的一个重要指标。海平面 PaO_2 < 70mmHg 的患者应考虑吸氧。对于 PaO_2 > 70mmHg 的患者，飞行前可进行一系列评估用于评价飞行中是否需辅助吸氧。对于那些已经需要辅助吸氧的人来说，有些学者建议在基础水平上增加 2 L/min 流量吸氧。一些人推荐使用更复杂的预测公式。应谨慎使用这些公式,因为它们是从特定人群中计算衍生出来的。更多的主观问题如心肺储备或肌肉无力不包括在方程式中。预测公式可能会高估健康对照组的 PaO_2 值。以下是在中等高度海拔下导致高预测值($r^2 = 0.99, P < 0.001$)的一个公式:

$$PaO_2 \text{ alt} = 0.19(FEV_1 \times PaO_2 \text{ grnd}) - 11.51 [\ln(\max \text{ alt} - \text{grnd alt})]$$

其中 PaO_2 alt = PaO_2 预期达到的海拔高度下的 PaO_2 值;PaO_2 grnd = 在基础海拔高度下的 PaO_2 值;max alt = 预计达到的最大高度(以米为单位);grnd alt = 基线海拔(以米为单位)。

1984 年,Gong 等描述了使用缺氧性高度模拟试验(HAST)或缺氧吸入试验,客观评价海平面肺部疾病患者的氧需求。他们的初步报道包括 22 例 COPD 患者,要求这些患者从紧密贴合的面罩中呼吸低 FiO_2(高氮)的混合气体 15 分钟。通常使用 3 种不同的 FiO_2:0.209(基线)、0.17(模拟 5000 英尺的高度)和 0.15(模拟 8000 英尺的高度)。这些条件与在低压舱中获得的结果相当,但是要简单得多。

HAST 是一个相对简单的测试。最初,测量基线水平下动脉血气,以确定 PaO_2 和 $PaCO_2$。然后将吸入气中 FiO_2 改变至 0.15。密切监测患者的生命体征、血氧饱和度和症状(例如呼吸困难或胸痛)。如果发生令人担忧的症状或体征,或脉搏血氧饱和度读数低于 85%,则复查动脉血气,并停止试验。如果饱和度持续 ≥88% 20 分钟,则测试完成,并且复查动脉血气。如果测试结束时 $PaO_2 > 55mmHg$,则航空旅行中通常不需要辅助吸氧。如果 $<50mmHg$,则需要辅助吸氧。出现边缘测试结果(PaO_2 为 50 ~ 55mmHg)的情况下,则应在患者行走并且吸入气 FiO_2 为 0.15 时,额外再一次采动脉血气。

总之,航空旅行中可能会出现一些医疗问题。有风险的患者应在旅行前仔细评估,并根据其基本情况做出适当的建议。通过辅助吸氧可以防止舱室大气压力相关的缺氧。航空旅行中预计需要辅助吸氧的患者可以在将其氧气流量比其基线要求高出 2L/min。对于那些轻度的低氧血症患者,HAST 或几种预测公式可能有助于决定是否需辅助吸氧。患者及航空公司应在旅行日期之前做出安排,以确定管理办法、高海拔停留点以及需要辅助吸氧的旅行时长。在更具挑战的情况下,可能需要与航空医生进行讨论才能完成安排。

高山病

高度一旦超过由加压舱模拟的常规高度,则可能引发人体一系列紊乱,影响可能是无危险的,也可能是致命的。幸运的是,严重问题出现频率较低。然而,偏远地区公布的事故增加反映出人们对高空冒险的兴趣激增,并且高山病发生的风险随之增加。大多数高原病发生在每年到达山区的 1200 万滑雪者中。然而,越来越多的人正在挑战到达极限高度,这可能会出现更严重的问题。

高度可以在生理上定义为"高海拔"(5000 ~ 11 500 英尺,或 1500 ~ 3500m)、"超高海拔"(11 500 ~ 18 000 英尺,或 3500 ~ 5500m)和"极高海拔"(>18 000 英尺,或 5500m)。高于 20 000 英尺的高度被称为"死亡地带",因为在这样的高度,人类是不可能生存的。上升至高海拔地区将产生一系列高度相关疾病。急性高山病(AMS)在高海拔(5000 ~ 11 500 英尺)处最常见,而高原肺水肿(HAPE)和高原脑水肿(HACE)则是更严重的可能导致死亡的高山病,但几乎只在超高海拔及极高海拔出现。可能会出现一些高海拔相关疾病,但不在本章讨论的范围内。这些包括雪盲、视网膜出血、体温过低和高海拔肛门排气(在恶劣天气期间,密切观察在密闭帐篷中的登山者),以及慢性暴露相关的问题。

休闲娱乐的滑雪胜地大多在高海拔地区。许多景观位于或超过 10 000 英尺(3000m),人们可通过机动车辆快速接近。高海拔地区还存在商业和研究活动,如位于智利高 19 520 英尺(5950m)的复合矿和位于夏威夷 13 779 英尺(4200m)高的马恩凯亚天文台。每年有 6000 多人会攀登 14 408 英尺(4392m)高的 Rainier 山,以及有 800 名登山者会攀登至 Denali 山的顶点,那是北美最高的山峰,高度为 20 320 英尺(6193m)。到达这些高度的旅行者中有近 50% 会出现一些症状。据报道,66% 的登山者在 Rainier 山出现高山病,47% 的登山者在 Mt. Everest 山以及 30% 的登山者在 Denali 山都出现了高山病。

导致高山病发展的因素包括到达的最大高度、上升速度、运动强度、病毒性疾病、饮酒、服用安眠药和个体易感性。其他因素可能包括年龄和性别。然而,除了登山者既往高山病的病史外,还没有一个很好的预测因子可以预测出谁将出现高山病。相当多的证据表明,10 000 英尺(3000m)高度以上且上升速度每天大于 1000 英尺（300m）时，高山病的发病率显著增加。一些外在因素也可能通过使大气压低于该海拔的预测值而引发高山病。纬度、气温、低压风暴系统和冬季可能导致气压低于预期，从而诱发高山病。

对高海拔和中等高度海拔的急性适应是相似的。在较高的海拔高度，FVC 在 15 000 英尺（4572m）时下降 4%，在 29 000 英尺（8839m）下降约 13%，可能是由于间质性水肿的增加所致。由于急性暴露导致的其他变化包括每分通气量的增加和肺顺应性减少。休息时，通气/血流比变得更加均匀，但可能会随运动而恶化。弥散限制成为适应的主要决定因素，特别是在极高海拔。在血流动力学上，心排血量和脑血流量增加，同时缺氧诱导的血管收缩使肺血管阻力增加。血红蛋白浓度在血液浓缩后 1～2 天内升高。血红蛋白 - 氧亲和力的变化主要是血液 pH 值和 PCO_2 变化的结果，这倾向于平衡 2,3 - 二磷酸甘油酯的影响。急性低压性缺氧导致最大氧气消耗和运动耐力显著降低，即使充分适应后也不会完全恢复到海平面的水平。

AMS 是最常见的高原相关疾病。症状会在快速到达高海拔时立即出现，通常会在几天内自发消退。然而，AMS 可以在上升 3 天后开始。头痛是最常见的主诉，到达 8000 英尺（2438m）以上的旅行者中，超过 70% 的人都会出现头痛。睡眠紊乱和睡眠呼吸障碍（例如 Cheyne - Stokes 呼吸）发生在 60%～80% 的高海拔旅行者中，并可能导致疾病恶化。AMS 的其他症状包括恶心、呕吐、呼吸困难、外周性水肿、乏力、厌食和疲劳。诊断 AMS 的最常见方法是路易丝湖评分系统，具有 5 项自我评分（头痛、胃肠道症状、疲劳、眩晕/头晕、睡眠障碍分别为 0～3 分）和 3 项临床评分（精神状态变化 0～3 分，共济失调 0～4 分，外周水肿 0～2 分）。AMS 诊断方法：头痛加上自我评估中至少 3 分，如果临床评估也包括在内的话至少 5 分。文献中有一些关于头痛在 AMS 中作用的讨论，但值得注意的是，使用路易斯湖评分系统进行 AMS 诊断时，头痛症状是必需的。

导致 AMS 的机制很可能是多因素的。其中主要是低压性缺氧症和个人对损伤的反应。许多患有 AMS 的人具有低通气反应，但这不是普遍存在的。此外，许多高山病患者出现身体流体力学再分配。由于头痛和 AMS 的主要原因，证据表明脑血流量增加、毛细血管渗透性增加，这可能是导致高山病头痛的主要原因。高山病代表了一系列高海拔相关疾病中危险性最小的一种结局，若出现 HACE 可能是致命的（见下文）。没有 AMS 的特异性实验室指标，只能通过病史得以诊断。

AMS 的自限性通常决定了 AMS 只需要保守的治疗即可,甚至允许可能在短暂的恢复期后继续恶化。AMS 治疗包括最初对症状的评估,以及使用对乙酰氨基酚或非甾体抗炎药治疗头痛或止吐(优选丙氯拉嗪,因为它可增加缺氧性通气反应)。对于难治性或更严重的病例,建议延缓进一步登高,至少下降 1000 英寸(300m)。地塞米松已经成功地用于缓解 AMS 的症状,通常为每 6 小时 4mg 的剂量(还有人建议剂量为 8mg)。在保守治疗或医学干预 1 ~ 2 天之后若仍不能缓解症状,则提示可能进展为更严重的高原肺或脑水肿(见下文),需要密切观察并通过任何可能的途径下降至低海拔,包括必要时通过直升机撤离。

为了预防 AMS,最好的方法是渐进性上升(每天 < 1000 英尺,直到升至10 000 英尺),可允许身体适应环境。应避免饮酒以及服用其他安眠药。乙酰唑胺是最有效的预防药物,通过产生代谢性酸中毒发挥作用。它增加了肾脏对因高海拔缺氧过度换气而出现的呼吸性碱中毒的代偿反应。多数研究表明,125 ~ 250mg 的乙酰唑胺每天 2 次,从海拔上升之前开始应用,并在高海拔处持续应用数天。乙酰唑胺是利尿剂,因此必须保持补充水分。磺胺类过敏者不能使用乙酰唑胺。最近的研究表明,银杏叶不能有效预防 AMS。

在大于 10 000 英尺(3000m)的高度,可能会发生 HAPE。HAPE 比 AMS更严重,但也更罕见。例如,在中国西藏 3500 ~ 5000m 高原铁路工作的工人中,超过 50% 的工人会出现 AMS,只有 0.5% 左右出现 HAPE。HAPE 的发病机制尚未完全清楚,但很可能涉及肺血管系统的各种变化。其中包括不均匀的低氧性肺血管收缩、肺血流动力学改变、血流异质性和毛细血管通透性增加。这些变化导致蛋白质、血液和流体从肺毛细血管渗透到间质和肺泡,可能引起炎症恶化和肺泡水肿的瀑布反应。

在临床上,HAPE 患者总是具有 AMS 的症状,但会在运动或休息时产生进行性呼吸困难,最初的干咳发展为咳粉红色泡沫痰。体征包括进行性呼吸急促、心动过速和发绀。通常于右腋中线首先出现啰音,并且随着病情恶化出现弥漫性啰音,特别是在睡眠时。胸片显示弥漫性斑片浸润影,肺动脉突出。通常缺乏 Kerley B 线或肺静脉充血的其他证据,因为肺毛细血管楔压通常保持正常。

HAPE 是高海拔相关疾病中最常见的死亡原因,因此需要立即治疗。许多研究试图给出预防 HAPE 的方法,但直到最近才提出 AMS 预防策略。下降至较低海拔仍然是治疗 HAPE 的最重要方面,大多数学者建议下降到

2000～3000 英尺(600～1000m)的高度。条件允许的情况下,辅助吸氧对于治疗 HAPE 可起到重要作用。不幸的是,HAPE 患者经常由于身体状况或天气恶劣不能下降至低海拔。在这些情况下,可以使用钙通道阻滞剂(每6～8小时口服 20～30mg 硝苯地平)或磷酸二酯酶抑制剂(每 12 小时应用 10mg 他达拉非,每 8 小时应用 50mg 西地那非)以减少肺动脉高压。地塞米松(每 6 小时 2mg 或每 2 小时 4mg)也有帮助。便携式高压舱(例如,Gamow 袋)也可以模拟大约 1476 英尺(450m)高度的下降,但通常仅在非常偏远的大型考察中才具备。

原本存在肺动脉高压的患者在高海拔时可能出现病情恶化。平均肺动脉压(PA)>35mmHg 或肺动脉收缩压>50mmHg 的患者通常应避免到高于 2000m 处旅行;但如果这样的旅行是必要或强烈渴望的,他们应该在高海拔逗留期间辅助吸氧。轻度肺动脉高压的患者可去低于 3000m 的地点旅行,但应考虑使用肺血管扩张剂或辅助吸氧。

高海拔地区游客最严重的疾病是 HACE,其发生甚至比 HAPE 更罕见,但可能是死亡的预兆。提示 HACE 的症状包括共济失调恶化、意识水平变化、昏迷、严重倦怠、癫痫发作、脑神经麻痹、视网膜出血、发绀,以及在 AMS 或 HAPE 症状基础上出现幻觉。研究显示出脑脊液压力升高(高达 300mmHg)。尸检常常显示临床上无痛性肺水肿。如果可能的话,这种疾病需要迅速识别并立即下降海拔高度。此外,地塞米松(4mg,静脉、肌内或口服,后每 6 小时应用 4mg)和氧气仍然是重要的辅助治疗。条件允许的情况下,便携式高压舱也是有用的。

总的来说,由于种种原因,越来越多的人在进行高原旅行。这些旅行者中有许多人出现了 AMS 的症状,经过几天的适应期后症状会缓解,并可通过渐进性上升或应用乙酰唑胺减少 AMS 的发生。较高海拔的少部分旅行者可能会出现 HAPE 或 HACE,需要及时发现并下降至低海拔以防止危及生命的情况发生。肺动脉高压患者高原旅行前应予以评估。

(赵晓赟 译)

参考文献

1. Aerospace Medical Association, Air Transport Medicine Committee. Medical guidelines for air travel. *Aviat Space Environ Med.* 2003;74(5, suppl):A1 – A19.

一份全面的专论,介绍了目前针对被认为可能因商业航空而恶化的最常见疾病的国家航空旅行建议,被完全引用。

2. Gong HJ. Air travel and oxygen therapy in cardiopulmonary patients. *Chest*. 1992；101：1104 – 1113.

简要回顾飞行病理生理学、医学检查程序和飞行中的氧气问题。

3. Gong HJ, Mark JA, Cowan MN. Preflight medical screenings of patients. Analysis of health and flight characteristics. *Chest*. 1993；104；788 – 794.

分析飞行前筛查的患者特征,以 1115 例患者为基础,其中大部分患者在飞行中使用氧气。

4. Rosenberg CA, Pak F. Emergencies in the air：problems, management, and prevention. *J Emerg Med*. 1997；15；159 – 164.

回顾飞行中紧急事件的发生率、机上医疗包和一些飞行中的医疗问题和治疗。

5. Dillard TA, Beninati WA, Berg BW. Air travel in patients with chronic obstructive pulmonary disease. *Arch Intern Med*. 1991；151；1793 – 1795.

一项关于军队慢性阻塞性肺疾病患者的航空旅行频率和结果的前瞻性研究。作者提出,每年的航空旅行频率为 18.9% ,飞行中短暂事件的发生率为 18.2%。

6. Dillard TA, Rosenberg AP, Berg BW. Hypoxemia during altitude exposure. A meta-analysis of chronic obstructive pulmonary disease. *Chest*. 1993；103；422 – 425.

荟萃分析综述了利用高度模拟室进行对重度 COPD 患者使用飞行海平面 PaO_2 和 FEV_1 来预测飞行 PaO_2。

7. Schwartz JS, Bencowitz HZ, Moser KM. Air travel hypoxemia with chronic obstructive pulmonary disease. *Ann Intern Med*. 1984；100；473 – 477.

重度慢性阻塞性肺疾病(COPD)患者在 5000 英尺(1650m)非加压舱中直接测量 17% 氧气动脉血气量与测量结果的相关性。在该队列中得到了验证。

8. Vohra KP, Klocke RA. Detection and correction of hypoxemia associated with air travel. *Am Rev Respir Dis*. 1993；148；1215 – 1219.

应用文丘里装置评估慢性阻塞性肺疾病患者在飞行中的氧气需求。

9. Cramer D, Ward S, Geddes D. Assessment of oxygen supplementation during air travel. *Thorax*. 1996；51；202 – 203.

应用身体体积描记器来测定正常人和患有阻塞性或限制性肺疾病的人在飞行中对氧气的需要量。作者发现,在所有受试者中,补充 O_2 在 15% 的 FiO_2 中得到的 PaO_2 值与在室内空气中得到的 PaO_2 值相比,在 2~3L/min 时得到了校正。

10. Mercer A, Brown JD. Venous thromboembolism associated with air travel：a report of 33 patients. *Aviat Space Environ Med*. 1998；69；154 – 157.

最近 134 例 DVT 患者的图表回顾。其中航空旅行是 12 例受试者的唯一风险因素(36%);所有学生于入学前 31 天内,均有至少 4 小时的飞行时间。

11. Gong HJ, Tashkin DP, Lee EY, et al. Hypoxia-altitude simulation test. Evaluation of patients with chronic airway obstruction. *Am Rev Respir Dis*. 1984;130:980 – 986.
经典研究概述了使用低氧气体混合物的仿真试验的设计和验证。作者还推导出了回归方程和诺莫图,以估计在海拔 5000 ~ 10 000 英尺的正常二氧化碳水平的慢性阻塞性肺疾病患者中的动脉血氧分压。

12. Dillard TA, Berg BW, Rajagopal KR, et al. Hypoxemia during air travel in patients with chronic obstructive pulmonary disease. *Ann Intern Med*. 1989;111:362 – 367.
在严重慢性阻塞性肺疾病(FEV_1 占预计值31% ±10%)患者中,在地面高度将 FEV_1 与 PaO_2 相结合对比,提高飞行预测方程的敏感性,以帮助进行氧需求补充相关的预测。

13. Berg BW, Dillard TA, Rajagopal KR, et al. Oxygen supplementation during air travel in patients with chronic obstructive lung disease. *Chest*. 1992;101:638 – 641.
作者概述了在急性模拟中等海拔(8000 英尺,2438m)暴露条件下,将动脉血氧分压提高到足以使严重慢性阻塞性肺疾病患者组织氧合水平的氧气输送装置的能力。

14. Dillard TA, Rajagopal KR, Slivka WA, et al. Lung function during moderate hypobaric hypoxia in normal subjects and patients with chronic obstructive pulmonary disease. *Aviat Space Environ Med*. 1998;69:979 – 985.
作者发现,在处于模拟的 8000 英尺(2438m)条件下,一些(但不是全部)正常人和慢性阻塞性肺疾病患者的 FVC 略有变化。

15. Kramer MR, Jakobson DJ, Springer C, et al. The safety of air transportation of patients with advanced lung disease. Experience with 21 patients requiring lung transplantation or pulmonary thromboendarterectomy. *Chest*. 1995;108:1292 – 1296.
患有严重肺部疾病的乘飞机旅行的患者的结果。

16. Naughton MT, Rochford PD, Pretto JJ, et al. Is normobaric simulation of hypobaric hypoxia accurate in chronic airflow limitation? *Am J Respir Crit Care Med*. 1995;152:1956 – 1960.
研究表明,正常情况下和低氧缺氧条件下模拟试验无显著差异。

17. Gong HJ. Advising patients with pulmonary diseases on air travel. *Ann Intern Med*. 1989;111: 349 – 351.
具有实用建议的评价。

18. Ling IT, Singh B, James AL, et al. Vital capacity and oxygen saturation at rest and

after exercise predict hypoxaemia during hypoxic inhalation test in patients with respiratory disease. *Respirology*. 2013;18:507 – 513.

应用室内环境中运动后的血氧饱和度 >95% 为标准来测试以防止缺氧(HIT)，用来评估航空旅行的氧气需求。

19. Hampson NB, Kregenow DA, Mahoney AM, et al. Altitude exposures during commercial flight: a reappraisal. *Aviat Space Environ Med*. 2013;84:27 – 31.

介绍了短距离飞行中客舱的高度和氧气补充的需求。

20. Smith D, Toff W, Joy M, et al. Fitness to fly for passengers with cardiovascular disease. *Heart*. 2010;96(suppl 2):ii1 – ii16.

介绍了心脏疾病和航空旅行。

21. Ahmedzai S, Balfour-Lynn IM, Bewick T, et al. Managing passengers with stable respiratory disease planning air travel: British Thoracic Society recommendations. *Thorax*. 2011;66(suppl 1):i1 – i30.

英国胸腔学会(BTS)不同肺病患者的航空旅行指南。

22. Am A, Singh P, Ensor JE, et al. Air travel after biopsy-related pneumothorax: is it safe to fly? *J Vasc Interv Radiol*. 2011;22:595.

介绍了肺气肿和航空旅行。

23. Walker J, Kelly PT, Beckert L. Airline policies for passengers with obstructive sleep apnoea who require in-flight continuous positive airways pressure. *Respirology*. 2010; 15:556 – 561.

澳大利亚和新西兰航空公司关于 OSA(阻塞性睡眠呼吸暂停)乘客使用机上连续正气道压力(CPAP)的现行政策的研究。

24. Humphreys S, Deyermond R, Bali I, et al. The effect of high altitude commercial air travel on oxygen saturation. *Anaesthesia*. 2005;60:458 – 460.

本病例对照研究由麻醉师及其旅行同伴组成，每位乘客都充当自己的对照组(所有乘客均无心脏病史)。在短途和长途飞行中，在航空旅行之前和期间测量了不同的血流动力学变量。

25. Antman EM, Anbe DT, Armstrong PW, et al. ACC/AHA guidelines for the management of patients with ST-elevation myocardial infarction. A Report of the American College of Cardiology/American Heart Association Task Force on Practice Guidelines (Committee to revise the 1999 guidelines for the management of patients with acute myocardial infarction). *J Am Coll Cardiol*. 2004;44:E1 – E211.

当前的 ACC/AHA 心肌梗死管理指南。

26. Guyatt GH, Akl EA, Crowther M, et al. Executive summary: antithrombotic therapy

and preven-tion of thrombosis, 9th ed. American College of Chest Physicians Evidence-Based Clinical Practice Guidelines. *Chest.* 2012;141(2, suppl):7S-47S.

ACCP 关于预防血栓形成的指南。

27. Mohr LC. Hypoxia during air travel in adults with pulmonary disease. *Am J Med Sci.* 2008;335(1):71.

肺病患者在航空旅行前的临床评价有关的综述文章。

28. arienau KJ, Illig PA, Kozarsky PE, et al. Air travel. In: Brunette GW, ed. *CDC Health Information for International Travel* 2014. New York, NY: Oxford University Press; 2014.

这是 CDC 每两年出版一次的参考资料中优秀的一章,通常被称为"黄皮书"。它可为向国际旅行者提供有关健康风险的建议,主要为医疗保健专业人员所用,同时,因它以朴实的语言书写,也可为患者所用。

29. Hackett PH, Roach RC, Sutton JR. High altitude medicine. In: Auerbach PS, Geehr EC, eds. *Management of Wilderness and Environmental Emergencies.* 2nd ed. St Louis, MO: Mosby; 1989:1-34.

教科书章节,全面回顾适应、病理生理学和与海拔有关的疾病。包括实用的建议和全面的参考。

30. Luks A, Swenson ER, Schoene RB. High altitude. In: Murray JF, Nadel JA, eds. *Textbook of Respiratory Medicine.* 6th ed. Philadelphia, PA: WB Saunders; 2013: chap 77.

教科书章节详细介绍了高海拔适应的生理机制,非常透彻且依据充分。

31. Hultgren HN, Spickard WB, Hellriegel K, et al. High altitude pulmonary edema. *Medicine.* 1961;40:289-313.

首次详细记录了失调的解释和经典特征。

32. Houston CS. Operation Everest one and two. Studies of acclimatization to simulated high altitude. *Respiration.* 1997;64:398-406.

回顾首先在珠穆朗玛峰及后续在低海拔模拟室的经典的首次适应生理学研究以及进行的综合分析。

33. Wagner PD, Sutton JR, Reeves JT, et al. Operation Everest II: pulmonary gas exchange during a simulated ascent of Mt. Everest. *J Appl Physiol.* 1987;63:2348-2359.

经典生理学研究表明,通气-灌注失衡与长期暴露于高海拔和运动的不相关,而由于肺动脉压力升高,通气-灌注失衡被认为与间质水肿有关。

34. Hackett PH, Rennie D, Grover RF, et al. Acute mountain sickness and the edemas of high altitude: a common pathogenesis? *Respir Physiol.* 1981;46:383-390.

关于尼泊尔徒步旅行者体重与 AMS 症状评分相关性的研究,以此作为液体潴留的衡量标准。作者指出,快速上升的海拔和液体潴留可阐释外周、肺和脑水肿的常见发病机制。

35. Schoene RB, Lahiri S, Hackett PH, et al. Relationship of hypoxic ventilatory response to exercise performance on Mount Everest. *J Appl Physiol*. 1984;56:1478 – 1483.

通过对比在海拔 5400m 和 6300m 的通气功能改变的研究,作者得出结论,低氧通气反应(HVR)预测了海平面和高海拔地区运动后通气功能的变化;运动时发生的动脉血氧饱和度的下降与 HVR 水平成反比;在极高海中的人发生低氧通气反应会更明显。

36. Hackett PH, Rennie D, Hofmeister SE, et al. Fluid retention and relative hypoventilation in acute mountain sickness. *Respiration*. 1982;43:321 – 329.

通过暴露在尼泊尔加德满都(4518 英尺,1377m)和菲里赫(13 921 英尺,4243m)环境 6 天的 42 例健康受试者中的研究表明,液体潴留和急性高原病评分之间存在相关性。

37. Eldridge MW, Podolsky A, Richardson RS, et al. Pulmonary hemodynamic response to exercise in subjects with prior high-altitude pulmonary edema. *J Appl Physiol*. 1996;81:911 – 921.

作者应用多回归分析显示,高原性肺水肿易感者在海平面海拔运动中肺动脉压力反应更大。然而在海拔上升到 3810m 后,肺动脉压力反应却没有受到影响,表明高原性肺水肿易感者个体的内在模式。

38. Podolsky A, Eldridge MW, Richardson RS, et al. Exercise-induced VA/Q inequality in subjects with prior high-altitude pulmonary edema. *J Appl Physiol*. 1996;81:922 – 932.

作者发现在高原性肺水肿易感个体中,在海平面上运动可引起通气 – 灌注不匹配(通过肺灌注分布的标准偏倚评估),而在 3810m 海拔高度上则未出现。

39. Schoene RB, Hackett PH, Henderson WR, et al. High-altitude pulmonary edema. Characteristics of lung lavage fluid. *JAMA*. 1986;256:63 – 69.

该经典论述表明,高原性肺水肿患者的肺泡灌洗液中的蛋白和炎性产物升高,直接证明了高原性肺水肿水肿液体是渗出性,而不是漏出性液体。

40. Hackett PH, Rennie D. The incidence, importance, and prophylaxis of acute mountain sickness. *Lancet*. 1976;2:1149 – 1155.

关于急性高原病与乙酰氨基酰胺水平逐渐上升的里程碑式研究。

41. Johnson TS, Rock PB, Fulco CS, et al. Prevention of acute mountain sickness by dexamethasone. *N Engl J Med*. 1984;310:683 – 686.

根据问卷形式记录了地塞米松与安慰剂对比的关键研究,模拟了升到 15 000 英尺(4570m)海拔上升过程中预防急性高原病的有效性。

42. Hornbein TF, Townes BD, Schoene RB, et al. The cost to the central nervous system of climbing to extremely high altitude. *N Engl J Med*. 1989;321:1714 – 1719.
    一项实际或模拟升到海拔高度[18 005 英尺(5488m) ~ 29 028 英尺(8848m), 1 ~ 30 天]后神经活动变化的里程碑式的研究。作者发现与对照组相比,高原组有长期视觉记忆的下降以及多达 2 倍的失语性错误。有趣的是,受试者全部出现了从缺氧地区返回低海拔地区后的高通气反应。

43. Honigman B, Theis MK, Koziol-McLain J, et al. Acute mountain sickness in a general tourist population at moderate altitudes. *Ann Intern Med*. 1993;118:587 – 592.
    记录了在科罗拉多州(海拔在 6300 ~ 9700 英尺,即 1920 ~ 2957m))当地住宿的旅客中出现高原相关性疾病。

44. Gilbert DL. The first documented report of mountain sickness: the China or Headache Mountain story. *Respir Physiol*. 1983;52:315 – 326.
    被广泛认为是首部高原相关性疾病的详细历史记载。

45. Netzer N, Strohl K, Faulhaber M, et al. Hypoxia-related altitude illnesses. *J Trav Med*. 2013;20:247 – 255.
    对 Medline 的研究(1965 年至 2012 年 5 月)进行了综述。

46. Hackett PH, Oelz O. The Lake Louise consensus on the definition and quantification of altitude illness. In: Sutton JR, Coates G, Houston CS, eds. *Hypoxia and Mountain Medicine*. Burlington, VT: Queen City Printers; 1992:327 – 330.
    急性高原病的评分系统。

47. West JB, Schoene RB, Luks AM, et al. *High Altitude Medicine and Physiology*. 5th ed. Boca Raton, FL: CRC Press; 2013.
    关于急性高原病、高原肺水肿、高原脑水肿以及高海拔医学和生理学教材中的章节。

48. Dubowitz DJ, Dyer EA, Thelmann RJ, et al. Early brain swelling in acute hypoxia. *J Appl Physiol*. 2009;107:244 – 252.
    关于脑血流变化如何导致急性高原病的研究报道。

49. Luks AM. Can patients with pulmonary hypertension travel to high altitude? *High Alt Med Biol*. 2009;10(3):215.
    一篇较深入的综述,内容为肺血管对高海拔相关急性缺氧的反应。

第 2 篇

呼吸疾病表现

第21章

呼吸困难

Victor J. Test

引言

呼吸是不自主的活动,被潜意识所控制,通常不会形成意识被头脑感知。呼吸困难被定义为一种与呼吸有关的不舒服的知觉或感觉。然而,呼吸的意识并不是呼吸困难的同义词,因为呼吸意识的关键点是决定于感觉是否不舒服。例如,一位完成400m赛跑的短跑运动员可能会出现呼吸困难;然而,在这种状况下,出现呼吸困难是可以预料到的,并不是一种不舒服的感觉。

呼吸困难是呼吸医学中比较常见的症状之一,在女性患者、肥胖患者和老年患者中更为常见。在临床实践中,对呼吸困难的界定常常很难,因为患者可能会提供很多不同的主诉,比如"我不能呼吸""我在窒息""我累了""我感觉气喘""我喘不过气来"。此外,医生和患者对于呼吸困难的评估往往会受到很多因素影响,比如衰老、肥胖、亚健康和(或)吸烟。

临床表现

呼吸困难是一个非常危险的信号,甚至超过胸痛。在有呼吸困难和(或)胸痛的患者中,当单独出现呼吸困难或呼吸困难伴胸痛同时发作时,全因死亡率要高得多。而且,与单纯胸痛患者相比,心肌梗死和冠状动脉血管重建的死亡率要高得多。

呼吸困难受到许多受体和因子以及人的感知的影响。大脑皮质接受来自化学感受器、肌肉、皮肤和肺脏的呼吸困难相关的信息,并进行处理。作为呼吸控制的一部分,髓质和亚皮层接受来自传入受体和中枢化学感受器的信息输入。胸壁有肌梭和腱器官的机械感受器,它们被前角细胞所支配,并投射到躯体感觉皮层。迷走神经也有传入神经传递有关肺膨胀和体积变化的信息。颈动脉体和髓质的化学感受器受到pH值、PO_2和PCO_2的变化。

肺内的髓神经细胞和无髓神经细胞的 C 型纤维从肺、喉和气管中获取信息，通过迷走神经介导完成肺扩张和气体在肺部的流动。甚至鼻咽部和面部的皮肤黏膜也能感受到气流，从而产生呼吸困难的感觉。

急性呼吸困难鉴别诊断相当广泛，包括哮喘、焦虑相关通气过度、气胸、肺栓塞、慢性肺部疾病急性加重、肺水肿、心肌缺血等。急性呼吸困难的评估应以病史、体格检查和明智的诊断检查为指导。基本的诊断评价包括心电图、胸片、全血细胞计数和动脉血气体分析等。运用这些诊断试验，同时结合病史和体格检查可以鉴别肺水肿、气胸和胸部创伤等疾病。一位高通气综合征的患者，动脉血气分析结果多为呼吸性碱中毒，同时肺泡动脉氧压差正常。心肌缺血和肺栓塞的诊断往往要复杂一些，一般需要额外的检查，比如心肌酶、D - 二聚体检测、心电图、胸片，甚至需要 CT 肺血管造影和通气灌注扫描等检查。威尔评分和日内瓦评分有助于判断肺栓塞的可能性。肺功能检查能够明确是否存在气流阻塞。脑钠肽（BNP）和 N 端脑钠肽前体对于诊断心力衰竭很有意义，此外在肺栓塞时脑钠肽也会升高。

慢性呼吸困难是指出现呼吸短促持续 3 周以上。与急性呼吸困难一样，诊断慢性呼吸困难同样需要明确病史、体格检查和一些基本的检查，包括胸片、心电图、肺量计法和简单的实验室检查（全血细胞计数、血生化和甲状腺功能检查）。但是，此前的病史很可能会误导诊断。一项研究显示，反应性气道疾病的病史对于诊断支气管哮喘仅有 55% 的阳性预测值（PPV）。与之相似的是，病史对于诊断慢性阻塞性肺疾病有 45% 的 PPV。慢性呼吸困难的患者如有吸烟史，诊断 COPD 有 40% 的 PPV。

病因与鉴别诊断

慢性呼吸困难的病因诊断往往很困难。大约有 55% 的病例随着时间的推移，最初的诊断会发生改变；72% 的病例在完成肺功能检查后，诊断需进行修正。然而，对于患者进行系统性评估可以提高诊断的准确率。同时，实验室检查对诊断也很有益，如全血细胞计数、血生化检查、促甲状腺素（TSH）和 BNP 等。最近的一项研究表明，14% 的慢性呼吸困难患者存在明显的贫血，BNP 水平升高对于心肌病有较高的阴性预测值，但是 PPV 较低。

如果通过基本检查后诊断仍无法明确，则考虑存在慢性不明原因的呼吸困难。这方面有很多诊断策略；最近的两项研究已经证实了这些诊断策略可临床获益。通常采用醋甲胆碱的支气管激发试验来测试小气道的反应。通常，慢性呼吸困难最常见于肺部疾病，但更常见于年龄的因素（表21 - 1）。与老年患者相比，年轻人更多见于哮喘和声带功能障碍。最常见的诊断是反应性气道疾病，它占慢性呼吸困难病因的 17%~55%。

41%~72% 的患者需要通过醋甲胆碱激发试验诊断反应性气道疾病。阻塞性肺病患者往往出现弥散功能下降，这一点与哮喘不同。同时，间质性肺病患者一般也会出现不同程度的弥散功能下降。此外，弥散功能下降也可见于肺血管疾病患者，若联合超声心动图检查对肺血栓栓塞症有较好的诊断价值。肺活量或肺容量同时下降多是间质性肺病或者神经肌肉疾病的信号，而且伴有指令分钟通气（MVV）、最大吸气压和最大呼气压的下降。

另外，有两个疾病的诊断可能会困难一些。一项研究证实，许多经肌肉活检确诊的线粒体肌病的年轻患者出现 MVV 的下降，但他们的最大吸气压和最大呼气压是正常的。Morris 等以军人为研究对象，发现慢性呼吸困难患者中有 10% 是因为声带功能障碍。约 20% 的声带功能障碍患者，在无其他明显气流阻塞证据的情况下，可通过在"流速 - 容积环"上的吸气端的截断面来进行鉴别。纤维喉镜可以观察声带的活动情况，从而诊断声带功能障碍，同时有些患者可能会出现醋甲胆碱吸入试验假阳性。

心肺运动测试在鉴别引起呼吸困难的器官系统，以及识别功能失调、肥胖和非生理呼吸困难等原因方面是非常有用的。此外，心肺运动试验能够指导侵入性试验，通过诊断试验确诊后，通常可作为对治疗有效的反应依据。

表 21 - 1	慢性呼吸困难的诊断					
	Pratter 1989	Depaso 1991	Martinez 1994	Flaherty 2001	Morris 2001	Pratter 2011
平均年龄（岁）	52	59	55	36.9	29	60.2
哮喘(%)	29	17	24	31	47	29
慢性阻塞性肺病(%)	14	5	0	–	3	9
间质性肺病（%）	14	5	8	15	8	8
心脏病(%)	9	14	14	18	16	16

量化呼吸困难

当查清呼吸困难的病因并进行周密治疗时,量化呼吸困难的程度对于观察疗效、指导治疗是非常有用的。随着患者病情的好转,患者继续主诉呼吸困难是很正常的。这可能代表病因没有去除,也可能代表了活动的增加。良好的随访记录和运动水平的客观度量是非常有用的。

此外,有各种各样量化患者症状的评估工具和手段,包括视觉模拟评分法、博格呼吸困难指数和马勒呼吸困难指数。这些针对患者症状的测试都具备可重复性。在运动测试中,视觉模拟评分法和博格呼吸困难指数也可以用来评估患者的症状程度。

总结

呼吸急促是非常常见的临床主诉,其与诊断困难和对患者存在明显影响相关。采用系统性的方法,可以确诊并指导治疗,且具有较高的治疗成功率。

(谷松涛 译)

参考文献

1. Irwin RS, Curlee FJ, Grossman RF, eds. *Diagnosis and Treatment of Symptoms of the Respiratory Tract*. Hoboken, NJ: Wiley-Blackwell; 1997.
   这本优秀书籍总结了呼吸困难的发病机制、评估及治疗。

2. Simon PM, Schwartstein RM, Weiss JM, et al. Distinguishable sensations of breathlessness induced in normal volunteers. *Am Rev Respir Dis*. 1989;140:121-127.
   一项深入描述患者呼吸困难的研究。

3. Bergeron S, Ommen SR, Bailey KR, et al. Exercise echocardiography and the outcome of patients referred for evaluation of dyspnea. *J Am Coll Cardiol*. 2004;43:2242-2246.
   一项大型研究表明呼吸困难作为一种症状的重要性及其对死亡率的影响。

4. Burki NK, Lee L-Y. Mechanisms of dyspnea. *Chest*. 2010;138(5):1196-1201.
   关于呼吸短促机制的最新进展。

5. Cherniak NS, Altose MD. Mechanisms of dyspnea. *Clin Chest Med*. 1987;8(2):

207 - 214.

关于呼吸困难机制的经典论文。

6. Schwartstein RM. Dyspnea: mechanisms, assessment, and management. A consensus statement. *Am J Respir Crit Care Med.* 1999;159(1):321 - 340.

关于呼吸困难机制的重要综述。

7. Mahler DA. Dyspnea: diagnosis and management. *Clin Chest Med.* 1987;8(2):215 - 228.

8. Pratter MA, Curlee F, Dubois J, et al. Cause and evaluation of dyspnea in a pulmonary clinic. *Arch Intern Med.* 1989;149:2277 - 2282.

这篇经典的文章首次描述了一种评估和治疗呼吸困难的系统方法。

9. Ray P, Delerme S, Jourdain P, et al. Differential diagnosis of acute dyspnea in the emergency department: the utility of the BNP and NT-pro-BNP. *QJM.* 2008;101:831 - 843.

10. Pratter MA, Abouzgheib W, Akers S, et al. An algorithmic approach to chronic dyspnea. *Respir Med.* 2011;105(7):1014 - 1021.

这篇论文描述了一种非常成功的评估慢性呼吸困难的评分方法。

11. Morris MJ, Grbach VX, Deal LE, et al. Evaluation of exertional dyspnea in the active duty patient: the diagnostic approach and the utility of clinical testing. *Mili Med.* 2002;167:281 - 288.

这篇优秀的论文对一组较年轻患者的劳力性呼吸困难进行了系统评估。

12. Martinez FJ, Stanopoulos J, Acero R, et al. Graded comprehensive cardiopulmonary exercise testing in the evaluation of dyspnea unexplained by routine evaluation. *Chest.* 1994;105:168 - 175.

13. DePaso WJ, Winterbauer RH, Lusk JA, et al. Chronic dyspnea unexplained by history, physical examination, chest roentgenogram, and spirometry. Analysis of a seven-year experience. *Chest.* 1991;100:1293 - 1299.

14. Flaherty KR, Wald J, Weisman IM, et al. Unexplained exertional limitation: characterization of patients with a mitochondrial myopathy. *Am J Respir Crit Care Med.* 2001;164:425 - 432.

本文调查了一系列出现呼吸困难的患者和线粒体肌病的惊人发病率。

15. Morris MJ, Christopher MD. Diagnostic criteria for the classification of vocal cord dysfunction. *Chest.* 2010;138(5):1213 - 1223.

关于声带功能障碍的杰出回顾。

16. Abidov A, Rozank A, Hachamovic R, et al. Prognostic significance of dyspnea in pa-

tients referred for cardiac stress testing. *N Eng J Med*. 2005;353:1889 – 1898.

17. Klok FA, Kruisman E, Spaan J, et al. Comparison of the revised Geneva score with the Wells rule for assessing clinical probability of pulmonary embolism. *J Thromb Haemost*. 2008;6(1):40 –44.

第22章

肺血管疾病

David Poch

引言：肺循环系统

正常情况下，肺血管床是一个低阻力、高顺应性的循环，心排血量压力为体循环压力的20%~25%。正常肺动脉压为：收缩压15~30mmHg，舒张压4~12mmHg，平均压9~18mmHg。即使在运动时，当心排血量增加到2~4倍时，正常的肺血管床也可以适应增加的流量，仅仅会有压力的适当增加和肺血管阻力的微小影响。

肺血管床的破坏可见于原发性肺血管病变、肺实质疾病、血栓栓塞性疾病和继发于左心功能不全的肺静脉高压。鉴别肺血管床病变的解剖部位是肺血管疾病评估的重要因素。前毛细血管肺动脉床疾病与原发性肺实质病变和影响后毛细血管或肺静脉部的疾病有着截然不同的自然病史和治疗策略。

当平均肺动脉压>25mmHg时，肺动脉高压（PH）诊断成立。当平均肺动脉压>25mmHg并且肺毛细血管楔压或左心室舒张末期压力≤15mmHg时，动脉型肺动脉高压（PAH）诊断成立。从平均肺动脉压到肺毛细血管楔压的压力梯度为跨肺压力梯度；跨肺压力梯度升高是PAH与其他原因的肺压力升高的鉴别要点。尽管临床上PAH被定义为肺动脉压力升高，但是实际上它是一类肺血管阻力增加的疾病。肺血管阻力等于经肺排出量除以心排血量。肺血管阻力决定了疾病的严重程度。正常情况下，肺血管阻力<3WU，PAH患者肺血管阻力高于此值。与左心室不同的是，右心室没有足够的能力来保持心排血量以免受后负荷增加的影响。随着前毛细血管破坏的进展，肺血管阻力增加，从而导致右心室功能衰竭。患者可能会出现呼吸困难、胸痛、体液潴留和晕厥。

尽管肺血管阻力增加和右心衰竭是PAH高发病率和高死亡率的主要原因，但是通气灌注匹配不匀和氧的弥散障碍也起到一定的作用。特别是在慢性血栓栓塞性 PH 患者中,无效腔通气增加可能会导致呼吸困难,超过了血流动力学指标的预测价值。

肺高血压的检测

绝大多数 PH 是由心脏疾病引起肺静脉压力升高(如充血性心力衰竭、瓣膜病),从而引起肺动脉压力升高,或是由肺实质疾病引起(如慢性阻塞性肺疾病和间质性肺疾病)。PAH 比较少见,发病率为 0.0015%~0.004%。确定肺动脉压力升高的原因对于治疗是至关重要的,肺血管扩张剂仅对于 PAH 有效,而对于其他原因引起的 PH 无明显帮助。

PAH 最常见的症状是呼吸困难(>85%),初诊时往往被认为是心肺疾病,有时会导致诊断延误。来自多中心的 PAH 数据显示,有超过 20% 的 PAH 患者从出现呼吸困难等症状开始,至少需要 2 年以上时间才被正确诊断。可帮助诊断 PAH 的其他症状还包括乏力(26%)、胸痛(22%)、晕厥先兆或晕厥(17%)、水肿(20%)和心悸(12%)。

PAH 患者的心脏查体可以出现颈静脉怒张、右心室膨胀、P2 亢进、S2 固定分裂、右心 S3 三尖瓣反流的杂音等。左心疾病的体格检查结果对诊断 PAH 尤为重要。出现肺水肿或胸腔积液多提示存在左心疾病,同时偶可见于肺静脉闭塞性疾病。通过检查发现阻塞性肺疾病或睡眠呼吸紊乱引起的呼吸困难时,应该行进一步的评估。

肺血管疾病的流行病学

目前世界卫生组织 PH 分类中详细列出了进展性 PAH 的危险人群(表 22 - 1)。据现有的数据看,几乎一半的 PAH 为特发性动脉型肺动脉高压(IPAH),女性多于男性(1.7∶1),大多数发病于 30 岁。

其他可能发生进展性 PAH 的特定人群包括存在结缔组织病、先天性心脏病、门脉高压和应用兴奋剂的患者。

家族性 PAH 现已被确认与转化生长因子 b 家族的两个受体、骨形态发生蛋白受体 2(BMPR2)和 1 型活化素样激酶(ALK - 1)的基因突变有关。外显率并不完全,因此,该突变对于筛查一般人群没有帮助。

表 22-1	WHO 修订后的 PH 分类[17]

依据现行的肺高血压分类

Ⅰ组

1. 肺动脉高压(PAH)

　1.1 特发性肺动脉高压(IPAH)

　1.2 遗传性肺动脉高压(FPAH)

　1.3 相关因素所致肺动脉高压(APAH)

　　1.3.1 结缔组织疾病

　　1.3.2 先天性系统性肺旁路

　　1.3.3 门静脉高压

　　1.3.4 HIV 感染

　　1.3.5 药物和毒物诱导

　　1.3.6 其他(甲状腺疾病、糖原贮积症、戈谢病、遗传性出血性毛细血管扩张症、血红蛋白病、慢性骨髓增生性疾病、脾切除)

　1.4 伴有显著的静脉或毛细血管受累

　　1.4.1 肺静脉闭塞性疾病(PVOD)

　　1.4.2 肺毛细血管瘤(PCH)

　1.5 新生儿持续性肺动脉高压

Ⅱ组

2. 左心疾病相关性肺动脉高压

　2.1 左心房或左心室性心脏病

　2.2 左心瓣膜病

Ⅲ组

3. 肺动脉高压与肺部疾病和(或)低氧血症

　3.1 慢性阻塞性肺疾病

　3.2 间质性肺疾病

　3.3 睡眠呼吸障碍

　3.4 肺泡低通气综合征

　3.5 慢性高山病

　3.6 肺发育异常

Ⅳ组

4. 慢性血栓和(或)栓塞性肺动脉高压(CTEPH)

　4.1 近端肺动脉血栓栓塞性梗阻

　4.2 远端肺动脉血栓栓塞性梗阻

　4.3 非血栓性肺栓塞(肿瘤、寄生虫、异物)

Ⅴ组

5. 其他

　结节病、组织细胞增生症、淋巴管肌瘤病、肺血管压缩(淋巴结肿大、肿瘤、纵隔感染)

大多数 COPD 患者有轻到中度的肺动脉压力升高。COPD 患者出现呼吸困难,主要是因为呼吸力学的改变、低氧血症和通气功能受损,而不是因为肺血管阻力的升高。一小部分 COPD 亚型患者肺循环压力和肺血管阻力明显提高,往往预后极差,有极高的死亡率。对于这部分患者,肺血管扩张剂治疗往往无益。目前唯一证明可以有效降低肺动脉压力的治疗就是长期氧疗。

慢性血栓栓塞性 PH 的确切发病率尚不清楚,但急性肺栓塞患者中的发病率不足 5%。约有超过 2/3 的慢性血栓栓塞性 PH 患者就诊之前没有急性肺栓塞的诊治病史。有人推测这些患者有可能之前被漏诊急性肺栓塞。发病时肺动脉收缩压 > 50mmHg 和血栓负荷量大是急性肺栓塞衍变为慢性血栓栓塞性 PH 的危险因素。

右心导管检查用于评估肺血管疾病

右心导管检查是诊断 PH 的金标准,并且必须在开始肺血管扩张治疗之前进行。这项检查对于 PH 患者来说比较安全,并发症发病率仅为 1.1%,多为形成静脉通路、室性心律失常和迷走神经发作引起的低血压。总的检查相关的死亡率极低,有报道为 0.05%。

右心导管检查期间,心内左向右分流的评估是通过测量大血管和心腔内血氧饱和度来完成的。血流动力学检测时要特别注意精确测量肺毛细血管楔压。为了避免呼吸对测压的影响,一般在呼气末进行肺循环压力测量,包括肺毛细血管楔压。心排血量可通过 Fick 法或热稀释法测量。两种方法都有一定的局限性,但都被证实对诊断 PAH 可靠。

对于怀疑肺静脉高压的患者,若右心导管测量肺毛细血管楔压 < 15mmHg,可应用流体试验、运动试验或正性肌力试验等操作以升高肺毛细血管楔压。

此外,右心导管下急性肺血管扩张试验有助于精确测量血流动力学。右心导管检查中使用一氧化氮、伊索前列醇或腺苷等药物进行肺血管扩张,有助于筛查出对高剂量钙离子通道阻滞剂反应良好的一类患者。当前需要进行肺血管扩张患者的标准为,应用肺血管扩张剂后平均肺动脉压下降超过 10mmHg 且在维持心排血量前提下,平均肺动脉压绝对值 < 40mmHg。

PAH 是一类少见的前毛细血管肺小动脉疾病,有很多因素可以加重

PAH 进展。肺血管扩张治疗是首选治疗方法。

　　慢性血栓栓塞性 PH 多继发于少数急性肺栓塞患者,虽然慢性血栓栓塞性 PH 的药物治疗可以改善血流动力学,但因为目前临床数据有限,不足以支持其在慢性血栓栓塞性 PH 治疗中的价值。外科动脉内膜血栓切除术也是治疗的一种选择。

（谷松涛　译）

参考文献

1. McLaughlin VV, Archer SL, Badesch DB, et al. ACCF/AHA 2009 expert consensus document on pulmonary hypertension: a report of the American College of Cardiology Foundation Task Force on Expert Consensus Documents and the American Heart Association, developed in collaboration with the American College of Chest Physicians, American Thoracic Society, Inc. , and the Pulmonary Hypertension Association. *Circulation.* 2009;119(16):2250-2294.

   美国肺动脉高压诊断和治疗的综合指南。

2. Waxman AB. Exercise physiology and pulmonary arterial hypertension. *Prog Cardiovasc Dis.* 2012;55(2):172-179.

3. Kovacs G, Berghold A, Scheidl S, et al. Pulmonary arterial pressure during rest and exercise in healthy subjects: a systematic review. *Eur Respir J.* 2009;34(4):888-894.

   文献 2 和文献 3 是描述运动对肺循环影响的优秀文献。

4. Zhai Z, Murphy K, Tighe H, et al. Differences in ventilatory inefficiency between pulmonary arterial hypertension and chronic thromboembolic pulmonary hypertension. *Chest.* 2011;140(5):1284-1291.

5. van der Plas MN, Reesink HJ, Roos CM, et al. Pulmonary endarterectomy improves dyspnea by the relief of dead space ventilation. *Ann Thorac Surg.* 2010;89(2):347-352.

6. Brown LM, Chen H, Halpern S, et al. Delay in recognition of pulmonary arterial hypertension: factors identified from the REVEAL Registry. *Chest.* 2011;140(1):19-26.

7. Badesch DB, Raskob GE, Elliott CG, et al. Pulmonary arterial hypertension: baseline characteris-tics from the REVEAL Registry. *Chest.* 2010;137(2):376-387.

文献 6 和文献 7 源自 REVEAL Registry,这是美国一个大型数据库,包括在推荐中心接受 PAH 治疗的患者。

8. Montani D, Price LC, Dorfmuller P, et al. Pulmonary veno-occlusive disease. *Eur Respir J.* 2009;33(1):189-200.

肺静脉闭塞性疾病的综述。

9. Rich S, Dantzker DR, Ayres SM, et al. Primary pulmonary hypertension. A national prospective study. *Ann Intern Med.* 1987;107(2):216-223.

NIH 首次登记 PAH 患者的基线特征。

10. Newman JH, Trembath RC, Morse JA, et al. Genetic basis of pulmonary arterial hypertension: current understanding and future directions. *J Am Coll Cardiol.* 2004;43 (12, suppl S):33S-39S.

11. Chaouat A, Naeije R, Weitzenblum E. Pulmonary hypertension in COPD. *Eur Respir J.* 2008;32(5):1371-1385.

12. Hoeper MM, Lee SH, Voswinckel R, et al. Complications of right heart catheterization procedures in patients with pulmonary hypertension in experienced centers. *J Am Coll Cardiol.* 2006;48(12):2546-2552.

13. Hoeper MM, Maier R, Tongers J, et al. Determination of cardiac output by the Fick method, thermodilution, and acetylene rebreathing in pulmonary hypertension. *Am J Respir Crit Care Med.* 1999;160(2):535-541.

14. Rich S, Rabinovitch M. Diagnosis and treatment of secondary (non-category 1) pulmonary hypertension. *Circulation.* 2008;118(21):2190-2199.

一项对非世卫组织 I 型 PAH 的诊断和治疗方法的极好回顾。

15. Nootens M, Wolfkiel CJ, Chomka EV, et al. Understanding right and left ventricular systolic function and interactions at rest and with exercise in primary pulmonary hypertension. *Am J Cardiol.* 1995;75(5):374-377.

16. Sitbon O, Humbert M, Jais X, et al. Long-term response to calcium channel blockers in idiopathic pulmonary arterial hypertension. *Circulation.* 2005;111(23): 3105-3111.

一项开创性的研究,关于钙通道阻滞剂在肺动脉高压临床应用的指导方针。

17. Simonneau G, Galiè N, Rubin LJ, et al. Clinical classification of pulmonary hypertension. *J Am Coll Cardiol.* 2004;43(12, suppl S):5S-12S.

第23章 慢性咳嗽

Judd W. Landsberg

咳嗽反射弧通常是从位于声带、气管和气道的刺激性受体开始。这些部位对由黏液或吸气引起的机械、化学性刺激及温度、pH 值的变化敏感。传入冲动通过三叉神经、舌咽、喉上和迷走神经到达大脑，并在位于髓质的咳嗽中枢进行处理。然后传出冲动通过迷走神经、膈神经和脊髓运动神经传递到声门、膈肌、肋间肌和腹肌，最后形成一系列顺序动作，包括：①吸气；②声门闭合；③膈松弛；④强力呼气肌收缩（使胸腔内压力升高至 200mmHg）；⑤突然声门开放（暴发性地释放胸膜和气道之间大的跨肺压力梯度）。呼气容积小于用力呼气时的容积，但由压力梯度引起的气道极度变窄会产生更高的气流速度（其速度接近声速），通常这一过程可有效地排出黏液和异物。慢性气道阻塞患者可以产生一定的胸膜腔内压，但由于病理性气道陷闭而产生较低的气流速度和效果较差的咳嗽。

轻度刺激（例如口腔分泌物吸入）引起偶尔的咳嗽是正常的。上呼吸道或下呼吸道感染（通常为病毒、支原体、衣原体或百日咳）导致的咳嗽可持续 8 周或更长时间。这种感染后咳嗽是亚急性咳嗽（持续 3~8 周）最常见的原因。尽管病程是自限性的，并且患者在开始 2 周的治疗中并未显示出可以获益更多，但是在临床上这种情况下使用大环内酯类抗生素的经验治疗常常是必要的。慢性咳嗽（持续超过 8 周）会导致患者不适、虚弱以及诸多并发症。多数慢性咳嗽是由于上气道咳嗽综合征（UACS）中一种或多种因素引起的，例如鼻后滴流（PND）、哮喘（通常为咳嗽变异性哮喘）或胃食管反流病（GERD）。

评估慢性咳嗽的第一步是筛查一些特殊情况（如口服 ACE 抑制剂）和鉴别高危患者，即使用免疫抑制、吸烟和有脓性痰液或咯血的患者。免疫抑制患者需要积极检查，通过痰培养排除非典型致病菌和真菌感染，如果发现肺实质异常，通常需要行胸部 CT 扫描，甚至支气管镜检查。虽然约75%的吸烟者可有慢性咳嗽，但大多数并未寻求治疗。那些寻求治疗的吸烟者应该行后前位及侧位胸片筛查肺癌征象，必要时行 CT 检查、门诊评估和随访。

吸烟者必须反复咨询戒烟,特别是被评估为具有潜在肺癌风险的吸烟者。咳脓痰伴或不伴咯血的慢性咳嗽患者需要病因学诊断,即是否存在支气管扩张、鼻窦炎、非典型肺部感染或慢性支气管炎(经常吸烟者)。这些患者需要行痰培养(对于典型和非典型致病菌)、抗生素治疗,以及后前位和侧位胸片检查。如果肺实质出现异常,应该行进一步的胸部 CT 和血清学检查,用以排除需行特殊治疗的非典型肺部感染(如真菌或结核感染),以及是否符合支气管扩张的诊断。

接受血管紧张素转换酶(ACE)抑制剂治疗的患者,若出现慢性干咳应该改用血管紧张素受体阻滞剂(ARB)。在接受 ACE 抑制剂治疗的患者中,有 15% 出现刺激性咳嗽(典型的在治疗的前 6 个月内出现),可能是因缓激肽积聚(因其也被 ACE 分解)所致。

对慢性咳嗽评估和管理的下一步包括诊断、既往用药史,以及体格检查发现是否存在 UACS、哮喘或 GERD(如 PND、阵发性喘鸣、口腔酸味)。如果没有明显的症状,但是存在慢性鼻窦炎的迹象或者上呼吸道分泌物过多、黏膜呈鹅卵石样改变以及喉部炎症,可以推断患者可能存在 UACS。最终,医生和患者必须采用一种循序渐进的方法,按顺序治疗 UACS、GERD 和哮喘,或者应用一种激进的方法,即同时治疗这三种疾病,随后在咳嗽消退后逐步依次停用药物。对药物治疗有顾虑的患者通常更喜欢应用循序渐进的方式治疗,而因咳嗽而虚弱的患者会尝试一切方法(同时治疗)尽快使咳嗽停止。虽然许多医生(及科研人员)更喜欢循序渐进的方式,但多数情况下,所有这三种疾病都需要充分的治疗,以缓解慢性咳嗽。

UACS 描述了由于 PND 导致的上气道炎症、致敏以及刺激引起的咳嗽。患者可能不知道鼻后滴流感或鼻窦炎的症状。偶尔,患者会进行喉镜和鼻窦 CT 扫描检查,但通常口服第一代抗组胺药(如苯海拉明、西替利嗪)是适当的初始治疗。对于因困倦不耐受抗组胺药的患者来说,鼻用类固醇药物可作为替代选择,但是治疗效果可能需要更长的时间才能实现。口服白三烯拮抗剂和色甘酸滴鼻液也是可以选择的替代药品。一般来说,如果在 2 ~ 4 周尽管进行上述充分的治疗,咳嗽仍然没有改善,那么 UACS 的诊断应该被认为是不太可能的。

GERD 像 UACS 一样,可能有明显的症状,也可能很隐匿,患者没有任何与胃食管反流相关的症状。与哮喘一样,GERD 也经常出现夜间咳嗽。虽然夜间食管 pH 值研究可以提供明确的诊断,但是标准治疗涉及生活方式改变

（如体重减轻、床头抬高、戒烟和饮食调整）以及需要每日1次进行质子泵抑制剂治疗。在上述治疗8周后，GERD相关咳嗽通常会有所改善。

典型的哮喘（即伴有喘鸣）或咳嗽变异性哮喘（支气管扩张试验阳性而没有哮喘临床症状）是慢性咳嗽的另一个常见原因。这些患者往往具有过敏性反应的个人史或家族史，并可表现为痰嗜酸性粒细胞增多。近来，咳嗽变异性哮喘和嗜酸粒细胞性支气管炎之间已经可以进行区分，嗜酸粒细胞性支气管炎是更适合于定义患者具有咳嗽、特应性、痰嗜酸粒细胞增多以及支气管舒张试验阴性结果的术语。支气管激发试验不应在呼吸系统疾病发生后的2个月内进行，因为高反应性可能是感染后时期的正常表现。与慢性咳嗽的其他常见原因一样，经验性诊断和试验性治疗之前通常不需要更高级别的检查。吸入性糖皮质激素是咳嗽变异性哮喘和非喘息性嗜酸粒细胞性支气管炎的一线治疗药物。经过治疗，咳嗽应在2～4周内改善。

当联合治疗UACS、GERD和哮喘不能改善慢性咳嗽时，应考虑其他不常见的病因。尽管支气管镜检查对慢性咳嗽的常规评估没有任何作用，但在经验性治疗失败的患者中应考虑应用气管镜检查去排除支气管内的病因（如肿瘤、异物、支气管结石）。偶尔，支气管镜检查可发现下气道脓肿，这样的病变不会想到会出现干咳或影像学无异常。经微生物培养（寻找假单胞菌）、抗生素治疗以及胸部理疗，这些患者将会受益。

偶尔，咳嗽仍是无法解释的，并且可能被认为慢性特发性咳嗽，或者更恰当地称为咳嗽过敏综合征，因为它被认为是由黏膜刺激性受体（及其耦合离子通道）的敏感性增加引起的。如果是这种情况，则没有特殊有效的治疗方法。心理性咳嗽就像抽搐一样，是排除性诊断并且只有当情绪压力是主要的触发因素以及所有其他诊断被排除在外时才被考虑。语言治疗可能有一定的效果。

当胸膜压力高达300mmHg时，慢性咳嗽会导致严重的并发症，包括睡眠中断、多发性肋骨骨折、呕吐、压力性尿失禁、社会隔离和晕厥。咳嗽是引起迷走神经性晕厥的原因之一，但咳嗽晕厥不是迷走神经性的。相反，这是强烈咳嗽的直接后果，会导致颅内压增高、舒张期大脑中动脉血流逆流。治疗的目的则是止咳。

有时需要非特异性镇咳药。中枢性镇咳药如右美沙芬（DM）或可待因能有效控制咳嗽症状，但因为可能出现药物滥用使其成为二线选择。镇静可能是中枢性镇咳药的副作用。在一项对62例慢性难治性咳嗽患者的研究中显示,加巴喷丁每日 300~1800mg 对治疗咳嗽有作用,但副作用很常见(30%),停药后出现咳嗽恶化。对于少数的持续性咳嗽患者,口服苯佐那酯(如 Perles)或雾化利多卡因(如 5mL 4% 溶液)可以提供有效的帮助。

(张永祥 译)

参考文献

1. Birkebaek NH, Kristiansen M, Seefeldt T, et al. Bordetella pertussis infection and chronic cough in adults. *Clin Infect Dis*. 1999;29:1239-1242.
   文章指出,约 20% 的持续咳嗽患者有百日咳杆菌感染的培养或血清学证据。这些感染通常对大环内酯治疗有反应。
2. Brightling CE, Ward R, Goh KL, et al. Eosinophilic bronchitis is an important cause of chronic cough. *Am J Respir Crit Care Med*. 1999;160:406.
   嗜酸性支气管炎是最近发现的一种重要的咳嗽原因。临床表现为慢性咳嗽和痰嗜酸性粒细胞增多(3%),无明显肺功能异常或支气管高反应性,吸入皮质类固醇有效。在本研究中,91 例不明原因咳嗽患者中有 12 例最终诊断为嗜酸性支气管炎。吸入布地奈德治疗后(400μg,每天 2 次),咳嗽症状改善,痰嗜酸性粒细胞从 16.8% 下降到 1.6%。
3. Corrao WM, Braman SS, Irwin RS. Chronic cough as the sole presenting manifestation of bronchial asthma. *N Engl J Med*. 1979;300:633.
   对咳嗽变异性哮喘的经典描述,在没有哮喘常见症状(如喘息、气流受限)的情况下,对支气管扩张剂表现出阳性反应。
4. Dykewicz MS. Cough and angioedema from angiotensin-converting enzyme inhibitors: new in-sights into mechanisms and management. *Curr Opin Allergy Clin Immunol*. 2004;4(4):267.
   血管紧张素转换酶抑制剂通过激肽的积累引起咳嗽和血管水肿。大多应用血管紧张素转换酶抑制剂引起咳嗽或血管性水肿的患者可以耐受 Ang Ⅱ 受体拮抗剂。
5. Groneberg DA, Niimi A, Dinh QT, et al. Increased expression of transient receptor potential vanilloid-1 in airway nerves of chronic cough. *Am J Respir Crit Care Med*. 2004;170(12):1276.
   TRPV-1 介导刺激性咳嗽反应。采用纤维支气管镜对 29 例慢性咳嗽患者和 16 例无咳嗽的健康志愿者进行气道黏膜活检。免疫染色显示慢性持续性咳嗽患者 TRPV-1 染色增加 5 倍($P < 0.01$)。

6. Irwin RS, Baumann MH, Bolser DC, et al; for American College of Chest Physicians (ACCP). Diagnosis and management of cough executive summary: ACCP evidence-based clinical practice guidelines. *Chest.* 2006;129(1 suppl):1S.

关于咳嗽诊断和治疗的共识报道。

7. Irwin RS, Curley FJ, French CL. Chronic cough. The spectrum and frequency of causes, key components of the diagnostic evaluation, and outcome of specific therapy. *Am Rev Respir Dis.* 1990;141:640.

这是一项关于解剖诊断学的经典介绍。102 例患者中有 101 例确定了具体的咳嗽原因:73% 的患者有一个原因,23% 的患者有 2 个原因,3% 的患者有 3 个原因。41% 的病例为鼻后滴鼻综合征,24% 为哮喘,21% 为胃食管反流,5% 为慢性支气管炎,4% 为支气管扩张。咳嗽常常是哮喘(28%)和反流(43%)的唯一表现。值得注意的是,我们的经验并不那么令人鼓舞,乙酰胆碱实验有 22% 的假阳性率。

8. Irwin RS, Madison JM. The persistently troublesome cough. *Am J Respir Crit Care Med.* 2002;165:1469.

推荐两篇优秀的文章。第一篇文章是关于急慢性咳嗽的综合治疗方法,包括诊断和治疗的评分。第二篇文章强调对慢性咳嗽患者采取一种新的治疗方法,尤其是对诊断和治疗措施尚未明确的患者。

9. Irwin RS. The diagnosis and treatment of cough. *N Engl J Med.* 2000;343:1715.

10. Palombini BC, Villanova CA, Araujo E, et al. A pathogenic triad in chronic cough: asthma, post-nasal drip syndrome, and gastroesophageal reflux disease. *Chest.* 1999; 116:279.

另一组研究人员发现,哮喘、胃食管反流和鼻后滴流解释了大部分(约 93.6%)慢性咳嗽的原因,这被称为慢性咳嗽的致病三联征。

11. Pratter MR. Chronic upper airway cough syndrome secondary to rhinosinus diseases (previously referred to as postnasal drip syndrome): ACCP evidence-based clinical practice guidelines. *Chest.* 2006;129(1, suppl):63S.

在 UACS 最初的描述中,讲解了慢性咳嗽的原因及实践指南。

12. Sen RP, Walsh TE. Fiberoptic bronchoscopy for refractory cough. *Chest.* 1991; 99:33.

25 例慢性不明原因咳嗽患者进行支气管镜检查,其中 7 例明确了诊断。

13. Trochtenberg S. Nebulized lidocaine in the treatment of refractory cough. *Chest.* 1994;105:1592.

长期雾化利多卡因治疗难治性咳嗽的病例报道中,轻微的震颤是唯一的副作用。

第24章 胸腔积液

Henri G. Colt

胸腔积液在脏胸膜和壁胸膜之间充当润滑作用。胸膜腔内正常存在几毫升的胸腔积液。在正常个体,胸腔穿刺术可发现少于 1mL 的液体,有 10% 的健康个体可以有 3~20mL 的液体。胸腔积液的蛋白含量低于 15g/L,蛋白质电泳图谱定性上类似于血浆,但白蛋白含量略高,纤维蛋白原含量略低。

在健康个体中,胸腔积液的容量和组成通过静水压和胶体渗透压的复杂平衡以及胸膜毛细血管和淋巴管的相对渗透性而保持基本恒定。壁胸膜的血供来源于体循环动脉,脏胸膜血供来源于支气管动脉。胸膜腔内液体和蛋白的交换几乎完全通过壁胸膜实现。任何阻碍淋巴回流的过程都会导致液体的积聚。

胸腔积液是指胸膜腔内液体的异常积聚。这可能是由液体产生过多或吸收减少引起的;在某些情况下,这两种机制可能同时作用。胸腔积液是全身性疾病和胸腔内疾病的常见表现。决定胸腔积液积聚的因素包括:①胸腔积液、胸膜微循环和淋巴循环中的胶体渗透压;②胸膜微循环通透性;③体静脉和肺静脉中的压力。胸腔积液最常见的原因是充血性心力衰竭伴肺静脉压升高。单纯体静脉压升高(单纯右心衰竭)是否会引起胸腔积液仍有争议,体静脉压和肺静脉压同时升高可能会导致较大量的胸腔积液。

腹腔积液可通过膈肌缺损和经膈淋巴管进入胸膜腔。在肝硬化和梅格综合征(即良性卵巢纤维瘤、腹水和胸腔积液)中,腹水通过膈肌缺损的转移已经被认为是胸腔积液产生的机制。在胰腺炎或膈下脓肿的积液中也提出了类似的机制,但增强的跨膈淋巴回流也可以发挥作用。

从病理生理学角度来看,胸膜腔内负压的增加会导致积液的增加(如肺不张患者)。虽然降低血浆胶体渗透压会导致胸腔积液的积累,但这并不是一定的,因为积液在先天性低白蛋白人群中很罕见。局部炎症、循环毒素或血管活性物质可引起毛细血管通透性增加,这在胶原-血管疾病、胰腺炎、肺栓塞和肺炎相关的胸腔积液中起重要作用。此外,当胸膜腔内的胶体渗透压接近血浆胶体渗透压（$32cmH_2O$）时，胸膜腔内的液体吸收减少。胸膜胶体渗透压增加也可导致积液的产生。这是由于：①毛细血管蛋白渗漏增强；②胸膜局部炎症或肿瘤引起的蛋白渗出；③淋巴回流的减少。

在体格检查中，可有患侧叩诊浊音、呼吸音减弱、触觉语音震颤减弱。这些局部查体的体征会随着体位的改变而改变。大量胸腔积液（ > 1500 mL）通常可表现为明显的吸气滞后，肋间隙增宽、隆起，纵隔对侧移位或肺不张（如羊鸣音、支气管呼吸音）。非胸部征象（如足部肿胀、颈静脉扩张和 S_3 奔马律）提示可能为充血性心力衰竭引起的积液。

通常，胸部 X 线片是发现积液的唯一线索，它还可以提示其病因（如心脏肥大和肺静脉再分布等心力衰竭表现、肺或胸膜肿块、肺不张、表示转移癌的肋骨侵蚀，还有膈下脓肿、肺体积缺失或支气管阻塞所致的膈肌升高）。至少 150mL 的胸腔积液才能在后前位和侧位胸片上有所显示。对于大量和少量的胸腔积液，胸腔超声检查均可以发现，目前越来越多地用于检测胸腔积液。通常，液体最初积聚于前下肺表面和横膈之间。然后，肋膈角在正位胸片上消失，侧位片上形成一个三角形密度，使同侧膈肌和后肋膈沟变得模糊。胸腔积液进一步的积聚使患侧膈肌消失，患侧胸腔可有外高内低的圆弧形致密阴影。侧位相上，胸腔积液沿后胸壁呈斜面上升。侧卧位可诊断出较少的胸腔积液。在侧卧位片上，液体都依附在胸壁上。在相反的卧位相中，液体移位后可以检查下面被掩盖的肺实质组织。在胸腔穿刺前卧位胸片不是必须检查的，因为胸部超声可将包裹性和流动的胸腔积液都检测到。大量积液可致纵隔对侧移位。如果纵隔无移位，往往是肿瘤导致的肺实质塌陷或纵隔固定。

当胸膜间存在实质异常或粘连时，可产生不典型的积液。肺底可以容纳 1000mL 以上的液体，可能会仅仅表现为膈肌抬高。膈肌的轮廓只是看起来更加水平，从侧位上看在肋膈角处形成一个成锐角的浅淡阴影。侧卧位胸片上液体移位，可以看出膈肌真正的轮廓。胸腔积液在叶间裂形成包裹时，在后前位胸片上形成椭圆形高密度影或假瘤样的阴影，在侧位片上为两端逐渐变细的梭形影。这些表现常见于充血性心力衰竭，并随着血流动力学的改善而消失。包裹性胸腔积液贴近邻近胸膜表面形成光滑、轮廓分明的半圆形致密影，在后前位片上看就像一个大肿块。肺炎旁积液和脓胸患者在胸外科手术或胸膜固定术后常出现包裹性积液。值得注意的是，CT 扫描经常会高估实际存在的积液量。

胸片的信息可以通过胸腔超声和 CT 扫描来补充。床旁超声目前应用广泛,可以显示积液、小腔、膈肌运动和肺下层。CT 扫描对不明原因渗出性积液的诊断有一定价值,可用于鉴别良恶性胸膜增厚。可在积液完全引流前进行 CT 增强扫描。CT 扫描也可应用于复杂的胸膜感染,特别是如果最初的下管引流不成功时;磁共振成像(MRI)也可以帮助区分恶性和良性病变,尤其是当怀疑胸壁或膈肌受累时。正电子发射断层扫描 - 计算机断层扫描(PET - CT)结合 MRI 可在监测恶性间皮瘤化疗反应中起一定作用。

胸腔积液的鉴别诊断应反映临床信息和辅助检查结果,几乎每个病例都需要进行胸腔穿刺术并对积液进行仔细检查。若实施胸腔穿刺术的操作者经验丰富,那么并发症的发病率很低。对于有出血体质、积液很少或胸膜间隙消失的患者,以及服用抗凝药物、难以配合的患者和即使出现少量气胸也极其危险的患者,应采取预防措施。超声引导提高了胸腔穿刺的成功率,并降低了并发症的发生风险。此外,超声在鉴别良恶性积液方面具有与 CT 相似的特异性,并可以通过检测分隔(小腔)或回声来区分渗出性积液。一般建议不要一次引出超过 1000mL 的液体,以避免造成复张性肺水肿,但这种并发症并不常见。如果患者在胸腔穿刺术中出现咳嗽、胸痛或其他胸膜压力增加的迹象,则该手术应该停止。无论如何,应该对积液进行缓慢引流。

胸腔积液可以根据临床需要进行多种实验室检查。例如,如果胸腔积液为恶臭脓性,则不需要进行过多的化验,只需行细菌革兰染色和细菌培养。胸腔积液细胞分类计数的异常并没有特异性,尽管淋巴细胞增高(>80%)通常见于肺结核、淋巴瘤、慢性类风湿关节炎、结节病和冠状动脉旁路移植术后,但是积液渗出时间较长都会表现为淋巴细胞增高。

在大多数情况下,需要对积液进行液体分析来区分渗出液和漏出液,这对积液成因的鉴别诊断有重要意义。符合以下任一标准的为渗出液:胸腔积液中蛋白定量与血浆中蛋白的比值 > 0.5;胸腔积液中乳酸脱氢酶(LDH)与血清中 LDH 的比值 > 0.6;胸腔积液中 LDH 大于正常血清值的2/3。以上这些即 Light 标准。其他关键指标还有白细胞分类计数、葡萄糖和 pH 值。血细胞比容对诊断血胸具有重要意义。

渗出液多为恶性肿瘤、肺炎旁积液及各种感染性和非感染性炎症状态所致。酸中毒(pH 值 < 7.30)和葡萄糖降低(< 3.35mmol/L)是脓胸和类风湿关节炎的特征,也可出现在其他情况下,如胸膜癌症和进展性肺炎旁积

液。测定胸腔积液中的淀粉酶水平有一定的临床意义,食管破裂、胰腺炎、胰腺假性囊肿以及少部分恶性肿瘤可致胸腔积液中淀粉酶水平升高。胸腔积液胆固醇水平的应用仍在研究中,目前还不能替代 Light 标准(LDH、蛋白)来区分渗出液和漏出液。如果怀疑乳糜胸,应检查甘油三酯及进行乳糜微粒分析(通过脂蛋白电泳);在这些情况下,积液并不总是混浊或乳白色的。血清学的一些检查是有意义的,抗核抗体(ANA)滴度 >1:320 提示系统性狼疮,类风湿因子(RF)滴度 >1:320 提示类风湿关节炎。然而,这两种血清学试验本身都不足以进行诊断。结核性胸腔积液中的腺苷脱氨酶(ADA)会升高(>70U/L),而类风湿关节炎、恶性肿瘤和脓胸胸腔积液中的 ADA 也会升高。当怀疑有肿瘤时,胸腔积液细胞学检查是必要的。将胸液标本制备成涂片和细胞蜡块,可以提高恶性肿瘤的检出率。如果怀疑是淋巴瘤,应进行流式细胞术或免疫细胞化学检查。肿瘤标记物并不是常规检查,但阳性胸液间皮素高度提示胸膜恶性肿瘤,如间皮瘤和卵巢、胰腺和支气管腺癌的转移。

需要特别注意的是,应区分不需胸腔置管引流的良性肺炎旁积液和需要胸腔置管引流的肺炎旁积液(复杂性肺炎旁积液)。如胸腔积液细菌革兰染色阳性、培养阳性或胸膜腔有脓(脓胸),除给予抗生素外,还需要行胸腔积液引流。如果胸腔积液 pH 值 <7.10,或者胸腔积液葡萄糖低且 LDH >1000g/L,并在排除其他诊断(例如肺结核、类风湿关节炎和胸膜恶性肿瘤)后,也应考虑引流。

通过上述检查及细菌、真菌和结核菌的培养结果可对大多数胸腔积液进行诊断。然而,在某些情况下,还应进行一些附加的检查。在怀疑肉芽肿性疾病或肿瘤的情况下,可以考虑胸膜针刺活检。然而,英国胸科学会的指南建议,Abrams 或 Cope 针刺活检术只在结核病发病率高的地区进行,在胸腔镜和图像引导下针刺活检具有更高的诊断率。如果怀疑是恶性肿瘤且增强 CT 显示胸膜结节,则应行影像引导下经皮胸膜活检。常规的可弯曲支气管镜检查没有确诊的价值,除非影像学显示有实质性或结节异常,或提示支气管阻塞,或患者有咯血。

对于未确诊的渗出性积液或怀疑恶性肿瘤的患者,胸腔镜是一种非常安全且常用的诊断方法。胸腔镜可以通过单一切口来操作,通常在局部麻醉下或在手术室环境中在自主通气和静脉镇静下完成。在怀疑有粘连、分隔或感染的情况下,需要行全身麻醉和气管插管。胸腔镜可以直接观察胸膜和肺外表面,并可进行胸膜粘连松解、胸膜和肺活检、胸腔积液清除和胸膜固定术。必要时,可使用胸腔镜或应用顶端可弯曲的内科胸腔镜插入留置胸膜导管。

当其他方法都不能提供诊断或肺活检具有特殊风险(例如肺动脉高压)并且需要开放暴露以确保止血时,可能需要在全身麻醉下进行开放胸膜活检。尽管进行了胸腔镜或开放活检,少数积液可能仍不能被明确诊断,这些病例随后往往表现为肿瘤。恶性间皮瘤尤其如此。

胸腔积液的治疗主要是治疗基础疾病。如果胸腔积液量较多,患者存在明显的肺实质性疾病,或预后较差,患者拒绝胸膜固定或留置胸膜导管,则需要重复进行胸腔穿刺。排出积液后,呼吸困难、胸痛和咳嗽等症状一般会得到缓解。如果没有缓解,应该慎重进行反复胸腔穿刺治疗。有症状且反复出现积液的患者应考虑行胸膜固定术或插入经皮胸腔导管定期引流。这尤其适合恶性间皮瘤或其他胸膜癌病患者。留置胸膜导管也可使塌陷肺患者受益。脓胸、结核性渗出或半血胸患者可能需要多学科的治疗,并考虑行图像引导下胸腔镜或开放手术探查和引流。

(李月川 译)

参考文献

1. Alexandrakis MG, Passam FH, Kyriakou DS, et al. Pleural effusions in hematologic malignancies. *Chest*. 2004;125:1546 – 1555.
   霍奇金淋巴瘤和非霍奇金淋巴瘤是最常见的,但也有 10% ~ 20% 的患者在骨髓移植后出现积液,所有患者都应考虑药物毒性原因。

2. Azoulay E. Pleural effusions in the intensive care unit. *Curr Opin Pulm Med*. 2003;9: 291 – 297.
   胸腔积液的发病率取决于筛查方法(体检 8% 到超声检查 60%)。本文综述了胸腔积液的病因和治疗策略。

3. Bielsa S, Esquarda A, Salud A, et al. High level of tumor markers in pleural fluid correlate with poor survival in patients with adenocarcinomatous or squamous malignant effusion. *Eur J Intern Med*. 2009;20(4):383 – 386.
   恶性胸腔积液中 CA – 125 > 1000 和 ck – 19 > 100 ng/mL 的患者预后较差,是独立的危险因素。

4. Brown NE, Zamel N, Aberman A. Changes in pulmonary mechanics and gas exchange

following thoracocentesis. *Chest*. 1978;74:540.

在 9 例患者中,当引流 600~1800mL 的第 1 个 3 小时内,肺的呼吸力学改变和气体交换改变均与患者主观症状改善相关。

5. Burrows CM, Mathews WC, Colt HG. Predicting survival in patients with recurrent symptomatic malignant pleural effusions: an assessment of the prognostic values of physiologic, morphologic, and quality of life measures of extent of disease. *Chest*. 2000;117:73 -78.

一项讨论了 pH 值的预测价值及评估生活质量重要性的研究。

6. Cugell DW, Kamp DW. Asbestos and the pleura. *Chest*. 2004;125:1103 -1117.

一项关于石棉相关胸膜疾病的历史、矿物学和临床意义的伟大历史回顾。

7. Colt HG, Brewer N, Barbur E. Evaluation of patient-related and procedure-related factors contributing to pneumothorax following thoracentesis. *Chest*. 1999;116:134.

气胸是罕见的,不容易预测,即使手术是由经验丰富的操作者完成的。

8. Colt HG, Mathur PN. *Manual of Pleural Procedures*. Philadelphia, PA: Lippincott Williams & Williams; 1999.

一部 200 页的指南,包括超声、胸管胸膜融合术、胸腔镜的操作步骤(其中包括很多有用的提示和黑白照片)。

9. Doyle JJ, Hnatiuk OW, Torrington KG, et al. Necessity of routine chest roentgenography after thoracentesis. *Ann Intern Med*. 1996;124:816.

回答了一个古老的问题:即使有经验的术者完成胸腔镜检查,胸腔镜相关气胸的发生风险很低,患者术后是否还需要行胸片检查?

10. Duysinx B, Corhay JL, Larock MP, et al. Contribution of positron emission tomography in pleural disease. *Rev Mal Respir*. 2010;27(8):e47 -e53.

PET 对胸膜恶性肿瘤的病因、肺癌的分期及间皮细胞瘤的预后有重要意义。PET/CT 扫描对未诊断的胸膜疾病的敏感性为 100%,特异性为 94.8%,准确率为 97.5%。没有假阴性。

11. Fysh E, Smith NA, Lee YCG. Optimal chest drain size: the rise of the small bore pleural catheter. *Semin Respir Crit Care Med*. 2010;31(6):760 -768.

小孔径导管在胸腔积液引流中的应用日益广泛,效果良好。

12. Goto M, Noguchi Y, Koyama H. Diagnostic value of adenosine deaminase in tuberculous pleural effusions: a meta-analysis. *Ann Clin Biochem*. 2003;40:374 -381.

腺苷脱氨酶检验可能是有用的,可以避免胸膜活检,特别是在结核病流行率高的国家。

13. Heffner JE, Highland K, Brown LK. A meta-analysis derivation of continuous likeli-

hood ratios for diagnosing pleural fluid exudates. *Am J Respir Crit Care Med*. 2003；167：1591 – 1599.

对多中心登记的胸腔积液患者的逻辑回归研究表明,当任何一个指标达到其正常值的二元截止点时,Light 标准的诊断准确率下降到65% ~86%。

14. Huggins JT. Chylothorax and cholesterol pleural effusion. *Semin Respir Crit Care Med*. 2010；31(6)：743 – 750.

TG > 110mg/dL 是乳糜性腹水的显著特征,找到乳糜微粒可证实诊断。

15. Jantz MA, Antony VB. Pathophysiology of the pleura. *Respiration*. 2008；75：121 – 133.

另一项伟大的回顾。

16. Jones PW, Moyers JP, Rogers JT, et al. Ultrasound-guided thoracentesis：is it a safer method? *Chest*. 2003；123：418 – 423.

对 941 例胸腔镜患者进行的前瞻性描述研究,结果显示,超声引导下介入治疗的并发症比非影像引导下的少。

17. Kalokairinou-Motogna M, Maratou K, Paianid I, et al. Application of color Doppler ultrasound in the study of small pleural effusion. *Med Ultrason*. 2010；12（1）：12 – 16.

超声检测胸腔积液的特异性为 60%,敏感性为 100%,准确率为 88.37%。添加彩色多普勒可使特异性提高到 100%,敏感性为 96.72%,准确度提高到 97.57%。

18. Lee P, Colt HG. Using diagnostic thoracoscopy to optimal effect. *J Resp Illn*. 2003；24：503 – 509.

一项关于胸腔镜治疗方式和适应证的回顾,特别是针对非外科胸腔镜医师。

19. Lee P, Hsu A, Lo C, et al. Prospective evaluation of flexrigid pleuroscopy for indeterminate pleural effusion：accuracy, safety and outcome. *Respirology*. 2007；12：881 – 886.

与硬性胸腔镜相似的优秀结果。

20. Lee P, Mathur NP, Colt HG. Advances in thoracoscopy：100 years since Jacobaeus. *Respiration*. 2010；79：177 – 186

回顾与此技术相关的新结果。

21. Lee MH, Nahm CH, Choi JW. Thrombin-antithrombin Ⅲ complex, proinflammatory cytokines, and fibrinolytic indices for assessing the severity of inflammation in pleural effusions. *Ann Clin Lab Sci*. 2010；40(4)：342 – 347.

结核性胸膜炎的 TNF – α 和 PAI – 1 浓度较高。

22. Light RW, MacGregor I, Luchsinger PC. Pleural effusions: the diagnostic separation of transudates and exudates. *Ann Intern Med*. 1972;77:507.
一项对 150 例胸腔积液患者进行的经典的前瞻性研究,探索细胞计数、蛋白质和 LDH 测定在胸腔积液中的应用。

23. Mahon RT, Colt HG. Bedside thoracentesis in critically ill patients: the "rolled bedsheet" technique. *J Bronchol*. 2000;7:340 - 342.
描述一种有助于在机械通气患者行胸部穿刺术的技术。

24. Morelock SY, Sahn SA. Drugs and the pleura. *Chest*. 1999;116:212.
少量药物可导致胸液渗出,而大量药物可导致肺实质异常。

25. Maskell NA, Butland RJ; Pleural Diseases Group, Standards of Care Committee, British Thoracic Society. BTS guidelines for the investigation of a unilateral pleural effusion in adults. *Thorax*. 2003;58(suppl 2):ii8 - ii17.
一篇令人难以置信的关于胸腔积液的最新综述,包括临床检查、评分、鉴别诊断。

26. Mcgrath EE, Anderson PB. Diagnosis of pleural effusion: a systematic approach. *Am J Crit Care*. 2011;20(2):119 - 128.
Light 标准诊断渗出液的敏感性为 100%。

27. Moisiuc FV, Colt HG. Thoracoscopy: origins revisted. *Respiration*. 2007;74:344 - 355.
手术历史。

28. Pien GW, Gant MJ, Washam CL. Use of an implantable pleural catheter for trapped lung syndrome in patients with malignant pleural effusion. *Chest*. 2001;119:1641 - 1646.
胸腔积液导致肺不张的患者成功地使用胸膜导管治疗,这是一种允许定期引流的 15.5 F 的硅胶导管。

29. Porcel JM. Pleural fluid tests to identify complicated parapneumonic effusions. *Curr Opin Pulm Med*. 2010;16(4):357 - 361.
用于检测非脓性复杂肺炎旁积液的生物标志物有 TNF - α、髓过氧化物酶、基质金属蛋白酶 2、中性粒细胞弹性酶、IL - 8、脂多糖结合蛋白、末端补体复合物 SC5b - 9 和 CRP 37。

30. Porcel JM, Esquerda A, Bielsa S. Diagnostic performance of adenosine deaminase activity in pleural fluid: a single-center experience with over 2100 consecutive patients. *Eur J Intern Med*. 2010;21(5):419 - 423.
在低患病率地区,胸腔积液 ADA 的阳性预测值可能低至 7%,但阴性预测值仍然较高。

31. Du Rand I, Maskell N. Introduction and methods: British Thoracic Society pleural disease guideline 2010. *Thorax*. 2010;65:ii1 – ii16.

优秀的指南合集,包涵超过 150 篇参考文献。

32. Sallach SM, Sallach JA, Vasquez E, et al. Volume of pleural fluid required for diagnosis of pleural malignancy. *Chest*. 2002;122:1913 – 1917.

对 282 例胸膜恶性肿瘤患者的回顾性分析表明,胸膜穿刺术对胸膜恶性肿瘤诊断的敏感性不依赖于胸腔积液量。

33. Sioris T, Sihvo E, Salo J, et al. Long-term indwelling pleural catheter (pleurx) for malignant pleural effusion unsuitable for talc pleurodesis. *Eur J Surg Oncol*. 2009;35 (5):546 – 551.

对于太不稳定而不能行滑石粉胸膜融合术的患者,胸膜导管是一种安全的替代方法,21% 的患者可获得自发性胸膜融合。

34. Stathopoulos GT, Zhu Z, Everhart MB, et al. Translational advances in pleural diseases. *Respirology*. 2011;16:53 – 63.

钙黏蛋白、可溶性间皮素相关肽、骨桥蛋白是诊断间皮瘤的有效标志物。

第25章

咯血

Henri G. Colt

咯血(即咳出鲜血)可以在任何临床条件下发生,其对于患者和医务人员来说都是一件可怕的事情。咯血量可以从血丝痰到数杯鲜血,甚至大量出血导致失血过多。咯血致死是罕见的,但是可能发生气管支气管树大出血,导致窒息和呼吸暂停。大咯血是危及生命的医学急症,即使通过气管插管和机械通气治疗也无法有效控制。

咯血发病率和研究人群具有相关性(例如外科对内科,或肿瘤中心对结核病诊所)。在美国,常见的病因是慢性支气管炎、支气管扩张和支气管肺癌,其次是肺结核、真菌感染(特别是曲霉菌或曲菌球)、细菌性肺炎、肺脓肿和肺梗死。咯血较不常见的原因包括二尖瓣狭窄、肺出血肾炎综合征、支气管内异物、支气管腺瘤、肺动静脉瘘、白塞病、肺寄生虫(蛔虫、肺吸虫、血吸虫)、韦格纳肉芽肿、毒品(可卡因、抗凝剂、青霉胺)、囊性纤维化、淋巴管平滑肌瘤病、球囊导管所致肺动脉损伤、凝血功能障碍,甚至生物恐怖活动(肺鼠疫、兔热病、单端胞霉烯族真菌毒素)。咯血也可以由留置金属、混合成分和硅酮气道支架导致气道炎症、肉芽组织增生,以及气管、支气管黏膜侵蚀。当诊断未明时称为隐源性咯血,这应该是一个除外性诊断,根据文献报道,40%的病例通常是吸烟者。

诊断和初始管理方法应侧重以下问题:

1. 出血的原发部位是哪些(肺、气道、鼻咽部或者消化道)?

2. 出血可以停止吗?

3. 出血会在将来的某一时刻复发吗?

4. 患者是否有易引起出血的全身性疾病?

5. 需要紧急干预吗? 如果需要,应进行什么样的措施可以阻止或者预防再出血?

出血的解剖来源取决于不同的病理过程。然而,支气管动脉,腋部、肋间、横膈的侧支循环,以及胸部其他动脉是出血的主要来源。与感染和肿瘤相关的炎症引起了支气管动脉的反应性血管增生和侧支循环的刺激。局部炎症可以导致这些富血管网络坏死、出血。慢性炎症通过增加异常的肺小动脉的沟通促进支气管动脉的扩张。此外,血管生成生长因子可以释放并促进新生血管以及全身血管侧支循环。出血血管来源于活性下降肺动脉、毛细血管和静脉的咯血病例不超过10%。

在美国,起源于支气管黏膜浅层血管的慢性支气管炎伴发的咯血占咯血总病例的50%以上。咯血与慢性纤维空洞性疾病(如肺结核)有关,是由支气管动脉和支气管肺动脉吻合口破裂或糜烂引起的。肺动脉动脉瘤以及继发于血管壁受侵犯的血管破裂同样可以发生咯血。在二尖瓣狭窄的患者中,出血的原发部位是支气管静脉,其血供来自支气管动脉和肺静脉回流的血液。

最近,因为国际局势使我们特别关注对于潜在生物恐怖袭击引起的咯血。肺鼠疫是由鼠疫杆菌引起,一种可以武器化的革兰阴性杆菌,并且通过飞沫传播引起快速进展性肺炎、胸痛以及咯血。治疗包括口服多西环素或者环丙沙星。兔热病由需氧革兰阴性土拉热杆菌引起,同样可以作为武器,其雾化后可以引起流感样症状伴随快速进展性肺炎和咯血。选择的治疗方法是静脉注射庆大霉素。最后,单端胞霉烯族真菌毒素被称为"黄雨",其雾化形式可引起喉咙痛、皮肤坏死以及咯血。生物攻击后,残留在面部皮肤上的油性物质可能导致人们怀疑诊断。治疗大部分都是支持性的。

所有的咯血病例都需要仔细评估以确定出血的部位和原因。病史是十分有价值的,出血的范围和持续时间,以及发病之前已知的和现存的心肺或其他系统疾病同样重要。咯血必须与呕血、鼻咽部出血相区分。体格检查可以对疾病诊断提供具体线索(如口咽部出血部位、微血管扩张、心肺表现)。50%的咯血病例可以通过胸片显示出血部位和原因,对于"阴性"的X线片也不能掉以轻心:一项研究表明,25%的肺癌咯血患者没有通过胸片提示诊断线索。血液进入空腔的特征性影像学改变是融合或片状肺泡。充填的影像在几天后变成网状,在3~10天后清除。这种影像可能代表血液从肺内其他的出血部位被吸入,这使得精确定位出血部位变得具有挑战性。计算机断层扫描(CT),包括多层CT血管造影(CTA)(高分辨率血管造影通过一次屏气可以减少扫描时间和呼吸运动伪影),可以识别潜在疾病,协助支气管扩张诊断和绘图,通常可为外科手术进行预判。如果支气管扩张是双侧或者弥漫性的,通常可以排除手术切除;如果证实存在局灶性肺或血管异常,则可以考虑直接手术干预。更重要的是,CT可以探查动脉瘤、动静脉畸形等血管病变,对于非支气管系统动脉受累的大出血患者具有较高的预测准确性。MDCTA 信息对于计划进行动脉栓塞治疗的患者十分关键,相对于常规血管造影,MDCTA 可以对支气管和非支气管系统动脉提供更加准确的信息。

其他相关的实验室研究包括全血细胞计数;涂片、培养和痰的细胞学检查;当怀疑有肺栓塞时应进行动脉血气分析和通气/灌注肺扫描,灌注扫描对于确定出血的部位并不十分有用。一些研究发现,肺内出血的患者一氧化碳弥散能力有所提高,但这不能提示一氧化碳弥散能力在大部分患者的诊断和护理过程中起到一定作用(除非怀疑患者患有肺出血肾炎综合征)。

对于原因不明的咯血患者可使用可弯曲支气管镜检查。在胸部 X 线摄影检查正常的咯血患者中,通过支气管镜检查至少发现了 2%~13% 的患者患有支气管癌,异物、支气管腺瘤和其他原因出血也很容易被发现。此外,对于出血部位的支气管镜探查或者之前进行过支气管内膜异常部位活检的患者,进行支气管镜检查时务必要小心谨慎。

诊断性可弯曲支气管镜检查对于咯血的评估是必要的,但是是在急症时进行还是在出血停止后进行仍有争议。一份来自美国胸科协会的报道表明,64% 的内科医生喜欢在急性出血后 24 小时内进行支气管镜检查。尽管早期的支气管镜检查被认为可以最大限度减少出血停止以后不能及时发现出血部位的风险,然而没有证据表明延迟 24~48 小时以后的支气管镜检查会对最终结果产生不利影响(如检测到可手术的肿瘤)。进行可弯曲支气管镜检查应小心谨慎,而术者应做好应对大量出血时通过大孔道支气管镜进行吸引、急救插管设备、镇静和机械通气,而这些操作最好通过硬支气管镜进行。术者应熟悉填塞球囊和支气管内球囊装置的使用,他们应当意识到咳嗽可引起更多出血,并且血液通过这个过程可以很容易地播散到支气管树填塞中心气道,掩盖出血部位造成窒息。支气管镜团队应对这种紧急情况进行及时反应。总的来说,对于中度出血或大出血的咯血患者应谨慎进行支气管镜检查。患者应住在重症监护病房,从而降低气管镜检查过程中气管插管的风险。

在咯血的保守治疗无效时,支气管和相关侧支血管(如肋间动脉、腋窝动脉、锁骨下动脉)的动脉造影和栓塞正在变得越来越有用。如前所述,MDCTA 常常优于传统血管造影。最初,支气管动脉栓塞术(BAE)是一种暂时性的措施,直到患者可以确定通过肺切除手术或修复血管损伤进行外科

治疗。很多有经验的医师认为,BAE 在复发性或持续性咯血(如反复咯血 >
200mL/d)的长期控制中起到了重要作用,甚至在即将进行外科切除手术的
患者当中同样如此。BAE 对于患有弥漫性肺疾病且出血多于一个部位同时
不能进行手术的患者(通常指先前存在共存疾病和呼吸储备功能不良)尤为
适合。

　　从 20 世纪 70 年代第一次使用支气管动脉栓塞治疗咯血以来,很多医生
已经成功地使用这项技术治疗咯血并防止复发。事实上,在动脉造影过程
中可视的出血是罕见的。通过反应性支气管动脉网络的异常血管可视化可
以进行定位推断;因此,之前通过可弯曲支气管镜进行定位变得非常重要。
在对比增强 CT 中,支气管动脉曾显示为结节或线状结构,位于纵隔和中心
气道周围。直径 >2mm 的血管通常被认为是异常的,它们常常出现在支气
管后、食管后和主动脉肺窗区沿着主支气管后壁走行。非支气管系统动脉
的侧支血供不应被忽视,即使在假定支气管动脉栓塞成功的情况下,侧支血
管也可能是复发的原因。在异常肺组织邻近区域,胸膜增厚 >3mm 以及肥
厚性胸膜外脂肪扭曲增强的血管结构,也是异常的征象。假性动脉瘤同样
应引起特别注意,尤其是存在潜在肺结核的患者,最有 10% 的咯血患者通
过动脉造影可以发现。

　　支气管动脉栓塞的严重并发症是脊髓动脉意外栓塞。然而,如果从栓
塞血管中仔细识别可能的脊髓动脉分支,那么这种并发症并不常见。一些
研究者报道,出血的初始控制率为 80%~90% ,而长期复发率为 10%~55% 。
在一些患者当中,新的支气管血管的再通或生长可以限制这种长期复发率。
栓塞材料包括凝胶泡沫、钢圈、聚乙烯醇、异丁基 -2-腈基丙烯酸酯。越来
越多的 3-丙烯酰基微球明胶交联颗粒得到使用。尽管注射硬化液体或者
小栓塞颗粒从理论上讲具有阻塞远端侧支供养血管血流的优势,然而支气
管壁的坏死、脊髓动脉阻塞以及严重的急性胸痛等并发症的发生使得这些
药物的使用受限。支气管动脉栓塞早期复发通常是动脉未完全阻塞的结
果。据报道,再次出血的病例比例高达 30% 。从另一方面讲,晚期复发可能
是由于之前栓塞血管的再通、血运重建或疾病进展。再出血通常可以通过
再栓塞控制。患有曲菌病或恶性病变的患者通常预后最差,这些患者相比
其他包括肺结核的咯血患者来说拥有更高的复发率和死亡率。

　　因此,咯血的治疗取决于出血的严重程度、出血具体原因以及患者的整
体状况。治疗的四个目标是防止窒息(通常通过保护对侧气道)、止血、治疗

原发病和防止复发。如果咯血量很大(200mL/d),或患者呼吸储备功能不足,则将出现紧急情况。治疗的第一个目标是确定出血部位,止血并防止血液误入其他主要气道。如果术者经验丰富,可通过软质支气管镜检查确定出血部位。如果考虑栓塞治疗,MDCTA 是有帮助的。在一些大出血的病例中,可能需要硬质支气管镜检查。当患者病情稳定并准备接受肺叶切除治疗时,球囊填塞或支气管内球囊封闭装置可以嵌入和留在病灶部位数小时或数天。然而,咳嗽可能使球囊发生位移。如果考虑行支气管动脉栓塞治疗,使用 Fogarty 封堵球囊可以为血管造影或 CT 研究争取时间。一旦出血停止,支气管镜医生应避免从目前安全的段支气管中取出新形成的血凝块。在这些情况下,清除血凝块可能会导致复发性出血。

另一种保护功能性气道的方法是在左侧或右侧未出血的主支气管内放置一个特殊的可充气的远端气囊,这个双腔管路的使用可以充分吸引气道内出血。然而,该管路的放置需要有经验的人士进行操作,特别是存在活动性出血的患者,管路的放置十分困难。明智的做法是先插入大内径的气管插管,如果必要的话,将气管插管选择性插入患者的健侧肺位置,同时将患者转为侧卧位(出血部位向下)。吸引导管或者可弯曲支气管镜可以进入气管内插管以帮助从出血支气管吸出血液。对于更多保守治疗无效的大量咯血患者来说,支气管动脉造影与栓塞越来越多地得到提倡。对于中等量的咯血患者,这项技术有助于防止复发。血管造影技术的改进已经使其潜在的并发症最小化。冰盐水盥洗、肾上腺素和 Fogarty 球囊放置等临时措施的疗效并不确切,主要取决于当地的专家经验。血管收缩剂(如血管升压素)血管内注入或局部应用的作用尚未确定。经皮腔内注射两性霉素成功治疗肺曲菌病出血的报道尚无依据可循。

任何出血部位的手术切除需要确认出血部位并且患者可以耐受开胸手术。特别是在大量咯血的病例中,偶尔需要在患者明确诊断之前就要进行外科手术。在一项经常被引用的早期研究中,Crocco 等发现大量咯血(如每小时出血量达 600mL)患者接受治疗的死亡率达 75%,而通过外科手术治疗的类似患者死亡率为 23%。肺脓肿相关的大量咯血患者在治疗过程中被发现有较高的死亡率。与保守治疗相关的高死亡率可能反映了非随机研究及存在晚期结核病和多种基础疾病患者群的偏差。其他的研究发现了保守治疗和外科手术切除治疗关于死亡率之间的差别。外科手术,特别是急诊手术,死亡率高达 40%,并且瘘形成术中出血和术后呼吸衰竭风险较高。一份美国胸科医师学会的报道表明,对于咯血患者,大部分的调查结果更倾向于支气管动脉栓塞治疗优于保守治疗和外科手术切除。然而,经验支持当努力控制出血(如严格卧床休息、不进行胸部叩击或肺活量检测、积极抑制咳嗽、支气管镜介入治疗)失败时并且支气管动脉栓塞及相关血管不可用或失败时,需要进行外科切除。

(马晖 译)

参考文献

1. Bobrowitz ID, Ramakrishna S, Shim YS. Comparison of medical versus surgical treatment of major hemoptysis. *Arch Intern Med.* 1983;143:1343.
   这篇经典的文章回顾了 113 例严重咯血患者的治疗过程,并提出了保守治疗的理由。
2. Bruzzi JF, Remy-Jardin M, Delhaye D, et al. Multi-detector row CT of hemoptysis. *Radiographics.* 2006;26:3 – 22.
   技术和工艺的详细说明。
3. Chun JY, Morgan R, Belli AM. Radiological management of hemoptysis: a comprehensive review of diagnostic imaging and bronchial artery embolization. *Cardiovasc Intervent Radiol.* 2010;33:240 – 250.
   一篇不可不读的关于技术和解剖学最新的顶尖回顾。
4. Colice GL. Detecting lung cancer as a cause of hemoptysis in patients with normal chest radiograph: bronchoscopy versus CT. *Chest.* 1997;111:877.
   建议先用痰细胞学检查或重复胸片检查来筛查需要行支气管镜检查的患者。
5. Corder R. Hemoptysis. Emerg Med Clin North Am. 2003;21:421 – 435.
   极好的回顾性分析,关于目前急诊室医生面对患者咯血如何进行鉴别诊断。
6. Crocco JA, Rooney JJ, Fankushen DS, et al. Massive hemoptysis. *Arch Intern Med.* 1968;121:495.
   一项经典研究,比较 67 例大咯血患者的内科和外科治疗。
7. DiLeo MD, Amedee RG, Butcher RB. Hemoptysis and pseudohemoptysis: the patient expectorating blood. *Ear Nose Throat J.* 1995;74:822.
   排除肺部病因,在这 471 例患者的回顾性研究中,10% 的患者有上气道原因,2% 的患者有上气道恶性肿瘤(原发肿瘤或转移)作为出血部位。
8. Eddy JB. Clinical assessment and management of massive hemoptysis. *Crit Care Med.*

2000;28:1642 – 1647.

本文综述了 CT 扫描和支气管镜检查的必要性,提出了一种大咯血的处理评分。

9. Freitag L, Tekolf E, Stamatis G, et al. Three year experience with a new balloon catheter for the management of hemoptysis. *Eur Respir J.* 1994;7:2033 – 2037.

描述支气管镜下的球囊止血。

10. Gong H Jr, Salvatierra C. Clinical efficacy of early and delayed fiberoptic bronchoscopy in patients with hemoptysis. *Am Rev Respir Dis.* 1981;124:221.

对 129 例患者的经典回顾,重点讨论早期和晚期支气管镜的优缺点。辩论仍在继续。

11. Greening AP, Hughes JM. Serial estimations of carbon monoxide diffusing capacity in intrapulmonary haemorrhage. *Clin Sci (Lond).* 1981;60:507.

连续测量度量值比要求单一度量值高于预期的上限要敏感得多。在肺内血液中,200mL 血液可作为 Dlco 系列测定的敏感性。

12. Gross AM, Diacon AH, van den Heuvel MM. Management of life-threatening hemoptysis in an area of high tuberculosis incidence. *Int J Tuberc Lung Dis.* 2009;13:875 – 880.

对南非 100 多例患者进行为期一年随访的前瞻性研究。证实了同一组之前的工作,确定了四种手术选择标准:BAE 发生后 7 天没有止血、没有活动性结核病、存在曲霉菌瘤、需要输血。

13. Haponik EF, Chin R. Hemoptysis: clinicians' perspectives. *Chest.* 1990;97:469 – 475.

接受调查的肺部医生更喜欢放射科干预而不是外科治疗!

14. Hiyama J, Horita N, Shiota Y, et al. Cryptogenic hemoptysis and smoking. *Chest.* 2002; 121:1375 – 1376.

定义不明原因的咯血。

15. Jolliet P, Soccal P, Chevrolet JC. Control of massive hemoptysis by endobronchial tampoade with a pulmonary artery balloon catheter. *Crit Care Med.* 1992; 20:1730 – 1732.

描述这种技术,以防您没有其他可用的手段。

16. Katoh O, Yamada H, Hiura K, et al. Bronchoscopic and angiographic comparison of bronchial arterial lesions in patients with hemoptysis. *Chest.* 1987;91:486.

支气管动脉造影显示支气管镜下的血管病变。

17. Keeling AN, Costello R, Lee MJ. Rasmussen's aneurysm: a forgotten entity? *Cardiovasc Intervent Radiol.* 2008;31:196 – 200.

肺动脉出血的一种来源,曾报道有多达 5% 的空洞性肺结核患者有肺动脉出血。

18. Kvale PA, Simoff M, Prakash UB; American College of Chest Physicians. Lung cancer: palliative care. *Chest*. 2003;123:284S – 311S.

10% ~20% 的肺癌患者可能会出现咯血的症状。这是一篇关于肺癌患者姑息治疗的优秀综述,也包括胸痛、呼吸困难、咳嗽和远端转移的治疗。

19. Liebow AA, Hales MR, Lindshog GE. Enlargement of the bronchial arteries and their anastomoses with the pulmonary arteries in bronchiectasis. *Am J Pathol*. 1949; 25:211.

一项关于支气管扩张症肺血管系统变化的优秀病理研究。

20. Lee S, Chan JW, Chan SC, et al. Bronchial artery embolization can be equally safe and effective in the management of chronic recurrent hemoptysis. *Hong Kong Med J*. 2008;14:14 – 20.

70 例中 28 例为慢性复发性咯血。自限性并发症发生率为 13% ,28 例慢性咯血患者中,再次出血发生率为 47% 。

21. Lordan JL, Gascoigne A, Corris PA. The pulmonary physician in critical care. *Thorax*. 2003;58:814 – 819.

一项基于单个病例报告的近期优秀回顾。包括良好的图像和治疗模式描述,Fogart 导管放置和气管插管。

22. McGuinness G, Naidich DP. CT of airways disease and bronchiectasis. *Radiol Clin North Am*. 2002;40:1 – 19.

通过许多病例仔细描述放射学的表现。

23. Sakr L, Dutau H. Massive hemoptysis: an update on the role of bronchoscopy in diaganosis and management. *Respiration*. 2010;80:38 – 58.

除了对近期关于栓塞术后手术结果和预后的研究进行综述外,还回顾了许多使用的支气管镜技术。

24. Swanson KL, Johnson CM, Prakash UB, et al. Bronchial artery embolization: experience with 54 patients. *Chest*. 2002;121:789 – 795.

85% 以上的患者立即治疗,30 天或 30 天以上停止出血,复发率为 10% 。

25. Taylor JR, Ryu J, Colby TV, et al. Lymphangioleiomyomatosis. *N Engl J Med*. 1990;323:1254.

在 32 例患者中,44% 的人在淋巴血管肌瘤病过程中出现咯血。实际患病率可能要高得多;出血的浸润常被误诊为肺炎,因为它们可以发生在没有咯血的情况下。

第26章 肺切除术的并发症

Eugene M. Golts

　　胸外科手术的并发症分为两大类：外科手术常见的并发症和肺切除术特有的并发症。本章着重讨论后者，其术后并发症的发生风险范围，从主要肺切除术的38%到胸腔镜下楔形切除术的0不等。深入了解该内容可为成功避免并发症和患者完全康复奠定基础。

　　全面的术前准备和术中精细操作可以预防或减少大多数并发症。并发症的预防从术前开始。外科医生应该依靠：①患者肺功能状态的综合评估；②与病变康复相关的疾病状态的纠正或改善；③肺康复和戒烟对患者的功能状态的优化。

　　对于行肺切除术患者，术前肺功能评估和术后风险分层是最广泛研究的课题之一。尽管关于那些高风险的临界值还存在争议，但有些观点已被广泛接受。所有患者不论年龄、身体状况或病变程度均应手术前进行肺部特异性评估。如果患者 FEV_1 和 DLCO≥60% 预测值，患者患并发症的风险较低，并且能耐受肺切除术，包括全肺切除术。如果 FEV_1 和 DLCO 低于上述截止点，进一步进行包括定量 V/Q 扫描和最大摄氧量（V_{O_2}）的测试可能有助于评估能否进行手术。

　　优化营养、减少和停用免疫抑制药物可以最大限度地提高患者的愈合能力。患者需要停止吸烟，因为戒烟可以改善外科手术的预后。研究已经显示，在围术期进行康复治疗的患者，术后实际 FEV_1 与预测 FEV_1 的比值会更高。部分病例显示在择期手术前持续数周的肺康复是可取的。

　　尽管经过仔细的术前评估和治疗，肺切除术后肺部并发症的发生率仍高达 14.5%~38%。肺不张是常见的早期术后并发症，如果不及时治疗，可能进展为肺炎，甚至是呼吸衰竭。患者通常在术后 48 小时内出现非特异性症状，如低热、气短、呼吸急促和心动过速。影像学评估通常可以诊断。通过术前戒烟和使用刺激性肺量测定法进行训练可降低发病率。术后积极的止痛治疗，特别是使用局部麻醉，可以维持足够的呼吸量。适当的止痛治疗同时使用支气管扩张剂和黏液溶解剂可以帮助有效清除分泌物。当出现大面积肺不张时,纤维支气管镜检查可以快速有效地清除分泌物,并对可能的气道解剖异常进行评估。

肺切除术后出血比较少见,有报道发生率仅为 2.4%~8%。肺部血管,体循环来源的如肋间血管、支气管动脉和大血管,都可以是出血的潜在来源。在切除过程中,这些血管可能发生术中损伤,或是由于机械误操作引起损伤。对于肺实质内血管解剖的深入了解和精细操作有助于降低这些并发症的发生率。此外,术后即刻出现的出血大部分是由于粘连及下肺韧带血管和损伤的淋巴结床造成的。

术后 2 小时胸导管引流血液达 200mL/h 和(或)血流动力学不稳定表明有明显出血,需要进一步检查。然而,不能只依靠胸导管引流来确定出血量。血块或邻近的肺组织可能会阻塞和减少引流,从而误导观察者对问题严重性的判断。连续胸片观察可帮助探查不完全引流的胸腔积血。如果怀疑有出血,在胸导管周围应当插入新的导管以检查是否有血性积液。

存在以下情况时需要行再探查术:①尽管给予充分的血液制品复苏仍不能维持血流动力学稳定;②胸腔引流管持续引流;③胸片显示明显的未充分引流的胸腔积血。凝血功能障碍应积极纠正,但不应推迟这种可能挽救生命的手术。

当怀疑有出血时,应对胸腔进行系统检查以评估上述所有可能出血源。肺切除术后的突发性大出血几乎都是由于大血管主干损伤引起的,如结扎处滑脱,此时需要紧急重新开胸手术。

尽管术后胸腔积液在肺切除术后较为常见,但是术后即刻高位胸导管就引流出液体时应高度怀疑术后出血。测定引流胸腔积液的血细胞比容可能有助于鉴别出血与"血性积液"。

术后晚期发生的大量胸腔积液往往为乳糜胸。据报道,其发病率低于2%。以下情况可能怀疑乳糜胸:①肺叶切除术后胸导管出现大量乳白色的引流液;②较小的肺切除术;③全肺切除术后胸腔被液体快速充填。偶尔,可以发展为张力性乳糜胸,表现为呼吸和循环功能不全。乳糜胸的最佳诊断手段是检测胸腔积液的乳糜微粒。淋巴管造影有时可确定损伤部位。保守治疗应停止所有口服摄入并开始肠外营养。生长抑素类似物可以帮助减少乳糜的产生。尽管经过保守治疗。但引流量仍然很大时,这意味着需要再次手术,这样治疗通常是成功的。

如果除外乳糜胸或出血,即使引流量较大仍可选择保守治疗。在许多

机构,包括美国加州大学圣地亚哥分校(UCSD),当胸导管引流量下降到 <
200mL/d 时可以拔出导管。其他外科医生还可接受更大量的胸腔引流。拔
除胸腔引流管后发生的小量胸腔积液随诊观察是安全的。大量或有症状的
积液应首选胸腔穿刺术治疗。胸腔穿刺术后反复出现的胸腔积液应考虑管
状胸腔造口术。

肺切除术后常常发生漏气,但往往较小,通常发生于没有胸膜覆盖的肺
实质。据报道,除全肺切除术外,术后发病率范围从 7.6% 到 50% 以上不等。
这种差异很大程度上是由于对"漏气"定义不同所致。一般来说,漏气持续
时间 >7 天被认为是一种并发症。目前,还没有一个变量能预测更高的发病
率,但低 FEV_1、激素使用、肺叶切除、上肺叶切除和粘连可能为其风险因素。
严格的手术操作可以降低发病率。只要有可能,应选择裂隙处分离切开。
肺实质应该使用创伤性小的仪器轻轻处理。暴露的肺实质,如封闭通道的
开窗,应使用可吸收缝线缝合或覆盖胸膜或心包脂肪瓣。虽然不是完全密
封的,但这些覆盖肺实质的脂肪瓣可以封闭潜在的漏气。将剩余肺用 25 ~
30cmH_2O 的压力膨胀测试,并且埋于盐层下可以发现隐匿的漏气位置。肺
实质使用封闭器有助于降低长期漏气的严重程度。使用心包和合成封口贴
可能会进一步降低漏气的发生率,尤其是肺气肿患者。最近,各种外科密封
剂已成功用于同一治疗目的。然而,这些设备不应被视为精细外科操作的替
代品。长期漏气可以通过水封式胸腔导管来防护,而不是传统的 -20cmH_2O
抽吸。

如果长时间漏气,应检查患者的胸导管外露部分以除外漏气的可能来
源。如果仍然未被发现,胸导管应该撤回几厘米,以改变相关肺组织的漏口
位置,使其位于肺实质表面;这样可能有利于漏口的闭合。久治不愈的漏气
可于胸膜腔注入滑石粉或其他硬化剂,以引发炎症反应并封闭肺泡胸膜瘘。
最终,许多仍有漏气的患者准予携带 Heimlich 阀出院回家,经过每周 1 次门
诊复查后,在几个星期内可拔除胸腔引流管。这种方法可以治疗绝大部分
的漏气患者,使其免于再次手术。

切除术后的空隙是任何切除术后肺体积减小的必然结果。空隙的处理
取决于切除的程度。全肺切除术后,此空隙可安全地被液体填充。手术后,
大部分实质容积的减少被膈肌抬高、剩余的肺再扩张、纵隔移向手术切除一
侧和手术侧肋间隙变窄协同补偿。上述机制在下列情况可能无法彻底改
善:①切除范围较大的病例;②因炎症反应而有内脏和(或)实质的限制;

③由于感染,既往放射治疗或手术导致纵隔移动性降低。术后即刻胸部 X 线片证实,肺切除术后 20% ~40% 的患者在手术完成后胸部会有剩余的空隙。如果利用更为敏感的成像技术,如胸部 CT 进行检查,这一比例很可能会更高。

幸运的是,绝大多数的切除术后空隙不会引起任何问题,并且在术后会逐渐消失。然而,认为所有的剩余空隙都是无害的是不正确的。至少有一些空隙会形成漏气或脓胸。

几项术中操作技巧应该有助于避免术后出现问题,如完全游离下肺韧带,以及在填充术后残余空隙时小心放置引流管等。外科医生应该认识到在术中发展为较大切除术后空隙的潜在可能性。肺叶或双肺叶切除、感染病灶切除的病例应采取术前干预措施。胸腔内操作是很容易进行的,而且并不增加手术时间,并已被证明其可以减少漏气和胸腔引流的持续时间。术中或术后经皮或经横膈注入 1 ~ 2L 空气以建立气腹有助于空隙的消除。更积极的干预措施,如胸廓成形术、膈神经碾压、膈肌转移等,以减低肺功能为代价,术后可以取得良好效果。在术后一段时间内,有试验证明予胸导管 -30 ~40cmH$_2$O 的吸引可以有助于空隙的消除。对分泌物的及时清理、机械排痰的使用,以及早期应用支气管镜吸除分泌物可以使残余肺组织最大的再扩张。一般来说,可以观察到很多切除术后残余的空隙。如果它们被感染,应该彻底引流并使用肌瓣闭塞,或通过胸廓成形术解决。

支气管胸膜漏是肺切除术后常见并发症。发病率波动范围较大,从因感染而行全肺切除术的近 10% 到因肿瘤行叶下切除术的远低于 1% 不等。支气管胸膜瘘在右全肺切除术后最常见。支气管胸膜漏的危险因素与预示愈合不良的危险因素相关。因此,每位患者的情况应在术前达到最佳状态,以最大限度地发挥他或她的治疗潜力。术中,外科医生应该避免对支气管残端行广泛断流术,以及避免在靠近切除边缘的支气管周围平面进行侵略性的淋巴结清扫。残端应该靠近支气管树的下一个近端分叉处以防止分泌物积聚。最后,用带蒂的肌肉或心包瓣覆盖残端可以预防这种并发症的发生。

支气管胸膜瘘的临床表现取决于切除面积大小和切除范围,可以是非常轻微的感染迹象,也可能是严重的呼吸道功能损伤和致死性的败血症。肺切除术后,胸腔积液的突然下降合并稀薄痰液的突然增加,应考虑发生支气管胸膜瘘。重新插入胸导管后常常存在漏气。应立即进行支气管镜检查以诊断支气管胸膜瘘，并应用纤维蛋白胶治疗较小的瘘口。患者应采用床头抬高体位，手术侧处于悬垂位，以减少胸腔积液对相应支气管树的污染。胸腔应该尽可能紧急引流。如果支气管胸膜瘘发生于术后第 1 周内，应怀疑是否有技术性错误，从而需要进行残端修复及皮瓣加固。晚期支气管胸膜瘘的形成中，一个常见的问题是通过支气管残端的脓胸破裂。在这种情况下，建立 Eloesser 瓣进行开放清创，长期的胸腔填塞可能是唯一的选择。最终，这些患者可能需要通过带蒂骨骼肌瓣填塞胸腔。

有一些并发症是由于肺切除术后胸内结构的解剖关系发生改变造成的。肺叶扭转是由于残余肺叶沿支气管血管蒂的纵向轴线旋转引起的。上肺叶切除后右中叶扭转是最常见的，但任何肺叶都可能受累。如果不治疗可以发展为肺坏疽。通过将右中叶在适当的解剖位置固定到右肺下叶并在关闭胸腔前观察肺膨胀的情况可以避免此并发症的发生。诊断通常基于全身毒性症状、肺叶实变、支气管截断等胸片表现，以及包括支气管镜检查后反复出现局部支气管阻塞的支气管镜证据。由于残余肺实质循环的破坏也可能发展为肺坏疽。幸运的是，在这两种情况下，可以及时行再探查术以解除扭转，检查肺部血管，切除失活肺组织。

心脏通过残余心包缺损突入胸膜腔可形成心脏疝。任何一侧都可能发生心脏疝。疝常常发生在术后即刻，可由患者的体位或左、右胸腔之间相对压力变化引起。随后出现循环衰竭，如不及时处理患者可能会死亡。使用固有包膜或各种补丁预先关闭心包缺损可避免此并发症。明确的治疗包括在再探查期间对心包进行缝合。

全肺切除术后综合征是全肺切除术后少见的并发症，多发生于右全肺切除术后。造成这种晚期罕见并发症的原因是位于主动脉和左肺动脉之间的左主支气管或气管受到挤压。有病例报道存在右位主动脉弓的患者行左全肺切除术后，其右主支气管也可发生相似的挤压。患者通常有呼吸道症状，并且反复发生肺部感染。支气管镜检查和胸部 CT 扫描可以确诊。治疗包括解除压缩气道周围的粘连和将心脏移回中线位置。可以用不同类型的假体材料填充手术侧。

全肺切除术后肺水肿是一种严重的并发症，发生率为 2%～4%。肺水肿在右肺切除术中比左肺切除术更常见。死亡率可达 40%～90%。以下情况被认为是造成该并发症的潜在诱因：①液体超负荷；②失衡抽吸导致剩余肺过度膨胀；③隆突下淋巴结清扫术使残存肺淋巴管引流受阻；④围术期血液制品应用。全肺切除术后肺水肿发生于肺切除术后 2 ~ 4 天。临床表现为进行性的呼吸功能不全,并迅速发展为急性呼吸窘迫综合征(ARDS)。及时诊断检查的重点应是 ARDS 其他可治愈的原因。治疗的目的是维持可接受的氧合水平和预防继发并发症。必要时采用体外膜肺治疗。预防的重点集中在手术全程采用肺保护性策略性的操作,最大限度减少围术期液体,尽量避免血液/血液制品输入,一旦补足液体可加大升压药、利尿药的使用。

　　总之,肺切除术后的并发症通常与患者的总体健康状况不佳和手术操作本身的复杂性相关。术前精心准备、术中仔细操作和重视术后恢复可以降低大多数并发症的发生率或其严重程度。

（贾玮 译）

参考文献

1. Allen MS, Darling GE, Pechet TT, et al. Morbidity and mortality of major pulmonary resections in patients with early-stage lung cancer: initial results of the randomized, prospective ACOSOG Z0030 trial. *Ann Thorac Surg*. 2006;81(3):1013 – 1019; discussion 1019 – 1020.

　　在接受肺部手术的这一大群当代患者中,有 38% 发生并发症。这个数字提醒我们肺切除术后并发症的发病率很高。

2. Harpole DH Jr, DeCamp MM Jr, Daley J, et al. Prognostic models of thirty-day mortality and morbidity after major pulmonary resection. *J Thorac Cardiovasc Surg*. 1999;117(5):969 – 979.

　　基于目前的术前变量,使用迄今为止最大的数据集之一进行研究,旨在开发预测术后的并发症的算法。

3. Datta D, Lahiri B. Preoperative evaluation of patients undergoing lung resection surgery. *Chest*. 2003;123(6):2096 – 2103.

　　作者描述了手术前逐步评估肺功能的方法。

4. Mills E, Eyawo O, Lockhart I, et al. Smoking cessation reduces postoperative complications: a systematic review and meta-analysis. *Am J Med*. 2011;124(2):144 – 154. e8.

　　关于术前戒烟的文献综述。

5. Agostini P, Cieslik H, Rathinam S, et al. Postoperative pulmonary complications following thoracic surgery: are there any modifiable risk factors? *Thorax*. 2010;65(9): 815 – 818.

体重指数、吸烟状况和慢性阻塞性肺疾病(COPD)被确定为预防并发症的潜在可改变的危险因素。

6. Peterffy A, Henze A. Haemorrhagic complications during pulmonary resection: a retrospective review of 1428 resections with 113 haemorrhagic episodes. *Scand J Thorac Cardiovasc Surg.* 1983;17(3):283 – 287.

研究结果强调了精细外科止血的必要性。大部分出血并发症是由于技术上的差异造成的。

7. Sivrikoz MC, Tulay CM. Variations of lobar branches of pulmonary arteries in thoracic surgery patients. *Surg Radiol Anat.* 2011;33(6):509 – 514.

肺血管结构的外科解剖学综述。为避免灾难性的血管并发症,这方面的知识是必不可少的。

8. Terzi A, Furlan G, Magnanelli G, et al. Chylothorax after pleuro-pulmonary surgery: a rare but unavoidable complication. Thorac Cardiovasc Surg. 1994;42(2):81 – 84.

9. Shimizu K, Yoshida J, Nishimura M, et al. Treatment strategy for chylothorax after pulmonary resection and lymph node dissection for lung cancer. *J Thorac Cardiovasc Surg.* 2002;124(3):499 – 502.

参考文献 8 和 9 中提到的文献中讨论了手术治疗和保守治疗术后乳糜胸的方法。

10. Younes RN, Gross JL, Aguiar S, et al. When to remove a chest tube? A randomized study with subsequent prospective consecutive validation. *J Am Coll Surg.* 2002;195(5):658 – 662.

11. Cerfolio RJ, Bryant AS. Results of a prospective algorithm to remove chest tubes after pulmonary resection with high output. *J Thorac Cardiovasc Surg.* 2008;135(2):269 – 273.

以上两篇论文回答了肺切除后胸腔导管取出时机的问题。

12. Fabian T, Federico JA, Ponn RB. Fibrin glue in pulmonary resection: a prospective, randomized, blinded study. Ann Thorac Surg. 2003;75(5):1587 – 1592.

13. Malapert G, Hanna HA, Pages PB, et al. Surgical sealant for the prevention of prolonged air leak after lung resection: meta-analysis. *Ann Thorac Surg.* 2010;90(6):1779 – 1785.

外科密封剂作为减少术后气胸的手段,在胸外科医生中越来越受欢迎。参考文献 12 和 13 为外科密封剂用于防止气胸产生方面的有效性和安全性提供了证据。

14. Cerfolio RJ, Bass C, Katholi CR. Prospective randomized trial compares suction versus water seal for air leaks. *Ann Thorac Surg.* 2001;71(5):1613 – 1617.

15. Marshall MB, Deeb ME, Bleier JI, et al. Suction vs water seal after pulmonary resection: a randomized prospective study. *Chest*. 2002;121(3):831–835.

上述两项试验的结果挑战了肺切除后胸腔置管的惯例。

16. Robinson LA, Preksto D. Pleural tenting during upper lobectomy decreases chest tube time and total hospitalization days. *J Thorac Cardiovasc Surg*. 1998;115(2):319–326; discussion 326–327.

17. De Giacomo T, Rendina EA, Venuta F, et al. Pneumoperitoneum for the management of pleural air space problems associated with major pulmonary resections. *Ann Thorac Surg*. 2001;72(5):1716–1719.

参考文献 16 和 17 中讨论了气胸的代偿管理方法。

18. Hurvitz RJ, Tucker BL. The Eloesser flap: past and present. *J Thorac Cardiovasc Surg*. 1986;92(5):958–961.

全面详细地阐述了目前现有的对于胸膜腔感染控制的主要手术手段。

19. Demir A, Akin H, Olcmen A, et al. Lobar torsion after pulmonary resection; report of two cases. *Ann Thorac Cardiovasc Surg*. 2006;12(1):63–65.

及时识别和干预是治疗肺叶扭转的关键。文章探讨了对于预防、诊断、识别和治疗肺叶扭转的手术方案。

20. Mehran RJ, Deslauriers J. Late complications: postpneumonectomy syndrome. *Chest Surg Clin N Am*. 1999;9(3):655–673.

对于治疗这一严重并发症的综述。

21. Grichnik KP, D'Amico TA. Acute lung injury and acute respiratory distress syndrome after pulmonary resection. *Semin Cardiothorac Vasc Anesth*. 2004;8(4):317–334.

对于这些潜在的致命术后并发症的综述,并详细强调其预防和治疗的方法。

第27章 气胸

Herri G. Golt

胸膜腔间隙位于包裹肺的脏胸膜和肋骨内侧的壁胸膜之间,内含少量润滑性胸腔积液。胸膜腔压力与大气压力相比是负的,这有助于维持肺膨胀。如果壁胸膜或脏胸膜破裂,胸膜腔暴露于大气压(正压)下,空气则会进入胸膜间隙(即发生气胸),肺会向内朝着纵隔塌陷。任何损害胸膜结构完整性的情况都会导致气胸。每年在美国有超过 20 000 人患此病,医疗保险支出超过 1.3 亿美元,这已成为一个真正的医疗问题。预后和治疗取决于其根本原因。气胸通常分为:①特发性或自发性气胸;②医源性气胸;③创伤性气胸。在每种类型中,气胸可以是简单的(通常没有症状或长时间漏气)或复杂的(有伴随症状、纵隔移位的 X 线片表现、出血或长时间漏气)。气胸也可归类为"原发性"(无潜在肺部疾病,在英国,估计每年每 10 万人中有 18～28 人发病)和"继发性"(存在潜在肺病)。原发性自发性气胸每年的发病率男性为 0.006%,女性为 0.002%。一般不会产生长时间漏气。另一方面,继发性自发性气胸,特别是 COPD 患者,每年发病率约 0.026%。根据对人口的推算,美国每年大约有 4500 例病例。这些患者中至少有 20% 会有长时间漏气,造成死亡率增加、住院时间延长和医疗资源浪费的风险。

关于造成气胸的解剖异常和其他可能的危险因素,吸烟已被确认与 12% 的风险增加相关,而不吸烟的健康男性则仅存在 0.1% 的风险。自发性气胸患者通常体型较高,肺顶部的扩张压力与肺底部相比更大,促成肺顶部小气肿泡的形成可能是一个诱发因素。事实上,大多数原发性自发性气胸患者在胸腔镜和 CT 扫描中可发现肺尖下的大泡,但这些异常的存在与需要通过吻合器切除才能防止复发之间没有必然关系。白光不可见但在自体荧光检查中可检测到胸膜孔隙和炎症介导的具有肺气肿样改变的小气道阻塞也提示了病因机制。总的来说,原发性自发性气胸后复发的风险约为 50%。在 CT 扫描中发现的复发率约为 50%,且与未破裂的小气肿泡、大泡之间没有明确的因果关系,使得治疗决策出现问题。如果存在 COPD 和肺纤维化等基础疾病,并且年龄 >60 岁,则复发的风险增加,但与人们曾经确定的观点相反,体力活动尚未被确定为危险因素。

　　自发性(特发性)气胸(SP)常发生在无明确原因(例如创伤或干预)的患者中。通常,其会意外地发生于一个明显健康的个体中。在 X 线片、胸腔镜或开放手术检查中,患者通常没有大疱性肺病的证据。自发性气胸应归类为继发性气胸,但当发现肺实质异常时,应根据潜在的肺部疾病,或者通过在 X 线片或直接检查中发现的肺大泡和小气肿泡来分类。

　　至少有两种不同的机制可以导致 SP。一种是脏胸膜撕裂(即支气管胸膜瘘),其由胸膜下肺大泡或小气肿泡破裂或通过肺实质侵蚀脏胸膜(例如坏死性肺炎)引起。多达 90% 的原发性气胸患者存在肺大泡。另一种机制是作为单向阀的部分支气管阻塞。随后发生远端气腔的进展性恶性膨胀,直到空气最终沿着支气管血管间隙进入肺门和纵隔,导致纵隔气肿。从那里,空气也可以通过颈部的筋膜间隙扩散,导致皮下气肿,或者通过脏胸膜进入一侧(通常是右侧)或两侧胸膜腔,导致气胸。

　　在没有肺部疾病的年轻健康个体中,SP 通常是由胸膜下肺大泡或小气肿泡破裂引起的。多发生于 20 ~ 30 岁,男女比例为 4∶1,如前所述,高瘦体型个体更常见。据报道,吸烟者中 SP 的发生率更高,但这种说法仍存在争议。有趣的是,大多数吸烟的患者在第一次气胸发作后仍继续吸烟,即使这会使首次发作后的头 4 年内气胸复发率超过 50%。

　　在大多数情况下,气胸通常发生在安静时;然而,在多达 20% 的病例中,发作可能与剧烈活动有关,至少 5% 的病例与剧烈咳嗽或打喷嚏有关。自发性气胸往往提示存在肺部疾病,特别是存在纵隔积气的情况下。通常与气胸相关的肺部疾病包括肺气肿(特别是大疱型肺气肿)、弥漫性肺间质疾病(如嗜酸性肉芽肿、结节病、寻常型间质性肺炎、脱屑性间质性肺炎和尘肺)、坏死性肺炎(包括肺结核)、子宫内膜异位症(月经性气胸)和获得性免疫缺陷综合征(与营养不良或卡氏肺孢子虫肺炎相关,并且与漏气延长和生存率降低相关)。

　　医源性气胸最常见于侵入性胸腔操作后,如胸腔穿刺、经支气管肺活检和锁骨下静脉置管;但也会出现在颈部和腹部的任何侵入性手术(如肝活检、经气管吸引、肋间神经阻滞,甚至是针灸)后。还有一种不常见的原因是气管切开术,如存在其他原因不明的气胸、纵隔积气,甚至气腹应怀疑医源性气管撕裂。医源性气胸可使正压通气复杂化,可能危及生命。其机制通常是由水肿、分泌物和单向阀空气联合进入引起的部分支气管阻塞,导致进行性肺泡扩张和破裂。

　　创伤性气胸可发生在穿透性或非穿透性胸部创伤中。前者一般不存在诊断问题;后者注意是否存在肋骨骨折、支气管破裂和食管损伤。肋骨骨折会造成内脏胸膜撕裂及气胸;支气管破裂与减速伤有关;食管破裂常伴有纵隔气肿。气胸也可由腹部外伤(如腹部刺伤、枪伤)和膈肌撕裂引起。

　　气胸的临床表现取决于气胸量的大小、发生的临床背景和发病机制。胸痛和呼吸困难是最常见的症状。疼痛常为突然发作,往往也是最初始的表现。几个小时后,疼痛通常会变得迟钝,2~3 天内疼痛就会自然消退。超过 10% 的患者没有疼痛。呼吸困难发生率为 80%,尽管气胸持续存在,呼吸困难通常也能在 24 小时内自发缓解。10% 的患者有咳嗽的症状,这可能是主要或唯一的症状。不到 5% 的患者无症状。症状可能是短暂的,且并不一定与气胸量的多少成正相关。

　　最常见的体征是呼吸急促、患侧吸气扩张减弱、叩诊鼓音、语音震颤减弱、呼吸音减弱。在有单向活瓣形成的患者中,最初的胸骨下压迫感或不适的症状通常被认为是心脏原因。随后,如果发生气胸或气体扩散到颈部皮下组织,患者可经历胸痛、呼吸困难和胸骨下症状的缓解。纵隔气肿可以听到与心跳一致的纵隔摩擦音(Hamman 征)。皮下气肿可在触诊前胸、腋下、肩部和颈部时被发现。空气在皮下的渗透不容易被看到,但可以感觉到。当存在基础肺疾病时,呼吸困难可能更严重并成持续性。在严重创伤或机械通气的患者中,症状和体征可能被掩盖或难以解释。肺气肿患者的情况也是如此,他们会存在严重的过度通气和呼吸音减弱。心电图可显示非特异性 ST – T 波改变和轴移位,提示心肌或血栓栓塞性疾病。

　　气胸通常是通过病史和胸部影像学检查诊断的。在某些情况下,需要呼气末胸片观察塌陷肺的胸膜线,但是标准直立胸片通常足以诊断。在只有局部的小异常患者、机械通气的患者和大疱性肺疾病患者,可能需要与先前的胶片进行比较。CT 扫描有助于识别记录气胸发作时和过后的单侧或双侧大泡性异常,并有助于指导复杂、分隔或不分隔的气胸患者的胸腔管引流。胸膜和大疱可以进行区分,避免将胸腔导管插入肺大疱。美国胸科医师学会(ACCP)的一份共识不建议在第一次气胸发作后进行常规 CT 扫描,也没有就 CT 扫描对复发性气胸或对手术干预的评价作用达成共识。超声成像的价值仍有待确定,尽管超声可能有所帮助,特别是对于仰卧位的创伤患者。胸部 X 线片和 CT 扫描都可以用来确定气胸量的大小,英国和美国判断气胸量的标准不同[两者共同的标准为肺边缘和胸壁之间的距离 >2cm。英国胸科学会(BTS)指南在肺门水平测量,美国指南则测量从肺尖到胸廓顶部的距离]。评估气胸患者的另一种方法,特别是在插入胸腔导管之后,可以记录空气泄漏的体积、持续时间和趋势。Cerfolio 分类系统主要基于对呼吸时相中空气泄漏时间的观察(根据空气泄漏是连续的,仅吸气相,仅呼气相,还是仅在强制呼气期间存在而分级为 1~4 级)。

气胸的并发症分为急性和长期并发症,并可发生在所有类型的气胸。急性并发症包括张力性气胸、急性呼吸衰竭、双侧气胸、血胸和脓胸。长期并发症包括肺不复张(即持续性气胸)和复发。漏气时间的延长会增加呼吸功而导致呼吸衰竭,并与其他共存疾病如肺炎、肺栓塞、脓胸、肺不张、院内感染和皮下气肿相关。此外,美国国家肺气肿治疗试验和大量肺切除术后结果的研究指出,漏气时间的延长与住院时间的增加有关。

张力性气胸发病迅速,如果不治疗,空气持续进入胸膜腔,会危及生命。胸膜腔内持续的正压积累将导致肺实质萎陷、纵隔向对侧移位及对侧肺体积压缩。如果脏胸膜撕裂形成单向活瓣(即吸气时打开、呼气时关闭),这种情况常发生在肺尖的小气肿泡破裂后。因肺内单向活瓣导致纵隔胸膜破裂后,空气持续进入纵隔也会导致张力性气胸。在给予机械通气和心肺复苏的患者,临床情况会更加恶化。张力性气胸也可以发生在胸部穿透伤后,空气在每一个吸气时相进入胸腔,而单向阀在胸壁损伤的位置阻止空气在呼气期排出。已经行胸膜腔置管的气胸患者如出现病情恶化应怀疑张力性气胸。在这些情况下,胸腔管可能无法与漏气区域充分连通(因为粘连、胸腔管自身堵塞或胸腔管故障所致)。

张力性气胸的诊断:①进展性呼吸困难、心动过速;②气管、纵隔结构移位;③受累侧鼓胀。影像学检查可以证实上述表现,如果怀疑张力性气胸,应立即行针刺抽气减压。如果患者已经有胸腔引流管,并且怀疑出现张力性气胸,则应取下所有绷带并仔细检查该管。等待影像学检查确认可能会延误病情,甚至是致命的。

双侧气胸是非常罕见的,一般不通过胸部影像学检查很难被发现。在这种并发症被检测出来前,用胸腔引流管保持一侧肺的复张通常可以维持患者病情的稳定。

气胸可伴有血胸和脓胸,这种情况被称为液气胸。在这种情况下,必须进行气胸的引流和胸腔积液的评估。血胸,通常由粘连带破裂、肺实质或血管结构损伤引起,因为胸膜腔可容纳大量的血液,并且不易发生出血部位的填塞,所以可能是致命的。健康个体如发生 SP,出现胸腔积液是诊断性胸腔穿刺除外出血的指征。约有 20% 的患者发生渗出,且不出血;然而,X 线片能看出肋膈角至少需要 100mL 的液体。在其他健康个体中,出血更常见于反复气胸,主要是由脏胸膜和壁胸膜之间的血管粘连破裂引起。如果没有发生填塞,抽吸会比较顺利。其他类型气胸的出血部位多种多样,但都应遵循出现胸腔积液行胸腔穿刺检查的原则,以排除血胸。

另一方面,脓胸通常是由病原体随着空气一起进入胸腔引起的。请记住,影像学证实的持续性气胸,特别是脏胸膜增厚的情况下,往往提示慢性支气管胸膜瘘,需要特殊的手术方法(如肌瓣插入)来进行矫正。在 SP 中,与患者之前存在的肺疾病无关的情况并不常见,更常见于坏死性肺炎或穿透性创伤引起的肺破裂。症状和表现与脓胸相同。

气胸的治疗取决于气胸发生的环境。简单的 SP 且无潜在肺部疾病的患者有 4 种合理的治疗选择:①观察(住院或门诊);②针吸或小腔导管吸引;③插入连接到单向旋动阀的小胸腔管或导管;④将胸腔导管附于水封瓶。其中,使用 14 ~ 16G 的针抽吸是英国人最喜欢的治疗方法,虽然可减少在胸腔的停留时间,但其实这种方法最不理想,并且可能刺伤肺组织并导致感染。美国的传统操作方法是住院观察并发症,或留置胸腔管 1 ~ 3 天,或两者共同实施。在观察的情况下,每天有 1.25% ~ 2.2% 的气体被吸收。大孔和小孔胸腔管都可以连接到单向凹槽装置(Heimlich 阀),如果呼吸困难或其他症状出现时,该装置可使气体快速排出。由于黏性液体或血液有阻塞的危险,因此液气胸不应使用单向阀治疗。仔细排除有发生严重并发症风险的患者(如存在潜在的肺病、心脏病和高龄的患者)对门诊治疗的安全性是至关重要的。

在涉及胸壁的操作过程中,由于引入空气而导致气胸的治疗可能只需要插入一根小导管,然后进行抽吸。在大多数其他类型的气胸中,应及时行胸腔导管置入和封闭引流异常积聚的空气。基础肺部疾病和功能障碍越严重,越迫切需要引流管。一些指南建议避免抽吸,因为可能会引起复张性肺水肿。施加吸引时,负压引力通常不应超过 $-20cmH_2O$。复张性肺水肿,特别是在年轻的健康个体中,会导致呼吸困难和胸痛加剧。肺泡充盈型浸润通常见于胸部 X 线片上同侧或对侧肺。

不明原因的复发性自发性气胸、胸膜腔持续出血或胸腔管引流不成功

（未引起肺复张）的患者,需要使用胸腔镜对胸膜和肺进行检查。胸腔镜可全面检查下面的肺实质、识别漏气,并可使用内镜缝合装置闭合、环扎或电凝大泡和小气肿泡。胸膜固定术也可以注入滑石粉、化学硬化剂或应用摩擦粘连术。大多数专家一致认为,无论患者病情稳定与否,在胸腔镜手术前,胸腔管引流都是必要的。对于临床病情不稳定、漏气量大或机械通气时有较大漏气风险的患者,应保证使用大口径胸腔管(28F)。一般来说,BTS和 ACCP 指南都建议根据临床症状的严重程度和胸部 X 线片上的肺塌陷程度来决定治疗方案。胸科医生应就长时间漏气的患者进行讨论,但也可以考虑应用支气管镜检查方法,特别是对于不适合外科修复的患者。支气管镜医师可以通过使用球囊导管实施选择性气道阻塞来帮助定位漏气,并且尝试使用凝胶泡沫、胶垫、黏合剂、Watanbe 插口、烧灼器、激光或支气管瓣来闭合瘘。

　　一些气胸患者可能需要开胸手术。在这种情况下,通常行保留肌肉的腋下开胸手术。血胸也需要对出血部位进行探查或修复。胸腔导管排气引流未能复张塌陷的肺是胸腔镜或开胸手术的另一个指征。脏胸膜撕裂愈合和带管引流期间肺复张所需的时间长短取决于患者的具体情况和潜在疾病的严重程度。例如,患有晚期 COPD、间质纤维化、囊性纤维化或大疱性肺气肿的患者,以及患有艾滋病、活动性卡氏肺孢子虫肺炎和服用皮质类固醇的患者,其长期漏气的风险增加,发病率和死亡率的相关风险也增加。通常,漏气如持续超过 10 天,就很难在没有外科干预的情况下闭合。开胸胸膜切除术仍是复发率最低(1%)的手术,其优于视频辅助胸外科胸膜切除术和胸膜磨损或胸膜固定术(5%复发率)。

　　如前所述,其他健康患者的复发率为 10%~50%。约 60% 的第二次复发患者将会有第三次发作;三次发作后复发率超过 85%。因此,胸腔镜或开胸手术通常建议在第一次复发后应用,在使用胸腔管引流漏气仍持续超过 3~5 天,或者尽管胸腔管引流但肺复张仍失败的患者,以及在首次对侧发生气胸、自发性血气胸、高危职业的患者(如飞行员和潜水员)中,也推荐应用胸腔镜或开胸手术。由于已知妊娠和分娩时会增加气胸的发生风险,一些专家建议在分娩后采用电视辅助胸腔镜手术(VATS)以防止妊娠期气胸患者复发。

（李月川　译）

参考文献

1. Bense L, Eklund G, Wiman LG. Smoking and the increased risk of contracting spontaneous pneumothorax. *Chest*. 1987;92;1009.

吸烟使女性患小气胸的相对风险增加了 9 倍,男性增加了 22 倍。每天吸烟的数量与 SP 风险之间存在剂量－反应关系。

2. Baumann MH, Strange C, Heffner JE, et al. Management of spontaneous pneumothorax: an American College of Chest Physicians Delphi consensus statement. *Chest*. 2001;119;590－602.

一般护理原则是一致的,观察只适用于原发性气胸中的轻度气胸。

3. Bauman MH. Do blebs cause primary spontaneous pneumothorax? Pro－con debate. *J Bronchol*. 2002;9;313－318.

与 Noppen 医生讨论小气胸的发病机制。

4. Colt HG, Mathur PN. *Manual of Pleural Procedures*. Philadelphia, PA: Lippincott Williams & Wilkins; 1999;127.

实用、口袋大小的参考手册,通过照片和文字引导读者了解诊断和治疗胸膜相关疾病的流程,如胸管插入、床旁胸膜固定术、胸腔引流、胸腔镜的使用等。

5. Colt HG, Murgu SD. Closure of pneumonectomy stump fistula using custom Y and cufflink shaped silicone prostheses. *Ann Thorac Cardiovasc Surg*. 2009; 15 (5): 339－342.

一个利用介入技术修复长期气胸和感染的示例。

6. Green R, McLoud TC, Stark P. Pneumothorax. *Semin Roentgenol*. 1977;12;313.

一篇对气胸 X 线片表现的优秀综述。

7. Heffner JH, Huggins JT. Management of secondary spontaneous pneumothorax: there's confusion in the air. *Chest*. 2004;125;1190－1192.

一篇明确描述了与气胸管理有关的许多有争议的领域,以及 21 世纪早期 ACCP 和 BTS 指南之间差异的论著。

8. Janssen JP, van Mourik J, Valentin MC, et al. Treatment of patients with spontaneous pneumothorax during videothoracoscopy. *Eur Respir J*. 1994;7;1281.

在接受检查的患者中,34% 的患者有正常的胸腔镜检查,54% 的患者有 >2cm 的大疱。

9. Kelly AM, Weldon D, Tsang AYL, et al. Comparison between two methods for estimating pneumothorax size from chest x-rays. *Respir Med*. 2006;100;1356－1359.

逐步的描述。

10. Lee P, Yap WS, Pek WY, et al. An audit of medical thoracoscopy and talc poudrage for pneumothorax in advanced COPD. *Chest*. 2004;125:1315 – 1320.

一项对 41 例患者进行的研究显示,在 35 个月的中位随访后,成功率为 95%,但 30 天的死亡率为 10%[每例患者的基线定为第 1 秒用力呼气量(FEV$_1$)预测 <40%]。

11. Lee P, Colt HG. *Flex-Rigid Pleuroscopy Step-by-Step*. Singapore: CMP Medica Asia; 2005.

除了描述胸膜镜检查外,它还详细分析了许多不同的相关程序和疾病相关算法。

12. Lal A, Anderson G, Cowen M, et al. Pneumothorax and pregnancy. *Chest*. 2007; 132:1044 – 1048.

一篇写得很好的综述。

13. Lee P, Mathur NP, Colt HG. Advances in thoracoscopy: 100 years since Jacobaeus. *Respiration*. 2010;79:177 – 186.

另一篇综述,涉及许多技术、仪器和适应证。

14. Lee P, Yap W, Pek W, et al. An audit of medical thoracoscopy and talc poudrage for pneumothorax prevention in advanced COPD. *Chest*. 2004;125:1315 – 1320.

滑石胸膜固定术效果很好,即使在大量气胸的患者中仍有同样效果。

15. MacDuff A, Arnold A, Harvey J, et al. Management of spontaneous pneumothorax: British Thoracic Society Pleural Disease Guideline 2010. *Thorax*. 2010;65:ii17 – ii30.

一篇优秀的综述和操作指南。

16. Munnell ER. Thoracic drainage. *Ann Thorac Surg*. 1997;63:1497.

对各种胸导管插入技术和引流装置的优缺点进行综述。

17. Noppen M. Management of primary spontaneous pneumothorax. *Curr Opin Pulm Med*. 2003;9:272 – 275.

还包括一个优秀的关于管理指导指南以及它们是否被实际遵循的讨论。

18. Noppen M, Alexander P, Driesen P, et al. Manual aspiration versus chest tube drainage in first episodes of primary spontaneous pneumothorax. *Am J Respir Crit Care Med*. 2002;165:1240 – 1244.

一项同质人群的前瞻性随机研究。

19. Sewell RW, Fewel JG, Grover FL, et al. Experimental evaluation of reexpansion pulmonary edema. *Ann Thorac Surg*. 1978;26:126.

气胸缓解肺复张后,肺的解剖和功能会改变。肺泡塌陷时间越长,复张后肺血管内水分越多。

20. Shen KR, Cerfolio RJ. Decision making in the making of secondary spontaneous

pneumothorax in patients with severe emphysema. *Thorac Surg Clin.* 2009;19:233 – 238.

主要是外科论文。

21. Traveline JM, McKenna RJ, DeGiacomo T, et al. Treatment of persistent pulmonary air leaks using endobronchial valves. *Chest.* 2009;136:355 – 360.

对新技术有很好的评价。

22. Tshopp JM, Rami-Porta, Noppen M, et al. Management of spontaneous pneumothorax: state of the art. *Eur Respir J.* 2006;28:637 – 650.

欧洲的经典共识,也包括胸腔镜治疗和胸膜炎。

23. Tschopp JM, Brutsche M, Frey JG. Treatment of complicated spontaneous pneumothorax by simple talc pleurodesis under thoracoscopy and local anesthesia. *Thorax.* 1997;52:329.

在这项研究中,93 例患者在局部麻醉下接受胸腔镜滑石粉胸膜固定术,治疗失败的主要预测因素是存在大于 2cm 的大疱。

24. Tschopp JM, Boutin C, Astoul P, et al. Talcage by medical thoracoscopy for primary spontaneous pneumothorax is more cost-effective than drainage: a randomized study. *Eur Respir J.* 2002;20:1003 – 1009.

这是一项可以作为国际合作参考的跨国国际研究范例。

25. Wagaruddin M, Bernstein A. Reexpansion pulmonary edema. *Thorax.* 1975;30:54.

气胸肺复张后肺水肿发生机制及临床表现的探讨。

26. Wakai A, O'Sullivan RG, McCabe G. Simple aspiration versus intercostal tube drainage for primary spontaneous pneumothorax in adults. *Cochrane Database Syst Rev.* 2007;(1):CD004479.

尽管简单抽吸效果良好,但这项技术在美国应用并不广泛,且其确实存在一定的风险。

27. Wood DE, Cerfolio RJ, Gonzalez X, et al. Bronchoscopic management of prolonged air leak. *Clin Chest Med.* 2010;31:127 – 133.

支气管镜治疗的简要回顾,包括瓣膜和插管。

28. Zhang H, Liu ZH, Yang JX, et al. Rapid detection of pneumothorax by ultrasonography in patients with multiple trauma. *Crit Care.* 2006;10:R112.

床旁胸膜超声检查在 ICU 和外伤患者中的应用作用越来越大。

第28章 误吸

Shazia M.Jamil

　　误吸的定义是口咽或胃内容物被吸入气管和下呼吸道。误吸有三个不同的特点：细菌病原体定植于口咽分泌物、酸性胃内容物、微粒状物质。误吸可以是非常隐匿或可被目睹的。误吸可能引起一些肺部综合征，包括吸入性肺炎症（又被称为 Mendelson 综合征）、吸入性肺感染、急性肺损伤/急性呼吸窘迫综合征（ALI/ARDS）、气道阻塞、肺脓肿、脓胸、外源性类脂性肺炎和慢性间质性纤维化。

　　误吸最为常见的危险因素有：①意识抑制状态，如乙醇中毒、应用镇静剂、卒中、脑病、癫痫发作；②食管活动障碍和神经肌肉紊乱引起的吞咽困难；③咽反射和咳嗽反射受损，如老年体弱患者或延髓麻痹患者；④药物损伤吞咽反射或咳嗽反射；⑤应用鼻胃管或气管插管；⑥重症患者、机械通气或衰弱的患者持续平卧位；⑦创伤；⑧急诊手术、麻醉术前未空腹、高位胃肠道内镜检查；⑨解剖异常，如支气管瘘、胃食管反流、胃轻瘫、胃出口梗阻、肠梗阻；⑩机械因素，如肥胖和劳累。

　　健康成人中一半的人会在睡眠中吸入一些口咽部分泌物。然而，由于在正常的分泌物中，细菌毒力低、咳嗽反射及纤毛运动的保护性作用、正常细胞和体液免疫机制等，吸入不会出现严重后果。预防误吸最为重要的防御机制是完整的吞咽反射和咳嗽反射，它们易于因药物或医疗状态而受到损伤。镇静剂损害意识状态、减弱保护性的气道反射、增加吸入性肺感染的风险。吩噻嗪和氟哌啶醇能够降低口咽吞咽的协调性，并造成吞咽困难。减少唾液分泌的药物，如抗胆碱能药物和抗组胺药使得吞咽更加困难。这些药物在老年人中的应用需谨慎。卒中患者中伴随吞咽困难者 40%～50% 会发生误吸，增加了吸入性肺感染的风险。

　　吸入性肺炎的化学性损伤是由于吸入无菌性胃内容物。最具代表性的酸性吸入性肺炎症是胃酸吸入，被命名为 Mendelson 综合征，该综合征在妊娠期女性中发现。吸入性肺炎产生的条件要求吸入物的 pH 值低于2.5，吸入胃内容物的量超过 0.3mL/kg（成人 20～25mL）。吸入胃内容物最初造成气道的化学性烧伤,急性炎症损伤肺实质,包括肺间质和肺泡。由于胃酸抑制细菌生长,感染并不严重。然而,近些年由于抑酸药、H2 受体拮抗剂、PPI 等的使用,使胃内 pH 值升高,造成病原微生物定植于胃内容物。在这种情况下,误吸既可以造成炎症反应,也可以引发感染。需要麻醉的手术患者大约 1/3000 发生吸入性肺炎,占据麻醉相关死亡 10%~30% 的死因。误吸无菌性胃内容物的大部分患者表现为急性咳嗽或喘息。其余误吸可为无症状,或表现为发热、呼吸困难、肺水肿、低氧血症、白细胞增高和肺浸润。该综合征可快速进展为 ARDS 并死亡。正因为这个原因,早期诊断很重要。

吸入性肺炎的治疗是支持疗法,尤其在疾病早期阶段。最直接的护理包括上气道吸引(如果可能的话),如果患者不能保护自己的气道,则行气管插管和氧气湿化,使用支气管扩张药,阻止再次发生误吸,并抬高床头。如果目睹或怀疑吸入微粒物,行可视支气管镜检查有助于吸引。然而,支气管肺泡灌洗毫无治疗益处,因为酸性物质的损害会即刻发生,并且会很快吸收。尽管常规使用抗生素,然而对于疑似或确诊误吸的患者,预防性使用抗生素并无帮助。然而,经验性使用抗生素对于有小肠梗阻或胃内容物细菌定植、症状持续超过 48 小时,或有感染证据(如持续发热、脓痰、胸片影像进展)的患者是适用的。人和动物的研究均未证明吸入酸性物质后应用糖皮质激素对于改善肺功能、肺损伤和肺泡毛细血管渗透性有效。

吸入性肺感染定义为吸入有细菌定植的口咽部分泌物后出现的肺炎。其也许是急性的、慢性的或复发的,取决于开始的时间、吸入物质的性质和个体反应。防御机制受损的患者在任何情况下增加口咽部分泌物细菌负荷都将可能导致吸入性肺炎。例如,吸入性肺炎在没有牙齿的患者和在养老院接受口腔护理的患者中发生风险更低。通常感染的细菌病原体反应患者住所(如社区获得性对医院获得性吸入性肺感染)。在社区群居患者中,发现最为多见的病原微生物是厌氧菌,类似于口腔菌群(如具核梭杆菌,消化链球菌、产黑色素普氏菌、肺炎链球菌和流感嗜血杆菌)。在医院和养老机构感染的患者中,厌氧菌、医院获得的病原体,如金黄色葡萄球菌、厌氧菌、混合需氧菌、G 阴性杆菌,尤其是克雷伯菌肺炎常见。胃酸误吸的患者也会继发细菌感染,病原菌由需氧 G 阳性和 G 阴性菌组成,如金黄色葡萄球菌和铜绿假单胞菌。

对于高龄、住院、身体衰弱、居住养老院者,口腔和牙齿卫生在预防吸入性肺感染方面尤为重要,这取决于机构所提供的护理质量。牙周慢性感染增加了口腔厌氧菌和其他病原菌的浓度。鼻胃管和气管插管应尽可能拔除。频繁的声门下吸痰(对于留置鼻胃管和气管插管的患者)及口腔深入护理均有助于减少误吸。当疑似吞咽困难时,应通过研究明确其功能。

吸入性肺感染最为常见的临床特点为呼吸困难、发热、憋喘、肺部干性啰音、低氧血症、心动过速、白细胞增高和呼吸衰竭等。严重低氧血症常见,伴随动脉二氧化碳分压正常或降低,肺泡-动脉氧分压差增大,肺顺应性显著降低。当具有高危因素的患者肺部影像出现浸润影时,应考虑吸入性肺感染诊断。病程早期阶段胸部影像也许完全正常,也可表现为局限性或弥漫性肺泡或间质浸润。可以预想,吸入性肺感染多发生于低垂部位,然而,吸入时的体位决定了肺部渗出的确切位置。如当患者卧位误吸时,肺部浸润多见于上叶后段和下叶背段,相反当患者直立位或半卧位误吸时,肺部浸润多见于下叶基底段。吸入性肺炎的死亡率在一些人群中高达70%,在老年痴呆患者中,吸入性肺炎致死非常常见,其发生率在增加。

治疗包括:对意识状态改变的患者行气管插管,可以清理肺内分泌物并增加肺容积;对支气管痉挛患者应用支气管扩张药。如果需要持续性气道管理,未行气管插管的患者不应经口进食或仰卧位。镇静药和麻醉药应避免应用或谨慎应用。气道管理不佳时不应留置鼻胃管。患有胃轻瘫或肠梗阻的患者需要持续通过鼻胃管抽吸,或应用促动力药物。痰化验应当送检G染色和培养。支气管镜检查、支气管肺泡灌洗和定量培养经常用于插管和疑似吸入性肺炎的重症患者。抗生素的选用应遵循细菌学结果,然而,在临床实践中经常经验性选用抗生素,尤其是在重症患者和重症肺炎患者。对于那些疑似吸入性肺感染的居住于社区的患者,宜选用左氧氟沙星或头孢他啶,长期居住于护理机构者宜选用左氧氟沙星、哌拉西林-他唑巴坦或头孢他啶,对于患有严重牙周疾病、咳臭痰和酗酒的患者,宜选用哌拉西林-他唑巴坦、亚胺培南,或左氧氟沙星/环丙沙星/头孢他啶联合克林霉素/甲硝唑。基于病原学培养的结果升级或调整抗生素。

在重症患者中,吸入性肺感染非常常见且应给予足够重视。这些患者有多种易于误吸的危险因素,包括持续平卧位、留置鼻胃管、气管插管、应用镇静剂和麻醉剂、吞咽困难、意识障碍、暴露于医院环境和口咽部细菌定植风险增加。留置鼻胃管和气管插管患者由于高位呼吸消化道保护机制损伤而易于罹患吸入性肺感染。完全肠内营养的患者,鼻胃管本身与病原菌定植及误吸密切相关,导致 G - 菌肺感染概率增加。新设计的气管插管背侧具有独立的管腔,允许声门下分泌物的连续吸引,这将使呼吸机相关性肺炎的风险降低。麻醉药拮抗剂常应用于药物过量,会诱发呕吐,所以昏迷患者一定要确保气道安全。

很多吞咽困难的患者有正常的咽反射,相反一些人没有咽反射却有正常的吞咽功能。所以,咽反射不能反映吞咽功能,咽反射缺失不能预测误吸风险。一些检查可以评价吞咽功能,包括透视检查、视频内镜检查和简单的吞咽激发试验。由于吞咽激发试验的低敏感性,应用适应证仅局限于误吸的筛查。吞咽激发试验对于因意识和(或)语言障碍不能耐受其他检查的患者有用。

误吸入矿物质和植物油会导致慢性外源性类脂性肺炎。患者多为经常使用含油成分的老年人或常用矿物油治疗便秘的儿童。这些因素也许不能激发正常存在的保护性咳嗽反射,并且会损伤纤毛清除机制。应用滴鼻液和导泻药的病史有助于诊断。胸片表现为间质浸润,或类似于肿瘤表现的孤立或多发团片影。病理学检查也许能够发现含有脂或油的巨噬细胞,但无特异性。送检支气管肺泡灌洗液通过气态色谱或质谱法也许能够发现外源性脂质的来源。治疗包括脱离致病源和治疗继发感染。

误吸外源性物质可能阻塞气道(这取决于吸入物的大小),并造成坏死性肺炎。大块物质阻塞气道会快速出现窒息和死亡。Heimlich 介绍了一种有效去除外源性吸入物的方法。小颗粒物质(牙、坚果、食物微粒)堵塞细支气管造成急性肺炎,或慢性炎症类似肺部肿瘤阻塞末端气道。早期应用支气管镜检查能够灵活、准确地去除外源性吸入物,几天后出现炎症反应和纤维变性使得支气管镜检查难以实施。微粒误吸者普遍出现肺部浸润和结节。一项临床病理研究纳入了 59 例因误吸入食物微粒或其他微粒物质而导致肺部疾病的病例,组织学发现闭塞性细支气管炎和机化性肺炎总计 52 例(88%),通常伴随多核巨细胞浸润、急性支气管肺炎、毛细支气管炎和(或)化脓性肉芽肿等。所有病例的吸入物都进行了鉴定,主要是蔬菜和食物残渣,少见的是滑石粉、微晶纤维素和聚磺苯乙烯。

(赵晓赟　译)

参考文献

1. Mendelson C. The aspiration of stomach contents into the lung during obstetric anesthesia. *Am J Obstet Gynecol*. 1946;52:191.

   这是对产科患者胃酸误吸的经典描述。

2. DePaso WJ. Aspiration pneumonia. *Clin Chest Med*. 1991;12:269.

3. Wynne J, Modell J. Respiratory aspiration of stomach contents. *Ann Intern Med*. 1977;87:466.

4. Zaloga GP. Aspiration-related illnesses: definitions and diagnosis. *JPEN J Parenter Enteral Nutr*. 2002;26(suppl):S2 – S7.

   参考文献 2 ~ 4 对该主题进行了较好的回顾,并就预防和治疗提出了建议。

5. Addington WR, Stephens RE, Gilliland KA. Assessing the laryngeal cough reflex and the risk of developing pneumonia after stroke: an interhospital comparison. *Stroke*. 1999;30:1203.

   在 604 例急性脑卒中患者(前瞻性研究)中,正常的反射性咳嗽试验与口饲导致的吸入性肺炎的低风险相关。

6. Marik P, Kaplan D. Aspiration pneumonia and dysphagia in the elderly. *Chest*. 2003;124:328.

   本文综述了这一问题的严重性,并讨论了如何诊断和治疗吞咽困难,以预防吸入性肺炎。

7. Bynum L, Pierce A. Pulmonary aspiration of gastric contents. *Am Rev Respir Dis*. 1976;114:1129.

   一项研究得出结论,预防性抗生素和激素的使用是没有益处的。

8. Marik PE. Aspiration pneumonitis and aspiration pneumonia. *N Engl J Med*. 2001;344:665 – 671.

9. Kalia M. Dysphagia and aspiration pneumonia in patients with Alzheimer's disease. *Metabolism*. 2003;52:36.

   一篇优秀的综述文章,讨论了阿尔茨海默病患者吞咽困难的病因和吸入性肺炎高发的诱因。

10. Loeb M, McGeer A, McArthur M, et al. Risk factors for pneumonia and other lower respiratory tract infections in elderly residents of long-term care facilities. *Arch Intern Med*. 1999;159:2058.

11. Johnson LF, Rajagopal KR. Aspiration resulting from gastroesophageal reflux: a cause of broncho-pulmonary disease. *Chest*. 1988;93:676.

本文讨论了胃食管反流和肺误吸在慢性肺病持续或开始中的重要性。

12. Ramsey DJ, Smithard DG, Kalra L. Early assessments of dysphagia and aspiration risk in acute stroke patients. *Stroke*. 2003;34:1252.

全面回顾现有的吞咽评估方法,包括敏感性、特异性和吸入诊断的局限性。

13. Spickard A Ⅲ, Hirschmann JV. Exogenous lipoid pneumonia. *Arch Intern Med*. 1994;154:686.

14. Kallar SK, Everett LL. Potential risks and preventive measures for pulmonary aspiration: new concepts in preoperative fasting guidelines. *Anesth Analg*. 1993;77:171.

从术前角度提出建议的回顾。

15. Teramoto S. High incidence of aspiration pneumonia in community-and hospital-acquired pneumonia in hospitalized patients: a multicenter, prospective study in Japan. *J Am Geriatr Soc*. 2008;56(3):577 – 579.

16. Mukhopadhyay S. Pulmonary disease due to aspiration of food and other particulate matter: a clinicopathologic study of 59 cases diagnosed on biopsy or resection specimens. *Am J Surg Pathol*. 2007;31(5):752 – 759.

17. Raghavendran K. Aspiration-induced lung injury. *Crit Care Med*. 2011;39(4):818 – 826.

一篇优秀的综述,解决了临床医生在鉴别吸入性肺炎方面面临的挑战。

18. Moore FA. Treatment of aspiration in intensive care unit patients. *JPEN J Parenter Enteral Nutr*. 2002;26:S69.

19. Scolapio JS. Methods for decreasing risk of aspiration pneumonia in critically ill patients. *JPEN J Parenter Enteral Nutr*. 2002;26:S58.

20. McClave SA, DeMeo MT, DeLegge MH, et al. North American summit on aspiration in the critically ill patient: consensus statement. *JPEN J Parenter Enteral Nutr*. 2002;26:S80.

21. Pace CC. The association between oral microorgansims and aspiration pneumonia in the institutionalized elderly: review and recommendations. *Dysphagia*. 2010;25(4): 307 – 322.

22. Paintal HS. Aspiration syndromes: 10 clinical pearls every physician should know. *Int J Clin Pract*. 2007;61(5):846 – 852.

23. Kagaya H. Simple swallowing provocation test has limited applicability as a screening

tool for detecting aspiration, silent aspiration, or penetration. *Dysphagia*. 2010;25 (1):6 - 10.

24. Bouza E. Continuous aspiration of subglottic secretions in the prevention of ventilator-associated pneumonia in the postoperative period of major heart surgery. *Chest*. 2008; 134(5):938 - 946.

第29章 妊娠期肺

Kathleen Sarmiento, Andrew Kitcher

妊娠可造成多器官系统生理学的动态改变,包括肺脏。这些变化对患有肺部基础疾病的妊娠期女性会造成不利影响,并增加新患疾病的可能性。此外,从胎儿安全考虑,呼吸科常规诊断和治疗手段对妊娠期患者受限。

妊娠期肺部生理改变包括:①膈肌上移(3~4cm);②胸廓前后径、横径增加2cm;③肋弓角度增加(68°~103°)。这些改变先于子宫增大发生。妊娠期间黄体酮、雌激素、前列腺素、皮质类固醇和环状核苷酸水平升高。妊娠期间这些功能改变造成的后果尚未明确,但认为黄体酮的增加与妊娠期过度通气相关。由于雌激素水平升高和毛细血管充血,黏膜充血水肿常引起鼻炎症状。

肺功能检查能够反映妊娠期肺脏机械性改变:膈肌升高造成功能残气量(FRC)下降10%~30%,补呼气量(ERV)下降8%~20%,残气量(RV)下降7%~25%。妊娠期肺流速和肺总量(TLC)大部分是正常的。妊娠期间肥胖的患者易出现TLC轻微下降。妊娠14~16周以后,用力肺活量(FVC)也许会有轻微升高。经产妇比初产妇FVC升高更多,这表明分娩后妊娠相关FVC持续升高。膈肌和吸气肌力量的提升,吸气容积增加5%~10%。分钟通气量(V_E)与未妊娠者比较增加20%~50%,这使得潮气量增加30%~50%。上述改变导致静息状态的二氧化碳分压($PaCO_2$)下降到27~34mmHg(1mmHg≈0.133kPa),为了维持正常pH值水平,肾脏通过增加碳酸氢根排泄代偿,降低血清碳酸氢根浓度到18~22mmol/L。二氧化碳分压下降导致氧分压升高。妊娠3个月后,一氧化碳弥散降低。适当的运动增加一氧化碳弥散量,但在仰卧位不会增加,不同于未妊娠者。这将导致妊娠晚期仰卧位氧分压(PaO_2)下降10mmHg。

呼吸困难在健康妊娠期女性中普遍存在,妊娠晚期(>30周)的女性60%~70%会出现呼吸困难。然而,呼吸困难需要认真评价,鉴别是严重疾病所致,还是妊娠期间生理反应。尽管V_E和化学敏感性都增加,呼吸困难的敏感性却与黄体酮水平无关,呼吸困难与无呼吸困难的妊娠期女性黄体酮水平相似。呼吸困难常在短期内改善,这表明呼吸困难与妊娠期子宫增大的机械效应无关。这似乎与驱动呼吸识别能力的增加有关。

和同年龄段的非妊娠期女性相比,妊娠期女性更易罹患呼吸系统疾病。妊娠不会增加细菌性肺炎的风险,但可增加肺炎并发症的风险,包括需要机械通气的呼吸衰竭、肺脓肿、菌血症和早产。妊娠期女性患社区获得性肺炎时,主要致病源包括链球菌、流感嗜血杆菌和肺炎支原体等,这与非妊娠期女性相似。妊娠期病毒性肺炎应受到足够重视,1918 年流感大流行期间,妊娠期女性死亡率增加 50%,同样 2009 年,H1N1 流感病毒流行造成妊娠期女性发病率和死亡率增加。推荐妊娠期女性接种灭活病毒的流感疫苗。这对胎儿是安全的,并能够有效激发母亲的免疫应答。目前并不推荐妊娠期女性接种肺炎球菌疫苗,除非有其他依据提示需要接种。水痘肺炎也会导致妊娠期女性死亡率高于非妊娠期女性。建议妊娠前评价既往有无水痘疫苗接种病史,或行 IgG 滴定。如果需要接种,水痘疫苗应在妊娠前 1~3 个月或在产后接种。在美国西南部,1/5000 妊娠期女性感染了孢子菌。妊娠期女性易受结核菌和真菌感染,也会影响整个妊娠过程。结核和真菌感染对于妊娠最主要的影响是限制了治疗方案的选择,因为药物有致畸效应。最后,腹压的增加和黄体酮对于食管括约肌的松弛作用导致吸入性肺炎发生率增加,其也是公认的引起妊娠期女性发病和死亡的因素。

哮喘影响多达 8% 的妊娠期女性,且病情在整个妊娠期中是多变的。在一项包括 2186 例患有哮喘的妊娠期女性的研究中,39% 的患者在整个妊娠期病情无改变,29% 好转,30% 加重,2% 未明确。哮喘,尤其是重症哮喘对妊娠可造成不良后果,包括增加先兆子痫、早产、宫内生长受限和围生期死亡等风险。治疗哮喘的大多数药物是安全的(表 29-1),但在个体化治疗时,药物选择时应慎重。然而,与慎重选择药物进行治疗相比,哮喘不治疗会对妊娠造成严重影响。应避免接触诱发因素、戒烟、避免二手烟。

肺部浸润性疾病在育龄期女性中少见,但与结缔组织疾病、血管炎、结节病、淋巴管平滑肌瘤病(LAM)、特发性间质性肺炎、嗜酸性粒细胞肺炎、药物性肺损伤和其他少见疾病等相关。胸腔积液、肺部浸润和急性呼吸窘迫综合征(ARDS)的发生与应用卵巢刺激药相关。LAM 中性激素的作用仍然存在争议,妊娠期雌激素水平增加可加速疾病进程。妊娠期 LAM 的肺部并发症包括气胸、早产、乳糜胸和肺功能下降。妊娠期结节病病情倾向于好转或维持不变。一般来说,妊娠相关肺部并发症的增加使肺功能进行性恶化。患有浸润性肺部疾病的女性应在妊娠前被告知妊娠风险。只有周密计划和多学科共同协助才可能保护母体和胎儿的安全。

表 29-1	哮喘/COPD 药物			
分类	药物	风险等级	TERIS 分级[a]	哺乳期应用
短效 β 受体激动剂	沙丁氨醇[b]	C	不确定/有限	未确定
	奥西那林			
	左旋沙丁氨醇，吡布特罗	C	不可用	未确定
	特布他林	C		可用
长效 β 受体阻滞剂	福莫特罗	C	不可用	慎用
	沙美特罗	C	不确定/有限	慎用
吸入类固醇皮质激素	倍氯米松，氟替卡松，莫卡松	C	不太可能/有限－尚可	可用
	曲安奈德			
	布地奈德	B	不太可能/有限－尚可	可用
	氟替卡松	C	不可用	可用
ICS/LABA 联合制剂[c]		C	不可用	慎用
抗胆碱能药物	异丙托溴铵[d]	B		未确定
	噻托溴铵	C		慎用
皮质类固醇[e]	泼尼松	C		可用
色甘酸钠	色甘酸钠[d]	B	不太可能/尚可－很好	未确定
	奈多罗米	B	不确定/有限	未确定
白三烯受体阻滞剂	孟鲁司特[b]	B	很小/非常有限	未确定
	扎鲁司特	B	不确定/有限	危险
	齐留通	C	不可用	危险
其他	茶碱	C	无/尚可－很好	可用
	奥马珠单抗	B		未确定

[a]致畸风险/数据来源的质量和数量；[b]在该等级优先推荐；[c]基于最低安全剂量分析；[d]非一线治疗；[e]应用最低有效剂量，只应用于严重持续性哮喘，需大剂量应用时考虑选择泼尼松龙，应用后须停止哺乳 3~4 小时。

囊性纤维化(CF)通过多种机制降低女性生育能力,但治疗可以延长患者生存期,且 CF 患者受孕越来越普遍。高达 4% 的育龄期患 CF 的女性妊娠。妊娠期 FEV₁ 和 BMI 是预测母亲和胎儿转归的重要指标,$FEV_1 < 60\%$、$BMI < 20kg/m^2$,妊娠期女性预后不良。并发症包括早产、妊娠糖尿病、需剖宫产手术。Thorpe-Beeston 及其团队研究了 48 例妊娠期女性,她们妊娠前肺功能严重缺陷,且可能生存期不长,在 7 例 $FEV_1 < 40\%$ 的患者中,3 例产后 18 个月内死亡,8 例 FEV_1 为 40%~50% 的患者中有 4 例产后 2~8 年内死亡。所以,妊娠前咨询是必要的,应包括对患严重疾病的女性妊娠缩短生存期可能性的讨论。

肺移植术后也可以成功妊娠。美国国立移植妊娠登记处报道了 21 例肺移植受者的 30 次妊娠结果。18 例顺利生产(11 例早产),5 例因治疗需要而流产,9 例自发性流产。2 例新生儿 22 周早产后死亡。剩余 16 例存活的孩子在随访过程中都很健康。母亲的并发症包括高血压、感染、糖尿病和先兆子痫。随访中,13 例肺功能正常,2 例肺功能下降,5 例死亡,1 例移植肺无功能。

睡眠呼吸紊乱包括打鼾和和睡眠呼吸暂停,妊娠期更为常见。上气道改变使睡眠呼吸紊乱更易发生,雌激素升高、腺体分泌过多、水肿、充血等频繁发生造成鼻炎伴有鼻腔阻塞。颈部周径和 Mallampati 评分在妊娠期增加。睡眠呼吸紊乱可能对母亲和胎儿造成不良后果,包括妊娠期出现高血压、先兆子痫、妊娠糖尿病和胎儿宫内发育受限等。持续气道内正压(CPAP)治疗在妊娠期是安全的。睡眠呼吸紊乱在整个妊娠期持续发展,产后 3 个月内逐渐缓解。

肺栓塞(PE)是发达国家妊娠期女性死亡的首要原因,静脉血栓栓塞(VTE)是妊娠期女性发生 PE 的主要原因。妊娠期 VTE 的发生率为 0.6~1.3/1000。产前 2/3 深静脉血栓形成,产后 6 周 1/3~2/3 出现肺栓子。诊断是个难题。即便不存在 DVT 或 PE,D-二聚体通常在妊娠期升高,假阴性情况也出现过。下肢血管多普勒超声是首要的影像学检查。由于无电离辐射,盆腔 MRI 是超声以外的补充性检查技术,但它在很大程度上取决于检查者的经验。如果最初检查正常,则应行胸部 CT 血管造影或通气灌注显像检查,尽管这两项检查在胎儿辐射剂量及诊断准确性之间存在争议。PIOPED Ⅲ(肺栓塞诊断前瞻性研究Ⅲ)表明肺动脉 MR 血管造影和磁共振静脉造影(MRV)对于疑似 VTE 的患者有效,同样结果取决于检查者的经验。妊娠期漏诊肺栓塞可与 30% 的死亡率相关,予以治疗后死亡率可下降至 8%。华法林能透过胎盘,造成胎儿出血和先天性发育异常。肝素应用安全,并且分娩后可立即应用,但仍需考虑出血风险。

妊娠期肺动脉高压死亡率高达 30% ~ 56%。与临床相关的主要生理改变包括与妊娠前相比血容量增加了 50%、心率增快、心搏量增加和血管阻力下降。妊娠期肺血管阻力通常下降,但患有肺血管疾病的女性可能无此改变,这将进一步造成肺血管阻力增加和心排血量增加。肺动脉高压的治疗已经被用于妊娠期女性,但没有足够的资料证明这些治疗的安全性。大多数并发症发生在阵痛和分娩时。血流动力学不稳定的原因包括如下几个方面:经阴道分娩第二产程延长(分娩时用力屏气、子宫收缩)、失血和麻醉剂使前负荷下降、妊娠子宫解除静脉压迫使前负荷增加、血管阻力增加和肺血管阻力达到妊娠前水平和心脏收缩力减弱等。

羊水栓塞死亡率高达 80% 以上,占产妇总死亡率的 4% ~ 10%。死亡通常发生很快或在阵痛和分娩数小时内发生。临床症状包括呼吸窘迫综合征、循环衰竭和弥漫性血管内凝血。易患因素包括难产、应用子宫收缩剂、羊水中存在胎粪、产妇高龄、多胎和宫内胎儿死亡等。治疗以支持治疗为主,至今尚无特异性治疗方法。

非心源性肺水肿大多情况下发生于应用宫缩解痉药时,包括硫酸镁、特布他林和利托君等。其发生率较低,约为 3%,但妊娠期女性合并感染情况下发生率增高。其他危险因素包括多胎妊娠、羊水过多、高血压和应用糖皮质激素等。如果存在临床指征,可予以治疗,包括终止分娩、应用抗生素和积极支持治疗。当患者在妊娠的最后一个月到产后 5 个月内出现心力衰竭症状及体征时,应考虑围生期心肌病的诊断。

妊娠并不是行胸部影像检查和肺部操作的禁忌证,但应告知妊娠期女性行影像学检查的利与弊。表 29 - 2 列出了常规胸部影像学检查的辐射剂量。普遍认为放射剂量 1 ~ 5cGy 会增加儿童期白血病风险,5 ~ 10cGy 会增加致畸风险。文献提示,发育中的胎儿吸收环境中的辐射 0.5 ~ 1mGy。所有胸部显像模式暴露的辐射量均显著低于腹腔骨盆直接成像的暴露辐射量,远低于可以增加流产、恶性肿瘤和畸形等风险的 5cGy 阈值。

表 29 - 2	肺部疾病其他用药			
分类	药物	风险分级	哺乳期影响	评论
抗代谢药	硫唑嘌呤	D	可用	治疗后停止哺乳 4 ~ 6 小时
	麦考酚酯	D	不安全	治疗期间至治疗后 6 周避孕和停止哺乳
	来氟米特	X	不安全	妊娠期或备孕期禁用,应避孕
钙调磷酸酶抑制剂	环孢素	C	慎用	
	他克莫司			
M 受体抑制剂	西罗莫司	C	未确定	
	依维莫司	D	未确定	
烷化剂	环磷酰胺	D	不安全	
肝素	普通肝素	C	可用	所有肝素应用均不含防腐剂
	依诺肝素,达肝素钠	B	可用	妊娠期 LMWH 首选,推荐 1 天 2 次
Vk 拮抗剂	华法林	X	可用	最初 3 个月禁用,风险等级 D
直接凝血酶抑制剂	达比加群	C	未确定	哺乳期建议华法林/肝素
	阿加曲班	B	未确定	
	重组水蛭素	B	可用	推荐Ⅳ DTI,半衰期短
	比伐卢定	B	慎用	应在婴儿胃肠道被消化
抗 Xa 因子拮抗剂	磺达肝癸钠	B	未确定	应用对肝素禁忌者
	利伐沙班	C	未确定	
溶栓	阿替普酶,rt - PA	C	慎用	利弊需谨慎权衡
吸入抗生素[a]	妥布霉素	D	慎用	口服吸收少
	头孢他啶	B	可用	口服不吸收
	多黏菌素	C	未确定	口服吸收少
酶类	链激酶	B	慎用	

表 29 - 1 和表 29 - 2 是由 Catherine Hong、PharmD 和 Maria Stubbs、RPH、圣地亚哥退伍军人事务部医疗保健系统和药学服务等总结的。[a] 也许改变肠道菌群会造成腹泻。

　　妊娠期行支气管镜检查是安全的,但如果病情允许,应尽可能延缓至产后进行。调整患者体位为左侧卧位或坐位可减少并发症,应避免应用 D 类镇静剂,如咪达唑仑,行气管镜检查前请示麻醉师和产科医生针对并发症制订治疗策略。

(赵晓赟　译)

参考文献

1. Alaily AB, Carroll KB. Pulmonary ventilation in pregnancy. *Br J Obstet Gynaecol*. 1978;85:518.
   一项比较妊娠期和产后肺功能测试结果的完善研究。

2. Hegewald MJ, Crapo RO. Respiratory physiology in pregnancy. *Clin Chest Med*. 2011;32:1 – 13.
   一篇妊娠期呼吸生理和肺功能变化的优秀综述。

3. Grindheim G, Toska K, Estensen M-E, et al. Changes in pulmonary function during pregnancy: a longitudinal cohort study. *Br J Obstet Gynaecol*. 2012;119:94 – 101.
   本研究评估健康妊娠女性在第一、第二、第三季度及产后 6 个月的肺活量变化。还讨论了分娩、妊娠期体重和妊娠期体重过度增加对于肺功能的影响。

4. Gee JB, Packer BS, Millen JE, et al. Pulmonary mechanics during pregnancy. *J Clin Invest*. 1967;46:945.
   一项关于顺应性与抵抗性的研究。

5. Cugell DW, Frank NR, Gaensler EA, et al. Pulmonary function in pregnancy, I: serial observations in normal women. *Am Rev Tuberc*. 1953;67:568.
   被认为是经典的参考文献。

6. Goodnight WH, Soper DE. Pneumonia in pregnancy. *Crit Care Med*. 2005;33:S390 – S397.
   一篇关于各类肺炎的治疗和疫苗的详细概述。

7. American College of Obstetricians and Gynecologists Committee on Obstetric Practice. ACOG committee opinion no 468: influenza vaccination during pregnancy. *Obstet Gynecol*. 2010;116:1006 – 1007.

8. Martin A, Cox S, Jamieson DJ, et al. Respiratory illness hospitalizations among pregnant women during influenza season, 1998 – 2008. *Matern Child Health J*. 2012;17 (7):1325 – 1331.

这项研究回顾了来自全国住院患者数据库(NIS)的医疗费用和利用项目(HCUP)的数据,以评估流感季节住院妊娠患者的医疗负担、妊娠结局和高危医疗条件的影响。

9. American Thoracic Society, Centers for Disease Control and Prevention, Infectious Diseases Society of America. Treatment of tuberculosis *MMWR Morb Mortal Wkly Rep*. 2003;52(RR－11):13.

目前妊娠期肺结核的治疗建议。

10. Yawn B, Knudtson M. Treating asthma and comorbid allergic rhinitis in pregnancy. *J Am Board Fam Med*. 2007;20:289－298.

妊娠期哮喘和变应性鼻炎药物选择的安全性的综述。

11. Maselli DJ, Adams SG, Peters JI, et al. Management of asthma during pregnancy. *Ther Adv Respir Dis*. 2012;7(2):87－100. doi:10.1177/1753465812464287.

一篇关于哮喘管理中流行病学、免疫学和治疗学的优秀综述。

12. Freymond N, Cottin V, Cordier JF. Infiltrative lung diseases in pregnancy. *Clin Chest Med*. 2011;32:133－146.

一篇对与妊娠相关的浸润性肺病的流畅而全面的综述。

13. Lau EM, Barnes DJ, Moriarty C, et al. Pregnancy outcomes in the current era of cystic fibrosis care: a 15-year experience. *Aust N Z J Obstet Gynaecol*. 2011;51:220－224.

对 1995—2009 年间 20 例妊娠的母婴结局回顾,结论 BMI < 20、FEV_1 < 60% 与母婴较差结局相关。

14. Thorpe-Beeston JG, Madge S, Gyi K, et al. The outcome of pregnancies in women with cystic fibrosis-single center experience 1998－2011. BJOG. 2012;119:1－8.

对 48 例妊娠结局的回顾,其结论与参考文献 12 相似。

15. Bates SM, Greer IA, Pabinger I, et al. Venous thromboembolism, thrombophilia, antithrombotic therapy, and pregnancy: American College of Chest Physicians Evidence-Based Clinical Practice Guidelines (8th edition). *Chest*. 2008;133:844S－886S.

妊娠期深静脉血栓的治疗的综述。

16. Shaner J, Coscia LA, Constantinescu S, et al. Pregnancy after lung transplant. *Prog Transplant*. 2012;22:134－140.

一篇对肺移植后继续免疫抑制治疗的母婴预后结局的独特的综述,同时本篇综述也描述了母亲肺移植的指征和新生儿的并发症。

17. Bassily-Marcus AM, Yuan C, Oropello J, et al. Pulmonary hypertension in pregnan-

cy: critical care management. *Pulm Med*. 2012;2012:709407.

本文是关于妊娠期肺动脉高压患者的生理变化、评估考虑及重症监护管理的综述。

18. Wang PI, Chong ST, Kielar AZ, et al. Imaging of pregnant and lactating patients, part 1: evidence-based review and recommendations. *AJR Am J Roentgenol*. 2012; 198:778 – 784.

电离辐射与妊娠安全的基本概念的综述。

19. Wang PI, Chong ST, Kielar AZ, et al. Imaging of pregnant and lactating patients, part 2: evidence-based review and recommendations. *AJR Am J Roentgenol*. 2012; 198:785 – 792.

各种急性疾病过程的诊断影像学技术的综述,包括急性肺栓塞。

20. Bahhady IJ, Ernst A. Risks of and recommendations for flexible bronchoscopy in pregnancy: a review. *Chest*. 2004;126:1974 – 1981.

讨论妊娠期支气管镜检查的少数综述之一。

21. Briggs G, Freeman RK, Yaffe SJ. *Drugs in Pregnancy and Lactation: A Reference Guide to Fetal and Neonatal Risk?* Philadelphia, PA: Lippincott Williams & Wilkins; 2011.

一本优秀的专著教科书,提供有关妊娠和母乳喂养建议、胎儿风险、妊娠、母乳喂养和胎儿风险总结的信息。药品按通用名和商品名列出。

22. Cutts BA, Dasgupta D, Hunt BJ, et al. New directions in the diagnosis and treatment of pulmonary embolism in pregnancy. *Am J Obstet Gynecol*. 2013; 208 (2): 102 – 108.

妊娠期深静脉血栓的诊断及抗凝方法的综述。

23. Flume PA, O'Sullivan BP, Robinson KA, et al. Cystic fibrosis pulmonary guide-lines. *Am J Respir Crit Care Med*. 2007;176:957 – 969.

肺囊性纤维样变基金会对肺囊性纤维样变药物使用的安全性和有效性进行系统评价。

24. *Clinical Pharmacology* [database online]. Tampa, FL: Gold Standard. http://www.clinicalpharmacology. com. Accessed March 2013.

CMS 和国家药事委员会认可的一种用于确定药物和生物制剂的适当用途的参考。

25. *DRUGDEX® System* [Internet database]. Greenwood Village, CO: Thomson (Healthcare).

定期更新。一个在线数据库,包括 FDA 批准的、研究的、处方的、非处方的和非美国制剂的药物。该数据库提供有关药物动力学、安全性、比较疗效和相互作用的信息。

26. *LACTMED-Drugs and Lactation Database.* http://toxnet. nlm. nih. gov/cgi-bin/sis/ htmlgen? LACT.

一个在线数据库,提供有关药物和哺乳期的信息,包括母乳药物水平、婴儿血液药物水平以及对哺乳期和哺乳期婴儿的潜在影响。

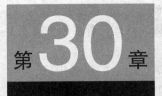

免疫功能低下患者的肺疾病

Shazia M.Jamil

免疫功能低下患者炎症反应及免疫防御机制的数量及质量下降,导致对感染的易感性增加。这些缺陷可由一系列生理过程及疾病引起,包括但不限于原发性先天综合征、癌症、风湿性疾病、反转录病毒感染、营养不良、乙醇中毒、肝硬化、糖尿病和免疫抑制治疗。免疫功能低下患者的肺部并发症正变得日益普遍,主要原因是器官移植、造血干细胞移植、癌症化疗及风湿性疾病的免疫抑制治疗的增加。在这些情况下,肺部受累可能是感染性或非感染性的,然而,以感染性疾病为主(50%~75%)。这些疾病发病率及死亡率较高,需谨慎诊断和治疗。免疫功能低下的患者易发生肺感染是由于中性粒细胞数量和功能下降、免疫功能损害(如淋巴细胞活性)、定植/感染的机械屏障受损和病原体暴露。

免疫功能低下患者的感染可以是细菌、病毒、真菌、寄生虫或分枝杆菌。细菌性肺炎是艾滋病或白血病患者(化疗前、化疗期间和化疗后)局灶性肺浸润的最常见原因。肺炎球菌和嗜血菌属在免疫功能低下宿主中和在普通人群中一样常见,而在粒细胞减少($<500/mm^3$)和住院患者中,革兰阳性球菌(如金黄色葡萄球菌)和肠杆菌科(如大肠杆菌、克雷伯菌属和假单胞菌属)更普遍。院内获得性军团菌感染在免疫功能低下患者中也有报道。在艾滋病患者和实体器官移植受者中,由马红球菌(一种 G + 球杆菌)引起肺炎及肺脓肿的报道日益增多,尤其是在心脏移植患者中。由于可变的抗酸染色和多形性外观,其可被误诊为"类白喉菌",或被误认为污染。

免疫功能低下患者真菌感染常见,包括丝状真菌(如曲霉菌属和毛霉菌病)和双相型真菌(如念珠菌属、新型隐球菌、皮炎芽生菌、粗球孢子菌和荚膜组织胞浆菌)。其他真菌,包括赭霉、毛孢子菌属、镰刀菌素、接合菌、尖端赛多孢子菌和丝孢菌属都愈加频繁地引起肺感染。丝孢菌属可导致高死亡率,特别是在移植患者中,而且它对两性霉素 B 和多数其他抗真菌药耐药。

曲霉菌是真菌性肺炎最常见的致病菌,造血干细胞移植患者尤其容易发生侵袭性曲霉病,烟曲霉和黄曲霉是最常见的两种。最近,ustus 和 terrus

两种曲霉菌从严重免疫功能低下的移植受者中被发现,并常侵袭肺部。把后两种霉菌从普通霉菌中早期鉴别出来很重要,因为这些菌种对两性霉素 B 耐药。

在粒细胞数量或功能缺陷的患者及应用广谱抗生素的患者中,正常菌群在局部过度生长很常见,如在口腔(鹅口疮)和食管中的白色念珠菌。然而,除肺移植患者外,念珠菌肺炎罕见。预防性氟康唑治疗越来越多地被用于免疫功能低下患者,这种做法导致白色念珠菌感染风险下降,但导致耐药性克柔念珠菌和光滑念珠菌的增加。

奔马赭霉是一种暗色丝状菌,可产生特征性的深暗色的有隔膜的菌丝,是一种新出现的机会性致病菌,能引发致死性感染,几乎只在免疫功能低下患者中出现。大脑、肺及脾脏受累曾被报道过,可利用手术切除及联合两性霉素 B 治疗。

镰刀菌属是引起机会性真菌感染的重要原因,其危险因素包括长期中性粒细胞减少和 T 细胞免疫缺陷,尤其是在造血干细胞移植后严重的移植物抗宿主病以及肺移植患者中出现。腐皮镰刀菌(茄病镰刀菌)是毒力最强的菌种,主要从气道侵入。其临床表现类似于曲霉病。诊断线索包括肺部新出现的浸润影(间质,结节性或空洞性改变);鼻窦炎,特别是眶周蜂窝织炎以及皮肤损害;1 - 3 - β - D 葡聚糖检测阳性但曲霉半乳甘露聚糖测试阴性。经验性治疗推荐首选伏立康唑和两性霉素 B,难治性感染可选择泊沙康唑。镰刀菌属对卡泊芬净和米卡芬净存在固有耐药性,应进行药敏试验。由于持续性中性粒细胞缺乏和弥漫性病变的患者死亡率较高,推荐对中性粒细胞减少症患者行生长因子(G - CSF)免疫治疗,对粒细胞数量正常患者行 γ 干扰素和(或)GM - CSF 治疗。

通常认为在免疫功能低下患者中常见的呼吸系统病毒包括流感 A 和 B、副流感病毒 1 ~ 4、呼吸道合胞病毒(RSV)和腺病毒。在过去 10 年,新型冠状病毒、肠道病毒、鼻病毒和人类变性肺病毒(hMPV)也成为致病源。新出现的病毒,如博卡病毒、细小病毒 4 和 5、KI 和 WU 多瘤病毒以及模拟病毒,也有累及肺的报道,然而,这些病毒感染免疫功能低下患者的文献非常有限。单纯疱疹、水痘和巨细胞病毒感染有可能发生,可以是新获得的感染或复发感染。在非 HIV 免疫功能低下患者中,巨细胞病毒是最常见的呼吸系统致病源。

移植后,巨细胞病毒感染的风险与供者和受者移植前巨细胞病毒感染情况密切相关。在影响移植受者的所有呼吸道病毒中,RSV 可能是造成发病和死亡的最重要原因。2003 年,在实体器官移植和造血干细胞移植患者中也诊断了几例冠状病毒相关严重急性呼吸器官综合征(SARS)的病例。呼吸道病毒在特定季节流行的因素为暴露、毒力、病毒类型以及检测方法。

　　造血干细胞移植受者呼吸系统病毒感染的转归取决于以下几个因素:移植是清髓根除还是非骨髓根除、淋巴细胞减少症的存在以及免疫抑制的程度。肺移植患者呼吸系统病毒感染的风险比其他器官移植者更高,这可能是由移植肺与环境直接接触且移植肺免疫反应差所致。肺移植后呼吸系统病毒感染的发生与急性排斥反应和闭塞性细支气管炎综合征发生率增高相关。一种可能的机制是细胞因子介导的炎症级联反应募集 T 细胞到移植器官,进一步导致管腔内成纤维细胞增殖。治疗包括不考虑症状持续时间,针对显性感染予以特异抗病毒治疗。如果可能的话,应降低免疫抑制强度。除特定的抗病毒药物治疗,一些中心也使用高剂量的甾体类抗炎药[剂量为 5~10mg/(kg·d),连续 3 天]来预防急性排异反应及闭塞性细支气管炎综合征。

　　卡氏肺孢子虫病是一种机会性感染,可引起艾滋病患者和其他免疫功能低下患者的暴发性及致死性肺炎。高危患者预防性应用甲氧苄啶-磺胺甲噁唑使卡氏肺孢子虫病发病率降低,但在调整免疫抑制剂(如皮质类固醇逐渐减少)的患者,对预防治疗依从性差的患者以及使用氟达拉滨治疗恶性淋巴瘤的患者中,其发病率仍在增加。

　　与其他免疫功能低下宿主相比,艾滋病患者和实体器官移植受者(尤其是肾移植受者)中结核分枝杆菌(MTB)感染尤为常见。感染可以是新获得的(在流行地区)或潜伏感染的复活。在 HIV 感染期间,结核菌很早期即可累及肺部,而肺外表现或非典型表现可能与更深奥的免疫缺陷有关。免疫功能低下患者可能表现出分枝杆菌血症和多重耐药。在具有相对高 $CD4^+T$ 细胞计数的 AIDS 患者中,肺部结核菌复活的典型表现为发热、咳嗽、体重减轻、盗汗和 X 线影像显示上叶肺尖空洞性病变。在低 $CD4^+T$ 细胞计数患者中,播散性结核感染更常见,表现为双侧弥漫性网状结节浸润与粟粒样播散、胸腔积液、肺门和(或)纵隔淋巴结肿大。

　　非结核分枝杆菌在艾滋病人群中可能常见到,大多表现为播散性感染。鸟胞内分枝杆菌(MAC)和堪萨斯分枝杆菌(非结核分枝杆菌中)是肺部感染的最常见原因。其他还包括龟分枝杆菌、偶发分枝杆菌、龟亚科分枝杆菌、牛分枝杆菌、蟾分枝杆菌和海分枝杆菌。胸部放射影像可能显示肺门或纵隔淋巴结肿大、空洞和(或)胸腔积液。龟分枝杆菌感染多见于肺囊性纤维化的患者,然而,免疫功能低下,尤其是移植受者中播散性感染可有报道,预后通常较差。由于其对大多数抗分枝杆菌药物耐药,治疗很复杂。在肺移植前应鉴定定植于气道的分枝杆菌,因为移植后移植肺的感染风险增加。

免疫功能低下患者肺部非感染性病因的诊断富有挑战性,因为这些因素与感染性病因引起肺疾病的临床和放射学表现相似。常见的例子是心源性肺水肿、急性肺损伤/急性呼吸窘迫综合征(ALI/ARDS)、输血相关的急性肺损伤(TRALI)、弥漫性肺泡内出血、继发于血小板减少的肺泡内出血、血液系统恶性肿瘤肺受累(如白血病肺浸润)和实体器官转移、移植后淋巴组织增生性疾病、药物引起的肺部疾病、移植物植入综合征、放射线中毒、特发性肺炎综合征和闭塞性细支气管炎伴机化性肺炎。大量输液(如化疗和输血可能发生)或化疗药直接心脏毒性(如蒽环类)可引起肺水肿。另一方面,脓毒症、化疗药(如白细胞介素 - 2 和阿糖胞苷)和输血可通过增加毛细血管渗漏而导致非心源性肺水肿(如 ARDS)。

移植后淋巴组织增生性疾病、弥漫性肺泡出血、特发性肺炎综合征和移植物植入综合征更常见于造血干细胞移植。大部分移植后淋巴组织增生性疾病都来源于 B 细胞并与免疫抑制治疗和 EB 病毒感染有关。弥漫性肺泡出血并发于 2% ~ 14% 的造血干细胞移植。用排除法诊断,须排除肺感染所致的出血以及与血小板减少、尿毒症或内源性抗凝药相关的肺泡出血。特发性肺炎综合征是异基因骨髓移植后的一种非传染性,频繁发生的,常是致命性的并发症。它通常发生在骨髓移植后 1 个月以上,但必须与巨细胞病毒(CMV)肺炎区分开来。其发病机制尚未完全明确,但与某些因素有关,包括预处理中活性氧和氮中间体引起的肺损伤及移植物抗宿主反应。移植物植入综合征发生在造血干细胞移植后中性粒细胞恢复期,难以和 ALI/ARDS 以及肺水肿进行区分。

诊断免疫功能低下患者呼吸系统疾病的首要方法是彻底评估临床病史,包括感染风险和详细的体格检查。病史应明确症状出现的确切时间、进展以及症状与免疫抑制或移植的关系。其他有关因素包括以前和目前使用的化疗药物及其他药物、免疫史、出生地和居住地(探究暴露于地域性真菌或分枝杆菌的可能性),以及结核菌素试验阳性和 CMV 血清学阳性病史。常见的临床特征包括发热、干咳或排痰性咳嗽、咯血、呼吸困难、喘息、胸痛伴或不伴胸膜炎、低氧血症、心动过速、低血压和呼吸衰竭。由于粒细胞减少，痰量可能不多，即使在细菌性肺炎的患者中也是如此。即使在感染期间，白细胞计数可能完全正常，因此不能依靠白细胞诊断。病毒，如疱疹和CMV 可能会导致气管支气管炎或毛细支气管炎，并可能以喘息为唯一表现。

评估的关键：①发病速度；②疾病的严重程度；③与免疫抑制的关系；④放射学改变；⑤肺外表现。细菌、疱疹病毒和卡氏肺囊虫肺感染起病最快，并且可以在几天内迅速进展为呼吸衰竭。隐匿起病多见于真菌、诺卡菌和分枝杆菌感染。渐进性起病在非传染性病因中更为常见，如白血病肺部浸润和药物相关肺损伤，例外的是心源性肺水肿、ALI/ARDS 及肺出血。

发病距离移植的时间有助于分析感染性疾病最有可能的病原体，有助于预测是否为非感染性肺部并发症。例如，医院获得性病原体、细菌和侵袭性真菌性肺炎通常在一个月内出现，而机会性感染，如疱疹、结核分枝杆菌（MTB）、诺卡菌和 CMV 的发病高峰在 1～6 个月之间，也就是免疫抑制最强的时期。如移植后短期内或第一个月内出现肺部症状，则提示非感染性疾病可能，如弥漫性肺泡出血、ALI/ARDS 和心源性肺水肿。

嗜气道的病毒感染，胸片在病程早期可能完全正常，并可能在过程中仍保持正常。弥漫性间质或肺泡充盈高度提示机会性感染或非感染性原因引起的肺损伤。疱疹病毒、卡氏肺囊虫和双相型真菌（如组织胞浆菌、球孢子菌）通常导致弥漫性肺炎并不伴有胸腔积液。药物造成的损伤、ALI/ARDS、心源性肺水肿、弥漫性肺泡出血和肺白细胞滞留是弥漫性肺部受累的常见非感染性原因。细菌性肺炎是局灶性实变的最常见原因。空洞性病变提示金黄色葡萄球菌、假单胞菌、克雷伯菌、大肠杆菌、厌氧菌、军团菌、诺卡菌、分枝杆菌或马红球菌感染的可能性。分枝杆菌感染表现为局部浸润或粟粒状改变。不受叶间裂限制的团块样改变（尤其是那些伴有空洞的），提示侵袭性丝状真菌感染。局灶性浸润的常见非感染性原因是局部出血和局灶性白血病侵袭。肺外表现，如胸腔积液、心脏肿大、肺外软组织肿块和骨损害提示地域性真菌、分枝杆菌和诺卡菌感染的可能性。

初步的实验室检查应包括手动鉴别的全血细胞计数、电解质、肝酶和肝功能、血尿素氮、血肌酐，尿分析，以及一个高质量的后前位加侧位胸片。微生物评估是关键。根据不同表现，获得不同位置的标本，如血液、尿液、痰、支气管肺泡灌洗、经支气管穿刺活检、胸腔积液、脓肿中针吸物，或可疑皮损，标本应送检革兰染色、抗酸染色和真菌染色，并在各自合适的培养基上进行培养。在高度怀疑真菌、卡氏肺囊虫或诺卡菌时,应行六亚甲基四胺银染色、瑞氏吉姆萨染色和改良抗酸染色。在艾滋病和实体器官移植者患起病隐匿的肺炎或肺脓肿时,如果革兰染色和培养提示白喉杆菌样菌时,应对标本进行霉菌酸染色,以除外马红球菌。曲霉半乳糖甘露聚糖是真菌生长期间释放的一种多聚糖细胞壁抗原。对血清、尿液和支气管肺泡灌洗(BAL)液进行上述抗原的定量检测被越来越多地用于免疫功能低下宿主侵袭性肺曲霉病的快速诊断,因为传统真菌培养可能需要数周。单侧胸腔积液应通过胸腔穿刺术抽取出来。快速军团菌和肺炎球菌尿抗原检测正被广泛用作培养的辅助手段。甲型和乙型流感病毒,副流感病毒 1、2、3,RSV、AdV 的直接荧光抗体(DFA)检测,使用鼻咽拭子即可提供快速结果,但其灵敏度有限。核酸扩增检测在冠状病毒、人类变性肺病毒和鼻病毒的诊断中起到了主导作用。对疱疹病毒和流感病毒行快速病毒培养及荧光抗体染色也应该被深入论证。

　　胸部 X 线片简单易行,但胸部 CT 扫描具有更高的敏感性和特异性,应早期完善 CT 检查。在薄层胸部 CT 上存在肺部病变的免疫功能低下患者中,高达 50% 的患者胸部 X 线片是正常的。CT 扫描还为侵入性操作提供了解剖依据,如周围肺团块穿刺、胸腔积液引流、支气管肺泡灌洗、经支气管活检和外科肺活检。早期行肺部病理检查并及早制订针对性方案可以提高生存率,因此,应适时考虑诊断性操作,以获得呼吸道分泌物、灌洗液,甚至肺组织。可曲式支气管镜检查可通过伸缩刷(保护性毛刷)、支气管肺泡灌洗和支气管镜活检获得影像学上异常部位的标本。接受抗生素治疗的患者中培养的阳性率低,但阳性培养结果对感染有高度提示意义,可能保证最有针对性的治疗。经支气管活检显著提高了对疾病的鉴别诊断能力,如组织侵袭性真菌感染(如念珠菌和曲霉菌)、白血病浸润、闭塞性细支气管炎和移植物抗宿主病。经皮针吸活检是对外周病变进行取样的有效技术。然而,更大的肺标本只能通过开胸肺活检或通过电视辅助胸腔镜手术获得,后者提供了一个创伤小的方法。肺活检的适应证包括:①快速进展的重症肺炎,没有足够的时间等待经验性治疗的效果(或经验治疗相对禁忌);②尽管尝试侵入性较小的诊断措施及经验性治疗,仍持续未诊断的肺部疾病。免疫功能低下患者肺功能状态迅速恶化者,常被施以经验性抗细菌及抗真菌治疗,直至医学评估的结果完成。在医院和重症监护室,越来越多呼吸衰竭的免疫功能低下患者常通过无创机械通气被成功救治。

　　预防感染应是免疫功能低下患者的首要任务。那些具有呼吸道症状者,围绕感染性和非感染性疾病,以及新出现的耐药致病原有非常宽泛的鉴别诊断。应早期干预,快速明确诊断,以建立有针对性的抗菌治疗方案,并避免应用多种不必要的抗菌药造成副作用。如果非侵入性检查无明确结论,则推荐尽早行支气管镜检查并予以支气管肺泡灌洗,当支气管镜检查无法明确时,应考虑胸腔镜或开胸肺活检。

（赵晓赟　译）

参考文献

1. Schmitt J, Adam D. Pulmonary infiltrations in febrile patients with neutropenia: risk factors and outcome under empirical antimicrobial therapy in a randomized multicenter study. *Cancer*. 1994;73:2296.
   发热性中性粒细胞减少症和肺炎患者真菌感染的高风险报告。
2. Rodriguez-Tudela JL, Berenguer J, Guarro J, et al. Epidemiology and outcome of Scedosporium prolificans infection: a review of 162 cases. *Med Mycol*. 2009;47(4):359 – 370.
   对这一新出现的真菌病原体的一个极好的综述。
3. Gerson SL, Talbot GH, Hurwitz S, et al. Prolonged granulocytopenia: the major risk factor for invasive pulmonary aspergillosis in patients with acute leukemia. *Ann Intern Med*. 1984;100:345.
   侵袭性曲霉菌病风险的经典研究。
4. Nucci M, Anaissie E. Fusarium infections in immunocompromised patients. *Clin Microbiol Rev*. 2007;20(4):695 – 704.
5. Becker MJ, Lugtenburg EJ, Cornelissen JJ, et al. Galactomannan detection in computerized tomography-based bronchoalveolar lavage fluid and serum in haematological patients at risk for invasive pulmonary aspergillosis. *Br J Haematol*. 2003;121(3):448 – 457.
   CT引导下肺泡灌洗检测半乳甘露聚糖曲霉菌具有较高的敏感性、特异性、阳性预测值和阴性预测值。
6. Hopkins P, McNeil K, Kermeen F, et al. Human metapneumovirus in lung transplant recipients and comparison to respiratory syncytial virus. *Am J Respir Crit Care Med*. 2008;178(8):876 – 881.

7. Kumar D, Humar A. Respiratory viral infections in transplant and oncology patients. *Infect Dis Clin North Am.* 2010;24(2):395 – 412.

   在器官移植、造血干细胞移植和肿瘤学环境中已知和新出现的呼吸道病毒的优秀综述。

8. Singh N, Paterson DL. Mycobacterium tuberculosis infection in solid organ transplant recipients: impact and implications for management. *Clin Infect Dis.* 1998;27:1266.

9. Aronchick JM, Miller WT Jr. Disseminated nontuberculous mycobacterial infections in immuno-suppressed patients. *Semin Roentgenol.* 1993;28:150 – 157.

   免疫受损宿主结核性和非结核性分枝杆菌感染的综合临床/放射学表现。

10. Steinbach WJ, Benjamin DK Jr, Kontoyiannis DP, et al. Infections due to Aspergillus terreus: a multicenter retrospective analysis of 83 cases. *Clin Infect Dis.* 2004;39(2):192 – 198.

11. Perez MGV, Vassal T, Kemmerly SA. *Rhodococcus equi* infection in transplant recipients: a case of mistaken identity and review of literature. *Transpl Infect Dis.* 2002;4:52.

12. Wang TK, Chiu W, Chim S, et al. Disseminated *Ochroconis gallopavum* infection in a renal transplant recipient: the first reported case and a review of literature. *Clin Nephrol.* 2003;60:415.

13. Chernenko SM, Humar A, Hutcheon M, et al. Mycobacterium abscessus infections in lung transplant recipients: the international experience. *J Heart Lung Transplant.* 2006;25(12):1447 – 1455.

14. Pyrgos V, Shoham S, Walsh TJ. Pulmonary zygomycosis. *Semin Respir Crit Care Med.* 2008;29(2):111 – 120.

15. Saito H, Anaissie EJ, Morice RC, et al. Bronchoalveolar lavage in the diagnosis of pulmonary infiltrates in patients with acute leukemia. *Chest.* 1988;94:745.

    对肺泡灌洗液中念珠菌检测的相关性进行了讨论。

16. Crawford SW. Noninfectious lung disease in the immunocompromised host. *Respiration.* 1999;66:385 – 395.

    对免疫功能低下宿主中可能的肺部疾病非感染性病因的优秀的详细综述。

17. Shorr AF, Susla GM, O'Grady NP. Pulmonary infiltrates in the non-HIV infected immunocompromised patient. *Chest.* 2004;125:260.

    对免疫低下宿主肺浸润的病因、诊断策略和预后的优秀综述。

18. Rano A, Agusti C, Jimenez P, et al. Pulmonary infiltrates in non-HIV immunocompromised patients: a diagnostic approach using noninvasive and bronchoscopic proce-

dures. *Thorax*. 2001;56;379.

在一项对 200 例免疫功能低下患者进行的前瞻性研究中,感染性病原导致超过 3/4 的肺浸润。

19. Yen KT, Lee AS, Krowka MJ, et al. Pulmonary complications in bone marrow transplantation: a practical approach to diagnosis and treatment. *Clin Chest Med*. 2004; 25:189 – 120.

20. Heussel CP, Kauczor HU, Heussel G, et al. Early detection of pneumonia in febrile neutropenic patients: use of thin-section CT. *AJR Am J Roentgenol*. 1997;169:1347.

据报道,与胸片相比,CT 扫描对肺部病变的敏感性增加。

21. White DA, Wong PW, Downey R. The utility of open lung biopsy in patients with hematological malignancies. *Am J Respir Crit Care Med*. 2000;161:723.

这种方法的高度实用性促使约 57% 的此类患者改变治疗方法。

22. Hilbert G, Gruson D, Vargas F, et al. Noninvasive ventilation in immunosuppressed patients with pulmonary infiltrates, fever, and acute respiratory failure. *N Engl J Med*. 2001;344:481.

一项对免疫功能低下的宿主肺浸润和早期呼吸衰竭的随机试验表明,与接受标准护理(气管插管)的患者相比,采用无创通气的患者死亡率降低。

23. Nishi SP, Valentine VG, Duncan S. Emerging bacterial, fungal, and viral respiratory infections in transplantation. *Infect Dis Clin North Am*. 2010;24(3):541 – 555.

24. Linden PK. Approach to the immunocompromised host with infection in the intensive care unit. *Infect Dis Clin North Am*. 2009;23(3):535 – 556.

对各种机会性感染的诊断方法的极好的综述。

第31章 药物滥用者的肺脏

Tristan J.Huie , Charles A.Read

肺脏尤其容易受到药物滥用并发症的影响,因为最常见的给药途径是吸入和静脉注射。药物滥用可引起感染性和非感染性肺疾病(表31-1)。对流行病学和典型表现的了解有助于及早诊断和适当治疗。

违禁药物使用者易于罹患多种感染性疾病,原因是宿主免疫防御减弱或被旁置。药物滥用者中 HIV 感染率上升导致多种感染性和非感染性并发症,包括社区获得性细菌性肺炎、卡氏肺囊虫性肺炎、结核病和卡波西肉瘤(详见第61章)。除伴随 HIV 感染出现的免疫抑制外,药物本身可直接抑制吸毒者的免疫系统。对可卡因和大麻使用者的研究显示其肺泡巨噬细胞功能受损。暴露于吸入大麻的肺泡巨噬细胞,其吞噬、杀菌和杀真菌的活性降低。大麻暴露会导致促炎细胞因子表达减少,如肿瘤坏死因子(TNF)和白介素(IL)-6。T 细胞增殖由负责介导细胞免疫反应的 Th1 细胞转换为介导过敏及特应性反应的 Th2 细胞。这种转换可能会造成大麻使用者感染和恶性肿瘤的风险增加。暴露于精制可卡因的巨噬细胞杀细菌和肿瘤细胞的能力下降,可能是由于活性氧化剂种类减少。吸大麻和可卡因也会通过以非纤毛黏液分泌细胞或化生的鳞状上皮替代纤毛上皮的方式来损害肺的原发防御功能。这些发现有助于解释吸毒者对感染易感性增加的原因。

表31-1	吸毒的肺部并发症
感染性疾病	
吸入性肺炎	
脓毒性栓子	
细菌性肺炎	
急性支气管炎	
肺结核	
真菌性肺炎	

(待续)

表 31-1(续)

非感染性疾病

血管并发症

非心源性肺水肿

肺出血

肺动脉高压

间质性肺疾病

肉芽肿性肺疾病

滑石病

机化性肺炎(BOOP)

气道并发症

上呼吸道损伤

支气管痉挛/哮喘

慢性支气管炎

大疱性疾病

支气管扩张

胸膜并发症

气胸、纵隔气肿

胸膜腔积液/脓胸

呼吸衰竭

上、下气道恶性肿瘤

　　误吸入下呼吸道通常发生于应用大量毒品后。高达50%的海洛因过量摄入者发生肺炎。镇静剂过量抑制意识状态,减少保护性气道反射,增加口咽或胃内容物误吸的风险。最初的炎症反应可导致显著的肺泡水肿。患者出现发热、呼吸急促和低氧。X线影像可能正常或可显示局部或双侧弥漫性浸润,取决于吸入剂量和炎症反应的严重程度。治疗通常以支持治疗为主。抗生素的使用有争议,不过抗生素对口腔菌群有直接的抗击作用。

　　脓毒性肺栓塞通常发生于静脉吸毒者中,并且可能发生于多达1/4的住院的存在肺部并发症的吸毒者中。栓子起源于心内膜炎,通常是三尖瓣,或注射部位的血栓性静脉炎。典型症状包括胸膜炎性胸痛、咯血和发热。血栓性静脉炎者查体可发现注射部位的红斑、硬结和皮肤发热。皮肤上出现一条可触及的条索。相反,三尖瓣心内膜炎通常很难发现。三尖瓣杂音通常很轻微,右侧病变时心内膜炎的外周皮肤红斑不会表现出来。典型影像学表现包括弥漫性浸润或外围结节,可能产生空洞。连续出现结节提示心内膜炎。可能出现胸腔积液,肺门和纵隔淋巴结肿大罕见。血培养常为阳性。80% 的病例由金黄色葡萄球菌引起,革兰阴性细菌和念珠菌少见。并发症包括肺脓肿、脓胸和支气管胸膜瘘。适当的抗生素治疗应持续 4 ~ 6 周,如果依从性好,治疗通常有明显效果。

吸毒者社区获得性肺炎的发生率增加。与非吸毒者相比,吸毒者患肺炎球菌性肺炎的风险增加了 10 倍。两者的临床表现、病程和对治疗的反应相似。非吸毒者常见的社区获得性感染的病原菌在吸毒者中也很常见,然而,误吸与感染厌氧菌的机会增加有关(尤其是有龋齿的患者),静脉吸毒者 G - 杆菌及金黄色葡萄球菌的感染率增加。吸毒增加了感染耐甲氧西林金黄色葡萄球菌的风险。

在大麻使用者中,急性支气管炎的发生频率增加,可能由呼吸道刺激增加所致。尽管没有很好的研究证据,吸入其他药物也可能会诱发急性支气管炎。吸毒者急性支气管炎的治疗方法与非吸毒者相似。

肺结核在吸毒者中发生率更高,似乎与社会经济地位较低、免疫力下降和结核菌复燃率较高有关。从临床和放射学上看,吸毒者的结核病与非吸毒者没有区别,治疗上也应该使用标准的多药联合抗分枝杆菌方案。然而,直接观察疗法对于吸毒者也适用,以确保其依从性并避免出现耐药性。

真菌性肺感染与吸毒有关。曾有免疫功能低下患者吸食被真菌污染的大麻后出现侵袭性曲霉菌病的报道。在进展期 HIV、慢性肉芽肿病、骨髓移植后以及接受化疗的肺癌患者中均有报道。含曲霉菌的大麻与过敏性支气管肺曲霉菌病有关。在海洛因吸食者中,有念珠菌肺炎和系统性念珠菌病导致急性呼吸窘迫综合征(ARDS)的报道。在这一人群中,念珠菌的感染据传与用来酸化海洛因的柠檬有关。严重的真菌感染少见,但很多吸毒者体内有对抗这些真菌的血清沉淀素,这表明毒品被真菌污染的情况很广泛。治疗应予以标准的抗真菌治疗。

吸毒也会导致许多非感染性肺部疾病,这些疾病可能发生于肺血管、间质、气道或胸膜。

非心源性肺水肿可能是吸毒最常见的致命性并发症。多种药物,包括麻醉药、可卡因、安非他明、镇静剂、止痛药和烃类,都能急剧地引起肺水肿。海洛因是其中尤为常见的原因。在一项大规模数据中,海洛因诱发的肺水肿患者死亡率达 18%。肺水肿可在第一次吸食海洛因过程中发生,也可发生于有多次吸食经历的患者中,可立即发生,也可在使用 24 小时后发生。患者通常出现木僵或昏迷,伴有发热、发绀和肺部湿啰音。瞳孔缩小提示阿片类中毒。胸片的典型表现为松散的、双侧肺泡浸润影不伴心脏增大。病理生理学表现因摄入毒品剂量的不同而有差别,研究表明肺泡液中蛋白浓度与血清中相当,这提示血管通透性增加。治疗通常需辅助吸氧来支持,必要时行机械通气。阿片类引起肺水肿时可考虑应用纳洛酮,以逆转呼吸抑制。通常情况下,肺水肿在 24~72 小时内缓解,但肺容积、肺顺应性和弥散能力恢复正常需要数周时间。这表明在这些病例中出现了急性肺损伤。

快克肺是一种急性肺损伤,表现为发热、咳嗽、胸痛、喘息和低氧。X 线影像显示弥漫的肺泡浸润。外周血和支气管肺泡灌洗液中均可出现嗜酸性粒细胞增多。快克肺可在吸(通过口)可卡因后立即或直到 48 小时后出现。尚无静脉或鼻内用药后出现快克肺的报道。吸(通过口)可卡因后肺损伤可能是由中性粒细胞活性增加及 IL-8 表达增加所致。通过支持治疗,肺浸润可能自行缓解。应用皮质类固醇治疗取得了一些成功,但没有令人信服的证据支持常规使用甾体类。

在快克可卡因吸食者中,肺出血已经被很好地阐述了。挥发性烃类和海洛因也至少与亚临床肺血管出血有关。肺出血量可能是大量的或几乎无法察觉的。大量出血与吸食可卡因后肺梗死有关。吸食快克者多见微量出血,许多表现为应用快克后出现黑色痰或血迹痰。1/3 的可卡因吸食者尸检时发现肺中充满含铁血黄素的巨噬细胞,意味着存在隐匿的出血。推测肺出血是由可卡因造成的强烈的血管收缩或直接肺泡损伤引起。胸部影像通常是正常的。治疗取决于咯血的程度,但主要是支持治疗。当有显著出血时,支气管镜检查可探查出血位置,但肺泡出血通常是弥漫性的。

甲基苯丙胺的使用已被公认为是肺高压重要的危险因素。在一项大型回顾性队列中,近 1/3 被诊断为特发性肺高压的患者使用过甲基苯丙胺。可能的机制是通过增加 5-羟色胺的释放对肺动脉产生直接毒性作用。治疗方法与其他原因引起的特发性肺高压一样,然而继续药物滥用可能会使这些治疗复杂化。静脉注射水混悬液者也可能出现肺高压。成瘾者往往准备并注射片剂的混悬液,其中包含如滑石粉或纤维素等不溶成分。最常见的被压碎并注射的药片包括安非他明、哌甲酯(利他林)、美沙酮和丙氧芬。海洛因和其他毒品可能会被不溶解的混杂物稀释,如淀粉或无意中被用于过滤液体药物的棉絮污染。不溶物质的反复栓塞导致血栓、纤维化,并最终导致肺血管闭塞。肺微循环的逐渐丧失导致肺高压,如果不加治疗,就会导致肺心病。治疗选择有限,最重要的步骤是停止静脉注射药物。

有几种形式的间质性肺病与违禁药物使用有关。最常见的是一种肉芽肿病,由不溶性颗粒的栓塞导致。栓塞异物导致肺血管内皮损伤。最初是局部的炎症反应,后进展导致动脉壁损伤。不溶微粒跨血管迁移,在血管周围聚集形成并发展为间质性肉芽肿。滑石病在长期、慢性注射含硅酸镁的药片后产生。患者主诉隐匿并渐进性发展的呼吸困难,轻微的咳嗽,偶尔还有喘息。眼底检查常能显示出黄斑周围的白色斑点。50% 的病例 X 线影像是正常的,或常在肺基底出现弥漫性网状结节浸润。注射哌甲酯者可出现特征性的下叶肺气肿。滑石病患者肺功能检查的典型表现为梗阻性改变伴有弥散功能障碍,然而也可出现限制性改变。明确诊断需经支气管或外科肺活检,证明异物性肉芽肿,包含双折射滑石粉或其他异物颗粒。无对照的证据表明,甾体类药物对某些患者可能有轻微的益处。然而,在一项包含 6 例患者的研究中,尽管使用了甾体类药物,所有人都出现了严重的呼吸功能不全,其中 3 例死于呼吸衰竭。

其他形式的间质性肺疾病已被报道与药物滥用有关。据报道,在快克可卡因和海洛因使用后可出现机化性肺炎(以前称为细支气管炎伴机化性肺炎或 BOOP)。快克可卡因使用后,出现肺血管炎与韦格纳肉芽肿难以区分。急性嗜酸性细胞肺炎发生在可卡因和海洛因使用后。病例报告描述了在使用可卡因和海洛因后,出现肺部血管炎、结节病和过敏性肺炎。类固醇皮质激素可能有益。

吸快克可卡因后可能出现热伤,原因可能是吸入的化学药品温度极高,或在加工自由碱形式可卡因过程中残留的乙醚燃烧后挥发。药物滥用者出现急性会厌炎,基于一些小样本的数据,描述了热损伤性会厌炎。治疗为用类固醇皮质激素来减少肿胀和气道损伤。对气管的反复热损伤可导致气管狭窄,这在快克可卡因使用者中已有描述。这样的患者可出现喘息,可能是不可逆的,偶伴有干鸣。严重气管狭窄可能需要机械性矫正,包括气管造口术。

多种吸入型药物可诱发气道痉挛,快克可卡因和海洛因是其中发生频率最高的。这些药物,或者它们的掺杂剂,可引起呼吸上皮炎症,从而导致组胺的直接释放。支气管痉挛对哮喘控制较差的患者具有致命性的威胁。

一些案例研究报道,与药物滥用相关的哮喘死亡率高达30%。治疗包括避免陷入毒品,并且必要时使用标准的吸入类固醇激素和支气管扩张剂。

慢性支气管炎和气体交换减弱发生在反复使用大麻者中。大麻会导致支气管扩张,一度被认为是哮喘的一种可能疗法。支气管扩张由四氢大麻酚(THC)与一种大麻素受体结合引起,这种受体不依赖抗毒蕈碱和 β 受体阻滞剂活性。遗憾的是,这些支气管扩张效应只是暂时的,而其他燃烧副产品往往会加重哮喘。长期使用大麻会导致咳嗽、咳痰和喘息,类似慢性支气管炎症状。

在静脉注射吸毒者中,有2%的人会出现大疱性肺疾病。这与哌甲酯注射及使用大麻有关。大疱性疾病主要位于肺上叶,其发生比单纯吸烟者预期发生的时间要早得多。大疱形成的病理生理学基础并不明确,但推测可能由微小大疱(由栓子和异物性肉芽肿间接引起)聚集而成。气压伤似乎也发挥了作用。患者表现出类似于中 – 重度肺气肿患者的阻塞性症状。阻塞性肺疾病也可由中、小气道损伤引起。

有关于一次或多次发作非心源性肺水肿后出现支气管扩张的报道。误吸、缺氧和直接刺激作用均可能促进支气管扩张的发生发展。对支气管扩张最好的长期治疗方法是停止药物滥用。持续的暴露通常会导致疾病进展。

静脉注射或吸入毒品均可引起气胸或纵隔气肿。当外周静脉注射部位被耗尽后,静脉吸毒者可能会尝试通过锁骨下静脉或颈内静脉注射毒品。"口袋注射"是在锁骨上方胸锁乳突肌的外侧注射,气胸、纵隔气肿、假性动脉瘤形成以及喉返神经损伤后声带麻痹均有报道。气胸和纵隔气肿也可发生于吸入毒品者,这是因为肺泡壁减弱以及肺泡膜跨膜压增高。跨膜压在"霰弹法"吸毒期间增加(一个人用力将烟雾呼入另一个人的口中),跨膜压增加也见于吸入后采用堵鼻鼓气法(以增加吸入毒品的吸收)。曾有服用摇头丸后长时间跳舞出现气胸的报道。

多种药物均能通过抑制呼吸动力导致呼吸衰竭。麻醉和镇静类药品抑制通气,它们的使用可能导致二氧化碳潴留、意识不清、呼吸衰竭和死亡。治疗应个体化,包括纳洛酮拮抗阿片类药物并逆转呼吸抑制,或在某些情况下,可用氟马西尼拮抗苯二氮䓬类。可能需要机械通气。滥用挥发性吸入剂在青少年中很常见,可能因呼吸抑制并以吸入剂代替吸氧而引起窒息。氯胺酮和 γ – 羟基丁酸也可能导致呼吸衰竭。

吸烟人群肺癌发生率增高。多种违禁药物和癌症之间的关联难以得到证实,因为吸毒者中吸烟广泛并存,且难以招募吸毒者进行前瞻性研究。间接证据表明,在大麻和可卡因吸食者中,癌症和癌前病变的发生率增加。与致癌因素相关的组织学和分子学改变已经在大麻和可卡因吸食者的支气管上皮中被发现。流行病学证据也支持药物滥用和癌症之间存在关联。据报道,在早期的头、颈、肺癌患者中,使用大麻的频率增高。虽然没有很好的研究证据,其他违禁物也可能有类似的致癌作用。

违禁药物对肺脏的影响多样,以吸入和静脉注射两种途径影响最大。可出现多种急性或慢性感染性和非感染性并发症。药物滥用模式常随着不同药物的流行而改变。因此,临床医生必须对药物滥用保持高度警惕,并且必须了解当前流行的药物种类,以便为吸毒者提供最佳的照护。

(赵晓赟 译)

参考文献

1. Heffner JE, Harley RA, Schabel SI. Pulmonary reactions from illicit substance abuse. *Clin Chest Med*. 1990;11:151-162.
   根据药物类型及常见并发症对受试者资料进行分类的综合综述。

2. Hind CR. Pulmonary complications of intravenous drug misuse, Ⅰ: epidemiology and non-infective complications. *Thorax*. 1990;45:891-898.

3. Hind CR. Pulmonary complications of intravenous drug misuse, Ⅱ: infective and HIV related complications. *Thorax*. 1990;45:957-961.
   参考文献 2 和 3 对主题进行了很好的回顾。

4. Wolff AJ, O'Donnell AE. Pulmonary effects of illicit drug use. *Clin Chest Med*. 2004; 25:203-216.
   对文献进行一次非常详细的综述。

5. Devlin RJ, Henry JA. Clinical review: major consequences of illicit drug consumption. *Cri Care*. 2008;12:202.
   对药物滥用可能引起的心肺疾病和其他严重病的综述。

6. Tashkin DP. Airway effects of marijuana, cocaine, and other inhaled illicit agents. *Curr Opin Pulm Med*. 2001;7:43-61.
   对吸入药物的病理生理学和结果进行很精彩的综述。

7. Lee MHS, Hancox RJ. Effects of smoking cannabis on lung function. *Expert Rev Respir*

Med. 2011;5;537 – 546.

关于大麻对呼吸系统健康影响的最新、重要的综述。总结了当前文献的局限性。

8. Haim DY, Lippmann ML, Goldberg SK, et al. The pulmonary complications of crack cocaine: a comprehensive review. *Chest*. 1995;107;233 – 240.

9. Thadani PV. NIDA conference report on cardiopulmonary complications of crack cocaine use. *Chest*. 1996;110;1072 – 1076.

10. Restrepo CS, Carrillo JA, Martinez S, et al. Pulmonary complications from cocaine and cocaine-based substances: imaging manifestations. *Radiographics*. 2007;27;941 – 956.

通过图片对可卡因引起肺部并发症做了很精彩的综述。

11. Nguyen ET, Silva CI, Souza CA, et al. Pulmonary complications of illicit drug use: differential diagnosis based on CT findings. *J Thorac Imaging*. 2007;22;199 – 206.

基于放射学模式提供一种更好的疾病阐述方法。

12. O'Donnell AE, Pappas LS. Pulmonary complications of intravenous drug abuse: experience at an inner-city hospital. *Chest*. 1988;94;251 – 253.

13. O'Donnell AE, Selig J, Aravamuthan M, et al. Pulmonary complications associated with illicit drug use: an update. *Chest*. 1995;108;460 – 463.

参考文献 12 和 13 列出了对市内吸毒人群肺部治疗的经验。

14. Jaffe RB, Koschmann EB. Septic pulmonary emboli. *Radiology*. 1970;96;527 – 532.

17 例脓毒症合并肺栓塞患者的放射学表现。

15. Reichman LB, Felton CP, Edsall JR. Drug dependence, a possible new risk factor for tuberculosis disease. *Arch Intern Med*. 1979;139;337 – 339.

阐述了药物依赖是活动性肺结核的危险因素。

16. Hamadeh R, Ardehali A, Locksley RM, et al. Fatal aspergillosis associated with smoking contaminated marijuana, in a marrow transplant recipient. *Chest*. 1988;94; 432 – 433.

在免疫抑制的宿主中受污染的大麻可引起侵袭性曲霉菌病。

17. Llamas R, Hart DR, Schneider NS. Allergic bronchopulmonary aspergillosis associated with smoking moldy marijuana. *Chest*. 1978;73;871 – 872.

18. Steinberg AD, Karliner JS. The clinical spectrum of heroin pulmonary edema. *Arch Intern Med*. 1968;122;122 – 127.

一组 16 例患者证实了海洛因诱导的非心源性肺水肿临床表现多样。

19. Duberstein JL, Kaufman DM. A clinical study of an epidemic of heroin intoxication and heroin-induced pulmonary edema. *Am J Med*. 1971;51;704 – 714.

149 例海洛因中毒及其并发症。

20. Bishay A, Amchentsev A, Saleh A, et al. A hitherto unreported pulmonary complication in an IV heroin user. *Chest*. 2008;133;549 – 551.
静脉注射海洛因引起肺炎 1 例。

21. Murray RJ, Albin RJ, Mergner W, et al. Diffuse alveolar hemorrhage temporally related to cocaine smoking. *Chest*. 1988;93;427 – 429.
吸入性可卡因与致命性咯血的病例报告。

22. Milman N, Smith CD. Cutaneous vasculopathy associated with cocaine use. *Arthritis Care Res*. 2011;63;1195 – 1202.
8 例可卡因相关性血管炎的回顾性分析。强调了临床表现和疾病过程。停止使用可卡因对临床改善是必要的。

23. Chin KM, Channick RN, Rubin LJ, et al. Is methamphetamine use associated with idiopathic pulmonary arterial hypertension? *Chest*. 2006;130;1657 – 1663.
一项对 340 例肺动脉高压患者的回顾性研究显示,特发性肺高压患者应用兴奋剂(甲基苯丙胺、苯丙胺或可卡因)的发生率接近 30%。考虑到年龄差异,特发性肺高压患者使用兴奋剂的可能性是已知原因患者的 10 倍。

24. Waller BF, Brownlee WJ, Roberts WC. Self-induced pulmonary granulomatosis: a consequence of intravenous injection of drugs intended for oral use. *Chest*. 1980;78;90 – 94.
该病例报告回顾了肺高压与肺血管肉芽肿的病理生理学。

25. Ward S, Heyneman LE, Reittner P, et al. Talcosis associated with IV abuse of oral medications: CT findings. *AJR Am J Roentgenol*. 2000;174;789 – 793.
本报告描述了 12 例滑石肺患者的 CT 表现。

26. Marchiori E, Lourenco S, Gasparetto TD, et al. Pulmonary talcosis: imaging findings. *Lung*. 2010;188;165 – 171.
滑石肺患者各种类型的综述。

27. Douglas FG, Kafilmout KJ, Patt NL. Foreign particle embolism in drug addicts: respiratory patho-physiology. *Ann Intern Med*. 1971;75;865 – 880.
异物肉芽肿引起并发症的一组病例。

28. Tashkin DP, Kleerup EC, Koyal SN, et al. Acute effects of inhaled and IV cocaine on airway dynamics. *Chest*. 1996;110;904 – 910.

29. Goldstein DS, Karpel JP, Appel D, et al. Bullous pulmonary damage in users of intravenous drugs. *Chest*. 1986;89;266 – 269.
一项将大疱性疾病与滥用药物联系起来的回顾性研究。

30. Corbridge T, Cygan J, Greenberger P. Substance abuse and acute asthma. *Intensive Care Med*. 2000;26:347 – 349.

对最新几项研究的概述,包括两项医学审查员研究,评估致死性哮喘的药物滥用。

31. Mayo-Smith MF, Spinale J. Thermal epiglottitis in adults: a new complication of illicit drug use. *J Emerg Med*. 1997;15:483 – 485.

报告 4 例由吸入大麻或撕裂后热损伤引起的急性会厌炎。

32. Banner AS, Rodriguez J, Sunderrajan EV, et al. Bronchiectasis: a cause of pulmonary symptoms in heroin addicts. *Respiration*. 1979;37:232 – 237.

一组 7 例病例报告表明支气管扩张症的发展与海洛因有关。

33. Lewis JW Jr, Groux N, Elliott JP Jr, et al. Complications of attempted central venous injections performed by drug abusers. *Chest*. 1980;78:613 – 617.

一组 12 例病例表明中心静脉注射药物相关并发症。

34. Seaman ME. Barotrauma related to inhalational drug abuse. *J Emerg Med*. 1990;8:141 – 149.

关于吸入性药物导致气压伤的病例报告和文献综述。

35. Barsky SH, Roth MD, Kleerup EC, et al. Histopathologic and molecular alterations in bronchial epithelium in habitual smokers of marijuana, cocaine and/or tobacco. *J Natl Cancer Inst*. 1998;90:1198 – 1205.

36. Baldwin GC, Tashkin DP, Buckley DM, et al. Marijuana and cocaine impair alveolar macrophage function and cytokine production. *Am J Respir Crit Care Med*. 1997;156:1606 – 1613.

肺泡巨噬细胞功能可能与感染和癌症易感性相关。

37. Yuan M, Kiertscher SM, Cheng Q, et al. Delta 9 – tetrahydrocannabinol regulates Th1/Th2 cytokine balance in activated human T cells. *J Neuroimmunol*. 2002;133:124 – 131.

THC 能改变 T 细胞的增殖,降低 T 细胞的免疫。

第32章 肺炎概论

Maida V.Soghikian，William L.Ring

肺炎通常是用于描述感染引起肺部炎症的专业术语。病原体可能是细菌、病毒、真菌，甚至是寄生虫。然而，肺感染有时可能与肺炎这个词交替使用，它用于描述肺部炎症的非特异状态。引起肺感染/肺炎少见的原因可能是未知的(特发的)或是非感染因素，如化学物质、胃内容物、放射物和自身免疫疾病。本章的其余部分将重点讨论感染性肺炎。

基于患者后天获得感染而命名的肺炎，已被用于制订指南并确定诊断和治疗方法。社区获得的肺炎(CAP)指在非住院患者中发生的感染。医院获得的肺炎(HAP)是在入院后48小时或更长时间以后的感染。医疗机构相关性肺炎被定义为过去90天内至少有2天住院，居住在养老院或扩充护理机构，慢性血液透析30天之内，家庭输液治疗(包括静脉抗生素、化疗、家庭伤口护理或者家庭成员携带有多重耐药菌)患者的肺炎。呼吸机相关肺炎(VAP)是在气管插管后超过72小时产生的肺炎。最近一些文献质疑使用这些诊断类别的合理性，但这一术语仍被广泛使用。

肺炎是一个全球性的公共卫生问题，每年有150万5岁以下儿童死于肺炎，比其他任何传染病都要多。美国疾病控制中心(CDC)报道称，2010年，美国有110万人因肺炎住院，超过5万人死于该病，这是美国医院中第5个常见的出院诊断，平均住院时间为5.2天。

CAP不仅是常见病，而且也存在潜在风险。此病存在季节性变化，冬季发生率高。虽然病因因地理区域而异，肺炎链球菌仍然是世界上最常见的病原体。成人CAP的发病率难以估计，但据报道整体发病率为每年3～40人/千人，极端年龄的发病率更高。有40%～60%的患者需要住院治疗，10%的患者发展为重症肺炎，需要入住ICU，总死亡率为10%。此外，CAP患者存在长期的身体不适，在随后的一年，全因死亡率接近28%，死亡率最高的是那些需要住院治疗的患者。尽管全国医院出院调查报道显示2000—2010年，美国肺炎总体住院率下降了20%，人们担心随着人口老龄化，CAP的负担将增加。

在美国,HAP 是第二常见的院内感染,每 1000 例住院患者中就有 5~10 例发生,在机械通气的患者中,发病率增加了 6~20 倍。在重症监护病房,院内获得性肺炎经常发生,尤其是在插管 48 小时后,发病率可高达 20%。这些感染不仅显著增加了住院天数和花费,而且因 HAP 死亡的人数为 33%~50%。像铜绿假单胞菌或金黄色葡萄球菌这样的需氧菌能引起大多数感染,但其他病原体也有作用。住院患者被这些毒性更强的微生物所感染,由于并存有诸如急性疾病和免疫功能障碍等疾病,更容易患肺炎。在 ICU,存在侵入性的导管可能引起病原菌入血或气管套管绕过天然的上呼吸道屏障,导致感染的概率增加。旨在降低 ICU 相关感染发生率,国家努力的重点集中在卫生保健改进研究所(IHI)预防链的实施上。国家质量论坛(NQF)和 CDC 密切关注着这些过程的不断增长的文献,而医疗保险(CMS)的反应是根据许多预防策略和从医疗保健处获得感染的发生率来制订医院的补偿策略。

微生物制剂可以通过几种途径进入肺脏,包括口咽分泌物的吸入、吸入药剂、通过肺部或支气管的血液循环传播,以及直接从周围的结构中传播。在许多情况下,正常身体防御系统的崩溃是导致感染的原因。人体防御机制和微生物接种的相互作用,包括接种体的大小和毒性,最终决定了肺炎的发生和严重程度。免疫反应不足可能导致威胁生命的感染,但过度反应也可能导致危及生命的炎性损伤。进一步研究免疫、易感性和与特定生物的相互作用对于指导预防性和治疗性干预的发展非常必要。

吸入包括上呼吸道分泌物和各种各样的有机体,可能是肺炎发病机制中最常见的机制。一些细菌,如肺炎链球菌和流感嗜血杆菌,可以短暂地在健康的个体中生存。混合厌氧菌群经常出现在牙齿卫生较差的人群中。金黄色葡萄球菌和假单胞菌可以从住院患者的上呼吸道中分离出来。据估计,有 45% 的健康成人在夜间会有微量误吸,但像咳嗽和黏膜纤毛清除这样的肺部防御通常会阻止细菌的增殖化发展到感染。插管、虚弱或意识障碍患者的这些防御系统缺乏。

军团菌、分枝杆菌、流行性真菌、肺炎支原体肺炎、衣原体肺炎以及大多数病毒感染都是直接吸入生物体导致的肺炎的例子。直接吸入空气中的飞沫,部分解释了由这些生物体引起的地理和季节性聚集。

引起肺炎的血液或栓塞的原因并不常见,通常是由受感染的心脏瓣膜或血栓引起的。在这些病例中,肺部循环充当静脉血液的筛子,微生物寄宿在肺部的小血管中,从而成为感染源。由于细菌是从源头释放出来的,它们很可能同时到达肺循环的多个部分。因此,血源性肺炎通常是多病灶的,且会影响肺的外周。

有传染性肺炎的患者经常出现咳嗽、痰液、发热和呼吸困难,很少出现胸肌痛和咯血。然而,由非传染性病因引起的肺炎,如恶性肿瘤、肺出血和药物等也有类似症状。某些临床和影像学特征可能提示某些特定的微生物是导致肺炎的原因。这些在后面的章节中会讨论。然而在临床中,这些特征通常是非特异性的,而经验性的治疗通常是必需的,直到能够做出明确诊断。有针对性的经验治疗是肺炎治疗的一个关键原则,强调了了解所有患有肺炎的患者全部病史的重要性。病史包括接触、地理位置、职业、旅行、习惯、嗜好、暴露、具体表现症状和症状持续时间等因素,应在进行经验的抗菌选择时予以考虑。

经验治疗在治疗门诊患者方面通常是成功的,因此,在这一人群中,常规的微生物测试是不必要的。大多数住院患者在没有记录特定病因的情况下也接受了经验治疗。在住院患者中,获得的痰样本常常不够。因此,美国传染病学会/美国胸科学会(IDSA/ATS)共识指南建议,只有在能够获得优质痰标本,且住院患者具有特定风险因素(如 ICU 住院、先前经验性治疗失败、严重的潜在结构性肺病或免疫损伤)的情况下,才需治疗前进行痰革兰涂片和培养。尽管联邦医疗保险计划在对所有住院患者实施抗生素之前进行血液培养,但这种住院质量报告的临床价值是有争议的。

多种无创性诊断方法可以协助确定肺炎的病原体,如痰直接荧光抗体测试(如卡肺、军团菌)、尿抗原检测(如嗜肺性军团菌、链球菌肺炎)、血清学检查(如球孢子菌病)、单定位点和实时多重 PCR 检测特定的细菌和病毒病原体。诊断检测的选择应根据病史、临床和影像学表现以及疾病的过程而定。混合病毒感染的频率和这些病原体之间的相互作用仍然是一个活跃的研究领域。人们对使用炎性生物标记的兴趣越来越浓厚,试图通过此来区分细菌和非细菌性肺炎的病因。最有希望的两种是降钙素原和 C 反应蛋白。

在非侵入性检测未发现或患者面临多种机会性病原体的高风险时,在特定的肺炎病例中,可能需要进行侵入性检测,以提高诊断率,从而使经验性抗生素的选择具有挑战性。纤维支气管镜检查可能是最常见的用于诊断肺炎的侵入性检查。它对于无法产生令人满意的痰液样本的患者尤其有用。它可以直接从选定的段支气管对远端气道分泌物进行取样,与胸片的变化相对应。样本可以通过简单的清洗支气管或支气管肺泡灌洗(BAL)来获得。通过上呼吸道的过程中会存在潜在污染可能,所以有时会获得保护刷样本(PBS)。在大多数细菌性肺炎病例中,支气管镜检查与非侵入性技术在确定细菌类型方面似乎并没有提供任何明显优势。一些研究者认为,由支气管镜检查的半定量培养,定义为 PBS $> 10^3$ 或 BAL $> 10^4$ 或 10^5 的菌落形成单位,可以提高诊断率。这些结果可能会受到先前的抗生素管理、操作员技能和实验室支持的影响。这段时间不推荐常规使用 PBS 或 BAL。支气管镜检查在特定条件下对鉴别感染有一定作用,例如尽管痰菌呈阴性临床仍强烈怀疑肺结核,以及在免疫功能低下的患者中临床怀疑存在多种潜在的机会性微生物感染。此外,支气管镜检查可以直接显示气道,可用于怀疑支气管阻塞时。经支气管肺活组织检查很少能确定感染性肺炎,尽管它可以通过像曲霉菌或巨细胞病毒这样的微生物来证明组织入侵,其在区分定植和入侵性疾病方面可能是有价值的。支气管镜检查也被用于诊断非传染性肺炎。其他侵入性技术,如经皮肺穿刺和经气道穿刺,由于非特异性和并发症风险而不受青睐。开胸肺活组织检查,通过内科胸腔镜或胸腔镜检查,可以为组织学检查提供足够的组织,但手术风险和不舒服限制了它的临床有效性。其通常在未解决的肺炎、怀疑有非传染性原因或非典型病原体病例中使用。

在患有肺炎的门诊患者中,最重要的治疗决定之一是是否要把患者送到医院,以及患者是否需要重症监护。有几个指标和风险分层方法帮助临床医生做出这一决定。最常用的是肺炎严重指数(PSI)和 CURB-65。它们都经过了验证,并且预测 30 天死亡率的合理能力已经被论证。作为肺炎患者结果研究小组(PORT)研究的一部分,该研究小组使用了 20 种不同的变量,包括年龄、并发症和其他临床变量,然后将患者分为 5 个死亡风险等级,并提供相关的住院治疗建议。评分的变量和复杂程度使其难以在临床应用。英国胸科学会(BTS)标准(包括昏迷、尿毒症、呼吸频率、低血压,以及年龄在 65 岁或以上)修正了 CURB-65。它通过为每个组成部分分配一个点来得分。一个简化版 CRB-65,用于血尿素氮(BUN)未被监测。2007 年的 IDSA/ATS 共识声明推荐使用 PSI,并为患有肺炎的患者划定主要和次要标准,以确定谁需要入住 ICU。2009 年发布的 BTS 指南建议使用 CRB-65。不管使用的规则是什么,都是为了补充,而不是取代或推翻临床医生的判断。使用降钙素原(PCT)水平显示了细菌感染的风险分层,而不是病毒性肺炎,并且可能补充上述预测规则,PCT的升高与更严重的肺炎相关联,并与预后更好相关。

对肺炎的抗生素治疗通常是基于最可能的病原体进行的经验疗法。适当的抗生素早期管理需要评估患者的风险,即有可能出现致命的感染、非典型或机会性病原体,以及耐药病原菌。抗生素耐药性的局部和区域模式经常被报告在抗生谱中,提供有价值的信息,以优化疑似细菌肺炎的治疗,并尽量减少不适当的抗生素利用。

CAP患者门诊的治疗选择包括呼吸大环内脂类、倍他内酰胺类、多西环素类和氟喹诺酮类。BTS不同于IDSA/ATS,其建议在低风险患者身上覆盖非典型病原体,并保留氟喹诺酮药物用于二线治疗。IDSA/ATS建议,因肺炎而住院的患者应接受一种贝他内酰胺,再加上一种大环内酯类或四环素类或一种呼吸氟喹诺酮。BTS推荐使用广谱倍他内酰胺,加用克拉霉素用于严重的CAP患者。一些研究报道认为,大环内酯类抗生素治疗增加了死亡率,并提出大环内酯类免疫调节属性。HCAP是一种截然不同的肺炎子群,它与更严重的疾病、更长的住院时间和更高的死亡率有关。致病包括高耐甲氧西林金黄色葡萄球菌(MRSA)和铜绿假单胞菌,因此,推荐的经验疗法扩大到包括对这些病原体的覆盖范围。尽管对不同的抗生素治疗方案进行了大量的比较,一种药物或药物组合的优势主要取决于患者特定的风险因素、过敏、药物敏感程度和病情的严重程度。根据最近的文献,关于肺炎治疗的指南建议,这些区别可能导致HCAP的过度治疗,而没有任何改善结果的证据。由于耐药生物体的流行,一些人建议制订新的指导方针,以应对高危人群的风险分层和经验治疗。

目前的数据很难定义治疗的最佳时间,但IDSA/ATS指南建议至少5天的治疗方法。对于那些在前2~3天未表现出临床改善的患者,或者有更复杂或不同寻常的感染和并发症,或显著的合并症,需要更长的疗程。接受治疗的VAP患者在6天内就会这样做。研究表明,一个人可以在不影响结果的情况下,将治疗时间从14天缩短到8天。不管治疗的预期持续时间如何,所有治疗都需要重新评估,有针对性的,或者在培养和其他诊断测试结果出来后,再逐步降低。

及时向肺炎患者提供适当的抗生素治疗可提高生存率,包括老年患者、肺炎患者和有严重败血症的患者。为所有患有肺炎的住院患者建立及时的指导方针已被证明是具有挑战性的。基于医疗保险价值的采购计划包括对确诊为肺炎的患者提出及时和适当的抗生素的要求。然而，美国急诊医学学会的立场声明建议，由于过度使用抗生素和不一致的结果，应在第一次使用抗生素时测量时间。

旨在提高免疫功能、减轻炎症反应的辅助疗法仍然存在争议。糖皮质激素、GCSF、蛋白质合成抑制剂，以及其他多种免疫调节治疗方法都已经尝试过，但结果却无显著差异。有研究表明，他汀类药物具有固有的抗炎特性，与降低肺炎风险有关，尤其是致命的肺炎，但这仍是一个正在进行的研究领域。

多种生物标记已被用于指导和协助 CAP 的管理。C 反应蛋白已被用于评估 CAP 治疗无效者。PCT 已被用于指导管理，并建议将其作为一种减少抗生素接触的方法，但到目前为止还未显示出对死亡率的影响。在对肺炎患者的常规护理中，需要进一步研究来确定这些生物标志物的作用。

对治疗的反应可以从生物学和临床两个方面来定义。对患者和临床数据进行的系列评估将指导治疗的修改和治疗的持续时间。经验性治疗的肺炎对适当的抗菌治疗无效的情况并不少见。导致缺乏反应的因素包括先前的抗生素治疗、耐药微生物的存在、无可疑生物体的存在、肺炎并发症（如胸膜积液、隐源性机化性肺炎），或不正确的肺炎诊断（如充血性心力衰竭、急性肺损伤、肺栓塞）。患者可能也会由于潜在并发症而恶化，而这些疾病本身可能会增加不良后果。在对治疗没有反应的情况下，应采取一种系统的诊断方法，包括进一步评估风险因素史，以及额外的放射、非侵入性和可能侵入性的手段。在等待更多的培养和诊断研究结果的同时，扩大抗菌药物的覆盖面非常必要。

预防肺炎主要是减少或消除危险因素。联合委员会和联邦医疗保险推出了一些简单的预防策略，如戒烟和接种疫苗。此外，在大多数重症监护室中，IHI 为预防呼吸机相关肺炎而制订的治疗已被广泛应用。其目的是减少呼吸机应用的时间，同时减少呼吸道细菌的微量吸入和细菌的定植。目前使用的典型仍为经口气管插管，每位患者都使用新的管路并定期更换管路，每 5～7 天变换温度和湿度。一个封闭的气管内吸入系统可用于引流声门下分泌物，同时调节治疗床高度，做口腔消毒冲洗及轮换床。CDC 于 2013 年为接受机械通气的患者建立了新的监测定义。新的定义取代了 VAP，并被设计为实现两个主要目标：①扩大监测范围，包括其他常见的呼吸机护理

并发症;②尽可能地使监测客观。这些新的定义和标准是否有助于为这一
具有挑战性的院内感染提供最好的预防策略还有待观察。

（张力 译）

参考文献

1. Rello J, Chastre J. Update in pulmonary infections 2012. *Am J Respir Crit Care Med.*
   2013;187:1061.
   一篇关于肺炎的精彩的、最新的、全面的综述。
2. Mizgerd J. Mechanisms of disease: acute lower respiratory tract infections. *N Engl J
   Med.* 2008;358:716.
   一篇关于肺炎病理生理学详细的综述。
3. Niederman MS, Craven DE, Bonten MJ, et al. Guidelines for the management of a-
   dults with hospital-acquired, ventilator-associated, and healthcare-associated pneumo-
   nia. *Am J Respir Crit Care Med.* 2005;171:388.
   一篇广泛的、官方的、循证医学为基础的指南,IDSA/ATS 关于护理机构相关肺炎
   的管理,并且已被广泛接受和应用。
4. Mandell LA, Wunderink RG, Anzueto A, et al. Infection diseases society of America/
   American Thoracic Society consensus guidelines on the management of community-ac-
   quired pneumonia in adults. *Clin Infect Dis.* 2007;44:S27.
   一篇广泛的、官方的、循证医学为基础的指南,IDSA/ATS 关于社区获得性肺炎的
   管理,并且已被广泛接受和应用。
5. Torres A, Rello J. Update in community and nosocomial pneumonia 2009. *Am J Respir
   Crit Care Med.* 2010;181:782.
   2005 年和 2007 年 IDSA/ATS 指南声明的更新,报告了自指南发布以来的新数据,
   并强调了一些争议领域,包括与欧洲协会指南的比较。
6. Zilbererg MD, Shorr AF. Healthcare-associated pneumonia: the state of evidence to
   date. *Curr Opin Pulm Med.* 2011;17:142.
   医疗机构相关肺炎的最新进展,回顾了自 2005 年 IDSA/ATS 指南声明以来发表
   的有关医疗机构相关肺炎的重大研究。
7. Ewig S, Welte T, Torres A. Is healthcare-associated pneumonia a distinct entity nee-
   ding specific therapy? *Curr Opin Infect Dis.* 2012;25:166.
   许多优秀评论之一,关注问题是:是否仍将肺炎分为社区获得性肺炎及医疗机构

相关肺炎。

8. Singanayagam A, Chalmers JD, Hill AT. Severity assessment in community-acquired pneumonia: a review. *Q J Med*. 2009;102:379.

    社区获得性肺炎严重程度评估工具综述。

9. Cilloniz C, Ewig S, Polverino E, et al. Microbial aetiology of community-acquired pneumonia and it's relation to severity. *Thorax*. 2011;66:340.

    对 3523 例门诊和住院社区获得性肺炎患者进行了研究,根据临床情况、严重程度评分和结果评估了致病微生物的分布,并报告了严重程度指数对某些微生物的预测优于其他微生物。

10. File TM. New diagnostic tests for pneumonia: what is their role in clinical practice. *Clin Chest Med*. 2011;32:417.

    一篇非常实用的综述,应用最新的测试方法用于诊断和指导肺炎治疗过程。

11. Weyers CM, Leeper KV. Nonresolving pneumonia. *Clin Chest Med*. 2005;26:143.

    肺炎的危险因素和诊断步骤的综述。

12. Chopra V, Rogers MA, Buist M, et al. Is statin use associated with reduced mortality after pneumonia? A systematic review and meta-analysis. *Am J Med*. 2012; 125:1111.

    回顾和荟萃分析了关于他汀类药物的使用对肺炎患者预后的影响。

13. Bouadma L, Wolff M, Lucet J-C. Ventilator-associated pneumonia and its prevention. *Curr Opin Infect Dis*. 2012;25:395.

    预防发病患者肺炎进展方法的综述。

14. Wip C, Napolitano L. Bundles to prevent ventilator-associated pneumonia: how valuable are they? *Curr Opin Infect Dis*. 2009;22:159.

    关于防止呼吸机相关肺炎的各种因素包括护理的综述。

15. Klompas M. Complications of mechanical ventilation—the CDC's new surveillance paradigm. *N Engl J Med*. 2013;368:1472.

    CDC 对呼吸机相关并发症的定义和程序的综述。

第33章

气道阻塞

Russell J. Miller, Gregory Matwiyoff, John Scott Parrish

　　阻塞性气道疾病的评估和处理是呼吸科医生面临的最常见的门诊问题。对此类疾病的初步评估，需要深入和集中的病史采集及体格检查信息。引起气流阻塞的疾病增加了气道阻力，因为气流与压力的变化与阻力呈正比（即欧姆定律）。气道阻力可通过多种机制增加，如气道内物质滞留（如局部异物、分泌物、黏液堵塞、支气管内肿瘤）、气道壁肥厚（如慢性炎症、水肿或平滑肌肥大）、外部压迫（如恶性肿瘤、血管吊带、甲状腺肿）和放射性牵拉（如肺气肿）。表33-1列出了较常见的气道阻塞类型的位置和机制。

表33-1	各种气道阻塞的机制
声门上上气道梗阻	
咽脓肿	
舌、咽肿瘤	
肥胖	
喉膨出	
喉狭窄	
扁桃体肥大	
水肿	
声门及声门下胸外	
声带功能障碍	
声门旁肿瘤	
声门旁血肿	
喉痉挛	
吸入异物	
喉肿瘤	
声门下狭窄	

（待续）

表 33 - 1(续)
气管肿瘤
颈部肿瘤和淋巴结肿大的压迫
大血管异常的外源性压迫
气管软化
甲状腺肿
声门及声门下胸内
气管支气管软化症
传染性支气管炎
吸入异物
气管支气管巨大症
气管支气管肿瘤
气管支气管肉芽肿
气管支气管狭窄
小气道
哮喘
慢性阻塞性肺疾病(COPD)
毛细支气管炎
支气管扩张
肺水肿

　　虽然哮喘和 COPD 是气流阻塞的最常见原因,但许多其他从口腔开始并影响空气进入小气道(细支气管 ≤2mm)的情况可能会产生相似的、复杂的表现。哮喘的典型特征是间歇性喘息、胸闷和呼吸急促。与之相对的,COPD 通常表现为进行性慢性呼吸困难、咳嗽和产生痰液。基层医师经常会向肺部专家咨询相关问题,进而评估对传统治疗无效的 COPD 或哮喘患者。虽然治疗反应欠佳可能是由于不理想的治疗,但治疗效果欠佳更可能是由错误的诊断或对于并发症无法准确识别所致。

　　肺活量测定应该是评估可能的阻塞性呼吸道疾病的第一步。与 FVC 相比,FEV_1 不呈比例的降低是阻塞性肺病的特征。虽然"办公室肺活量测定法"越来越受欢迎,但不准确的肺活量测定法可能具有欺骗性,并导致对阻塞性疾病的过度或低估诊断。例如,如果呼气不用力,FEV_1 和 FVC 都会得出误导性的结论。当使用基于总体的正常值比较时,准确评估正常基线临床参数至关重要。当肺活量测定质量有问题,或出现临床结果不一致情况时,应在接受过适当培训的技术人员的指导下重复测量。肺活量测定法得出的数值也可能具有误导性,细致观察流量 – 容积曲线对于区分大小气道阻塞也很重要。流量 – 容积环有三种典型表现,可提醒临床医生注意大气道阻塞的存在及其可能的位置:①固定性阻塞;②可变性胸外阻塞;③可变性胸腔内阻塞。

固定性阻塞

流量 – 容量环的吸气和呼气环截断提示高度怀疑中心气道阻塞的可能性。这种检查结果常出现于各种恶性和非恶性疾病,由中央气道外在或内在狭窄所致。许多因肿瘤或异物引起的中央气道阻塞患者会出现明显的呼吸衰竭症状。然而,进展缓慢的患者可能会出现更多隐匿的症状,这些症状可能会被误解为对治疗反应较差的哮喘或 COPD。在无其他相关心肺疾病的情况下,呼吸困难可能是这些患者的晚期表现。在成人中,呼吸困难通常提示阻塞气管直径 <8mm,静息呼吸困难提示阻塞气管直径 <5mm。如果病史提示既往有恶性肿瘤(可能在中央气道复发)、长时间机械通气(可能损害气管壁)或炎性胶原血管疾病(可能导致气道瘢痕),则中央气道阻塞的可能性增大。查体结果可能不明确,但应始终认真对待喘鸣音或单侧喘息的存在,并立即展开进一步调查。在有梗阻证据的患者中,无与小气道相关梗阻表现(呼气延长、末端呼气时喘鸣增强等)也应怀疑中央气道阻塞。

急性和严重呼吸困难的患者应该评估由于缺乏建立稳定的气道而即将发生的呼吸衰竭。如果气道损伤明确,应尽快建立人工气道。麻醉类药物可能会导致狭窄的气道突然关闭,使用时应格外谨慎。一般情况下,插管应在麻醉或介入性气管镜专业人员的指导下进行。

单一行普通胸片很少具有诊断性,因此,CT 是首选的补充性影像学检查,其应与普通胸片在对比的情况下同时进行,以便更好地确定病变与周围纵隔结构的关系。除标准胸片外,还应考虑颈部 CT 检查,以确保对梗阻病变进行充分的近端定位。支气管镜检查在中央气道阻塞的评估中起着至关重要的作用。然而,由于与狭窄的气道接触可能导致组织肿胀和严重的气道狭窄,应谨慎操作。在某些情况下,这项检查最好是在气管内插管和明确建立气道后进行,因为器械和镇静剂的使用可能会加重气道损害。

可变性胸腔外阻塞

当最大吸气曲线被截断时,应怀疑胸腔外影响气管的病理改变。虽然在这些疾病中,肺功能提示呼气曲线支应该是正常的,但在开始呼气前无法进行充分的快速吸气会导致呼气流量峰值和 FEV_1 的减少。有多种疾病可导致这一结果,包括声带瘫痪/麻痹(声带功能暂时性丧失)、喉或上气管软化,或功能性声带障碍等。

声带瘫痪可作为长时间插管、手术或放射后的并发症发生,但也可能是炎症疾病(如类风湿关节炎)或神经系统紊乱(如帕金森病)的并发症。这与声带功能障碍相反,后者是一种功能障碍,症状通常与哮喘相似,有时与哮喘共存。

在有声带功能障碍的患者中,大约有 50% 的患者有吸气流量限制,但肺活量测定通常正常。直接喉镜对于区分声带功能障碍中真正的麻痹与吸气内收假性麻痹至关重要。在喉镜检查中发现声带损伤或瘫痪患者时,应立即将他们转至耳鼻喉科做进一步检查。在喉镜检查声带功能障碍的确认方面,重要的是要认识到,声带的反常运动可能只发生于患者出现症状时。在喉镜检查之前,可能需要嘱患者运动或自发性过度通气,以确认这种疾病。在证实或怀疑声带功能障碍的患者中,应确定诱发因素。胃食管反流病的经验性治疗、鼻后滴流治疗和心理评估干预往往有帮助。通常情况下,转诊到心理治疗将为功能性声带障碍患者提供显著的益处。

可变性胸腔内阻塞

当流量 – 容积循环在用力呼气动作的初始依赖力部分显示呼气流量峰值突然降低时,这表明中央气道过度塌陷。正常人在呼气时,中央气道会部分塌陷,后膜膨出进入腔内。然而,在呼气时发生超过 50% 的塌陷被认为是气道关闭的病理程度。虽然过度气道塌陷可能是无症状的,但其经常导致特征性的吠声咳嗽、呼吸困难、气喘和反复呼吸道感染。导致呼气中央气道塌陷的主要原因有两个,临床上应加以鉴别。气管支气管软化症是由软骨结构异常软化引起的中央气道塌陷。其通常好发于先期长期插管、腔外肿块的慢性压迫或软骨疾病,如复发性多软骨炎或慢性炎症。

另一方面,过度动态性气道塌陷是指在存在正常软骨结构完整性的情况下,后膜过度膨胀。过度动态气道塌陷通常发生于小气道阻塞的患者,如COPD,它不应该干扰气流,气流主要受到小气道过大阻力的限制。区分这两种疾病很困难。动态呼气 CT 和支气管镜都是可利用的工具,可作为一种补充方式使用。动态呼气 CT 可以量化塌陷程度,并评估相关的腔外疾病。一般来说,超过 50% 的中央气道塌陷与气道过度塌陷是一致的,然而,对此存在一些争论。2009 年的一项影像学研究发现,近 80% 的普通人会出现这一程度的中央呼吸道衰竭。在支气管镜检查中,可以确定梗阻是否局限于后膜(如过度动态气道塌陷所预期的),或者是否存在气管前壁和外侧壁软骨弱化(提示气管软化症)。对于过度动态气道塌陷的患者,应集中治疗相关的阻塞性肺疾病。在实际的气管软化症或细支气管软化症中,无创夜间通气可能在呼气时使气道打开。对于药物治疗难治性疾病的患者,气道支架可能使症状缓解,但与显著并发症相关。支架置入术后的症状改善提高了永久性改善的可能性,其相对而言属于侵入性治疗,但更有可能实行外科气管支气管成形术。

哮喘和 COPD 是导致小气道阻力增加的最常见疾病(<2mm)。这是通过多种机制发生的,包括对外周气道的肺泡支持的破坏和慢性炎症导致的管腔狭窄。然而,这些并不是导致小气道阻塞的唯一疾病。有多种小气道阻塞病因可通过彻底的病史采集和检查发现。最常见的例子是肺水肿,其中,支气管水肿使气道腔变窄,产生"心源性喘息"。多种罕见疾病可能导致细支气管炎症和纤维化(细支气管炎),并可模仿典型的哮喘或 COPD。阻塞性毛细支气管炎最常与肺移植后患者相关,也可发生于吸入毒素(氨、毒性火灾)或工业暴露(爆米花工人)后,与风湿病相关,或可特发于病毒感染后。弥漫性泛细支气管炎是细支气管炎和支气管扩张之间的一种重叠综合征,其与相关鼻窦疾病一起越来越多见于亚洲裔患者中。细支气管炎应考虑存在于无典型哮喘或 COPD 指征,FEV$_1$ 快速、不可逆转下降的中年个体,以及接触有毒烟雾出现首发症状或进行性呼吸困难的年轻个体。这些疾病发生于最小的气道,通常不会导致气流阻力,所以肺总量测定可以保持正常,直到疾病进展。平均呼气中流量率(FEF$_{25-75}$)的降低可以在典型的临床实例中作为早期线索,并应提醒医师注意这些疾病的可能性,虽然这个值对小气道疾病不敏感或特异性不高(详见第 3 章)。在肺总量测定正常且高度怀疑

远端气道梗阻的患者中,强迫振荡测试可以识别远端气道中轻微的阻力增加,并可能对有症状的患者在工业污染暴露后的评估有作用。当考虑小气道阻塞时,呼气末高分辨率 CT 可显示马赛克征。通常,仅通过无创检测很难做出诊断,需要组织活检。除肺移植后闭塞性细支气管炎和经支气管活检较少诊断,通常需要胸腔镜肺活检来确认小气道阻塞的诊断。

(张 力 译)

参考文献

1. Ernst A, Feller-Kopman D, Becker HD, et al. Central airway obstruction. *Am J Respir Crit Care Med*. 2004;169(12):1278 – 1297.

   这是一篇优秀的综述性文章,关于介入肺脏病专家的角度评估和管理中心气道阻塞。包括目前可用支气管镜检查技术的综述。总结了主要的气道内支架置入的临床试验以及中心气道阻塞的内镜治疗方法。

2. Murgu SD, Colt HG. Tracheobronchomalacia and excessive dynamic airway collapse. *Respirology*. 2006;11(4):388 –406.

   这篇综述创造了术语"过度动态气道塌陷"并将此诊断与真正的气管软化症进行比较。包括综述了中心气道气流限制的病理生理学部分及目前可用诊断和治疗方法。

3. Miller RD, Hyatt RE. Obstructing lesions of the larynx and trachea: clinical and physiologic characteristics. *Mayo Clin Proc*. 1969;44(3):145 – 161.

   原始文章阐明了三种主要的中央气道阻塞模式(固定、可变胸腔内阻塞、可变的胸腔外阻塞)。

4. Morris MJ, Christopher KL. Diagnostic criteria for the classification of vocal cord dysfunction. *Chest*. 2010;138(5):1213 – 1223.

   声带功能障碍的详细综述,包括潜在的病因,然后基于临床症状、喉镜检查、肺功能检查提出了简单的诊断标准。

5. Maschka DA, Bauman NM, McCray PB Jr, et al. A classification scheme for paradoxical vocal cord motion. *Laryngoscope*. 1997;107(11, pt 1):1429 – 1435.

   描述声带反常活动的内在及外在原因的一篇很好的综述。

6. Murgu SD, Colt HG. Complications of silicone stent insertion in patients with expiratory central airway collapse. *Ann Thorac Surg*. 2007;84(6):1870 – 1877.

   15 例经皮硅胶置入治疗中心气道塌陷的病例报告。描述了功能的改变及手术可能导致的典型支架相关的并发症。

7. Murgu SD, Colt HG. Expiratory central airway collapse: a concise review. *Egypt J Bronchol*. 2007;1(1):87-99.

一篇很好的综述,对过度动态气道塌陷和支气管软化进行了比较。

8. Boiselle PM, O'Donnell CR, Bankier AA, et al. Tracheal collapsibility in healthy volunteers during forced expiration: assessment with multidetector CT1. *Radiology*. 2009;252(1):255-262.

这项研究着眼于正常患者气管塌陷的多变性;并对50%呼吸塌陷的标准提出了质疑,这可能导致对气道软化症的过度诊断。

9. Burgel PR. The role of small airways in obstructive airway diseases. *Eur Respir Rev*. 2011;20(119):23-33.

综述小气道在哮喘和慢阻肺病中的作用。加强了我们目前对小气道在阻塞性疾病中所起作用的认识局限。

10. Oppenheimer BW, Golding RM, Herberg ME, et al. Distal airway function in symptomatic subjects with normal spirometry following World Trade Center dust exposure. *Chest*. 2007;132(4):1275-1282.

这项研究观察了世界贸易组织有呼吸症状的幸存者。发现阻抗振荡法可以检测到许多患者的可逆性远端气道阻塞,尽管肺活量测定正常。本研究加强了肺活量测定法在排除高验前概率患者小气道阻塞方面的敏感性差。

11. Allen TC. Pathology of small airways disease. *Arch Pathol Lab Med*. 2010;134(5):702-718.

一篇关于小气道疾病的组织病理学和分类的极好的综述。

12. Hogg JC, Chu F, Utokaparch S, et al. The nature of small-airway obstruction in chronic obstructive pulmonary disease. *N Engl J Med*. 2004;350(26):2645-2653.

慢性阻塞性肺疾病不同阶段患者小气道病例标本的分析。

第34章 急性高碳酸血症性呼吸衰竭

Timothy A.Morris

　　肺脏高碳酸血症的基本工作原理是气体交换,高碳酸血症标志着呼吸功能的严重受损。病变可不同程度地影响呼吸系统的功能,但只有因气体交换功能严重受损导致高碳酸血症和低氧血症发生时被称为高碳酸血症性呼吸衰竭。低氧血症可发生于多种呼吸及代谢功能异常的情况下,可不伴随有高碳酸血症,而高碳酸血症则更能体现换气功能不全及功能受损。

诊断

　　急性高碳酸血症性呼吸衰竭的标志是 $PaCO_2$ 升高。$PaCO_2$ 升高提示肺"清除"二氧化碳不够。更多的二氧化碳由人体代谢产生,但不能通过呼吸机清除。这个关系由以下方程定义:

$$PaCO_2 = K \frac{\dot{V}_{CO_2}}{\dot{V}_A}$$

　　在这个方程,$\dot{V}_{CO_2}$ 指二氧化碳产物;$\dot{V}_A$ 指肺泡通气量,K 是一个常数。代谢所增加的 $\dot{V}_{CO_2}$ 几乎从来都不是高碳酸血症的主要原因,因为呼吸系统通常可以通过增加肺泡通气代偿性排出,呼吸系统疾病(如继发于发热或脓毒症)可以促进血碳酸过多症。呼吸衰竭的主要原因是肺泡换气功能障碍。

　　肺泡通气的生理过程由以下方程式描述:

$$\dot{V}_E = \dot{V}_A + \dot{V}_D$$

　　$\dot{V}_E$ 指分钟通气量,是个可以测量的体积。这个方程式把它分成两部分:肺泡通气量和生理无效腔,肺泡通气参与气体交换,生理无效腔不参与气体交换,也被称为被浪费的通气,肺泡通气的生理过程由下面的方程式描述:

$$\dot{V}_A = \dot{V}_E + \dot{V}_D$$

　　这种考虑肺泡通气的方法清楚地表明,高碳酸血症可能通过两种不同的机制:①分钟通气量本身的减少(绝对通气量);②无效腔的增加(相对低通气)。

也会发生混合形式的低通气,但绝对低通气和相对低通气之间的区别可用于将高碳酸血症呼吸衰竭的患者分成两大类:①肺组织正常和有肺脏基础疾病的患者。肺组织正常患者出现高碳酸血症是由于呼吸冲动异常(常由疾病或药物引起),包括呼吸肌及神经在内的神经肌肉疾病病变,或胸壁异常。这些患者的肺功能可能正常;②有肺脏基础疾病的患者出现高碳酸血症常与由无效腔量的增加导致通气和灌注比例失调有关。这最终导致二氧化碳清除不足,尽管在这种情况下分钟通气量可能正常。

高碳酸血症合并呼吸衰竭的情况可偶尔发生,如发生于慢性阻塞性肺病(COPD)患者在接受镇静剂或麻醉剂的情况下(如:焦虑或失眠,或因左心室衰竭的误诊)或发生于过度使用利尿剂或其他情况导致低钾血症、低镁血症或低钙血症,进而损害膈肌收缩力时。对绝对和相对低通气患者予以过量的氧气支持与慢性二氧化碳潴留患者急性加重发生的关系尚存在争议。

不管发病机制如何,呼吸衰竭的结果都是相同的。所有急性高碳酸血症患者均有低氧血症、酸中毒、肺血管阻力增加和脑血管扩张。动脉性低氧血症不可避免,因为肺泡 $PCO_2(PaCO_2)$ 升高,肺泡 $PO_2(PaO_2)$ 和动脉 PO_2 (PaO_2) 必须下降。肺泡 – 动脉梯度(" – 梯度")是判断患者的低氧血症在多大程度归因于通气不足的重要指标,计算公式如下:

$$P(A-a)O_2 = PAO_2 - PaO_2$$
$$= \left[FiO_2 \times (环境压力 - PAH_2O) - \frac{PACO_2}{0.8} \right] - PaO_2$$

在海平面下,是:
$$P(A-a)O_2 = PAO_2 - PaO_2$$
$$= \left[FiO_2 \times (703) - \frac{PACO_2}{0.8} \right] - PaO_2$$

PAO_2 是肺泡氧压,PaO_2 是动脉氧压,FiO_2 是氧浓度,PaH_2O 是肺泡水汽压(47torr),$PaCO_2$是肺泡二氧化碳压力(等于 $PACO_2$)。如果高碳酸血症是低氧血症的单一因素,$P(A-a)O_2$ 不扩大。如果这种差异扩大,出现低氧血症可能会可能合并有心肺疾病。例如,急性呼吸衰竭完全由药物过量引起,该值可能是正常的。然而,如果患者有急性肺损伤区域,则可能会有通气血流比例失调,导致血氧不足和 $P(A-a)O_2$ 增加。

酸中毒

酸中毒是高碳酸血症的直接结果,尽管急性呼吸衰竭患者可能还有其他酸中毒原因。高碳酸血症的严重程度本身可以用平衡表达法计算:CO

$$Ka = \frac{[H_2CO_3]}{[H^+][HCO_3^-]}$$

换算后是 Henderson – Hasselbalch 方程:

$$pH \ 值 = pKa + \log\left(\frac{[HCO_3^-]}{[H_2CO_3]}\right)$$

或

$$pH \ 值 = 6.1 + \log\frac{[HCO_3^-]}{0.03} \times PaCO_2$$

方程中的 HCO_3^- 浓度是血液中的实际浓度,而不是标准浓度,它是在所有二氧化碳离开血清之后测量的。如果由方程式得出的实际 HCO_3^- 浓度是正常的,则说明代谢紊乱并不是导致急性酸碱失衡的原因。事实证明,如果实际 HCO_3^- 浓度正常,且 pH 值为 7.0 ~ 7.5,复杂的 Henderson – Hasselbalch 方程会变得非常直观,公式为:

$$\Delta pH \ 值 = 0.008 \times \Delta PaCO_2$$

在此范围内,10mmHg 的 $PaCO_2$ 急性变化(相反方向)会使血液 pH 值改变 0.08。急性高碳酸血症以外的因素,不适用于此方程预测 pH 值。

不管原因是什么,肺泡高碳酸血症、低氧血症和动静脉性酸中毒导致肺阻力血管收缩和肺动脉增加压力。这可能导致对右心室的心室负荷增大和工作要求更高。同样的因素也导致脑血管扩张和颅内压增加。因此,过度呼吸衰竭可能表现为右心功能不全、人格改变、昏迷、头痛、视盘水肿和扑翼样震颤。

治疗

治疗急性高碳酸血症性呼吸衰竭的主要目标:①预防呼吸骤停;②恢复足够的气体交换;③治疗病因。这些目标可以同时完成。

吸氧治疗

高碳酸血症的发展和恶化强烈表明患者的呼吸系统正在衰退,即将发生严重的低氧血症。在这种情况下,严重的低氧血症是患者生存的最大危险,需立即引起注意。在一些轻微的严重呼吸衰竭,仅补充氧气即可稳定患者。然而,单靠氧气可能无法逆转严重高碳酸血症性的呼吸系统失代偿。

高氧浓度吸氧可能出现呼吸抑制和呼吸灌注不匹配的恶化。对于慢性高碳酸性呼吸衰竭的患者,其呼吸感受器对刺激的灵敏度受到损害,过度氧疗可能进一步抑制呼吸,加重呼吸衰竭。在这些患者中,允许高碳酸血症,保留血液和脑脊液在一定程度上的酸性状态会增加呼吸感受器敏感性,避免因呼吸抑制导致进一步低氧加重。然而,在慢性高碳酸血症患者中,特别是如果患者处于麻醉或镇静状态中时,低氧血症是主要的通气的残余动力。吸氧可能会削弱这一驱动力,从而减少通气,导致 $PaCO_2$ 上升。

然而,COPD 和其他肺部疾病患者补充氧气可能导致 $PaCO_2$ 上升,即使 VE 保持不变或增加。吸氧过程中由于通气灌注失衡加重,出现了看似矛盾的呼吸失代偿现象,过量补充氧气使病变区域的肺泡氧分压增大而灌注不足,在这些区域,缺氧性血管收缩在补充氧气的作用下逆转。血流增加,而正常肺组织的血流减少,这种通气血流比例失调加重了病情。

不管机制如何,事实仍然是过度的氧气供给在慢性高碳酸血症患者可诱发恶性昏迷和死亡。应用镇静剂可导致恶化,对于慢性高碳酸血症患者应严格把握指征,氧气治疗对于纠正呼吸衰竭患者的低氧血症有其必要性,但对于慢性呼吸衰竭患者,血碳酸过多症浓度应严格把握。在这些患者中,氧气治疗的一个合理目标是使 PaO_2 维持在 50～60mmHg,氧饱和度约为 90%。在这些病例中,必须密切监测动脉 PaO_2 和 $PaCO_2$。

机械通气治疗

如果吸氧不能在避免高碳酸血症的情况下改善低氧,或是出现了呼吸失代偿临床表现,那么就要考虑机械通气治疗了。这一决定需要十分慎重,因为它通常需要气管插管,可能需要实施镇静或麻醉,使患者完全依赖于"封闭系统"和照护人员。此外,这一步骤也使患者暴露在新风险中。在明确其他更简单的非有创措施无效之前,机械通气的决定应该慎重,虽然相关的研究很多,目前气管插管机械通气仍未有一个绝对的指征,应综合评估患者,尤其是低氧和高碳酸血症的严重程度,通常通过对非机械通气治疗的反映来判断。

在选择的患者中,避免插管通气的一个潜在中间步骤是使用通过鼻面罩或面罩的正气道压力,通常称为"无创"机械通气。无创机械通气可连续输送正气道压力(CPAP),或可在吸入时提供不同的压力呼气(BiPAP)。在选定的患者中,如 COPD 和 CHF,短期使用无创机械通气可以避免气管内插管。

气体交换障碍对患者的生存有直接风险,应予以纠正。必须立即采取行动恢复状态,或避免危险水平的低氧血症、高碳酸血症和酸中毒。危险水平的定义是灵活的,因为其他因素也影响这一水平的定义。例如,同一程度的低氧水平,一名服用巴比妥酸盐过量的年轻人能很好地耐受,而这对于心肌梗死后心力衰竭的患者则很危险。然而,在几乎所有病例中,$PaO_2 < 40mmHg$ 对于成年人都是很危险的。这些水平通常与心律失常,心脏、脑、肾、肝和其他器官的功能或解剖异常有关。$PaCO_2$ 的危险程度主要与相关中毒的程度有关。因此,$PaCO_2$ 水平缓慢升至 60mmHg 对于 pH 值基本正常的患者并不危险,而 $PaCO_2$ 急性上升至 60mmHg 可导致酸中毒。在呼吸衰竭患者没有呼吸机协助的情况下,血液 pH 值 <7.2 就意味着即将发生呼吸骤停,现有数据表明,pH 值在 <7.2 的情况下,风险骤增。

然而,随着实施气管插管和机械通气,呼吸骤停风险降低,高碳酸血症和呼吸性酸中毒的危险程度更加不好确定。而酸中毒本身可能导致功能异常(如肺动脉高压、脑血管扩张和收缩性心肌梗死),这种情况发生的水平和临床结果因患者而异。因此,在机械通气的患者,过度降低 $PaCO_2$ 反而会导致肺泡过度扩张和肺损伤,这是不必要的。为了避免机械通气时肺部受到损伤,一些专家使用更低的潮气量和呼吸速率,使 $PaCO_2$ 处于一个较高水平。在有限的范围内,对于呼吸衰竭患者,只要保证足够的血氧,这种"允许性高碳酸血症"的策略是可以接受的。

潜在病因

随着威胁生命的气体交换异常得到控制,人们也开始把注意力放在导致高碳酸血症性呼吸衰竭的疾病的诊断和治疗上。在某些情况下,对疾病的诊断在一定程度上决定是否行机械通气治疗。

在完全性肺通气不足的患者(V_E 减低),主要问题通常容易识别和处理。例如,由于药物过量而引起的呼吸抑制用特异性拮抗剂治疗或通过透析来提高药物排泄。重症肌无力或黏液性水肿可予特异性药物治疗。而对于格林－巴利综合征患者,在疾病得到控制前需要通气支持。

因阻塞性肺疾病而导致相对换气不足的患者,治疗方法是针对导致气体交换严重恶化的病因进行治疗。最常见的可逆问题是分泌物、感染和支气管痉挛的累积。由于这些异常得到解决,肺部的机械功能改善,通气灌注关系恢复正常,气体交换增强。此外,对呼吸肌无力的患者进行机械通气治疗可能是必要的,直到呼吸肌力得到恢复。

对症治疗

最好通过鼓励患者咳嗽和充分补充水分来清除分泌物。"黏液溶解"药物的价值缺乏证据。然而,效力更强的新药(如 DNase)需要在这方面进行评估。水分补充最好通过口服液体摄入来实现。如果摄入不足,可增加静脉注射或雾化或两者合用。通过胸部叩击和振动,以及流畅的呼吸或通过物理治疗师的指导,可以增强排痰。如有必要,可通过经鼻或经口途径插入气管导管,或进行纤维支气管镜检查,以吸出分泌物。

支气管痉挛的治疗是多数 COPD 相关高碳酸血症呼吸衰竭患者治疗的组成部分,因为多数患者都有一定程度的可逆性支气管收缩(详见第 64 章和第 66 章)。

感染是 COPD 和其他慢性肺部疾病患者高碳酸血症呼吸衰竭的常见原因和常见并发症。如果存在感染,应使用广谱抗菌药物(氨苄西林、四环素、甲氧苄啶 – 磺胺甲噁唑、环丙沙星等)进行治疗。但应留取相应的涂片和培养样本,以便在需要时进行更针对性的治疗。

糖皮质激素通常在治疗的前几天给予,通常采取较高剂量,以逆转气道炎症和支气管痉挛。许多临床医生开始给予相当于 100 ~ 125mg 的甲泼尼龙,然后是药量大约减半,每 6 小时服一次。经验性试验表明,这种疗法对呼吸衰竭患者的积极影响不大。而目前尚无有说服力的大型临床试验比较不同糖皮质激素剂量的影响。

积极考虑和寻找导致高碳酸血症性呼吸衰竭的其他因素十分重要,特别是左心室衰竭和肺栓塞,还要注意满足患者的营养需求。左心室衰竭,由于通气灌注畸变以及呼吸肌肉功能紊乱,可能引起肺泡水肿。心脏缺血越来越被认为是导致某些机械通气患者撤机困难的原因。肺栓塞在急性和慢性患者中是很常见的肺病。在大多数死于肺栓塞的患者中,临床医生不能及时诊断的原因可能是特异性症状和体征与很多其他肺疾病相似,没有特异性(详见第 68 章)。许多 COPD 患者营养不良,纠正营养消耗和避免进一步消耗可促进性呼吸衰竭的恢复并预防再次发作(详见第 66 章)。

有大量有关呼吸肌和呼吸控制在高碳酸血症性呼吸衰竭患者发病机制过程中的作用的研究。治疗呼吸控制的改变还未出现,但呼吸肌的作用可能通过几种方法进行改进,以使呼吸肌得到休息。对于一些有慢性呼吸肌功能障碍的患者,在这种情况下,一些医生提倡使用茶碱,因为这种药物可适当增强隔膜功能。

并发症

并发症会导致先前稳定或改善的患者出现急性恶化。几种常见并发症已确定:①心脏所有类型的心律失常都是常见的,涉及多种因素,包括低氧血症、pH 值的大范围波动、电解质紊乱和药物的使用,如肾上腺素、茶碱和地高辛;②消化道出血,主要来自胃和十二指肠,是常见的并发症,出血可能是突然且严重的;③气胸,发生于大量呼吸衰竭患者中,特别是在机械通气患者中;④可能发生支气管堵塞、浓缩的分泌物、不适当的放置或阻塞气管内管。其他并发症包括急性左心或右心衰竭(或两者皆有)、肺栓塞和高碳酸血症发生后低氧甚至碱中毒引起的惊厥。

患有严重呼吸衰竭的患者需要仔细完成初始评估并严密监测。这类患者的护理要求由有经验的人员并在设备齐全的护理单位完成。在这种环境下,大多数患者可以迅速稳定。需要对插管和机械通气的需要做出正确的决定,并且可以适当地应用并监测治疗。

(张力 译)

参考文献

1. Dereune JP, Fleury B, Pariente R. Acute respiratory failure of chronic obstructive pulmonary disease. *Am Rev Respir Dis*. 1988;138;1006.

   对慢性阻塞性肺疾病急性呼吸衰竭所造成的问题进行详细的综述,参考文献超过 450 篇。

2. West WW, Nagai A, Hodgkin JE, et al. The NIH intermittent positive pressure breathing trial: pathology studies, Ⅲ: the diagnosis of emphysema. *Am Rev Respir Dis*. 1987;135;123.

   这项大型的 NIH 试验揭示了慢性阻塞性肺疾病的病理学和某些干预的价值(包

括无创正压通气）。

3. Waldhorn RE. Nocturnal nasal intermittent positive pressure ventilation with bi-level positive airway pressure (Bi PAP) in respiratory failure. *Chest*. 1992;101:516.

4. Hill NS, Eveloff SE, Carlisle CC, et al. Efficacy of nocturnal nasal ventilation in patients with restrictive thoracic disease. *Am Rev Respir Dis*. 1992;145:365.

5. Strumpf DA, Millman RP, Carlisle CC, et al. Nocturnal positive-pressure ventilation via nasal mask in patients with severe chronic obstructive pulmonary disease. *Am Rev Respir Dis*. 1991;144:1234.

文献 3、4、5 报道了呼吸衰竭患者中关于应用其他方法加强通气从而替代插管。

6. Sassoon CS, Hassell KT, Mahuette CL. Hyperoxic-induced hypercapnia in stable chronic obstructive pulmonary disease. *Am Rev Respir Dis*. 1987;135:907.

7. Stadling JR. Hypercapnia during oxygen therapy in airway obstruction: a reappraisal. *Thorax*. 1986;41:897.

这两篇文章强调了导致高碳酸血症氧恶化的机制不仅仅是"低氧驱动的钝化"。

8. Aubier M, Murciano D, Lecocquic Y, et al. Effect of hypophosphatemia on diaphragmatic contractility in patients with acute respiratory failure. *N Engl J Med*. 1985;313:420.

低磷血症是一种电解质紊乱,可能损害膈肌功能并导致急性呼吸衰竭。

9. Wilson DO, Rogers M, Sanders MH, et al. Nutritional intervention in malnourished patients with emphysema. *Am Rev Respir Dis*. 1986;134:672.

10. Pingleton SK, Harmon GS. Nutritional management in acute respiratory failure. *JAMA*. 1987;257:3094.

许多文章强调,有关慢性阻塞性肺疾病患者的营养状况,无论是急性呼吸衰竭还是急性呼吸衰竭后,都不应被忽视。

11. Frostell C, Fratacci MD, Wain JC, et al. Inhaled nitric oxide. *Circulation*. 1991;83:2038.

12. Rossaint R, Falke KJ, López F, et al. Inhaled nitric oxide for the adult respiratory distress syndrome. *N Engl J Med*. 1993;328:399.

由于一氧化氮具有肺血管扩张剂活性,吸入一氧化氮可通过增加血流量使肺处于最佳通气状态,从而改善通气灌注关系,这种新模式的潜在临床作用还待完全确定。

13. Anthonisen NR, Manfreda J, Warren CP, et al. Antibiotic therapy in exacerbations of chronic obstructive pulmonary disease. *Ann Intern Med*. 1986;106:196.

处理一个老问题的新数据表明,抗菌治疗往往是有帮助的。有时"实践经验"是有效的。当争议还未完全解决。

14. Bolder PM, Healy TE, Bolder AR, et al. The extra work of breathing through adult endotracheal tubes. *Anesth Analg*. 1986;65:853.
   描述了拔管后患者表现更好的原因。

15. Ishaaya AM, Nathan SD, Belman MJ. Work of breathing after extubation. *Chest*. 1995;107: 204 –209.
   一系列表现良好的生理学试验表明与以前的参考文献相反的结论。

16. Albert RK, Martin TR, Lewis SW. Controlled clinical trial of methylprednisolone in patients with chronic bronchitis and acute respiratory insufficiency. *Ann Intern Med*. 1980;92:753.
   这篇文章验证了短期类固醇有利,但不严谨。

17. Campbell EJ. The management of acute respiratory failure in chronic bronchitis and emphysema. *Am Rev Respir Dis*. 1967;96:626.
   强调了氧气合理使用的经典文章。

18. Rochester DF, Arora NS. Respiratory muscle failure. *Med Clin North Am*. 1983;67: 573.
   综述了呼吸肌在高碳酸血症呼吸衰竭中的作用,以及在避免或减轻肌肉疲劳方面可能有用的策略。

19. Shapiro BA, Cane RD, Chomka CM, et al. Preliminary evaluation of intra-arterial blood gas system in dogs and humans. *Crit Care Med*. 1989;17:455.

20. Zimmerman JL, Dellinger LV. Initial evaluation of a new intra-arterial blood gas system in humans. *Crit Care Med*. 1993;21:495.
   参考文献 20 和 21 综述了使用不需要采血的系统监测动脉血气的新方法。

21. Antonelli M, Conti G, Rocco M, et al. A comparison of noninvasive positive-pressure ventilation and conventional mechanical ventilation in patients with acute respiratory failure. *N Engl J Med*. 1998;339:429 –435.
   对于那些由于慢性阻塞性肺疾病急性加重而出现呼吸衰竭的患者,无创通气是一个有益的标准治疗。然而只有慢性阻塞性肺疾病患者入组,排除了需要气管插管和机械通气的患者。

22. Wysocki M, Tric L, Wolff MA, et al. Noninvasive pressure support ventilation in patients with acute respiratory failure. A randomized comparison with conventional therapy. *Chest*. 1995;107:761 –768.
   初步研究表明,由于"非慢性阻塞性肺病"原因导致的呼吸衰竭并不能接受无创呼吸支持。

第35章 支气管扩张症

Kevin D.Shaw

支气管扩张症指支气管与细支气管正常解剖结构的破坏,表现为不可逆的气道扩张、管壁增厚、纤维化、气道上皮破坏和气道分支异常。"Bronchiectasis"(支气管扩张症)这个词来源于希腊词根"bronkho"和"ektasis","bronkhos"指气管,"ektasis"指扩张。法国医生、听诊器之父 Rene Laënnec 于1819年首次描述了这一疾病。1950年,Lynne Reid 通过支气管造影术中支气管扩张的影像学表现对其解剖特征进行了仔细的研究,并描述了3种不同且常并存的形态学结构。基于她的研究,支气管扩张通常被描述为圆柱形、弯曲状或囊状。

支气管扩张最好应该被认为是肺部疾病的结果而非病因。它几乎总是继发于慢性炎症和反复感染,后者可导致气道壁中性粒细胞浸润和随之而来的破坏。支气管扩张症的恶性循环被许多专家所认识,他们更加深入地阐释了支气管扩张症的持续症状和频繁发作的原因:气道慢性感染导致炎症,气管壁受损,黏液纤毛清除功能受损,最终又诱发进一步的感染。支气管扩张症的治疗多种多样,针对的靶点是整个发病循环中的多个单一的环节。

支气管扩张在生命的较晚时期才出现,通常发生于50~60岁。支气管扩张是一种潜在疾病的结果,其病因需要去探究。

临床表现

支气管扩张症可无任何症状,不一定有典型的临床表现。患者可能有慢性咳嗽、咳痰、反复胸闷或感染、呼吸急促、气喘、可闻及啰音以及咯血表现。体格检查可有显著粗湿啰音,偶发喘息及桶状胸、杵状指,严重时可有恶病质。肺功能检查通常显示异常,轻者为阻塞性和限制性混合的通气功能障碍。重者几乎都表现为严重的阻塞性通气功能障碍。

胸部影像常具有诊断价值,但平片可能会忽略支气管扩张症。支气管造影术如今已不再常规开展,但在 CT 问世之前,其用于诊断异常气道解剖。目前,高分辨率 CT 扫描是鉴别和描述支气管扩张症的影像学手段。持续的气道扩张通常可在肺野外围看到明显的扩张气道。在轴状面上常能见到"图章环"的标志,其是一种气道内径超过相邻肺动脉的影像,类似于镶嵌在环上的石头。此外,也可见到增厚的气道壁及邻近组织的纤维化。

从 X 线检查上看,支气管扩张可分为 Reid 三类。柱形支气管扩张症是指中型支气管持续性气道扩张,其气道朝向胸膜表面的锥形支气管缺乏,而小气道的分支通常接近正常数目。弯曲的支气管扩张是由其气道的外展和缩窄区域所界定的,类似于曲张的静脉横截面上的弯曲。囊状支气管扩张的主要特点是管径大,黏液囊肿,通常位于胸膜下,常由于正常支气管的破坏和空洞化而形成。以前认为囊状支气管扩张起源于最远端的支气管,现在已经认识到分支气道的数目在囊性疾病里明显降低,提示近端到远端软组织破坏的扩散。同其他类型相比,囊状支气管扩张通常与症状不断恶化、肺功能下降、预后恶化、铜绿假单胞菌感染的发生率密切相关。

牵拉性支气管扩张症指支气管气道的异常增宽,见于肺实质容积减少,常见于肺纤维化。这是否算是支气管扩张症是有争议的,因为这些患者通常不会出现慢性咳嗽、咳痰,且未表现出类似的慢性气道炎症的病理、反复感染和气道壁增厚。在急性肺炎中,类似于合并的体积丢失可以模仿支气管扩张症的胸部成像。这也不是真正的支气管扩张,因为它随着肺炎的好转而消失。

支气管扩张患者的微生物培养通常包括铜绿假单胞菌、金黄色葡萄球菌、流感嗜血杆菌、卡他莫拉菌、分枝杆菌(常见为鸟分枝杆菌)以及各种其他革兰阴性菌,包括大肠杆菌、肺炎克雷伯菌、无色菌和嗜麦芽窄食单胞菌。也可看到真菌,最常见的是曲霉菌属孢子菌或念珠菌。区分支气管扩张真菌定植生长和支气管肺曲霉菌病(ABPA)很重要,后者为支气管扩张的一种潜在病因。最近,对有支气管扩张症的肺的病毒膜的研究正在继续,气道噬菌体对气道细菌生长"自上而下"的抑制作用的研究也将更加重要。

咯血可能是令有支气管扩张症及类似疾病患者感到恐惧的并发症。患者可能仅仅表现为痰中带血丝,或被认为是"威胁生命的大量咯血",因为咯血量很难准确地被量化。"大量"这一定义通常出现在文献中,指的是每 24 小时从 100 ~ 1000mL,实用性有限。出血通常来源于支气管动脉,与肺动脉相比,其有较高的动脉压。在慢性或重度支气管扩张症中,支气管动脉肥大常见,易导致频繁和严重的出血。当患者感觉良好时,可能发生咯血,但更多见于胸闷、黏液分泌增多和呼吸困难加重时。

发病机制

支气管扩张症可表现为弥漫性或局限性。弥漫性支气管扩张通常是全身性免疫缺陷、严重吸入性损伤或先天性疾病的结果。局限的支气管扩张可能是先前感染的后遗症或是单个的损害。一些局灶性病变,如肿瘤或异物,可对气道形成局部损害,在慢性梗阻远端发生病变,从而导致支气管扩张的形成。

在已知的病因中,导致支气管扩张症形成的潜在机制是类似的。其中最主要的机制是气道损伤和炎症的发展,这通常是由呼吸道感染引起的。当一个感染在气道阻塞区域形成时,炎症气道上的毒物不能有效清除,这更容易引起持续的炎症、上皮损伤和反复感染。随着时间的推移,这种反复的炎症、阻塞和感染导致气道壁损伤。剥蚀掉的气道上皮往往是由无纤毛立方、扁平上皮或鳞状上皮所取代。基底膜和平滑肌减少,软骨完整性的破坏导致气道的弯曲与扩张,气道壁的增厚和纤维化。小脓肿可能沿着支气管或在气道壁内形成,导致炎症加剧、纤维化损伤以及气道阻塞。这种气道解剖结构异常与纤毛上皮的减少加剧了痰液的清除和下一次的感染。

气道感染通常导致慢性中性粒细胞浸润。中性粒细胞慢性活化过程中释放的氧化化学物质在随后的气道中起着重要作用。中性粒细胞趋化因子包括白细胞介素 - 8、白三烯 B4 和肿瘤坏死因子 α,导致中性粒细胞浸润的增加。中性粒细胞衍生释放的毒性产物,如弹性蛋白酶和基质金属蛋白酶等产物,导致基底膜胶原、弹性蛋白和蛋白多糖支持分子的破坏,随后影响到气道壁的完整性。支气管肺泡的研究已经证明了趋化性和有毒因子的增加。痰液弹性蛋白酶浓度与肺功能下降和细胞因子表达增加有关。

许多潜在病因被发现。支气管扩张最常见的原因是先前的肺部感染,常归因于肺结核、麻疹或百日咳。这些都是典型的儿童期感染,支气管扩张的形成要到多年以后。然而,任何坏死性肺炎、细菌或病毒都可能导致支气管扩张。常见的致病菌包括肺炎链球菌、金黄色葡萄球菌、肺炎克雷伯菌和铜绿假单胞菌。弥漫性感染后支气管扩张通常与肺炎反复发作有关,可能是由于单一、严重、多灶性的发作。

尽管支气管扩张症常被称为"特发性",仔细回顾病史可能会发现许多患者以前的感染。在得克萨斯泰勒县进行的一项研究中,70% 的患者能够记起支气管扩张前的肺损伤。在这些患者中,超过 50% 的人认为先前的肺部感染是引发事件。在这些老年人群中,那些容易吞咽困难和慢性吸入的患者应被排除在外,以免影响支气管扩张症患者在这些肺部 X 线影像中的真实占比。

肉芽肿性肺部疾病包括分枝杆菌病、结节病和真菌性。感染是支气管扩张的常见原因。分枝杆菌病常与右肺中叶和舌叶支气管扩张有关。在不吸烟的 50 岁以上白人女性中,有右肺中叶发病率的相对增加,也叫"Lady Windermere"综合征,常归因于右中叶的"鱼嘴"口引流不良。胸部影像学检查常在这些段支气管中出现结节和树芽征的阴影。结节病和肉芽肿性真菌感染可累及气道壁,引起病灶梗阻和引流不良,引起慢性感染和支气管扩张。

囊性纤维化是支气管扩张症中最常见的遗传性疾病。这类患者通常会出现所有肺静脉和动脉的变化,但上叶有优势。另一种遗传病是原发性纤毛运动障碍,可表现为 Kartagener 综合征(内脏转位、鼻旁窦炎和支气管扩张症)。由于纤毛不动,这些患者经历反复鼻窦和肺感染,导致随后的炎症反复和气道破坏。α-1 抗胰蛋白酶缺乏症也可能导致气道壁完整性丧失,以及慢性炎症和支气管扩张症的进展。其他不太常见的支气管扩张症相关的遗传性疾病,包括 Mounier-Kuhn 综合征(巨大气管支气管症),Williams-Campbell 综合征(远端支气管软骨畸形)和 Young 综合征(鼻窦、肺部感染及不孕症)。

过敏性支气管肺曲霉病是一种慢性、破坏性的与曲霉菌的气道定植相关的 Ⅲ 型免疫复杂反应。影像学上,患者在加重时通常有中央支气管扩张和短暂的浸润和发作。诊断依据是症状、多次的 X 线片、曲霉特异性抗体或曲霉菌皮肤点刺试验阳性,以及 IgE 水平升高。ABPA 的发病率在囊性纤维化人口中增加的原因不清楚。

免疫缺陷,无论是先天的(重症联合免疫缺陷、X-连锁丙种球蛋白缺乏症),还是后天的(HIV、干细胞移植),均可导致支气管扩张。有脾切除术史的患者也有增加的危险。慢性免疫抑制与多种自身免疫和移植受体相关联的患者易患包括非结核分枝杆菌感染在内的肺感染,易引起支气管扩张的变化。

　　不常见的支气管扩张病因是吸入性损伤,如暴露于工业火灾、环氧乙烷(用于气体灭菌)或其他有毒气体中。支气管扩张可见于 40% 的黄甲综合征,其主要特征有淋巴结肿大、胸腔积液和营养不良的黄指甲。自身免疫性疾病包括类风湿关节炎、溃疡性结肠炎、克罗恩病、干燥综合征和系统性红斑狼疮等,均与支气管扩张有关,与肿瘤坏死因子抑制剂无关。

诊断

　　支气管扩张症的诊断方法取决于症状、既往病史和体格检查结果。需要分两步。第一步是确认是否存在支气管扩张的影像学。下一步就是找出病因和诱发因素,其主要依赖于病史和影像学特征。

　　尽管胸片可能正常,仍有高达 20% 的患者确诊支气管扩张症。支气管扩张症的典型异常表现包括增厚和纤维化的气道壁的环状阴影、纤维化的网状结构、充满空气的囊性结构和血管集簇。在轻度或中度支气管扩张中,这些发现可能不是很典型。高分辨率 CT 是目前最常用且可靠的检测和描记手段。这改变了我们对支气管扩张的认识,也可以揭示实质性结节、气道肿瘤、异物、淋巴结肿大或狭窄,可能能提供线索,寻找潜在病因。对比造影在采用 CT 时期很少做,其是可能重建气道的三维计算机建模。这些图像可以显示详细的弯曲性和囊性气道疾病的外观。

　　根据提供的病史和检查,包括囊性纤维化跨膜传导调节基因(CFTR)基因突变、汗液氯化物测定、免疫球蛋白类定量分析、风湿性疾病的检查、肺活检、结肠镜检查、纯化蛋白衍生物(PPD)、干扰素释放试验、痰培养、吞咽实验、鼻腔一氧化氮测量或鼻黏膜活检电镜观察纤毛结构等。局限性的支气管扩张症可应用支气管镜检查诊断支气管内的梗阻性病变,如牙齿、异物、肿瘤和细支气管炎等问题。

治疗

药物治疗

　　在稳定的患者,治疗重点是保持支气管卫生。气道清除治疗可以减少痰负荷,从而改善肺功能并减少加重的频率。在非囊性纤维化人群中,其数据有限,所以许多疗法模仿典型囊性纤维化患者的疗法。机械设备,如阀门颤振、肺内叩击通气(IPV)、叩背、体位引流或仅锻炼等在囊性纤维化患者中都进行了评估,没有一例显示其有优越性。通常情况下,患者会发现最有用和最实用的方法,对他们来说,这也提高了依从性。

阿奇霉素对生长于假单胞菌的囊性纤维化患者有益。有几个小的研究表明,它也减少了非囊性纤维化人群的发作并改善了肺功能。对其他大环内酯类药物的治疗结果却有些模棱两可或效果轻微。吸入高渗盐水和链霉素有利于囊性纤维化,但可能对非囊性纤维化患者无益。α 链霉素对特发性支气管扩张症的人群却显示有害,其会增加发作次数,引起更大的发作,且使肺功能下降。其他治疗,如吸入甘露醇和 N – 乙酰半胱氨酸的数据有限,但它们最终可能在支气管卫生中发挥某些作用。

FDA 批准用于假单胞菌定植的囊性纤维化患者吸入的抗生素包括头孢菌素和氨曲南。对于非囊性纤维化人群,吸入妥布霉素可导致假单胞菌痰密度下降,但未显示临床获益。妥布霉素也与更多的喘息、呼吸困难和胸闷有关。这些药物,包括吸入氟喹诺酮类、阿米卡星、庆大霉素、多黏菌素和头孢菌素或已显示出不同程度的成功,或目前正在研究中。高剂量吸入糖皮质激素可改善肺活量和痰量,但不降低加重频率并改善长期预后。

在支气管扩张症急性发作的治疗中,主要的治疗方法是通过全身应用抗生素降低细菌负荷。传统上,治疗选择是基于近期的痰培养的进展,包括对特定抗生素的敏感性。最近看来,实验室培养的生物只占肺生态系统多样性的一小部分。一个特定的痰样本可以反映一特定人群的一个肺段,或可能代表在体内无太大作用但在体外培养中却疯狂生长的一种病原体。因此,有效的抗生素治疗往往是广谱的,典型的如革兰阴性和厌氧覆盖。对于轻度加重的患者,口服氟喹诺酮类药物通常能有效抑制细菌生长并缓解症状。对于严重急性加重的患者,较长的静脉注射治疗非常必要。经常多种药物、不同药理机制的药物治疗是必要的。典型的例子包括一种广谱 β – 内酰胺类,联合氨基糖苷类或氟喹诺酮类药物进行治疗。

对于影响生活质量的严重疾病,肺康复已被证实可以改善生活质量、呼吸困难量表和 6 分钟步行距离。通常与慢性阻塞性肺病(COPD)人群的结果相当。

手术治疗

外科手术是专为仅靠药物治疗不能很好地消除症状的情况而设的。某些情况下,外科手术切除被破坏的病灶或肺叶可阻止感染扩散到周围的肺组织,其有时被用于孤立性叶分枝杆菌感染。其也可被用于一个肺区域内的反复急性发作,从而达到手术治疗的目的。在进行任何外科手术之前,先通过支气管镜检查,排除气道内阻塞很必要。

作为支气管扩张急性发作的一部分,咯血通常予以保守治疗,但有时可能需要更多的侵入性干预措施。支气管动脉造影栓塞用于治疗大咯血。在未进行血液溢出探查的情况下,操作者通过寻找异常支气管动脉造影成像来搜索出血来源。弥漫性支气管扩张的支气管动脉内可能有较多畸形,在定位上是一个挑战。CT 血管造影或支气管镜在确定出血的解剖位置方面发挥了作用,并可引导血管造影操作者找出问题区域。无法行动脉栓塞的危及生命的大咯血可能需要紧急外科手术切除肺叶。

肺移植是在患者具备合适的功能状态和终末期支气管扩张时的选择。除极少数例外,这些都是两侧肺执行的,因为担心新器官会很快被原发性支气管扩张的肺组织感染。囊性纤维化患者是最频繁的双侧移植受者,是接受肺移植的第三常见人群。与其他人相比,肺囊性纤维化患者往往有更好的结果,在最近的英国队列研究中,5 年肺移植患者存活率为 62% 。这可能与他们在手术时较为年轻,或较高的肺移植率相关。虽然在非囊性纤维化人群中数据有限,肺移植仍被证实为许多患者可供选择的方案。

结论

支气管扩张症包括各种先天和后天疾病过程,以及特征性的肺毁损。临床疾病的诊治要追根溯源,这样才能使诊断更有意义。支气管扩张症的联合疗法包括使支气管保持卫生并采用抗生素杀菌,以及并发症的诊治,如治疗咯血在囊性纤维化和非囊性纤维化患者中均能改善预后。对于终末期疾病,有指征的患者可以寻求肺移植治疗。

(张力 译)

参考文献

1. Laënnec RTH. *De l' auscultation médiate*, *ou*, *Traité du diagnostic des maladies des poumons et du coeur*: *fondé principalement sur ce nouveau moyen d' exploration*. Paris: J-A. Brosson, et J-S. Chaudé; 1819.

支气管扩张的最初描述,包括用听诊器听诊的新技术。

2. Reid L. Reduction in bronchial subdivision in bronchiectasis. *Thorax*. 1950;5(3):
233 – 247.

支气管扩张症的支气管造影与病理标本的经典研究,描述形态学为柱状扩张、血管曲张、囊状扩张。

3. Bachman AL, Hewitt WR, Beekley HC. Bronchiectasis; a bronchographic study of sixty cases of pneumonia. *Arch Intern Med*. 1953;91(1):78 – 96.

一组 60 例急性肺炎患者进行支气管造影,其中 25 例显示支气管扩张,提示支气管扩张。随后进行支气管造影,16 例中 11 例确诊,创造了"伪支气管扩张"一词。

4. Cole PJ. Inflammation: a two-edged sword—the model of bronchiectasis. *Eur J Respir Dis Suppl*. 1986;147:6 – 15.

描述了支气管扩张"恶行循环"假说的里程碑式论文。

5. Currie DC, Cooke JC, Morgan AD, et al. Interpretation of bronchograms and chest radiographs in patients with chronic sputum production. *Thorax*. 1987; 42 (4):
278 – 284.

探讨了支气管造影诊断支气管扩张的历史意义,描述了放射学家之间存在的高度分歧。

6. Slutzker AD, Kinn R, Said SI. Bronchiectasis and progressive respiratory failure following smoke inhalation. *Chest*. 1989;95(6):1349 – 1350.

严重吸入性损伤后多年支气管扩张的病例报告。

7. Currie DC, Peters AM, Garbett ND, et al. Indium-111 labelled granulocyte scanning to detect inflammation in the lungs of patients with chronic sputum expectoration. *Thorax*. 1990;45(7):541 – 544.

有趣的是,应用铟与炎症程度和痰液量相关。

8. Ramsey BW, Dorkin HL, Eisenberg JD, et al. Efficacy of aerosolized tobramycin in patients with cystic fibrosis. *N Engl J Med*. 1993;328(24):1740 – 1746.

早期实验表明,吸入妥布霉素可改善肺功能,在囊性纤维化的患者中,减少病情恶化。

9. Richman-Eisenstat JB, Jorens PG, Hébert CA, et al. Interleukin-8: an important chemoattractant in sputum of patients with chronic inflammatory airway diseases. *Am J Physiol*. 1993;264(4, pt 1):L413 – L418.

白介素 – 8 是支气管扩张患者痰液中的一种重要的中性粒细胞趋化因子。

10. Nicotra MB, Rivera M, Dale AM, et al. Clinical, pathophysiologic, and microbiologic characterization of bronchiectasis in an aging cohort. *Chest*. 1995;108(4):955 – 961.

支气管扩张组描述了临床症状、肺活量、病因和显微镜发现。

11. Mikami M, Llewellyn-Jones CG, Bayley D, et al. The chemotactic activity of sputum from patients with bronchiectasis. *Am J Respir Crit Care Med.* 1998;157(3, pt 1): 723 – 728.

支气管扩张痰中白细胞介素 – 8 和白三烯 B4 有加强中性粒细胞趋化作用。

12. O'Donnell AE, Barker AF, Ilowite JS, et al; for the rhDNase Study Group. Treatment of idiopathic bronchiectasis with aerosolized recombinant human DNase I. *Chest.* 1998;113(5):1329 – 1334.

阿法链道酶导致特发性支气管扩张患者病情加重,肺功能下降。

13. Tsang KW, Ho PL, Lam WK, et al. Inhaled fluticasone reduces sputum inflammatory indices in severe bronchiectasis. *Am J Respir Crit Care Med.* 1998; 158 (3): 723 – 727.

大剂量氟替卡松可降低痰炎性细胞因子的浓度。

14. Lynch DA, Newell J, Hale V, et al. Correlation of CT findings with clinical evaluations in 261 patients with symptomatic bronchiectasis. *AJR Am J Roentgenol.* 1999; 173(1):53 – 58.

支气管扩张的 CT 严重程度与生理功能损害有关。囊性支气管扩张伴铜绿假单胞菌生长。

15. Tsang KW, Ho PI, Chan KN, et al. A pilot study of low-dose erythromycin in bronchiectasis. *Eur Respir J.* 1999;13(2):361 – 364.

小规模试验表明红霉素改善非囊性纤维化支气管扩张患者的肺功能。

16. Barker AF, Couch L, Fiel SB, et al. Tobramycin solution for inhalation reduces sputum *Pseudomonas aeruginosa* density in bronchiectasis. *Am J Respir Crit Care Med.* 2000;162(2, pt 1):481 – 485.

许多研究中有一项显示假单胞菌痰密度越大,不良反应增多。

17. Mitchell TA, Hamilos DL, Lynch DA, et al. Distribution and severity of bronchiectasis in allergic bronchopulmonary aspergillosis (ABPA). *J Asthma.* 2000;37(1): 65 – 72.

中心静脉曲张和囊性支气管扩张在大多数患者诊断为 ABPA,很少诊断为哮喘,CT 可协助确诊 ABPA。

18. Pasteur MC, Helliwell SM, Houghton SJ, et al. An investigation into causative factors in patients with bronchiectasis. *Am J Respir Crit Care Med.* 2000;162(4, pt 1): 1277 – 1284.

对 150 例支气管扩张患者的病因进行了研究,其中 80 例(53%)为特发性。

19. Roberts HR, Wells AU, Milne DG, et al. Airflow obstruction in bronchiectasis: correlation between computed tomography features and pulmonary function tests. *Thorax*. 2000;55(3):198 – 204.

气流阻塞程度与影像学上支气管壁增厚程度相关,而不是支气管扩张的程度。

20. Shum DK, Chan SC, Ip MS. Neutrophil-mediated degradation of lung proteoglycans: stimulation by tumor necrosis factor-α in sputum of patients with bronchiectasis. *Am J Respir Crit Care Med*. 2000;162(5):1925 – 1931.

人支气管扩张痰液可刺激中性粒细胞介导的大鼠支气管肺泡蛋白多糖降解。这些可被 TNF – α 刺激,而抗 TNF – α 抗体使之减弱。

21. Tsang KW, Chan K, Ho P, et al. Sputum elastase in steady-state bronchiectasis. *Chest*. 2000;117(2): 420 – 426.

24 小时痰液蛋白酶与痰量、痰炎性细胞因子浓度、支气管扩张程度和肺活量受损程度相关。

22. Couch LA. Treatment with tobramycin solution for inhalation in bronchiectasis patients with Pseudomonas aeruginosa. *Chest*. 2001;120(3)(suppl):114S – 117S.

随机研究非囊性纤维化的主观终点及肺功能恶化的趋势。

23. Prieto D, Bernardo J, Matos MJ, et al. Surgery for bronchiectasis. *Eur J Cardiothorac Surg*. 2001;20(1):19 – 23, discussion 23 – 24.

119 例支气管扩张症的外科治疗,术后肺功能相似并发症很少。

24. Barker AF. Bronchiectasis. *N Engl J Med*. 2002;346(18):1383 – 1393.

一篇虽然过时但是很优秀的综述文章。

25. Equi A, Balfour-Lynn IM, Bush A, et al. Long term azithromycin in children with cystic fibrosis: a randomised, placebo-controlled crossover trial. *Lancet*. 2002;360(9338):978 – 984.

阿奇霉素可改善儿童囊性纤维化患者的肺功能。

26. Wolter J, Seeney S, Bell S, et al. Effect of long term treatment with azithromycin on disease parameters in cystic fibrosis: a randomised trial. *Thorax*. 2002;57(3): 212 – 216.

首次在囊性纤维化患者中使用阿奇霉素的大型试验。

27. Saiman L, Marshall BC, Mayer-Hamblett N, et al. Azithromycin in patients with cystic fibrosis chronically infected with *Pseudomonas aeruginosa*: a randomized controlled trial. *JAMA*. 2003;290(13):1749 – 1756.

在囊性纤维化并发单胞菌的患者中,使用阿奇霉素在 6 个月内肺功能得到改善,病情恶化得到改善。

28. Davies G, Wilson R. Prophylactic antibiotic treatment of bronchiectasis with azithromycin. *Thorax*. 2004;59(6):540 – 541.
阿奇霉素治疗非囊性纤维化性支气管扩张症的小范围研究。对病情加重的次数及减少使用静脉抗生素都有益处。

29. Dupont M, Gacouin A, Lena H, et al. Survival of patients with bronchiectasis after the first ICU stay for respiratory failure. *Chest*. 2004;125(5):1815 – 1820.
对于非囊性纤维化性支气管扩张患者,如合并呼吸衰竭,首次入住 ICU 率与 ICU 高收治率及 1 年死亡率相关。

30. Speich R, Nicod LP, Aubert J-D, et al. Ten years of lung transplantation in Switzerland: results of the Swiss Lung Transplant Registry. *Swiss Med Wkly*. 2004;134(1 – 2):18 – 23.
囊性纤维化占本组所有肺移植的 1/3。

31. Cymbala AA, Edmonds LC, Bauer MA, et al. The disease-modifying effects of twice-weekly oral azithromycin in patients with bronchiectasis. *Treat Respir Med*. 2005;4(2):117 – 122.
小型交叉研究表明,阿奇霉素降低非囊性纤维化性支气管扩张症的加重次数。

32. Kellett F, Redfern J, Niven RM. Evaluation of nebulised hypertonic saline (7%) as an adjunct to physiotherapy in patients with stable bronchiectasis. *Respir Med*. 2005;99(1):27 – 31.
高渗盐水可在气道清除前增加痰液清除率。

33. Newall C, Stockley RA, Hill SL. Exercise training and inspiratory muscle training in patients with bronchiectasis. *Thorax*. 2005;60(11):943 – 948.
肺康复对支气管扩张有益,吸气肌肉训练有助于延长康复后受益。

34. Scheinberg P, Shore E. A pilot study of the safety and efficacy of tobramycin solution for inhalation in patients with severe bronchiectasis. *Chest*. 2005; 127 (4): 1420 – 1426.
非囊性纤维化的支气管扩张症的非盲实验研究中,可使生活质量获益,但以较高的不良反应发生率为代价。

35. Tillie-Leblond I, Tonnel A-B. Allergic bronchopulmonary aspergillosis. *Allergy*. 2005;60(8): 1004 – 1013.
一篇关于 ABPA 的临床和病理生理学优秀综述。

36. Tsang KW, Tan KC, Ho PL, et al. Inhaled fluticasone in bronchiectasis: a 12 month study. *Thorax*. 2005;60(3):239 – 243.
高剂量氟替卡松基本没有任何疗效。

37. Elkins MR, Robinson M, Rose BR, et al. A controlled trial of long-term inhaled hypertonic saline in patients with cystic fibrosis. *N Engl J Med*. 2006;354(3):229–240.
研究 48 周在囊性纤维化患者中应用高渗盐水,可使肺功能持续改善、恶化频率减少、抗生素使用减少。

38. Martínez-García MA, Perpiñá-Tordera M, Román-Sánchez P, et al. Inhaled steroids improve quality of life in patients with steady-state bronchiectasis. *Respir Med*. 2006;100(9):1623–1632.
在非囊性纤维化患者中吸入大剂量氟替卡松作用微乎其微。

39. King PT, Holdsworth SR, Freezer NJ, et al. Microbiologic follow-up study in adult bronchiectasis. *Respir Med*. 2007;101(8):1633–1638.
非囊性纤维化支气管扩张患者中痰微生物学的前瞻性研究。假单胞菌与痰量、数量、病情加重的严重程度、疾病进程和肺功能下降相关。

40. Martínez-García MA, Soler-Cataluña J-J, Perpiñá-Tordera M, et al. Factors associated with lung function decline in adult patients with stable non-cystic fibrosis bronchiectasis. *Chest*. 2007;132(5):1565–1572.
在非囊性纤维化支气管扩张患者中,肺功能快速下降与假单胞菌定植和严重加重相关。

41. Anwar GA, Bourke SC, Afolabi G, et al. Effects of long-term low-dose azithromycin in patients with non-CF bronchiectasis. *Respir Med*. 2008;102(10):1494–1496.
回顾性分析了低剂量阿奇霉素治疗非囊性纤维化患者的临床疗效。

42. Meachery G, De Soyza A, Nicholson A, et al. Outcomes of lung transplantation for cystic fibrosis in a large UK cohort. *Thorax*. 2008;63(8):725–731.
英国 176 例肺移植患者队列研究显示,5 年生存率为 62%,10 年生存率为 51%。

43. O'Donnell AE. Bronchiectasis. *Chest*. 2008;134(4):815–823.
由该领域的专家对支气管扩张进行了出色的回顾。

44. Quast TM, Self AR, Browning RF. Diagnostic evaluation of bronchiectasis. *Dis Mon*. 2008;54(8):527–539.
支气管扩张症的综合治疗指南,以及具体病因的建议。

45. Sidhu M, Wieseler K, Burdick TR, et al. Bronchial artery embolization for hemoptysis. *Semin Intervent Radiol*. 2008;25(3):310–318.
动脉栓塞治疗咯血的研究进展。短期成功接近 90%,复发率高,但支气管扩张患者比肿瘤或曲霉菌患者疗效好。

46. Arya AK, Beer HL, Benton J, et al. Does Young's syndrome exist? *J Laryngol Otol*. 2009;123(5):477–481.

对于年轻患者综合征认识下降的最新讨论。

47. Cantin L, Bankier AA, Eisenberg RL. Bronchiectasis. *AJR Am J Roentgenol*. 2009; 193(3): W158 – W171.
    对支气管扩张症的放射学综述。

48. Javidan-Nejad C, Bhalla S. Bronchiectasis. *Radiol Clin North Am*. 2009;47(2): 289 – 306.
    简要综述了支气管扩张症的病因与极具代表性的影像学。

49. Kapur N, Bell S, Kolbe J, et al. Inhaled steroids for bronchiectasis. *Cochrane Database Syst Rev*. 2009;(2):CD000996.
    Cochrane 综述,几乎没有证据支持吸入类固醇治疗成人支气管扩张症。

50. Lynch DA. Lung disease related to collagen vascular disease. *J Thorac Imaging*. 2009;24(4):299 – 309.
    作者在胶原血管病及其相关放射学异常领域进行了出色的总结。

51. Mohd Noor N, Mohd Shahrir MS, Shahid MS, et al. Clinical and high resolution computed tomography characteristics of patients with rheumatoid arthritis lung disease. *Int J Rheum Dis*. 2009;12(2):136 – 144.
    描述了一组类风湿关节炎患者的胸部 X 线片异常,先天性脊柱膨出在 18/63 (29%)的患者中得到证实。

52. Hayes D, Meyer KC. Lung transplantation for advanced bronchiectasis. *Semin Respir Crit Care Med*. 2010;31(2):123 – 138.
    支气管扩张的最新回顾,包括检查和治疗,重点关注移植。

53. Stafler P, Carr SB. Non-cystic fibrosis bronchiectasis: its diagnosis and management. *Arch Dis Child Educ Pract Ed*. 2010;95(3):73 – 82.
    对非囊性纤维化支气管扩张患者幼年时临床表现、检查和治疗进行了综述。

54. Bilton D, Robinson P, Cooper P, et al. Inhaled dry powder mannitol in cystic fibrosis: an efficacy and safety study. *Eur Respir J*. 2011;38(5):1071 – 1080.
    三期临床试验。吸入甘露醇可改善肺功能。

55. Ong H, Lee A, Hill C, et al. Effects of pulmonary rehabilitation in bronchiectasis: a retrospective study. *Chron Respir Dis*. 2011;8(1):21 – 30.
    回顾性研究表明肺康复可以改善支气管扩张症患者的功能状态和生活质量。结果与 COPD 研究队列相似。

56. Rolla M, D'Andrilli A, Rendina EA, et al. Cystic fibrosis and the thoracic surgeon. *Eur J Cardiothorac Surg*. 2011;39(5):716 – 725.
    肺纤维化患者手术并发症的评价及经验总结。

57. Serisier DJ, Martin ML. Long-term, low-dose erythromycin in bronchiectasis subjects with frequent infective exacerbations. *Respir Med*. 2011;105(6):946 – 949.
探索性研究。非对照组提示非囊性纤维化支气管扩张患者的加重程度低。

58. Teper A, Jaques A, Charlton B. Inhaled mannitol in patients with cystic fibrosis: a randomised open-label dose response trial. *J Cyst Fibros*. 2011;10(1):1 – 8.
甘露醇吸入治疗囊性纤维化的剂量依赖效应。

第36章 困难气道

Erik B.Kistler, Jonathan L.Benumof

引言

气管插管对于患者来说是抢救生命的必要手段。气管插管可以提供一个由外界环境到气管内的安全途径,以便可以进行通气、氧合并解除气道梗阻,调整呼吸性酸中毒状态。然而,气管插管是一项有潜在风险的干预措施,尤其是当紧急情况下准备不充分,且无法轻柔地进行操作时,这种风险更为明显。这时,需要为患者准备一个单独的手术室外的紧急插管房间,以备一旦根据情况确定患者为困难气道时所需。

准备工作及环境要求

具有争议的是安全处理困难气道最重要的变量,即准备工作。能独立胜任困难气道处理的工作人员以及相关人员(包括护士、呼吸治疗师)必须随叫随到并有最终的计划安排。《美国麻醉医师协会困难气道指南》(图36-1)是一部广泛使用的规则,在最后的章节介绍了典型的指导方案。一旦出现紧急情况,一切设备、仪器及抢救措施都应处于随时可用的状态,困难气道专用手推车应常规对于锁定状态并可以随时被打开,且包含可用于抢救的类似手术的各种器械及仪器。

困难气道的识别及干预

在常规手术中,可对患者进行仔细的气道检查,了解有无并发症,并制订最为优化的插管方案。但困难气道插管也许是在一种完全未知的情况下,如首次出现呼吸循环骤停时进行。因此,不太可能事先评价气道状况。困难气道插管的因素分为解剖因素和病理因素。解剖因素如表36-1。病理因素,如在颈椎不稳定的情况下使用颈圈固定装置,会出现气道水肿、气道出血及分泌物过多,甚至头发都会造成困难气道。在临床操作中,一定要

美国麻醉医师协会困难气道指南

1.评估基本管理问题的可能性和临床影响
　　A.通气困难　　　　B.插管困难
　　C.患者不耐受　　　D.困难气管切开
2.气道管理过程中积极寻求提供补充氧气的机会
3.评估基本处理选择的相对优点和可行性

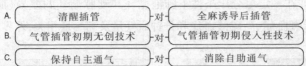

A.　清醒插管　　　对　全麻诱导后插管
B.　气管插管初期无创技术　　对　气管插管初期侵入性技术
C.　保持自主通气　　　对　消除自助通气

4.制订首选和备选策略

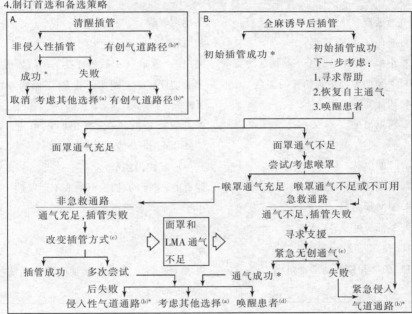

* 用呼出的 CO_2 确认通气、气管揑管或 LMA 放置。
a.其他选项包括(但不限于)使用面罩或喉罩麻醉手术、局部麻醉浸润或局部神经阻滞。这些选项通常意味着面罩通气正常。因此,如果通过急救路径达到流程中的这一步,这些选项价值可能有限。
b.侵入气道路径包括外科手术、经皮气管切开术或环甲膜切开术。
c.难插管的其他非侵入性方法包括(但不限于)使用不同的喉镜叶片、将 LMA 作为插管导管(带或不带光导纤维引导)、纤维支气管插管、插管芯或换管器、光索导引器、逆行插管、经口腔或鼻腔盲插。
d.考虑重新准备进行患者的清醒插管或取消手术。
e.用于急救的非侵入性通气方式包括(但不限于)硬质支气管镜、食管气管联合导管通气或经气管喷射通气。

图 36-1　ASA 困难气道指南。(From American Society of Anesthesiologists Task Force on Management of the Difficult Airway. Practice guidelines for management of the difficult airway: an updated report by the American Society of Anesthesiologists Task Force on Management of the Difficult Airway. *Anesthesiology*. 2003;98:1269-1277.)

充分考虑决定这些因素是否会出现。总体来说,一旦判定存在困难气道,即应尽早干预。

关于何时进行气道的安全处理通常是一个复杂,需要考虑很多因素变量的问题。包括如下因素但绝不仅限于此,患者在不同吸氧浓度下表现的血氧饱和度,即在一定氧分压条件下肺泡循环和动脉循环的差异(肺泡动脉氧分压差),低氧血症、高碳酸血症和分钟通气量及潮气量相关,外界呼吸音、

表 36 - 1	术前检查的气道部分
气道检查	**不确定表现**
1. 上切牙长度	相对较长
2. 正常下颌闭合时上下切牙的关系	突出的"覆𬌗"(上颌门牙在下颌门牙前)
3. 上颌切牙与下颌切牙的关系	下颌切牙位于上颌切牙前方(下颌前方)
4. 切牙间距	<3cm
5. 腭垂可见度	患者取坐位时,舌头突出时不可见(如 Mallambati 分级 > Ⅱ 级)
6. 腭的形状	高弓形或较为狭窄
7. 下颌间隙顺应性	僵直的、坚硬的、被占据的或不活跃的
8. 甲网膜距离	小于三个普通手指宽度
9. 颈部长度	短
10. 颈部厚度	厚
11. 头部和颈部的活动范围	患者无法将下颌尖接触到胸部或无法将其延伸至颈部

该表展示了气道物理检查的一些结果,可能表明存在插管困难。检查本表所示部分或全部气道的决定取决于医生的临床背景和判断。该表并非气道检查的强制性或详尽列表。本表中呈现的顺序遵循常规口腔喉镜检查的顺序。

(From American Society of Anesthesiologists Task Force on Management of the Difficult Airway. Practice guidelines for management of the difficult airway: an updated report by the American Society of Anesthesiologists Task Force on Management of the Difficult Airway. *Anesthesiology*. 2003;98;1269 - 1277.)

腹胀满、液体负荷及辅助呼吸肌的使用,甚至心率等。有时,其他器官的预期也会决定是否或何时进行气道干预是必要的。

使用无创通气技术也许是最为有利的抢救措施,取决于气道困难的病因。患者应取最佳体位,尽可能使头部上仰与床面成直角三角形。与正常情况相比,在肥胖患者中就不必强求需呈直角关系。还需要补充氧气及支气管扩张剂。无创机械通气技术,如 CPAP 或 BiPAP 都可以用作预防呼吸衰竭的选择。高碳酸血症及液体负荷过重(如心力衰竭)是无创通气的最佳适应证。然而,如果这些措施无效,则应立即进行气道的安全处理,无须延迟。低氧血症很少通过无创通气来解决,除非仅是肺不张造成的低氧。利尿剂及糖皮质激素在预防由液体负荷过重及气道水肿造成的呼吸衰竭中具有远期优势。

合适的面罩是关键

我们常忽视的一个重要问题便是面罩通气。恰当地使用面罩通气可在抢救过程中发挥关键的作用,而我们只需要一个面罩、气囊和氧气源,在确定气道安全之前,我们可以持续进行面罩通气。行之有效的面罩通气可以为气管插管提供安全的保障。在面罩通气过程中,将下腭包进面罩而不仅是将面罩扣在面部,这是非常重要的操作要点,同时用左手的手指维持封闭下腭及颌骨的成角部位,其目的是避免漏气。在维持鼻咽开放的过程中,口鼻气道通气也许很有价值,尤其是在缺齿及肥胖的情况下。面罩头带可以在面罩周围起到密封和防止漏气的作用,因此意义很大。少数情况下需要进行双人通气措施,在这种情况下,一名操作者用两手维持气道的开放及面罩的密封,另一名操作者负责送气。当患者的自主通气开始出现后,送气应与自主通气的频率同步。在呼吸停止的患者中,我们应该提供足够的潮气量,旨在促进胸部扩张而又避免过度通气及胃部气体潴留等并发症。理想情况下,每一次呼气都应该用二氧化碳呼气描记图来记录。

体位决定最终结果

除面罩问题,正确的体位也是气道管理中不容忽视的另一个关键问题。大多数呼吸衰竭患者都是平卧于床,这并不是最佳体位。最佳方案应该是去枕平卧,头部摆出用力吸的体位,并且伴有低位颈椎前屈的状态,使寰枕关节尽量延展,然后快速将双层毛巾置于患者头下。如果是处理颈椎受伤的患者,颈部需呈直线状态而不能移动。对于肥胖患者,应遵循胸部高于腹部,头部高于胸部的体位要求,并且维持"用力吸、嗅"的体位(头部尽量后仰)。病床应远离墙壁,预留出足够的空间,方便操作者进出。床头板及无关的仪器均应移除。如果使用光纤导入气管插管,那么患者体位应尽量保持正直。

安全气道的实施

安全气道的定义是声门下插管,包括气道管内插管或气管切开置管。这取决于当时情况的紧急性,最终的气道置管可在患者清醒或非清醒状态下进行。喉镜检查、纤维支气管镜插管或手术都可以在上述这两种状态下进行。

清醒状态下插管的优势是可以观察到患者的呼吸驱动状态。关于清醒状态下气管插管的准备工作包括以下几个方面:患者心理上的准备、祛痰清除气道分泌物的准备、局部麻醉、神经阻滞及镇静处理。不应过分强调患者在心理上接受清醒状态下气管插管的重要性,通过使用局部麻醉剂达到局部麻醉效果,这个过程往往也需要一小段时间。

清醒状态下气管插管常需要在纤维支气管镜的协助下完成。对于纤维支气管镜气管插管来说,操作者将可弯曲的纤维支气管镜附带气管插管一并插入患者气道,恰当的局部麻醉对于配合气管插管过程很重要。清醒状态下的患者还需要在咽部肌肉借助一些方法使气道开放。一般情况下推荐经口气管插管,与经鼻气管插管相比,由于口腔有较大的空间进行插管操作,经口气管插管可以降低上气道出血及感染的概率。清醒状态下的经鼻气管镜引导下气管插管是在患者口腔开放有限或其他口腔结构异常情况下的另一种选择。经鼻气管插管在技术上更容易一些,就像气管插管入路一样,经过鼻咽相对是笔直的,直到看见声门的开放。值得注意的是,在进行经鼻气管插管时,一定要使用足量的止血药物和局部麻醉药物,并充分扩张鼻腔。经鼻气管插管的禁忌证是严重的鼻面部损伤及颅底骨折。凝血异常也被视为相对禁忌证。由于心理及在局部麻醉药作用下无法使患者完全准备充分,可以使用一些镇静药物,来保证清醒状态下纤维支气管镜插管过程的舒适及安全。

如果"清醒"插管是绝对禁忌的(如完全拒绝)或无指征的(如气道被评估为"非困难",则应在患者"睡着"的情况下建立人工气道)。药物或剂量依赖于血流动力学的稳定性、意识状态、体重指数以及操作者的熟练程度。所有气管插管推荐药物都有有益和有害的一面。这些药物包括依托咪酯、丙泊酚、巴比妥酸盐、氯胺酮、纳洛酮、苯二氮䓬类和右美托咪啶。这就是快速诱导插管(RSI)概念的基础,使用快速起效的神经肌肉药物与镇静药物联合注射后,使得尽可能在短时间内达到插管所需的最佳状态。经典的 RSI 还特指维持环状软骨的压力保持通气,直到气管插管安全置入,目的是使胃部气体反流至肺脏的可能性降到最低。在实践过程中,我们常使用修订后的 RSI,维持环状软骨的压力,但患者仍应谨慎使用面罩通气直到情况好转。在相对适应证及绝对禁忌证中可以使用特殊的麻痹药物(肌松剂)。化学麻痹药物(肌松剂)可以抑制自主呼吸,导致患者依赖呼吸机通气。因此,操作者必须能够有效地使用面罩通气。一旦面罩通气准备就绪,那么使用镇静剂后气管插管的成功率要高于单独只使用镇静剂气管插管。关于使用麻痹药物(肌松剂)在这里需要提醒一下,如果直接使用喉镜插管失败,那么患者应在清醒状态下行纤维支气管镜气管插管术。如果在非清醒状态下行纤维支气管镜气管插管,那么 Willianms 气道及喉罩将会直接导入至喉部。

一旦情况许可,可直接进行喉镜引导下气管插管进入声门,使气道得到安全处置。再次强调,恰当的体位使这项操作更加简单。机械化的装置也许能改善可视化操作。

其他安全气道处理方法

直接使用喉镜进行气道安全处理并不总是成功,尤其是在紧急情况下。因此,一定要提前准备紧急的备选计划方案。相比于其他气道安全处理方法的备选措施,其成功实施与否取决于操作者对技术的熟悉程度及技术本身的可操作性。

在诸多气道安全处理措施中,喉罩气道管理在目前最为常用,可以随处实施且成功率极高。然而,喉罩气道管理是在声门之上,因此并不保护声门,也不保护声门下的气道。出于这一原因,喉罩气道管理并不是真正意义上的安全管理。同时,喉罩通常密封的压力接近 $20cmH_2O$。因此正压通气过程中也许会有困难,尤其是在肥胖或胸壁及肺顺应性降低的患者(如重症肺炎、ARDS)。除此缺点外,喉罩气道管理还是一个比较完善的抢救措施。

可视化喉镜也是一种新型气道干预措施。这项技术为观察局部解剖结构提供了一个极佳的视角,可为困难气道的患者提供很大的帮助。学习周期短,且当声门附近分泌物较多或有出血情况时,可视化喉镜的优势就比纤维支气管镜更为明显了。而对于那些胸部及肺脏顺应性降低的患者,以及功能残气量下降的患者,可视化喉镜插管的速度要明显迅速于纤维支气管镜。但这项技术对于困难气道的患者来说并不是万能的,对于初学者来说,还需要在专门的监护病房进行培训练习。

环甲状腺软骨穿刺切开术是其他方法无法解决困难气道后的最后一个方法。为了使患者的手术更为有效,必须及早通知外科医生穿手术服并戴无菌手套。如果操作者有足够的经验,环甲状腺软骨经皮穿刺术也是一个很好的选择。然而,由于部分患者表现为处理失败的困难气道,环甲状腺软骨手术也是一项高风险,低成功率的操作。

确定气管插管的位置

除经纤维支气管镜气管插管后,在拔除纤支镜之前,可以直视气道内部的结构,还有一些间接的方法可以正确确定气管插管的位置。尽管步骤琐碎,这些方法可以挽救生命,尤其是在困难气道。为了确保气管插管成功,必须进行呼气末的 CO_2 检测。但这种在手术室常规的检测在 ICU 病房并不都具备。便携式 CO_2 检测仪器被广泛应用,且应在手术室之外的其他插管病房推广。其他的一些检查气管插管位置是否正确的方法包括经食管探头检测及听诊双向呼吸音,后者可以帮助操作者判断气管插管的位置是否正确。但我们不能完全依赖于它,且还要了解其局限性。

结论

气管内插管对患者来说是挽救生命的重要手段。然而,手术室之外的科室进行气管插管往往很困难且风险较高。对困难气道的患者进行成功的气道管理需要仔细的准备,积极识别具有困难气道的患者,采取最佳插管体位,并具备充分的面罩通气能力。在清醒及非清醒状态下插管,需要其他气道安全处理的方法以及恰当的检查气管插管位置的方法。

（张力　译）

参考文献

1. American Society of Anesthesiologists Task Force on Management of the Difficult Airway. Practice guidelines for management of the difficult airway: an updated report by the American Society of Anesthesiologists Task Force on Management of the Difficult Airway. *Anesthesiology*. 2003;98(5):1269 – 1277.

本实践指南是困难气道管理的基石。虽然它可能不完全适用于手术室外的气道管理(例如,唤醒患者通常是不可行的),但 ASA 指南为在气道困难的情况下的决策过程提供了一个框架。

2. Schönhofer B, Kuhlen R, Neumann P, et al. Clinical practice guideline: non-invasive mechanical ventilation as treatment of acute respiratory failure. *Dtsch Arztebl Int*. 2008;105(24):424 – 433.

在紧急情况下,决定何时使用无创机械通气和固定气道是临床医生可能面临的更困难的决定之一。这篇文章是一个关于何时选择何种而非其他形式机械通气的循证实践指南,如上所述,虽然并非绝对正确,但这一领域的指导方针为最佳实践决策提供了一种途径。

3. Benumof JL. Preoxygenation: best method for both efficacy and efficiency. *Anesthesiology*. 1999;91(3):603 – 605.

一篇简短而简明的社论,详细解释了患者有效预给氧的原理和方法,以及医生用于固定气道的时间长短(患者去饱和前的时间量)。在一篇短文里有很多有价值的信息。

4. McGee JP, Vender JS. Nonintubation management of the airway: mask ventilation. In: Hagburg CA, ed. *Benumof's Airway Management: Principles and Practice*. 2nd ed. Philadelphia, PA: Mosby; 2007:347.

经典参考资料中的一个伟大资源;书中包含的简明信息,如本章中不同声门上气道设备的利弊表,使本系列成为深入研究和快速参考指南的伟大资源。Wheeler 等关于纤维插管的章节是本书的另一突出之处。

第37章 职业环境相关肺疾病

William G. Hughson

职业环境相关肺疾病(OELD)描述了由于工作场所或环境暴露而引起或加重的多种症状;表37-1列举了一些例子。OELD的正确评估需要系统地从多个来源收集数据。表37-2概述了诊断这些患者的一般方法,首先仔细回顾患者出现的症状,重点是这些症状与患者工作活动之间的关系。确定患者出现的症状在工作中是否恶化,以及在周末或节假日休假时症状是否有所改善非常重要。呼吸困难是否由非呼吸性原因导致(包括肥胖或心脏病)应作为一般病史的一部分进行评估。

OELD的一个独特方面是职业环境史的重要性(表37-3),准确诊断通常始于充分关注于收集并评估患者的职业信息。获取患者详细的职业史至关重要。一些疾病(如石棉肺)在职业暴露和发病之间可有很长的潜伏期,仅限于对目前职业的了解可能无法发现真正的职业暴露史。

了解了职业史以后,工作场所或环境因素可能会被联想到。然后收集数据,以缩小诊断范围。体格检查应寻找呼吸道方面的异常和非肺部原因导致的呼吸困难,如心脏病和肥胖。胸部X线片通常很重要,特别是对某些疾病(如硅沉着病)的诊断至关重要。然而,影像学方面可能是正常的(如在职业性哮喘中),或者尽管有异常发现也可能是非特异性的。例如,吸烟增加了肺实质中不规则密度增高影,可能混淆石棉肺的诊断。如果放射科医师是对OELD诊断经验丰富的国家职业安全卫生研究所认证的B级阅片医师,则可避免职业相关肺疾病与其他疾病相混淆。使用肺功能检测可用来确定肺损伤的类型(如限制性或阻塞性)和程度。运动试验经常被用于对包括工作能力的评估。支气管激发试验可使用非特异性药物(如醋甲胆碱或组胺)或来自工作场所的特定试剂来进行检查。其他特殊方法(如皮肤试验、放射过敏原吸附试验检测)可用于确定是否对工作场所或环境中的某些物质敏感。侵入性检查技术(如支气管镜检查、支气管肺泡灌洗和开胸肺活检)可能对于一些特殊病例是必需的。

从患者那里收集数据后,重点应转移到工作场所和环境上。从雇主处可以获得工业卫生信息,这包括患者接触的所有物质的安全数据信息。雇主在法律上有义务提供描述每种物质化学成分和毒性的安全数据信息。在某些特定情况下,空气检测数据或之前的政府机构监测结果可以作为补充。保险公司通常会提供其他工作人员的健康信息,如果可能,现场检查工作场所可以提供有关工作场所活动、通风条件以及个人防护设备等的第一手观察资料。然后可以建议进行额外的空气质量或其他工业卫生的检测。在完善所有这些资料之后,通常需要对具体职业暴露及其已知的对健康的影响进行文献综述。可能需要咨询一些专家,如工业卫生学家和毒理学家等。

OELD 的许多案件涉及诉讼,并且需要包含临床医师意见的正式报告来解决纠纷。临床医师可能会被要求使用系统方法来评估肺功能的损失率,如使用美国医学会《永久性残损评定指南》或"黑肺病"福利法。在对 OELD 导致的残疾进行描述时,熟悉相关评级体系并使用恰当的术语非常重要。不准确或不专业的报告并不能提供更多的帮助。

以患者的职业暴露史以及随后疾病的发生作为基础可以提供干预措施或筛选方案,以识别或防止其他 OELD 的发生。OELD 特定风险因素的识别往往始于一个不寻常的病例报告。如果与 OELD 相关,应考虑危险的职业暴露或工作环境是否可以改变,并在适当的时候提出建议。

表 37–1	OELD 病例	
疾病	大体原因	举例
工业性支气管炎	刺激物	气体
		烟雾
		挥发性气体
职业性哮喘	化学物	异氰酸酯类
	动物蛋白	实验动物
过敏性肺炎放线菌尘肺	生物粉尘	喜温植物
	矿物粉尘	石棉
		煤炭
		二氧化硅
肺癌	矿物粉尘	石棉
	金属粉尘	砷
	辐射	氡

表37-2	确定有职业环境肺病的患者的一般方法

医疗和呼吸病史
　　症状(如呼吸困难、咳嗽、咳痰、喘息)
　　吸烟
　　既往病史(如哮喘、特应性、心肺疾病)
详细的职业史(见表37-3)
　　体格检查
　　呼吸系统(喘鸣、啰音)
　　心脏(冠心病、充血性心力衰竭)
　　其他(肥胖、神经肌肉骨骼病、杵状指)
实验室数据
　　胸部X线片(如尘肺)
　　肺功能测定
　　特别研究(如血清学、皮肤试验)
工业卫生数据
　　材料安全数据表
　　空气采样数据
　　现场参观
研究——文献回顾
报告编制——残疾评估
预防

表37-3	职业环境史的基本特征

所有工作的年份清单(从第一份工作开始)
每个岗位的工作活动和材料
每个岗位的职业暴露时间和强度
防护设备(如呼吸器、手套、围裙)
工作场所通风条件
同事的活动以及所使用的材料
同事健康状况的影像资料
兼职工作
国内暴露(如宠物、嗜好)
与工作或环境暴露相关的疾病年表

　　　　　　　　　　　　　　　　　　　(张永祥　译)

参考文献

1. Balmes JR. Occupational lung diseases. In：Ladou J，ed. *Current Occupational & Environmental Medicine*. 4th ed. New York，NY：McGraw-Hill；2007；310 – 333.
   优秀的复习章节。

2. Cone JE，Ladou J. The occupational medical history. In：Ladou J，ed. *Current Occupational & Environmental Medicine*. 4th ed. New York，NY：McGraw Hill；2007；7 – 20.
   包括重要数据库的网站，如 Toxline 和 EPA 综合风险信息系统。

3. Greenberg GN. Internet resources for occupational and environmental health professionals. *Toxicology*. 2002；178：263.
   给出许多重要数据库的网站，提供有关危险暴露的信息。

4. Guidotti TL，Abraham JL，Hughson WG，et al. Taking the occupational history. *Ann Intern Med*. 1983；99：641.
   讨论如何获取详细的职业史。包括一页可由患者填写的病历表。

5. Ling D，Menzies D. Occupation-related respiratory infections revisited. *Infect Dis Clin North approximately Am*. 2010；24：655 – 680.
   医疗环境中结核病、严重急性呼吸综合征和流感的综述。

6. Peden DB，Bush RK. Advances in environmental and occupational respiratory diseases in 2009. *J Allergy Clin Immunol*. 2010；125：559 – 562.
   综述了有关过敏原的最新资料、免疫治疗方法和降低严重过敏性疾病风险的方法。

7. Rom WN，Markovitz SB，eds. *Environmental and Occupational Medicine*. 4th ed. Philadelphia，PA：Lippincott Williams & Wilkins；2007.
   涉及职业医学各个方面的教科书。职业性肺病优秀章节。

8. Sudhakar NJ，Godwin JD，Kanne JP. Occupational lung disease：a radiologic review. *Semin Roentgenol*. 2010；45：43 – 52.
   有关优秀放射学图像的综述。

9. Van Hee VC，Kaufman JD，Budinger GRS，et al. Update in environmental and occupational medicine 2009. *Am J Respir Crit Care Med*. 2010；181：1174 – 1180.
   回顾了最近有关空气污染和职业性肺病的数据。

第38章 孤立性肺结节

Andrew D. Lerner, Samir S. Makani

孤立性肺结节(SPN)是一个完全被肺实质包裹的边界清楚的球形病变。孤立性肺结节影区别于其他局灶性肺实变影的原因包括:①它们与肺不张、淋巴结肿大或肺炎无关;②它们与胸膜或纵隔无关,并且③它们的直径<3cm。结节>3cm通常被认为是"肿块",其为恶性的可能性比SPN更大。

肺结节通常通过胸片和CT扫描诊断。例如,通过CT扫描发现,年龄在50岁或以上的吸烟者中有一半以上存在肺内结节。美国每年有超过15万例患者由于影像学检查偶然发现肺内结节而就诊。许多SPN是良性的,但有些可能是癌症的早期阶段(T1N0M0期),且这些支气管癌预后良好。因此,确定哪些结节是可以安全观察,哪些结节需要诊断性干预或开胸手术切除显得尤为重要。综合的诊断手段对于有恶性肿瘤的高危患者极其有利。

SPN 的病因分析

SPN最常见的两种病因是恶性肿瘤和肉芽肿性疾病(如结核、球孢子菌病和组织胞浆菌病)。SPN相关恶性肿瘤要么是原发性肺癌,要么是转移性肿瘤。10%~20%的支气管癌病例呈SPN表现。鳞状细胞癌、原位腺癌、类癌,甚至是小细胞癌也可表现为SPN,但大多数恶性SPN为腺癌。大约5%的SPN是其他部位肿瘤的转移病灶,如结肠、乳腺、肾、睾丸、肉瘤或恶性黑色素瘤。发现可治疗肿瘤的可能性提示SPN的评估和管理十分重要,特别是对于具有高危因素(如吸烟)或既往肿瘤病史的患者。

根据2011年的国立肺癌筛查试验,在26 000多例存在SPN的患者中发现96.4%是假阳性或良性的。然而,SPN的恶性肿瘤发病率有很大的变异性,这主要取决于多种临床和影像学因素。良性结节通常为感染相关的肉芽肿(如结核或真菌感染)或错构瘤。不常见的原因,包括肺孢子虫感染和病毒感染(如巨细胞病毒),这两种情况下均可出现结节。其他少见的原因包括化脓性肺炎、肺脓肿、肺梗死、卡波西肉瘤、肺动静脉畸形、肺挫伤、肺隔离症、韦格纳肉芽肿、类风湿关节炎、黏液嵌塞、丝虫病和支气管囊肿。

临床和影像学评价

通常情况下,SPN 是由于其他原因行胸部影像学检查才偶然被发现的。最初的临床方法是识别可帮助区分良恶性结节的危险因素。详细的病史是第一步,应包括吸烟和职业史、既往肿瘤病史以及详细的患者家庭和生活史(特别是有无地方病,如组织胞浆菌病或球孢子菌病)。例如,不吸烟,年轻的患者生活在真菌病流行地区更可能为与肉芽肿性疾病有关的良性结节。

仔细的体格检查应集中在其他恶性肿瘤征象上,如黑色素瘤、乳腺癌和睾丸癌。原因不明的低氧血症可能提示动静脉畸形。皮肤试验、干扰素-γ释放试验和真菌感染血清学检查,是在疾病流行地区对怀疑有结核病或真菌感染性疾病尤其有帮助。

多种影像学检查可用于评估 SPN,包括后前和侧位胸片、胸部 CT 扫描和 PET。CT 扫描,特别是薄层扫描由于成本效益高,在 SPN 的常规评估中已作为常见手段。实际上,许多 SPN 是由于其他原因需要行胸部 CT 检查才被首次发现并评估的。胸部 CT 扫描可用来评估结节本身和纵隔潜在的淋巴结病变。上腹部影像可以评价肾上腺有无转移。最近的数据也表明,使用 CT 影像在肺癌高危人群筛查中有潜力(详见第 101 章)。

两种影像学特征在一定程度上有助于预测病变是良性的:钙化和长时间病变无增大。如果钙化遵循以下四种模式之一,那么 SPN 更可能是良性的:①中央钙化;②环状或晕状;③弥漫性斑点状钙化或④致密、不规则钙化,被称为爆米花钙化。然而,值得注意的是,SPN 内小而偏心的钙化可能是由恶性肿瘤嵌于瘢痕组织所致。将 SPN 的大小与先前的图像(如果有可用的话)进行比较,是估计其生长特征的一个良好方法。

其他影像学特征也可能有帮助。例如,多个结节聚集在一个位置往往倾向于感染而不是恶性。然而,影像学特征,如病变形状、位置、病变边缘或空洞的形成对于区分良恶性 SPN 并不可靠。有些影像学特点并不能明确病变性质,但病变呈分叶状和体积较大往往与恶性肿瘤有关。

PET 显像是一种有效且无创性评价 SPN 的方法。一项荟萃分析显示,PET 扫描对恶性 SPN 的敏感性和特异性分别约为 87% 和 83%。联合 PET－CT 检查较单独行 PET 或 CT 检查对恶性结节的诊断更加敏感。但对于直径 <7mm 的结节,PET 扫描灵敏度较低。此外,低代谢活性的肿瘤可能出现假阴性,如类癌和原位腺癌(以前被称为细支气管肺泡癌)。这是由于葡萄糖转运蛋白－1 缺乏,从而导致氟脱氧葡萄糖(FDG)摄取降低。另一方面,一些非恶性病变可能发生假阳性,如活动性感染(如结核和真菌感染)和一些炎症性疾病(如结节病和类风湿结节)。PET－CT 的结果并不能明确或排除恶性肿瘤,不应被认为等同于组织诊断。然而,对于具有 >7mm 的 SPN 的低风险患者而言,常规 PET－CT 检查还是具有较高的阴性预测价值的。

当有恶性肿瘤病史的患者出现 SPN 时,需要特别注意。在这些情况下,组织病理诊断可能是一个关键的诊断步骤,因为肿瘤转移的明确证据表示患者需要进一步治疗。尤其是对于有软组织肉瘤、黑素瘤和结肠癌患者,肺"转移瘤切除术"可能对其生存有利。另一方面,对于有癌症病史的患者,SPN 并不能被确定是否为转移病灶,因为要么 SPN 是良性的,要么是另一种可治疗的原发性恶性肿瘤。以下情况发生转移的可能性更大:①已知的原发肿瘤是腺癌;②在原发肿瘤治疗后 12 个月内出现肺部损伤;③患者年轻且不吸烟;④原发肿瘤与转移的淋巴结相关;或⑤结节位于边缘或下叶。在没有已知的肺外恶性肿瘤的情况下,SPN 为转移的可能性不到 5%。

总的来说,以下四个临床特征通常被认为是良性病变:①结节超过 2 年未增大;②没有恶性肿瘤的危险因素;③影像学上提示存在特征性钙化灶;④年龄 <35 岁。恶性肿瘤的可能性不能基于任何单一的特征准确估计,但其风险会随着年龄、吸烟史和结节大小的增加而增加。

管理

影像监测

对 SPN 患者的管理包括掌握好一个平衡,那就是对于良性病变,应限制不必要的肺切除数量,而对于恶性病变,则应尽可能对潜在病变行根治性切除。特别重要的是,与未治疗的癌症患者的高死亡率相比,1A 期非小细胞肺癌的生存率相对较高。

　　前面部分描述的临床和影像学特点有助于确定恶性肿瘤发生的可能性。最初的诊断和管理决策应基于发生恶性肿瘤的可能性、患者意愿、年龄以及其他并发症情况实现个体化。然而,2005 年的 Fleischner 学会指南描述了一个实用的管理 35 岁以上 SPN 患者的标准方法。指南为使用高分辨率 CT 扫描复查推荐了具体的时间表,并帮助减少了不必要的影像检查和辐射暴露。它们是为那些偶然发现的 SPN 而制订的,而不是为那些与潜在疾病或已知恶性肿瘤相关的 SPN 患者制订的。在这些病例中,随访是由两个主要因素决定的:结节大小和患者患肺癌的风险。肺癌风险被定义为低风险(极少或无吸烟史及其他已知危险因素)或高风险(吸烟史或其他已知危险因素)。结节的大小取决于结节的最大直径。推荐建议见表 38 – 1。

表 38 – 1	肺结节随访指南
SPN 直径与恶性肿瘤的临床危险因素	随访建议
结节 ≤4mm 的低危患者	无须随访
结节 ≤4mm 的高危患者	12 个月时 CT 随访;若无变化,无须进一步随访
结节 >4mm 的低危患者	12 个月时 CT 随访;若无变化,无须进一步的随访
结节 >4mm 的高危患者	最初在 6 ~ 12 个月 CT 随访,若无变化,然后在 18 ~24 个月随访
结节 >6mm 的低危患者	最初在 6 ~ 12 个月 CT 随访,若无变化,然后在 18 ~24 个月随访
结节 >6mm 的高危患者	最初在 3 ~6 个月 CT 随访,若无变化,然后在 9 ~ 12 个月和 24 个月随访
结节 >8mm 的低危或高危患者	在大约 3 个月、9 个月和 24 个月时 CT 随访,行动态增强 CT、PET 和(或)活检
非实性(磨玻璃)或部分实性结节	可能需要更长时间的随访,以除外不活跃的腺癌或生长缓慢的良性肿瘤

磨玻璃影(GGO),尽管严格来说未被归类为 SPN,需要具体考虑。GGO 的 CT 表现为肺部局灶性、非钙化、模糊影,其内无模糊的血管结构和支气管充气征。其在 CT 扫描中表现为常见的非特异性改变,与其他病变在影像学表现(包括肺纤维化、肺水肿、急性呼吸窘迫综合征和其他肺部感染,如卡氏肺孢子菌病和真菌性肺炎)上有广泛差异。然而,GGO 结节的持续存在可能代表恶性肿瘤,特别是原位腺癌。最近一项回顾性研究通过对前后一系列 GGO 结节的影像以及在某些病例中行结节活检和切除进行了评估。然而在随访期间,约 90% 的 GGO 消散或未增大,那些随时间推移增长的或逐渐变实的 GGO 与恶性肿瘤密切相关,特别是腺癌。因此,对持续存在的 GGO 结节进行长达 5 年的影像学监测对于评估它们是否是生长缓慢的腺癌是必需的。

从通过连续影像监测的"观察等待"方法,到更明确的干预决定的转变,通常是基于 SPN 的外观或生长的变化。SPN 的增长率可以通过测量其倍增时间(DT)来确定,DT 是指结节体积的加倍(而不是指直径)。DT 是从球体的公式推导出来的:$V = 4r^3$,其中 V 为体积,r 为半径。例如,一个直径 1cm 的结节,体积翻倍直径只增加了 26%。通常,非常缓慢的(>2 年)或非常快(<7 天)的 DT 提示良性病变,但这并不是绝对的。

干预:活检和切除

在具有恶性肿瘤相关危险因素的患者中,存在 >8mm 的或发现间歇性生长的结节时,通常需要组织病理学检查。诊断技术包括纤维支气管镜或经皮肺穿刺活检。偶尔,楔形切除术是首先被考虑的组织活检方法。活检方式的选择取决于几个因素,如结节的大小、位置(中心或外周)、方法的可操作性以及地区专业技能。

纤维支气管镜检查可以通过几种不同的方法获取组织,如标准支气管镜、导航支气管镜和支气管内超声(EBUS)支气管镜(详见第 7 章)。对于直径 >2cm 的中央型病灶,标准纤维支气管镜检查是一种有效的检查方法,报道表明整体敏感性达 88%。标准支气管镜检查并发症并不常见,通常较少(主要并发症发生率 <1%)。用于支气管镜检查的方式包括对可见的中央型病灶钳夹活检、灌洗和刷检。对于直视下可见的支气管内病灶,直接钳取活检阳性率最高(74%),其次是灌洗、刷检(分别为 48% 和 59%)。

标准支气管镜的敏感性对于周围病变是降低的,特别是周围小结节病变。在不同的系列研究中显示标准支气管镜检查对 <2cm 的周围病变的敏感性为 10%~50%。与增加活检次数一样,使用荧光支气管行活检检查提高了诊断的敏感性。目前指南建议获得多达 6 个活检样本。另一个提高支气管镜活检结果的方法是在 CT 影像上寻找支气管影像(支气管延伸到或包含在 SPN 内)。

标准支气管镜检查的辅助技术包括导航支气管镜及 EBUS。导航支气管镜是使用电磁探头,帮助引导导管穿过周围气道到达病灶。对于更加靠近周边的病灶来说,这是一个有价值的选择,但其只能在专门的医疗中心进行。支气管内超声波检查法是在导管末端放置一个小的超声探头,它被插入标准支气管镜或扩展的工作通道中进行操作。EBUS 可以360°实时地通过超声对外周气道及其周边进行观察。导航支气管镜和EBUS 提高了周围病变的诊断率(可达 82%),其并发症发生率与标准支气管镜相似。

对于难以通过支气管镜到达的周围结节,应考虑在透视下或经超声及CT 引导下经胸壁穿刺活检术(TTNA)。TTNA 对周围病变的诊断敏感性有报道显示 >90%,高于支气管镜检查的敏感性。敏感性取决于几个因素,包括结节的大小和位置、穿刺针的大小、穿刺次数,以及有无现场细胞学检查。然而,气胸的发生常使 TTNA 比支气管镜检查更加复杂。据报道,在操作过程中出现少量气胸的发生率约为 25%,需要胸腔闭式引流的较严重气胸的发生率约为 5%。增加气胸风险的危险因素包括潜在的慢性阻塞性肺疾病(COPD)和结节距胸壁的距离过长。

通过支气管镜或经皮 TTNA 获取的病理标本如果为非特异性或无明确诊断结果,则需要仔细进行临床和影像学随访。如果临床上高度怀疑为恶性肿瘤,穿刺的"阴性"发现不能排除再次活检或对手术切除可能性的评估。如果通过 TTNA 诊断为恶性肿瘤,应考虑用支气管镜对中央气道进行评价。

专家们主张通过开胸手术或电视辅助胸腔镜手术(VATS)作为获取SPN 组织活检的一线方法。与支气管镜或经皮肺穿刺相比,胸腔镜活检对病变诊断的敏感性和特异性几乎为 100%,此方法费用昂贵且创伤性较大,但提供了一个不错的替代方法。然而,其并发症风险比较小创伤取样技术要高。在手术过程中,较小的结节或 GGO 有时难以触及,可能需要导丝插入或染色标记辅助定位。

一旦确诊,手术切除仍是Ⅰ期非小细胞肺癌的标准治疗方法。可通过开胸或电视胸腔镜完成肿物切除。目前的经典做法为对恶性结节进行肺叶切除。然而,更新的前瞻性研究表明,具有治疗目的的肺段切除术可能是特定患者群体的另一首选治疗方法。

对于无法手术或拒绝手术治疗的患者,另一种治疗方法是立体定向放射治疗(SBRT)。这种治疗方法精确地将射线定位于肿瘤,同时尽量减少对周围组织的辐射,从而限制了"附带损害"。这种治疗方法适合于那些确诊为恶性肿瘤且不宜手术的患者。对于存在可能的并发症使得活检不安全而没有组织病理学诊断的患者而言,这也是经验治疗的一个潜在选择。虽然没有大型随机研究对Ⅰ期肺癌患者行SBRT治疗和肺叶切除术进行比较,一些观察性研究表明,SBRT可使病变达到局部控制,其效果与手术切除相似。

结论

SPN管理的总体目标是明确良恶性疾病,并给予适当的治疗。达到这些目标需要对患者的病史、体格检查和放射学结果进行全面的临床评估,以估计癌症的可能性。患者的手术风险和个人意愿也有助于对治疗方法的确定。CT成像监测结果的标准建议,有助于指导后续影像学随访。决定行组织学诊断的依据是癌症的临床可能性以及随时间的推移,病变影像学特点的变化情况。对于较大的中央结节,应考虑行标准支气管镜检查。导航支气管镜和EBUS是气管镜检查的两项辅助技术,可以提高对周围病变的诊断敏感性。TTNA具有较高的外周结节诊断率,但也具有较高的发生气胸的风险。有时,对于应用其他方法无法确诊,但高度怀疑肿瘤的患者,手术切除和放射治疗仍然是良好的经验治疗选择。

(张永祥 译)

参考文献

1. MacMahon MB, Austin JH, Gamsu G, et al. Guidelines for management of small pulmonary nodules detected on CT scans: A statement from the Fleischer Society. *Radiology*. 2005;237(2):395.
2005年弗莱什纳学会孤立性肺结节治疗指南。

2. Patel VK, Naik SK, Naidich DP, et al. A practical algorithmic approach to the diagnosis and management of solitary pulmonary nodules. *Chest.* 2013;143(3):825 – 839.
对肺结节影像学特征和成像方式的回顾分析。

3. National Lung Screening Trial Research Team; Aberle DR, Adams AM, et al. Reduced lung-cancer mortality with low-dose computed tomographic screening. *N Engl J Med.* 2011;365(5):395 – 409.
一项纳入 50 000 例以上患者的大型 NLST 试验评估了多排低剂量螺旋 CT 在肺癌高危患者筛查中的应用。

4. Baaklini WA, Reinoso MA, Gorin AB, et al. Diagnostic yield of fiberoptic bronchoscopy in evaluating solitary pulmonary nodules. *Chest.* 2000;117:1049 – 1054.
其诊断价值随着结节大小的减小而降低。

5. Chang B, Hwang JH, Choi Y, et al. Natural history of pure ground-glass opacity lung nodules detected by low-dose CT scan. *Chest.* 2013;143(1):172 – 178.
有关磨玻璃密度结节筛查的近期试验。

6. Batra P, Brown K, Aberle DR, et al. Imaging techniques in the evaluation of pulmonary parenchymal neoplasms. *Chest.* 1992;101:239.
总结目前胸片、CT 扫描和磁共振成像在评估肺阴影中的作用。

7. Collard JM, Reymond MA. Video-assisted thoracic surgery (VATS) for cancer: risk of parietal seeding and of early local recurrence. *Int Surg.* 1996;81:343.
在通过肋间组织取出标本之前,应采取特别的预防措施(如将标本包在内囊中)。

8. Cummings SR, Lillington GA, Richard RJ. Estimating the probability of malignancy in solitary pulmonary nodules: a Bayesian approach. *Am Rev Respir Dis.* 1986;134:449.
提供一个可能性百分比和方法来确定单个患者患癌症的风险。这些信息可能有助于确定采用保守或积极的诊断方法。

9. Cummings SR, Lillington GA, Richard RJ, et al. Managing solitary pulmonary nodules: the choice of strategy is a "close call." *Am Rev Respir Dis.* 1986;134:453.
用于评估孤立性肺结节的决策分析,考虑了手术、治疗和延迟治疗的风险。作者建议患者在决策过程中发挥积极作用。

10. Goldberg SK, Walkenstein MD, Steinbach A, et al. The role of staging bronchoscopy and the preoperative assessment of a solitary pulmonary nodule. *Chest.* 1993;104:94.
一项纳入 33 例患者的回顾性分析。其中 23 例无症状的恶性孤立性肺结节患者未发现支气管内膜疾病。作者主张对难以识别的孤立性肺结节患者放弃常规分期纤维支气管镜检查。

11. Gould MK, Maclean CC, Kuschner WG, et al. Accuracy of positron emission tomo-

graphy for diagnosis of pulmonary nodules and mass lesions. *JAMA*. 2001;285:914 – 924.

利用 Medline 和 Cancerlit 对 1966—2000 年数据资料进行必要的荟萃分析,以评估 FDG – PET 对恶性局灶性肺结节的诊断准确性。

12. Gupta N, Gill H, Graeber G, et al. Dynamic positron emission tomography with F-18 fluorodeoxyglucose imaging in differentiation of benign from malignant lung/mediastinal lesions. *Chest*. 1998;114:1105.

恶性和良性病变的时间 – 活动曲线特征明显。恶性病变中可见持续摄取,提示 PET 扫描在其他影像学检查不能明确的患者中的作用。

13. Henschke CI, McCauley DJ, Yankelevitz DF, et al. Early lung cancer action project: overall design and findings from baseline screening. *Lancet*. 1999;354:99.

在对 1000 例吸烟者进行的前瞻性研究中,研究人员使用螺旋 CT 扫描,在 233 例吸烟者中检测到非钙化结节(23%),其中 27 例(12%)随后被发现患有肺癌。这 27 例患者中只有 7 例患者的病灶在胸片上可见。

14. Huston J Ⅲ, Muhm JR. Solitary pulmonary nodules: evaluation with a CT reference phantom. *Radiology*. 1989;170:653.

描述 CT 参考体模技术和其应用。

15. Khan JH, McElhinney DB, Rahman SB, et al. Pulmonary metastases of endocrine origin: the role of surgery. *Chest*. 1998;114:526.

类癌、甲状腺、嗜铬细胞瘤、甲状旁腺肿瘤伴肺转移者,在原发肿瘤控制良好、无胸外病变、肺功能满意的情况下,应行手术切除。

16. Lewis RJ, Caccavale RJ, Sisler GE, et al. One hundred video-assisted thoracic surgical simultaneously stapled lobectomies without rib spreading. *Ann Thorac Surg*. 1997; 63:1415.

对于 1.5~8cm 的病变,经胸腔镜行肺叶切除术的结果与开放手术的结果相似。平均住院时间不到 3 天。

17. Levine MS, Weiss JM, Harrell JH, et al. Transthoracic needle aspiration biopsy following negative fiberoptic bronchoscopy in solitary pulmonary nodules. *Chest*. 1988; 93:1152.

作者认为非诊断性 TTNA 更应该用于良性孤立性肺结节而不是恶性,并指出该手术不能成为选择或反对最终切除的决定性因素。

18. Libby DM, Smith JP, Altorki NK, et al. Managing the small pulmonary nodule discovered by CT. *Chest*. 2004;125:1522 – 1529.

一项对既往无恶性肿瘤史的吸烟者的前瞻性、非对照性研究,还包括对 CT 筛查和肺癌相关文献的回顾。

19. Lillington GA. Management of solitary pulmonary nodules. *Dis Mon*. 1991;37:274.
一项关于孤立性肺结节的详细回顾分析,其中描述了几项决策分析研究,表明患者意愿对管理策略的重要性。

20. O'Keefe ME Jr, Good CA, McDonald JR, et al. Calcification in solitary nodules of the lung. *AJR Am J Roentgenol*. 1957;77:1023.
描述了良性钙化的特征,偏心钙化可发生在恶性病变。

21. Mack MJ, Hazelrigg SR, Landreneau RJ, et al. Thoracoscopy for the diagnosis of the indeterminate solitary pulmonary nodule. *Ann Thorac Surg*. 1993;56:825.
一项纳入了 242 例以胸腔镜下切除活检为主要诊断方法的孤立性肺结节患者的多机构回顾性分析。其中所有患者均得到明确诊断。在参考文献之后进行了详细讨论,明确了有关这个手术的几个争议领域。

22. McCormack PM, Ginsberg KB, Bains MS, et al. Accuracy of lung imaging in metastases with implications for the role of thoracoscopy. *Ann Thorac Surg*. 1993;56:863.
一项回顾性研究,其中 42% 的患者的 CT 扫描结果与病理结果不同(病理提示患癌的患者比 CT 报告的多 18 例)。由于胸腔镜检查不允许人工触诊肺以定位肺表面未发现的病变,使用胸腔镜切除术作为最终手术的正确性受到质疑。

23. Naidich DP, Sussman R, Kutcher WL, et al. Solitary pulmonary nodules:CT-bronchoscopic correlation. *Chest*. 1988;93:595.
回顾性分析了 65 例经薄层 CT 扫描提示支气管阳性征的患者,并报告了其阳性的价值。支气管征阳性者中有 60% 可经支气管镜检查确诊。

24. Swensen SJ. An integrated approach to evaluation of a solitary pulmonary nodule. *Mayo Clin Proc*. 1990;65:173.
一项回顾性分析,同时确定 TNM 分期,并提供了许多参考资料。

25. Reichenberger F, Weber J, Tamm M, et al. The value of transbronchial needle aspiration in the diagnosis of peripheral pulmonary lesions. *Chest*. 1999;116:704.
本文回顾性分析了 172 例(其中有 126 例恶性肿瘤)患者,其经支气管针吸活检的诊断阳性率由 35% 提高到 51%。

26. Tan BB, Flaherty KR, Kazerooni EA, et al. The solitary pulmonary nodule. *Chest*. 2003;123:89S–96S.
基于当前文献的回顾分析,给出了有关成像方式和术前获取组织的建议。

27. Tschernko EM, Hofer S, Bieglmayes C, et al. Early postoperative stress:video assisted wedge resection/lobectomy vs conventional axillary thoracotomy. *Chest*. 1996;109:1636.

在本研究中,22 例患者接受胸腔镜手术,25 例患者接受腋下小切口开胸术治疗肺结节,其中胸腔镜组术后疼痛较轻,氧合更佳。

28. Gould MK, Fletcher J, Iannettoni MD, et al. Evaluation of patients with pulmonary nodules: when is it lung cancer? ACCP evidence-based clinical practice guidelines (2nd edition). *Chest*. 2007;132:108S – 130S.

 2007 年 ACCP 肺癌诊断和治疗指南。

29. Rivera MP, Mehta AC. Initial diagnosis of lung cancer: ACCP evidence-based clinical practice guidelines (2nd edition). *Chest*. 2007;132:131S – 148S.

 2007 年 ACCP 肺癌诊断和治疗指南。

30. Geraghty PR, Kee ST, McFarlane G, et al. CT-guided transthoracic needle aspiration biopsy of pulmonary nodules: needle size and pneumothorax rate. *Radiology*. 2003; 229(2):475 – 481.

 TTNA 并发症发病率及意义。

31. Schuchert MJ, Abbas G, Awais O. Anatomic segmentectomy for the solitary pulmonary nodule and early-stage lung cancer. *Ann Thorac Surg*. 2012;93(6):1780 – 1785.

 应用解剖学肺段切除术治疗恶性孤立性肺结节。

32. Baumann P, Nyman J, Hoyer M, et al. Outcome in a prospective phase Ⅱ trial of medically inoperable stage Ⅰ non-small-cell lung cancer patients treated with stereotactic body radiotherapy. *J Clin Oncol*. 2009;27(20):3290 – 3296.

 立体定向全身放射治疗在孤立性肺结节经验性治疗中的应用。

第39章

纵隔肿物

Timothy M. Fernandes

引言

　　纵隔位于两侧胸腔之间,胸骨之后,脊柱侧面,上为颈部入口,下达膈肌。这个区域可分为三个解剖室,对其的了解有助于缩小可能出现在其上的肿块的鉴别诊断差异。在这一区域内有心脏及出入心脏的大血管、食管、气管、胸腺、神经及淋巴组织等,所以它是重要生命器官所在的部位。中间包间,有时被称为内脏室,包含心包和远端气管、主要支气管及其相关淋巴结。后室从心包的后部延伸至脊柱和椎旁沟。这个隔间包括降主动脉、食管、交感神经节和周围神经。

临床表现

　　在纵隔腔中出现的肿块,在症状或缺乏症状的情况下是非常多变的。在成人中,约50%的纵隔肿瘤是无症状的,并且在胸部射线检查中被偶然发现。然而,其在儿童中的表现可能很微妙,如咳嗽或模糊的疼痛。正常纵隔被增大的肿瘤压缩时可能会发生特殊的变化,可以为进一步的研究提供线索。在前腔室,伴随着肿物的生长会压缩气道,引起复发性肺炎、喘息和咯血,或在肺功能测试中看到胸腔内梗阻。中间纵隔的肿物也可能导致气道压缩。喉返神经是在中间纵隔发现的。它通常主要分布于左主支气管下,并且它的中断产生了声音嘶哑和左声带麻痹。膈神经起源于脊髓的颈根,穿过纵隔神经支配横膈膜,并且它的破坏可能导致偏侧膈增厚。后纵隔腔也含有交感神经链神经节,如果被切断,就会导致霍纳综合征与经典的上睑下垂(下垂的上睑下垂)、瞳孔缩小(小瞳孔)和无汗症(缺乏汗液)。霍纳综合征经常出现于胸廓近气道附近的肿块,这些可能压迫上腔静脉,导致面部肿胀和多血症(上腔静脉综合征)。

　　纵隔肿块(恶性和良性)起源于纵隔腔内的结构,可引起相关症状、副肿瘤综合征或其他系统性疾病。纵隔的淋巴瘤可能出现"B 症状",包括发热、盗汗和体重减轻。胸腺瘤是在前纵隔腔中发现的,与重症肌无力感密切相关,可能表现为复视、肌无力或易疲劳。其他与胸腺瘤相关的罕见疾病包括红细胞再生障碍性贫血(发病率为 5%)和低加血脂症(发病率为 5%~10%)。甲状旁腺瘤可伴有甲状旁腺功能亢进,导致高钙血症及其相关特征。甲状旁腺瘤可能在临床上表现为嗜铬细胞瘤的特点,包括间歇性冲洗、头痛和出汗。胸腔内甲状腺肿大可能偶尔与甲状腺毒症有关。

诊断

纵隔肿块的评估是由鉴别诊断指导的,部分是由解剖位置和患者的年龄决定。常规胸片应仔细评估纵隔异常。在前位(AP)位或后前(PA)位视图中,沿副轴的细微密度可能暗示着肿块的存在,但纵隔腔的扩大是一个更有特征的信号。在 PA 视图的横向直径中,正常纵隔应 <8cm。侧膜有助于定义纵隔腔的隔层。胸骨后清除空间、逆行空间,以及主动脉肺窗都要仔细检查。与先前的影像学比较,可以帮助诊断细微的异常。

胸部 CT 与静脉造影可以作为一线诊断纵隔肿块的成像方式。胸部 CT 提供了在血管或其他结构上准确判断肿块位置的能力。组织衰减也可能提示肿块的病因学。MRI 很少用于鉴别纵隔肿块本身,尽管它可能对神经源性肿块和肠前肠重复囊肿很有用。此外,MRI 可以提供有关血管介入和组织层面侵袭的信息,能区分囊肿和实体肿瘤。其他影像学方式可根据相关病理学来考虑。放射性核苷酸扫描对某些诊断有帮助。甲状腺[123]I 扫描(甲状腺肿块和甲状腺肿碘苄胍)、MIBG 扫描(疑似嗜铬细胞瘤和神经胶质细胞)和塞斯塔米扫描(对于甲状旁腺起源的肿块)都有临床怀疑的价值。全身 PET - CT 对于排除转移性疾病(尤其是淋巴瘤)很有用,这可能很容易达到。实验室检查可能会有帮助。年轻男性存在前纵隔肿块应怀疑为生殖细胞瘤(GCT)。在 GCT 中发现胎蛋白(AFP)和β-人绒毛膜促性腺激素(β-hCG)水平升高。其他实验室测试可能会有所帮助,但取决于疑似病因。甲状腺功能测试在诊断功能性甲状腺肿或胸腔内甲状腺方面可能会有帮助。血清钙、磷酸盐和甲状旁腺激素水平对甲状旁腺瘤很有用。在椎旁肿块患者中,可能会怀疑副神经节瘤和嗜铬细胞瘤。这些肿瘤通常产生去甲肾上腺素或肾上腺素;测定 24 小时尿液甲氧基肾上腺素、高香草酸和香草基扁桃酸比血浆游离甲氧基肾上腺素对诊断这些肿瘤来说更敏感。

最终,需要组织诊断来确定可疑恶性肿瘤的治疗方案。近年来,微创技术的应用,如经皮针 CT 或超声引导下的活检、支气管内超声及经支气管穿刺针,获得纵隔肿块的活检已经变得更加普遍。穿刺或内镜超声与细针穿刺(EUS - FNA)应被认为是病变的第一道线。在最近对 140 例纵隔肿瘤患者的研究中,穿刺的使用证实了 93% 的病因(所有患者,88% 为恶性病变,96% 为良性病变),并在 80% 的病例中避免了应用更多的侵入性技术,如纵隔镜或胸廓造口术。随着流式细胞术的应用,穿刺在诊断疑似淋巴瘤方面已变得非常有效。Anderson 在一个系列中证实 EBUS - TBNA 在诊断淋巴瘤方面的敏感性为 91%,特异性为 100%,阳性预测值为 100%,阴性预测值为 93%。对于中纵隔重复囊肿,针引流术可提供诊断和治疗价值。对于后纵隔食管旁病变,取活检具有一定的临床应用价值。应用针刺活检法的一个重要例外是可疑胸腺瘤,据报道这种方法可能会出现针道转移。对于局部浸润性转移性疾病、疑似淋巴瘤和表现为粗大淋巴结肿大的恶性肿瘤,微创的方法应首先用于诊断,因为手术切除不是初始治疗的一部分。此外,GCT 通常先用化学放射治疗,然后再进行手术切除,因此应在此基础上尝试微创诊断方法。对于有症状的可疑为良性病变的患者,以及疑似胸腺瘤需要切除的病例,应首先考虑纵隔镜检查。考虑到患者一旦卧床处于麻醉状态后有气道和大血管受压风险,应计划进行大前纵隔肿块手术。在清醒状态下坐着插管,然后进行常规麻醉有时是更为谨慎的选择。

病因学

总的来说,恶性和良性纵隔肿块的发生频率因年龄而异。在儿童中,大约 50% 的纵隔肿块是恶性的,神经来源的肿瘤约占所有病变的 33%。儿童时期常见的其他恶性肿瘤包括淋巴瘤(14%)和畸胎瘤(10%)。儿童时期出现的非恶性纵隔肿块倾向于胸腺。胚胎发育产生增生或囊性残留(如支气管囊肿、肠内囊肿或心包囊肿)。一旦进入成年期,霍奇金和非霍奇金淋巴瘤的发生率以及 GCT 的增加,使得 20~40 岁患者发现肿块的可能性更大。主要涉及成年患者的系列报告发病率差异较大。结合 13 项已报道的 2399 例患者的研究,得出了纵隔病变的平均(范围)百分比:神经源性肿瘤(20.7%,14%~36%);胸腺瘤(19.1%,10%~27%);囊肿(18.3%,0%~26%);淋巴瘤（12.5%，5%～23%）；生殖细胞肿瘤（10%，5%～29%）；内分泌肿瘤（6.4%，0%～23%）；间叶性肿瘤（6.0%，0%～11%）；原发癌（4.6%，0%～23%）；杂项质量（2.4%，1%～14%）。纵隔内的位置也会影响恶性肿瘤的发生。在一项大型回顾性调查中，对 400 例成年患者进行了回顾，59%、29% 和 16% 的病例发现纵隔肿块前、中、后间隔。儿童前纵隔肿块恶性的可能性与成人相比较小，而后纵隔肿块恶性的风险在年轻人增加。

神经源性肿瘤是最常见的恶性肿瘤之一，占成人的 20% 和儿童纵隔肿块的 35%。这些病变是后腔室肿块的最常见病因。在成人，这些病变中约 90% 是良性的，且常是无症状的，而在儿童中，超过 50% 的病变是恶性的。神经源性肿瘤分为由周围神经（如神经鞘瘤）产生的和神经中枢（即神经节母细胞瘤、神经母细胞瘤和少见的副交感神经节细胞）产生的。神经鞘瘤在成人中最常见，为良性，而神经母细胞瘤在儿童中最常见，为恶性。MRI 有助于确定肿瘤切除的组织平面，因为任何神经肿瘤的确切治疗都是手术切除。恶性病变应接受术后放疗。

胸腺瘤是最常见的前纵隔肿块，通常发生于 40～60 岁，在男性和女性中的发病率相同。超过 90% 的胸腺瘤可见于胸前及侧胸 X 线片。许多胸腺瘤是在诊断为合并副肿瘤综合征后发现的，如重症肌无力（有 1/3 的胸腺瘤患者，而 15% 的重症肌无力患者有相关的胸腺瘤）、红细胞再生障碍性贫血（5% 的胸腺瘤）或低丙种球蛋白血症（10% 的胸腺瘤）。大约 2/3 的胸腺瘤在手术切除时发现被包裹在厚厚的包膜中。在无局部侵袭迹象的情况下，切除胸腺瘤被认为是疾病治愈。侵袭性胸腺瘤通常涉及胸膜或其他胸腔内结构。治疗的主要方法是局部切除加术后放疗。

其他肿瘤可能起源于胸腺，但组织学和临床上与胸腺瘤不同。胸腺癌是一种侵袭性恶性肿瘤，有早期局部浸润和远处转移。这种恶性肿瘤的 EB 病毒通常为阳性，可采取切除，然后进行以顺铂为基础的化疗方案。胸腺类癌、胸腺瘤和胸腺囊肿均为前纵隔肿瘤的常见病因。

GCT 可分为良性畸胎瘤、精原细胞瘤和胚胎性肿瘤（包括非精原细胞瘤）。GCT 主要位于前纵隔，发病高峰为 30～40 岁，男性为主。良性畸胎瘤来源于三个原始生殖细胞层中的两个，并且经常含有外胚层起源的组织，如成熟的骨、牙齿或毛发。这些病变一般无症状，但建议手术切除，因为它们有转化为恶性病变的风险（虽然很小），如横纹肌肉瘤、腺癌或间变性小细胞癌。精原细胞瘤几乎只见于 20～30 岁男性。以顺铂为基础的化疗和放射治疗对精原细胞瘤有特别疗效。精原细胞瘤行手术切除后,残余的肿瘤组织往往对以顺铂为基础的化疗和放疗较为敏感。使用这种治疗方法,患者的 5 年生存率预期可超过 90%。非精原细胞瘤性 GCT 包括胚胎细胞癌、内胚层胸腺肿瘤、绒毛膜癌、卵黄囊肿瘤和混合 GCT。多数患者的 AFP 水平升高,少数有 β – HCG 升高。高水平的 AFP 和 β – HCG 被认为是非精原细胞生殖肿瘤的诊断指标,并且无须组织病理学证实。非精原细胞瘤性 GCT 为侵袭性病变,通常在诊断时已发生转移。标准治疗方法为前线化疗,通常与博莱霉素、依托泊苷和顺铂联合应用,然后手术切除残留肿块,并经常采用异环磷酰胺方案挽救化疗。尽管如此,非精原细胞瘤的预后仍然较差,预测 5 年生存率不到 50%。

淋巴瘤,包括霍奇金病和非霍奇金淋巴瘤,是纵隔最常见的恶性肿瘤之一,可发生于任一间隔。总的来说,霍奇金病的发病率低于非霍奇金淋巴瘤(分别为 25% 和 75%)。然而,在纵隔,霍奇金病占到淋巴瘤的 50%~70%。结节性硬化性霍奇金病趋向发生于前纵隔淋巴结,可累及胸腺。在淋巴瘤患者中,仅 5%~10% 存在原发性纵隔肿块。霍奇金病的发病呈双峰分布,峰值出现在 20 岁出头,然后出现在 50 岁。霍奇金病即使病变累及范围广泛至膈肌上下,由于其对联合放化疗反应良好,其治愈率仍高达 60%~70%。淋巴结肿大并延伸至肺组织分叉提示预后更差。

最常见涉及纵隔的非霍奇金淋巴瘤是大 B 细胞淋巴瘤和淋巴母细胞瘤。非霍奇金淋巴瘤常伴有晚期疾病,诊断时常伴有结外受累。大 B 细胞亚型主要影响纵隔淋巴结,并多发于 20 岁女性患者。淋巴母细胞瘤是一种侵袭性高级别淋巴瘤,与淋巴母细胞白血病密切相关,最常见于男性青少年。总的来说,与霍奇金病相比,非霍奇金淋巴瘤预后较差,尽管采取了积极的化疗方案。骨髓移植可能是必要的。

纵隔发育囊肿最常见于中间室,几乎总是良性的,除了婴儿和幼儿,通常无症状。在日本大阪某机构包含 105 例囊肿病例的回顾性分析中,45% 的囊肿起源于支气管,其次为胸腺囊肿(29%)、心包囊肿(11%)、胸膜囊肿(6%)和食管重复囊肿(4%)。在胚胎形成过程中,支气管和食管囊肿起源于喉气管沟中原始前肠的异常萌芽,心包和胸膜囊肿则起源于间皮。大多数支气管囊肿无临床症状,但约 40% 的患者可能出现胸骨后疼痛或咳嗽等症状。在有症状的患者中,简单的囊肿穿刺抽吸通常可缓解症状。手术切除是最终的治疗方法,但考虑到手术为侵入性操作,且囊肿为良性病变,故仅将其用于抽吸失败的症状性病变。间皮起源的囊肿,包括心包囊肿和胸膜囊肿,80% 以上的患者无症状,可以临床随诊。

其他非肿瘤性纵隔病变包括纵隔感染、胸内甲状腺(最常见于中间腔)、甲状旁腺瘤(常见于前纵隔)和结节病(详见第 90 章)。纵隔感染最常见于胸腔内手术后或与食管穿孔相关。这些感染通常与需氧菌和厌氧菌混合,包括类杆菌。胸部 X 线片和钡餐检查可能有助于定位食管穿孔。应采用广谱抗生素和手术引流的早期治疗。

(张永祥 译)

参考文献

1. Azizkhan RG, Dudgeon DL, Buck JR, et al. Life-threatening airway obstruction as a complication to the management of mediastinal masses in children. *J Pediatr Surg*. 1985;20:816.
   讨论了麻醉时纵隔肿块压迫气道的风险性。

2. Besznyak I, Sebesteny M, Kurchar F. Primary mediastinal seminoma. *J Thorac Cardiovasc Surg*. 1973;65:930.
   对 1973 年以前所有纵隔精原细胞瘤的文献回顾。

3. Cohen AJ, Thompson L, Edwards FH, et al. Primary cysts and tumors of the mediastinum. *Ann Thorac Surg*. 1991;51:378.
   一项超过 45 年的连续分析,突出了这期间术前评估和手术方法的改变。

4. Conkle DM, Adkins RB Jr. Primary malignant tumors of the mediastinum. *Ann Thorac Surg*. 1972;14:553.
   一项单中心的有关恶性纵隔肿块的经验;注意到了恶性病变的症状发生率高和预后不良。

5. Davis RD Jr, Oldham HN Jr, Sabiston DC Jr, et al. Primary cysts and neoplasms of the mediastinum: recent changes in clinical presentation, methods of diagnosis, management, and results. *Ann Thorac Surg*. 1987;44:229.
   一项跨越 56 年的大系列分析,突出了近年来霍奇金病和生殖细胞肿瘤患者术前对所有病变的诊断率以及生存率的提高。

6. Duwe BV, Sterman DH, Musani AI. Tumors of the mediastinum. *Chest*. 2005;128:2893 – 2909.
   Duwe 博士,前加州大学学生会肺部研究员,提出了最常见的纵隔肿瘤的明确审查。

7. Ferguson MK, Lee E, Skinner DB, et al. Selective operative approach for diagnosis and treatment of anterior mediastinal masses. *Ann Thorac Surg.* 1987;44;583 – 586.
对病因不明的前纵隔肿块的手术选择进行了讨论。

8. Marano R, Liguori C, Savino G, et al. Cardiac silhouette findings and mediastinal lines and stripes: radiograph and CT correlation. *Chest.* 2011;139(5):1186 – 1196.
本文着重于胸部 X 线片上的正常纵隔边缘,然后说明纵隔肿块如何改变这一正常边界;胸部 X 线表现与 CT 扫描进一步相关。

9. Kennedy MP, Jimenez CA, Bruzzi JF, et al. Endobronchial ultrasound-guided trans-bronchial needle aspiration in the diagnosis of lymphoma. *Thorax.* 2008; 63: 360 – 365.
本文讨论 MD 安德森癌症中心应用 EBUS – TBNA 诊断淋巴瘤的经验。

10. Maggi G, Giaccone G, Donadio M, et al. Thymomas: a review of 169 cases, with particular reference to results of surgical treatment. *Cancer.* 1986;58;765.
这个大型病例系列研究讨论了肿瘤的侵袭性及其对预后的影响。

11. Ribet ME, Cardot GR. Neurogenic tumors of the thorax. *Ann Thorac Surg.* 1994;58: 1091.
与成人相比,儿童更容易出现症状,以及合并神经细胞(或神经鞘)肿瘤,其恶性肿瘤的发病率更高。

12. Rubush JL, Gardner IR, Boyd WC, et al. Mediastinal tumors: review of 186 cases. *J Thorac Cardiovasc Surg.* 1973;65;216.
纵隔肿块在综合医院人群中的分布。很好的比较表,其回顾了不同系列的文献。

13. Strollo DC, Rosado de Christenson ML, Jett JR. Primary mediastinal tumors, part 1: tumors of the anterior mediastinum. *Chest.* 1997;112;511.
这篇由两部分组成的文献就前纵隔肿瘤的研究进展做了深入回顾。

14. Strollo DC, Rosado de Christenson ML, Jett JR. Primary mediastinal tumors, part 2: tumors of the posterior mediastinum. *Chest.* 1997;112;1344.
本文的第二部分着重于分析纵隔中部和后部的肿块。

15. Suster S, Rosai J. Thymic carcinoma: a clinicopathologic study of 60 cases. *Cancer.* 1991;67;1025.
作者描述了两种不同的胸腺癌病理表现:一组预后较好,5 年生存率超过 50% ,而另一组则表现为快速进展和致死性疾病。

16. Takeda S, Miyoshi S, Minami M, et al. Clinical spectrum of mediastinal cysts. *Chest.* 2003;124;125 – 132.

一家日本机构讨论了他们在纵隔囊肿方面的经验,并着重于儿童和成人不同的特征。

17. Weinreb JC, Naidich DP. Thoracic magnetic resonance imaging. *Clin Chest Med.* 1991;12;33.

作者讨论了 MRI 在评价纵隔中的有限用途。

18. Whooley BP, Urschel JD, Antkowiak JG, et al. Primary tumors of the mediastinum. *J Surg Oncol.* 1999;70;95 – 99.

为纵隔原发性恶性肿瘤的外科治疗提供了新的思路。

19. Wychulis AR, Payne WS, Clagett OT, et al. Surgical treatment of mediastinal tumors: a 40-year experience. *J Thorac Cardiovasc Surg.* 1971;62;379.

单中心关于在常规支气管镜检查之前对纵隔肿块行外科治疗方面的经验。

20. Yasufuku K, Nakajima T, Fujiwara T, et al. Utility of EBUS-TBNA in the diagnosis of mediastinal masses of unknown etiology. *Ann Thorac Surg.* 2011;91;831 – 836.

作者介绍了对病因不明的纵隔肿块患者应用 EBUS 检查在明确诊断和避免进一步手术方面的经验。

第40章 嗜酸性粒细胞性肺疾病

Timothy M. Fernandes

引言

从参与机体过敏反应到对抗寄生虫,嗜酸性粒细胞在人体免疫中起着不同的作用。当这些功能在呼吸系统出现问题时,嗜酸性粒细胞性肺疾病随即发生。嗜酸性粒细胞性肺疾病本质上具有相似的病因,那就是肺内嗜酸性粒细胞聚集。嗜酸细胞因子,即 IL-5、IL-6 和 IL-10,大量出现于受累肺段的支气管肺泡灌洗液(BAL)中,这与强烈炎症反应导致的嗜酸性粒细胞聚集相一致。嗜酸性粒细胞性肺疾病受累肺叶活组织检查显示嗜酸性粒细胞增多,但在 BAL 中,嗜酸性粒细胞或外周血中嗜酸性粒细胞占比不一定增多。嗜酸性粒细胞肺炎可分为已知病因和未知病因两类。

已知病因的嗜酸性粒细胞性肺炎

寄生虫和真菌感染相关的嗜酸性粒细胞性肺疾病

在世界范围内,嗜酸性粒细胞性肺疾病最常见的病因是寄生虫一过性感染。Wilhelm Löffler 于 1932 年首次描述了一系列肺部浸润影伴有外周血嗜酸性粒细胞增多的患者。在这些病例中,所有患者都与四种蠕虫中的一种感染相关:蛔虫(蛔虫或粪类圆线虫)或钩虫(十二指肠钩虫或美洲钩虫)。随后,对于患者存在的暂时性和游走性肺浸润影、外周血嗜酸性粒细胞增多和轻微的肺部症状(如咳嗽和喘息)的一系列表现称之为 Löffler 综合征,这与蠕虫感染导致幼虫经过肺组织相关。人蛔虫感染仍然是全世界 Löffler 综合征的最常见原因,患者通常表现为低热和干咳,偶有咯血。

蛔虫和类圆线虫广泛存在于世界各地。寄生虫在人体中的生命周期是从虫卵被宿主从污染的土壤中摄入开始。虫卵在小肠内孵化,然后幼虫进入内脏循环,最终迁移到肺循环。幼虫进入肺泡并爬升到大气道,之后被吞咽进入胃肠道,并繁殖完成其生命周期,其在肺部的生命周期大约为两周。当幼虫穿过肺部则出现相应症状,幼虫可在痰液中被发现,之后不久,外周血嗜酸性粒细胞数目达到高峰。通常,直到呼吸道症状消失数周后,粪便虫卵检查才呈阴性。一般情况下,这些感染是自限性的,但可能需要使用抗蠕虫药物,如甲苯达唑进行治疗。

其他寄生虫感染则直接侵犯肺实质,可能导致更严重的慢性肺部并发症。肺吸虫,如并殖吸虫,主要存在于非洲中部或东南亚,其感染与食入未煮熟的或生蟹肉有关。这种吸虫侵入肺部,可能导致胸腔积液以及含有卵子的巧克力色痰液。另一种更具侵袭性的寄生虫则是可引起棘球蚴病的绦虫。绦虫通常在犬类中被发现,但也可感染人类。囊肿样病变常见于肺和肝,患者通常无症状,直到增大的囊腔压迫周围组织才产生相应症状。治疗通常包括应用足疗程的抗蠕虫药物甲苯达唑,然后需要手术切除囊腔。

热带肺嗜酸性粒细胞增多症是一种独立的疾病,这种疾病是在感染丝虫、班氏丝虫或马来丝虫的线虫后发生的,其会阻塞淋巴系统("淋巴丝虫")。它们分布于热带地区,其中,印度、东南亚和非洲部分地区发病率最高。丝虫病产生强烈的嗜酸性粒细胞介导的炎症反应,伴有 IgE 和抗丝虫抗体水平升高。患者表现为喘息、阵发性咳嗽、发热和体重减轻等症状。所有到过流行地区并出现难治性哮喘和外周嗜酸性粒细胞增多超过 $3000/mm^3$ 的患者,应考虑由丝虫感染引起的热带嗜酸性粒细胞增多症的诊断。及时诊断热带嗜酸性粒细胞增多症非常重要,因为其症状通常在 21 天乙胺嗪治疗后即可缓解。延误诊断可能会导致长期并发症,如肺纤维化或慢性支气管炎。

其他非蠕虫感染也可能导致外周血和肺内嗜酸性粒细胞增多。球虫病在美国西南部很常见,在其他地方有更详细的讨论。由于难以从组织培养中分离出病原体,其常被误诊为特发性嗜酸性粒细胞性肺炎。ABPA 是一种对普遍存在的真菌烟曲霉的超敏反应。患者经常会出现咳嗽、咳棕色痰、中心性支气管扩张、IgE 升高和发热。ABPA 患者的肺部病理检查可能表现为肺间质嗜酸性细胞浸润伴细支气管炎和黏液嵌塞。

药物和毒素导致的嗜酸性粒细胞性肺疾病

　　药物和毒素暴露是导致嗜酸性粒细胞性肺疾病的另一常见原因,应包括在鉴别诊断中,因为去除暴露因素后,患者病情通常会得到缓解。许多药物与肺嗜酸性粒细胞增多症相关(表 40 - 1),但非甾体抗炎药(NSAID)和抗生素,如达托霉素、磺胺类抗生素、青霉素以及四环素等则是最常见的原因。网站 www. pneumotox. com 是一个很好的资源,可以用来查询已发表的与嗜酸性粒细胞性肺疾病相关病例报告中的药物。除了药物,许多毒素也与肺嗜酸性粒细胞增多有关。据记载,世界贸易中心的紧急救援人员患嗜酸性粒细胞性肺疾病的风险增加。非处方营养补充剂,如 L - 色氨酸和被苯胺污染的菜籽油曾导致嗜酸性粒细胞性肺炎的流行。其他需要筛查的暴露因素还包括吸食可卡因和海洛因、蝎子蜇伤、金属铝粉尘暴露,以及与橡胶生产产生的烟雾和葡萄工人的亚硫酸盐相接触。

不明原因的嗜酸性粒细胞性肺疾病

急性嗜酸性粒细胞性肺炎

　　急性特发性嗜酸性粒细胞肺炎通常在症状出现后不久即出现明显的低氧

表 40 - 1	药物及毒物相关性嗜酸性粒细胞性肺疾病
通常相关	**较少相关**
NSAID	磺胺类抗生素
左旋色氨酸	青霉胺
苯妥英	米诺环素
甲氨蝶呤	卡马西平
呋喃妥因	粒细胞集落刺激因子
胺碘酮	可卡因
达托霉素	血管紧张素转换酶抑制剂
博莱霉素	亚硫酸盐
碘造影剂	

性呼吸衰竭。1989 年,有 4 例患者首先被描述为急性嗜酸性粒细胞性肺炎,作者对其诊断标准沿用至今。患者必须具有如下特征:①急性发热(T > 37.2℃);②重度低氧血症(动脉血氧分压 < 60mmHg,吸入室内空气时血氧饱和度 < 90% 或肺泡动脉氧分压差 > 40mmHg);③肺弥漫浸润影;④支气管肺泡灌洗液中嗜酸性粒细胞比例 > 25%,或肺活检发现嗜酸性粒细胞为主的肺浸润;⑤除外感染及过敏反应。诊断时,外周血嗜酸性粒细胞增多并不常见。急性嗜酸性粒细胞性肺炎倾向于发生于健康的年轻患者中,男女比例基本相同,且既往无哮喘病史。在一项纳入 22 例急性嗜酸性粒细胞性肺炎的病例研究中显示,患者平均发病年龄为 29 岁(±15.8 岁)。虽然还未经过充分证实,但许多病例与近期开始吸烟有关。

　　影像学检查显示双肺浸润影,常伴有胸腔积液。急性嗜酸性粒细胞性肺炎早期的 X 线片可能显示肺间质病变,出现 Kerley B 线,最终形成胸腔积液。已报道的几个病例研究表明入院时胸腔积液的发生率相对较高,多为50%~60%。这与慢性嗜酸性粒细胞性肺炎形成鲜明对比,后者很少出现渗出。胸腔积液中嗜酸性粒细胞比例增高且 pH 值增高(pH 值 > 7.50)。在急性嗜酸性粒细胞性肺炎中,胸腔积液几乎存在于病程的某一阶段,并且通常是疾病后期胸部 X 线片中最后显现的异常。

　　尽管可能出现需要机械通气支持的严重低氧性呼吸衰竭的临床表现,急性嗜酸性粒细胞性肺炎患者对类固醇治疗反应迅速,死亡风险较低。初始治疗可每 6 小时静脉注射甲泼尼龙(起始剂量约为 1mg/kg,范围为 60 ~ 125mg)。一旦可以耐受口服治疗,即可开始口服泼尼松。糖皮质激素治疗的持续时间取决于临床治疗反应和影像学的吸收情况,但多数患者需要 3 ~ 12 周的治疗。目前缺乏关于急性嗜酸性粒细胞性肺炎患者长期随访的临床数据,但急性嗜酸性粒细胞性肺炎很少复发。在一项关于 8 例急性嗜酸性粒细胞性肺炎患者的小样本研究中,患者入院后约 6 个月复查肺功能,8 例中有 5 例患者肺功能正常,1 例出现轻度阻塞性通气功能障碍,2 例患者出现限制性通气功能障碍。

慢性嗜酸性粒细胞性肺炎

　　与急性嗜酸性粒细胞性肺炎不同,慢性嗜酸性粒细胞性肺炎患者往往呈慢性病程,前期常伴有数月的咳嗽、呼吸困难和发热。这种疾病在女性和非吸烟患者中更常见。50% 以上的患者出现哮喘,哮喘可能发生于病程任何时间段或疾病痊愈后。慢性嗜酸性粒细胞性肺炎患者的外周血嗜酸性粒细胞增多较常见,但仍有高达 20% 的病例周围血嗜酸性粒细胞正常。初期胸片往往显示靠近胸膜的阴影,通常被称为"反肺水肿征"。支气管肺泡灌洗中嗜酸性粒细胞比例超过 25% 更加支持慢性嗜酸性粒细胞性肺炎的诊断。通常情况下,支气管肺泡灌洗是非诊断性的,因此需要进行肺活检。慢性嗜酸性粒细胞性肺炎患者的肺部病理检查显示肺间质和肺泡嗜酸性粒细胞浸润,并伴有闭塞性细支气管炎和机化性肺炎。纤维化在慢性嗜酸性粒细胞性肺炎患者中很少出现,如果出现肺间质纤维化,应仔细检查血管是否存在问题。如果存在嗜酸性粒细胞性血管炎,则应怀疑慢性嗜酸性粒细胞性肺炎的诊断,其更倾向于 Churg-Strauss 综合征的诊断。

慢性嗜酸性粒细胞性肺炎的治疗特点是糖皮质激素疗程更长。通常,患者可能需要静脉注射甲泼尼龙(每 6 小时 60 ~ 125mg)持续 3 ~ 5 天,然后过渡到口服泼尼松[剂量为 0.5mg/(kg · d)]。该剂量应持续数周,然后尝试逐渐减量。在激素减量期间常出现病情复发,可能需要增加剂量。大多数患者需要 6 个月以上的泼尼松治疗,约 40% 的患者需要延长治疗时间,即超过 12 个月。这些患者经常会出现因长期使用糖皮质激素导致的并发症,包括糖尿病、体重增加、骨质疏松和类库欣综合征。为预防肺孢子虫感染,在激素减量期间使用复方新诺明(甲氧苄啶和磺胺甲基异噁唑)可能有所帮助。目前还没有临床试验评估免疫抑制剂,如硫唑嘌呤在慢性嗜酸性粒细胞性肺炎中的疗效。有病例报道显示,在药物减量过程中增加吸入糖皮质激素可能有助于防止疾病复发,但吸入性糖皮质类激素并不应作为单一治疗药物来使用。

变应性肉芽肿性血管炎

Churg-Strauss 综合征在本书其他章节有详细介绍。简而言之,Churg-Strauss 综合征主要是一种嗜酸性粒细胞性血管炎,与鼻窦炎和哮喘相关,其他脏器也可能受累,包括皮肤、心脏、胃肠道和神经系统。多发性单神经炎很常见。Churg-Strauss 综合征的发病与使用白三烯受体拮抗剂、吸入性糖皮质激素和可卡因有关。60% 的患者 p - ANCA 呈阳性,并伴有肾脏受累和周围神经病变。ANCA 阴性的 Churg-Strauss 综合征患者心脏受累和发热的发生率更高。其主要治疗药物仍是甲泼尼龙,并可根据血管炎的全身受累程度加用其他免疫抑制,如环磷酰胺、硫唑嘌呤或甲氨蝶呤。

特发性嗜酸性粒细胞增多综合征

特发性嗜酸性粒细胞增多综合征包括多种罕见诊断,表现为外周血嗜酸性粒细胞增多超过 6 个月,并伴有嗜酸性粒细胞介导的靶器官损害。这些患者通常首先表现为皮肤病症状,包括湿疹、复发性荨麻疹和血管性水肿,但在这些患者中,有多达50%的患者可能出现肺部症状。肺部症状表现多样,包括不明原因的呼吸困难、咳嗽或喘息。胸部 X 线片可显示片状肺实质浸润影伴有胸腔积液。除外周血嗜酸性粒细胞增多外,血液检查可显示维生素 B_{12}、胰蛋白酶或 IgE 水平升高。FIP1L1/PDGFRA 基因突变的分子检测有助于诊断骨髓增生型高嗜酸性综合征,并预示着对伊马替尼治疗有良好的反应。嗜酸性粒细胞增多症的 T 淋巴细胞变异在骨髓活检中显示克隆性,最常见的表型是 $CD3^-$ 和 $CD4^+$。最终,嗜酸性粒细胞增多综合征的治疗以使用糖皮质激素为核心。而根据嗜酸性粒细胞增多综合征的不同类型,可采用辅助治疗,如伊马替尼、羟基脲或 IGN – α。

诊断方法

与所有间质性肺疾病一样,应注意详细采集病史,特别关注旅行史、近期药物接触史和肺外症状。应了解肺部症状的持续时间,掌握任何有关哮喘病史的证据。应行全血细胞分类计数检查,以评估外周血嗜酸性粒细胞增多程度,但需要注意的是,嗜酸性粒细胞数量不高并不能除外肺嗜酸性粒细胞增多症的可能。根据病史,可能需行其他实验室检查。最近去过蠕虫病流行地区的患者应进行粪便寄生虫及虫卵检查,可能还需要进一步行血清学检测。那些以鼻窦炎和哮喘为主要表现的患者应检测 ANCA 水平,以帮助确定 Churg-Strauss 综合征的诊断。可以检测 IgE 水平和红细胞沉降率,但二者均是非特异性的,可用作监测治疗反应的随诊指标。

特殊的 X 线影像学表现可能有助于诊断。ABPA 可在胸部 CT 上显示"短暂的"肺浸润和中央支气管扩张。中央气道黏液嵌塞可表现为管状密度增高影,即"指套征"。急性嗜酸性粒细胞性肺炎可表现为双肺浸润影,类似于 ARDS 的影像。慢性嗜酸性粒细胞性肺炎可表现为肺野周边及胸膜下实变,呈"反肺水肿征",但其仅见于约 1/3 的慢性嗜酸性粒细胞性肺炎病例。

Churg-Strauss 综合征可表现为小叶中心结节、小叶间隔增厚或支气管壁增厚。然而这些迹象均是非特异性的。

（张永祥　译）

参考文献

1. Kita H, Sur R, Hunt LW, et al. Cytokine production at the site of disease in chronic eosinophilic pneumonia. *Am J Respir Crit Care Med*. 1996;153;1437 – 1441.

   本研究比较了慢性嗜酸性粒细胞性肺炎患者在受累和非受累肺叶行支气管肺泡灌洗,灌洗液中的细胞因子水平。IL – 5、IL – 6 和 IL – 10,这些嗜酸性细胞活性细胞因子在受累肺叶中增加。

2. Ong RK, Doyle RL. Tropical pulmonary eosinophilia. *Chest*. 1998;113;1673 – 1679.

   丝虫性肺疾病的文献综述。所有到流行区旅行过的嗜酸性粒细胞 >3000/mm^3 的难治性哮喘患者应考虑该诊断。

3. Allen JN, Pacht ER, Gadek JE, et al. Acute eosinophilic pneumonia as a reversible cause of noninfectious respiratory failure. *N Engl J Med*. 1989;321(9);569 – 574.

   本文描述了 4 例以低氧性呼吸衰竭和支气管肺泡灌洗液中嗜酸细胞计数增加(平均42%)为表现的患者。本文是文献中首次描述急性嗜酸性粒细胞性肺炎。

4. Kunst H, Mack D, Kon OM, et al. Parasitic infections of the lung: a guide for the respiratory physician. *Thorax*. 2011;66(6);528 – 536.

   作者概述了许多可引起嗜酸性粒细胞增多的寄生虫性肺部感染,重点放在可能提示特定诊断的放射学改变上。

5. Santivanez S, Garcia HH. Pulmonary cystic echinococcosis. *Curr Opin Pulm Med*. 2010;16(3): 257 – 261.

   肺囊性包虫病的诊断主要依靠影像学检查,治疗方法包括术前应用甲苯达唑,然后手术切除囊肿。

6. Philit F, Etienne-Mastroianni B, Parrot A, et al. Idiopathic acute eosinophilic pneumonia: a study of 22 patients. *Am J Respir Crit Care Med*. 2002;166;1235 – 1239.

   本文回顾性分析了 22 例急性嗜酸性粒细胞性肺炎患者的临床资料,并指出相比于慢性嗜酸性粒细胞性肺炎,胸腔积液在急性嗜酸性粒细胞性肺炎中更常见。

7. Pope-Harman AL, Davis WB, Allen ED, et al. Acute eosinophilic pneumonia: a summary of 15 cases and review of the literature. *Medicine*. 1996;75(6);334 – 342.

   本文报告了俄亥俄州哥伦布市 15 例急性嗜酸性粒细胞性肺炎。作者提出了迄今为止唯一的急性嗜酸性粒细胞性肺炎的长期随访数据。

8. Jeong YJ, Kim KI, Seo IJ, et al. Eosinophilic lung diseases: a clinical, radiographic and pathologic overview. *Radiographics*. 2007;27:617 – 637.

本文从放射科医生的角度出发,结合多例胸片和 CT 扫描,着重探讨嗜酸性粒细胞性肺病的影像学差异,有助于缩小鉴别诊断的范围。

9. Carrington CB, Addington WW, Goff AM, et al. Chronic eosinophilic pneumonia. *N Engl J Med*. 1969;280(15):787 – 798.

作者首次描述了 9 例女性慢性嗜酸性粒细胞性肺炎,并根据其影像学检查将其命名为"放射学阴性肺水肿"。

10. Minakuchi M, Niimi A, Matsumoto H, et al. Chronic eosinophilic pneumonia: treatment with inhaled corticosteroids. *Respiration*. 2002;70:362 – 366.

在口服激素减量期间加用吸入糖皮质激素可能是有用的,但 ICS 不应作为单一治疗。

11. Ogbogu PU, Bochner BS, Butterfield JH, et al. Hypereosinophilic syndrome: a multicenter, retrospective analysis of clinical characteristics and response to therapy. *J Allergy Clin Immunol*. 2009;124(6):1319 – 1325.

作者概述了嗜酸性粒细胞增多综合征最常见的表现,并提出了一种基于病因的治疗方案。

12. Sable-Fourtassou R, Cohen P, Mahr A, et al. Antineutrophil cytoplasmic antibodies and the Churg-Strauss syndrome. *Ann Intern Med*. 2005;143(9):632.

在 Churg-Strauss 综合征中,p-ANCA 的存在与否预示着不同的临床过程。

第 3 篇

呼吸系统疾病

第41章 肺炎球菌肺炎

Julian P.Lichter

在美国,肺炎球菌肺炎是导致住院的最常见感染,它可以发生在所有年龄组。每年,在50万例患者中有约4万例患者死亡。肺炎球菌肺炎患者占社区获得性肺炎病例的比例超过50%,占医院获得性肺炎的10%。如暴发肺炎球菌肺炎,特别是在慢性病护理机构,将会很快出现耐药。肺炎球菌肺炎可以发生在任何季节,但更常见于冬季和早春季节。

40%~50%正常人鼻咽部位的肺炎球菌每4~6周出现一次,疾病通常由区别于定植菌血清型的菌株引起,感染概率和严重程度由宿主因素和细菌本身生物学特点决定。最易感染肺炎球菌的患者包括:①有吞咽功能、气道清除机制和黏液纤毛防御功能障碍,如高龄和癫痫等神经系统疾病、哮喘、慢性支气管炎、支气管扩张;②肺泡内液体聚集,如充血性心力衰竭、烧伤以及急性呼吸窘迫综合征;③吞噬细胞受损以及体液免疫功能缺陷,如外科或功能性无脾(如镰状细胞性贫血、地中海贫血、全身照射)、低球蛋白血症、糖尿病、HIV感染(HIV患者中侵袭性肺炎球菌病发病率增加50~100倍)、多发性骨髓瘤、淋巴瘤、肝硬化和移植患者(尤指骨髓移植),这类患者也容易患迁延不愈和复杂肺炎。病毒感染上呼吸道似乎也容易使患者随后患上肺炎球菌肺炎,病毒破坏呼吸上皮,增加了肺炎球菌附着受体的表达,并且使患者容易受到肺炎球菌的侵袭。其他最近发现的诱发因素包括酗酒、吸烟、妊娠、无家可归、监禁以及可卡因的使用。

在多于82种肺炎球菌菌株中,只有少数菌株引起肺炎。特殊菌株的致病性和毒力与外囊和细胞壁的特征有关,如细胞壁表面与细胞质调节机制,这可以在实验室中得到证实,通过特征性包膜肿胀(Quellung反应)与一种特殊抗体孵育。目前的证据表明,肺炎球菌包囊保护其免受吞噬作用并增强自身致病力。最近研究表明,特殊类型包囊抗体的发展与未治疗患者的康复密切相关。

肺炎球菌以雾化形式通过鼻咽进入肺泡,然后在肺泡之间通过Cohn孔播散,导致肺叶融合成片。它们侵入Ⅱ型肺泡上皮细胞,通过结合细菌表面胆碱激活血小板刺激因子(上调可能为病毒感染的肺泡细胞表面)。病理上,实变的肺经历肺泡肿胀阶段之后是红肝样变,并且在几天之后,肺泡充填白细胞后是灰肝样变。然而很少会有组织被破坏,并且以最小的组织或瘢痕形成为最终转归。死亡的肺炎球菌产生有效的细胞毒素和肺炎球菌溶血素,并与宿主细胞膜上的胆固醇结合形成孔隙并杀死细胞。肺炎球菌溶血素还促进肺泡内细菌复制,从肺泡到间质的渗透并播散到血流中。在 20 世纪 60 年代,大约 25% 的肺炎球菌肺炎病例与菌血症有关,但最近的研究表明这一发病率明显降低(低至 1%~6%)。

典型肺炎球菌肺炎的临床表现包括高热(在一个研究中是 100%,然而高热在老年和尿毒症患者中可能不出现)、频繁咳嗽(98%)、胸膜炎样胸痛(70%)、突发寒战(7%)、血痰或铁锈痰(75%)。胸膜炎样胸痛可能放射至腹部,伪装为急性腹痛。患者的特点表现为急性起病、呼吸急促和胸部检查出现实变表现,偶尔会出现胸膜摩擦音,经常会发现口唇疱疹,老年患者会出现意识混乱和谵妄。

胸部 X 线片经常表现为肺叶和肺泡充填的过程,通常产生同侧胸腔积液。影像学表现各异,包括支气管肺炎点片状影和成人呼吸窘迫综合征,当发生于肺气肿患者时,肺叶还可呈现间质改变。这些放射学特点可能取决于感染的血清型。

同其他细菌性肺炎一样,建立一个诊断方法和标准是有争议的。吐出痰液的革兰染色典型表现为大量多核细胞和柳叶刀样革兰阳性双球菌。然而由于口咽部菌群的严重污染,某些标本上的优势微生物并不明显。在某些之前接受过抗生素或有慢阻肺的患者中,痰革兰染色和培养可能会被误导。从痰液中分离出的细菌对目前的感染并不敏感,事实上,只有 45% 的肺炎患者血培养阳性痰培养发现肺炎球菌生长。因此,许多培养阴性的肺炎可能也是由肺炎球菌引起。从血液、胸膜腔或其他包括封闭组织腔隙(如关节、脑脊液、心包)取得的标本中可能获得确切的诊断。在疾病的进展中,一项快速尿抗原检测(Binax NOW)可用于早期发现肺炎球菌肺炎。其敏感性为 60%~70%(菌血症患者更高),而特异性接近 100%。两项最近的研究报道,免疫层析试验可以快速检测痰和胸腔积液中的肺炎链球菌抗原,在痰液的研究中,其敏感性高于尿抗原检测,而特异性相当。

我们对于肺炎球菌肺炎自然史的很多了解都来源于无抗生素时代的经验,其三个临床表现包括:①以 5~10 天高热为特点的病程退热和逐渐缓解或突然加重;②持续或反复发热过程提示存在如脓胸、脑膜炎、心内膜炎和心包炎等并发症;③快速呼吸恶化并死亡。初始白细胞数超过 2 万一般预后良好,而正常或白细胞计数较低预后凶险。白细胞计数突然下降通常出现在危机之前,但持续的白细胞增多是出现脓胸等并发症的前兆。

尽管抗生素提高了存活率,肺炎球菌肺炎仍然是一种严重的疾病。在没有抗生素的时代,死亡率达 25%~35%,患有菌血症的患者死亡率超过 80%。抗生素降低了 5%~20% 的死亡率,特别是在患病最初的一周内。尽管患者经过了抗生素治疗,35% 的患者仍死于最初的 24 小时,强调了这一疾病病程非常凶险。那些进行了机械通气的患者死亡率仍然较高。高龄、哮喘、有慢性阻塞性肺病,以及急性生理学与慢性健康状况评估(APACHE)评分较高是肺炎球菌菌血症患者预后不良的独立预测因子。体温无法增高和院内获得肺炎球菌肺炎是呼吸衰竭和死亡的其他危险因素。

青霉素 G 依然是肺炎球菌肺炎首选的敏感用药,它对中度和重度患者口服用药和肌内注射均有效,但对于危重和有脓胸或肺外病灶的患者需要静脉注射。青霉素敏感菌株也可使用青霉素衍生物以及二代或三代头孢菌素治疗。第一代头孢菌素由于无法穿过血脑屏障,增加了肺炎球菌脑膜炎的风险而不应使用。在菌血症患者中,在 4 小时内至少使用一种有效抗生素可以降低死亡率并缩短住院时间。轻症肺炎患者应持续治疗 5~7 天,对于较重肺炎退热后应至少治疗 3~5 天。单一敏感用药是肺炎球菌肺炎的标准治疗,而最近的研究表明,在 ICU 住院的肺炎球菌菌血症患者可以通过联合用药提高生存率。一项大型研究表明,通过联合治疗,14 天死亡率由 55% 降至 14%。

在世界范围内,发现越来越多对青霉素中等或全耐药的肺炎球菌菌株,这可能通过改变细胞青霉素结合蛋白产生作用。在美国,约 20% 的肺炎球菌菌株显示中等耐药,平均抑菌浓度为 $0.1~1.0\mu g/mL$。在这种情况下,将青霉素剂量增加至 1200 万~1800 万 U/d 可能有效。而头孢噻肟、头孢曲松、亚胺培南或喹诺酮类药物的敏感性已经被证实。20% 的分离出来的肺炎球菌菌株呈高耐药性(6、9、14、19、23 型),其平均抑菌浓度至少为 $2\mu g/mL$。多重耐药菌株(抵抗青霉素、甲氧苄啶 – 磺胺甲基异噁唑、氯霉素、四环素、大环内脂类抗生素,甚至二三代头孢菌素)已经在美国被分离。对左氧氟沙星和莫西沙星耐药菌株也已被报道,但发生率较低(<1%)。万古霉素、喹诺酮类药物或基于体外敏感性替代剂可以应用于高青霉素耐药

或耐多种抗生素菌株。在一些日间护理机构、医院和养老院也发现了耐药菌感染。

有趣的是,一系列研究表明,肺炎球菌的耐药性与肺炎球菌肺炎伴或不伴菌血症患者的发病率和死亡率无正向相关性。对于脑膜炎和用口服药物治疗的患者,特别是儿童,治疗选择因耐药而受到限制。2006 年发表的一项汇集 10 个研究的荟萃分析发现,青霉素不敏感和敏感组死亡率有明显差异(19.4% 对 15.7%)。医生和患者应被鼓励通过使用恰当的抗生素来预防和限制耐药菌的发展。

在一项纳入了 358 例患者的大型研究中,在对抗生素的反应方面,71% 的患者在治疗后的 5 天内退热,临床反应较慢的患者通常影像吸收较慢。在一组菌血症患者中,只有 13% 的患者在两周内 X 线片表现为完全吸收。另一方面,61% 的患者 6 周内完全吸收,78% 的患者 10 周内完全吸收,18 周以后全部患者影像学吸收。相反,尽管抗生素治疗后临床症状有所改善,胸片反应可能更差或无变化。因此,影像学吸收缓慢并不意味着临床治疗失败。

肺炎球菌肺炎的并发症包括坏死性肺炎、肺脓肿、脑膜炎、心内膜炎、脓毒性关节炎和胸膜疾病。胸膜并发症常见,且大部分患者会有胸膜炎样胸疼,17% 的患者有胸膜摩擦音。反复侧卧位胸片可发现 60% 的患者存在胸腔积液,尽管积液通常是无菌的(肺炎旁渗出液)渗出液。脓胸的发生率约为 15%,肺炎球菌肺炎发生的大量胸腔积液,必须进行诊断性胸腔穿刺术。胸腔积液 pH 值 <7.2 时提示存在复杂的肺炎旁积液或 Frank 脓胸,表明应进行胸腔置管引流。如果 pH 值 >7.3,抗生素的保守治疗通常是成功的。肺炎旁积液和脓胸可在抗生素治疗过程中发生。一般而言,合并脓胸的患者通常表现为病态、持续性或反复发热,并伴有白细胞计数增高。胸膜疾病的程度与原发性肺炎的程度密切相关。早期治疗可以降低脓胸的发生率。

肺炎球菌疫苗是对抗肺炎球菌的重要武器,对成人而言,在美国,自 1983 年开始研制的疫苗已经包括了以 23 种纯化荚膜多糖抗原(23 价疫苗)为代表,可以覆盖 90% 引起侵袭性疾病的血清型。在疫苗可预防的疾病当中,肺炎球菌感染死亡率最高,约 50% 的死亡被认为可以通过多糖疫苗来预防。许多实验表明,对于非细菌性社区获得性肺炎以及那些肺炎球菌肺炎高风险人群,疫苗未能起到保护作用。但来自西班牙发表于 2006 年的一项大型前瞻性研究表明,在 11 000 名受试中,23 价疫苗对于 65 岁以上成人有较好的预防肺炎球菌肺炎和非细菌性肺炎的作用,降低了住院率和死亡率,这与早期的瑞典的一项研究一致。一项 2010 年的研究包含 1000 名随机居家照护居民,受试者肺炎(12.5% 对 20.6%)和肺炎球菌肺炎(0% 对 35%)死亡率降低。最近证据表明,HIV 成人感染者接受疫苗后,肺炎的发病率较低。但如果接种疫苗时病毒的负荷量 > 10copies/mL 时似乎无任何益处。也有一致的证据表明,多糖疫苗可以显著降低肺炎球菌菌血症的风险。一项基于美国疾病控制与预防中心的血清型流行率研究表明,57% 的疫苗对于侵袭性疾病有整体防护作用。疫苗对于肺炎球菌菌血症发生率的降低被认为起到了重要作用。肺炎球菌疫苗可以和其他疫苗共同使用,大多数疫苗抗原的抗体水平在健康成人中至少保持 5 年以上。疫苗推荐应用于 65 岁以上人群、慢性疾病患者、免疫抑制患者(尤其是无脾)和长期看护患者,免疫功能正常的人不推荐。重症肺炎球菌感染高风险人群,在 5 年前进行第一剂量的注射之后,建议再次重复注射疫苗。

2000 年 2 月,FDA 批准了一种新型疫苗——蛋白质结合的 7 价疫苗(PCV-7),用于 2 岁以下儿童。这种疫苗将 7 种血清型的包膜多糖与一种蛋白载体相联结,使其在 2 岁以下儿童中产生免疫原性。研究表明,其对于儿童侵袭性疾病具有较好的疗效(80%~100%)。其对于非侵袭性疫苗型肺炎球菌性中耳炎疗效一般,减少了包括耐药菌株在内的鼻咽肺炎球菌的携带和运输。在联合疫苗获得批准后一年,有记录显示儿童侵袭性疾病明显减少。2004 年年底,美国 2 岁以下儿童全因肺炎住院率下降 39%,其正是疫苗接种人群。2001—2007 年间,在成人(包括 HIV 感染者)中,肺炎球菌侵袭性疾病的发病率和死亡率也显著降低,这与非易感的肺炎球菌分离株的减少有关。在由疫苗所覆盖的血清型(4/6B/9/14/18C/19F/23F 型)所引起的侵袭性肺炎球菌疾病中,下降 >95%。在明尼苏达州,65 岁以上年龄组死亡率从 31% 降至 8%。遗憾的是,尽管疫苗所覆盖血清型的疾病有了明显减少,由非疫苗的替代血清型引起的疾病出乎意料的增加,特别是血清型 19A、6(非 B)、11、15 和 35。然而,在对肺炎球菌菌血症患者的一次大规模前瞻性回顾研究中,感染与侵袭性血清型和死亡率之间没有关联。

FDA 最近批准了一种 13 价肺炎球菌联合疫苗,疫苗中包含的 13 株链球菌用于 6 周至 5 岁儿童预防感染侵袭性疾病。它也被批准用于 50 岁以上成年人,以疫苗免疫应答为基础预防 13 种疫苗菌株所覆盖的肺炎球菌肺炎和侵袭性疾病。在成人的非对照试验中,在接受了 13 价疫苗后,肺炎球菌肺炎或侵袭性疾病的发病率下降,目前结果尚未公布。美国疾病控制与预防中心正在等待欧洲进行的大规模试验结果,以决定是否要将疫苗推荐给50 岁及以上成人。

(马晖 译)

参考文献

1. Austrian R, Gold J. Pneumococcal bacteremia with special reference to bacteremic pneumococcal pneumonia. *Ann Intern Med*. 1964;60:759.

一篇描述肺炎球菌性肺炎自然历史和抗生素治疗获益(和局限性)的经典文献。

2. Austrian R. Pneumococcal pneumonia: diagnostic, epidemiologic, therapeutic, and prophylactic considerations. *Chest*. 1986;90:738.

之前文献的更新。

3. Barret-Connor E. The nonvalue of sputum culture in the diagnosis of pneumococcal pneumonia. *Am Rev Respir Dis*. 1971;103:845.

从痰中分离肺炎球菌既困难又容易引起误导。

4. Bartlett JG, Mundy LM. Community-acquired pneumonia. *N Engl J Med*. 1995;333 (24):1618.

肺炎是美国第六大死因。应将接种疫苗预防流感和肺炎球菌性肺炎列为高度优先项目。

5. Davies D, Hodgson G, Whitby L. A study of pneumococcal pneumonia. *Lancet*. 1935; 1:791.

在前抗生素时代对这种疾病的临床描述。

6. Waterer GW, Somes GW, Wunderink RG. Monotherapy may be suboptimal for severe bacteremic pneumococcal pneumonia. *Arch Intern Med*. 2001;161:1837 – 1842.

在菌血症肺炎球菌肺炎中,双联治疗比单联治疗更能降低死亡率。

7. Moroney JF, Fiore AE, Harrison LH, et al. Clinical outcomes of bacteremic pneumococcal pneumonia in the era of antibiotic resistance. *Clin Infect Dis*. 2001;33:797 – 805.

本研究提出侵入性肺炎球菌肺炎患者的抗菌药物耐药性似乎对其死亡率或 ICU 的支持没有影响,并对潜在原因进行了讨论。

8. Doern GV. Antimicrobial resistance with Streptococcus pneumoniae: much ado about nothing? *Semin Respir Infect*. 2001;16:177 – 185.

在体外对肺炎链球菌的耐药性并不一定意味着在体内其有效性的降低。

9. Aspa J, Rajas O, Rodriguez de Castro F, et al. Drug-resistant pneumococcal pneumo-
    nia: clinical relevance and related factors. *Clin Infect Dis*. 2004;38:787–798.
    一项纳入 638 例肺炎球菌性肺炎患者的多中心研究指出,肺炎的发病率并未随抗
    生素耐药性的升高而增加。事实上,肺炎的并发症在青霉素敏感患者中更为
    常见。

10. Marcos MA, Jimenez de Anta MT, de la Bellacasa JP, et al. Rapid urinary antigen
    test for diagnosis of pneumococcal community-acquired pneumonia in adults. *Eur Re-
    spir J*. 2003;21:209–214.
    Binax NOW 尿抗原检测对肺炎球菌性肺炎具有敏感性和特异性。

11. Lujan M, Gallego M, Fontanals D, et al. Prospective observational study of bactere-
    mic pneumococcal pneumonia: effect of discordant therapy on mortality. *Crit Care
    Med*. 2004;32:625–631.
    如果在 24 小时内使用能在体外杀灭分离菌株的抗生素,会提高患者的生存率。

12. Anderson KB, Tan JS, File TM Jr, et al. Emergence of levofloxacin-resistant pneu-
    mococci in immunocompromised adults after therapy for community-acquired pneumo-
    nia. *Clin Infect Dis*. 2003;37:376–381.
    若近期一个阶段使用过左氧氟沙星,那么其耐药更可能发生在免疫抑制的患者。

13. O'Brien KL, Santosham M. Potential impact of conjugate pneumococcal vaccines on
    pediatric pneumococcal diseases. *AMJ Epidemiol*. 2004;159:634–644.
    对新联合疫苗有效性的最新审查。

14. Drew WL. Value of sputum culture in diagnosis of pneumococcal pneumonia. *J Clin
    Microbiol*. 1977;6:62.
    94% 的细菌性肺炎球菌肺炎患者痰培养阳性。检出的阳性率低可能是由技术欠
    缺造成的。

15. Janoff EN, Breiman RF, Daley CL, et al. Pneumococcal disease during HIV infec-
    tion: epidemiologic, clinical, and immunologic perspectives. *Ann Intern Med*. 1992;
    117:314.
    肺炎球菌是 HIV 感染患者侵袭性细菌性呼吸道疾病的主要原因。及时诊断和
    治疗与良好的预后相关。

16. Jay SJ, Johanson W, Pierce A. The radiographic resolution of Streptococcus pneu-
    moniae pneumonia. *N Engl J Med*. 1975;293:798.
    一项关于菌血症患者的经典研究。

17. Ort S, Ryan JL, Barden G, et al. Pneumococcal pneumonia in hospitalized patients:
    clinical and radiologic presentations. *JAMA*. 1983;249:214.

不典型表现(临床与影像学)很常见。

18. Marfin AA, Sporrer J, Moore PS, et al. Risk factors for adverse outcome in persons with pneumococcal pneumonia. *Chest*. 1995;107:2.

入院时确定的危险因素可以预测肺炎球菌性肺炎和菌血症患者的预后。

19. Nuorti JP, Butler JC, Crutcher JM, et al. An outbreak of multidrug-resistant pneumococcal pneumonia and bacteremia among unvaccinated nursing home residents. *N Engl J Med*. 1998;338:1861.

美国第一份报告称,未接种疫苗的疗养院居民中暴发了耐多药肺炎球菌肺炎疫情。

20. Taryle DA, Sahn SA. The incidence and clinical correlates of parapneumonic effusions in pneumococcal pneumonia. *Chest*. 1978;74:170.

如果仔细检查,积液(肺炎旁积液)是很常见的。它们的出现与入院前症状持续时间、菌血症和治疗后仍有长期发热有关。

21. Tuomanen EI, Austrian R, Masure HRN. Pathogenesis of pneumococcal infection. *N Engl J Med*. 1995;332:1280.

综述了一些有关肺炎球菌感染发病的分子机制与目前对出现的临床症状和体征的认识。

22. Van Vetre T. Pneumococcal pneumonia treated with antibiotics: the prognostic significance of certain clinical findings. *N Engl J Med*. 1954;251:1048.

358 例患者的预后因素。

23. Marrie TJ, Tuomanen EI. Pneumococcal pneumonia in adults. *UpToDate*. June 1, 2010.

一篇关于成人肺炎球菌肺炎的最新综述。

24. Sexton DJ, Jaggers LB. Invasive pneumococcal infections and bacteremia. *UpToDate*. May 13, 2010.

一篇关于侵入性肺炎球菌感染和菌血症的最新综述。

25. Musher DM. Resistance of Streptococcus pneumoniae to beta-lactam antibiotics. *UpToDate*. June 4, 2009.

一篇关于 β - 内酰胺耐药链球菌的最新综述。

26. Pletz MW, van der Linden M, von Baum H, et al; CAPNETZ study group. Low prevalence of fluoroquinolone resistant strains and resistance precursor strains in *Streptococcus pneumoniae* from patients with community-acquired pneumonia despite high fluoroquinolone usage. *Int J Med Microbiol*. 2011;301(1):53 – 57.

对第三代氟喹诺酮类药物缺乏耐药性可能是其被广泛使用的原因。

27. Maruyama T, Taguchi O, Niederman MS. Efficacy of 23-valent pneumococcal vaccine in preventing pneumonia and improving survival in nursing home residents. *BMJ*. 2010;340: c1004.

肺炎的发病率在疫苗组和安慰剂组分别为 12.5% 和 20.6%。安慰剂组和疫苗组的死亡率分别为 35% 和 0%。

28. French N, Gordon SB, Mwalukomo T. A trial of a 7-valent pneumococcal conjugate vaccine in HIV-infected adults. *N Eng J Med*. 2010;362(9):812 – 822.

该疫苗可保护感染艾滋病毒的成年人免受疫苗血清型引起的复发性肺炎球菌感染。

29. Garnacho-Montero J, Garcia-Cabrera E. Determinants of outcome in patients with bacteremic pneumococcal pneumonia: importance of early adequate treatment. *Scand J Infect Dis*. 2010;42(3):185 – 192.

确诊后 4 小时内给予足够的抗生素治疗是细菌性肺炎球菌性肺炎存活的关键决定因素。

30. Van der Poll T, Opal SM. Pathogenesis, treatment and prevention of pneumococcal pneumonia. *Lancet*. 2009;374(9700):1543 – 1556.

综述了肺炎球菌基因组的多样性和其对宿主防御系统的毒力,提示需要多种疫苗抗原、抗生素联合使用和免疫佐剂治疗来控制这种微生物。

31. Juhn YJ, Kita H, Yawn BP, et al. Increased risk of serious pneumococcal disease in patients with asthma. *J Allergy Clin Immunol*. 2008;122(4):719 – 723.

在这项研究中,严重的肺炎球菌肺炎与所有年龄组的哮喘病史有关,尤其是成年人。

32. Teshale EH, Hanson D, Flannery B, et al. Effectiveness of 23-valent polysaccharide pneumococcal vaccine on pneumonia in HIV-infected adults in the United States, 1998 – 2003. *Vaccine*. 2008;26(46):5830 – 5834.

接种疫苗的患者肺炎发病率较低,但当患者在艾滋病毒载量大于每毫升 10 万份时接种疫苗,无论 CD4 计数如何,都没有有任何获益。

33. Jacobs MR. Antimicrobial-resistant Streptococcus pneumoniae: trends and management. *Expert Rev Anti Infect Ther*. 2008;6(5):619 – 635.

对肺炎球菌感染的管理受到耐药性发展的挑战,特别是在儿童联合疫苗引入后出现的新血清型耐药克隆。

34. Ehara N, Fukushima K, Kakeya H, et al. A novel method for rapid detection of Streptococcus pneumoniae antigen in sputum and it's application in adult respiratory tract infections. *J Med Microbiol*. 2008;57(pt 7):820 – 866.

结果表明,这种直接痰液检测试剂盒可能比尿抗原检测试剂盒在成人患者中具有更好的临床应用价值。

35. Berjohn CM, Fishman NO, Joffe MM, et al. Treatment and outcomes for patients with bacteremic pneumococcal pneumonia. *Medicine*. 2008;87(3):160–166.
住院总死亡率为 10%。在 4 小时内接受至少一种活性抗生素可降低死亡率并缩短住院时间。

36. Brueggermann AB, Pai R, Crook DW, et al. Vaccine escape recombinants emerge after pneumococcal vaccine in the United States. *PLoS Pathog*. 2007;3(11):e168.
2000 年在美国引入的七价联合疫苗显著减少了侵入性肺炎球菌疾病的发生。然而,非疫苗血清型侵袭性疾病的发病率有所增加。这项研究着眼于可能产生这些新型血清型的遗传事件。

37. Feldman C, Klugman KP, Yu VL, et al. Bacteremic pneumococcal pneumonia: impact of HIV on clinical presentation and outcome. *J Infect*. 2007;55(2):125–135.
多中心前瞻性研究表明,感染艾滋病毒的肺炎球菌菌血症患者的 14 天死亡率显著增加,尤其是 CD4 细胞计数较低的患者。

38. Porcel JM, Ruiz-Gonzalez A, Falguera M, et al. Contribution of a pleural antigen assay (Binax NOW) to the diagnosis of pneumococcal pneumonia. *Chest*. 2007;131(5):1442–1447.
胸膜抗原检测增加了血培养和胸水培养的标准诊断方法,提高了尿抗原检测。

39. Mufson MA, Chan G, Stanek RJ. Penicillin resistance not a factor in outcome from invasive *Streptococcus pneumoniae* community-acquired pneumonia in adults when appropriate empiric therapy is started. *Am J Med Sci*. 2007;333(3):161–167.
抗生素联合使用治疗侵袭性易感肺炎链球菌的疗效与治疗侵袭性耐药肺炎链球菌和中间型肺炎链球菌的疗效相同。

40. Chiou CC, Yu VL. Severe pneumococcal pneumonia: new strategies for management. *Curr Opin Crit Care*. 2006;12(5):470–476.
无论体外耐药性如何,青霉素仍是治疗肺炎球菌性肺炎的首选药物。联合抗菌治疗将提高重症菌血症患者的生存率。

41. Villa-Corcoles A, Ochoa-Gondar O, Hospital I, et al. Protective effects of the 23-valent pneumococcal polysaccharide vaccine in the elderly population: the EVAN-65 study. *Clin Infect Dis*. 2006;43(7):860–868.
23 价疫苗有效地预防了肺炎球菌性肺炎(伴有或不伴有菌血症)的发生,降低了老年人(≥65 岁)肺炎的住院率和死亡率。

第42章 葡萄球菌和链球菌肺炎

Omar H.Mohamedaly, Laura E.Crotty
Alexander

　　葡萄球菌和链球菌是革兰阳性球菌,可以引起人类多种疾病且是肺炎的常见病因。葡萄球菌通常是成簇生长,而链球菌是成对或链状生长。从痰培养中发现葡萄球菌比链球菌更容易,因为在获得培养标本之前使用的抗生素,对于链球菌的生长抑制较葡萄球菌来说更加明显。

　　葡萄球菌分泌多种酶,可以用来区分不同菌株。金黄色葡萄球菌是人类常见的凝固酶阴性病原菌,它区别于常见的污染菌、表皮葡萄球菌和腐生葡萄球菌。在医院获得性肺炎(HCAP)中,金黄色葡萄球菌很常见,15%~23%的致病菌都来自金黄色葡萄球菌感染。而社区获得性肺炎(CAP)病例的发病率为3%~9%。金葡菌肺炎在 HCAP 和 CAP 的发病率都在逐年增加。金葡菌感染的危险因素反映出了宿主防御机制的缺陷,其中包括肺结构紊乱(如囊性纤维化和支气管扩张)和免疫功能缺陷(如糖尿病、乙醇中毒或流感后)。

　　金葡菌肺炎通常表现为发热、咳嗽和胸膜炎样胸痛,特别是在病变早期影像学可表现为双侧实变或空洞病变形成。胸腔积液常见,金葡菌肺炎约20%的病例合并脓胸,并且发病率逐年增高。1996—2008 年,国家登记数据表明葡萄球菌性脓胸增加了 3.3 倍,60%的金葡菌肺炎伴发菌血症。

　　自 1961 年首次在半合成青霉素耐药性鉴定的基础上,发现耐甲氧西林金黄色葡萄球菌(MRSA),其占据了葡萄球菌疾病的较大比例:在美国的重症监护病房中,超过 60%的金葡菌菌株是 MRSA。使用抗生素,特别是氟喹诺酮类和头孢菌素类药物增加了 MRSA 定植和感染的风险。MRSA 引起的侵袭性疾病相比于甲氧西林敏感金黄色葡萄球菌(MSSA),死亡率更高,优势比为 1.93。

　　MRSA 相较于 CAP 更易引起 HCAP(源于美国 59 家医院涉及 4543 例患者的调查,26.5%对 8.9%),然而,CAP 的发病率正在上升,特别是患有流感的金葡菌超级感染者通常携带 MRSA。USA300 菌株是一种社区获得性 MR-SA,它快速播散至全球且流行性和严重程度逐渐增加。其特点是存在精氨酸分解可动因子(ACME),并且制造 Panton-Valentine 杀白素(PVL),这是一种双组份孔毒素使中性粒细胞溶解黏附于黏膜以及 NF－kB 介导的炎症反应。有关 PVL 阳性菌株的发病率和死亡率的数据相互矛盾,另一种金葡菌毒性因子 α 溶血素可能与肺炎相关死亡率有直接关系。其他毒力因子的进一步研究表明葡萄球菌毒性休克综合征的超抗原参与坏死性肺炎的发展,如分泌小蛋白 SEIX,它是由容易在菌株间水平传播的移动遗传因子编码的。

金黄色葡萄球菌最初的抗菌选择应遵循当地的耐药特点和对感染 MR-SA 的怀疑程度。一旦明确诊断,可以根据培养结果和药敏试验针对性用药。万古霉素仍然是可以覆盖 MRSA 的首选抗菌药物。虽然耐药性是罕见的,最低抑菌浓度(MIC)逐渐增高是一个日益严重的问题,已经引起了万古霉素中介的金黄色葡萄球菌(VISA),这就需要更高的剂量达到足够的最低抑菌浓度。然而,高剂量万古霉素可能给危重患者带来肾衰竭的问题。一种新兴的抗原是 β－内酰胺诱导耐药(BIVR),其临床意义在这一点上还没有完全显现。利奈唑胺耐药也已得到证实,但应更严格控制利奈唑胺处方,以防止耐药现象进一步蔓延。值得注意的是,在肺泡上皮,万古霉素的浓度只有万古霉素血药浓度的 12%,远低于利奈唑胺的 415%。利奈唑胺的另一个优势是其分布容积不受疾病严重程度和体积变化的影响。然而,一个主要的比较万古霉素与利奈唑胺对 MRSA 肺炎治疗(ZEPHYR)的临床试验未表现出优势,利奈唑胺在方法学上的缺陷限制了它的普及。第五代头孢菌素头孢洛林和头孢吡普有一些潜在的治疗 MRSA 的作用,它们已被证明疗效不亚于之前的头孢菌素类和利奈唑胺。

目前正致力于开发针对金黄色葡萄球菌的疫苗。被研究的几个靶点包括 PVL(尽管发病率和死亡率缺乏一个直接关联)、细胞表面蛋白和肽聚糖细胞壁成分。通过阻断 α 溶血素结合的 ADAM10 受体,在动物模型中显示了对于致死性肺炎的疗效。对金黄色葡萄球菌进行多抗原疫苗接种有可能在将来得以发展。

链球菌物种多于葡萄球菌,但仅有化脓性链球菌、无乳链球菌和肺炎链球菌在人的肺感染中起主要作用。链球菌通过在血琼脂培养基上的溶血模式进行分类:α－溶血指与红细胞内血红蛋白的铁氧化有关的部分或绿色溶血,β 指完全溶血导致红细胞破裂,γ 指缺乏溶血。β 溶血性链球菌进一步由 Lancefield 小组划分为 20 个血清型 A ~ V(sans I 和 J),指其细胞壁的碳水化合物抗原组合物。

A 组链球菌化脓性链球菌,是医学上一些最广为人知的疾病的病原体:链球菌性咽炎、坏死性筋膜炎(它被冠以"食肉细菌"的标签)和毒性休克综合征。它也引起一些最严重的 CAP 病例,不过幸运的是,它仍然是 CAP 的一个罕见原因,只占不超过 1% 的病例。A 组链球菌在疗养院、征兵站和家庭中都曾暴发过,症状包括咳嗽、发热、喉咙痛、胸膜炎样胸痛和呼吸困难。A 组链球菌肺炎是典型的多叶性肺炎(59%)。A 组链球菌肺炎组(23%)较肺炎链球菌肺炎组(16%)更常见肺旁积液。感染可因中毒休克综合征的发展而复杂(6%),疾病早期使用克林霉素可以抑制 A 组链球菌毒素的产生。A 组链球菌肺炎比肺炎链球菌肺炎患者的症状持续时间长,住院时间长,发病率高,死亡率高(38%)。

宿主基因易感性对于是否容易感染 A 组链球菌起着重要作用,这一点在疫情中最为明显。与非血缘关系的新兵(0.6%)相比,家庭成员的感染率更高(高达 42%)。当多个家庭成员或生活在附近的人出现链球菌病症状时,应怀疑 A 组链球菌感染。与感染者密切接触的个人可以考虑进行抗生素预防,因为他们的感染率是一般人群的 200 倍(2.9/1000 人)。然而,在进行预防前,通过咽喉培养对 A 组链球菌进行评估,可以减少接触者接受不必要的抗生素。

B 组链球菌无乳链球菌是新生儿和老年人(65 岁及以上成人)的致病菌。它定值于美国 25% 的健康老年人中,这一比例与育龄女性的比例相当。和 A 组链球菌病一样,侵袭性 B 组链球菌病在过去 20 年中增加了 2～4 倍。B 组链球菌最常见于新生儿(分娩时由母亲传染)和老年人,死亡率分别为 4% 和 14%。老年人肺炎占 B 组链球菌相关死亡人数的 50% 以上。它经常引起 HCAP,并表现为单叶或多叶浸润,但无积液,呈现症状与其他细菌性肺炎相似。目前还未成功研制出针对这一主要链球菌病原体的疫苗,但正在进行大量的研究,特别是针对在已发现的所有 10 种血清型的 B 组链球菌毛的疫苗。

肺炎链球菌,又称肺炎球菌,是一种 α - 溶血性链球菌,以二倍体球菌的形式生长,包膜较厚。它是所有情况下(门诊、病房和重症监护病房)的主要病因(占所有病例的 30%)。症状包括发热、僵硬、咳嗽、胸膜炎样胸痛和典型的"锈色痰"。在胸片上常见肺叶实变,其可与肺旁积液和脓胸有关。空洞罕见,肺炎球菌尿抗原检测有助于其的诊断。空洞较为敏感,但治疗性价比不高。肺炎球菌性肺炎伴菌血症出现于 10%～30% 的病例中。它最常影响 2 岁以下儿童和 65 岁以上成人,但在所有环境中可以感染各个年龄段的人,包括 HCAP 和流感后。人类的鼻咽是天然的水库,令人印象深刻的是,50%~80% 的儿童在 6 个月大时就有细菌定植。尽管在疫苗接种和治疗方面取得了进展,肺炎球菌死亡率仍然较高,根据病情,死亡率从 6.4% 到 40% 以上不等。

历史上,青霉素是肺炎球菌肺炎的首选抗菌药物。自 1967 年出现第一份文献以来,青霉素的耐药一直在上升,但与死亡率的上升并不相符。过去十年的两次大型荟萃分析得出了关于治疗失败对死亡率影响相互矛盾的结论。无论如何,第三代头孢菌素(如头孢曲松)已成为肺炎球菌肺炎经验性治疗的标准抗菌药物,这也在目前的 CAP 治疗指南中体现。头孢洛林是用于耐药 MRSA 病例的第五代头孢菌素,对头孢曲松耐药肺炎球菌具有一定的抗菌活性。

大环内酯类化合物作为 CAP 治疗的另一组成部分,除具有抗菌活性外,还具有免疫调节的优势。这可能是前者在治疗肺炎球菌病中的重要作用。大环内酯耐药性的出现却未增加死亡率,证明了免疫调节剂理论。最近的一项小型回顾性队列研究表明,他汀治疗可能比使用大环内酯更能降低肺炎球菌死亡率。值得注意的是,在全世界范围内,80% 以上的青霉素和大环内酯类耐药由肺炎链球菌 92 种血清型中的 6 种(6A、6B、9V、14、19F、23F)组成。在大环内酯类药物治疗慢性阻塞性肺疾病(COPD)和支气管扩张症的当今时代,新的耐药模式及其对肺炎流行和死亡率的影响将会被揭示。

肺炎球菌血清型与现有疫苗所提供的保护和围绕疫苗效力的争议有关。作为多糖而不是蛋白质抗原的组合,目前的 23 价肺炎球菌疫苗提供 T 细胞无关的免疫,因此不引起记忆 B 细胞的形成,并且在重新接种时不引起回忆或增强应答反应。事实上,低反应性,以及在重新接种疫苗时激发了更弱的免疫反应。目前的指南是如果第一次接种是在 65 岁以下,或者为肺炎球菌病的高风险患者,应在 5 年后重新接种,但复种仍可能会存在问题。2008 年的一次 Cochrane 回顾性研究,揭示了一种与疫苗相关的减少侵袭性肺炎球菌疾病的方法,OR 值为 0.26,尽管对所有原因肺炎的疗效尚不清楚,也无证据表明对全因性死亡有效。随后的荟萃分析通过方法学的质量分析研究,也未能证明接种肺炎球菌疫苗在减少肺炎球菌肺炎、全因肺炎或死亡率方面的益处。观察性研究表明,接种疫苗有一定的好处,尽管它仅限于健康成人,而不是构成肺炎球菌死亡率最高的老年人和免疫缺陷患者。具体而言,没有证据表明 HIV 患者因此受益,尽管为这些患者提供了疫苗接种建议。上述荟萃分析中的大多数研究使用的是 14 价疫苗,而不是 23 价疫苗,因此需要进一步的研究来评估 23 价疫苗的有效性。一种蛋白质结合疫苗纠正了多糖疫苗的 T 细胞独立性,可供儿童使用。它提供了针对较少血清型的疫苗,但成人似乎受益于儿童接种疫苗所产生的"群体免疫"效应。也许最有希望的是以蛋白质为基础疫苗的研究,特别是针对不同肺炎球菌血清类型的毒力因子的疫苗,如肺炎酶。

(马晖　译)

参考文献

1. Kollef MH, Shorr A, Tabak YP, et al. Epidemiology and outcomes of healthcare-associated pneumonia. Results from a large US database of culture-positive pneumonia. *Chest*. 2005;128:3854 – 3862.
   该研究中 4543 例患者的多肽核酸培养阳性。金黄色葡萄球菌(SA、MSSA 和 MRSA)是所有人群中最常见的病原菌,但在非社区获得性肺炎人群中患病率较高。非 CAP 患者的死亡率更高,为 19% ~29% 。

2. Watkins RR, David MZ, Salata RA. Current concepts on the virulence mechanisms of methicillin-resistant Staphylococcus aureus. *J Med Microbiol*. 2012;61:1179 – 1193.
   本论文对 MRSA 毒性的已知和未知,以及正在进行的研究工作的重点进行了很好的回顾综述。

3. Peyrani P, Allen M, Wiemken TL, et al. Severity of disease and clinical outcomes in patients with hospital-acquired pneumonia due to methicillin-resistant Staphylococcus aureus strains not influenced by the presence of the Panton-Valentine Leukocidin gene. *Clin Infect Dis*. 2011;53:766 – 771.
   通过对 109 例 MRSA 肺炎的观察研究发现,PVL(杀白细胞素基因)的表达对病情的严重程度和死亡率没有影响,因此并不是主要的致病因素。

4. Ramirez P, Fernández-Barat L, Torres A. New therapy options for MRSA with respiratory infection/pneumonia. *Curr Opin Infect Dis*. 2012;25:159 – 165.
   一些已经尝试过但失败的新的 MRSA 治疗方法的总结! 万古霉素和利奈唑胺仍然是最好的,但特拉万星可用于无肾衰竭的患者。

5. Holmes NE, Turnidge JD, Munckhof WJ, et al. Antibiotic choice may not explain poo-

rer outcomes in patients with Staphyloccus aureus bacteremia and high vancomycin minimum inhibitory concentrations. *J Infect Dis*. 2011;204:340 – 347.

一项有趣的研究表明,MRSA 或 MSSA 中万古霉素 MIC(最低抑菌浓度)越高,患者死亡率越高,而这与治疗药物的选择无关,而是因为万古霉素的最低抑菌浓度是这些金葡菌菌株中区别于其他毒性因素的替代因子。

6. Conte JE Jr, Golden JA, Kipps J, et al. Intrapulmonary pharmacokinetics of linezolid. *Antimicrob Agents Chemother*. 2002;46:1475 – 1480.

关于利奈唑胺如何有效地穿透肺进入上皮细胞内液的一项很好的研究。

7. Stevens DL, Herr D, Lampiris H, et al. Linezolid versus vancomycin for the treatment of methicillin-resistant Staphylococcus aureus infections. *Clin Infect Dis*. 2002;34:1481 – 1490.

首次试验显示利奈唑胺和万古霉素在治疗 MRSA 肺炎(以及其他感染部位)方面是等价的。

8. Blasi F, Mantero M, Santus P, et al. Understanding the burden of pneumococcal disease in adults. *Clin Microbiol Infect*. 2012;18:7 – 14.

一篇关于肺炎球菌疾病、疫苗接种和当今治疗的经典总结。

9. Metlay JP. Antibacterial drug resistance: implications for the treatment of patients with community-acquired pneumonia. *Infect Dis Clin North Am*. 2004;18:777 – 790.

讨论抗生素耐药性趋势以及疫苗接种的变化如何在未来改变疾病的流行病学。

10. Tleyjeh IM, Tlaygeh HM, Hejal R, et al. The impact of penicillin resistance on short-term mortality in hospitalized adults with pneumococcal pneumonia: a systematic review and meta-analysis. *Clin Infect Dis*. 2006;42:788 – 797.

纳入 10 项研究的荟萃分析证实青霉素耐药性与肺炎球菌性肺炎住院患者的较高死亡率有关。

11. Lynch JP III, Zhanel GG. Escalation of antimicrobial resistance among Streptococcus pneumoniae: implications for therapy. *Semin Respir Crit Care Med*. 2005;26:575 – 616.

关于肺炎链球菌抗生素耐药性可能意味着什么的深入讨论。

12. Pfaller MA, Farrell DJ, Sader HS, et al. AWARE Ceftaroline Surveillance Program (2008 – 2010): trends in resistance patterns among *Streptococcus pneumoniae*, *Haemophilus influenzae*, *and Moraxella catarrhalis* in the United States. *Clin Infect Dis*. 2012;55(S3):S187 – S193.

13. Huss A, Scott P, Stuck AE, et al. Efficacy of pneumococcal vaccination in adults: a meta-analysis. *CMAJ*. 2009;180:48 – 58.

纳入 22 项研究的荟萃分析结论是,肺炎球菌疫苗一般不能预防肺炎,特别是老年患者和慢性病患者。

14. Moberley SA, Holden J, Tatham DP, et al. Vaccines for preventing pneumococcal infection in adults. *Cochrane Database Syst Rev* 2013;(1):CD000422.

荟萃分析(25 项研究)发现,肺炎球菌疫苗确实可以预防成人肺炎球菌性肺炎(但在慢性病人群中预防效果欠佳),尤其是在低收入国家。

15. Doshi SM, Kulkarni PA, Liao JM, et al. The impact of statin and macrolide use on early survival in patients with pneumococcal pneumonia. *Am J Med Sci*. 2013;345(3):173 – 177.

一项有趣的研究发现,尽管他汀类药物使用者比非他汀类药物使用者有更多的慢性疾病,而且入院时病情更重,但他汀类药物使用者在入院后 7、14、20 和 30 天的死亡率较低。而大环内酯药物的使用没有改变生存率。

16. Crum NF, Russell KL, Kaplan EL, et al. Pneumonia outbreak associated with group A Streptococcus species at a military training facility. *Clin Infect Dis*. 2005;40(4):511 – 518.

对感染了 A 组链球菌肺炎的 56 名海军陆战队人员进行了病例对照研究,发现当时咽部的气体输送率为 16%。该报道证实了在高危人群中进行抗生素预防的必要性。

17. Edwards MS, Baker CJ. Group B Streptococcal infections in elderly adults. *Clin Infect Dis*. 2005;41(6):839 – 847.

18. Diep BA, Stone GG, Basuino L, et al. The arginine catabolic mobile element and staphylococcal chromosomal cassette mec linkage: convergence of virulence and resistance in the USA300 clone of methicillin-resistant *Staphylococcus aureus*. *J Infect Dis*. 2008;197(11):1523 – 1530.

ACME(精氨酸分解代谢移动要素,基因序列)增强了耐甲氧西林金黄色葡萄球菌株 USA300 的生长和存活能力,而 SCCmec(葡萄球菌染色体盒,基因序列)则对 β 内酰胺耐药。

第43章 流感嗜血杆菌感染

Dennis E. Amundson，Jennifer M. Radin

　　流感嗜血杆菌是一种较小、多形性、非运动性氧化阳性、革兰阴性的杆状病毒，既有包囊形式，也有非包囊形式。包囊形式（A～F型），特别是B型流感嗜血杆菌，其毒力更强，并与侵袭性疾病（如脑膜炎、菌血症、会厌炎、肺炎和化脓性关节炎）有关，主要发生于 <5 岁的儿童。与之形成对照的是，非包囊（不可分型）流感嗜血杆菌的基因多样性，通常会引起黏膜疾病，如成人社区获得性肺炎、儿童和成人鼻窦炎、儿童中耳炎和慢性支气管炎等肺病患者。所有的流感嗜血杆菌都十分挑剔，在培养基中往往被其他细菌过度生长所掩盖，需要特殊的生长因子X（血晶素）和V（烟酰胺腺嘌呤二核苷酸）进行有氧生长。这些物质可以通过巧克力琼脂或补充型培养基提供。可通过各种血清学分型方法（例如，胶乳颗粒滑动凝集、逆流免疫电泳）鉴定和区分这6种荚膜形式。

　　20世纪90年代以来，由于B型流感嗜血杆菌疫苗在婴儿时期得到普遍应用，发达国家流感嗜血杆菌在流行病学上发生了巨大变化。B型流感嗜血杆菌目前的负担尚清，估计在美国的发病率为0.05/10万。相反，在美国所有的流感嗜血杆菌亚型总发病率为1.63/10万，死亡率为15.3%，大部分的负担来自不可分型菌株。在全球范围内，人们逐渐认识到不可分型的流感嗜血杆菌是引起呼吸道感染和侵袭性疾病的病原体。不可分型菌株在59%的儿童和61%的成年人中引起侵袭性疾病。

　　人类是流感嗜血杆菌唯一已知的宿主。这些生物主要是不可分型的菌株，婴儿期开始，一生都在鼻咽部位定植。根据人口抽样，可在3%～88%的无症状个体中进行培养。研究发现，患有基础肺部疾病（如囊性纤维化、慢性阻塞性肺疾病）及相对免疫抑制（例如，慢性肾衰竭、骨髓瘤、酗酒和糖尿病）的患者有更高的患病比例及易感性和更长的带菌时间。定植是一个非常动态的过程，在几天或几周之内便可发生混合感染和菌株更替。与不可分型菌株不同，B型流感嗜血杆菌和其他具有包囊菌株仅定植在少部分的健康个体中。在使用B型流感嗜血杆菌疫苗的国家当中，B型流感嗜血杆菌的携带率大幅下降。

　　细菌的传播是通过吸入呼吸道飞沫或接触分泌物和污染物。封闭的环境增加了细菌传播,如家庭、儿童日托中心、疗养院。流感嗜血杆菌,主要是由不可分型的菌株引起的,导致大约20%的儿童中耳炎感染和20%~25%的成人鼻窦感染。此外,不可分型流感嗜血杆菌是社区获得性肺炎的致病菌,仅次于肺炎链球菌(12%~28%的病例),其是引起慢性阻塞性肺病急性加重和支气管扩张最常见的原因。流感嗜血杆菌感染支气管扩张患者后有一个有趣的现象,根除一种细菌后,很快就会感染另一种细菌。此外,支气管扩张患者的细菌负荷程度与气道炎症和气道损伤增加有关。流感嗜血杆菌肺炎的危险因素包括:①病毒前呼吸道感染(特别是甲型流感);②慢性肺病[如慢性阻塞性肺病(COPD)或支气管扩张症];③与免疫抑制有关的全身疾病(如糖尿病或癌症);④在某些情况下的环境暴露(如接触烟雾);⑤特定菌株的毒力因子。

　　包囊菌株与未包囊菌株的发病机制有很大的不同。由于多糖胶囊具有毒力,所以包囊菌株在血液中能够更好地存活,如B型流感嗜血杆菌的聚核糖基核糖核酸磷酸酯,B型流感嗜血杆菌侵入鼻咽血管间隙,随之而来的菌血症可导致脓毒症、脑膜炎、会厌炎等深部感染。其他包囊血清型(特别是A和F)可引起侵袭性疾病,特别是在免疫功能低下的人群和一小部分免疫能力强的个体中。

　　非包囊菌株的发病机制是由鼻咽连续传播,导致上下呼吸道局部感染。流感嗜血杆菌的低脂聚糖在微生物黏附和定植中起着重要作用。历史上,未包囊的流感嗜血杆菌菌株很少引起组织侵袭。但来自发展中国家和发达国家最近的报道表明,该菌株正逐渐成为健康儿童和成人中侵袭性疾病和肺炎的重要病因。

　　流感嗜血杆菌是成人肺炎的常见原因,其临床表现与其他肺炎相似。放射学上,多叶受累常伴有片状或叶状的浸润分布。与其他细菌性肺炎一样,菌血症、肺炎旁积液和脓胸均可发生。血液培养和其他可获得的标本(如肺炎旁胸腔积液)都应进行培养,尽管不可分型菌株通过血液培养发现的概率较低。由于流感嗜血杆菌频繁地定植于呼吸道,气管支气管分泌物的革兰染色和培养结果可能难以解释。如果在痰液(或气管支气管镜标本的)革兰染色中发现革兰阴性杆菌和多形核白细胞占优势,则支持诊断。然而,即使通过革兰染色或培养发现流感嗜血杆菌,也可能并不是肺炎的原因。对流感嗜血杆菌进行实时 PCR 检测的最新研究表明,它具有比以前使用的其他方法更高的敏感性和特异性。多行侵入性取样(例如,支气管插管保护刷或肺组织针吸)可以增加确诊的可能性。然而,这些方法并不常用于免疫功能正常的社区获得性肺炎患者之中。相反,大多数患者使用经验性抗生素治疗即可覆盖社区获得性肺炎常见的病原菌。

不可分型流感嗜血杆菌也是 COPD 和支气管扩张症急性细菌加重的常见原因。在稳定期 COPD 患者中,流感嗜血杆菌的定植可增加病情恶化时的症状,并延长峰值流量的恢复。此外,从 COPD 患者中分离出的细菌经分子分型表明,感染一株新的流感嗜血杆菌与病情恶化的风险显著增加有关。病情恶化的临床症状可以是轻微的:低度发热、轻度呼吸急促或气管支气管分泌物的改变。由于细菌无处不在以及痰液革兰染色和培养的局限性(如上文所述),对于 COPD 的加重,经验性抗生素治疗应覆盖不可分型的流感嗜血杆菌。

急性会厌炎,和其他主要与 B 型流感嗜血杆菌有关的临床综合征一样,发病率正在下降;然而,这是一种需要及时认识和处理的疾病,以避免发展到致命的气道阻塞。由于儿童多接种了 B 型流感嗜血杆菌疫苗,故急性会厌炎在成人中更常见。在咽喉严重疼痛和吞咽疼痛的情况下,应该怀疑该病。在晚期,迅速进展为严重的上气道阻塞通常伴有声音低沉和明显喘鸣。当通过间接喉镜可以显示,会厌呈明亮的红色和水肿,可将其看作一个扩大的结构,阻挡了颈部侧向 X 线气流的流动。由专家操作,喉镜检查可以相对安全地进行,并且有助于诊断。在水肿和炎症消退之前,建立气道通畅必不可少。虽然气管切开术可以绕过阻塞,但使用气管内插管对气道的管理越来越普遍,因此通常不需要气管切开术。需注意,试图对肿胀的喉组织进行可视化或插管操作可能导致更严重的水肿和阻塞,应在专家指导下立即做好气管切开术的准备。其他管理措施也包括使用适当的抗生素,或全身类固醇激素,尽管后者的益处尚不明确。

流感嗜血杆菌的严重感染应使用肠外抗生素治疗。适当的选择包括:①第二代头孢菌素(如头孢呋辛);②第三代头孢菌素(如头孢曲松、头孢噻肟);③氟喹诺酮(如左旋氧氟沙星、加替沙星、莫西沙星);④单环 β - 内酰胺类(如氨曲南);⑤广谱青霉素(如哌拉西林);⑥亚胺培南 - 西司他丁。较不严重的感染,如中耳炎、鼻窦炎、支气管炎和社区获得性肺炎,可以采用口服药物治疗。口服剂型的选择需要覆盖 β - 内酰胺酶产生的流感嗜血杆菌菌株,其在 20 世纪 70 年代被首次报道。有包囊和不可分型的菌株可以产生 β - 内酰胺酶。最新的国家级统计表明,大约 26% 的分离菌株产生了 β - 内酰胺酶;然而,该比例似乎在下降(Heilmann,2005)。因此,当特定的菌株被分离后显示为敏感时,氨苄西林或阿莫西林才是合适的药物。用于产 β - 内酰胺酶菌株的经验性口服治疗方案包括:①复方磺胺甲恶唑(尽管在美国其耐药率接近 24%)(Pfaller,2012);②头孢呋辛酯;③阿莫西林 - 克拉维酸;④多西环素;⑤阿奇霉素;⑥氟喹诺酮类。红霉素、第一代头孢菌素、克林霉素和四环素对流感嗜血杆菌活性较差,不应依赖经验处方。

目前,许多获得许可的 B 型流感嗜血杆菌结合疫苗将荚膜多糖整合到蛋白载体中,对人体具有很高的免疫原性,甚至在婴儿时期也是如此。B 型流感嗜血杆菌疫苗对侵袭性疾病有保护作用,可以减少 B 型流感嗜血杆菌的携带,有助于人群免疫。与其他荚膜菌株或不可分型的流感嗜血杆菌菌株无交叉保护作用。自从将这些疫苗添加到婴儿常规免疫计划中以来,后续监测显示,B 型流感病毒感染的总发病率显著降低,而且几乎消除了 B 型流感嗜血杆菌感染;在一些地区,一些儿童(<5 岁)和老年人(>60 岁)中存在使用血清型 F 和不可分型菌株替代菌株的情况。在美国的一些地区,这些菌株的变化可能导致成人,特别是老年人中侵袭性流感嗜血杆菌的发病率增加。然而,在美国人群的总体比例中, >65 岁的年龄组似乎更加稳定。目前正在研究开发疫苗,以防止由不可分型的流感嗜血杆菌引起的感染;然而迄今为止,各种菌株表面分子的异质性使这项工作倍受挑战。一种口服单杆菌疫苗在一项小型研究中显示出了一些潜能,其可以减少成人支气管炎反复发作频率和严重程度,而且一种用于小鼠的鼻疫苗能够预防中耳感染和肺部感染。然而,进一步的工作仍待完成。

总之,流感嗜血杆菌是一种重要的呼吸道病原体,在过去的 10 年中,流行病学和耐药模式均发生了变化。包囊 B 型流感嗜血杆菌和不可分型菌株均为致病型,但表现出不同的发病机制和结果。在婴儿时期引入对 B 型流感嗜血杆菌的免疫,大大降低了乙型流感嗜血杆菌感染的发生率,而乙型流感病毒是儿童时期的主要侵袭性感染。非包囊形式是常见的呼吸道定植者,主要引起黏膜疾病。此外,非包裹模式还导致了相当比例的儿童中耳炎、成人鼻窦炎和社区获得性肺炎以及慢性肺病患者的下呼吸道感染。大约 25% 的包囊和不可分型菌株都能产生 β - 内酰胺酶,因此经验性抗生素

治疗策略应包括耐 β – 内酰胺酶的药物。目前一款针对不可分型流感嗜血杆菌的有效疫苗正在研发当中。

（马晖 译）

参考文献

1. Adam HJ，Richardson SE，Jamieson FB，et al. Changing epidemiology of invasive *Haemophilus influenzae* in Ontario，Canada：evidence for herd effects and strain replacement due to Hib vaccination. *Vaccine*. 2010；28(24)：4073 – 4078.

   由于 20 世纪 90 年代初开始接种 Hib 疫苗,安大略省侵袭性流感嗜血杆菌的流行病学发生了变化。现在,老年患者经常出现由未分型流感嗜血杆菌引起的败血症,并且在 <5 岁儿童中发现了用血清型 F 和未分型菌株替代流感嗜血杆菌的情况。

2. Agrawal A，Murphy TF. *Haemophilus influenzae* infections in the H. influenza type b conjugate vaccine era. *J Clin Microbiol*. 2011；49(11)：3728 – 3732.

   在广泛使用流感嗜血杆菌疫苗的地方,侵袭性流感嗜血杆菌疾病几乎已被根除。目前,未分型菌株比 B 型菌株更容易被分离;然而没有证据表明非 B 型菌株的发病率正在增加。

3. Anevlavis S，Petroglou N，Tzavaras A，et al. A prospective study of the diagnostic utility of sputum Gram stain in pneumonia. *J Infect*. 2009；59(2)：82 – 89.

   与血液和痰培养的金标准相比,痰涂片对于鉴别流感嗜血杆菌肺炎的敏感性为 0.79,特异性为 0.96。临床医生在诊治患者时应注意这种不确定性。

4. Dworkin M，Park L，Borchardt S. The changing epidemiology of invasive *Haemophilus influenzae* disease，especially in persons ＄65 years old. *Clin Infect Dis*. 2007；44 (6)：810 – 816.

   从 1996 年到 2004 年,伊利诺伊州侵袭性流感嗜血杆菌的发病率有所上升。现在流感嗜血杆菌最常见于成人,由未分型毒株引起,而在接种疫苗之前,流感嗜血杆菌主要见于儿童,由血清 B 型引起。

5. Garcia-Rodriguez JA，Martinez MJF. Dynamics of nasopharyngal colonization by potential respiratory pathogens. *J Antimicrob Chemother*. 2002；50(S2)：59 – 73.

   本文综述了鼻咽部呼吸道病原菌定植的相关因素。尽管这些因素还不完全清楚,但黏膜受体的亲和力、免疫反应、细菌特性和定植耐药动态都起了一定作用。

6. Guardiani E，Bliss M，Harley E. Supraglottitis in the era following widespread immuni-

zation against *Haemophilus influenzae* type B: evolving principles in diagnosis and management. *Laryngoscope*. 2010;120(11):2183 – 2188.

在开始广泛使用流感嗜血杆菌疫苗之后,患者的人口统计特征、声门上炎症的表现和病程都发生了变化。

7. Heilmann KP, Rice CL, Miller AL, et al. Decreasing prevalence of β – lactamase production among respiratory tract isolates of *Haemophilus influenzae* in the United States. *Antimicrob Agents Chemother*. 2005;49(6):2561 – 2564.

在美国 2002—2003 年冬季收集的分离株表明,与 1994 年以前的全国调查相比,产 β – 内酰胺酶的流感嗜血杆菌有所下降。

8. Kalies H, Siedler A, Gröndahl B, et al. Invasive *Haemophilus influenzae* infections in Germany: impact of non-type b serotypes in the post-vaccine era. *BMC Infect Dis*. 2009;9:45.

这项研究分析了德国 8 年的疫苗接种后监测数据,没有发现非 B 型侵入性感染的增加。他们发现包膜性非 B 型流感嗜血导致的脑膜炎病例与 Hib(B 型流感嗜血杆菌)感染的比例相似,非包膜性 Hi 是 Hib 感染的两倍。

9. Ladhani S, Slack M, Heath PT. Invasive *Haemophilus influenzae* disease, Europe, 1996 – 2006. *Emerg Infect Dis*. 2010;16(3):455 – 463.

1996 年至 2006 年,欧洲 14 个国家的监测网络发现,侵入性非 b 型流感嗜血杆菌的发病率高于 Hib,死亡率更高。

10. Livorsi D, MacNeil J, Cohn A, et al. Invasive *Haemophilus influenzae* in the United States, 1999 – 2008: epidemiology and outcomes. *J Infect*. 2012;65:496 – 504.

在成人中,流感嗜血杆菌导致住院死亡风险的增加与早产、高龄和几种慢性病有关。在老年人中,未分型的流感嗜血杆菌与较高的死亡率相关。

11. MacNeil J, Cohn A, Farley M, et al. Current epidemiology and trends in invasive *Haemophilus influenzae* disease—United States, 1989 – 2008. *Clin Infect Dis*. 2011; 53(12):1230 – 1236.

在美国广泛使用 Hib 疫苗之后,侵入性流感嗜血杆菌的发病率显著下降。没有证据表明在幼儿中可以使用非 B 型血清型疫苗作为替代。

12. Nix EB, Hawdon N, Gravelle S, et al. Risk of invasive *Haemophilus influenzae* type B (Hib) disease in adults with secondary immunodeficiency in the post-Hib vaccine era. *Clin Vaccine Immunol*. 2012;19(5):766 – 771.

严重疾病导致继发性免疫缺陷的患者中,多发性骨髓瘤或慢性肾衰竭患者侵袭性 Hib 疾病的风险增加。这项研究显示儿童 Hib 疫苗对一些继发性免疫缺陷的成人也是获益的。

13. Pfaller M, Farrell D, Sader H, et al. AWARE Ceftaroline Surveillance Program (2008 – 2010): trends in resistance patterns among *Streptococcus pneumonia*, *Haemophilus influenzae*, and *Moraxella catrrhalis* in the United States. *Clin Infect Dis.* 2012;55(suppl 3):S187 – S193.

2008 年至 2010 年的 AWARE 头孢洛林监测项目收集的流感嗜血杆菌分离株对头孢洛林非常敏感,无论其是否产 β 内酰胺酶。然而,对甲氧苄啶/磺胺甲噁唑和阿奇霉素的耐药性增加。

14. Resman F, Ristovski M, Ahl J, et al. Invasive disease caused by *Haemophilis influenzae* in Sweden 1997 – 2009; evidence of increased clinical burden of non-type b strains. *Clin Microbiol Infect.* 2011;17(11):1638 – 1645.

1997 年至 2009 年在瑞典进行的一项回顾性研究发现,侵入性未分型流感嗜血杆菌和包膜型流感嗜血杆菌的临床负担显著增加,尤其是在老年人中。

15. Shah R, Roberson D, Jones D. Epiglottitis in the *Haemophilus influenzae* type B vaccine era: changing trends. *Laryngoscope.* 2004;114(3):557 – 560.

接种 Hib 疫苗后,会厌炎的人口统计学特征、致病微生物和自然史发生了显著变化。

16. Van Wessel K, Rodenburg G, Veenhoven R, et al. Nontypable *Haemophilus influenzae* invasive disease in the Netherlands: a retrospective surveillance study 2001 – 2008. *Clin Infect Dis.* 2011;53(1):1 – 7.

荷兰的一项回顾性监测研究发现,侵袭性未分型流感嗜血杆菌感染的危险因素包括早产、年龄 >65 岁和免疫系统受损。

17. Van den Bergh MR, Biesbroek G, Rossen J, et al. Associations between pathogens in the upper respiratory tract of young children: interplay between viruses and bacteria. *PLoS One.* 2012;7(10):e47711.

本研究总结了不同细菌和病毒病原体在幼儿上呼吸道的相关性。他们发现流感嗜血杆菌与鼻病毒、呼吸道合胞病毒和肺炎链球菌定植之间存在正相关。

18. Wroblewski D, Halse T, Hayes J, et al. Utilization of a real-time PCR approach for *Haemophilus influenzae* serotype determination as an alternative to the slide agglutination test. *Mol Cell Probes.* 2013;27(2):86 – 89.

本研究发现,两步实时 PCR 方法比以前发表的 PCR 检测方法更敏感,是玻片凝集试验的简单替代。

第44章 肺炎克雷伯菌肺炎

Steven J. Escobar

　　肺炎克雷伯菌是一种医院内常见的革兰阴性病源菌,由于其具有碳青霉烯酶活性而日益成为全球关注的焦点。由肺炎克雷伯菌引起的社区获得性肺炎在美国和欧洲很少见,但据报道在来自亚洲的住院患者中,其是导致严重肺炎的第二大原因(仅次于链球菌肺炎)。另外,在亚洲也有社区获得性克雷伯菌肺炎原发细菌性肝脓肿综合征伴脑膜炎和(或)眼炎的病例报道。

　　克雷伯菌是一种能产生乳糖的革兰阴性菌,属于肠杆菌科。肺炎克雷伯菌有一个很大的多糖囊,具有抗吞噬能力,这增大了毒力。包膜肺炎克雷伯菌在培养皿上呈黏液样,革兰染色呈双极革兰阳性,在其他肠道菌中也可见。如果革兰阴性菌周围有清晰的区域,则提示肺炎克雷伯菌。

　　1996年,在北卡罗来纳州首次报道了肺炎克雷伯菌碳青霉烯酶(KPC)的分离,其在2001年纽约和新泽西暴发之前很少被分离。根据资料,KPC目前已在美国、欧洲、南美洲、中东和亚洲等42个州有所报道。快速的全球传播与国际旅行有关,导致了患者与患者之间的传播,以及生产KPC生物的物种间转移。KPC是一种琥珀酰亚胺类A类碳青霉烯酶,它通过水解降低了对包括碳青霉烯在内的所有 β - 内酰胺类物质的敏感性或耐药性。编码KPC的可转移质粒常含有氨基糖苷类、超广谱 β - 内酰胺酶(ESBL)和氟喹诺酮类耐药基因。这些质粒可以水平地传播到其他肠杆菌科,并有报道,在铜绿假单胞菌和鲍曼不动杆菌中有所发现。

　　肺炎克雷伯菌是一种腐生菌,可在胃肠道和鼻咽部定植,皮肤上少见。5%~38%的粪便标本中可检出肺炎克雷伯菌,正常宿主的鼻咽部带菌率为1%~6%。然而,在门诊酗酒者中鼻咽定植率已被发现高达30%。在医院环境中,对患者带菌率有直接影响的是住院时间、抗生素的使用、并发症和侵入性导线及管路。在住院患者中,胃肠道、鼻咽和皮肤携带率分别高达77%、19%和42%。

　　社区获得性肺炎(Friedlander 肺炎)的典型表现是罕见的,包括急性发作性胸痛、呼吸困难、高热和频繁咳嗽伴有"砖红胶冻"样痰(浓稠、带血和黏性的)。体检发现呼吸暂停和肺实变征象。右上叶后段是最易受累的部位。患者可能出现脓毒症或脓毒性休克,血液培养阳性者占25%。白细胞计数可以是高的、正常的,也可以是低的。中性粒细胞减少表明预后较差。呼吸窘迫或失败,可能需要气管内插管和机械通气。肺脓肿、空洞和肺坏疽(包含坏死肺碎片的大腔)可使病程复杂化。胸腔积液和脓胸也很常见。恢复期后,可发现未闭空洞、残余纤维化和肺体积减小。

医院获得性肺炎克雷伯菌肺炎的表现不太严重,类似于其他形式的呼吸机相关肺炎或医院获得性肺炎。根据患者的基础疾病和免疫应答能力,局部症状、体检发现和X线表现,可能不明显或不典型。

在胸片上,肺炎克雷伯菌肺炎被描述为典型的肺叶实变,有"膨胀"或"弓形"的裂隙征,常见于上叶和右叶,而不是左叶。病理上,"膨胀"的裂隙征是由于坏死性肺炎引起,常见于克雷伯菌肺炎,而不是球菌肺炎。在更大的实变区域内,薄壁组织的破坏会导致弹性回缩力的丧失,从而形成"膨胀"的裂隙征。后续报道显示,"膨胀"裂隙征不是克雷伯菌肺炎特有的,在流感嗜血杆菌和链球菌肺炎中也有报道。

最近日本的回顾性研究挑战了经典描述,198例急性克雷伯菌肺炎患者的CT表现为磨玻璃样变(100%)、实变(91.4%)和小叶内网状阴影(85.9%)。肺周围(96%)或两侧可见(72.2%),常伴有胸腔积液(53%)。上肺野发生率为13.1%,而下肺野为55.6%,31.3%为随机分布。

尽管有足够的抗生素覆盖,社区获得性克雷伯菌肺炎合并菌血症的死亡率仍然很高。中国台湾地区最近的一项研究报道指出,两组肺炎中克雷伯菌菌血症死亡率为55%,肺炎链球菌菌血症死亡率为27%。医院内克雷伯菌肺炎感染也有同样高的死亡率。死亡的独立危险因素包括年龄较大、急性生理学和慢性健康评估(APACHE II)评分偏高和不适当的抗生素覆盖率。

由于不均匀表达的酶可能不存在高水平的碳青霉烯抗性,所以KPC可能难以用标准的临床微生物测试来检测。最小抑制浓度(MIC)轻微增加(在中等范围内)可能是唯一的实验室表现。通常需要进行表型测试来检测KPC的存在。检测 bla_{kpc} 基因的金标准是分光光度法或PCR。

社区获得性肺炎克雷伯菌肺炎的治疗应遵循美国传染病学会/美国胸科学会(IDSA/ATS)指南。对耐药生物的治疗方案可根据敏感性报告调整。

对于产生 KPC 菌株,替加环素、多黏菌素、氨基糖苷类和四环素在病例报道和小宗病例研究中都显示了疗效,特别是在联合治疗中。

（马晖　译）

参考文献

1. Korvick JA, Hackett AK, Yu VL, et al. Klebsiella pneumoniae in the modern era: clinicoradio-graphic correlations. *South Med J*. 1991;84:200.
一项对 15 例克雷伯菌肺炎患者的前瞻性研究显示,Friedlander 描述的典型革兰阴性菌社区获得性肺炎,与免疫缺陷宿主为主的医院获得性肺炎相比,克雷伯菌肺炎患者的临床特征和影像学表现均发生了改变。
2. Okada F, Ando Y, Honda K, et al. Clinical and pulmonary thin-section CT findings in acute *Klebsiella pneumoniae* pneumonia. *Eur Radiol*. 2009;19:809 – 815.
回顾性分析 198 例急性克雷伯菌肺炎患者的 CT 表现。
3. Hoban DJ, Biedenbach DJ, Mutnick AH, et al. Pathogen of occurrence and susceptibility patterns associated with pneumonia in hospitalized patients in North America: results of the SENTRY Antimicrobial Surveillance Study (2000). *Diagn Microbiol Infect Dis*. 2003;45:279.
在北美住院的肺炎患者中,克雷伯菌的分离检出率为 7.5%。在克雷伯菌中,产广谱 β - 内酰胺酶的检出率为 5.4%,其对碳青霉烯(亚胺培南和美罗培南)的敏感性为 100%。
4. Hirsch EB, Tam VH. Detection and treatment options for Klebsiella pneumoniae carbapenemases (KPCs): an emerging cause of multidrug-resistant infection. *J Antimicrob Chemother*. 2010;65(6):1119 – 1125.
综述 KPC 的实验室检测和耐药模式。
5. Zarkotou O, Pournaras S, Tselioti P, et al. Predictors of mortality in patients with bloodstream infections caused by KPC-producing *Klebsiella pneumoniae* and impact of appropriate antimicrobial treatment. *Clin Microbiol Infect*. 2011;17:1798 – 1803.
希腊某医院 53 例产碳青霉烯酶肺炎克雷伯菌肺炎并发血流感染患者的观察性病例对照研究。
6. Nordmann P, Cuzon G, Naas T. The real threat of *Klebsiella pneumoniae* carbapenemase producing bacteria. *Lancet Infect Dis*. 2009;9:228 – 236.
综述产碳青霉烯酶肺炎克雷伯菌的微生物学研究进展。

7. Tzouvelekis LS, Markogiannakis A, Psichogiou M, et al. Carbapenemases in *Klebsiella pneumoniae* and other *Enterobacteriaceae*: an evolving crisis of global dimensions. *Clin Microbiol Rev.* 2012;25(4):682.

   关于 KPC 微生物学综述文章。

8. Chen LF, Anderson DJ, Paterson DL. Overview of the epidemiology and the threat of *Klebsiella pneumoniae carbapenemases* (KPC) resistance. *Infect Drug Resist.* 2012;5: 133 – 141.

   关于 KPC 微生物学综述文章。

9. Centers for Disease Control and Prevention. Carbapenemase-producing CRE in the United States. http://www.cdc.gov/hai/organisms/cre/TrackingCRE.html.

   本文献列出了已证实的产 KPC 的细菌病例

10. Lin Y-T, Jeng Y-Y, Chen T-L, et al. Bacteremic community-acquired pneumonia due to *Klebsiella pneumoniae*: clinical and microbiological characteristics in Taiwan, 2001 – 2008. *BMC Infect Dis.* 2010;10:307.

    中国台湾医院 93 例住院患者的回顾性分析。

11. Kang C-I, Kim S-H, Bang J-W, et al. Community-acquired versus nosocomial *Klebsiella pneumoniae* bacteremia: clinical features, treatment outcomes, and clinical implication of antimicrobial resistance. *J Korean Med Sci.* 2006;21:816 – 822.

    回顾性分析 377 例肺炎克雷伯菌血症患者的临床资料。

12. Mandell LA, Wunderink RG, Anzueto A, et al. Infectious Diseases Society of America/American Thoracic Society Consensus Guidelines on the management of community-acquired pneumonia in adults. *Clin Infect Dis.* 2007;44(suppl 2):S27 – S72.

第45章 其他革兰阴性菌：铜绿假单胞菌、大肠杆菌、变形杆菌、沙雷菌、肠杆菌属和不动杆菌

James H. Williams, Jr.

背景和病因

革兰阴性杆菌（GNB）铜绿假单胞菌，大肠杆菌、变形杆菌、沙雷菌、阴沟肠杆菌和不动杆菌属是最常见的非社区（医院获得性）肺炎（HAP），包括呼吸机相关性肺炎（VAP）。在社区获得性肺炎（CAP）的门诊患者中，GNB 仅与其中不到 20% 的患者相关。然而，这些革兰阴性杆菌通常是从体弱的、收容在社会福利机构的肺炎患者气道中被发现，该疾病也被称为医疗看护机构相关性肺炎（HCAP）。革兰阴性杆菌与接近 50% 的细菌性肺炎患者死亡相关，是住院患者呼吸道内常见的病原体。

革兰阴性杆菌肺炎的易感因素因易患人群而异。在社区中，慢性支气管炎、支气管扩张、酒精中毒、糖尿病、精神状态改变和中性粒细胞减少似乎是主要的危险因素。抗生素的长期使用促成了这些微生物的出现。在医院，革兰阴性杆菌肺炎的最常见的原因是长期插管，包括气管切开。即使没有气管插管，延长住院时间（特别是在 ICU）、近期的胸腹部手术、高龄和严重的潜在疾病都是危险因素。在急慢性疾病期间，患者通常微量元素（如硒、锌）水平较低，可潜在地导致宿主应答的改变，但是，免疫受损的宿主更有可能因这些感染而产生不良的后果。

尽管受污染的呼吸设备偶尔造成感染的暴发，特别是由于沙雷菌和假单胞菌属引起的，但使用一次性设备和无菌技术并不常见。医务人员可能因为疏忽的卫生措施把潜在耐药性的微生物定植给患者，但通过与患者接触之前和之后仔细清洁双手并避免接触共同的污染物（如，听诊器、门把手、床控等），可减少这种情况。GNB 肺炎可能是由膀胱导管、静脉内导管、腹部或其他部位感染引起的菌血症所致。然而，引起 HCAP/HAP/VAP 的革兰阴

性杆菌通常经由气道输送至肺。

革兰阴性杆菌定植于上气道,包括咽部和鼻窦,通常在肺炎之前。鼻管增加鼻腔窦内分泌物的滞留,并流入后咽部。重症监护病房内一些特殊因素增加了对革兰阴性杆菌的易感,特别是长期使用某种抗生素,增强了 GNB 对气道上皮的黏附,并在重症患者分泌物中得到保留。胃内容物回流到后咽部也会起作用,尤其是仰卧位和胃体积较大的患者。胃酸的抑制选择性促进了胃内革兰阴性杆菌的增殖,尽管这对于 HAP/VAP 中革兰阴性杆菌生长的影响程度一直存在争议。通过鼻胃管灌注药物和营养可能会增加吸入的风险,而通过胃外管(幽门后位置)进食则可以降低风险。

由于 ICU 患者固有的许多因素,特别是插管,可以使鼻咽菌群进入下呼吸道。经喉插管机械地打开会厌和声带。虽然带球囊的气管套管(ETT)降低了大量气体进入下气道的速度,因此球囊需保持在低压下以避免气管坏死,使得球囊上方的分泌物继续在球囊周围渗出。用特制的 ETT 以缩小声门下分泌物池产生了不同的结果,部分反映了声门下分泌物的强附着力和有限的来源途径。附着在 ETT 上的细菌为感染提供了额外的病灶,这意味着在 VAP 患者当中,银浸管可能会限制细菌在培养过程中的繁殖。然而,这些方法还没有得到证实,能够使总死亡率得以降低。

气道分泌物的正常反射清除也受到多种因素的影响。气管内和气管切开管创造了一个较小的内腔,通过这个腔可使患者咯痰。CNS 抑制(如麻醉药品、镇静剂、代谢不稳定、中枢神经系统损伤)、局部反射抑制(如局部麻醉剂、习得耐受鼻气管异物或鼻胃管)和疼痛(尤其是胸部和腹部手术)影响了咯痰的有效性。黏液纤毛活动性会降低(如酒精、慢性炎症、代谢紊乱),吞噬活性可能受到损害(如患者免疫功能低下、酒精、超重)。

气管切开术对需要长时间插管的患者有益处,包括气道通路的稳定、患者的舒适和减少吞咽期间气道闭合的物理中断。然而,气管切开术也延迟了正常气道结构的恢复过程。呼吸机支持撤机后,分泌物的清除能力仍然受到抑制,因为咳嗽产生高正压能力下降和气管内的气流受限。加之吞咽时通常产生的气道正压受到限制,会厌关闭时可能阻碍气道压力并通过气管后的膜部表面对上端食管施加压力,也会损害气道保护。这些因素,合并患者潜在的问题导致复发性肺炎发病率高,并且这种情况下常伴有革兰阴性杆菌。

临床表现

革兰阴性杆菌感染的临床特征与相关的潜在疾病常交织在一起。典型的革兰阴性杆菌肺炎集中在社区获得性病例、无并存疾病的成人呼吸窘迫综合征(ARDS)、心力衰竭或液体失衡,因此,不完全代表医院革兰阴性杆菌肺炎的菌谱。无论如何,它们提供了相对合适的个体以进行病理比较。相比之下,免疫功能低下的患者可能表现出相对较少的体征或症状,而胸片上浸润的证据也较少。甚至更困难的是潜在的急性或慢性肺损伤患者,他们有相似的症状和体征,以及先前损伤后肺组织密度增加的区域。革兰阴性杆菌在这些患者中的存在可能反映了定植或急性感染,从而使急性革兰阴性杆菌肺炎的诊断更具挑战性。

铜绿假单胞菌常侵袭患者的皮肤或黏膜以及医院环境(肥皂、液体介质和医院工作人员)。它可以定植或感染慢性支气管炎/支气管扩张患者的气管切开处、烧伤、伤口、尿路和下呼吸道。黏液样菌常出现在囊性纤维化患者的气道中。肺炎通常是通过气道获得的,并且在气道相关的肺组织中更明显,而血源感染可能导致更为广泛的改变。病理上可见严重局灶性坏死伴结节性梗死和血管壁坏死,这导致了出血和小空洞的形成。化脓性胸腔积液多见于尸检。临床上,患者常出现中毒症状,表现为寒战、发热和呼吸困难及痰多且伴有血丝。胸膜炎样胸痛并不常见。坏疽性臁疮是一种罕见的皮肤斑丘疹,表现为血管壁的感染和坏死,可表现为出血性大疱、溃疡或结节性病变。虽然在历史上坏疽性臁疮与这些细菌的菌血症有关,但也可见于其他感染。放射学上,最常见的是附属部位的实变,典型合并脓肿的大小为 2～11cm,也可能有少量渗出。双肺片状浸润或双肺结节偶见血源性感染。

大肠埃希菌肺炎可能伴随着尿路或胃肠道感染的吸入或血液传播。病理上,常出现弥漫性出血性肺炎,但脓肿形成较少。临床上,患者经常出现中毒、发热、呼吸困难、频繁咳嗽,更多的是胸膜炎样胸痛。通常,可能因体温升高而发生心动过缓,并且缺乏实变的征象。胸部 X 线片通常显示片状支气管肺炎,通常见于下叶,可能有胸膜积液。

变形杆菌是呼吸道感染较少见的原因,经常与意识改变相关,可能是误吸导致。经病理证实,该类型的肺炎是出血性的,与小脓肿有关。临床上,患者尽管可能存在寒战、发热、呼吸困难、频繁咳嗽和胸膜炎样胸痛,但通常毒性较小。胸部 X 线片显示致密浸润,更常见的是在上叶的相关叶段和下叶的上叶段,并且可以看到体积收缩。胸腔积液较少见。

黏质沙雷菌偶尔会引起肺炎。过去集中的病例通常与受污染的呼吸设备有关。病理上,表现为弥漫性支气管肺炎伴小(2~3mm)脓肿。患者通常出现中毒、发热、发冷、咳嗽。假性咯血,是由某些菌株产生的带有红色色素的痰液引起的,是一种典型表现但是并不常见。胸片常显示弥漫性斑片状的支气管肺炎,类似于假单胞菌肺炎,但形成脓肿的病例较少。可能出现胸腔积液和脓胸。

肠杆菌肺炎的特点不如其他革兰阴性杆菌肺炎典型。在一项小型的研究中,症状包括发热、呼吸困难、咳嗽产生黄痰,但胸膜炎样疼痛是罕见的。胸部 X 线片最常显示双侧支气管肺炎,但脓肿和脓胸形成不常见。耐药菌株的出现增加了这些微生物感染的频率和严重程度。

最近出现了与 HAP/VAP 相关的多耐药(MDR)不动杆菌,这可能是由于广谱抗生素的大量使用。住院患者中出现这些菌株定植的现象越来越多。伴有肺浸润的发热插管患者气道中出现耐药不动杆菌,使诊断和治疗均陷入困境。胸部 X 线片可显示多叶浸润,偶尔有坏死(空洞)或积液的征象。

诊断

通过检查气道分泌物来诊断革兰阴性肺炎是存在问题的,因为在高危患者当中革兰阴性杆菌可以定植在气道,许多患者由于其他原因在胸部 X 线片上出现浸润影,或通过便携式前后(AP)位胸片造成膈肌和纵隔旁阴影。在经咳痰或抽吸收集的气道分泌物涂片上,大量革兰阴性杆菌和中性粒细胞提供了感染的推定证据,特别是细胞内微生物提供了宿主反应的证据;然而,这仍可能反映支气管炎而非肺炎。通过支气管镜刷检或盥洗以越过上呼吸道采样,在实际操作中是比较复杂的。而上气道在此过程中被横穿,在吸吮过程中的可视化污染了采样通道。使用这些技术有时回收的微生物较少,可能只是反映了一个较小或稀释的样本。因此,虽然这些样本为推定诊断提供了依据,但血液或胸腔积液阳性的培养结果会更有力地证明这些微生物的侵袭。虽然在这种情况下的常规使用是有争议的,但支气管镜检查可以为无法提供足够的下气道样本的患者提供重要的样本,有时还可以在载有其他细菌的上呼吸道样本的培养物中发现未报告的细菌。在呼吸道感染中,表现出一个明显的优势菌株,会增加人们能够控制它的信心,但在确诊的肺炎中,多种微生物的发现并不排除一个或多种微生物所发挥的作用。偶尔,如果患者在接受治疗时病情恶化,可能需要通过肺活检证明组织感染。

治疗

　　决定何时和如何治疗 HCAP/HAP/VAP 有时是困难的。已发表的指南提供了有力的指导,但在个别病例中仍需要临床判断。担心不能确切的诊断使抗生素的选择变得复杂,担心立即使用抗生素会增加耐药菌株的出现。然而,HAP/VAP 合并 GNB 本身的高死亡率由于机体对抗生素的敏感性延迟而更为恶化,特别是在那些进入 ICU 的患者中。这就要求在一开始就进行积极的、广谱的经验性覆盖,并拒绝在等待培养结果时开始窄谱覆盖,特别是在危重患者中。

　　最初选择的药物应该根据医院目前的耐药模式、患者的临床表现和风险状况及可能感染的微生物来确定。例如,假单胞菌在 VAP 患者和以前使用过抗生素的患者中更有可能发生,特别是那些与支气管扩张相关的反复呼吸道感染患者。为了减少抗生素的选择压力,目前的观点倾向于采取"降阶梯"策略,从相对广泛的覆盖面开始,特别是在危重患者中,然后根据培养结果随后缩小覆盖范围。然而,当患者在最初的治疗方案上进展缓慢时,随后的降阶梯可能会令人担忧,特别是在培养的敏感性方面存在不确定性时,以及在体能有限的重病患者中,患者无法忍受病情恶化。由于认识到重复使用标准化方案会引起耐药性,一些患者每隔几个月轮换一次经验性选择药物的类别。所有这些策略的基础是希望保留某些类别的药物,以供个人和机构随后感染时使用,并减少多耐药菌谱的出现。目前,从具体方法中获益的证据仍然有限,需要继续进行研究。

　　当假单胞菌被证实或怀疑时,由于在这些微生物中经常出现耐药性,因此两类药物需要同时使用。对于以前接触过同一类抗假单胞菌抗生素的患者来说尤为重要。传统上,大剂量半合成青霉素(如哌拉西林)与氨基糖苷(如妥布霉素、庆大霉素、阿米卡星)联合使用。近年来,高剂量的氟喹诺酮类药物(如环丙沙星,或左氧氟沙星)常被氨基糖苷类和其他碳青霉烯类物质取代,特别是在老年人和重症患者中,耳毒性和肾毒性的风险增加。值得注意的是,虽然加入β-内酰胺酶抑制剂(如哌拉西林-他唑巴坦,即pip/tazo)可以提高哌拉西林对许多生物的疗效,但对假单胞菌来说并非如此。因此,对于假单胞菌来说,通常推荐在高剂量(每6小时4.5g)下使用pip/tazo组合。其他几种β-内酰胺类药物可以替代半合成青霉素,包括一些第三代和第四代头孢菌素(如头孢他啶和头孢吡肟)。当对β-内酰胺类抗生素的严重过敏而需要使用头孢菌素和碳青霉烯类药物时,可以使用莫巴坦氨曲南,但应该记住,这一选择实际上牺牲了对革兰阳性菌的覆盖。当微生物出现了超广谱β-内酰胺酶(ESBL)抑制剂时,碳青霉烯类物质通常更有效。假单胞菌对亚胺培南、美罗培南和多利培南敏感,但对厄他培南不敏感。然而,厄他培南对其他具有ESBL抗性的革兰阴性杆菌(如大肠杆菌)通常是有效的,并不能诱导新出现的假单胞菌对其他碳青霉烯类物质产生抗药性。最令人担忧的是多耐药微生物的持续出现,包括不动杆菌,不得不考虑使用更多潜在毒性的多黏菌素(多黏菌素E)和多黏菌素B。令人感兴趣的是,最近的数据表明,在多黏菌素中加入利福平可能会改善某些耐药菌株的结果。

虽然双重抗生素治疗已成为覆盖假单胞菌的标准,但一种单一的广谱药物已成功地完成首次经验性治疗HCAP患者。在等待培养结果期间,除非有理由高度关注耐药微生物,或临床恶化及患者不耐受,否则随后的培养结果应显示对该单一药物的耐药性。越来越多的有效抗革兰阴性杆菌的口服活性药物促进了对病情较轻患者的门诊管理,其中包括某些喹诺酮类药物(如环丙沙星、左氧氟沙星)用于假单胞菌的覆盖,或广谱头孢菌素和β-内酰胺抑制剂的组合(如阿莫西林+克拉维酸)。应注意,不要在住院患者中过度使用喹诺酮类药物,因为这些患者通常使用肠外抗生素,且其他选择通常无效或毒性过大。具体的选择也应考虑到医疗机构的敏感性特点。

以前接触过一类抗生素会增加耐药性的可能性,这就要求在每次新的治疗中使用不同的药物类别。然而,如果可能再次感染,则必须与扩大个别患者抗生素范围的风险进行权衡,这一风险也可能与医疗看护环境中的其他人共同承担。因此,在为患者作出短期和长期的最佳治疗决策时,应考虑到个人对适当靶向治疗延迟的潜在耐受性。

　　由于缺氧性血管收缩,将抗生素输送到肺部感染区域是复杂的,累积的分泌物可能会进一步降低局部浓度。随着氨基糖苷类和喹诺酮类药物浓度的增加,杀菌活性增加,而 β-内酰胺类药物的活性则因药物局部浓度高于杀菌水平而无明显提高。因此,虽然药物渗透一直是一个问题,但它在喹诺酮类药物与氨基糖苷类药物进行比较时有着附加意义。当全身剂量相对较高时,喹诺酮类药物具有良好的组织穿透性和较好的耐受性,而氨基糖苷类药物组织穿透力较差,且具有毒性,不利于高剂量全身给药。令人感兴趣的是,气道灌注氨基糖苷类药物作为静脉治疗的一种辅助手段,能更快地清除革兰阴性杆菌的分泌物,但直接滴注少于通常全身剂量的氨基糖苷类药物,在全身给药的情况下,对全程影响不大。相反,重复雾化吸入大剂量妥布霉素(300mg,每日 2 次)改善了囊性纤维化患者的长期疗效,并抑制了其他支气管扩张患者的症状,具有显著的耐受性。雾化吸入大剂量氨基糖苷类药物作为辅助全身治疗的 HAP/VAP 患者感染革兰阴性杆菌的作用尚不明确。其他种类抗生素的雾化也很有趣,其中一些治疗过程与多黏菌素对 MDR 感染有关,但数据尚不足以就适当剂量或治疗 HCAP/HAP/VAP 提出具体建议。

　　抗生素治疗的持续时间因感染的严重程度、共存疾病、临床表现的总体严重程度、所涉及的微生物、对诊断的信心以及所选择抗生素的特性而异,包括细菌的敏感性、组织穿透性和靶点的持久性。例如,在 CAP 患者中很少感染革兰阴性杆菌,大剂量(每天 750mg)口服喹诺酮(左氧氟沙星)5 天,与中剂量(每天 500mg)口服 10 天效果相当。重要的是,不推荐这些方案用于假单胞菌感染。在 VAP 患者中,使用 8 天的多种方案与较长的 15 天疗程效果相当。本结论随后在对插管患者的早期研究中得到证实。有限的数据表明,注射 3.375g 哌拉西林他唑巴坦每天 3 次 4 小时以上,可能与每天 4 次 30 分钟以上对于治疗 HAP/VAP 效果相当。然而,一项对 VAP 患者的研究比较了一个 7 天的疗程,类似延长的 4 小时滴注 1g 多利培南与 10 天疗程的 1g 艾美培南-西司他丁,两个碳青霉烯类物质在体外具有广谱活性,包括假单胞菌。如果怀疑卡巴培南耐药,则允许添加阿米卡星。出乎意料的是,随着多利培南疗程的缩短,死亡率似乎更高,尤其是在假单胞菌感染人群中。

　　2005 年美国胸科学会/美国传染病学会(ATS/IDSA)的 HCAP/HAP/VAP 指南建议考虑较短的疗程(<8 天),用于快速临床应答的患者,但需要注意的是在某些情况下需要较长的疗程,特别是那些怀疑被假单胞菌感染

的患者。监测临床反应有助于确定适当的治疗持续时间。有证据表明,炎症标志物水平下降(如降钙素原、C反应蛋白)可能是有帮助的。更多前瞻性研究需要帮助指导特定药物治疗方案的持续时间,并区分可能有不同反应的HCAP/HAP/VAP的亚组。

关于被动免疫治疗在治疗或预防革兰阴性杆菌感染方面潜在作用的研究较为匮乏,远远少于使用新抗生素的情况。虽然在开发有效抗生素之前,用马血清诱导的抗体进行被动免疫是有效的,但是最近的关于肺炎患者免疫应答药理学临床试验的结果是不确定的,这令人失望。失败的例子包括努力加强明显薄弱的反应,而反过来又可能过多抑制了宿主反应。不幸的是,这些干预措施可能会对宿主的总体反应造成紊乱的效果,从而产生无效甚至有害的总体影响。商业上可用的药物包括免疫刺激剂(如粒细胞集落刺激因子)。粒细胞巨噬细胞集落刺激因子和免疫抑制剂[皮质类固醇、肿瘤坏死因子(TNF)拮抗剂]。虽然这些药物在大多数患者中的作用尚不清楚,但严重的中性粒细胞减少($<500/mm^3$)具有很高的风险,通常应使用骨髓刺激剂(G－CSF、GM－CSF)治疗。相反,患有感染性休克的肺炎患者需要血管升压素,至少应该接受短期的皮质类固醇治疗,以改善血流动力学反应。免疫球蛋白补充剂[静脉注射免疫球蛋白(IVIG)],应用于严重免疫球蛋白缺乏症的患者,但在治疗其他患者中的作用(如HCAP/HAP/VAP)尚未确立。

预后

不幸的是,与革兰阴性菌肺炎相关的死亡率仍然很高,尽管范围从小于20%至高达90%(早年一份报道所示)。历史上,观察数据表明,单一依靠氨基糖苷类药物与联合其他新的药物治疗相比,具有更高的死亡率。然而,死亡率在很大程度上取决于基础疾病的严重程度。尽管革兰阴性杆菌血症没有确切的证据表明与所有患者的较高死亡率相关,但中性粒细胞减少患者假单胞菌肺炎和菌血症可能仍有>80%的死亡率。对于基础疾病的支持治疗措施,以及在严重感染患者中减少多器官功能障碍,可能影响整体转归。

预防

GNB肺炎的死亡率居高不下,持续激发着人们对预防治疗的兴趣。但是,呼吸衰竭患者需要插管,事先使用抗生素治疗其他明显感染,以及这些患者存在其他严重的基础疾病,这些因素都极大地限制了预防工作的实施。尽管如此,在一些患者当中危险因素可能会改变。

避免长时间插管可减少 HAP/VAP 的发生。无创(面罩)通气(NIV)最初应用于呼吸功能不全患者,可降低 HAP/VAP,并降低呼吸功能不全患者(包括中性粒细胞减少症)的相关死亡率。然而,拔管后 NIV 在治疗反复呼吸衰竭患者中的作用更为复杂。在危重患者拔管时常规应用 NIV 可能会有帮助,可能会减少疲劳引发的明显呼吸衰竭的复发。然而,当 NIV 被用于拔管后已出现明显呼吸衰竭症状的患者以延迟再插管时,结果似乎更糟。

如果需要插管,建议使用经口而不是经鼻腔的方法来避免阻塞鼻窦,如果可行的话,在气囊上方用背腔吸引管进行持续或间歇性抽吸,以减少声门下间隙的分泌物。拔管时,应注意清除这些分泌物,以避免较大量的误吸。一些实用的方法如下:①通过增加呼气末正压(PEEP,8~10cmH$_2$O)和返回呼吸机模式辅助控制压力控制模式(PC,20~25cmH$_2$O),暂时增加气管内正压;②慢慢地将气囊放气,使用吸引管同时逐步收集进入气管的分泌物。导管到达 ETT 的顶端,听到通过正压将大量分泌物排入咽部以上;③再次充满气囊;④用口吸器(如 Yankauer)在咽后部清除较大量的分泌物。在完成并可能重复这一练习后,声门下分泌物的数量应得到了最大限度地减少,并且通过分泌物排出产生的漏气音确认上呼吸道通畅;⑤移除 ETT,同时通过延伸至气管尖端的导管持续抽吸。

气管切开患者不再需要呼吸机的支持,但仍需要吸管、球囊的通透性和单向瓣(如 Passey 瓣膜)的应用,这不仅有利于患者说话交流,而且可以减少吞咽时的误吸。这些活瓣允许通过气管切开套管吸入,在紧急需要时,通常比锁定气管造口管盖更容易取出。在那些继续需要呼吸机支持的人中,建议清除通气管中的凝结水,但频繁更换管道对需要时刻保持与呼吸机连接的患者不利。仔细清洗双手和其他接触表面,这一点在医生往返在患者之间时往往会遗忘。

在高危患者中,将床头抬高 30°~45°以避免胃反流非常重要,限制胃残余也是如此。然而,将喂食管长期置于胃以外的高级喂养管成本更高,会推迟喂养的开始,而且没有显示出持续的益处。在少数 VAP 的机械通气患者中,使用硫糖铝而非碱性药物的方式保护胃免受应激性溃疡,其作用已被反复研究,但与更强的抑酸剂相比,其在预防消化性溃疡方面效果较差。预防性气管内给药、静脉内或口服糊剂以实现选择性肠道除菌可减少易受抗生素影响的微生物的定植和明显的呼吸道感染,尽管没有发生相应的死亡率降低。最近的一项大型研究表明,口服与静脉用头孢噻肟 4 天疗程联合用药,死亡率下降,但随着时间的推移,仍会担心出现抗药性。另外,刷牙并不能提高氯己定漱口的潜在获益。

　　在高危患者中增强免疫反应的潜在价值仍在继续探索之中,以应用于预防和治疗,对于已确立的感染包括高危个体的主动免疫和宿主应合的被动增强。补充膳食以恢复微量营养素可以增强宿主免疫力和上皮修复,并可能降低感染的风险,但目前关于选择性营养素的数据仍然存在争议,尚无法提出具体建议。

　　关于这一领域的继续研究有望降低因感染革兰阴性杆菌而导致的高死亡率,但在建议常规使用特定干预措施之前,需要进行大规模随机对照临床试验。由于从患者气道中发现的对患者的严重性往往不清楚,因此,这些研究的更有价值的目标应包括降低死亡率、缩短 ICU 时间和住院时间以及降低医疗费用,而不仅是简单地发现胸部 X 线片上有浸润影时证明其是革兰阴性杆菌微生物。

（马晖 译）

参考文献

1. Skrupky LP, McConnell K, Dallas J, et al. A comparison of ventilator-associated pneumonia rates as identified according to the National Healthcare Safety Network and American College of Chest Physicians criteria. *Crit Care Med*. 2012;40:281 – 284.
   VAP 的表观发生率因其使用标准而异。

2. Tablan OC, Anderson LJ, Besser R, et al. Guidelines for preventing health-care-associated pneumonia, 2003; recommendations of CDC and the Healthcare Infection Control Practices Advisory Committee. *MMWR Recomm Rep*. 2004;53:1 – 36.
   一篇既往综述,列出了 433 篇参考文献,并给出了经过慎重考虑的具体建议,这些建议一般不会被夸大。

3. American Thoracic Society, Infectious Diseases Society of America. Guidelines for the management of adults with hospital-acquired, ventilator-associated, and healthcare-associated pneumonia. *Am J Respir Crit Care Med*. 2005;171:388 – 416.
   该文献普遍性引用了 ATS、IDSA 指南。

4. Rotstein C, Evans G, Born A, et al. Clinical practice guidelines for hospital-acquired pneumonia and ventilator-associated pneumonia in adults. *Can J Infect Dis Med Microbiol.* 2008;19:19 – 53.

5. Woodhead M, Blasi F, Ewig S, et al. Guidelines for the management of adult lower respiratory tract infections. *Clin Microbiol Infect.* 2011;17(suppl 6):E1 – E59.
   最近更新的欧洲呼吸学会指南。

6. Williams JH Jr. Fluoroquinolones for respiratory infections: too valuable to overuse. *Chest.* 2001;120:1771 – 1775.
   对喹诺酮类药物耐药性的特别关注导致目前只提供口服抗铜绿假单胞菌药物。

7. Florescu DF, Qiu F, McCartan MA, et al. What is the efficacy and safety of colistin for the treatment of ventilator-associated pneumonia? A systematic review and meta-regression. *Clin Infect Dis.* 2012;54:670 – 680.
   综述表明,大肠杆菌素(多黏菌素 E)治疗多药耐药 VAP 的毒性可能比一般认为的毒性要小。

8. Coffin SE, Klompas M, Classen D, et al. Strategies to prevent ventilator-associated pneumonia in acute care hospitals. *Infect Control Hosp Epidemiol.* 2008;29(suppl 1):S31 – S40.

9. McClave SA, Martindale RG, Vanek VW, et al. Guidelines for the provision and assessment of nutritional support therapy in the adult critically ill patient. *JPEN J Parenter Enteral Nutr.* 2009;33:277 – 316.

10. Ho KM, Dobb GJ, Webb SA. A comparison of early gastric and post-pyloric feeding in critically ill patients: a meta-analysis. *Intensive Care Med.* 2006;32(5):639.
    通过饲管到达幽门的喂食不能显著减少肺炎的发生,在没有胃排空问题的情况下,这样会导致延迟进食,而且对日常饮食没有益处。

11. Afessa B, Shorr AF, Anzueto AR, et al. Association between a silver-coated endotracheal tube and reduced mortality in patients with ventilator-associated pneumonia. *Chest.* 2010;137(5):1015 – 1021.
    NASCENT 研究的二次分析结论是,虽然银浸渍降低了与 VAP 相关的死亡率,但非 VIP 相关死亡率的增加降低了预期的获益。

12. Bouadma L, Wolff M, Lucet JC. Ventilator-associated pneumonia and its prevention. *Curr Opin Infec Dis.* 2012;25:395 – 404.
    回顾在预防方面的努力,大多都支持将头部抬高,而且多个方法结合起来才有显著影响,单一方法的使用获益有限。

13. Brusselaers N, Labeau S, Vogelaers D, et al. Value of lower respiratory tract surveil-

lance cultures to predict bacterial pathogens in ventilator-associated pneumonia: systematic review and diagnostic test accuracy meta-analysis. *Intensive Care Med.* 2013; 39(3):365 – 375.

14. El-Solh AA, Pietrantoni C, Bhat A, et al. Microbiology of severe aspiration pneumonia in institutionalized elderly. *Am J Respir Crit Care Med.* 2003;167:1650 – 1654.

15. Gu WJ, Gong YZ, Pan L, et al. Impact of oral care with versus without toothbrushing on the prevention of ventilator-associated pneumonia: a systematic review and meta-analysis of randomized controlled trials. *Crit Care.* 2012;16:R190.
近期相关性研究。

16. de Smet AM, Kluytmans JA, Blok HE, et al. Selective digestive tract decontamination and selective oropharyngeal decontamination and antibiotic resistance in patients in intensive-care units: an open-label, clustered group-randomized, crossover study. *Lancet Infect Dis.* 2011;11(5):372 – 380.

17. El-Solh AA, Aquilina AT, Dhillon RS, et al. Impact of invasive strategy on management of antimicrobial treatment failure in institutionalized older people with severe pneumonia. *Am J Respir Crit Care Med.* 2002;166:1038 – 1043.
支持侵入性诊断方法且门诊治疗失败的小型研究。

18. Esteban A, Frutos-Vivar F, Ferguson ND, et al. Noninvasive positive-pressure ventilation for respiratory failure after extubation. *N Engl J Med.* 2004;350:2452 – 2460.
一项延迟插管试验性 NIV 的多中心临床试验的结果更糟糕,无创通气治疗的患者 ICU 死亡率更高。注:本研究结果与在其他边缘患者出现明显呼吸衰竭之前应用 NIV 的结果形成对比。

19. Burns KE, Adhikari NK, Keenan SP, et al. Noninvasive positive pressure ventilation as a weaning strategy for intubated adults with respiratory failure. *Cochrane Database Syst Rev.* 2010;(8):CD004127.
荟萃分析显示,大多数慢性阻塞性肺疾病患者在使用无创通气辅助脱离呼吸机支持时,其死亡率和肺炎发生率均较低。

20. Freire AT, Melnyk V, Kim MJ, et al. Comparison of tigecycline with imipenem/cilastatin for the treatment of hospital-acquired pneumonia. *Diagn Microbiol Infect Dis.* 2010;68:140 – 151.
在呼吸机相关肺炎患者中,替加环素的疗效不如亚胺培南。

21. Aydemir H, Akduman D, Piskin N, et al. Colistin vs. the combination of colistin and rifampicin for the treatment of carbapenem-resistant *Acinetobacter baumannii* ventilator-associated pneumonia. *Epidemiol Infect.* 2013;141(6):1214 – 1222.

本研究提示在黏菌素中加入利福平可能会增强对耐多药微生物的反应。

22. Chastre J, Wolff M, Fagon JY, et al. Comparison of 8 vs 15 days of antibiotic therapy for ventilator-associated pneumonia in adults: a randomized trial. *JAMA*. 2003;290: 2888 – 2898.

　为了减少抗生素选择的压力时间,较短的疗程却降低了清除非发酵革兰阴性杆菌的效果。

23. Capellier G, Mockly H, Charpentier C, et al. Early-onset ventilator-associated pneumonia in adults randomized clinical trial: comparison of 8 versus 15 days of antibiotic treatment. *PLoS One*. 2012;7(8):e41290.

　一项相似研究结果的最新文献。

24. Fahimi F, Ghafari S, Jamaati H, et al. Continuous versus intermittent administration of piperacillin-tazobactam in intensive care unit patients with ventilator-associated pneumonia. *Indian J Crit Care Med*. 2012;16:141 – 147.

　VAP 患者同样采用哌拉西林/他唑巴坦 3.375 g 输注,每 6 小时输注 30 分钟,与每 8 小时输注 4 小时相比,治疗时间相对更长(平均 19 天)。

25. Kollef MH, Chastre J, Clavel M, et al. A randomized trial of 7-day doripenem versus 10-day imipenem-cilastatin for ventilator-associated pneumonia. *Crit Care*. 2012;16 (6):R218.

　与较长的 10 天亚胺培南治疗(以更标准、更短的输注时间给予)相比,给予 7 天短疗程的多利培南(每 8 小时 1 次,4 小时输注完),特别是在假单胞菌感染患者中,因其死亡率明显增加而提前终止了此项 RCT 研究。

26. Short AE, Zadeiki N, Xiang JX, et al. A multicenter, randomized, double-blind, retrospective comparison of 5 and 10day regimens of levofloxacin in a subgroup of patients aged. 65 years with community-acquired pneumonia. *Clin Ther*. 2005;27: 1251 – 1259.

27. Bouadma L, Luyt CE, Tubach F, et al. Use of procalcitonin to reduce patients' exposure to antibiotics in intensive care units (PRORATA trial): a multicentre randomised controlled trial. *Lancet*. 2010;375(9713):463 – 474.

　监测急性炎症标志物可以安全地缩短重症监护病房脓毒症患者使用抗生素的时间。

28. Gruson D, Hilbert G, Vargas F, et al. Strategy of antibiotic rotation: long-term effect on incidence and susceptibilities of Gram-negative bacilli responsible for ventilator-associated pneumonia. *Crit Care Med*. 2003;21:1908 – 1914.

　遗憾的是,后期数据结果的波动削弱了医师使用这种方法治疗的信心。

29. Hamer DH. Treatment of nosocomial pneumonia and tracheobronchitis caused by multi-drug resistant Pseudomonas aeruginosa with aerosolized colistin. *Am J Respir Crit Care Med*. 2000；162：328 – 330.

三例患者接受了全身毒性药物的雾化治疗。

30. de Jonge E, Schultz MJ, Spanjaard L, et al. Effects of selective decontamination of digestive tract on mortality and acquisition of resistant bacteria in intensive care： a randomized, controlled trial. *Lancet*. 2003；362：1011 – 1016.

一种复杂的方法重新燃起了人们的希望,即在不增加耐药性的情况下,选择性消化道去污在减少革兰阴性杆菌的定植中发挥了作用。

31. Holzapfel L, Chastang C, Demingeon G, et al. A randomized study assessing the systematic search for maxillary sinusitis in nasotracheally mechanically ventilated patients： influence of nosocomial maxillary sinusitis on the occurrence of ventilator-associated pneumonia. *Am J Respir Crit Care Med*. 1999；159：695.

鼻窦炎的早期诊断和治疗可降低插管患者院内肺炎的发病率。

32. Reyes MP. The aerobic gram-negative bacillary pneumonias. *Med Clin North Am*. 1980；64：363.

一篇包含许多经典参考文献的综述。

33. Unger JD, Rose HD, Unger GF. Gram-negative pneumonia. *Radiology*. 1973；107：283.

本文献讨论了革兰阴性菌肺炎的经典影像学特征。

34. Dorff GJ, Rytel MW, Scanlon G. Etiologies and characteristic features of pneumonia in a municipal hospital. *Am J Med Sci*. 1973；266：349.

本项研究纳入了 178 例未使用抗生素的肺炎患者。

35. Polednak AP. Postmortem bacteriology and pneumonia in a mentally retarded population. *Am J Clin Pathol*. 1977；67：190.

尸检诊断是最准确的。

36. Valdivieso M, Gil-Extremera B, Bodey GP. Gram-negative bacillary pneumonia in the compromised host. *Medicine* (*Baltimore*). 1977；55：214.

该文献对接受肿瘤化疗的患者进行了大型研究,并进行了很好的讨论。

37. Zornoza J, Goldman AM, Bodey GP. Radiologic features of gram-negative pneumonias in the neutropenic patient. *AJR Am J Roentgenol*. 1976；127：989.

38. Andrews CP, Coalson JJ, Johanson WG. Diagnosis of nosocomial bacterial pneumonia in acute, diffuse lung injury. *Chest*. 1981；80：254.

在成人 ARDS 患者中革兰阴性菌肺炎很难诊断。

39. Rose HD, Heckman MG, Unger JD. Pseudomonas aeruginosa pneumonia in adults. *Am Rev Respir Dis*. 1973;107:416.

对成人假单胞菌肺炎的经典阐述。

40. Fuchshuber PR, Lipman B, Kraybill WG, et al. Ecthyma gangrenosum secondary to *Escherichia coli sepsis. Infect Med*. 1998;15:798.

这一发现在假单胞菌以外的感染中也有讨论。这是一篇大肠杆菌败血症的病例报道,含说明性的描述和相关感染因子的完整参考列表。

41. Jonas M, Cunha BA. Bacteremic Escherichia coli pneumonia. *Arch Intern Med*. 1982;142:2157.

一篇关于大肠杆菌肺炎的很好的研究和综述。

42. Tillotson JR, Lerner MA. Characteristics of pneumonias caused by Bacillus proteus. *Ann Intern Med*. 1968;68:287.

一项关于门诊患者的研究。

43. Yu VL. *Serratia marcescens*: historical perspective and clinical review. *N Engl J Med*. 1979;300:887.

44. Hurley EJ, Viroslav J, Gray WR, et al. Pharyngeal aspiration in normal adults and patients with depressed consciousness. *Am J Med*. 1978;64:564.

咽吸是普遍的,即使在正常情况下也是如此。

45. Torres A, Serra-Batlles J, Ros E, et al. Pulmonary aspiration of gastric contents in patients receiving mechanical ventilation: the effect of body position. *Ann Intern Med*. 1992;116:540.

由于气管插管只会减少急性吸入量,而非吸入量本身,因此认为在插管后抬高床头是很重要的。

46. Mann HJ, Canafax DM, Cipolle RJ, et al. Increased dosage requirements of tobramycin and gentamicin for treating *Pseudomonas pneumonia* in patients with cystic fibrosis. *Pediatr Pulmonol*. 1985;1:238.

囊性纤维化患者需要更高的氨基糖苷剂量。

47. Johanson WG Jr, Seidenfeld JJ, Gomez P Jr, et al. Bacteriologic diagnosis of nosocomial pneumonia following prolonged mechanical ventilation. *Am Rev Respir Dis*. 1988;137:259.

一项重要的动物(狒狒)研究表明,支气管肺泡灌洗液比保护刷和针吸液更敏感,且与负载量的相关性更好,但它的特异性不高。

48. Brown RB, Kruse JA, Counts GW, et al. Double-blind study of endobronchial tobramycin in the treatment of gram-negative bacterial pneumonia. *Antimicrob Agents Che-*

mother. 1990;34;269.

在静脉注射治疗中,氨基糖苷滴注可加速细菌清除,而不会对整个住院疗程产生显著影响。

49. Intravenous Immunoglobulin Collaborative Study Group. Prophylactic intravenous administration of standard immune globulin as compared to core-lipopolysaccharide immune globulin in patients at high risk of postsurgical infection. *N Engl J Med.* 1992; 327;234.

非免疫球蛋白比特异性免疫球蛋白更有效地抑制革兰阴性杆菌的感染。

50. Hospital-acquired pneumonia in adults: diagnosis, assessment of severity, initial antimicrobial therapy, and preventive strategies: a consensus statement, American Thoracic Society, November 1995. *Am J Respir Crit Care Med.* 1996;153;1711－1725.

第46章 厌氧菌肺部感染

Laura E. Crotty Alexander

吸入肺部的厌氧菌会引起肺炎、肺脓肿和脓胸。厌氧菌感染通常在患者就医前缓慢发展数周至数月。症状往往不像其他细菌感染那样典型或具有特异性,包括脓性痰和呼吸、体重的下降以及发热。感染通常是由定植在牙龈缝隙中多种微生物的吸入引起的。由于厌氧菌不是高毒力的微生物,它们可能需要多达 3 个或更多的伴生细菌种类,才能通过细菌协同作用在肺部建立感染。伴生物种可以是好氧的,也可以是厌氧。在培养过程中,伴生的细菌会多次生长,而厌氧菌则不会。因此,具有选择性的培养可能会掩盖厌氧菌对感染过程的真正作用。导致肺部感染的前 3 种厌氧菌是产黑色素拟杆菌属、具核梭杆菌和消化链球菌。

有肺部症状的患者如有牙列不良和牙龈疾病,应怀疑有厌氧菌感染,因为这些情况与口咽部较多的细菌数量有关。大量吸入后,厌氧菌会感染肺部。因此,厌氧菌感染与导致吸入的因素有关,如酗酒、癫痫、卒中或其他神经功能障碍、吞咽困难和食管运动障碍。此外,院内鼻窦炎患者从病因上提供了病原微生物,使厌氧菌感染有较高的发病率。鼻窦炎通常与肺炎有相同的病原体,大概是因为病原微生物从鼻咽间隙吸入。感染也可能见于阻塞性肺部病变,如肿瘤或误吸所导致肺炎。

厌氧菌肺部感染的患者往往比其他社区获得性肺炎患者有较少的急性症状。在一次对所有 ICU 住院 >1 年患者的回顾研究中,没有一例病例是由于厌氧菌感染而产生后遗症。由于毒力更强的致病性细菌,出现的症状往往比肺炎更隐匿。厌氧菌脓胸和肺脓肿患者通常在症状出现后的 14 ~ 15 天表现更加典型。有 20% 的患者吸入厌氧菌后的几周内,会出现肺部坏死和脓肿。有些患者在 4 ~ 6 周内会发展成脓胸。由于厌氧菌感染的慢性病程,患者出现体重减轻、贫血和盗汗等症状很常见。然而,在吸入厌氧菌后的几个小时内,患者可能出现化学性肺炎的症状,其症状和影像学检查结果会在 24 ~ 48 小时内清除。

厌氧菌肺部感染的影像学征象包括坏死病灶、空洞、胸腔积液、脓肿和复杂性胸腔积液。因为吸入是导致感染的主要过程,在卧位依赖型肺段尤其是下叶上段和上叶后段最常受累。

诊断几乎完全是临床诊断,脓臭痰或脓胸的存在是有力的证明,因为厌氧菌是唯一产生短链挥发性脂肪酸的微生物,这些脂肪酸具有独特的气味、酸味和恶臭味。20多年来,在诊断学方面仍然没有重大进展。可能有助于做出诊断的方法包括经气管、肺取样和经支气管镜保护刷取样。然而,这两种方法都不常使用。标本需要在厌氧条件下快速处理;任何带有更强细菌种类(葡萄球菌)的污染都会因过度生长而掩盖厌氧菌的存在。

新的检测方法可能包括PCR检测痰和支气管肺泡灌洗(BAL)标本中的细菌基因组标记。然而,由于引起厌氧菌感染的细菌通常在口腔中被发现,所以咳出的痰标本有污染是很常见的。去除口腔污染的一种方法是在痰标本上进行自来水处理,以清除没有嵌入黏液和生物膜的细菌。从胸腔积液中发现厌氧菌是最有说服力的。然而,即使在没有培养数据的情况下,任何有腐烂气味的胸腔积液都是厌氧菌感染的有力证据。

院外因误吸导致的肺炎,使用抗生素覆盖厌氧菌是合理的。另外,有坏死性肺炎、肺脓肿或脓胸的证据,但似乎未感染厌氧菌的患者也应接受厌氧菌肺部感染的治疗。许多常用抗生素具有良好的厌氧菌覆盖率,这可能是由于肺部厌氧菌感染往往没有明确诊断,不需要额外的覆盖。对于可能由误吸导致的社区获得性肺炎,氟喹诺酮加克林霉素或β-内酰胺/β-内酰胺酶抑制剂是合适的。如果临床诊断明确是吸入性肺炎,单药治疗是有效的,包括克林霉素、β-内酰胺/β-内酰胺酶抑制剂和卡巴培南。医院内误吸应该使用包括亚胺培南、哌拉西林-他唑巴坦(pip/tazo)或覆盖其他革兰阴性菌的抗生素,加上克林霉素。克林霉素是治疗厌氧菌肺炎最常用的抗生素之一,得到临床研究的良好支持。然而,单用氨苄西林/舒巴坦、阿莫西林-克拉维酸、莫西沙星或碳青霉烯类药物治疗的结果与克林霉素相当。甲硝唑并非十分有效,也不推荐单用药物治疗肺部厌氧菌。如果使用甲硝唑,必须与青霉素联合使用,以覆盖链球菌。

抗生素治疗厌氧菌肺炎应持续7~10天。吸入性肺炎主要是化学性的,如果它发生在医院之外,则不需要抗生素治疗。然而,住院患者的吸入有13%~26%的细菌重叠感染的机会。在这些情况下,以抗生素覆盖革兰阴性菌和厌氧菌(如碳青霉烯或哌拉西林他唑巴坦)应该在48~72小时之内谨慎使用。如果肺浸润不进展,就可以停止使用。肺脓肿可能需要几个月的抗生素治疗,直到影像学检查变得清晰(3 周至 8 个月之间)。厌氧菌脓胸需要引流和抗生素治疗,在脓胸消退和退热之后抗生素的治疗还须持续7 ~ 14 天。然而,胸膜增厚是常见的后遗症,它的存在并不意味着需要延长抗生素治疗。

　　吸入性厌氧菌肺炎和肺脓肿患者通常恢复良好。肺炎患者预后研究小组(PORT)的肺炎严重度指数(PSI)和 CURB - 65 评分(参见延伸阅读 23 - 25)可以用来预测短期死亡率和住院需求,而 PSI 评分也可以用来预测长期死亡率。肺脓肿的预后在很大程度上取决于患者的基本情况。相对健康的患者,包括酗酒者,使用抗生素的治愈率在 90% ~ 95% 之间,而那些免疫功能低下或患有癌症患者的死亡率可能高达 75% 。

(马晖 译)

参考文献

1. Smith DT. Experimental aspiratory abscess. Arch Surg. 1927;14(1):231 – 239.
   关于脓肿产生原因的最初讨论:栓塞与抽吸。

2. Bartlett JG. Anaerobic bacterial infections of the lung and pleural space. *Clin Infect Dis*. 1993;(suppl 4):S248 – S255.
   Bartlett 博士是世界著名的肺厌氧菌感染专家,他的每一篇论文给这个问题带来新的认识。此文章是对 193 个病例诊断和治疗的全面回顾。

3. Wimberley NW, Bass JB Jr, Boyd BW, et al. Use of a bronchoscopic protected catheter brush for the diagnosis of pulmonary infections. *Chest*. 1982;81:556 – 562.
   该研究纳入了 65 例患者,包括肺脓肿患者(这些患者存在厌氧菌与需氧菌混合感染),都通过保护刷获得了很好的微生物学数据。

4. Bartlett JG. Anaerobic bacterial infections of the lung. *Chest*. 1987;91:901 – 909.

5. Le Moal G, Lemerre D, Grollier G, et al. Nosocomial sinusitis with isolation of anaerobic bacteria in ICU patients. *Intensive Care Med*. 1999;25:1066 – 1071.
   鼻窦内容物的培养能获得诸多的细菌学数据,并且引起肺部感染的病原体常常与之相关。

6. Mattison LE, Coppage L, Alderman DF, et al. Pleural effusions in the medical ICU: prevalence, causes, and clinical implications. *Chest*. 1997;111:1018 – 1023.
   MICU 胸腔积液患病率和病因的前瞻性观察研究(仅 1% 归因于脓胸)。

7. Bartlett JG. Anaerobic bacterial infection of the lung. *Anaerobe*. 2012;18:235 – 239.

8. Bartlett JG. How important are anaerobic bacteria in aspiration pneumonia: when should they be treated and what is optimal therapy. *Infect Dis Clin North Am*. 2013; 27:149 – 155.

9. Kadowaki MY, Demura S, Mizuno D, et al. Reappraisal of clindamycin IV monotherapy for treatment of mild-to-moderate aspiration pneumonia in elderly patients. *Chest*. 2007;127:1276 – 1282.
克林霉素单药治疗吸入性肺炎疗效好,且与青霉素类和碳青霉烯类药物相比,治疗后 MRSA 的发生率更低。

10. Levison ME, Mangura CT, Lorber E, et al. Clindamycin compared with penicillin for the treatment of anaerobic lung abscess. *Ann Intern Med*. 1983;98:466 – 471.
克林霉素单药治疗肺脓肿优于青霉素(无治疗失败且症状缓解更快)。

11. Gudiol F, Manresa F, Pallares R, et al. Clindamycin vs penicillin for anaerobic lung infections: high rate of penicillin failures associated with penicillin-resistant Bacteroides melaninogenicus. *Arch Intern Med*. 1990;150:2525 – 2529.
克林霉素单药治疗肺脓肿和坏死性肺炎优于青霉素,这通常与拟杆菌属对青霉素耐药有关(该试验成功利用了胸腔吸引和经气管镜下保护刷培养获取的数据)。

12. Boyce JM, Walsh DA, Levison ME, et al. Anaerobic lung abscess: clindamycin or penicillin. *Ann Intern Med*. 1983;99:410.

13. Fernandez-Sabe N, Carratala J, Dorca J, et al. Efficacy and safety of sequential amoxicillin-clavulanate in the treatment of anaerobic lung infections. *Eur J Clin Microbiol Infect Dis*. 2003;22:185 – 187.
静脉给药后序贯以口服的阿莫西林克拉维酸钾相继治愈了 35 例肺脓肿或坏死性肺炎患者。

14. Allewelt M. Aspiration pneumonia and primary lung abscess: diagnosis and therapy of an aerobic or an anaerobic infection. *Expert Rev Respir Med*. 2007;1:111 – 119.
一篇关于肺厌氧菌感染的优秀综述。

15. Ott SR, Allewelt M, Lorenz J, et al. Moxifloxacin vs ampicillin/sulbactam in aspiration pneumonia and primary lung abscess. Infection. 2008;36:23 – 30.
一项纳入 139 例患者的前瞻性随机试验结果表明,莫西沙星和氨苄西林舒巴坦治疗肺脓肿和吸入性肺炎效果相当。

16. Tokuyasu H, Harada T, Watanabe E, et al. Effectiveness of meropenem for the treatment of aspiration pneumonia in elderly patients. *Intern Med*. 2008;48:129 – 135.
一项纳入 62 例老年吸入性肺炎患者的前瞻性研究结果表明:支气管镜检查能检出厌氧菌感染(在 20% 的病例中检出),美罗培南单药治疗有效,这类人群的死亡率是 10% 。

17. Sanders CV, Hanna BJ, Lewis AC. Metronidazole in the treatment of anaerobic infections. *Am Rev Respir Dis*. 1979;120:337 - 343.

    研究首次证实不宜使用甲硝唑单药治疗胸膜和肺厌氧菌感染(失败率 38% ~61%)。

18. Perlino CA. Metronidazole vs clindamycin treatment of anerobic pulmonary infection: failure of metronidazole therapy. *Arch Intern Med*. 1981;141:1424 - 1427.

19. Mandell LA, Wunderink RG, Anzueto A, et al. Infectious Diseases Society of America/American Thoracic Society consensus guidelines on the management of community-acquired pneumonia in adults. *Clin Infect Dis*. 2007;44(suppl 2):S27 - S72.

    美国胸科协会和美国感染病学会一致推出的指南,涵盖了包括吸入性肺炎在内的各种类型的社区获得性肺炎的管理。

20. Bynum LJ, Pierce AK. Pulmonary aspiration of gastric contents. *Am Rev Respir Dis*. 1976;114:1129 - 1136.

    关于误吸的自然病程的出色描述:62% 的吸入性肺部炎症被迅速清除,26% 发展成为吸入性肺炎(其中 60% 死亡),12% 在发生误吸后短时间内死亡。还描述了哪些病人发生误吸。

21. Cameron JL, Mitchell WH, Zuidema GD. Aspiration pneumonia: clinical outcome following documented aspiration. *Arch Surg*. 1973;106:49 - 52.

    回顾了 57 例吸入性肺炎病例,死亡率为 62% ,90% 病例为两个或两个以上肺叶受累。

22. Dines DE, Titus JL, Sessler AD. Aspiration pneumonitis. *Mayo Clin Proc*. 1970;45: 347 - 360.

23. Aujesky D, Auble TE, Yealy DM, et al. Prospective comparison of three validated prediction rules for prognosis in community-acquired pneumonia. *Am J Med*. 2005; 118:384 - 392.

    一项追踪了 3181 例 CAP 患者的前瞻性研究表明,PSI 在预测短期死亡率和界定低风险患者方面优于 CURB 和 CURB - 65 。

24. Johnstone JD, Eurich T, Majumdar SR, et al. Long-term morbidity and mortality after hospitalization with community-acquired pneumonia: a population-based cohort study. *Medicine (Baltimore)*. 2008;87:329 - 334.

    一项纳入了 3415 例 CAP 患者的前瞻性研究发现,PSI 分级不仅可预测短期死亡率,还能预测出院后的远期发病率和死亡率。

25. Fine MJ, Auble TE, Yealy DM, et al. A prediction rule to identify low-risk patients

with community-acquired pneumonia. *N Engl J Med*. 1997;336;243 – 250.

初始的 PORT 评分,用于识别低死亡风险的 CAP 患者。

26. Bartlett JG. Lung abscess and necrotizing pneumonia. Philadelphia, PA: *WB Saunders*; 1992.

资料十分丰富的一个章节。

27. Pohlson EC, McNamara JJ, Char C, et al. Lung abscess: a changing pattern of the disease. *Am J Surg*. 1985;150:97 – 101.

描述了社区医院收治的肺脓肿患者,发现9%的死亡率归因于肺脓肿。

第47章 非典型肺炎：支原体、衣原体、Q 热病、军团菌

Maida V. Soghikian

　　曾经非典型肺炎这一概念是指那些无法常规培养出可识别的致病菌而且对标准抗菌治疗无效的肺部感染。与经典的细菌性肺炎相比，非典型肺炎具有特殊的临床特点和影像学表现。随后，人们鉴定出了许多致病微生物，认为其是非典型肺炎的病原微生物，包括肺炎支原体、鹦鹉热衣原体（鹦鹉热）、肺炎衣原体（原鹦鹉热衣原体 TWAR 种）、贝纳特立克次体（Q 热）、军团菌，以及各种病毒。这些病原微生物造成的社区获得性肺炎占到全球至少 25%，这些非典型肺炎的流行病学特点和自然病程各不相同，但它们共同特点是通过空气中的颗粒或飞沫传播，且 β - 内酰胺类抗生素治疗无效。经验性治疗 CAP 的指南专门提到了非典型病原体，并且已经建立了一些评分系统来区分经典的 CAP 和非典型 CAP。由于现有的实验室检查来鉴别致病的病原微生物仍然很困难，所以正在开发新的诊断技术，如聚合酶链反应（PCR）。这些病原体所导致肺炎的死亡率比其他常见的 CAP 死亡率低。许多非典型肺炎的患者，包括军团菌肺炎的患者，经常作为门诊患者接受管理。目前这些病原体感染的发生率越来越高以及医生诊断这些疾病的能力逐渐增强，这使得一些医生认为"非典型肺炎"这个名词不太恰当。

　　肺炎支原体是一种没有细胞壁的非寄生的病原体，其不易与黏膜表面黏附，在 1938 年首次提出，当时认为其是一种不能通过过滤器的病毒。后来发现它和冷凝集素的水平上升有关，可能是一种细菌感染。它是导致非典型肺炎最常见的原因，能占到门诊非典型肺炎患者的 10%～30%（有报道称甚至更高）。它曾经由于症状少但具有影像学改变的特点被称为"轻度肺炎"。支原体肺炎在老年人中的发生率逐渐增高，它也是青少年中肺炎的最常见原因。除非是具有慢性基础疾病或者出现合并症，一般不需要住院治疗。肺炎支原体致病的潜伏期平均为 2～3 周。这种感染通常是地方流行性的，在秋季和冬季最常见，通常在人群密集接触的地方感染的概率最高（如军队、家庭）。肺炎支原体感染通常表现为气管支气管炎，常见的症状是顽固性咳嗽、低热，只有很少的人感染后表现为急性肺炎（3%～6%）。无论

是单侧或双侧肺受累,肺部查体可能正常也可能表现为弥漫性吸气相湿啰音。整个肺叶受累的很少见。胸腔积液发生率高达 25%。基本没有白细胞计数增多。除了影响呼吸系统,肺炎支原体还可以通过直接侵犯或通过免疫机制引起肺外的疾病,如非渗出性咽炎,大疱性鼓膜炎、腹泻、多形性红斑。不常见的还有中枢神经系统疾病(脑膜脑炎、横贯性脊髓炎)或心脏疾病(心包炎、心肌炎)。

另外一个潜在的严重的肺外表现为冷凝集素诱发的溶血,这是由于肺炎支原体感染后产生 IgM 抗体与红细胞的 I 型抗原发生交叉反应。75% 的患者在疾病的第 1~2 周冷凝集素效价会非特异性升高,但可能是轻度的升高或者没有引起并发症。通过酶联免疫吸附法(EIA)监测抗体效价滴度,如果滴度升高≥4 倍则对于诊断肺炎支原体感染是敏感且特异的。PCR 技术还没有标准化或者常规使用。

虽然有 EIA 和 PCR 检测技术,但是仍然推荐经验性治疗。肺炎支原体感染在大多数情况下是自限性的;支原体肺炎住院患者仅占肺炎住院患者的 5%。总死亡率是极低的,通常由于神经系统或心脏受累。虽然肺炎支原体对大环内酯类抗生素耐药是一个日益严重的问题,支原体肺炎的治疗仍推荐为阿奇霉素 500mg(第 1 天),250mg 每天(第 2~5 天)或者多西环素 200mg(第 1 天),100mg 每 12 小时应用,共计 10~14 天。吸入性氟喹诺酮类药物,如莫西沙星或左氧氟沙星,是另一种有效的药物,都是给药 5 天。

衣原体是一种专性细胞内寄生的微生物,和成人肺炎相关的两个种类是鹦鹉热衣原体和肺炎衣原体。沙眼衣原体可导致新生儿结膜炎和肺炎,但不认为其是成人呼吸道疾病的病因。鹦鹉热衣原体不仅感染鸟类,当人类吸入了受感染鸟的粪便的气溶胶,也会感染该病原体。

鹦鹉和鹦鹉类的鸟是人类最常见的感染源,但家庭养的鸡、鸭、火鸡和鸽子等家禽也是重要的感染来源。受感染的禽类通常没有症状,但可能会引发一些症状,如羽毛褶皱、呼吸道症状、结膜炎或腹泻。鹦鹉热是偶发的,但经常与鸟类疾病的暴发相关。家禽加工厂工人患该病概率较高,在美国常见是火鸡加工厂,欧洲常见家禽加工厂(如鸭子)。当病原体进入上呼吸道时,它会蔓延播散到肺和网状内皮系统,发病的潜伏期为 5~21 天。人与人之间的传染并不常见,但也发生过患者对医护人员的传染。据报道,该病在美国发病率是 0.01/10 万,此数值较低可能是由于一些临床发病过程较轻,未被诊断。鹦鹉热衣原体肺炎占肺炎住院病例数 <5%。它可以在任何

年龄发病,但在年轻人和中年人中更多见。临床上的鹦鹉热衣原体肺炎症状多种多样,从轻度到重度,从流感样发热、干咳、头痛到重症脓毒症、多器官功能衰竭。虽然这种肺炎一般较轻,但也可表现为严重的、多肺叶受累或者肺实变,以及脾大和心动过缓。此外,还有许多肺外表现,包括严重的头痛,畏光,肌痛,关节痛,恶心,呕吐,淋巴结肿大,肝脾大和甲状腺炎。严重的肺外表现包括脑膜脑炎、心内膜炎、心肌炎、肾炎。皮肤表现包括结节性红斑,边缘性红斑,和粉红色、玫瑰样斑疹(Horder 斑)。80%的患者胸片异常,多数有肺实变。实验室检查是非特异性的。暴发性传染病是一种罕见但严重的并发症,表现为低氧性呼吸衰竭、感染性休克、认知功能受损以及肾、肝和血液系统的损害。提示预后不良的因素包括年龄偏大、意识障碍、白细胞减少、严重低氧血症、肾脏受累、多肺叶受累。在没有抗生素时代,死亡率为 20%,现在给予适当的治疗后死亡率大约为 1%。

肺炎支原体最常见于老年人。和鹦鹉热衣原体不同,(除了人类)还没有发现动物带菌者。人与人之间通过呼吸道分泌物传播。血清学证据表明全球范围内该病原体的感染是很常见的。虽然用于检测这种病原体感染的血清学试验的特异性较差,但是研究表明 5% ~ 15% 的社区获得性肺炎是由这种微生物引起的。该病原体的反复感染和持续感染可能发生。肺炎衣原体和肺炎链球菌双重感染的肺炎已有报道。患者常有短暂的前驱症状,如头痛、肌痛、高热、寒战,但也可能没有症状。咳嗽和咽炎经常出现,其他临床表现包括鼻窦炎和谵妄。肺外症状不太常见,但可出现关节炎,Guillian - Barre 综合征、脑膜脑炎和心肌炎。除了引起肺炎之外,肺炎衣原体被认为是慢性阻塞性肺疾病与冠状动脉疾病急性加重的一个致病因素。实验室检查不具特异性,影像学检查一般提示有亚段支气管斑片状浸润的表现。一般通过相隔 2 周来检测补体结合的滴度来辅助明确病原体的感染,如果两周后滴度上升 ≥ 4 倍,可诊断肺炎衣原体感染。这种滴度测定方法由于缺乏特异性(鹦鹉热衣原体和肺炎衣原体之间有明显的交叉反应),且需要两个样本所以其在临床应用有所受限。微量免疫荧光试验(MIF)是一种特异性检测方法,单一 IgM 抗体滴度 ≥ 1∶16,即为阳性,然而,此方法与其他方法相比也不容易取得。痰液和支气管肺泡灌洗液的 PCR 检测是一种快速而特异的诊断试验,但在参考实验室以外,其并非常规的检测方法。因为,除了专门的实验室,普通实验室基本没有细胞培养技术(鹦鹉热衣原体被归为危险的病原体)。

　　治疗衣原体肺炎的抗生素为多西环素,对于肺炎衣原体感染的肺炎疗程为 10～14 天,对于鹦鹉热衣原体感染的肺炎疗程为 14 天。替加环素和氟喹诺酮类药物具有体外活性,但临床治疗数据有限。新一代的大环内酯类抗生素对衣原体属种有体外活性,且对孕妇和儿童的感染是一个合适的选择。鸟类感染鹦鹉热衣原体应该选择多西环素治疗或者尽可能避免继续暴露于该病原体之下。

　　Q 热是一种人畜共患病。1936 年,澳大利亚一个屠宰场的工人暴发流行了一种发热性疾病,以头痛、乏力、厌食、肌痛为特点,此后命名为"Q 热"。贝纳特立克次体是 Q 热的病原体,是一种专性细胞内寄生的微生物,具有多种储存宿主,包括啮齿类动物,如牛、绵羊和山羊。在自然中,蜱作为传播媒介。美国疾病预防控制中心曾报道过贝纳特立克次体的感染,将其归类为 B 类生物恐怖剂,可引起大规模的播散流行,但是较 A 类生物恐怖剂其发病率和死亡率低。人类主要通过接触受污染的牛奶、粪便、尿液或农场动物的胎盘致病。尽管理论上可能出现人与人之间的传播,但尚无相关记录。感染后发病的平均潜伏期为 2～3 周。曾经报道过在牲畜饲养场、肉食品加工厂、乳制品工厂、动物毛发加工厂和医学院的员工中(用被污染的羊胎盘做研究)有过暴发流行。贝纳特立克次体的感染可能导致急性或慢性疾病,并诱导宿主产生系列免疫反应,包括免疫抑制、疫苗接种后非特异性刺激诱导自身抗体产生,特别是针对平滑肌和心肌的免疫反应。从 2000 年至 2004 年,美国每年平均有 51 例感染,它在澳大利亚更普遍,在许多欧洲国家也都有流行。急性 Q 热可以表现为非特异性发热、肺炎或肝炎等,其表现受地理因素影响。Q 热肺炎的患者出现发热、严重的头痛、咳嗽、胸膜炎性胸痛、消化道症状、关节痛、肌痛,还有一些其他非特异性症状。更严重的肺外表现包括心内膜炎、心肌炎、心包炎、肾小球肾炎和脑膜脑炎。血液系统和皮肤也会有表现,这点不同于其他非典型病原体。慢性 Q 热,定义为持续 6 个月以上的贝纳特立克次体感染,可在 1%～5% 的感染者中发生,表现为心内膜炎、骨髓炎和肝炎,可以发生在妊娠期的患者。病史往往可以追溯出曾经暴露于该病原体。查体可以提示有肝大、脾大和非特异性啰音。大多数患者有肝功能异常、血小板减少和自身抗体生成。影像学表现不具有特异性,很少能看到多个病灶。Q 热的诊断方法最常用的是免疫荧光抗体的检测。较高的抗体水平或抗体水平反复升高常提示慢性感染。PCR 技术已用于细胞培养和临床样品的检测;但因为该微生物具有极强的传染性,所以必须做好隔离措施,需要在生物安全的设施中进行。Q 热性肺炎的治疗常选择多西环素,疗程为 10 天,该病菌对多种大环内酯类敏感,并已有对氟喹诺酮类药物耐药的报道。在妊娠期的患者可予复方新诺明治疗。Q 热肺炎通常是一种自限性疾病,虽然症状可以持续数周,但是预后很好。具有心脏瓣膜病变的患者感染了贝纳特立克次体后的几个月或几年里仍然容易罹患心内膜炎,应定期复查血清学或者预防性治疗 1 年。目前已经开发了相关的疫苗用于高危人群。

军团菌是一种专性需氧革兰阴性非发酵菌,首次被人们认识是在 1976 年美国费城召开退伍军人大会时暴发流行。目前其是 CAP 和医院获得性肺炎的常见原因。军团菌病是指由军团菌属细菌感染引起的临床综合征:肺炎型军团菌病,最常见的急性肺炎综合征;和非肺炎型军团菌病,庞蒂亚克热,一种表现为发热、自限的流感样疾病。军团菌属共有 70 多种血清型,绝大多数患者感染的嗜肺军团菌是血清 1 型和 6 型(90% 为血清 1 型),但其他军团菌会引起人类类似的疾病。军团菌主要是细胞内寄生,易侵入肺的单核细胞(如肺泡巨噬细胞)。军团菌自然存在于新鲜水源中,如冷却塔,蒸发式冷凝器、加湿器和喷雾器,以及饮用水系统。夏末秋初是军团菌的高发季节。散发病例和暴发流行(包括医院内暴发)往往与接触受污染的水源有关。加热和氯化可以消除微生物。

军团菌通常是机会致病菌。吸烟者,老年人,具有慢性基础疾病的患者及应用糖皮质激素和细胞免疫功能受损的患者尤其易感。在甲型 H1N1 流行期间,军团菌病发病率不明原因的增加。区别于其他非典型肺炎,军团菌感染引起的疾病往往比较严重,经常需要住院治疗甚至重症监护。潜伏期从 2 ~ 18 天不等。军团菌可亚急性起病,但通常呈急性起病,表现为高热、寒战和明显的低氧血症,胃肠道症状是一个突出的特征。影像学表现中快速进展的不对称斑片状浸润影是一项特征。军团菌病还有许多肺外表现,但不常见。主要特征:体温 > 39℃,意识不清,相对缓脉,轻度转氨酶升高,水样便,镜下血尿,低磷血症,低钠血症,铁蛋白显著升高,淋巴细胞相对减少,缺少皮肤相关的症状及上呼吸道症状。

诊断军团菌感染需要在选择性培养基上培养呼吸道分泌物。直接免疫荧光法检测呼吸道分泌物具有诊断意义,但抗军团菌的治疗使得阳性率较前下降。对嗜肺军团菌血清型 1 型至 6 型的尿抗原检测是很常用的,早期检测可能为阴性,但是后期可以持续几天阳性,而且这种检测方法数小时就可以得出结果。ICT(免疫层析检测法)检测尿抗原的敏感性为80%,特异性为97%~100%。PCR检测技术是可行的,但目前不常使用,美国疾病预防控制中心亦不推荐。军团菌的治疗主要应用氟喹诺酮类药物,它对军团菌具有较高的抗菌活性并可以渗透到肺泡巨噬细胞,从细胞内到血清均保持药物浓度。替加环素也具有高抗菌活性,在肺组织和肺泡巨噬细胞中均保持药物浓度,推荐在不耐受氟喹诺酮类药物时使用。在氟喹酮药物问世之前,多西霉素是治疗的首选。在经验性治疗非典型肺炎过程中大环内酯类药物有不同疗效。疗程一般为2周,除非患者心肺功能异常,可能需要延长治疗时间。疾病的预后取决于患者心肺功能、细胞免疫功能、病原体接种量,和治疗是否及时。军团菌病是致命的,但对于免疫功能正常患者,早期诊断和适当治疗可以使死亡率<5%。

虽然肺炎支原体、肺炎衣原体、鹦鹉热衣原体、Q热和军团菌感染后的严重程度和结局存在显著差异,但临床表现类似且非特异性。这些肺部疾病的查体没有显著的阳性特征,常规的实验室检查和影像学表现也不具有特异性,病原体的革兰染色和标本的细菌培养也是阴性的。但是,追溯病史,包括环境因素和职业暴露,再加上受累器官的表现可以得到病原体的线索。虽然有特异性抗原检测、PCR和血清学试验这些检测方法,其中多重PCR检测有较好的前景,但是仍没有公认的金标准可用于所有肺炎患者的病原学检测。标准可靠的检测方法不仅有助于单个病例的诊断,而且有助于准确统计这些不典型病原体的发病率和流行情况。与其他类型的肺炎一样,必须在实验室确定病原学之前进行治疗。为覆盖非典型病原体,门诊经验性治疗的抗生素选择包括大环内酯类、呼吸性氟喹诺酮类和四环素。美国传染病学会已经制定了针对非典型肺炎和其他社区获得性肺炎经验性治疗指南。

(谷松涛 译)

参考文献

1. Murdoc DR, Chambers ST. Atypical Pneumonia – time to breathe new life into a useful term? *Lancet Infect Dis.* 2009;9:512 – 519.

　　回顾非典型肺炎的历史及术语学,并建议重新评估我们所说的非典型肺炎或者取消使用该术语。

2. Casey KR. Atypical pneumonia and environmental factors：where have you been and what have you done? *Clin Chest Med*. 1991；12：285.

  强调深入了解并获取非典型肺炎患者职业、环境、旅行和社会关系的重要性。从病史中获取的线索对于鉴别是否特殊病因导致的急性肺炎以及它是否具备传染性至关重要。

3. Cunha CB. The first atypical pneumonia：the history of the discovery of Mycoplasma pneumoniae. *Infect Dis Clin North Am*. 2010；24：1 - 5.

  原发性非典型性肺炎的历史，一种散发性的肺炎（青年易感）通常与冷凝集素以及一种称之为支原体的特殊微生物相关，随后被归类为支原体肺炎。

4. Cunha BA, Pherez FM. Mycoplasma pneumoniae community - acquired pneumonia（CAP）in the elderly：diagnostic significance of acute thrombocytosis. *Heart Lung*. 2009；38：444 - 449.

  回顾了支原体肺炎的特点及其有别于其他非典型病原体的特征。运用这些特征去评估患有 CAP 和血小板增多症的患者。

5. Stewardson AJ, Grayson ML. Psittacosis. *Infect Dis Clin North Am*. 2010；24：7 - 25.

  关于衣原体鹦鹉热微生物学、流行病学和疾病谱的综述。

6. Monno R, De Vito D, Losito G, et al. Chlamydia pneumoniae in community - acquired pneumonia：seven years of experience. *J Infect*. 2002；45：135.

  311 例 CAP 患者中，39 例（12.5%）符合急性肺炎衣原体感染诊断标准，4 例合并其他病原感染，冬季及初春高发。大环内酯类药物和左氧氟沙星治疗有效。250 例因 COPD 急性加重而住院治疗的患者中，73 例（33%）符合急性肺炎衣原体感染诊断标准。

7. File TM Jr, Plouffe JF Jr, Breiman RF, et al. Clinical characteristics of Chlamydia pneumoniae infection as the sole cause of community-acquired pneumonia. *Clin Infect Dis*. 1999；29：426 - 428.

  描述了 26 例诊断为衣原体肺炎的 CAP 患者的临床特点。

8. Kumar S, Hammerschlag MR. Acute respiratory infection due to Chlamydia pneumoniae：current status of diagnostic methods. *Clin Infect Dis*. 2007；44：568 - 576.

  肺炎的诊断方法，以及采用标准化诊断方法获得有效可靠的结果中面临的挑战。

9. Miyashita N, Fukano H, Yoshida K, et al. Is it possible to distinguish between atypical pneumonia and bacterial pneumonia?：evaluation of the guideline for community-acquired pneumonia in Japan. *Respir Med*. 2004；98：952 - 960.

  评价了日本呼吸病学会（JRS）9 点评分系统在区分典型肺炎（肺炎链球菌和流感嗜血杆菌）和非典型肺炎（肺炎支原体和肺炎衣原体）方面的实用性，特别提出在单一病原感染时,该评分用于肺炎支原体感染优于肺炎衣原体感染。

10. Thurman KA, Warner AK, Coawrt KC, et al. Detection of Mycoplasma pneumoniae, Chlamydia pneumoniae, and Legionella spp. in clinical specimens using a single-tube multiplex real-time PCR assay. *Diagn Microbiol Infect Dis.* 2011;70:1 – 9.

改进后的复合实时 PCR 试验可以检出 3 种常见的 CAP 病原(肺炎支原体、肺炎衣原体、嗜肺军团菌),且具备高敏感性。

11. Cillóniz C, Ewig S, Polverino E, et al. Microbial aetiology of community-acquired pneumonia and its relation to severity. *Thorax.* 2011;66:340 – 346.

3523 例 CAP 患者(85% 住院患者,15% 门诊患者)的病因和疾病严重程度。42% 的患者已确定病因,其中 36% 的门诊患者和 16% 的住院患者有非典型病原感染(嗜肺军团菌、肺炎支原体、肺炎支原体、Q 热立克次体)。随着患者严重程度评分(CURB – 65 和 PSI)的增加,非典型病原体的频率降低。所有这些病原体均为低风险和(或)作为门诊患者进行治疗,但军团菌除外,军团菌在所有严重程度评分中均匀分布。

12. Lui G, Ip M, Lee N, et al. Role of "atypical pathogens" among adult hospitalized patients with community-acquired pneumonia. *Respirology.* 2009;14:1098 – 1105.

评估成人 CAP 住院患者非典型病原体(肺炎支原体和肺炎支原体)感染的临床意义和结局。构建的临床预测规则无法区分 CAP 是由非典型病原还是其他病原引起。

13. Smith LG. Mycoplasma pneumonia and its complications. *Infect Dis Clin North Am.* 2010;24:57 – 60.

回顾了支原体肺炎的病史、临床特征、诊断策略和治疗。

14. Te Witt R, van Leeuwen WB, van Belkum A. Specific diagnostic tests for atypical respiratory tract pathogens. *Infect Dis Clin North Am.* 2010;24:229 – 248.

用于确诊支原体、军团菌、衣原体肺炎的实验室诊断技术的改进。

15. Marrie TJ. Q fever pneumonia. *Infect Dis Clin North Am.* 2010;24:27 – 41.

简单回顾 Q 热的微生物学、流行病学、表现和治疗。

16. Okimotoe N, Asaoka N, Osaki K, et al. Clinical features of Q fever pneumonia. *Respirology.* 2004;9:278 – 282.

回顾日本 Q 热的临床特征和 4 例病例报道,提示有 2 种肺炎发生,一种符合非典型肺炎的常见特征,另一种是在老年患者中混有细菌感染引起的典型细菌性肺炎表现。

17. Marrie TJ, Peeling RW, Fine MJ, et al. Ambulatory patients with community-acquired pneumonia: the frequency of atypical agents and clinical course. *Am J Med.*

1996;101(5):508-515.

在新斯科舍州对 149 例 CAP 患者进行前瞻性队列研究,对病因进行评估,并在 30 天内对结果进行前瞻性随访和评估。49.7% 的患者有明确病因(肺炎支原体 22.8%,肺炎支原体 10.7%,Q 热立克次体 2.7%,甲型流感病毒 2.7%,双重感染 3.4%,常规细菌 2%,其他 7.4%)。48.3% 的患者没有确定病因。非典型病原感染和病因未定患者的结局相似。

18. Sampere M, Font B, Font J, et al. Q fever in adults: review of 66 clinical cases. *Eur J Clin Microbiol Infect Dis*. 2003;22:108.

最常见的临床表现为肺炎(56%),8 例患者出现低氧,5 例出现呼吸衰竭。超过 70% 的患者接受经验性大环内酯类药物而非四环素类药物治疗,以覆盖在该地区最常引起非典型肺炎的病原。尽管大环内酯在 Q 热中的使用引起了争议,但结果是有利的。

19. Fraser DW, Tsai TR, Orenstein W, et al. Legionnaires' disease: description of an epidemic pneumonia. *N Engl J Med*. 1977;297(22):1189-1197.

美国退伍军人协会对在 182 例患者(包括 29 例死亡)中,一种首次发现的细菌暴发的描述和流行病学分析。

20. Cunha BA. Legionnaires' disease: clinical differentiation from typical and other atypical pneumonias. *Infect Dis Clin North Am*. 2010;24:73-105.

关于军团病有别于典型肺炎和其他非典型社区获得性肺炎的病史和特征表现的很好的综述。

21. Gacouin A, Le Tulzo Y, Lavoue S, et al. Severe pneumonia due to Legionella pneumophila: prognostic factors, impact of delayed appropriate antimicrobial therapy. *Intensive Care Med*. 2002;28:686.

这项研究检查了入住 ICU 的重症军团病肺炎患者。ICU 入院延迟和需要插管与死亡率增加相关。ICU 入院后 8 小时内开始使用氟喹诺酮可显著降低死亡率。

22. Mykietiuk A, Carratali J, Fernandez-Sabi N, et al. Clinical outcomes for hospitalized patients with Legionella pneumonia in the antigenuria era: the influence of levofloxacin therapy. *Clin Infect Dis*. 2005;40(6):794-799.

对 1934 例嗜肺军团菌肺炎患者进行前瞻性观察,分析抗生素治疗的效果。早期和总体死亡率分别为 2.9% 和 5%。86.3% 的受试者接受了适当的初步抗菌治疗,左氧氟沙星逐渐取代大环内酯。接受左氧氟沙星治疗的患者退热更快,住院时间更短,但并发症和死亡率没有差异。

23. Dominguez J, Gali N, Matas L, et al. Evaluation of a rapid immunochromatographic assay for the detection of Legionella antigen in urine samples. *Eur J Clin Microbiol In-*

fect Dis. 1999;18(12):896.

新尿抗原试验的评估结果与 Binax EIA 抗原试验比较,符合率为 98.1%。浓缩尿中嗜肺军团菌血清 1 型的敏感性为 97.2%。

24. Lindsay DSJ, Abraham WH, Findlay W, et al. Laboratory diagnosis of Legionnaires' disease due to Legionella pneumophila serogroup 1: comparison of phenotypic and genotypic methods. *J Med Microbiol*. 2004;53:183.

尿抗原检测和 PCR 均对军团病的诊断具有敏感性和特异性。

25. Bruin JP, Peeters MF, Ijzerman EP, et al. Evaluation of Legionella V-Test for the detection of Legionella pneumophila antigen in urine samples. *Eur J Clin Microbiol Infect Dis*. 2010;29(7):899 – 900.

评估新尿抗原检测对嗜肺军团菌血清 1 型的敏感性和特异性。

26. Zarogoulidis P, Alexandropoulou I, Romanidou G, et al. Community-acquired pneumonia due to Legionella pneumophila, the utility of PCR, and a review of the antibiotics used. *Int J Gen Med*. 2010;4:15 – 19.

军团病的病例以及新的诊断和治疗策略如何改善结局的讨论。

27. Mandell LA, Wunderink RG, Anzueto A, et al. Infectious Diseases Society of America/American Thoracic Society consensus guidelines on the management of community-acquired pneumonia in adults. *Clin Infect Dis*. 2007;44(suppl 2):S27.

成人 CAP 的背景和讨论,以及经验性治疗的专家指南。

第48章 病毒性肺炎

Bao Q. Luu

病毒感染逐渐成为肺炎的一个主要病因,也常常同时合并细菌性肺炎。近年来,病毒性肺炎的发病率上升主要和以下几个因素有关:①造血干细胞移植和器官移植导致的免疫抑制患者逐渐增加;②有效的分子诊断技术,如核酸扩增(即聚合酶链反应);③有效的抗病毒治疗以及预防措施(即预防接种以及药物预防)。此外,最近一些新的病毒株引发的呼吸道疾病的流行引起了广泛的关注,例如,2003 年的急性呼吸综合征(SARS),2006 年至 2008 年的禽流感(H5N1),2009 年的猪流感(H1N1),还有 2013 年甲型流感(H7N9)引起了严重的流行。

本章回顾了在免疫功能正常宿主中常见的几种病毒性肺炎类型。在大多数患者中,呼吸道病毒感染有相似的临床表现。因此,流行病学背景作为疑似首先作为参考,再使用血清学和免疫组织化学以及分子诊断技术,如 PCR 来进行证实,进而明确诊断。

流感病毒仍然是肺部病毒感染最常见的原因,它是正黏液病毒科的代表种,为 RNA 病毒,基于核蛋白抗原(NP)被分成三型(A、B、C)。A 型流感病毒进一步根据表面糖蛋白即血凝素(H)和神经氨酸酶(N)分为多种抗原亚型,血凝素负责结合和穿过宿主细胞膜,神经氨酸酶辅助病毒颗粒的复制、释放和传播。A 型流感病毒容易发生突变,通过改变 H 和 N 产生新的毒株。

流感病毒的完整命名包括病毒类型(A、B、C)、发现的地理位置、毒株编号、年份、H 和 N 数。[例如,A/California/7/2009(H1N1)]。这三种类型(A、B 和 C)都可以接受较小的结构改变,只有 A 型变化会产生血清学不同的毒株,需要注明 H 和 N 的下标。对流感病毒感染的免疫力取决于宿主对这些糖蛋白的抗体的产生。当抗原变化较小(抗原漂移),对免疫力的影响相对较小。但是,当发生大的抗原变异出现亚型(抗原转变),大多数人对新的病毒没有免疫力,将会导致大流行。2009 年大流行的猪流感病毒(H1N1)就是抗原转变的一个例子。据世界卫生组织估计,从 2009 年 4 月到 2010 年 1

月,大约 16 226 人死于 H1N1 病毒感染。越来越多的证据表明水生鸟类和其他动物(如猪)是流感病毒重要宿主,此情况可能发生基因重组,导致抗原性不同,进而产生更致命的病毒株。

甲型流感是最致命的亚型,也是每年流行的原因。乙型(B 型)流感通常会在局限于封闭空间的人群中发病,如幼儿园和寄宿学校。丙型(C 型)流感是毒力最小的,仅在散发病例中可见。通常情况下,患者可以出现发热、咳嗽、肌肉痛、头痛、结膜炎、脱水、衰竭。特别显著的胃肠道症状、流涕、咽喉炎是不多见的。感染往往会加重一些慢性疾病,如 COPD、哮喘、囊性纤维化,充血性心力衰竭。胸片通常是阴性的。肺炎患者的影像学通常是片状影以及双侧肺受累。疾病通常是 3 周内自限。偶尔,流感病毒性肺炎会演变为弥漫性肺炎,伴有双侧肺浸润受累、严重低氧血症和急性呼吸窘迫综合征(ARDS)。

流感病毒感染的几天到 2 周内可以合并细菌感染,如金黄色葡萄球菌感染、肺炎链球菌、流感嗜血杆菌。病毒感染流行或者大流行期间合并细菌感染是死亡率升高的一个重要因素。临床疾病过程取决于合并细菌感染的种类,但可能出现并发症,常见的如脓肿形成(特别是金黄色葡萄球菌)、脓毒性休克、脓胸和瑞氏综合征。

据报道,流感病毒感染的神经系统后遗症,包括 Guillan – Barre 综合征、癫痫发作和横贯性脊髓炎。严重的肌炎伴有血肌酐和磷酸激酶水平的升高也有过报道。其他少见的并发症包括肌红蛋白尿、血小板减少、肾衰竭、心肌炎和弥散性血管内凝血。

疫苗接种仍然是预防 A 型流感病毒流行的最重要的预防措施。美国疾病控制预防中心建议针对高危人群接种疫苗,包括 6 月龄至 4 岁的儿童;50 岁以上成人;具有慢性心肺疾病(高血压除外),患有肾、肝、神经、血液方面疾病、代谢性疾病(包括糖尿病)以及免疫抑制患者;妊娠女性或者流感季节准备妊娠的人。此外,对居住在疗养院的老年人、慢性病护理机构的患者、医护人员及其家人也建议接种疫苗。因为他们更有可能出现感染和产生感染后并发症。

金刚烷胺和金刚烷乙胺已经被批准用于预防和治疗甲型(A 型)流感,但是对乙型流感无效。然而,许多 A 型流感病毒株已经对这两种药物耐药。因此,已经不再推荐单药经验性治疗。

达菲和扎那米韦是通过阻断表面蛋白神经氨酸酶,在感染的呼吸道上皮内捕获病毒来阻止其传播。他们对甲型流感和乙型流感均有效,最好在症状出现后 48 小时内给药。在一些严重流感病毒性肺炎病例中,即使症状出现 48 小时后也可以给药。

在甲型流感病毒(H1N1)流行期间出现了严重低氧性呼吸衰竭的患者,除抗病毒治疗外,还可应用俯卧位通气或者体外膜肺氧合(ECMO)。

呼吸道合胞病毒(RSV)属于副黏液病毒科,是婴幼儿喉炎、支气管炎,和肺炎一个重要的原因,它现在也被认为是成年人肺炎尤其是老年人肺炎的一个重要原因。它具有高度传染性,通过飞沫和污染物传播,导致在许多养老院的暴发流行。治疗主要是对症支持治疗。然而,利巴韦林近来用于抗病毒治疗,其对 RSV 有效,建议用于 RSV 严重感染病例和高危出现并发症患者。静脉点滴特异性呼吸道合胞病毒的单克隆抗体可以联合利巴韦林治疗危重患者和高危并发症患者,尤其是骨髓移植后患者。

副流感病毒属于副黏液病毒属,分为四个亚型(1、2、3、4),是一种引起儿童病毒性呼吸道感染及成人肺炎的常见原因。然而,严重的肺炎通常只出现在免疫功能低下的成年人身上。对于免疫功能正常人群,常导致慢性基础病恶化,但很少发生重症肺炎。

在新生儿肺炎中,腺病毒侵袭性强,易引发坏死性细支气管炎和肺泡炎。在封闭的人群,如部队军人,它引起的病毒性肺炎类似于其他非典型肺炎。然而在一般人群中,腺病毒肺炎是罕见的,但它仍是咽炎、支气管炎和结膜炎的常见原因。治疗主要以对症支持治疗,但在严重的病例或者免疫功能低下的人,需要应用利巴韦林和西多福韦抗病毒治疗。

在 2002—2003 年,一种冠状病毒(SARS 冠状病毒)引起了 SARS,美国当时共有 8000 多人受到了严重呼吸道感染,其中有 774 人死亡。超过 1/3 感染者是危重症。有 16% 的感染者以及危重患者中 80% 的患者出现急性肺损伤。与其他病毒感染不同,成人比儿童更易感。

2012 年 9 月,发现了一种新型冠状病毒(最初被称为 HCoV – EMC,现在被称为中东呼吸综合征冠状病毒,MERS – CoV),它导致一位健康的 60 岁男性罹患重症肺炎和肾衰竭并致死。截止到 2013 年 2 月,根据 WHO 数据,已经有 13 例经实验室确诊,其中 6 人死亡。据推测,病毒的宿主可能是蝙蝠,感染可能与接触蝙蝠有关。

鼻病毒是普通感冒最常见的原因。虽然有争议,但是一些研究发现在需要住院治疗并入住 ICU 的重症肺炎患者中,这种病毒的感染率高达 30%。

　　水痘－带状疱疹病毒(VZV)会引发水痘,这是一种儿童易感、传染性极强的出疹性伴有多系统损害的综合征。在成人中,5%～15%患者会出现水痘合并肺部损害。进展为肺炎的危险因素包括妊娠、吸烟、老年、慢性肺部疾病和免疫功能低下。除了典型的多形性皮疹包括水疱、脓疱,结痂,合并水痘带状疱疹病毒性肺炎患者的胸片可表现为弥漫结节进而发展为粟粒状有钙化的结节。胸部高分辨率CT扫描可看到大量的两肺随机分布且意义不明的小叶中心结节,周围伴有磨玻璃密度影。治疗采用阿昔洛韦和对症支持治疗。大多数健康成年人预后较好,甚至完全康复。然而,在免疫功能低下的患者中尽管进行了积极的治疗,死亡率仍可达到50%。

　　麻疹,是另一种儿童易感且具有高度传染性、可以合并多系统损害的病毒性疾病。在易感成人中可以引起严重肺炎。通过利用灭活疫苗进行有效的接种,麻疹病毒性肺炎现已很少见。

　　巨细胞病毒(CMV)普遍易感。在免疫力低下的患者如接受骨髓和器官移植的患者,它可以引起严重的、危及生命的肺炎,并导致呼吸衰竭。在免疫功能正常的患者,巨细胞病毒可导致社区获得性病毒性肺炎,但发病率相当低,可表现为典型的病毒感染的症状,如发热、寒战、咳嗽和乏力等不适。胸部X线可表现为片状浸润或网格影。胸部CT典型的特征是磨玻璃样浸润影,但网格影和实变也可以见到。该诊断可通过呼吸道分泌物或支气管肺泡灌洗液进行病毒培养或者细胞学检查得到典型病毒包涵体。血清学诊断基于巨细胞病毒IgM升高或一段时间后IgG滴度的升高。最近,PCR检测可以用于快速诊断,而定量PCR用于密切随访。值得注意的是,免疫功能正常的人患有原发性巨细胞病毒性肺炎时,血液巨细胞病毒PCR检测可能是阴性的。CMV肺炎的治疗可以采用更昔洛韦或缬更昔洛韦。免疫功能正常的患者预后较好。

　　单纯疱疹病毒(HSV)Ⅰ型凭借唾液或泡状液体的密切接触而传播。通常与龈口炎有关。它也能引起下呼吸道黏膜的水疱性溃疡。通常,HSV-Ⅰ对于易感的患者,如严重烧伤、恶性肿瘤、艾滋病、接受骨髓和器官移植的患者常引发气管－支气管炎。有时,HSV-Ⅰ也可感染免疫功能正常的患者,如近期患有心肌梗死或慢性阻塞性肺病急性加重或者老年人。除了易感人群感染,肺炎是不常见的。但是无危险因素的正常人也可以暴发性感染导致急性呼吸窘迫综合征。除血行传播以外,HSV-Ⅱ很少引起肺部疾病。单纯疱疹病毒性肺炎的确诊通常比较困难,需要肺活检辅助诊断。治疗一般应用阿昔洛韦,对于阿昔洛韦耐药的 HSV 感染需要应用膦甲酸钠作为替代。

汉坦病毒肺综合征(HPS)是由辛诺柏病毒(SNV)引起的。辛诺柏在西班牙语的意思是"没有名字"。患者通过接触汉坦病毒感染的啮齿类动物的尿液和排泄物而感染。感染可导致严重的症状,如发热、咳嗽、头痛、严重的肌肉疼痛和不适。流涕和咽痛很少见。疾病可进展为出血热和肾衰竭,大量的肺毛细血管通透性增高,出现非心源性肺水肿进而出现呼吸衰竭。常规实验室检查无特异性,可以出现白细胞增多或者中性粒细胞增多,或者在外周血中见到晚幼粒细胞。血小板和红细胞增多症很常见。生化检查提示低白蛋白,乳酸脱氢酶升高,以及谷草转氨酶(AST)和谷丙转氨酶(ALT)升高。随病情进展,可以出现呼吸衰竭和心力衰竭。与感染性休克相反,HPS 的休克以低血容量休克为特点。

HPS 于 1993 年首次被认识,当时在美国西南部的四角地区发生了一系列死亡事件。目前已知,SNV 常感染鹿鼠,即拉布拉多白足鼠。当人接触了受感染小鼠的尿液或粪便时会发生人畜共患传染病。在 2012 的夏天,约塞米蒂国家公园咖喱村酒店发生另一起疫情,有 10 人被感染,据说露营者在帐篷里接触了被感染老鼠的粪便或尿液,其中 2 人死亡。故如果病情发生在特定的环境,需要警惕该诊断。酶联免疫吸附试验检测 SNV 特异性 IgM 抗体可确诊急性感染,或急性期和恢复期 IgG 抗体滴度升高≥4 倍也可确诊。逆转录酶 PCR 也可作为一种诊断工具。免疫组化方法通常用于尸检或回顾性分析。治疗上虽然应用利巴韦林,但仍没有特效的抗病毒药物,需要尽早积极的进入 ICU 治疗,包括给予正性肌力药、机械通气和肾脏替代治疗。HPS 的死亡率高达 76%。鼠害防治是最有效的预防措施。

(谷松涛　译)

参考文献

1. Ruuskanen O, Lahti E, Jennings L, et al. Viral pneumonia. *Lancet*. 2011;377:1264 – 1275.
   一个关于病毒性肺炎的优秀研讨会,包括对最近的非典、禽流感和 2009 年猪流感大流行的回顾。
2. Neto OG, Leite RF, Baldi BG. Update on viral community-acquired pneumonia. *Rev Assoc Med Bras*. 2013;59(1):78 – 84.

对引起呼吸道疾病(包括社区获得性肺炎)的最常见病毒的简要综述。

3. Marcos MA, Esperatti M, Torres A. Viral pneumonia. *Curr Opin Infect Dis*. 2009;22:143 - 147.

另一篇提出了病毒 - 细菌共感染问题的综述。

4. Falsey AR, Wash E. Viral pneumonia in older adults. *Clin Infect Dis*. 2006;42:518 - 524.

老年人群病毒性肺炎的研究进展。

5. Huijskens EGW, van Erkel AJM, Palmen FMH, et al. Viral and bacterial aetiology of community-acquired pneumonia in adults. *Influenza Other Respir Viruses*. 2013;7(4):567 - 573.

2008 年 4 月至 2009 年 4 月荷兰 CAP 病因的综合研究。有趣的是,在这一时期发生了一次 Q 热立克次体暴发。

6. Johnstone J, Majumdar SR, Fox J, et al. Viral infection in adults hospitalized with community acquired pneumonia. *Chest*. 2008;134(6):1141 - 1148.

这项研究包括从 2004 年到 2006 年在 5 家加拿大医院收治的 CAP 患者。其中 39% 的患者找到了致病源,15% 为病毒,30% 为细菌,4% 为混合感染。

7. Wiemken T, Peyrani P, Bryant K, et al. Incidence of respiratory viruses in patients with community-acquired pneumonia admitted to the intensive care unit: results from the Severe Influenza Pneumonia Surveillance (SIPS) project. *Eur J Clin Microbiol Infect Dis*. 2013;32:705 - 710.

在入住 ICU 的 CAP 人群中,23% 的成人和19% 的儿童发现病因为病毒,流感病毒依然最为常见。

8. Choi SH, Hong SB, Ko GB, et al. Viral infection in patients with severe pneumonia requiring intensive care unit admission. *Am J Respir Crit Care Med*. 2012;186(4):325 - 332.

韩国的研究包含 CAP 和 HCAP,对 BAL 和鼻咽部拭子采用 RTPCR 技术寻找导致肺炎的病毒。

9. Rello J, Chastre J. Update in pulmonary infections 2012. *Am J Respir Crit Care Med*. 2013;187(10):1061 - 1066.

简要更新肺部感染的新旧病因,包括病毒性呼吸道感染。

10. Ananthanarayanan V, Mueller J, Taxy J, et al. Unexpected fatal pneumonia in an immunocompetent adult: a tale of a father and a son. *J Clin Microbiol*. 2012;50(10):3151, 3414.

致命性成人腺病毒肺炎 1 例。

11. Zaki AM, van Boheemen S, Bestebroer T, et al. Isolation of a novel coronavirus from a man with pneumonia in Saudi Arabia. *N Engl J Med*. 2012;367:1814 – 1820.
关于 HCoV – EMC 的首次描述,它是一种可导致致命性肺炎和肾衰竭的新型冠状病毒。作者假设这是一个来源自蝙蝠的人畜共患病。

12. Grilli E, Galati V, Bordi L, et al. Cytomegalovirus pneumonia in immunocompetent host: case report and literature review. *J Clin Virol*. 2012;55(4):356 – 359.
使用更昔洛韦治疗 1 例男性的巨细胞病毒性肺炎。

13. Voore N, Lai R. Varicella pneumonia in a immunocompetent adult. *CMAJ*. 2012;184(17):1924.
使用阿昔洛韦治疗 1 例 30 岁女性水痘 – 带状疱疹病毒肺炎,恢复良好。

14. Schomacker H, Schaap-Nutt A, Collins P, et al. Pathogenesis of acute respiratory illness cause by human parainfluenza viruses. *Curr Opin Virol*. 2012;2(3):294 – 299.
呼吸道副流感感染概述。

第49章 结核的流行病学特点、诊断和潜伏感染的治疗

Philip A. LoBue

结核是一种由结核分枝杆菌引起的累及肺组织和全身多系统的疾病。它通过空气中直径 1 ~ 5μm 的飞沫在人与人之间传播。以下因素决定结核病传播的可能性：①作为传染源的结核患者的传染能力——快速抗酸染色痰涂片阳性或胸片显示有空洞的结核患者的传染性较强；②易感宿主接触病原体；③长期接触结核患者；④在狭小、通气差的环境中发生的结核菌暴露。甚至那些活动期肺结核患者的家人，他们的结核感染率也较低，国家公共卫生服务部门（USPHS）报告,结核患者家庭成员的感染率为28%。另外,动物和人体研究表明接受有效治疗数天或数周后结核传染率将显著下降。

尽管传染率相对较低,结核仍然是全球公共健康的重要问题。全球每年约有 900 万新发结核病例,每年有 140 万人死于结核。人免疫缺陷病毒（HIV）的流行极大改变了结核的流行病学特点,推动了其全球范围内尤其在非洲的流行。目前全球接近 1/4 的 HIV 死亡与结核相关。当前结核的流行病学特点是结核耐药率的大幅度上升。据估计,每年有接近 50 万新发的多重耐药结核（耐异烟肼和利福平）,其中 10% 是极度耐药结核（MDR 基础上耐氟喹诺酮和其他所用二线用药,如阿米卡星、卡那霉素和卷曲霉素）。

就美国而言,1984 年以前结核的发病率以每年 4% ~ 7% 的比例下降,然而,在 1985—1992 年,年发病率以 20% 的速度增长。发病率的增长集中在青年人（主要年龄在 25 ~ 44 岁）,城市（尤其是纽约州、新泽西州和加州）,以及有色和少数族裔人种。另外,结核还在无家可归人群、吸毒人群和管教所中流行。这些人群里结核的流行可能与高 HIV 感染率有关。第二个流行病学趋势就是高结核发病率国家（尤其是拉美、东亚和东南亚、非洲和东欧）的外来移民中易于流行结核。1986 年以前,国外出生的移民结核病例占总病例数的 22%,到 1997 年,这个数字增长到 39%,2009 年到 59%。某些特定地区这一表现更加明显,加州超过 75% 的结核病例发生在外来移民身上。

在联邦、州和当地政府的努力下,从 1992—2011 年结核的病例数减少了 57%(从 26 673 例降至 10 528 例)。虽然结核患者数量下降,但与结核伴发的 HIV 感染、流浪人员高发病率、吸毒人群高发病率、外来移民高发病率等情况仍然存在。接近 1% 的美国国内结核病例为多重耐药结核。

结核菌素皮肤试验(TST)是检验结核感染的主要工具。它被用于单个患者或流行人群的结核诊断。TST 是指在皮下注射一种标准化 5TU 纯化蛋白衍生物(PPD),48 ~ 72 小时后观察皮肤上的硬结。目前不推荐进行多种穿刺实验(比如蒂内测试)。TST 结果可以反映个体结核感染的危险程度。2000 年 ATS 指南对 TST 结果的诠释如下:1)以下人群 5mm 直径硬结可表示阳性:①HIV 感染个体或者其他免疫抑制个体(接受 ≥15mg 剂量等效泼尼松治疗 ≥1 个月);②密切接触活动性结核患者;③胸片表现(如纤维结节)倾向于结核的患者(也被称为非活动期结核);2)以下人群有 10mm 直径硬结可表示阳性:①近期(近 5 年)从结核高发病率国家移民美国的个体;②注射毒品使用者;③在高危地区如养老院、收容所、监狱居住或工作的人员;④分枝杆菌实验室员工;⑤患有以下疾病的人员如:糖尿病、硅沉着病、晚期肾病、恶性肿瘤和消瘦(体重比理想体重低 ≥10%);⑥ <4 岁的儿童,与高危成人接触的婴儿、儿童和青少年;3)所有硬结 >15mm 的患者。

阳性 TST 结果提示可能有结核感染。在美国,推荐对 TST 阳性的潜在结核感染患者行基本抗结核治疗。因此,目的性的 TST 试验意味着需对阳性患者进行抗结核治疗。所以,对高潜在结核感染风险或高结核进展风险的人群而言,TST 是必须保留的检验手段。

TST 阳性提示Ⅳ型迟发型超敏反应,在一些情况下,TST 的敏感性和特异性都不高。一些特定生理情况,如病毒感染(包括 HIV 感染)、恶性肿瘤、身体虚弱(包括进展性活动性结核)和一些特定药物都能抑制Ⅳ型超敏反应和 T 淋巴细胞的功能。另外,TST 需要小心操作并仔细观察结果,只有经验丰富的操作人员才能进行 TST 操作。一些情况下会出现假阳性,如接种卡介苗(BCG)的非结核分枝杆菌(NTM)感染者行 TST 试验可出现交叉反应,出现假阳性表现。

2001 年,一种新型试验,QFT(QuantiFERON - TB 试验),被 FDA 批准作为潜在结核感染诊断依据。这项实验能测量全身血液中 IFN - γ 对 PPD 的反应水平,其结果与 TST 实验结果高度一致。随后,其新版本——干扰素 γ 释放检测(IGRA)利用合成蛋白如 EAST - 6、CFP - 10 替代 PPD,模拟结核分枝杆菌抗原。因为这些抗原本身不存在于 BCG 或 NTM 中,所以 IGRA 很少出现因交叉反应引起的假阳性结果。现有的 CDC 指南推荐 IGRA 应用于任何适用于 TST 的领域。另外,IGRA 还适合那些既往接种过 BCG 人群或很少回来检测 TST 结果的人群(如无家可归者)。因为 IGRA 在低龄儿童中检验数据有限,因此 <5 岁的儿童推荐做 TST。

预防结核的两种方法分别是:BCG 接种和异烟肼治疗潜在感染。BCG 是一种结核菌体减毒活疫苗,使用广泛。WHO 推荐在结核流行地区新生儿出生后接种 BCG。BCG 除了偶发局部反应外,毒性很低。在对照试验中,BCG 能减少 0~80% 的结核发病。大多数试验表明:BCG 能大幅度降低儿童粟粒状肺结核和脑膜结核的发病率。其中结核发病率下降的不同很可能与疫苗的效力有关。印度的一项大型研究显示强效 BCG 疫苗接种对成人并没有保护效果,提示疫苗的效力并不是结核发病率下降的唯一因素。BCG 非常适用于非结核感染(TST 阴性)人群,接种 BCG 能至少在短期内使个体 TST 转为阳性结果。TST 的反应可能因不同的接种人群和不同的疫苗而产生变化,而这种变换与疫苗效力无相关性。因此,TST 的诊断价值有限。因为美国结核发病率低,因此 BCG 不在美国常规使用,但对于那些高结核感染率地区,它是非常有效的。

在美国,预防潜在结核感染的主要手段是异烟肼。从 20 世纪 50 年代开始,异烟肼作为一种平价的无毒性结核杀菌剂开始大规模应用以治疗活动性结核。对照试验显示其对潜在结核感染具有很强的效力。在 >7 万例结核患者中,USPHS 研究证实其中 60%~70% 病例的好转与异烟肼治疗有关。15 年的随访证实,异烟肼能长效地对抗结核进展。

异烟肼的毒性,尤其是长期口服出现的肝毒性限制了它的治疗效果。较早的研究显示异烟肼相关性肝损伤发生率在 1%,继发于肝损伤的死亡事件也有报道。然而,近期西雅图和圣地亚哥公共卫生中心报道其肝毒性的发病率分别为 0.1% 和 0.3%,该研究总样本超过 14 000,而且只有 1 例因此住院,没有死亡病例报告。虽然肝损伤的发病率低,但这两个研究中只有 65% 的患者完成了 6 个月治疗。

美国胸外科协会(ATS)和 CDC 推荐所有结核潜在感染者接受抗结核治疗。对于使用异烟肼的患者推荐最小间隔 1 个月的持续临床观测。有特定肝毒性风险的患者需要常规检测转氨酶,这些患者的情况包括:妊娠期、产后 <3 个月、HIV 感染、肝病病史、过量饮酒史、其他肝病风险。推荐合并

HIV 感染患者、胸片倾向于结核的患者(非活动期结核),和患病儿童接受 9 个月异烟肼治疗。推荐对没有明确胸片感染证据的免疫功能正常的成人潜在感染者行 6 个月异烟肼治疗,但现有数据提示短期治疗可能降低治疗效果。

早先的研究显示:对合并 HIV 感染患者给予异烟肼联合利福平、吡嗪酰胺治疗 2 个月与单药异烟肼治疗 6 ~ 12 个月具有相同的安全性和有效性。但当这一方案广泛应用后,出现了大量因肝毒性住院和死亡的病例。目前无论是否合并 HIV 感染,ATS 和 CDC 都不推荐对潜在结核感染者使用联合利福平和吡嗪酰胺的治疗。

异烟肼和利福平联合化疗 12 周方案是一种替代 9 个月异烟肼单药的可行方案。一项巴西的研究显示这一方案有较好的耐受性和有效性。另一项 >8000 例患者(美国患者为主)的大规模随机对照研究显示异烟肼和利福平联合化疗 12 周和单药异烟肼口服 9 个月具有相当的疗效。CDC 推荐对≥12 岁的潜在结核感染或者结核进展(例如,近期暴露于感染性结核菌)患者使用异烟肼联合利福平化疗。

那些异烟肼耐药、利福平敏感的结核患者可口服利福平 4 个月治疗。需要注意的是利福平及其类似物利福喷汀能与 HIV 蛋白酶抑制剂和 HIV 非核苷反转录抑制剂相互作用。但即便在这种情况下,我们仍然推荐口服利福平治疗结核。MDR 的结核患者推荐单用氟喹诺酮或联合吡嗪酰胺、乙胺丁醇等敏感药物化疗。两种药物联合尤其是包括吡嗪酰胺的化疗方案,常具有较差的耐受性和完成度。这类方案的治疗效果难以准确评估。

(谷松涛　译)

参考文献

1. World Health Organization. *Global Tuberculosis Control*, 2012. Geneva, Switzerland: World Health Organization; 2012.
   世卫组织全球结核病控制年度报告。其数据来自所有向世卫组织报告结核病控制方案的国家,包括病例报告和治疗结果数据。
2. World Health Organization. *Anti-tuberculosis Drug Resistance in the World: Fourth Report*. Geneva, Switzerland: World Health Organization; 2008.

第四次世卫组织抗结核药物耐药性调查估计,2006 年出现的多重耐药病例超过48.9 万例,在全球所有病例中耐药比例为4.8%。

3. Centers for Disease Control and Prevention. *Reported Tuberculosis in the United States*, 2011. Atlanta, GA: US Department of Health and Human Services, CDC; 2012.
美国结核病发病率和趋势报告。

4. American Thoracic Society, Centers for Disease Control and Prevention. Targeted tuberculin testing and treatment of latent tuberculosis infection. *Am J Respir Crit Care Med*. 2000;161:S221 – S247.
结核菌素皮肤试验和潜伏性结核病治疗综合指南。这些指南包括使用利福平和吡嗪酰胺作为推荐的治疗方案。然而,在该联合用药导致多起严重肝损害的报告后,一项修正案被公布,建议不采用该方案治疗潜伏性结核病。

5. Pai M, Zwerling A, Menzies D. Systematic review: T-cell-based assays for the diagnosis of latent tuberculosis infection: an update. *Ann Intern Med*. 2008;149:177 – 184.
IGRA(γ – 干扰素释放试验)在潜伏性结核感染诊断中的系统评价。

6. Mazurek GH, Jereb J, Vernon A, et al. Updated guidelines for using Interferon Gamma Release Assays to detect Mycobacterium tuberculosis infection—United States, 2010. *MMWR Recomm Rep*. 2010;59(RR – 5):1 –25.
CDC 发布的 IGRA 应用指南。

7. LoBue P, Menzies D. Treatment of latent tuberculosis infection: an update. *Respirology*. 2010;15:603 – 622.
潜伏性结核感染治疗综述。

8. Schechter M, Zajdenverg R, Falco G, et al. Weekly rifapentine/isoniazid or daily rifampin/pyrazinamide for latent tuberculosis in household contacts. *Am J Respir Crit Care Med*. 2006;173:922 – 926.
异烟肼和利福喷汀 12 剂方案治疗巴西家庭接触者潜在结核病感染的研究。

9. Sterling TR, Villarino ME, Borisov AS, et al; TB Trials Consortium PREVENT TB Study Team. Three months of rifapentine and isoniazid for latent tuberculosis infection. *N Engl J Med*. 2011;365:2155 – 2166.
大型随机临床试验表明,12 周剂量的异烟肼和利福喷汀疗效不低于 9 个月的异烟肼。

10. Centers for Disease Control and Prevention (CDC). Recommendations for use of an isoniazidrifapentine regimen with direct observation to treat latent Mycobacterium tuberculosis infection. *MMWR Morb Mortal Wkly Rep*. 2011;60:1650 – 1653.
对于年龄≥12 岁的其他健康患者,推荐以 12 周直接观察剂量给予异烟肼和利

福喷汀的联合治疗方案,这些健康患者有更易患肺结核的好发因素,包括有近期
传染性肺结核暴露,间接感染试验由阴性转为阳性,以及放射学检查发现肺结核
的愈合灶。

11. Brewer TF. Preventing tuberculosis with bacillus Calmette-Guérin vaccine: a meta-analysis of the literature. *Clin Infect Dis*. 2000;31(suppl 3):S64 – S67.
    卡介苗预防结核病效果的荟萃分析。

第50章 结核的临床表现和诊断

Philip A. LoBue

结核具有广泛的肺内和肺外临床表现。吸入的含有结核分枝杆菌核酸的飞沫最早定位于肺中上部等通气较好的区域，引起局部炎症反应并向邻近区域淋巴结播散，继而出现血行播散。远端脏器，尤其是肾、骨、CNS和肺尖一样能被播散种植。低热及上呼吸道感染症状可能出现。胸片可能显示小片肺炎和肺门、气管旁淋巴结增大。肺门淋巴结的明显增大常见于儿童，较少见于成人。

最初的结核感染被称为原发性结核，绝大多数个体都能够自愈。愈合后的肺损伤在胸片上多表现为钙化的实性结节，且多与肺门钙化淋巴结相关联。少数个体结核初感染后可表现为：①胸膜下结核病灶破溃进入胸膜，引起结核性胸膜炎；②干酪性肺炎；③增大的结核淋巴结引起支气管阻塞（塌陷－实变缺损）；④结核病灶破溃进入支气管，引起广泛支气管内播散，累及一侧肺或者双侧肺；⑤结核病灶破溃入肺血管引起血行播散，导致急性播散性疾病。

初期感染数月或者数年内，TB可以被再次激活，引起结核再发的诱因目前并不清楚。但以下情况能增加潜在结核进展的可能：营养不良、酒精中毒、糖尿病控制差、硅沉着病、免疫抑制（疾病或药物引起）、胃切除术后、接受慢性血液透析、空肠回肠短路术后。然而在大多数患者中，还不能确定易感因素。

复发肺结核在影像学上通常表现为上叶尖段和后段的浸润影。患者可能完全没有症状或仅表现为非特异性慢性呼吸道感染症状（如发热、消瘦、咳嗽、咯血等）。胸片上可表现为上肺野的纤维结节或肺泡充填影，但更容易出现空洞和纤维化改变。少部分该病患者能够自愈，但大部分患者会出现局限性进展。疾病进展可能引起肥大扩张的肺动脉破裂（Rasmussen动脉瘤），血液进入结核空洞出现大咯血，但该情况仅见于少数未得到有效治疗的结核患者。另外，也有少数患者因肺结核急性进展，严重通气血流比例失衡出现成人呼吸窘迫综合征。血行播散和肺外表现也可能随着结核复发而出现。

肺结核的常规实验室检查是非特异性的,血液学检查可表现为轻度贫血、白细胞减少和单核细胞增多。但严重的白细胞减少和全血细胞增多也有出现。低钠血症,尤其是源于抗利尿激素分泌异常的低钠血症可见于≥10%的结核患者。此外艾迪生病是引起结核患者低钠血症的一种罕见原因。

肺结核的诊断依赖于从感染组织或分泌物中培养出结核菌。当结核培养困难或培养阴性时,可以通过临床推断和治疗试验来拟诊肺结核。TST 和IGRA 能帮助判断结核感染是否存在,但不能判断是发病还是潜在感染状态。而且,在免疫抑制的患者中(如进展期结核患者)可能出现 TST 和 IGRA的假阳性结果。典型的胸片表现有助于诊断肺结核,但缺乏特异性:大量非结核疾病有类似的胸片表现。自然排痰或雾化排痰(至少 3 次)是细菌生物学评估的首选方法。这些标本经 Zeil - Neelsen 法或荧光法行抗酸染色。如果痰化验阴性,可考虑支气管镜灌洗、刷检、经气管镜活检或针吸活检。支气管镜取样能增加患者诊断结核的速度和比例,然而,近期的系统研究显示,支气管镜活检在诊断领域并没有显示出对诱导痰化验的优越性。所有的痰、灌洗液、组织标本都应行分枝杆菌培养。分枝杆菌培养之所以关键,在于:①涂片对活动期结核的敏感性只有 50%;②结核分枝杆菌以外的分枝杆菌会出现涂片阳性;③培养对于药物敏感性试验是必需的。

过去结核分枝杆菌培养的局限性主要在于培养时间需要 6~8 周,现在新的实验室技术大幅缩短了培养时间。利用新型培养基,最短 5~8 天,平均2~3 周即可观测到分枝杆菌生长。DNA 探针技术能在数小时内区分出混杂在一起生长的结核分枝杆菌和非结核分枝杆菌,且该技术的敏感性和特异性都很高。

自 20 世纪 90 年代开始,核酸扩增技术(NAA)被用于诊断结核,该技术不需要培养过程能直接作用于样本本身。FDA 已经批准两种商业性 NAA检验用于抗酸涂片阳性的呼吸道样本:PCR 和转录介导扩增。后者还被FDA 批准可用于抗酸涂片阳性的样本。NAA 检测可在数小时内完成,结合抗酸涂片阳性和 NAA 结果,能有效地诊断活动期结核。阴性 NAA 结果和阳性抗酸涂片结果提示患者感染非结核分枝杆菌。NAA 检测的敏感性比涂片高 25%,而且适用于涂片阴性且临床上中度或高度怀疑结核的患者。依据以上发现,美国 CDC 指南推荐对有结核症状和体征但没有确诊的患者的呼吸道标本行至少 1 次 NAA 检测,对需要调整抗结核药物的结核患者也推荐行至少 1 次 NAA 检测。目前缺乏使用 NAA 检测非呼吸道标本的经验,但一些研究认为该检验对诊断肺外结核,尤其是结核性脑膜炎有帮助。NAA 结果阳性并不能替代结核菌培养,因为 FDA 批准的 NAA 检验不能够提供结核的耐药信息。快速分子生物学检测既能探查到结核分枝杆菌,也能发现特定抗结核药物如利福平的耐药突变。该项技术正在快速开发中且经初步研究证明具有高准确性的特点。然而,这些实验技术的商用版本还没有得到 FDA 批准,尚未在美国上市。

肺外结核可伴发或不伴发活动性肺结核。肺外结核的病原大多是先前静息状态下血源性病灶复发。但上呼吸道、喉、淋巴结、胸膜和心包结核多由临近结核病灶扩大引起。胃肠结核多因咽下咳出的感染性痰液引起,也可以因食用未经巴氏法灭菌的乳制品而感染牛结核分枝杆菌引起。

大气道(支气管内)和喉结核的胸片可能表现为正常,但通常伴有广泛肺部空洞。声音嘶哑是常见表现,喉结核曾经被认为是重症感染,但现在更多地认为它与广泛的肺内结核关系密切,而非喉部本身的疾病是增加传染性的原因。

胸膜结核通常表现为单侧、渗出性、淋巴细胞性胸腔积液,多伴有同侧肺结核。症状常可自行缓解。利用胸腔穿刺和胸膜活检,能诊断 80% ~ 90% 病例。一些研究发现胸水中腺苷脱氨酶和 γ 干扰素水平的上升与结核性胸膜炎关系密切,因此必要时可考虑行该检查。年轻患者出现特发性胸腔积液和阳性 TST 反应,经常被诊断为结核性胸膜炎,但当胸腔积液结果不典型时,需要行胸膜活检、胸腔镜或开胸探查。

结核性心包炎的临床特点是心脏压塞和慢性缩窄性心包炎。如果结核患者出现心脏肥大、意外心力衰竭、心律失常等都要考虑是否合并结核性心包炎。胸片示心包钙化高度提示该病。行心脏超声可显示心包积液;但心包穿刺和心包切除对确诊该病而言是必须的。心包积液结核培养阳性仅见于 50% 病例。

粟粒性结核特指原来局限性结核病灶出现广泛血行播散。该病多见于原发性肺结核患者或者免疫抑制患者(HIV 感染、器官移植、使用肿瘤坏死因子 α 拮抗剂)。该病患者痰抗酸染色涂片和培养的阳性率分别为 30% 和 60%。如果痰液样本不能诊断,需要利用支气管镜活检或通过肺外来源获取标本(肝活检、骨髓活检或尿液)。

结核性脑膜炎通常继发于急性血行播散,它占所有脑膜炎病例的33%。极少数脑膜炎可因静息状态的肉芽肿或残渣破溃经血流播散引起,儿童脑膜炎也可由耳结核直接扩散引起。脑膜炎起病隐袭,可表现出嗜睡、谵望、头痛等症状。脑脊液(CSF)常表现为淋巴细胞增多,血糖水平常<200mg/L,总蛋白常明显升高。10%~20%该病患者CSF涂片阳性,45%~70%CSF培养呈阳性。病理上的表现为脑动脉闭塞,继而引起脑梗死、脑神经麻痹和颅内高压。

泌尿系结核的典型表现是无痛性血尿和无菌性脓尿,但排尿困难和继发细菌感染也并不少见。5%~7%泌尿系结核患者的尿液的结核分枝杆菌培养呈阳性,即使他们无泌尿系症状或尿检验正常。肾实质、肾盏系统、输尿管、膀胱和生殖系统都可能受累。如果怀疑肾结核,可以选择行晨尿培养、静脉肾盂造影、肾脏超声、膀胱镜等检查。

骨关节结核在疾病早期难以诊断,关节肿痛最常出现。该症状可能因骨旁冷脓肿或窦道形成引起。脊椎(Pott病)、臀部和膝关节等承重骨关节最易受累。通过关节腔针吸或活检进行早期诊断是避免重大残疾或避免手术的关键。

结核合并HIV感染患者与其他有正常免疫力的结核患者不同。结核合并HIV患者的非典型特征包括:①TST高阴性率(61%对10%);②易出现肺外结核(60%对28%);③易出现粟粒性结核和结核性脑膜炎(60%对32%);④易出现肺门淋巴结肿大(20%对<5%);⑤正常胸片中肺部受累的比例高(15%对<1%);⑥局部浸润病变比例低(35%对68%);⑦出现空洞比例低(18%对67%)。具有非典型临床表现和胸片特点的结核更易出现在CD4计数<200个/μL的HIV患者中。合并HIV感染的结核非常容易快速进展甚至危及生命。

(谷松涛 译)

参考文献

1. Jeong YJ, Lee KS. Pulmonary tuberculosis: up-to-date imaging and management. *AJR Am J Roentgenol*. 2008;191:834 – 844.
   回顾肺结核的胸部影像学表现,包括 CT 和 PET 影像学资料。
2. Jones BE, Young SM, Antoniskis D. Relationship of the manifestations of tuberculosis

to CD4 cell counts in patients with human immunodeficiency virus. *Am Rev Respir Dis*. 1993;148:1292 – 1297.

肺外结核和不典型的胸片异常与 HIV 患者的 CD4 计数较低有关。

3. Greco S, Girardi E, Navarra A, et al. Current evidence on diagnostic accuracy of commercially based nucleic acid amplification tests for the diagnosis of pulmonary tuberculosis. *Thorax*. 2006;61:783 – 790.

商业化的 NAA 检测能够可靠地用于排除怀疑有环境中分枝杆菌感染的样本涂阳患者中的结核病,并诊断一部分涂阴病例的结核病。

4. Centers for Disease Control and Prevention (CDC). Updated guidelines for the use of nucleic acid amplification tests in the diagnosis of tuberculosis. *MMWR Morb Mortal Wkly Rep*. 2009;58:7 – 10.

关于 NAA 检测用于诊断肺结核的 CDC 指南。

5. Boehme CC, Nabeta P, Hillemann D, et al. Rapid molecular detection of tuberculosis and rifampin resistance. *N Engl J Med*. 2010;363:1005 – 1015.

一种能直接从未经治疗的痰中检测结核和利福平的耐药性的快速分子检测方法,其结果敏感,而且操作时间很短,不到 2 小时。

6. Conde MB, Soares SL, Mello FC, et al. Comparison of sputum induction with fiberoptic bronchoscopy in the diagnosis of tuberculosis: experience at an acquired immune deficiency syndrome reference center in Rio de Janeiro, Brazil. *Am J Respir Crit Care Med*. 2000;162:2238 – 2240.

在 HIV 阳性患者中,气溶胶诱导痰取样和支气管镜检查有近似的诊断率。

7. Liang QL, Shi HZ, Wang K, et al. Diagnostic accuracy of adenosine deaminase in tuberculous pleurisy: a meta-analysis. *Respir Med*. 2008;102:744 – 754.

ADA 测定是诊断结核性胸膜炎较为敏感和特异的检查方法。

8. Fontanilla JM, Barnes A, von Reyn CF. Current diagnosis and management of peripheral tuberculous lymphadenitis. *Clin Infect Dis*. 2011;53:555 – 562.

结核分枝杆菌的培养或核酸扩增是确诊的方法;发现抗酸杆菌和肉芽肿性炎症可能有助于诊断。切除活检的敏感性最高,为 80%,但细针抽吸创伤更小,可能有用,特别适用于免疫受损的患者和条件受限的情况。

9. Brancusi F, Farrar J, Heemskerk D. Tuberculous meningitis in adults: a review of a decade of developments focusing on prognostic factors for outcome. *Future Microbiol*. 2012;7:1101 – 1116.

回顾结核性脑膜炎的流行病学、临床和实验室表现、治疗和预后因素。

10. Syed FF, Mayosi BM. A modern approach to tuberculous pericarditis. *Prog Cardio-*

vasc Dis. 2007;50:218 – 236.

结核性心包炎死亡率高(17% ~ 40%)。早期诊断和适当治疗至关重要。检测心包液中的结核杆菌或心包组织活检可明确诊断。若在另一解剖部位发现结核,伴有原因不明的心包炎,心包液取样显示有淋巴细胞性心包渗出液,并有结核性感染的化学标记,和(或)抗结核治疗试验有反应,可拟诊为结核性心包炎。

11. Trecarichi EM, Di Meco E, Mazzotta V, et al. Tuberculous spondylodiscitis: epidemiology, clinical features, treatment, and outcome. *Eur Rev Med Pharmacol Sci*. 2012;16(suppl 2):58 – 72.

综述脊柱结核的各个方面,包括化疗和手术在其治疗中的作用。

12. Gardam M, Lim S. Mycobacterial osteomyelitis and arthritis. *Infect Dis Clin North Am*. 2005;19:819 – 830.

综述结核分枝杆菌和非结核分枝杆菌引起的骨关节疾病。

13. Abbara A, Davidson RN. Etiology and management of genitourinary tuberculosis. *Nat Rev Urol*. 2011;8:678 – 688.

在泌尿生殖系结核病中,肾脏是最常见的感染部位(细菌通过血液传播),随后通过肾脏和生殖道传播。由于体征、症状和实验室检查结果不明确,诊断常常被延误;因此,对泌尿生殖系结核病持有高度警惕和具备系统的诊断方法是必要的。

14. Rasheed S, Zinicola R, Watson D, et al. Intra-abdominal and gastrointestinal tuberculosis. *Colorectal Dis*. 2007;9:773 – 783.

与其他形式的肺外结核一样,胃肠道和腹膜结核的诊断是一个挑战。因为在工业化国家胃肠道和腹膜结核罕见,且表现无特异性。结核病可以影响全胃肠道,但回盲部最常见。

15. Sharma SK, Mohan A, Sharma A, et al. Miliary tuberculosis: new insights into an old disease. *Lancet Infect Dis*. 2005;5:415 – 430.

粟粒性肺结核是一种潜在的致命性肺结核,在儿童和免疫功能低下的成人中更为常见。虽然其对一线抗结核药物通常反应良好,但治疗最佳持续时长和皮质类固醇辅助治疗的作用仍不确定。

第51章 结核的治疗

Philip A. LoBue

虽然使用抗结核药物化疗的基本原则已十分明确,但一名训练有素的内科医生也有可能不恰当地治疗结核。这是因为多数内科医生对该病的治疗经验都相对有限。因此,当地卫生部门在结核治疗上扮演了重要角色。无论进行初治的是医生还是卫生部门,都有两项基本原则:①拟定适当的治疗方案,包括用药物种类、剂量和时间;②确定患者能坚持接受该治疗方案,直至完成。如果是非卫生部门承担着治疗/管理角色,那么卫生部门应通力配合直至履行职责。

抗结核药物分一线和二线两类;一线药(更强效且更少毒性)包括:异烟肼、利福平、吡嗪酰胺、乙胺丁醇。异烟肼和利福平都是有效的杀菌剂。异烟肼的不良反应主要是肝炎和神经炎。利福平的不良反应是肝毒性和超敏反应。一些证据显示联合使用以上两药的肝损害的概率比单药高。超敏反应包括:流感样症状,血小板减少,极少数可出现急性肾衰竭(见于间断使用利福平治疗)。利福平能增加一些药物在肝脏中的代谢,进而引起药物间相互作用。常规剂量的口服避孕药会因肝脏代谢增加而失效。利福平能导致美沙酮戒断症状。吡嗪酰胺在一些治疗方案中常于最初 2 个月使用,主要的不良反应是肝毒性和高尿酸血症,少数可引起痛风和肾衰竭。乙胺丁醇作为抑菌剂已有 30 年的使用历史。球后视神经炎在长期治疗且剂量高于 20mg/kg 时偶有出现,但几乎不会在将低于 15mg/kg 时出现。

二线抗结核药物多用于一线耐药或患者不能耐受一线药物时使用。氟喹诺酮是最新一种纳入抗结核治疗的药物。这类药物通常有较好的耐受性并在体外有良好的抗结核分枝杆菌能力。左氧氟沙星在体外有优于旧喹诺酮的活性,并且有较好的长期治疗安全性。新喹诺酮,比如莫西沙星,有着更佳的体外活性,但缺乏抗结核治疗经验。喹诺酮类药物的胃肠道不良反应包括:恶心、腹胀,神经系统不良反应有头晕、失眠、震颤和头痛,但总体来说,不良反应较少。一些二线药物需要静脉注射或肌内注射。链霉素,最早的抗结核药物,虽然仍偶有使用,但因其剂量相关性肾毒性、第Ⅷ对脑神经毒性和耐药性的限制而使用极少。其他注射药物,如卷曲霉素、卡那霉素、阿米卡星,有相似的毒性,甚至药效更小。对氨基水杨酸(PAS)、乙硫异烟胺、丝环氨素是口服制剂,但通常用于耐多药结核。PAS 和乙硫异烟胺能引起严重胃肠道不适,丝环氨素则能引起人格改变、抑郁、Frank 精神病,大剂量甚至引起癫痫。利奈唑胺、氯法齐明、亚胺培南、大环内酯和阿莫西林/克拉维酸盐是当一、二线抗结核药无效时的三线药物。

自 20 世纪 40 年代,从链霉素用于结核治疗,结核治疗方案不断进行调整。虽然需根据个体差异调整抗结核方案,但目前联合异烟肼、利福平和吡嗪酰胺的治疗方案是非耐药结核的主流方案。其他药物,尤其是乙胺丁醇、氟喹诺酮和静脉注射药物也占有重要的一席之地。

对异烟肼利福平敏感的肺结核患者的标准方案是初始治疗 2 个月(8 周),序贯治疗 4 个月(18 周)。因成人异烟肼耐药率高,他们的初始治疗需联合异烟肼、利福平和吡嗪酰胺,再根据药敏结果决定是否联合乙胺丁醇。儿童抗结核不需要乙胺丁醇,除非出现对异烟肼耐药或患者胸片显示出成人肺结核特点(上叶浸润影和空洞),可选用乙胺丁醇。一旦药敏结果提示乙胺丁醇可用,而且结核菌对异烟肼和利福平敏感,乙胺丁醇就要间断口服。初始治疗时,前 2 周每天 1 次,后 6 周每周 2~3 次。注意每周 2 次乙胺丁醇不能用在合并 HIV 感染且 CD4 + 细胞计数 < 100 个/μL 的患者的初始治疗上,也不能用于序贯治疗的患者。

标准的序贯抗结核药物包括异烟肼和利福平。给药次数可以每天给药、每周 2 次(除外 HIV 感染且 CD4 + 细胞计数 < 100 个/μL),或每周 3 次。对于 HIV 阴性的非空洞性肺结核患者和痰涂阴性患者,在序贯治疗 2 个月后,可使用异烟肼联合利福喷汀(利福平类似物)每周 1 次作为替代方案。绝大多数抗结核药敏感型结核患者的序贯治疗是 4 个月(总疗程 6 个月)。痰涂阳性或空洞型肺结核患者初治 2 个月后易于复发,因此,这类患者序贯治疗时间需延长至 7 个月(总疗程 9 个月)。痰培养阳性患者无论胸片表现如何都要在初治 2 个月后接受异烟肼 – 利福平每周 1 次治疗。

从 20 世纪 90 年代开始,直接观测治疗(DOT)逐渐成为结核控制的主要手段。DOT 是指在专业人员(比如护士)或护工的监督下服药。具体方法就是让患者来门诊服药,或者护工去患者家中或者其他双方都认可的地方观看患者服药。DOT 能最小化治疗失败的风险及因患者不能坚持服用而产生耐药的风险。DOT 是管控结核患者的核心手段,尤其是对那些接受间断治疗方案(不是每天都服药)的患者而言,更是如此。因为 DOT 是从源头管控,一些健康部门可能不能将其应用到所有患者身上。但儿童、耐药患者和难以长期坚持服药患者(如吸毒患者、精神病患者、无家可归者)需要优先使用 DOT。

完成治疗不仅指达成需要的治疗时间,更是指完成所需的服药剂量。举个例子,一个抗结核药敏感的患者需要在初治时口服 56 个剂量的药物(超过 8 周),在序贯治疗时口服 126 个剂量的药物(超过 18 周)。在决定何时停药时需考虑这些因素。

在监测治疗效果方面,痰培养需要每月执行直至连续 2 个月阴性。因为 >90% 患者治疗 3 个月后痰培养示阴性,任何在这个节点痰培养阳性的患者都要评估治疗反应延迟的原因。抗结核 4 个月后痰培养仍示阳性提示治疗失败。治疗失败的原因可能是没能坚持服药或药物吸收不良。除了进一步查找原因外,还要重复药敏实验明确是否出现获得性耐药。如果要更改治疗方案,至少要增加 3 种新药。抗结核治疗的原则就是决不能在失败的方案基础上加单药。

对异烟肼、利福平或两者都耐药的结核患者需要更换治疗方案。对异烟肼耐药的患者(利福平敏感)推荐每天口服利福平、乙胺丁醇和吡嗪酰胺 6~9 个月。如果患者有广泛基础疾病,可加用氟喹诺酮增加疗效。对利福平耐药(异烟肼敏感)的患者推荐异烟肼、乙胺丁醇、氟喹诺酮治疗 12~18 个月,前 2 个月还要加用吡嗪酰胺。耐多药(MDR)结核是指对异烟肼和利福平都耐药,治疗 MDR 结核需要联合用药并咨询结核病专家。抗 MDR 结核需要用 4~6 种敏感型药物,治疗时间持续 18~24 个月。MDR 结核菌如果对氟喹诺酮和任何一种二线抗结核药耐药,则被称为广泛耐药菌(XDR)。XDR 结核极其难治,在一些研究中的治疗效果堪比前抗生素时代。对某些适合的 MDR 结核患者可选择对严重病变的肺组织行外科切除并联合化疗。

肺外结核的化疗原则与肺结核无明显区别。其治疗时间与肺结核相同,除了:①结核性脑膜炎,推荐治疗 9~12 个月;②骨关节结核,推荐治疗 9 个月。皮质类固醇对 CNS 结核是常规药物,结核性心包炎也可以使用。但不推荐作为其他类型结核的辅助用药。

HIV 感染患者的抗结核治疗与 HIV 阴性患者类似,但有以下几点区别:联合异烟肼和利福平每周 1 次治疗不能用于 HIV 感染者,因为这种治疗失败率高且易诱发获得性利福平耐药。基于同样的原因,不能对 HIV 感染且

CD4 + 细胞 < 100 的患者行每周 2 次治疗。恰当的 HIV/结核治疗是联合依法韦仑为基础的抗逆转录治疗(如依法韦仑加 2 种核苷酸类似物)及利福平为基础的抗结核治疗。对于不能服用依法韦仑的患者,抗反转录药需要包括一种酶抑制剂和两种核苷酸类似物,抗结核药物需要用利福喷汀替换利福平。因为抗逆转录药物和抗结核药物相互作用复杂,强烈建议制订 HIV 感染患者抗结核方案时咨询 HIV 专家。

HIV 合并结核患者在接受抗逆转录治疗时可出现结核症状和病灶的暂时加重。这种现象称为免疫重组炎性综合征(IRIS)或矛盾反应。原因是开始杀结核菌/抗逆转录治疗后,这些患者的迟发型超敏反应开始恢复同时结核抗原暴露增加。通常情况下,并不需要因此调整抗结核/抗逆转录治疗方案。另外,短期皮质类固醇也能缓解这种反应症状。

儿童结核的治疗与成人类似。过去人们对年龄很小的儿童使用乙胺丁醇有顾虑,因为难以观测这些儿童的球后神经情况。但近期的数据显示乙胺丁醇对这类人群是安全的。

异烟肼、乙胺丁醇和利福平对于妊娠期患者是安全且有效的。吡嗪酰胺没有显示出致畸作用,但缺少妊娠期用药经验以证明其安全性,因此不推荐妊娠期使用。链霉素能损伤胎儿第Ⅷ对脑神经,因此不应使用。其他所有二线药物,除了 PAS,都有致畸作用或缺乏妊娠期用药经验。

药物不良反应在治疗的任何时期都可能出现。它们常与结核表现或其他共发病混淆而不易诊断。有时药物反应轻微,不必停药。但当一些特定的药物反应出现时,需停用可疑药物。但抗结核药经常有重叠毒性,且药物反应缺乏特异性(如发热、皮疹、黄疸)。在出现不良反应的病例中,所有药物都需要短期停药(如 1 周),然后依次加单药,直至找到最有可能引起不良反应的药物。一些医生重新加药时习惯从小剂量加起,而另一些医生则直接加足量。如果一种不良反应再次出现,那么就需要换药(只要整个治疗方案完整,就可以在这个方案上加单药)。

所有接受治疗的结核患者都要做 HIV 检测。乙肝、丙肝高危患者需要检测肝炎病毒。所有成人治疗前都需要检验血清转氨酶、胆红素、碱性磷酸酶、血清肌酐和血小板计数。接受乙胺丁醇治疗患者需要行视力和颜色测试。患者随访时不需要常规行肝肾功能和血小板计数检查,除非它们一开始就异常,或者临床特点提示需要行这些检查。如果患者初始时肝肾功能就有异常,则需要在治疗早期行重复多次检验,在确认治疗后没有加重后,可减少检验频率。接受乙胺丁醇治疗的患者需每月检查是否有视力障碍。强烈推荐对接受乙胺丁醇 > 15mg/kg 或治疗 > 2 个月的患者每月行常规视力和颜色测试。二线抗结核药物监测测试见 ATS/CDC/IDSA2003 年结核治疗指南。

　　手术治疗仅适用于少数 MDR 结核和合并以下并发症（或情况）的结核：①急诊大咯血；②支气管胸膜瘘；③引流性结核性脓胸（而非常见的、自由流动的非脓性胸腔积液）；④减轻骨结核引起的机械问题，如 Pott 病引起脊柱稳定出现异常。

（谷松涛　译）

参考文献

1. American Thoracic Society, Centers for Disease Control and Prevention, Infectious Diseases Society of America. Treatment of tuberculosis. *MMWR Recomm Rep*. 2003;52 (RR – 11):1 –77.
   国家活动性肺结核治疗指南。还提供了各种结核病药物的背景信息，以及针对特殊情况（如儿童、妊娠和耐药性）的指导方针。
2. Combs DL, O'Brien RJ, Geiter LJ. USPHS Tuberculosis Short-Course Chemotherapy Trial 21: effectiveness, toxicity, and acceptability. The report of final results. *Ann Intern Med*. 1990;112:397 –406.
   为期 6 个月的方案，起始为异烟肼、利福平和吡嗪酰胺联用 2 个月，序贯以异烟肼加利福平联用 4 个月，其疗效和毒性与 9 个月方案相似。
3. Chan ED, Laurel V, Strand MJ, et al. Treatment and outcome analysis of 205 patients with multi-drug-resistant tuberculosis. *Am J Respir Crit Care Med*. 2004;169: 1103 –1109.
   与之前的 MDR 患者队列相比，该组有更佳的初始治疗反应和远期疗效。使用氟喹诺酮类药物和辅助手术有助于临床和微生物学结果的改善。
4. Centers for Disease Control and Prevention. Managing drug interactions in the treatment of HIV-related tuberculosis [online]. 2007. Available from http://www.cdc.gov/tb/ TB_HIV_Drugs/ default. htm.
   综述了 HIV 感染患者的结核病治疗以及结核药物与抗反转录病毒药物之间的相互作用。
5. Narita M, Ashkin D, Hollender ES, et al. Paradoxical worsening of tuberculosis fol-

lowing antiretroviral therapy in patients with AIDS. *Am J Respir Crit Care Med*. 1998；158：157 – 161.

描述了患者艾滋病治疗和肺结核治疗可能出现的矛盾。

6. Weis SE, Slocum PC, Blais FX, et al. The effect of directly observed therapy on the rates of drug resistance and relapse in tuberculosis. *N Engl J Med*. 1994；330：1179 – 1184.

使用 DOT(直接观察治疗)可降低社区内结核的复发率、获得性耐药率和原发性耐药率。

7. Yee D, Valiquette C, Pelletier M, et al. Incidence of serious side effects from first-line antituberculosis drugs among patients treated for active tuberculosis. *Am J Respir Crit Care Med*. 2003；167：1472 – 1477.

在 430 例患者中,所有主要不良反应的发生率为 1.48 例/100 人每月。在治疗活动性结核病的过程中,吡嗪酰胺引起的肝毒性和皮疹的发生率明显高于其他一线抗结核药物,并且高于早先认识的水平。

8. Patel AM, McKeon J. Avoidance and management of adverse reactions to antituberculous drugs. *Drug Saf*. 1995；12：1 – 25.

对抗结核病药物不良反应的综合回顾,包括预防、监测和管理。

9. Francis J. Curry National Tuberculosis Center and California Department of Public Health. *Drug-resistant tuberculosis*：*a survival guide for clinicians*, 2nd ed, San Francisco, CA：Francis J. Curry National Tuberculosis Center；2008.

优秀、全面的结核病耐药管理指南。

10. LoBue P. Extensively drug-resistant tuberculosis. *Curr Opin Infect Dis*. 2009；22：167 – 173.

广泛耐药结核病是一种新兴的全球健康威胁。该病诊断和治疗难度大、费用高,并且结局往往很差。

第52章 非结核分枝杆菌肺感染

Marisa Magaña, Antonino Catanzaro

引言

非结核分枝杆菌(NTM)感染包括各种抗酸杆菌,从结核分枝杆菌到麻风分枝杆菌,但它们生物学上的表现截然不同。长期以来,它们被认为是腐生菌或培养污染物,但最近认为它们是重要的人类致病菌,尽管很少见。NTM 感染率增加的部分原因是慢性肺疾病和 AIDS 患者感染的频率升高,其中播散性鸟胞内分枝杆菌可危及生命。尽管在许多工业化国家结核患病率在下降,但 NTM 引起的肺疾病患病率正在增加。

虽然已确定了超过 100 种 NTM,大多数人类感染只是由少数几种引起的。NTM 疾病多发生在工业化国家,发病率接近 3/10 万。在大部分地区鸟分枝杆菌群引起的肺疾病是最常见的 NTM 感染。某些其他 NTM 的患病率有一些地区差异。例如,在美国和韩国,脓肿分枝杆菌为第二常见;而在加拿大,堪萨斯分枝杆菌是第二常见的 NTM。不同于结核分枝杆菌群,NTM 广泛分布于环境中,并且可以从土壤,饮用水,河流,医院仪器(如气管镜)和市政水源分离出来。不同于结核,其没有人与人之间的传播。

诊断

NTM 引起的肺病的诊断比较困难,因为病原菌通常从环境来源分离出来,因此许多菌株其实是污染物。美国胸科学会已发布的指南概括了 NTM 肺病特异性诊断标准。大体上,这些指南要求有临床和影像学表现一致、有微生物学数据支持,并排除其他可能的病因。这些标准基于常见和描述良好的呼吸道病原体的经验,如鸟分枝杆菌群和脓肿分枝杆菌。但是,对于大多数其他 NTM 的经验很少,尚不知这些标准是否统一适用。因为 NTM 普遍存在,ATS 推荐特异性的微生物学标准,尝试区分污染菌和真正病原体。微生物学标准可以是以下的任何一条:至少两次咳出痰标本培养阳性,至少 1

次支气管灌洗液培养阳性,活检可见分枝杆菌组织病理特征和培养阳性,或者活检可见分枝杆菌组织病理特征和 1 次或多次痰/支气管灌洗液 NTM 培养阳性。一旦得到了疾病的微生物学证据,指南要求在确定 NTM 肺疾病诊断前,有临床症状和影像学支持的证据。一系列研究表明,只有 25%～50%分离出 NTM 的患者满足 2007ATS 感染标准。治疗决定需要进一步考虑各种因素,这将在本书后面讨论。

微生物学

最近的一些发展使实验室能够更快速、准确地检测和识别分枝杆菌。采用液体培养基,如 BACTEC(Becton Dickinson, Sparks, Maryland)大大减少了得出结果的时间,现在许多 NTM 可在数天而不是数周内获得。此外,液体培养基使用量的增加也是使某些病原体分离增多的可能因素。基于分枝菌酸的形态学,高效液相色谱(HPLC)可用于鉴别种类,用该方法区分结核分枝杆菌和非结核分枝杆菌也很可靠。化学发光 DNA 探针(例如,Accuprobe 探针,GeneProbe Inc., San Diego, California)现在被用作验证试验来确定一些常见细菌。据报道,这些探针有接近 100% 的敏感性和特异性,并已成为分枝杆菌快速识别最常用的方法。

虽然液体培养基和分子检测的问世使现在很多分枝杆菌菌种可以更迅速地检测出来,但是以前的生长特征仍被用作分类系统的一部分。快速增长分枝杆菌(RGM)的特征是 7 天内在固体培养基上可见生长。脓肿分枝杆菌群占 RGM 引起肺疾病的 65%～80% ,其已成为 NTM 肺部的常见原因,这在本章后面会详细讨论。

NTM 肺疾病的治疗方法主要取决于致病菌种。因此,一些比较常见的 NTM 的治疗将在本章按菌种讨论。

鸟分枝杆菌群

NTM 肺感染最常见的原因是 MAC。这个群内至少有两个菌种,鸟分枝杆菌和胞内分枝杆菌,它们有时被称为 MAC 或 MAI。鸟分枝杆菌似乎与播散性疾病相关性更多,但胞内分枝杆菌作为独立的呼吸道病原菌更常见。目前,区分这两个菌种的预后似乎无明显差别,因此并不常规进行区分。

在 HIV 阴性的 MAC 肺疾病患者中,目前公认的有两种主要类型的影像学表现。第一种是肺尖纤维空洞性疾病,与 TB 患者中的表现相似。往往发生在 40～50 岁有吸烟史和饮酒史的男性中。在没有治疗时,病情呈进展趋势,导致肺破坏和肺功能受损。第二种类型表现为结节性和支气管扩张,往往发生在没有任何潜在肺部疾病的患者中。多数情况下,这些影像学表现位于舌叶和右中叶。临床往往是缓慢进展的,大多发生于绝经后,高、瘦和不吸烟的女性中。第二种类型有时被称为"温夫人综合征"。在 1892 年奥斯卡·王尔德的戏剧《温夫人的扇子》中,就描述了"温夫人综合征"这一病症。

除了发生于上述高危患者群体,MAC 肺疾病逐渐被认为是囊性纤维化患者的致病菌。一个潜在的重大发现是存在 CFTR 突变(引起囊性纤维化的基因)而无囊性纤维化的患者诊断为支气管扩张和(或)NTM 肺疾病。这一发现的意义目前还不清楚。当从囊性纤维化患者中获得 MAC 时,很难确定影像学改变是由于 MAC、潜在的囊性纤维化还是非分枝杆菌病原体如假单胞菌引起。建议对于囊性纤维化患者,在开始 MAC 治疗前,应考虑所有可能的非分枝杆菌病原体的可能。近年来,由于大环内脂类药物的抗炎作用,其在囊性纤维化患者中使用增加。这种现象可能导致大环内酯类耐药NTM 菌株的发展。建议囊性纤维化患者大环内酯类单药治疗开始之前接受NTM 疾病评估。

鸟分枝杆菌群的治疗

MAC 的治疗是很困难的,特别是由于除了大环内酯类(阿奇霉素和克拉霉素)外,体外敏感性不能预测临床结果时。根据现有文献,ATS 已推荐治疗方案包含大环内酯类(克拉霉素 1000mg/d 或阿奇霉素 250mg/d),乙胺丁醇[15mg/(kg·d)]和利福平[10mg/(kg·d),最大量 600mg/d]。如果有严重疾病或先行治疗,那么应在前 2～3 个月增加静脉氨基糖苷类(链霉素或阿米卡星)。轻度结节性,支气管扩张的患者初次治疗可考虑每周 3 次的疗法。因为潜在的副作用或药物相互作用,一些患者不适合进行微生物学治疗。在这些患者中,MAC 感染可被视为一种不可医治的、慢性、潜在的感染,而且其他治疗方案可能更适合抑制型治疗。

对于有基础肺疾病的患者,支气管卫生是一个重要的、常被忽视的辅助治疗。不推荐常规药敏试验,因为在体外病原体显示对大多数抗结核药耐药。但是治疗失败或经历初始治疗后复发的患者应行体外药敏试验。应每月行痰标本检测记录转阴情况,而且接受药物毒性高的治疗时应常规监测血液指标。

应在第一次记录痰培养阴性后持续治疗 12 个月。一项研究用 12 个月的阴性痰培养作为终点,观察到平均 18 个月的随访期未见复发。值得注意的是,如果以 10 个月的阴性痰培养作为治疗终点,则观察到有早期复发。其他还有推荐治疗 24 个月,尽管延长治疗的益处目前还未得到明确证实。此外,一些人还建议对不耐受药物治疗或治疗 6 个月或以上没有明显改善的患者停止治疗。一般情况下,使用含大环内酯类治疗的患者应在 3 到 6 个月内临床得到改善,而且应在培养转阴后至少继续治疗 12 个月。当解剖学位置可行时,一些人推荐早期手术治疗(化学治疗的覆盖下),但是只能由非常有经验的外科医生进行。药物联合手术治疗的细菌学转阴率可达到了 40%~90%。

为了提高治疗方案的耐受性,建议使用药物时逐渐加大剂量。此外,为避免副反应,每次只加用一种药物,每次间隔 1~2 周。使用阿米卡星时,应进行基线测听和重复间隔测试。此外,使用阿米卡星的患者应特别注意毒性症状和体征,包括步态不稳、耳鸣和听力减退。同样使用乙胺丁醇的患者除了定期进行视力和辨色测试外,还应记录视力变化,因为视神经炎是一种潜在的副作用。利福平常导致分泌物和组织变色,这一点应提醒患者。只有当患者有肝炎高危因素时,或者根据症状临床怀疑时,才需要监测肝功能。

播散性鸟分枝杆菌群感染和艾滋病

在 HIV 阳性患者中,MAC 感染通常表现为播散性疾病,与免疫功能正常的患者表现相反。1980 年代随着 HIV/AIDS 的流行,播散性 MAC 发病率显著地增加。后来,随着抗反转录病毒治疗的引入,播散性 MAC 的发病率在过去 30 年明显下降。播散性 MAC 具有很高的死亡率,应该积极治疗。治疗包括抗菌疗法和免疫重建抗反转录病毒疗法。克拉霉素清除菌血症快于阿奇霉素,因此是首选抗生素。还应加入乙胺丁醇和典型的利福布汀(而不是利福平,因为可减少与抗反转录病毒药物的相互作用)。治疗一般是终身的或直到 CD4 细胞计数 >100 个/μL 至少 12 个月。建议对 CD4 细胞计数 <50 个/μL 的播散性 MAC 患者施予阿奇霉素 1200mg,每周 1 次,作为一级预防。

脓肿分枝杆菌

脓肿分枝杆菌是继 MAC 后引起肺疾病的第二常见 NTM。其在年轻女性中更常见,且往往没有基础肺疾病。尽管很多都有支气管扩张,但目前还不清楚这是脓肿分枝杆菌感染的结果还是原因。脓肿分枝杆菌已成为囊性纤维化患者患 NTM 常见的原因。在 HRCT 上,影像学表现与结节性支气管扩张 MAC 感染相似。在大多数没有基础肺疾病的患者,脓肿分枝杆菌感染的过程非常缓慢。但是有些患者可出现快速进展和破坏性疾病,需要积极治疗。

脓肿分枝杆菌的治疗效果历来很差;但是很少有相关研究。最近的研究数据表明,其治疗效果与大环内酯类体外敏感性相关,很像 MAC 肺疾病。ATS – IDSA 指南不推荐任何特定治疗脓肿分枝杆菌的方案,因为任何一种特定药物疗法都缺乏可靠的治愈效果。如果手术不可行,使用大环内酯类和阿米卡星、头孢西丁或亚胺培南的非口服疗法。最近一项研究回顾了韩国 65 例患者的治疗结果,用下述方案治疗时 58% 的患者可持续痰培养阴性:口服克拉霉素(1000mg/d)、环丙沙星(1000mg/d)和多西环素(200mg/d),以及最初 4 周静脉注射阿米卡星[15mg/(kg·d),分 2 次给药]和头孢西丁[200 mg/(kg·d),最大剂量 12 mg/d,分 3 次给药]。大环内酯类的体外敏感性是唯一与临床疗效相关的敏感性。大环内酯类耐药的患者与对大环内酯类药物中度敏感的患者相比,痰菌转阴率显著降低,为 17% 对 64%。通常痰培养转阴后治疗应持续 12 个月。

脓肿分枝杆菌群由 3 种密切相关的菌种组成:脓肿分枝杆菌、Massiliense 分枝杆菌和 Bolletti 分枝杆菌。最近数据表明菌株鉴别很重要,因为不同亚种的抗生素敏感性和治疗效果不同。脓肿分枝杆菌感染的患者比 Massiliense 分枝杆菌感染的患者临床预后更差,具体表现在培养转阴、症状、影像消退和复发率上。通常认为这种差异出现的原因是脓肿分枝杆菌有克拉霉素诱导耐药基因,而马赛分枝杆菌没有。目前,大多数实验室没有区分这些亚种,但是如果未来这些数据被证实,区分亚种可能很有帮助。

堪萨斯分枝杆菌

堪萨斯分枝杆菌是另一种引起肺疾病的常见 NTM。在所有 NTM 中,堪萨斯分枝杆菌与结核分枝杆菌的临床过程最接近相似,高达 90% 的 HIV 阴性患者表现出空洞浸润。同其他 NTM 一样,它不能在人与人之间传播。患堪萨斯分枝杆菌肺疾病的高危因素包括尘肺病、慢性阻塞性肺疾病、既往分枝杆菌病、恶性肿瘤和酗酒。这种 NTM 主要侵袭中年白人男性。堪萨斯分枝杆菌也引起 HIV 感染患者的肺疾病,他们与免疫功能正常患者的症状相同。HIV 感染患者影像学表现为间质浸润和肺门淋巴结肿大比空洞更常见。堪萨斯分枝杆菌也可引起播散性疾病,特别是在严重免疫功能低下的患者,如 AIDS 晚期和有过器官移植的患者。在合适的临床情况下,单一堪萨斯分枝杆菌培养阳性的标本就足以诊断并启动治疗,因为这种 NTM 毒力最强。

堪萨斯分枝杆菌对化疗反应良好。与其他 NTM 类似,体外药敏试验不一定与体内药物疗效相关。初始治疗方案应包括异烟肼、乙胺丁醇和最关键的利福平。极少出现为达到细菌学治愈而必须包含 4 种或 5 种药物的治疗方案。治疗应至少持续 18 个月;短期治疗没有得到广泛的研究,似乎有更高的复发率。仅用药物治疗已取得 >90% 的成功率。很少需要辅助性的手术治疗,除非是对充分化疗反应不佳的局限性病灶。

非结核分枝杆菌引起的肺外病变

包括骨、关节、泌尿道、皮肤、软组织、淋巴结、肝、肾脏和脑膜在内的多种 NTM 感染均有相关报道。可能出现广泛播散性疾病,特别是在免疫抑制和有血液学异常的人群中。关于这些情况的治疗和一些不常见的 NTM 已超出了本章范围。读者可以参考 2007 年 ATS/IDSA 关于非结核分枝杆菌疾病的诊断、治疗和预防指南。

(梅早仙 译 吴琦 审校)

参考文献

1. Griffith DE, Aksamit T, Brown-Elliott BA, et al. An official ATS/IDSA statement: diagnosis, treatment, and prevention of nontuberculous mycobacterial disease. *Am J Respir Crit Care Med.* 2007;175:367-416.
   该官方声明涵盖了最常见的非结核分枝杆菌的诊断标准。此外,其还为每个 NTM 提出诊断标准和治疗方案。
2. Daley CL, Griffith DE. Pulmonary non-tuberculous mycobacterial infections. *Int J Tu-*

berc Lung Dis. 2010;14(6):665 – 671.

一篇非常好的有关常见 NTM 肺部感染的流行病学、诊断和治疗的综述。

3. French AL, Benator DA, Gordin FM. Nontuberculous mycobacterial infections. *Med Clin North Am.* 1997;81:361 – 379.

An excellent review article covering MAC, Mycobacterium kansasii, and other nontuberculous mycobacteria, with special emphasis on infection in AIDS patients.

一篇关于 MAC、堪萨斯分枝杆菌和其他非结核分枝杆菌的优秀综述文章,特别强调了艾滋病患者的感染。

4. Kim RD, Greenberg DE, Ehrmantraut MR, et al. Pulmonary nontuberculous mycobacterial disease: prospective study of a distinct preexisting syndrome. *Am J Respir Crit Care Med.* 2008;178:1066 – 1074.

对 63 例肺部 NTM 感染患者进行了前瞻性评估。这些患者比对照组患者相比更高、更瘦。此外,肺部 NTM 感染患者脊柱侧凸、漏斗胸和二尖瓣脱垂的发病率更高。

5. Tanaka E, Kimotot T, Tsuyuguchi K, et al. Effect of clarithromycin regimen for Mycobacterium avium complex pulmonary disease. *Am J Respir Crit Care Med.* 1999;160:866 – 872.

作者研究了含有克拉霉素的四联药方案对 MAC 的疗效。他们发现该方案对于新近接受治疗的患者有益,但是对于复发患者仍然存在问题,如不良反应和痰菌转阴率低。

6. Corpe RF. Surgical management of pulmonary disease due to Mycobacterium avium-intracellulare. *Rev Infect Dis.* 1981;3:1064.

131 例患者因 MAC 引起的肺部感染,124 例行切除手术加化疗;7 例行胸廓成形术。

7. Van Ingen J, Verhagen AFTM, Dekhuijzen PNR, et al. Surgical treatment of non-tuberculous mycobacterial lung disease: strike in time. *Int J Tuberc Lung Dis.* 2010;14:99 – 105.

回顾性分析了一所医疗中心在肺部 NTM 病外科手术中的经验。

8. Reich JM, Johnson RE. Mycobacterium avium complex pulmonary disease. *Am Rev Respir Dis.* 1991;143:1381.

12 年来,在非转诊条件下,检查由 MAC 引起的肺部疾病的经验。

9. Reich JM, Johnson RE. Mycobacterium avium complex pulmonary disease presenting as an isolated lingular or middle lobe pattern: the Lady Windermere syndrome. *Chest.* 1992;101:1605.

本病例系列描述了该综合征及其发生情况。主要是在老年妇女中,并且假设自主咳嗽抑制可能导致其进展。

10. Swensen SJ, Hartman TE, Williams DE. Computed tomographic diagnosis of Mycobacterium avium-intracellulare complex in patients with bronchiectasis. *Chest*. 1994; 105:49.

评估支气管扩张和多发结节对 CT 成像预测 MAC 感染的价值。这些 CT 表现的敏感性为 80% ,特异性为 87% 。

11. Jeon K, Kwon OJ, Lee NY, et al. Antibiotic treatment of Mycobacterium abscessus lung disease. *Am J Respir Crit Care Med*. 2009;180:896.

回顾性分析了韩国 65 例脓肿患者接受下列方案治疗的临床结果:口服克拉霉素、环丙沙星和多西环素以及最初的 4 周静脉注射阿米卡星和头孢西丁。

12. Koh W, Jeon K, Lee NY, et al. Clinical significance of differentiation of Mycobacterium massiliense from Mycobacterium abscessus. *Am J Respir Crit Care Med*. 2011; 183:405.

回顾性研究基于菌种疾病的检查结果。数据表明,脓肿分枝杆菌患者的临床情况更差,这是因为可诱导的大环内酯类耐药性。

13. Mitchison DA, Ellard GA, Grosset J. New antibacterial drugs for the treatment of mycobacterial disease in man. *Br Med Bull*. 1988;44:757.

关于治疗分枝杆菌疾病药物作用机制的一篇很好的综述。

14. O'Brien RJ, Geiter LJ, Snider DE Jr. The epidemiology of nontuberculous mycobacterial diseases in the United States: results from a national survey. *Am Rev Respir Dis*. 1987;135:1007.

数据表明,非结核分枝杆菌疾病的流行病学图谱正在改变。可能导致结核病发病率下降,慢性肺病患病率增加,诊断标本培养增加,以及可能改变这些生物的生态。

15. Cassidy PM, Hedberg K, Saulson A, et al. Nontuberculous mycobacterial disease prevalence and risk factors: changing epidemiology. *Clin Infect Dis*. 2009;49:e124 – e129.

使用 ATS / IDSA 2007 微生物学标准来评估 NTM 疾病的患病率。女性的疾病患病率高于男性。

16. Kotloff RM. Infection caused by nontuberculous mycobacteria: clinical aspects. *Semin Roentgenol*. 1993;28:131.

从放射科医生的角度讨论非结核分枝杆菌疾病的鉴别诊断。

17. MacDonell KB, Glassroth J. Mycobacterium avium complex and other nontuberculous

mycobacteria in patients with HIV infection. *Semin Respir Infect*. 1989;4:123.

开始 MAC 药物治疗可以缓解一些 HIV 感染患者疾病症状的严重程度。

18. Nightingale SD, Cameron DW, Gordin FM, et al. Two controlled trials of rifabutin prophylaxis against Mycobacterium avium complex infection in AIDS. *N Engl J Med*. 1993;329:828.

MAC 感染出现在大多数艾滋病患者中。用利福布汀(300mg)或安慰剂进行每日预防性治疗的两项随机、双盲、多中心试验显示,未经治疗的播散性疾病预后极差,一年生存率仅为 13% 。

19. O'Brien RJ. The epidemiology of nontuberculous mycobacterial disease. *Clin Chest Med*. 1989;10:407.

最常见的疾病类型为慢性肺病,类似于肺结核、儿童良性宫颈病、皮肤和软组织感染以及免疫受损患者中的播散性疾病。

20. Kirschner RA Jr, Parker BC, Falkinham JO. Epidemiology of infection by nontuberculous mycobacteria. *Am Rev Respir Dis*. 1992;145:271.

介绍了美国东南部的酸性、棕色水沼泽中鸟分枝杆菌、胞内分枝杆菌和堪萨斯分枝杆菌及其与环境变量的关联。

21. Wallace RJ, Brown BA, Griffith DE, et al. Clarithromycin regimens for pulmonary Mycobacterium avium complex: the first 50 patients. *Am J Respir Crit Care Med*. 1996;153:1766 – 1772.

22. Heifets L. Mycobacterial infections caused by nontuberculous mycobacteria. *Semin Respir Crit Care Med*. 2004;25:283 – 295.

关于 NTM 的相对简明的综述,主要集中在肺病,有较高的参考价值。

23. Phillips MS, von Reyn CF. Nosocomial infections due to nontuberculous mycobacteria. *Clin Infect Dis*. 2001;33:1363 – 1374.

NTM 引起的潜在医院感染谱的综述。

24. Griffith DE, Brown-Elliott BA, Wallace RJ. Diagnosing nontuberculous mycobacterial lung disease: a process in evolution. *Infect Dis Clin North Am*. 2002;16:235 – 239.

讨论了 NTM 肺病诊断中存在的争议。

25. Chemlal K, Portaels F. Molecular diagnosis of nontuberculous mycobacteria. *Curr Opin Infect Dis*. 2003;16:77 – 83.

可用于诊断 NTM 的各种分子工具的综述。

26. Brown-Elliott BA, Griffith DE, Wallace RJ. Diagnosis of nontuberculous mycobacterial infections. *Clin Lab Med*. 2002;22:911 – 925.

回顾了 NTM 实验室诊断的方法。

第53章 球孢子菌病

Robert Bercovitch，Antonino Catanzaro

引言

   球孢子菌病是由真菌球孢子菌引起的感染。吸入是主要的感染途径。球孢子菌可引起很多肺部疾病，包括急性和慢性肺炎、肺结节以及肺空洞性疾病。通过血液可以传播于任何脏器，包括肺，但最常见的传播部位是皮肤和骨。在疫情区感染很常见，到这些地区旅行的人都有感染的风险。疫情区和非疫情区的医务人员都应了解球孢子菌病的临床表现、诊断及治疗。

微生物学

   除了粗球孢子菌外，还发现一种叫作 Posadii 球孢子菌的真菌。虽然这两种球孢子菌在基因和地域上存在差异，但两者在免疫应答及临床致病性上尚未发现差异。球孢子菌属是一种双相型真菌。在雨季以菌丝型繁殖，当气候炎热、干燥时形成分节孢子，孢子具有传染性。随风或土壤崩裂时孢子在空气中播散，人体吸入后可引起感染。一旦被吸入，分节孢子即变为小球体，小球体经内部分裂形成许多内生孢子。随着小球体的破裂，内生孢子被释放，每个内生孢子都能发育成熟为小球体。识别球孢子菌病的组织学特征就是找到小球体和内生孢子。

流行病学

   球孢子菌生长在疫情区的土壤里，包括下北美生物带（加利福尼亚南部、亚利桑那州、内华达州、新墨西哥州和得克萨斯），以及墨西哥北部、美国中部和南部的部分地区。有报道在非疫情区感染的人群，他们通常是从疫情区旅行回来以及暴露于疫情区寄来的含尘物品。球孢子菌病暴发多发生在自然灾害后，如地震，剧烈的震动土壤造成分节孢子释放。土木建设也可以破坏土壤，导致球孢子菌病暴发。

临床表现

60% 的患者无明显症状,其余与其他原因引起的 CAP 表现相似:发热、畏寒、乏力、咳嗽、呼吸困难、胸痛、关节痛、咽炎以及皮疹。在疫情区,球孢子菌病是 CAP 的常见原因,有下呼吸道症状的患者中感染率高达 29% 。

原发性球孢子菌病的体征一般没有特异性。肺实质病变通常表现为局部、易变化;胸膜摩擦音不常见。圣华金河谷热是原发性球孢子菌病的特征性临床表现,包括结节性红斑(伴或不伴多形性红斑)、关节痛、全身乏力、发热。感染起初通常为皮肤表现,大约有 5% 的男性和 25% 的女性有皮肤表现。细红斑的斑丘疹样皮疹很常见,但在早期极易消失。

即使在无症状患者中,胸部 X 线的表现通常都有异常,80% 需要住院的患者中胸片表现为浸润影。浸润影的大小、部位、形态及持续时间各有不同。20% 患者肺门淋巴结肿大,除非持续存在并伴有血清抗体滴度升高,否则不会影响预后,有症状的患者中胸腔积液发生率不足 10% ;大多数患者胸腔积液量很少(<1L)。球孢子菌病的胸腔积液呈嗜酸性渗出液。

当肺受累的临床表现或症状超过 6~8 周时,球孢子菌病被认为是慢性或进行性疾病。慢性肺球孢子菌病可表现为急性进行性肺炎(通常有症状)、慢性进行性肺炎、肺内单发结节或多发结节、肺部空洞性病变。在活动性肺病中常发现球孢子菌的残留物,而在数十年无变化的病灶中可培养出致病菌。感染后影像学最初表现为薄壁空洞。薄壁空腔具有扩大的趋势。大多数球孢子菌空洞无临床症状,一旦出血或破裂就可能导致支气管胸膜瘘的发生,多是在疾病早期并与坏死性肺炎相关。空洞也可以继发感染,导致细菌或真菌性脓胸。若肺球孢子菌病长期存在,提示病灶活动性的血清学依据[如,补体结合(CF)滴度增高]可能缺乏,但是如果血清学增高,则可能出现了肺内播散。

以下几点可能提示预后差、播散的风险增加:①CF 滴度升高;②肺浸润、肺门或气管旁淋巴结肿大持续 >6 周;③体重明显减轻。<5% 的有症状患者可能出现肺外播散。细胞免疫功能(CMI)受抑制的患者播散的风险增加。一些特殊人群易于发生长期、严重或播散性的感染,如免疫功能低下的人,尤其是艾滋病患者;服用免疫抑制剂的人,特别是服用泼尼松和肿瘤坏死因子(TNF)拮抗剂者;黑种人、菲律宾人、美洲印第安人以及妊

娠晚期女性。年龄＞55岁即使治疗1年后仍有疾病未愈的风险。最近，在某些患有播散性球孢子菌的患者中发现 IL-12／IL-23／IFN 通路突变，但是目前尚不清楚这一通路上的基因多态性是否是构成疾病播散种族差异的原因。

最常见的播散部位是皮肤、骨、软组织和脑膜。然而，任何器官都可能发生单个或多个的肿块或脓肿。4%的病例有典型的粟粒结节。深部病灶形成皮肤瘘管也很常见。脑膜炎最为严重，因为疾病导致结构破坏易形成脑积水，同时药物很难到达感染部位。有资料表明，面部有病变的球孢子菌病患者比体内有病变的患者发生脑膜炎的风险更大。根据这一点可以及早发现和治疗球孢子菌脑膜炎。如果出现播散或怀疑，应仔细评估其范围，包括分析脑脊液(CSF)中 CF 的滴度。25%的患者初测 CSF 可能为阴性。如果临床高度怀疑，则在1周或2周后再行腰穿。骨扫描对于寻找播散的潜在感染灶是非常有效的。

诊断

球孢子菌病可以通过培养、组织学、血清学检查进行诊断。此外，组织中如果发现嗜酸性粒细胞，虽然并不特异，但是结合临床也可高度怀疑球孢子菌病。过去用皮肤试验来确定对球孢子菌的细胞免疫，近年来已不常使用，也许可以考虑重新使用。

显微镜检查发现含有内孢子的小球体是球孢子菌病的病理特征。组织病理经标准的苏木精-伊红(HE)、高碘酸希夫(PAS)或六胺银(GMS)染色，可以发现病原体，其中 GMS 染色最敏感。痰标本可以用氢氧化钾(KOH)或植物细胞壁钙荧光白(CFW)处理，但这些方法敏感性较差。

球孢子可以用包括细菌培养基等多种培养基培养，可见的生长一般需要4~5天。可通过显微镜识别病原体，也可通过核酸探针快速鉴定。由于体外药敏试验与临床治疗反应并不相关，所以临床实验室不常规进行药敏试验。在实验室培养球孢子有潜在的危险，因为培养基中的关节孢子可在空中传播且传染性高。通过合理措施可以预防实验室意外暴露。近年来，通过实时 PCR 检测球孢子具有高度敏感性和特异性，也不需要培养，但目前尚未市售。

球孢子菌病可以通过一些血清学试验检测，包括试管沉淀法、免疫扩散、胶乳凝集、CF 和酶联免疫测定(EIA)。沉淀法在感染早期(1~3周)就能呈现阳性结果,而 CF 和免疫扩散呈阳性结果要滞后一些。乳胶凝集试验存在一些缺陷,它是同时检测免疫球蛋白 G 和 M(IgG 抗体、IgM 抗体)抗体,正常人中高达 10% 呈阳性,球孢子菌患者中 30% 呈阴性。因此,胶乳凝集的结果需要再确认。EIA 也可检测 IgG 和 IgM,敏感性高,但特异性低,通常被作为筛查。CF 和免疫扩散试验非常重要,因为滴度与感染的程度相关,并且对判断疾病的预后和治疗有用。90% 播散性疾病患者 CF 的滴度大于 1:32 或 1:64,然而,播散性疾病并不都是高滴度,而且高滴度本身并不能充分用来诊断播散性球孢子菌病。球孢子菌 CF 测试可能对其他真菌感染有反应,尤其是组织胞浆菌患者。使用球蛋白抗原 CF 测试没有特异性。免疫扩散试验很适用于抗原交叉反应,一种新的酶联免疫吸附试验(ELISA)可用于球孢子菌抗原,该试验在敏感性和技术自动化方面比以往的试验更实用。在这一点上,最好是用上面描述的另一种血清学检查来确定阳性ELISA 测试结果。这对于跟踪患者来说尤其如此,因为有时很难将这项测试的结果与 CF 抗体水平的基准进行关联。

治疗

在治疗方面很大程度上受患者的具体情况影响,如疾病的严重程度,免疫反应以及年龄、性别、种族等危险因素。有必要评估疾病的范围,尤其是是否累及中枢神经系统或骨骼;评估宿主感染后在细胞免疫和抗体的应答。这会更好地评估预后,同时也可以建立一个监测治疗的基线。

两性霉素 B 是治疗球孢子菌病和其他真菌感染的一线抗真菌药,但两性霉素 B 不能口服吸收,组织分布差,且毒性较高,因此,在很多情况下它不作为首选药物。

许多专家认为三唑类药物、氟康唑和伊曲康唑是治疗球孢子菌病的一线药物。一些公开的试验已证明这些药物的有效性。每种药起始剂量都是400mg/d。氟康唑可静脉给药,且根据需要可加大剂量。超过 50% 的患者对于 400mg/d 剂量的氟康唑或伊曲康唑有治疗反应。伊曲康唑的毒性更大些,特别是在较高剂量下,并且与许多药物有相互作用。伊曲康唑没有肠外制剂,剂量 >600mg/d 时,毒性超过可接受范围。目前只有液体制剂,成本更高,但可以达到更高的血药浓度。氟康唑毒性较小,常规剂量无效时可加大剂量。对于难治性病例,剂量可高达 2g/d 而未发生毒性作用。在这种情况下,疾病控制后即可减量。治疗慢性球孢子菌病,使用 400mg/d 剂量的氟康唑耐受性好且十分有效。但是较高剂量(400mg/d)或长期使用会出现脱发的副作用,停药后可以恢复。尽管酮康唑对球孢子菌有效,但其安全性较低,有效剂量 200～600mg/d 时则会引起肠胃不适、肝炎、肾上腺和睾丸功能障碍。较新、更广谱的唑类抗真菌剂伏立康唑和泊沙康唑,具有抗球孢子菌活性,并已证明对于标准疗法无效的患者有效,但尚未经过系统性研究证实。任何抗真菌药治疗后都有复发的风险。酮康唑治疗的患者复发率为50%,氟康唑或伊曲康唑治疗的患者复发率为 25%～30%。Oldfield 等认为长期临床可疑的患者,即皮肤试验阴性而滴度≥1∶256 会增加球孢子菌病复发的风险。

随着唑类药物的出现,两性霉素 B 已很少使用。后者普遍的副作用是肾损害。这种副作用会带来不良的影响,尤其是在糖尿病患者中。两性霉素 B 的脂质体制剂肾毒性较小,另一个显著优点是可以改变药物分布。两性霉素 B 或其脂质体制剂对于特殊人群非常有帮助,如妊娠、病情危重以及唑类治疗失败的患者。

球孢子菌脑膜炎通常用氟康唑,它可以很好地渗透进入脑脊液。最新研究报道了剂量为 400mg/d 的疗效,该结果不甚理想,大多数医生初始剂量使用 800～1000mg/d。但停药后脑膜炎很可能复发。有时即使使用唑类药物也未能治愈脑膜炎,这些情况下必须使用两性霉素 B。两性霉素 B 是治疗脑膜炎最好的二线用药。它不通过血-脑屏障,不能达到脑膜炎所需血药浓度,所以必须鞘内给药。腰穿注射两性霉素很容易达到 CSF,但易导致化学性蛛网膜炎。脑池注射可减少化学蛛网膜炎的发生率,但必须由经过专门训练的医生操作。脑室导管通过 Ommaya 囊可以避免一些问题,但如果从脑室流出的液体受阻,药物很可能无法到达感染部位。

总之,球孢子菌病不是外科疾病。但手术在某些情况下可能也很关键,特别是诊断困难时和需要脓液引流时,或处理一些临床问题,如危及生命的咯血或腱鞘炎的辅助性治疗。

控制与预防

球孢子菌病的控制可通过细致的临床评估(包括完整旅游史)和具体检

测进行早期诊断,以及个性化管理(包括多学科方法)加以完善。在科学研究和机构政策的进步下,该病的防治很可能会取得一定的进展。一些有前景的疫苗已在动物身上进行了试验,但目前还没有对人类有效的疫苗问世。

(王星 译 吴琦 审校)

参考文献

1. Galgiani JN, Ampel NM, Catanzaro A, et al; for the Infectious Diseases Society of America. Practice guideline for the treatment of coccidioidomycosis. *Clin Infect Dis*. 2000;30:658 – 661.
   诊断为球孢子菌病患者的管理指南,涵盖了该疾病最常见的临床表现。

2. Catanzaro A, Galgiani JN, Levine BE, et al; for NIAID Mycoses Study Group. Fluconazole in the treatment of chronic pulmonary and nonmeningeal disseminated coccidioidomycosis. *Am J Med*. 1995;98:249 – 256.
   关于氟康唑 200 ~ 400mg/d 的开放性研究,用于治疗球孢子菌病。本研究证实了氟康唑的有效性,但停止治疗后复发率很高。

3. Oldfield EC, Bone WD, Martin CR, et al. Prediction of relapse after treatment of coccidioidomycosis. *Clin Infect Dis*. 1997;25:1205 – 1210.
   作者报道了他们的一项回顾性队列研究的结果,该研究旨在确定成功治疗球孢子菌病后出现复发的相关因素。峰值 CF 滴度大于 1:256 并且阴性连续皮肤测试与复发风险增加相关。

4. Arsura EL, Kilgore WB, Caldwell JW, et al. Association between facial cutaneous coccidioidomycosis and meningitis. *West J Med*. 1998;169:13 – 16.
   通过回顾性研究,作者认为患者如有面部病变,则发生脑膜炎的可能性大于仅患有身体病变的患者。

5. Einstein HE, Johnson RH. Coccidioidomycosis: new aspects of epidemiology and therapy. *Clin Infect Dis*. 1993;16:349.
   对 1992—1994 年球孢子菌病流行程度的一篇很好的总结,以及该流行病引起的一些临床经验证实了许多假定的预告不良的风险因素。

6. Richardson HB Jr, Anderson JA, McKay BM. Acute pulmonary coccidioidomycosis in children. *J Pediatr*. 1967;70:376.
   关于儿童中球孢子菌病的优秀描述。

7. Greendyke WH, Resnick DL, Harvey WC. The varied roentgen manifestations of pri-

mary coccidioidomycosis. *Am J Roentgenol Radium Ther Nucl Med*. 1970;109;491.

对 X 线平片异常进行分类。文章指出,46% 的患者表现出节段性肺炎,27% 的人表现出最小的浸润,19% 的人患有肺门淋巴结肿大或胸腔积液。

8. Wack EE, Ampel NM, Galgiani JN, et al. Coccidioidomycosis during pregnancy: an analysis of ten cases among 47,120 pregnancies. *Chest*. 1988;94;376.

描述了 10 例妊娠期球孢子菌病。其中 3 例在妊娠晚期确诊,这 3 例中的两例发生播散性疾病。

9. DiTomasso JP, Ampel NM, Sobonya RE, et al. Bronchoscopic diagnosis of pulmonary coccidioidomycosis:comparison of cytology, culture, and transbronchial biopsy. *Diagn Microbiol Infect Dis*.1994;18(2):83 – 87.

支气管镜技术诊断球孢子菌病的回顾性研究。BAL 细胞学检查仅在 42% 的 HIV 感染患者和31% 的非 HIV 患者中有诊断意义。培养更敏感。

10. Jaroszewski DE, Halabi WJ, Blair JE, et al. Surgery for pulmonary coccidioidomycosis: a 10 – year experience. *Ann Thorac Surg*. 2009;88(6):1765 – 1772.

回顾性分析 86 例肺球孢子菌病手术病例。尽管进行了抗真菌治疗,但手术的主要指征是疾病症状或进展。术后出现空洞疾病的发病率较高,长期漏气和支气管胸膜瘘是最常见的并发症。

11. Johnson RH, Einstein HE. Coccidioidal meningitis. *Clin Infect Dis*. 2006;42(1):103 – 107.

对球虫病脑膜炎的诊断和治疗的一篇很好的回顾。

12. Vincent T, Galgiani JN, Huppert M, et al. The natural history of coccidioidal meningitis:VA – Armed Forces cooperative studies, 1955 – 1958. *Clin Infect Dis*. 1993;16:247.

这项针对过去的脑膜炎病例的分析回顾了 25 例球虫病患者的临床病程,惊奇地发现,在出现有效抗真菌药物之前,即使没有治疗,脑脊液白细胞计数也会随着时间的推移而显著降低。

13. Pappagianis D, Zimmer BL. Serology of coccidioidomycosis. *Clin Microbiol Rev*. 1990;3;247.

关于使用血清学诊断这种疾病的一篇非常好的综述。

14. Como JA, Dismukes WE. Oral azole drugs as systemic antifungal therapy. *N Engl J Med*. 1994;330;263.

对可用的抗真菌剂及其对某些真菌病适应证的一般性综述。

15. Graybill JR, Stevens DA, Galgiani JN, et al. Itraconazole treatment of coccidioidomycosis. NAIAD Mycoses Study Group. *Am J Med*. 1990;89;282.

51 例非球囊球菌病患者的伊曲康唑(100~400mg/d)的开放性研究,考虑使用伊曲康唑治疗。在接受治疗的患者中,57% 达到了缓解。

16. Masannat FY, Ampel NM. Coccidioidomycosis in patients with HIV - 1 infection in the era of potent antiretroviral therapy. *Clin Infect Dis.* 2010;50(1):1-7.

HIV 的免疫抑制已被认为是严重球孢子菌病的危险因素。在有效的抗反转录病毒治疗时代,作者发现症状性感染的发病率已经下降。球孢子菌病感染与较低的 CD4 计数相关。

17. Arsura EL, Bellinghausen PL, Kilgore WB, et al. Septic shock in coccidioidomycosis. *Crit Care Med.* 1998;26:62-65.

8 例球孢子菌病感染性休克患者的报道。有 5 例患者直到发生了感染性休克后才诊断出感染。尽管使用两性霉素 B 治疗,但该系列中有 100% 的死亡率。

18. Bergstrom L, Yocum DE, Ampel NM, et al. Increased risk of coccidioidomycosis in patients treated with tumor necrosis factor alpha antagonists. *Arthritis Rheum.* 2004; 50:1959-1966.

记录 13 例球孢子菌病的报道,报道显示结果与 TNF-α 拮抗剂治疗有关。

19. Dewsnup DH, Galgiani JN, Graybill JR, et al. Is it ever safe to stop azole therapy for Coccidioides immitis meningitis? *Ann Intern Med.* 1996;124:305-310.

18 例球虫病脑膜炎患者中有 14 例在停止治疗后复发并伴有播散性疾病。很快就出现了复发,停止治疗后。复发造成了严重的后果,有 3 例患者死亡。

20. Galgiani JN, Catanzaro A, Cloud GA, et al; for the Mycoses Study Group. Comparison of oral fluconazole and itraconazole for progressive, nonmeningeal coccidioidomycosis: a randomized, double - blind trial. *Ann Intern Med.* 2000;133:676-686.

比较口服氟康唑,400mg/d,或伊曲康唑,200mg,每天两次,用于进行性、非球形的球孢子菌病。伊曲康唑的总体反应较高(63% 对 50%)。患有骨骼感染的患者对伊曲康唑的反应率是对氟康唑的两倍。停止治疗后的复发率在药物之间没有显著差异。两种药物都耐受良好。

21. Kushwaha VP, Shaw BA, Gerardi JA, et al. Musculoskeletal coccidioidomycosis: a review of 25 cases. *Clin Orthop.* 1996;(332):190-199.

关于 25 例肌肉骨骼球虫病患者的病例系列。只有 7 例患者有明显肺炎病史。诊断延误很常见。除了 1 例患者外,其他所有患者均进行了外科清创术。

22. Stevens DA, Rendon A, Gaona - Flores V, et al. Posaconazole therapy for chronic refractory coccidioidomycosis. *Chest.* 2007;132(3):952-958.

用于慢性球孢子菌病的泊沙康唑(800mg/d,分若干次给药)的开放标签研究,是针对两性霉素 B 伴或不伴唑类药物疗法难治愈的病例。完全反应或部分反应达到了 73% , 表明泊沙康唑应考虑用于慢性难治性球孢子菌病。

23. Schneider E, Hajjeh RA, Spiegel RA, et al. A coccidioidomycosis outbreak following the Northridge, Calif, earthquake. *JAMA*. 1997;277:904–908.
大地震后暴发球孢子菌病的报道。

第54章 组织胞浆菌病

Omar Saeed, J. Jonas Carmichael

组织胞浆菌病是指由热带双相真菌——荚膜组织胞浆菌感染引起的多种疾病中的任何一种。在美国和拉丁美洲肺组织胞浆菌病的发病率较高。在美国多达 5000 万人受到组织胞浆菌病感染，每年新发感染人数高达 50 万。

在美国，荚膜组织胞浆菌病感染在俄亥俄州、圣劳伦斯河和密西西比河流域的主要流行地区广泛存在。分布模式反映了有利于生物体的生存条件，如湿度，适宜的气候和土壤成分。荚膜组织胞浆菌是从鸟类或是蝙蝠富含氮的粪便中孵育而来的，特别是在旧鸡舍、腐朽的树木、椋鸟栖息地、河流或河岸、蝙蝠洞穴地区都会出现高浓度的鸟粪粪便。在这些地区进行活动会引起可吸入性孢子和菌丝体碎片的烟雾化，气流可携带分生孢子流动数里，暴露于更远的宿主。尽管大多数病例是孤立的事件，但追踪流行病学史可追溯至高风险暴露相关的活动，如与垃圾填埋场、建筑工地、鸟舍或洞穴有关的土方活动。

病理生理学

人体吸入的孢子转化成酵母并在体温条件下繁殖。中性粒细胞反应无效后，肺泡巨噬细胞吞噬酵母菌将感染扩散至肺门和纵隔淋巴结。感染经血液系统扩散至及远处器官，如在肝脏和脾脏中可发现钙化的肉芽肿。疾病的严重程度取决于接种量、宿主的免疫状况和潜在的肺结构。

急性肺组织胞浆菌病

临床表现从无症状到重症肺炎继发危及生命的呼吸衰竭。多数患者在感染后 1~2 周出现类似流感的症状。急性肺组织胞浆菌病是自限性疾病，与局限的、弥漫的或多结节性肺浸润相关。症状通常包括发热、寒战、头痛和肌痛。然而，如果患者暴露于大量的接种物中（比如暴露于一个封闭、高浓度的鸟粪中),双肺浸润可进展到需要机械通气的呼吸衰竭。

　　亚急性肺组织胞浆菌病的特点是症状持续时间 >1 个月,局灶性浸润和肺门和(或)纵隔淋巴结肿大。患者出现炎症表现,如心包炎、结节性红斑(女性患者)、胸膜炎、多发性关节炎以及称为纵隔肉芽肿的纵隔淋巴结囊性合并。

慢性肺组织胞浆菌病

　　在肺气肿肺结构改变中感染可引起慢性肺组织胞浆菌病。患者症状持续 >3 个月,会出现肺尖空洞和(或)网状结节浸润。临床和影像学表现类似继发性肺结核,如体重减轻、呼吸困难、咳嗽及咯血。

进行性播散性组织胞浆菌病

　　在 HIV 感染、恶性肿瘤、免疫抑制治疗或高龄引起细胞免疫缺陷的患者中,播散性感染可以并发急性肺组织胞浆菌病。除间质性肺炎外,临床表现也可继发于脾、肝脏、骨髓、淋巴结、胃肠道、肾上腺、体表、脑膜或心脏瓣膜,尤其是主动脉瓣。患者常出现肝脾大,5%~20% 的患者表现为局灶性脑损伤或慢性脑膜炎。

其他表现

　　荚膜组织胞浆菌病感染部位经愈合、融合导致结节形成,称为组织胞浆菌瘤,典型表现为中心钙化和同心钙化。因结节钙化所需的时间是不可预测的,可能与恶性生长不易鉴别。有些病变没有钙化或活检标本染色很少呈阳性,故诊断可能具有一定挑战性。当钙化淋巴结侵蚀进入气道发生支气管结石,可引起呼吸道症状。纤维化纵隔炎是一种反应性的钙化性纤维化,可导致中心血管和气道受压,是组织胞浆菌病的晚期严重并发症,特别是累及双肺时。约 1/10 万感染者会出现纤维化纵隔类,其中 20% 累及双肺。

免疫功能低下患者

　　免疫功能低下的患者,特别是 T 细胞免疫缺陷患者易感染组织胞浆菌病。在其特有的地区,组织胞浆菌病是最常见的艾滋病定义的疾病之一。

这些合并感染者往往有严重且未治疗的艾滋病,CD4 细胞计数 < 100 个/μL 及 HIV RNA 呈高水平。没有接受抗反转录病毒治疗的艾滋病患者更可能出现原发性荚膜感染的症状,大多数患者都有进行性播散性组织胞浆菌病。肺部受累而没有播散很少见,40% ~ 50% 进行性播散性组织胞浆菌病患者有肺部表现。进行性播散性组织胞浆菌病合并 HIV 免疫功能正常的患者主要表现为发热、盗汗、全身乏力、呼吸困难、肝脾大、淋巴结肿大,皮肤病变,但通常缺乏急性肺组织胞浆菌病中见到的局灶性浸润。> 50% 的进行性播散性组织胞浆菌病患者存在双侧、弥漫性间质或网状结节影(起初的影像表现可能是正常的)。进行性播散性组织胞浆菌病的其他表现包括血小板减少、贫血、白细胞减少、肝酶升高以及肾上腺皮质功能不全。高龄、肾功能不全,真菌血症、谷草转氨酶(AST)水平 > 正常上限的 2.5 倍及血小板计数降低与死亡率增加有关。疾病可进展为多脏器衰竭或脑膜炎,即使应用适当的抗生素,死亡率也接近 50%。

　　细胞免疫对于控制荚膜组织胞浆菌病感染是必需的。组织胞浆菌病是服用 TNF - α 拮抗剂患者当中严重感染原因,并且治疗比其他地方性真菌病更复杂。19 例来自流行地区使用 TNF - α 拮抗剂出现组织胞浆菌病的患者中,17 例(89%)临床表现为进行性播散性组织胞浆菌病,15 例(79%)有肺部受累。与艾滋病患者相比,尽管双肺弥漫、网状结节影或粟粒性改变与播散有关,但影像学主要表现为局灶性肺炎、结节或纵隔淋巴结肿大。如钙化结节、淋巴结或脾脏病变的这些原发组织胞浆菌病影像学标志,并不预示急性肺组织胞浆菌病或进展性播散性组织胞浆菌病的风险增加。与英夫利昔单抗和阿达木单抗相比,依那西普和组织胞浆菌病的相关性更小,可能是因为它对 TNF 完整序列的作用有限和补体介导细胞溶解诱导的减少。因感染组织胞浆菌而停用 TNF - α 拮抗剂的患者,可出现免疫重建炎性综合征(IRIS)。虽然这些患者中 42% 出现了 IRIS 症状,但均通过应用抗真菌剂治愈。

　　实体器官移植受者,甚至移植前组织胞浆菌血清学阳性患者很少发生组织胞浆菌病。在流行地区对移植受者进行的一项研究发现,在 3 年的观察期内未发现组织胞浆菌病病例。先前的回顾性研究也发现这样的患者(每年 1000 例移植患者中有 1 例)很罕见。如果确实发生了,通常表现为进行性播散性组织胞浆菌病。与其他移植后感染相比,病例发展较晚,这表明感染是原发的而非继发的组织胞浆菌病。

诊断

组织胞浆菌病的诊断是不仅取决于感染特征(部位,持续时间,严重程度),还取决于其他因素如患者先前的暴露史、采样和病理学家的经验。了解各种测试的局限性对于制订针对每例组织胞浆菌病临床综合征的检测策略是必要的。通常需要结合组织病理学、培养、抗原检测和血清学检测来确定诊断。血清和(或)尿抗原和抗体检测对急性弥漫性肺疾病患者比局部或亚急性疾病具有更高的敏感性(其中真菌含量可能最高)。

在进行性播散性组织胞浆菌病或急性肺组织胞浆菌病中,荚膜组织胞浆菌半乳甘露聚糖抗原检测的敏感性为 83%～92%,如果血清和尿液同时检测,敏感性最高,在艾滋病和在其他更严重的疾病中检测最为敏感。补体结合法比免疫扩散法显示出更高的敏感性(95% 对 90%),但结合法缺乏特异性,活动性疾病患者中可能出现低滴度。但是,这些检测在感染早期或免疫功能低下时可能呈假阴性。如有既往患病或与其他能引起肉芽肿疾病的真菌交叉反应则呈假阳性。对于临床高度怀疑组织胞浆菌病但试验阴性的患者,需要反复进行抗原和抗体检测、支气管镜检查和(或)活检。支气管肺泡灌洗液标本检测组织胞浆菌抗原的实用性得到了一项研究的支持,31 例弥漫性肺组织胞浆菌病患者中的 29 例检测出抗原。灌洗液标本聚合酶链式反应的效用尚不清楚。虽然在慢性肺组织胞浆菌病中常为阳性,但在急性组织胞浆菌病真菌培养及组织标本只有 40% 为阳性。

当分离培养荚膜组织胞浆菌时,不应该视其为气道定植菌。培养标本放置在沙氏葡萄糖琼脂上,在 25℃ 温育 6 周,通过高特异性的 DNA 探针确定。组织学标本一般表现为干酪性肉芽肿,周围有单核细胞浸润和淋巴细胞聚集。酵母时期的荚膜组织胞浆菌较小且呈卵圆形,六胺银或过碘酸希夫染色显示呈狭窄的萌芽状态,经常与卡氏肺囊虫、光滑念珠菌、新型隐球菌混淆。反应性纵隔纤维化和组织浆细胞瘤的患者可能在活检中确诊组织胞浆菌病,低抗体滴度、极少培养阳性和抗原阳性均提示既往感染。

治疗

组织胞浆菌病的治疗指南由美国感染病学会(IDSA)和美国胸科学会(ATS)基于非随机试验、队列研究和专家共识制订。通过该指南应掌握抗真菌药物的用药方法、了解药物间相互作用、监测血药浓度及了解药物毒性。严重急性肺组织胞浆菌病或进行性播散性组织胞浆菌病的患者,应给予两性霉素 B 的脂质制剂治疗(每日 3~5mg/kg,静脉 1~2 周),然后序贯为伊曲康唑(200mg,每天 3 次,连续 3 天,然后改为 200mg,每天 2 次),急性肺组织胞浆菌病总疗程 12 周,进行性播散性组织胞浆菌 12 个月。艾滋病病毒感染患者和艾滋病患者经常持续使用长效伊曲康唑维持治疗,直至 CD4 细胞计数 >200 个/μL。严重呼吸衰竭或免疫重建炎性综合征(IRIS)患者可以使用甲泼尼龙或泼尼松(40~60mg/d 或同等剂量),但激素的使用尚有争议。对治疗无效的患者应考虑由组织胞浆菌累及肾上腺引起的肾上腺皮质功能不全,这可能是激素治疗的另一适应证。对于轻度或中度急性肺组织胞浆菌病,治疗一直持续至症状改善,或持续 >1 个月,随后推荐伊曲康唑的治疗(200mg,3 次/天,共 3 天,随后 200mg,1~2 次/天,共 6~12 周)。治疗过程中可能出现耐药,氟康唑可用来替代伊曲康唑。在组织胞浆菌病小鼠模型中,以及补救治疗的个别病例报告中均显示泊沙康唑有良好的治疗前景。慢性肺组织胞浆菌病的治疗与有症状的急性肺组织胞浆菌病治疗相似,但持续至少 1 年,并持续监测复发。一般不建议在纵隔纤维化或培养阴性的组织胞浆细胞瘤中应用抗真菌治疗,但血管狭窄或气道受累的患者可能需要支架置入治疗。除了排除高危患者的恶性肿瘤或切除并发的纵隔肉芽肿外,通常组织胞浆细胞瘤或纵隔疾病没有手术指征。

(胡金苗 译　吴琦 审校)

参考文献

1. Ajello L, Chick W, Furculow MF, eds. *Histoplasmosis*. Springfield, IL: Charles C Thomas; 1971.

   如同结核病一样,组织胞浆菌病被描述为一种流行的临床疾病。

2. Kauffman CA, Pappas PG, Dismukes WE, eds. *Essentials of Clinical Mycology*. New York, NY: Oxford University Press; 2011.

   简要回顾真菌学重点内容。

3. Cano M, Hajjen RA. The epidemiology of histoplasmosis: a review. *Semin Respir Infect*. 2001;16:109–118.

   描述组织胞浆菌病的历史和基础,建立了其流行病学和生态功能的基础。

4. McKinsey DS, Smith DL, Driks MR, et al. Histoplasmosis in Missouri: historical review and current clinical concepts. *Mo Med.* 1994;91(1):27-32.

5. Chamany S, Mirza SA, Fleming JW, et al. A large histoplasmosis outbreak among high school students in Indiana, 2001. *Pediatr Infect Dis J.* 2004;23(10):909-914.

6. Furcolow ML, Tosh FE, Larsh HW, et al. The emerging pattern of urban histoplasmosis: studies on an epidemic in Mexico, Missouri. *N Engl J Med.* 1961;164: 1226-1230.

7. Huhn GD, Austin C, Carr M, et al. Two outbreaks of occupationally acquired histoplasmosis: more than workers at risk. *Environ Health Perspect.* 2005;113(5): 585-589.
   描述了急性组织胞浆病的职业病危害的两次暴发,一是于 2001 年在伊利诺伊州的一个垃圾填埋场,二是于 2003 年在桥梁重建站。

8. Kauffman CA. Histoplasmosis: a clinical and laboratory update. *Clin Microbiol Rev.* 2007; 20(1):115-132.
   一篇讨论诊断方法的综述。

9. McKinsey DS, McKinsey JP. Pulmonary histoplasmosis. *Semin Respir Crit Care Med.* 2011; 32(6):735-744.
   一篇综述,简要而精准地回顾了组织胞浆菌病诊疗的各个方面。

10. Wheat LJ, Conces D, Allen SD, et al. Pulmonary histoplasmosis syndromes: recognition, diagnosis, and management. *Semin Respir Crit Care Med.* 2004; 25(2): 129-144.
    对临床表现的鉴别和合适的治疗方法进行回顾。

11. Wynne JW, Olsen GN. Acute histoplasmosis presenting as the adult respiratory distress syndrome. *Chest.* 1974;66(2):158-161.
    急性暴发型组织胞浆菌病的参考文献。

12. Baum GL, Schwarz J. Chronic pulmonary histoplasmosis. *Am J Med.* 1962;33:873 -879.
    描述慢性肺组织胞浆菌病的参考文献。

13. Hage CA, Wheat LJ. Diagnosis of pulmonary histoplasmosis using antigen detection in the bronchoalveolar lavage. *Expert Rev Respir Med.* 2010;4:427-429.
    重点评论 BAL 抗原检测在组织胞浆菌病诊断中的实用性。

14. Wheat LJ, Wass J, Norton J, et al. Cavitary histoplasmosis occurring during two large urban outbreaks: analysis of clinical, epidemiologic, roentgenographic, and laboratory features. *Medicine (Baltimore).* 1984;63:201-209.

空洞型组织胞浆菌病患者的临床特征对比研究,即与其他形式的组织胞浆菌病相比较。

15. Goodwin RA Jr, Shapiro JL, Thurman GH, et al. Disseminated histoplasmosis: clinical and pathological correlations. *Medicine (Baltimore)*. 1980;59:1–33.

播散性组织胞浆菌病表现的早期描述。

16. Hage CA, Ribes JA, Wengenack NL, et al. A multicenter evaluation of tests for diagnosis of histoplasmosis. *Clin Infect Dis*. 2011;53:448–454.

在 218 例不同类型的播散性组织胞浆菌患者的检测表明,免疫功能低下患者的抗原检出率比免疫功能正常患者和病情更重患者的要高。

17. Croft DR, Trapp J, Kernstine K, et al. FDG-PET imaging and the diagnosis of non–small cell lung cancer in a region of high histoplasmosis prevalence. *Lung Cancer*. 2002;36:297–301.

在肺部真菌感染的高发病地区的一项 90 例 FDG – PET 显像肺结节患者研究中,显示出低特异性和 NPV 确定非小细胞肺癌。

18. Goodwin RA Jr, Snell JD Jr. The enlarging histoplasmoma: concept of a tumor – like phenomenon encompassing the tuberculoma and coccidioidoma. *Am Rev Respir Dis*. 1969;100:1–12.

19. Menivale F, Deslee G, Vallerand H, et al. Therapeutic management of broncholithiasis. *Ann Thorac Surg*. 2005;79:1774–1776.

20. Goodwin RA Jr, Nickell JA, Des Prez RM. Mediastinal fibrosis complicating healed primary histoplasmosis and tuberculosis. *Medicine*. 1972;51:227–246.

21. Lloyd JE, Tillman BF, Atkinson JB, et al. Mediastinal fibrosis complicating histoplasmosis. *Medicine*. 1988;67:295–310.

22. Baddley JW, Sankara IR, Rodriquez JM, et al. Histoplasmosis in HIV-infected patients in a southern regional medical center: poor prognosis in the era of highly active antiretroviral therapy. *Diagn Microbiol Infect Dis*. 2008;62(2):151–156.

队列研究 46 例 HIV 感染的相关组织胞浆菌病患者,发现真菌血症、肾功能不全和年龄偏大与预后较差、死亡率增加相关。

23. Wheat LJ, Connolly-Stringfield PA, Baker RL, et al. Disseminated histoplasmosis in the acquired immune deficiency syndrome: clinical findings, diagnosis and treatment, and review of the literature. *Medicine*. 1990;69(6):361.

描述预高效抗反转录病毒疗法时期组织胞浆菌病传播的临床特点。

24. Conces DJ, Stockberger SM, Tarver RD, et al. Disseminated histoplasmosis in AIDS: findings on chest radiographs. *AJR Am J Roentgenol*. 1993;160(1):15–19.

25. de Francesco Daher E, de Sousa Barros FA, da Silva Junior GB, et al. Risk factors for death in acquired immunodeficiency syndrome-associated disseminated histoplasmosis. *Am J Trop Med Hyg.* 2006;74(4):600 – 603.

回顾性研究 164 例 HIV 感染者合并播散性组织胞浆菌病,确定低血红蛋白水平、血清 AST 水平升高、急性肾衰竭、呼吸功能不全是死亡独立危险因素。

26. Couppié P, Aznar C, Carme B, et al. American histoplasmosis in developing countries with a special focus on patients with HIV: diagnosis, treatment, and prognosis. *Curr Opin Infect Dis.* 2006;19(5):443 – 449.

回顾性描述资源贫乏国家的不同临床表现、诊断和管理困难。

27. McKinsey DS, Spiegel RA, Hutwagner L, et al. Prospective study of histoplasmosis in patients infected with human immunodeficiency virus: incidence, risk factors, and pathophysiology. *Clin Infect Dis.* 1997;24(6):1195 – 1203.

队列研究 304 例艾滋病毒感染合并组织胞浆菌病患者的发病率(4.7%)、特点、症状和感染的危险因素(暴露率,阳性血清学基线和 CD4 淋巴细胞计数 < 150 个/μL)。

28. Hage CA, Bowyer S, Tarvin SE, et al. Recognition, diagnosis, and treatment of histoplasmosis complicating tumor necrosis factor blocker therapy. *Clin Infect Dis.* 2010; 50(1):85 – 92.

在 TNF 受体阻滞剂治疗期间出现组织胞浆菌病的病例,对新发患者的诊断、治疗、免疫重建和预防进行系统地论讨。

29. Olson TC, Bongartz T, Crowson CS, et al. Histoplasmosis infection in patients with rheumatoid arthritis, 1998 – 2009. *BMC Infect Dis.* 2011;11(1):145.

单中心回顾 26 例类风湿关节炎患者的临床表现和治疗,长期性关节炎和多种免疫调节剂为感染的危险因素,特别是抗 TNF 治疗。

30. Vail G, Young R, Wheat L, et al. Incidence of histoplasmosis following allogeneic bone marrow transplant or solid organ transplant in a hyperendemic area. *Transpl Infect Dis.* 2002;4(3):148 – 151.

回顾性调查疾病流行地区没有组织胞浆菌病的 137 例异体骨髓移植和 449 例实体器官移植患者,并进行平均 16 个月随访。

31. Cuellar-Rodriguez J, Avery R, Lard M, et al. Histoplasmosis in solid organ transplant recipients: 10 years of experience at a large transplant center in an endemic area. *Clin Infect Dis.* 2009;49(5):710 – 716.

对 3436 例实体器官移植患者进行的大型回顾性研究,明确了预防性治疗的潜在效用和移植后组织胞浆菌病的低发病率(每年每 1000 例移植患者中发生 1 例)。

32. Wheat LJ, Slama TG, Norton JA, et al. Risk factors for disseminated or fatal histo-plasmosis: analysis of a large urban outbreak. *Ann Intern Med*. 1982;96(2):159.

一项流行病地区的 488 例组织胞浆菌病感染暴发的研究,明确年龄 >54 岁及免疫抑制是感染播散或致命的风险因素。

33. Hage CA, Davis TE, Fuller D, et al. Diagnosis of histoplasmosis by antigen detection in BAL fluid. *Chest*. 2010;137(3):623 – 628.

研究比较血清和尿中定量抗原检测分析的诊断性能。

34. Wheat LJ, Freifeld AG, Kleiman MB, et al. Clinical practice guidelines for the man-agement of patients with histoplasmosis: 2007 update by the Infectious Diseases Socie-ty of America. *Clin Infect Dis*. 2007;45(7):807 – 825.

最新 IDSA 管理指南。

35. Limper AH, Knox KS, Sarosi GA, et al. An official American Thoracic Society state-ment: treatment of fungal infections in adult pulmonary and critical care patients. *Am J Respir Crit Care Med*. 2011;183(1):96 – 128.

最新 ATS 治疗指南。

36. La Hoz RM, Loyd JE, Wheat LJ, et al. How I treat histoplasmosis. *Curr Fungal In-fect Rep*. 2012;1 – 8.

对目前治疗组织胞浆菌病不同表现形式的药物进行综述。

第55章 芽生菌病

David Wayne Dockweiler

芽生菌病是由双相真菌皮炎芽生菌引起的一种相对罕见的疾病。宿主吸入真菌孢子后,机体会出现一系列临床症状,从急性、自限性、流感样疾病到快速进展、广泛传播、致命性疾病。该真菌在使人类感染之前的初级宿主是潮湿、富含有机杂质的土壤。

在北美流行区包括美国东南及中南部,五大湖周围地区已经报道了大量这样的病例;因此,这种疾病也被称为北美芽生菌病。随着欧洲、非洲、南美洲及中东地区的病例报道,这一术语已不再合适。

虽然不同性别及年龄层次的病例均有报道,但芽生菌病最常见于青年至中年男性。相当一部分患者有户外活动史,尤其是狩猎。有趣的是,犬类芽生菌病,类似于人类芽生菌病,也经常在用于狩猎的动物身上发现,提示人和动物暴露于共同的户外来源。目前不认为芽生菌病属于机会性感染,对于免疫功能低下患者也并没有发现如组织胞浆菌病或新型隐球菌病等与其他真菌病原体类似的感染程度;但是,在肾移植、长期使用激素以及 AIDS 患者中该病报道增加。同时在该类患者中播散性疾病及中枢神经系统(CNS)累及的概率增加。

皮炎芽生菌初始感染多由真菌孢子吸入引起。少数情况下,可通过前列腺分泌物性传播或母婴垂直传播。有病例报道因实验室事故导致经皮接种发病。尚无报道记载人与人之间通过气溶胶传播。

孢子沉积肺泡之后,由多核细胞、单核细胞和肺泡巨噬细胞启动炎症反应。在多数情况下随之形成肉芽肿。临床症状随之而来,这取决于各种因素,如宿主抵抗和吸入剂量。首先,有可能是轻度或无临床症状的肺部自发修复表现,极少数情况下可能会发生播散。第二,有可能进展为无特异性症状的急性肺炎,如发热、咳嗽、脓痰、寒战、肌痛、胸膜性胸痛,偶尔有结节性红斑。第三,患者可出现严重的进行性肺疾病,导致低氧血症、呼吸衰竭和虚脱。第四,感染可表现为慢性肺浸润,易与其他真菌疾病或肺结核混淆。慢性芽生菌病患者多有长期的主诉,如全身乏力、体重减轻、慢性咳嗽、发热、痰中带血。大咯血罕见。慢性芽生菌病患者高达 70% 发生播散,通常为多器官受累。最后,播散性疾病有可能代表长期感染控制后再次活化,出现之前提到的肺受累或仅单独出现散播性疾病。

　　播散性芽生菌病可出现在任何位置,皮肤是迄今为止最常见的累及器官。皮损通常首先表现为小的皮下结节或脓疱,可能会迅速增长和形成大的堆满边缘的疣状溃疡。皮损可能会出现在任何部位,但以面部和躯干最为常见。骨损害,特别是溶骨性病变也较为常见。通常涉及的部位包括椎体、颅骨、肋骨、长骨和骨盆。感染可能累及被覆的软组织,直接蔓延至关节间,并且椎体疾病可能会引起脊柱旁脓肿。男性生殖道(附睾、睾丸、前列腺)累及者占播散性病例的 10%~30%。有研究发现了具有传染性的前列腺分泌物,从而可能解释该病的性传播途径。有少数报道喉部受累,并且以肉眼观察难以与肿瘤性病变区分。也有报道肾上腺受累致肾上腺皮质功能不全。脑膜芽生菌病极少发生在免疫功能正常的宿主,但艾滋病患者中较为多见。

　　放射学表现变化多样,但与临床症状有很好的相关性。在疾病急性期,胸片和 CT 扫描多表现为肺炎,实变性、结节性、节段性/非节段性的间质浸润。可能累及多肺叶,上叶受累似乎更为普遍。尽管胸膜炎相对常见,但胸腔积液较少发生。空洞的变化不常见,只见于不超过 10% 的病例。慢性芽生菌病有些可表现为中央型肿块,近似支气管肺癌。即使是 CT 检查,肺门及纵隔淋巴结肿大也较为罕见。淋巴结钙化芽生菌病罕见,而在组织胞浆菌病中常见。

　　标准的实验室检查无法确诊。血液学异常(如贫血、白细胞增多)变化多样且缺乏特异性。血清生化指标多正常。皮肤试验价值不大。血清学试验也同样效用甚微。抗原试验可用于尿、CSF 以及支气管肺泡灌洗液,敏感性较高,但在组织胞浆菌病或副球孢子菌病患者中存在假阳性。

　　本病的确诊需要真菌组织学上的证据,无论是显微镜下还是培养。皮炎芽生菌往往在痰涂片(KOH 痰涂片或巴氏痰涂片)、支气管冲洗、胸腔积液、尿液(特别是前列腺按摩后)或组织活检标本中发现。六胺银或对氨基水杨酸(PAS)染色是该病原体最好的检测方法。上述来源的病原体培养具有极高的诊断率,但生长时间可能长达 30 天,重病患者可能会延误诊治。一旦培养成功,真菌的酵母形式在显微镜下比较容易识别,因为皮炎芽生菌在 25℃时以菌丝形式生长,在 37℃下培养时为单个的、具有典型折光厚细胞壁的芽孢酵母。因为芽生菌不会定植于组织,所以找到病原菌可为明确诊断提供证据。

虽然很多专家认为大多数芽生菌病可能自限,但目前对所有确诊的急性和慢性肺芽生菌患者均推荐治疗。

对轻度至中度肺部疾病或播散性疾病,推荐使用伊曲康唑,剂量为 200～400mg/d,6～12 个月。同其他口服唑类一样,伊曲康唑属于抑制真菌药物且不能透过血脑屏障;因此,其作为单一用药仅限用于非脑膜性、非重症性,且免疫功能正常的患者。

对中度至重度肺疾病、播散性疾病、未累及中枢神经系统的免疫抑制患者,推荐初始治疗方案使用两性霉素 B 1～2 周,之后换用伊曲康唑治疗肺疾病 6～12 个月,播散性疾病或免疫抑制患者为 12 个月。中枢神经系统受累者,推荐使用两性霉素 B 4～6 周,之后使用伊曲康唑或伏立康唑治疗至少 1 年。全身唑类禁用于妊娠女性,妊娠期患者只能使用两性霉素B。

当芽生菌病继发急性呼吸窘迫综合征时,皮质类固醇可能对所造成的顽固性低氧血症有帮助。

(胡金苗 译 吴琦 审校)

参考文献

1. Bariola JR, Perry P, Pappas PG, et al. Blastomycosis of the central nervous system: a multicenter review of diagnosis and treatment in the modern era. *Clin Infect Dis*. 2010; 50(6):797-804.

   通过回顾 22 例中枢神经系统芽生菌病,作者推荐在两性霉素 B 的初始治疗后使用伏立康唑。

2. Brown LR, Swensen SJ, Van Scoy RE, et al. Roentgenologic features of pulmonary blastomycosis. *Mayo Clin Proc*. 1991;66:29.

   在 35 例肺芽生菌病例中,实变(26%)和肿块(31%)最常见。肺门淋巴结肿大、胸腔积液和钙化并不常见。

3. Chapman SW, Dismukes WE, Proia LA, et al. Clinical practice guidelines for the management of blastomycosis: 2008 update by the Infectious Diseases Society of America. *Clin Infect Dis*. 2008;46(12):1801-1812.

   芽生菌病的最新治疗指南。

4. Farber ER, Leahy MS, Meadows TR. Endometrial blastomycosis acquired by sexual

contact. Obstet Gynecol. 1968;32:195.

首次报道芽生菌病的性传播途径。

5. Hussein R, Khan S, Levy F, et al. Blastomycosis in the mountainous region of northeast Tennessee. *Chest*. 2009;135(4):1019 – 1023.

在流行病地区肿块型肺部病灶变得越来越普遍,伊曲康唑成为首选治疗手段。

6. Klein BS, Vergeront JM, Weeks RJ, et al. Isolation of Blastomyces dermatitidis in soil associated with a large outbreak of blastomycosis in Wisconsin. *N Engl J Med*. 1986;314:529.

首次证实土壤作为病原体宿主。

7. Kravitz GR, Davies SF, Eckman MR, et al. Chronic blastomycotic meningitis. *Am J Med*. 1981; 71:501.

3 例患者均表现为慢性脑膜炎和梗阻性脑积水。腰椎穿刺脑脊液培养没有诊断,经心室穿刺确诊。

8. Lahm T, Neese S, Thornburg AT, et al. Corticosteroids for blastomycosis-induced ARDS: a report of two patients and review of the literature. *Chest*. 2008;133(6):1478 – 1480.

两例既往健康男性患芽生菌病继发 ARDS,应用糖皮质激素治疗后顽固性低氧血症大幅改善。

9. Martynowicz MA, Prakash UBS. Pulmonary blastomycosis: an appraisal of diagnostic techniques. *Chest*. 2002;121:768 – 773.

非侵入性标本培养阳性率为 86% ,而支气管镜阳性检出率为 92% 左右。

10. Pappas PG. Blastomycosis in the immunocompromised patient. *Semin Respir Infect*. 1997; 12:343 – 351.

该类患者患病后更易播散并累及器官,特别是中枢神经系统。

11. Patel RG, Patel B, Petrini MF, et al. Clinical presentation, radiographic findings, and diagnostic methods of pulmonary blastomycosis: a review of 100 consecutive cases. *South Med J*. 1999;92:289 – 295.

约 60%~70% 的患者临床表现与胸片结果存在一致性。绝大多数病例通过痰液检查、培养或细胞学确诊。

12. Saccente M, Woods GL. Clinical and laboratory update on blastomycosis. *Clin Microbiol Rev*. 2010;23(2):367 – 381

近年来一篇非常好的综述。

13. Watts EA, Gard PD, Tuthill SW. First reported case of intrauterine transmission of blastomycosis. *Pediatr Infect Dis*. 1983;2:308.

描述了一例母婴垂直传播芽生菌病的病例。

14. Winer-Muram HT, Beals DH, Cole FH. Blastomycosis of the lung: CT features. *Radiology*. 1992;182:829.

　　通过 16 例芽生菌患者的 CT 扫描发现胸腔积液及肺门淋巴结肿大和纵隔淋巴结肿大的发生率较低。

第56章 肺曲霉菌病

Judd W. Landsberg

曲霉菌可导致人类多种肺部疾病,从过敏反应到坏死性血管浸润性感染。总体来看,肺曲霉病的发病率正在上升,这主要是由于免疫抑制患者数量的增加。在世界范围内,曲霉菌是侵袭性霉菌感染的最常见原因。虽然宿主免疫状态影响疾病的易感性(例如,有特应性的过敏反应与中性粒细胞减少的侵袭性曲霉菌病),但认为侵袭性疾病仅见于中性粒细胞减少的个体中的观点是不正确的。确诊侵袭性肺曲霉菌病(IPA)的患者中只有31%是中性粒细胞减少。越来越多的人认识到 IPA 易于在实体器官移植患者、HIV 感染者和接受全身性糖皮质激素治疗慢性炎症的患者中发生。

曲霉属有 200 多种,但人类疾病中 90% 以上由烟曲霉引起;其余大部分是由黄曲霉(5%~10%)、土曲霉(2%~5%)或黑曲霉(1%~2%)所引起。曲霉菌在有机残骸和土壤中广泛存在。它通常会污染未经过滤的空气中的痰和实验室标本。可从 1%~6% 的健康人的痰中分离出曲霉菌;在吸烟者和慢性肺部疾病或 HIV 感染的患者中发现无症状定植率较高。

在环境中,真菌产生小孢子,经常被吸入体内并迅速从正常宿主中清除。然而,有潜在肺部疾病、免疫致敏或免疫功能低下的患者吸入后,可能会导致腐生定植、过敏反应或侵袭性疾病。人与人之间传播尚未见报道,但有报道称暴露于同一环境中,免疫功能低下患者中有曲霉菌病的集群性小暴发流行。

曲霉菌会引起至少 7 种不同的肺综合征,根据宿主的易感性和免疫反应会导致定植、过敏或侵袭性疾病。肺实质性疾病的患者易患肺曲菌球、慢性肺曲霉病(CPA)。免疫致敏的人易患免疫球蛋白 E(IgE)介导的哮喘、过敏性肺炎(HP),和过敏性支气管肺曲霉病(ABPA)。即使是轻度免疫抑制的患者,也易患支气管肺炎或血管侵袭性播散性疾病,以及较少见的气管支气管曲菌病。虽然每个综合征具有独特的发病机制,但在个体患者中这些综合征之间也有显著的重叠(例如,ABPA 患者应用高剂量泼尼松治疗全身炎症性疾病后发生气管支气管曲霉病)。

肺曲霉球和慢性曲霉菌病

肺曲霉球(马杜拉分枝菌病或真菌球)指大量真菌菌丝、炎症细胞及组织碎片形成的团块,常发生于已存在的、引流不畅的肺空洞内,包括结核病(TB)、肺气肿肺大疱、肺癌治疗后、ABPA 相关的支气管扩张、结节病、地方性真菌感染、慢性卡氏肺孢子虫(PCP)感染(在 HIV 疾病中)以及支气管肺囊肿。

肿曲菌球在无症状患者中可能通过常规胸部影像检查发现,或出现反复轻度咯血。大多数肺曲菌球较稳定,＞10% 的患者可自行缓解。典型的影像为内壁不规则的上叶空洞,透视下可见不规则物随体位变化。50% 的痰曲霉菌培养为阴性。血清曲霉菌特异性抗体 IgG 在空洞或纤维化的患者中阳性率＞90%,但使用全身糖皮质激素治疗或非曲霉菌种感染的患者可能出现假阴性。皮肤试验在曲霉球患者中均为阴性。病灶往往是孤立的,但双侧病变的发生率为 5%~10% 。胸部影像学检查稳定、无症状的患者不需要抗真菌治疗。

单纯曲菌球和伴 ABPA 的哮喘患者可能进展为慢性肺曲霉菌病,通常称为慢性侵袭性曲霉病或慢性坏死性曲霉菌病,CPA 见于有潜在肺部疾病患者或轻度免疫功能低下患者,常为隐匿性曲霉菌感染,通常在纤维空洞的异常肺实质中由腐生定植进展为局部浸润。CPA 常发生在慢性阻塞性肺疾病(COPD)、晚期 ABPA、既往肉芽肿性病变(包括分枝杆菌和真菌)、囊性纤维化(CF)以及累及实质受损等疾病的中老年患者。患者免疫能力可能正常,但因糖尿病、小剂量口服糖皮质激素治疗和酗酒、营养不良或结缔组织病常引起不同程度的轻度免疫功能低下。一些 CPA 患者似乎有对多糖抗原抗体反应弱且不能产生 γ 干扰素(IFN - γ)(最近靶向治疗)的免疫缺陷。在临床上,患者主诉多为体重减轻(94%)、干咳(78%)、反复咯血(58%)和呼吸困难(50%)。发热和咳痰不常见,如出现应及早考虑细菌感染。典型的影像学表现通常为多发上叶、融合成厚壁、内壁不规则性的空洞,伴周围纤维化和邻近胸膜增厚。高达 70% 的患者没有清晰可辨的真菌球。鉴于存在基础肺病,以往影像资料对于寻找先前存在的实质瘢痕、空洞或肺曲菌球周围细微变化是必不可少。存在明显的气液平更提示为细菌感染。

活检是诊断的金标准。但经支气管镜活检视野较差,经胸、胸腔镜或开放式胸肺活检在有基础肺病的患者易出现并发症,所以诊断通常基于临床。诊断标准包括:①临床和影像学特征;②从痰或支气管肺泡灌洗(BAL)液中分离出曲霉菌种。如果培养阴性但临床高度怀疑,半乳甘露聚糖试验阳性(BAL 比血清更敏感)和(或)特异性曲霉抗体 IgG 可进一步提示诊断;③通过 BAL、血清学结果及密切的临床和影像学随访,排除其他类似的疾病(如活动性肺结核、非分枝杆菌感染、细菌重叠感染、地方性真菌感染和肺癌)。持续肺实质破坏(空洞变大、壁增厚、纤维化程度增加)的患者存在肺功能恶化、细菌重叠感染和大咯血的风险。

虽然侧支血管再次出血较为常见,但支气管动脉栓塞术是治疗大量、危及生命咯血的首选措施。虽然外科手术切除空洞是根除治疗,但对于存在基础肺病的患者,死亡率(7%)和发病率(23%)可能非常高。无基础肺病年轻患者的发病率(18%)和死亡率(1.5%)明显降低。一般外科治疗适用于有足够肺功能储备、栓塞失败的大咯血患者。

临床症状和(或)影像学进展的 CPA 需要抗真菌治疗。免疫正常、亚急性患者通常使用口服伊曲康唑(有较多的数据基础)或伏立康唑(更好的吸收和组织渗透性)治疗。对于免疫功能低下的患者疗程从 6 个月至终身慢性抑制治疗。洞壁变薄、不规则内壁消退提示影像学改善。手术切除很少选择,但适用于局灶性病变和肺功能储备良好的年轻患者。治疗失败应考虑血药浓度监测和静脉治疗,同时应鉴别常见的类似疾病(如细菌重叠感染或肺癌)。CPA 患者长期预后尚未有很好的研究,但据报道 2 年生存率为70%,大部分死亡原因为基础肺病或并存疾病,而不是曲霉菌感染。

IgE 介导的哮喘

由于环境中的曲霉菌抗原导致严重外源性 IgE 介导的哮喘(又名重度真菌致敏性哮喘)必须与哮喘和过敏性支气管肺曲霉病(ABPA)区分开来。在哮喘诊所中,多达 25%~40% 的哮喘患者存在对曲霉菌速发型皮肤试验反应。与 ABPA 不同,本病没有支气管扩张、黏液栓塞以及 IgE 升高(2400ng/mL或 1000ng/mL)。和所有过敏性哮喘一样,避免抗原(如园艺、发霉环境)和抗感染治疗是最主要的。

过敏性肺炎

过敏性肺炎与吸入曲霉菌污染的有机物相关。曲霉菌抗原与麦芽工人肺、纸浆工人肺,以及曾暴露于曲霉菌污染的草本纤维石膏工人中的过敏性肺炎有关。

过敏性支气管肺曲霉菌病

ABPA 是指一种临床综合征,主要体现为对烟曲霉高致敏的支气管哮喘和囊性纤维化合并症。其特点是暂时的胸部 X 线浸润、IgE 升高和控制较差的哮喘(20% 的时间哮喘用药控制良好)。发病高峰是在 40~50 岁。临床特点是咳大量金褐色痰栓(包括曲霉菌菌丝)、咯血、间断发热、胸痛及反复发作的肺炎。通常胸部影像实变影明显、但临床症状轻微。在疾病发作时,血清 IgE 水平明显升高 > 1000ng/mL。疾病确诊后,病情加重可无临床症状,所以需要动态监测胸片及血清 IgE。而 ABPA 可稳定多年,但极少治愈。

ABPA 的发病机制包括先天性和获得性免疫失败,导致曲霉孢子存在于气管支气管,生长繁殖,发出菌丝。在易感(HLA DR2/DR5)菌丝抗原中,呈递导致 Th2 占优势的表型,并增加总 IgE、曲霉菌特异性 IgE、导致肺嗜酸性粒细胞炎症及组织破坏。影像学表现包括暂时的上叶浸润、密度均匀(指套状)的黏液嵌塞影、支气管壁增厚的轨道征及环状影。CT 扫描可发现中心型支气管扩张(胸部内侧 2/3),扩张多为突然中断,远端气道不受累。最近更多的成像系列提示 ABPA 支气管扩张病程中有 40% 累及远端气道。ABPA 反复的黏液堵塞及气道炎症可最终导致支气管扩张、混合性阻塞性限制性肺疾病和呼吸衰竭。ABPA 历来根据支气管扩张存在与否进行分类,并根据疾病活动性进行临床分期。最近,国际人类和动物真菌学协会(ISHAM)召集一个名为"哮喘患者的 ABPA"的专家小组制订 ABPA 分类和分期。虽然还没有被广泛采纳,但改进解决了以前的分类和分期方案中一些明显的误解和不确切内容,因此本文进行了讨论。此外,他们提出诊断 ABPA 的必要条件由中央性支气管扩张,变为 CT 发现的高密度黏液(HAM)嵌塞,因为黏液嵌塞是 ABPA 的特异病征,也可以预测进展性疾病的复发。典型的黏液嵌塞是低密度的。一般来说,治疗的重点是使用皮质类固醇控制炎症、应用抗真菌药物减轻人体负荷。

通常,ABPA 诊断所需的基本特征是:①哮喘;②未全身应用皮质类固醇的患者出现速发型曲霉菌皮肤反应;③IgE > 1000ng/mL;④血清 IgE - AF 升高;⑤曲霉菌特异性 IgG - AF 升高。常见但不是必需的特征包括:⑥暂时的胸片浸润和⑦外周血嗜酸性粒细胞增多。发作时,痰染色可能对真菌成分呈阳性和曲霉菌培养呈阳性。为提高诊断的准确性,ISHAM 专家建议 ABPA 的诊断需要以下所有特征:①易感因素(支气管哮喘或 CF);② I 型曲霉菌过敏反应(血清 IgE – AF 或皮肤试验阳性);③发作时总 IgE > 2400ng/mL(1000IU/mL)(这高于目前接受的 1000ng/mL 阈值)。诊断需要满足以下 3 种条件中的 2 种:发作时特异性曲霉菌 IgG – Af 阳性;与 ABPA 相符的影像学表现;总嗜酸粒细胞计数 >500 个/μL。满足一项或两项但不是所有标准的患者,认为其是高风险的 ABPA,应随访观察。ABPA 的鉴别诊断包括过敏性支气管肺真菌病、IgE 介导的哮喘、肺浸润嗜酸性粒细胞增多综合征、蠕虫性肺病,以及其他类型的过敏性肺炎。

ABPA 分为 5 个临床阶段(不是必需进展):①急性;②缓解;③加重;④激素依赖型哮喘;⑤纤维化。1 期(急性)患者最初表现为经典的 ABPA。大多数患者达到 2 期(缓解期),定义为皮质类固醇治疗停药后 6 个月无复发。缓解可以持续,但在初治缓解的 7 年后出现复发。缓解期患者应在第一年每 3 ~ 6 个月随访 IgE 水平。3 期(加重期)发生率为 25% ~ 50% ,可以无临床症状,仅出现无症状浸润或 IgE 水平增加(普遍接受的恶化标准是比基线增加一倍,增加 10 倍也很常见)。多达 45% 发展为 4 期(激素依赖性哮喘)。浸润可复发或不复发,仅是 IgE 水平不同程度地升高。偶尔,4 期 AB-PA 是在对长期激素依赖性哮喘患者评估过程中确诊的。在这种情况下,血清学指数帮助不大。胸片显示暂时的上叶浸润、胸部 CT 示近端支气管扩张和(或)HAM 嵌塞非常有意义。5 期(纤维化)是指 ABPA 患者发展为混合性阻塞性限制性肺病伴肺纤维化,常并发缺氧、肺心病、细菌性重叠感染和呼吸衰竭。

ABPA 治疗应快速改善状况,4 周内浸润消退,哮喘缓解,痰减少,外周血嗜酸粒细胞减少,血清总 IgE 降低(6 周内至少下降 35%)。1 期(急性)和 3 期(发作)标准治疗是泼尼松 40mg/d(约 0.5mg/kg),至少 2 周,随后隔天给药 2 个月。随后,泼尼松可迅速减量直至停用,除非出现浸润或其他临床症状或血清总 IgE 再次升高。

如果患者泼尼松不能逐渐减量或病情恶化时,应使用抗真菌治疗。一项伊曲康唑治疗 4 期 ABPA(不能逐渐减量)的随机临床试验显示临床缓解率比单用泼尼松增加 29%(无明显不良反应)。另一项随机试验表明,伊曲康唑(400mg/d)治疗 16 周后需口服皮质类固醇治疗的情况较少,嗜酸性粒细胞气道炎症减少,而且 2 期(缓解)患者 IgE 水平降低。无对照的证据表明伊曲康唑也可作为非皮质类固醇的药物用于 5 期(纤维化)患者。伊曲康唑及新唑类药物在治疗 1 期和 3 期中的作用有待确定。目前正在进行一项比较伊曲康唑单一疗法与泼尼松治疗 1 期疾病(MIPA)的随机对照试验。

如果胸部物理治疗无法解决近端气道黏液嵌塞和肺不张,应考虑支气管镜治疗。持续的近端黏液嵌塞(>3 周)增加了不可逆气道软化的风险。当给予充分的治疗后,ABPA 预后良好,也能够获得长期缓解。

侵袭性肺曲霉菌病

IPA 代表一系列急性侵袭性肺曲霉菌感染,主要发生在长期中性粒细胞减少的患者,也发生在仅有适度免疫功能低下的患者。尽管大多数 IPA 发生在潜在恶性血液病患者(28%)或异基因造血干细胞移植(HSCT)(25%)患者,但高达 9% 的病例发生在慢性肺部疾病且仅有中度的免疫抑制;其余为实体器官移植(9%)、艾滋病(8%)、自体干细胞移植(6%)以及其他免疫缺陷(6%)患者。据报道 2% 的患者无基础疾病;因此,在适当的情况下免疫功能正常的患者也需要考虑 IPA。慢性肉芽肿疾病和甘露糖结合凝集素缺乏的患者对于侵袭性疾病十分易感。根据宿主免疫状态,曲霉菌的临床影像表现差异很大。持续中性粒细胞减少患者往往有暴发性的过程,迅速进展为血管浸润、血栓形成、大咯血、肺梗死以及急性心肺死亡。轻度免疫功能低下的患者常表现为典型或非典型细菌性支气管肺炎,如果治疗不充分,会进展为播散性侵及血管的致命性疾病。据报道死亡率各不相同,可能高达 90%,也可低至 16%,这取决于宿主的免疫状况、诊断速度及治疗的积极程度。培养活检仍是金标准,但 CT 扫描、肺泡灌洗及半乳甘露聚糖检测也是诊断的主要方法。治疗往往是基于临床表现及影像学特征以经验开始的。伏立康唑是 IPA 的一线治疗药物,棘白霉素可用于补救治疗。两性霉素 B 通常用于补救治疗,但是如果诊断不明确且怀疑毛霉菌感染时,可作为一线用药。

侵袭性曲霉菌已成为异体 HSCT 受者死亡的主要原因,此外也是移植物抗宿主病(GVHD)社区获得性肺炎的最常见原因。IPA 的异体基因造血干细胞受者流行病学揭示了 3 个易患阶段:①在预处理阶段第一次中性粒细胞减少后;②与急性 GVHD 相关(移植后 <100 天);③与慢性 GVHD 相关

（移植后＞100天）。实际上，异体基因 HSCT 罹患 GVHD 的患者比中性粒细胞减少的患者易发生 IPA。IPA 的临床表现多变。疾病早期，多达30%的中性粒细胞减少患者可能无症状。最初症状包括发热、干咳、胸膜炎、偶尔咯血。如果不及时治疗，疾病会迅速进展。体格检查没有特异性，但可有胸膜摩擦音。

CT 是异体 HSCT 受者 IPA 早期诊断的重要工具。最常见的 CT 表现是多发小结节（＜1cm）占43%，其次为实变占26%，大结节和团块占21%，支气管周围浸润占9%。其他较少见的影像表现包括气管支气管增厚、胸膜受累、肺门或纵隔团块影。高达95%的患者会在诊断时出现晕征，即结节周围出现磨玻璃样低密度影（出血引起），但2周时仅有19%出现。相反，空气新月征（中性粒细胞和炎症侵及结节引起坏死）不常见，但2周后发生率为63%。连续 CT 影像不能用于评估早期治疗疗效。虽然治疗有效，但病灶体积从第1周开始增加4倍，然后第7～14天保持稳定。鉴别诊断包括在免疫功能低下患者中可引起多发小结节和（或）坏死实变，以及典型及非典型病原菌感染的肺炎（如假单胞菌、葡萄球菌、克雷伯菌、诺卡菌、病毒、结核分枝杆菌和其他真菌），以及肿瘤和放化疗引起的肺炎。

侵袭性曲霉菌病还威胁实体器官移植受者，特别是肺和肝移植受者，通常发病较晚（移植后＞3个月）。在接受多种免疫抑制治疗的患者及免疫正常的重症患者也有相关病例报道。这些非中性粒细胞减少患者可表现为典型的局部实变、磨玻璃样影、常以结节样浸润为主要的影像学表现。咳嗽、发热较典型，但可能缺乏。

IPA 确诊需要肺活检，表现为组织中有锐角分支的隔膜菌丝（最好用银染色），并在培养物中同时生长。但支气管活检和痰培养假阴性率较高。胸腔镜或开放式肺活检可能延迟诊断，对于血小板减少症患者明显增加了出血风险。对于大多数 IPA 高危患者，通过将临床、影像学、微生物学和半乳甘露聚糖试验结果相结合，减少有创检查。

对于极高危患者，痰或灌洗液中曲霉菌生长阳性预测值为80%～90%。此外，BAL 细胞学鉴别分支菌丝，需结合临床来确定侵袭。这就是说，其他丝状真菌也有相似的外观（如丝胞菌、镰胞菌）。最近的数据表明，下呼吸道标本曲霉菌生长的阳性预测值在中性粒细胞减少患者中为72%，实体器官移植受者为58%。多达50%的侵袭性曲霉菌病患者的培养是阴性。传统曲霉血清抗体（IgG-Af 和 IgE-Af）对于侵袭性疾病的确定没有帮助。

半乳甘露聚糖是菌丝生长过程中产生的多糖,可通过酶联免疫吸附测定(ELISA)检测,经 FDA 批准用于侵袭性曲菌病的诊断。FDA 已批准 ≥0.5 为阳性结果的阈值。一项对 4000 例患者的 27 项研究的荟萃分析发现,其总体敏感性为 71%,特异性为 89%。敏感性和特异性基于受试人群中疾病的发病率不同差异很大。BAL 标本大于 ≥0.5 为阈值,敏感性为 93%,特异性为 87%。在肺移植患者中,BAL 阳性半乳甘露聚糖特异性高达 95%。造血干细胞移植后 100 天内最常出现假阳性,可能是由于饮食摄入半乳甘露聚糖和肠壁完整性受到破坏。应用哌拉西林他唑巴坦者也会出现假阳性。而开始治疗时通常会出现假阴性。

美国传染病学会(IDSA)和美国胸科学会(ATS)已发布了关于侵袭性曲霉病的治疗指南。伏立康唑是一线用药。Herbrecht 等人发现,与两性霉素 B 相比,接受伏立康唑治疗的患者 12 周后生存率提高(71% 对 58%),严重的副作用较少。伏立康唑第一天给药为 6mg/kg,静脉注射(IV),每天 2 次,然后 4mg/kg(IV),每天 2 次。不能使用伏立康唑的患者,使用二线药物脂质体两性霉素 B,每天 3 ~ 5 mg/kg(IV)。卡泊芬净,属于棘白菌素类,是一种抑制真菌细胞壁葡聚糖合成的抑制肽,经批准用于补救治疗。它通常与伏立康唑联合使用(有可靠的临床数据)。卡泊芬净第 1 天的治疗剂量是 70mg(IV),然后 50mg(IV),每天 1 次。

治疗的最佳疗程尚且未知,必须权衡感染程度、免疫重建的程度和速度以及影像缓解程度。实践指南建议,应该持续静脉用药诱导治疗,直至感染稳定,然后口服维持治疗,直到影像完全吸收或开始免疫重建。外科手术切除仍有争议。最有可能外科受益的是那些残余病灶会威胁大血管的患者,以及那些将来会再次遭受免疫功能低下的患者。粒细胞集落刺激因子(GCSF)、IFN - γ 以及其他基于免疫的疗法正在开展中。

气管支气管曲霉菌病

除了在过敏性支气管肺曲霉病(ABPA)可以看到黏液嵌塞外,曲霉菌在免疫抑制患者中还可引起一系列侵袭性气管支气管疾病。气管支气管曲霉菌病是 IPA 的一种特殊表现,主要是侵及大气道黏膜而导致增厚、粘连、结节斑块,引起支气管内狭窄、阻塞及明显的远端堵塞。气管支气管曲霉菌病的表现有阻塞性气管支气管炎、溃疡性气管支气管炎及广泛的假膜性气管支气管炎。临床表现包括咳嗽、呼吸困难、固定性哮鸣音及肺不张的影像学表现。经支气管镜检查活检及培养明确诊断。如果不及时诊断和治疗,将会因气道阻塞导致呼吸衰竭,进展为侵袭性肺曲霉菌病,或罕见的气管/支气管穿孔。

高危因素除了血液系统恶性肿瘤及 HIV 感染,也有病例报道适度免疫功能低下患者出现暴发气管支气管炎。HIV 感染者及肺移植受者易患气管支气管曲霉菌病。

肺移植术后 6 个月,支气管吻合术(BA)如果灌注不足,特别容易受腐生性曲霉菌定植及侵袭。报道移植后曲霉菌定植的发生率约为 30%,气管支气管曲霉菌病的发病率为 5%～25%。诊断的中位时间为移植后 35 天。抗真菌治疗联合支气管镜清创术预后良好,有效率超过 80%。死亡率为 1%～5%。曲霉菌感染后的残余并发症发病率约为 20%,主要为支气管狭窄和少见的支气管软化。所以推荐移植后定期进行支气管镜检查。治疗包括抗真菌治疗侵袭性曲霉菌病和支气管镜清创。

(王星 译　吴琦 审校)

参考文献

1. Agarwal R, Chakrabarti A, Shah A, et al; ABPA complicating asthma ISHAM working group. Allergic bronchopulmonary aspergillosis: review of literature and proposal of new diagnostic and classification criteria. *Clin Exp Allergy*. 2013;43:850 – 873.

　　一篇很好的强调基因易感性的综述文献,还包括该领域专家所写的详细指南,包括诊断、分期、疾病管理。

2. Baron O, Guillaume B, Moreau P, et al. Aggressive surgical management in localized pulmonary mycotic and nonmycotic infections for neutropenic patients with acute leukemia: report of eighteen cases. *J Thorac Cardiovasc Surg*. 1998;115:63.

　　对 18 例确诊为血液病合并局部侵袭性肺曲霉菌的患者采取积极的手术切除。无手术死亡或并发症发生。平均随访 29.1 个月,66% 的患者存活。侵入性或非侵入性肺曲霉菌病组间无显著统计学差异。

3. Binder RE, Faling LJ, Pugatch RD, et al. Chronic necrotizing pulmonary aspergillosis: a discrete clinical entity. *Medicine* (*Baltimore*). 1982;61:109 – 124.

作为一种临床实体疾病,一则慢性坏死性肺曲霉菌病的初始描述。

4. Buchheidt D, Weiss A, Reiter S, et al. Pseudomembranous tracheobronchial aspergillosis: a rare manifestation of invasive aspergillosis in a non-neutropenic patient with Hodgkin's disease. *Mycoses*. 2003;46:51–55.

1 例复发性霍奇金病患者发生假膜气管支气管曲霉病的病例报道。

5. Cornet M, Mallat H, Somme D, et al. Fulminant invasive pulmonary aspergillosis in immunocompetent patients—a two-case report. *Clin Microbiol Infect*. 2003; 9: 1224–1227.

两例拥有正常免疫功能而暴发侵袭性肺曲霉菌病的患者应用全身类固醇激素短程治疗的病例报道。

6. Davies SF, Sarosi GA. Fungal pulmonary complications. *Clin Chest Med*. 1996; 17:725.

一篇很好的全面的综述。

7. Denning DW, Riniotis K, Dobrashian R, et al. Chronic cavitary and fibrosing pulmonary and pleural aspergillosis: case series, proposed nomenclature change, and review. *Clin Infect Dis*. 2003; 37:265–280.

一篇很好综述,涉及一系列慢性肺曲霉菌感染的病例,这是第一次详细描述曲霉菌感染慢性空洞及慢性纤维化的文章。

8. Herbrecht R, Denning DW, Patterson TF, et al. Voriconazole versus amphotericin B for primary therapy of invasive aspergillosis. *N Engl J Med*. 2002;347:408–415.

277 例侵袭性曲霉菌病前瞻性随机对照试验,其中伏立康唑组 144 例和两性霉素 B 组 133 例。12 周的存活率伏立康唑组 70.8%,两性霉素 B 组 57.9%,此实验将侵袭性肺曲霉菌病的治疗标准改为伏立康唑。

9. Husain S, Kwak EJ, Obman A, et al. Prospective assessment of Platelia Aspergillus galactomannan antigen for the diagnosis of invasive aspergillosis in lung transplant recipients. *Am J Transplant*. 2004;4:796–802.

在 70 例肺移植受者中进行前瞻性临床试验,探究 Platelia 曲霉半乳甘露聚糖抗原检测早期诊断侵袭性曲霉菌病的实用价值。尽管检测的特异性为 95%,而敏感性只有 30%。

10. Kahn FW, Jones JM, England DM. The role of bronchoalveolar lavage in the diagnosis of invasive pulmonary aspergillosis. *Am J Clin Pathol*. 1986;86:518.

在怀疑有侵袭性曲霉病肺炎的患者中,支气管肺泡灌洗虽然表现为 97% 的特异性,但只有 53% 的敏感性。

11. Limper AH, Knox KS, Sarosi GA, et al; for the American Thoracic Society Fungal Working Group. An official American Thoracic Society statement: treatment of fungal infections in adult pulmonary and critical care patients. *Am J Respir Crit Care Med.* 2011;183:96 - 128.
　　美国胸腔学会真菌工作组的诊断和治疗建议。

12. McCarthy DS, Pepys J. Pulmonary aspergilloma: clinical immunology. *Clin Allergy.* 1973;3:57.
　　曲霉菌患者的细菌血清学结果。

13. McCarthy DS, Simon G, Hargreave FD. The radiological appearances in allergic bronchopulmonary aspergillosis. *Clin Radiol.* 1970;21:366.
　　一篇经典的描述。

14. Mehrad B, Paciocco G, Martinez FJ, et al. Spectrum of Aspergillus infection in lung transplant recipients: case series and review of the literature. *Chest.* 2001;119: 169 - 175.
　　回顾 133 例移植后患者,发现由曲霉菌引起的呼吸道定植、单纯气管支气管炎和侵袭性肺炎发生率分别为 29%、5%、8%。

15. Mennink-Kersten MA, Donnelly JP, Verweij PE. Detection of circulating galactomannan for the diagnosis and management of invasive aspergillosis. *Lancet Infect Dis.* 2004;4:349 - 357.
　　综述报道在迄今的研究中,半乳甘露聚糖测定法的特异性 >85% ;然而,该检测法的敏感性有着从 29% 和 100% 的显著变化。详细讨论了变化的原因。

16. Moreno-Ancillo A, Dominguez-Noche C, Carmen Gil-Adrados A, et al. Familial presentation of occupational hypersensitivity pneumonitis caused by Aspergillus-contaminated esparto dust. *Allergol Immunopathol.* 2003;31:294 - 296.
　　一篇讲述暴露于曲霉污染的草木纤维石膏工人群体患过敏性肺炎的病例报道。

17. Munoz P, Alcala L, Sanchez Conde M, et al. The isolation of Aspergillus fumigatus from respiratory tract specimens in heart transplant recipients is highly predictive of invasive aspergillosis. *Transplantation.* 2003;75:326 - 329.
　　研究表明从心脏移植受者的呼吸道分离出曲霉菌可以高度预测侵袭性曲霉菌病。

18. Nunley DR, Gal AA, Vega JD, et al. Saprophytic fungal infections and complications involving the bronchial anastomosis following human lung transplantation. *Chest.* 2002;122:1185 - 1191.

回顾 61 例肺移植后接受支气管镜监测的患者,支气管吻合术的腐生真菌(80%曲霉,20%念珠菌)感染率为 24.6%。20% 的感染与支气管狭窄有关。

19. Pfeiffer CD, Fine JP, Safdar N. Diagnosis of invasive aspergillosis using a galactomannan assay: a meta-analysis. *Clin Infect Dis.* 2006;42:1417 - 1427.

一项对 4000 例患者的 27 项研究的荟萃分析表明整体敏感性为 71%,特异度为 89%。

20. Rello J, Esandi ME, Mariscal D, et al. Invasive pulmonary aspergillosis in patients with chronic obstructive pulmonary disease: report of eight cases. *Clin Infect Dis.* 1998;26:1473.

院内获得性曲霉菌病的经典描述。

21. Robinson LA, Reed EC, Galbraith TA, et al. Pulmonary resection for invasive Aspergillus infections in immunocompromised patients. *J Thorac Cardiovasc Surg.* 1995;109:1182.

患有血液疾病或者肝移植后免疫功能低下的患者患侵袭性肺曲霉菌病,应重点考虑肺切除。

22. Rosenberg M, Patterson R, Roberts M, et al. The assessment of immunologic and clinical changes occurring during corticosteroid therapy for allergic bronchopulmonary aspergillosis. *Am J Med.* 1978;64:599.

血清 IgE 水平,对曲霉菌病有特异性或非特异性在 ABPA 患者都会升高且反映疾病的活动性。IgE 水平升高先于临床病情恶化且随着类固醇激素治疗降至正常。

23. Safirstein BH, D'Souza MF, Simon G, et al. Five-year follow-up of allergic bronchopulmonary aspergillosis. *Am Rev Respir Dis.* 1973;108:450.

口服皮质类固醇在预防长期后遗症方面很重要。

24. Salez F, Brichet A, Desurmont S, et al. Effects of itraconazole therapy in allergic bronchopulmonary aspergillosis. *Chest.* 1999;116:1665.

一篇有趣的报道,描述患者在接受伊曲康唑治疗长期 ABPA 期间减少了激素需求,并且肺功能得到了改善。

25. Segal BH. Aspergillosis. *N Engl J Med.* 2009;360:1870 - 1884.

一篇关注免疫病理学的较新的、透彻的综述。

26. Stevens DA, Schwartz HJ, Lee JY, et al. A randomized trial of itraconazole in allergic bronchopulmonary aspergillosis. *N Engl J Med.* 2000;342:756 - 762.

对 28 例 ABPA 和皮质类固醇依赖性过敏性哮喘的患者,进行 16 周伊曲康唑治疗的随机、双盲、安慰剂对照的临床试验,表明有 46% 的反应率且没有显著的不良事件。

27. Wark PA, Hensley MJ, Saltos N, et al. Anti-inflammatory effect of itraconazole in stable allergic bronchopulmonary aspergillosis: a randomized controlled trial. *J Allergy Clin Immunol*. 2003;111:952 – 957.

一项对 29 例 ABPA 稳定的受试者应用伊曲康唑的随机、双盲、安慰剂对照的试验表明应用伊曲康唑可减少气道嗜酸性粒细胞炎症、降低全身性免疫激活、减少了病情加重须使用皮质类固醇的情况。

第57章 诺卡菌病和放线菌病

Wael ElMaraachli, Antonino Catanzaro

引言

诺卡菌病和放线菌病分别是由诺卡菌和放线菌引起的疾病。这两种微生物利用其特征性的丝状分枝结构伪装成真菌。它们导致相似的非特异性和多样化的临床综合征,而且二者都存在培养困难。它们都属于放线菌属,但诺卡菌是需氧菌,而放线菌是厌氧菌。

诺卡菌病

微生物学和流行病学

革兰染色可以鉴别诺卡菌,典型外观为革兰阳性杆菌,不规则染色,呈串珠状,丝状分枝(因此以前被误划分到真菌类)。由于其菌丝极细(直径 $0.5 \sim 1 \mu m$),因此必须在油镜下鉴别。这些菌丝断裂成杆状和球菌状小体,诺卡菌由于其细胞壁上的存在分枝菌酸而呈现部分抗酸性。

星形诺卡菌曾经被认为是最常见的与人类疾病相关的菌种,但是目前已将包括星形诺卡菌、鼻疽诺卡菌、新星诺卡菌和南非诺卡菌在内的一组微生物定义为对人类致病的复合体。鼻疽诺卡菌与其他诺卡菌相比,其毒性更大,抗药性更强。多需要使用三代头孢或妥布霉素治疗。

诺卡菌属通常不存在于人类正常菌群中。它们是土壤腐生菌。广泛存在于土壤、腐烂的蔬菜及水生环境中。经研究证实,它们可以通过空气传播,吸入是最常见的感染方式,常见感染器官是肺。其他感染方式包括食物摄取和通过皮肤直接接种。院内传播的病例虽然也有报道,但是尚不认为存在人际传播。

大多数诺卡菌感染患者存在免疫功能低下(有文献提示比例为64%)。与诺卡菌感染相关的免疫功能低下常见于皮质类固醇治疗、恶性肿瘤、器官和造血干细胞移植以及艾滋病病毒感染(尤其当 CD4 细胞 <100 个细胞/μL)。慢性肺部疾病和酗酒也属于危险因素。

临床表现

诺卡菌的感染部位,感染频率由高至低依次为,肺部、全身(≥2 个部位)、中枢神经系统和皮肤。不同于放线菌病,在大多数情况下,肺部疾病是诺卡菌病的主要表现。肺部感染可以有急性、亚急性或慢性化脓性感染,有缓解期和发作期。最常见的症状是咳嗽、脓性(偶尔带血)痰、胸痛、消瘦、发热、寒战、盗汗。

急性诺卡菌感染可以表现为单发肺脓肿或导致肺脓肿的支气管肺炎。常见融合为较大的不规则结节,可能伴有空洞。也可出现包块和间质病变。胸膜腔积液进而出现脓胸。常可见淋巴结肿大,很少扩展到肺部其他部位或者胸壁,但可发生窦道和胸壁穿孔。

慢性感染可表现为小脓肿或者慢性纤维结节病,病变可能局限于一处或者呈分散状,而后趋于肺结核表现,呈粟粒状。

肺外感染的临床表现取决于感染部位。诺卡菌经血液常播散至中枢神经系统,引起脑膜炎和脑脓肿。因此,谨慎起见,应对所有诺卡菌病患者进行脑成像诊断(除非患者免疫功能正常或者感染仅限于皮肤)。

胸部 X 线片可表现为孤立性或多发性结节、肺部包块(可伴有空洞)、浸润性病变、肺叶融合和胸腔积液。

诊断

诊断依赖于临床标本中诺卡菌的形态和特征。但是该菌种很难检测。相对于痰液标本,通过侵入性方法(支气管镜检查、经皮肺吸引和开胸肺活检)获取的标本含菌量更高。革兰染色显示出典型的革兰阳性,呈不规则染色,串珠样,可能已分化成普通的分枝细丝或者球杆菌形态。诺卡菌部分抗酸,由于其菌丝极细(直径 $0.5 \sim 1\mu m$),因此必须在油镜下鉴别。如组织切片经 HE 染色,会因不能着色从而造成漏诊,因此必须特殊染色。常规培养基需 5~21 天培养才会有菌落出现,因此如怀疑有诺卡菌感染,必须通知微生物实验室并请求保留培养基。样本 PCR 检测敏感性和特异性更高,但是大多数医院不具备该检测条件。

治疗

诺卡菌感染的成功治疗包括使用适当的抗生素和必要时行手术引流。甲氧苄啶－磺胺甲基异恶唑(复方新诺明)仍然是治疗诺卡菌感染的首选药物。然而也有耐药报道。因此,一些严重的病例(如肺部感染病例,任何播散的或者中枢神经系统病例)必须联合复方新诺明静脉注射和其他药物共同治疗,如中枢神经系统外感染可选用阿米替星,中枢神经系统感染选用亚胺培南,而发生于中枢神经系统和其他器官的感染则二者联用。治疗 3~6 周后,根据其敏感性可考虑改为口服治疗。目前有几种药物可备选使用,如米诺环素、克拉霉素、阿米卡星、亚胺培南、美罗培南、利奈唑胺,以及第三代头孢菌素如头孢曲松和头孢噻肟、氟喹诺酮类药物、阿莫西林克拉维酸盐。有效的治疗方案依赖于种属鉴定和药敏试验。治疗疗程不确定,一般不少于 6~12 个月,以防止播散或者复发。免疫抑制患者至少治疗 12 个月,并考虑进行持续的抑制治疗。

放线菌病

放线菌病多由衣氏放线菌感染引起,少数由内氏放线菌和黏性放线菌复合物、溶牙放线菌、酶放线菌和戈氏放线菌引起。它们是一类革兰染色阳性,有丝状分支,非耐酸的厌氧型细菌,曾被归类为真菌。然而其对抗生素的敏感和其细胞壁成分证实它们属于细菌,是人类口咽、胃肠道和女性生殖道的正常菌群。男性发病多于女性,但与职业和环境无关。放线菌可以引起人体颈面部、腹腔骨盆和胸部的疾病(胸部感染逐渐减少)。但全身各个部位均可感染。不通过人际传播,感染通常只发生于个人。肺部感染病原菌通常由于龋齿上寄生的细菌吸入引起。发病率较高的是 11~20 岁和 35~50 岁人群,并伴有扁桃体感染和牙龈感染。

胸部放线菌病可侵及肺实质、胸膜、纵隔或者胸壁。可能的感染途径包括呼吸道分泌物或者胃内容物的吸入,颜面部感染的直接扩散,经横隔或腹膜后从腹部蔓延,或者少见的血行传播。病理上,感染导致慢性肉芽肿并伴有脓胸形成。该生物 HE 染色明显。可形成大量的浓密丝状菌丝。

临床上肺部放线菌感染可出现咳嗽(伴有脓性或者血性痰)、胸痛、消瘦,和类似于结核或者恶性肿瘤的不规则发热。可伴有胸壁水肿,但皮肤脓肿或排脓瘘管很少出现。胸膜腔积脓是原发性放线菌感染的常见并发症,而继发性感染可使积脓加重。

　　检查可发现肺部啰音、杵状指,或合并胸腔积液的体征。影像学检查上,放线菌感染可出现急性弥漫性肺泡充盈形成,这也是其他急性细菌性肺炎的典型特征。另外,慢性感染可能出现类似于支气管肺癌的大型包块,这个肿块可以穿过缝隙进入胸膜腔或胸壁,形成软组织肿块或造成肋骨破坏。另外一些慢性感染患者可出现广泛肺部纤维化。肺外累及心包、纵隔、肺动脉和隔下是目前公认的肺部感染并发症。血行播散少见。

　　放线菌病的诊断是基于在组织或胸腔积液里找到该微生物,这仍然是一项艰巨的任务。组织抽样和射线照相术的进展提高了目前的诊断水平。一篇回顾性研究中,经病理诊断明确的胸部放线菌感染患者中,有77%在CT扫描下可见一外围边缘增强的环形。痰液或者窦道引流的液体里出现硫黄颗粒(白色或黄色,1~2mm的菌丝团)则高度提示诊断此病。

　　大剂量长程青霉素是首选治疗方案,最初的4~6周为静脉治疗,继而序贯口服6~12个月。然而,近期数据显示,基于患者的疾病负担、是否行外科手术以及患者对治疗的反应也可以考虑采取短疗程治疗。其他有效的替代药物为四环素、氯霉素、红霉素和克林霉素。

　　1例病例报道记录了第三代头孢菌素的成功使用。还有一部分患者接受亚胺培南西司他丁成功治愈。还有两例食管和颜面部放线菌感染患者短时间使用青霉素成功治疗的病例。然而迄今为止,尚无数据支持胸部感染患者的短期治疗。化脓性病变(积脓)应该切除或引流,或者二者同时进行。软组织病变的外科清创非常重要。正确治疗可使治愈率达到80%。

(白大鹏 译　吴琦 审校)

参考文献

诺卡菌病

1. Sullivan DC, Chapman SW. Bacteria that masquerade as fungi: actinomycosis/Nocardia. *Proc Am Thorac Soc.* 2010;7:216-221.
　　关于诺卡菌病和放线菌病的一篇良好综述,比较两者形态学的相似之处,对比了两者种属的区别。
2. Conant EF, Wechsler RJ. Actinomycosis and nocardiosis of the lung. *J Thorac Imaging.*

1992;7(4):75 - 84.

关于这两种细菌感染的另一篇综述。

3. Menéndez R, Cordero PJ, Santos M, et al. Pulmonary infection with Nocardia species: a report of 10 cases and review. *Eur Respir J.* 1997;10:1542.

总结了 10 例诺卡菌肺部感染的临床特点和预后。

4. Saubolle MA, Sussland D. Nocardiosis: review of clinical and laboratory experience. *J Clin Microbiol.* 2003;41(10):4497 - 4501.

总结了一系列美国亚利桑那州的诺卡菌感染病例,重点关注了细菌的种属和疾病谱。

5. Uhde KB, Pathak S, McCullum I, et al. Antimicrobial-resistant Nocardia isolates, U-nited States, 1995 - 2004. *Clin Infect Dis.* 2010;51(12):1445 - 1448.

对提交到美国疾病控制和预防中心进行药敏试验的诺卡菌属分离菌株的 10 年回顾性评估。

6. Peleg AY, Husain S, Qureshi ZA, et al. Risk factors, clinical characteristics, and outcome of Nocardia infection in organ transplant recipients: a matched case-control study. *Clin Infect Dis.* 2007;44:1307 - 1314.

对超过 5000 例器官移植者进行追踪随访,其中发现 35 例诺卡菌感染。器官移植为该病的独立危险因素。

7. Jinno S, Jirakulaporn T, Bankowski M, et al. Rare case of Nocardia asteroides pericarditis in a human immunodeficiency virus-infected patient. *J Clin Microbiol.* 2007; 45(7):2330 - 2333.

8. Munoz J, Mirelis B, Aragon LM, et al. Clinical and microbiological features of nocardiosis 1997 - 2003. *J Med Microbiol.* 2007;56:545 - 550.

对诺卡菌属进行了 7 年的回顾性研究,评估菌属分布、病理生理以及抗生素药敏。

9. Oszoyoglu AA, Kirsch J, Mohammed TL. Pulmonary nocardiosis after lung transplantation: CT findings in 7 patients and review of the literature. *J Thorac Imaging.* 2007; 22(2):143 - 148.

10. Moylett EH, Pacheco SE, Brown-Elliott BA, et al. Clinical experience with linezolid for the treatment of Nocardia infection. *Clin Infect Dis.* 2003;36:313 - 318.

使用利奈唑胺作为单药或联合用药的一部分成功治疗 6 例诺卡菌感染(4 例播散、2 例脑脓肿)。

11. Rivero A, Garcia-Lazaro M, Perez-Camacho I, et al. Successful long-term treatment with linezolid for disseminated infection with multiresistant Nocardia farcinica. *Infection.* 2008;36:389 - 391.

描述了 1 例肺和中枢神经系统诺卡菌感染病例。因各种原因停止初始治疗后,使用利奈唑胺治疗 17 个月并获得成功。

12. Khan BA, Duncan M, Reynolds J, et al. Nocardia infection in lung transplant recipients. *Clin Transplant*. 2008;22:562 – 566.

图表式回顾了 410 例肺移植患者,评估了诺卡菌感染的发生率。描述了菌属、药敏及临床表现。

13. Naik S, Mateo-Bibeau R, Shinnar M, et al. Successful treatment of Nocardia nova bacteremia and multilobar pneumonia with clarithromycin in a heart transplant patient. *Transplant Proc*. 2007; 39:1720 – 1722.

1 例因副作用停用 TMP-SMX 后使用克林霉素成功治疗的病例。

14. Palmer SM Jr, Kanj SS, Davis RD, et al. A case of disseminated infection with Nocardia brasiliensis in a lung transplant recipient. *Transplantation*. 1997;63:1189.

1 例肺移植后非典型性巴西诺卡菌感染病例。

15. Yoon HK, Im JG, Ahn JM, et al. Pulmonary nocardiosis: CT findings. *J Comput Assist Tomogr*. 1995;19:52.

讨论了 5 例免疫缺陷患者 CT 表现,建议鉴别诊断时考虑诺卡菌病。

16. de Vivo F, Pond GD, Rhenman B, et al. Transtracheal aspiration and fine needle aspiration biopsy for the diagnosis of pulmonary infection in heart transplant patients. *J Thorac Cardiovasc Surg*. 1988;96:696.

17. Rodriguez JL, Barrio JL, Pitchenik AE. Pulmonary nocardiosis in the acquired immunodeficiency syndrome: diagnosis with bronchoalveolar lavage and treatment with non-sulphur containing drugs. *Chest*. 1986;90:912.

18. Garlando F, Bodmer T, Lee C, et al. Successful treatment of disseminated nocardiosis complicated by cerebral abscess with ceftriaxone and amikacin: case report. *Clin Infect Dis*. 1992;15:1039.

放线菌病。

19. Brook I. Actinomycosis: diagnosis and management. *South Med J*. 2008;101(10): 1019 – 1023.

一篇很好的综述。

20. Mabeza GF, Macfarlane J. Pulmonary actinomycosis. *Eur Respir J*. 2003; 21: 545 – 551.

一篇很好的综述。

21. Choi J, Koh WJ, Kim TS, et al. Optimal duration of IV and oral antibiotics in the treatment of thoracic actinomycosis. *Chest*. 2005;128:2211 – 2217.

回顾研究了 28 例放线菌病患者以评估治疗时长。

22. Sudhaker SS, Ross JJ. Short term treatment of thoracic actinomycosis: two cases and a review. *Clin Infect Dis.* 2004;38:444 – 447.

描述了 1 例利用短疗程抗菌方案成功治疗食管和颈面部放线菌感染的病例。

23. Cheon JE, Im JG, Kim MY, et al. Thoracic actinomycosis: CT findings. *Radiology.* 1998;209: 229 – 233.

回顾描述了 22 例免疫正常患者的 CT 表现。

24. Hsu WH, Chiang CD, Chen CY, et al. Ultrasound-guided fine needle aspiration biopsy in the diagnosis of chronic pulmonary infection. *Respiration.* 1997; 64: 319 – 325.

对 14 例胸片异常的患者进行分析,确认 B 超引导的细针穿刺活检诊断慢性肺部感染的有效性。

25. Hamed KA. Successful treatment of primary Actinomyces viscosus endocarditis with third-generation cephalosporins. *Clin Infect Dis.* 1998;26:211 – 212.

1 例对青霉素过敏的心内膜放线菌感染病例,通过使用第三代头孢菌素成功治疗。

26. Yew WW, Wong PC, Lee J, et al. Report of eight cases of pulmonary actinomycosis and their treatment with imipenem-cilastatin. *Monaldi Arch Chest Dis.* 1999;54: 126 – 129.

前瞻性研究 8 例患者,评估亚胺培南 – 西司他丁的疗效。研究证明该治疗策略有效。

27. Brown JR. Human actinomycosis: a study of 181 subjects. *Hum Pathol.* 1973; 4:319.

临床综述。胸部(肺和胸腔)感染发生率为 24%。

28. Frank P, Strickland B. Pulmonary actinomycosis. *Br J Radiol.* 1974;47:373.

最常被误诊为支气管癌。多有口腔外伤、意识丧失、癫痫发作或龋齿的病史。

29. Newsom BD, Hardy JD. Pulmonary fungal infection: survey of 159 cases with surgical implications. *J Thorac Cardiovasc Surg.* 1982;83:218.

总结了密西西比大学医院 159 例肺部真菌治疗病例。描述了各种真菌感染的临床表现及治疗结果。

30. Smith R, Heaton CL. Actinomycosis presenting as Wegener's granulomatosis. *JAMA.* 1978; 240:247.

组织标本中没有发现硫黄颗粒。最终通过疏乙酸盐液体培养基需氧培养确诊。

31. Merdler C, Greif J, Burke M, et al. Primary actinomycotic empyema. *South Med J.*

1983；76：411.

描述该病临床表现，以及对头孢唑林和胸膜引流的治疗反应。

32. Smego RA, Foglia G. Actinomycosis. *Clin Infect Dis*. 1998；26：1255.

一篇对疾病、诊断和治疗的综述。

33. Sudhakar SS, Ross JJ. Short-term treatment of actinomycosis：two cases and a review. *Clin Infect Dis*. 2004；38：444.

报道了两例成功使用短疗程治疗食管和颈面部放线菌感染的病例。

第58章 隐球菌病

Wael ElMaraachli, Antonino Catanzaro

微生物学和流行病学

隐球菌病是一种由新型隐球菌或者隐球菌引起的侵袭性真菌感染。脑膜炎是最常见的表现,肺部疾病也较为常见。隐球菌是一种单出芽酵母细胞,有厚壁多糖荚膜,墨汁染色可显色。根据其荚膜多糖免疫学特性的不同,新型隐球菌有 A、B、C 和 D 四种血清型。B 和 C 两种血清型目前被归为隐球菌,为一种单独的菌种。这两种隐球菌感染(新型隐球菌和格特隐球菌)一般较难鉴别,重要的鉴别特点在于宿主的类型(隐球菌多倾向于感染健康宿主)以及 HIV 阴性宿主颅内感染预后的不同。

新型隐球菌多见于鸟类聚集的土壤中,尤其是鸡和鸽子,是常见的城市病。然而,感染者通常没有直接的鸟类接触史。而隐球菌通常存在于热带和亚热带,在腐烂的植被如河流两岸的红桉树中多见。发生在加拿大的温哥华岛及周边和美国西北部的隐球菌大暴发与从澳大利亚进口的桉树有关。多数新型隐球菌感染主要是由于其细胞免疫功能降低,如 HIV 感染(CD4 细胞计数 <100 个/μL,感染风险大幅增加)、淋巴增生性疾病、皮质类固醇治疗、器官移植、风湿免疫疾病、结节病、慢性肝脏疾病以及肿瘤坏死因子 α - 拮抗剂的使用。

在医学发达的国家,广泛使用高效抗反转录病毒疗法(HAART)大幅降低了隐球菌病的发病率,然而,它是艾滋病第四常见的机会性感染。据估计,全球每年发生 100 万例隐球菌感染,其中非洲居首。肺部隐球菌病的预后取决于患者的免疫状态,免疫功能正常的患者通常没有后遗症。而艾滋病患者隐球菌感染的预后则取决于是否发生急性脑膜脑炎及其严重程度,即使接受 HAART 和其他适当的治疗,3 个月后的死亡率仍接近20%。

发病机制及临床特点

隐球菌是一种担子菌酵母,以有性方式存活于环境中,产生芽孢菌丝

（不成熟酵母菌链），但在临床标本中发现它为无性繁殖（荚膜包裹酵母菌）。通过呼吸道入侵宿主。芽孢从菌丝上脱落，变为气溶胶状，并沉积在肺泡上。吸入后，酵母菌接触肺泡巨噬细胞，通过趋化因子释放吸引更多的炎性细胞。在免疫功能正常的宿主，它可无症状地在肺门淋巴结或肺部病灶休眠多年，当宿主局部免疫缺陷时这些复合体开始向外散播。当细胞免疫受到严重损害时，这些酵母菌会被重新激活并散播到其他部位。

一些促进感染的致病因子包括抗吞噬多糖外壳和一种酶，这种酶能够催化双酚化合物（如多巴胺）转化为黑色素，黑色素可能保护酵母菌免于氧化应激（因此该酵母菌易侵及中枢神经系统，因为那里含有丰富的多巴胺）。此外，37℃的生长条件也增加了其毒力。

肺部感染的临床表现包括胸片发现的无症状肺部结节、亚临床呈轻度和自限性症状（免疫功能正常宿主），甚至危及生命的真菌性肺炎。症状包括发热、咳嗽、咳痰、胸痛、体重减轻、呼吸窘迫（免疫功能低下患者症状更为严重）。胸片表现为肺部结节或肿块（单个或多发）、实变、网状或磨玻璃样改变，结节可为单个或多个，实变可以单灶或多灶。免疫受损患者更易出现空洞。其他临床表现还包括淋巴结肿大、胸腔积液，以及罕见的支气管内病变引起的肺不张。

在艾滋病相关肺部隐球菌感染患者中有65%~94%发生由肺部至中枢神经系统的散播。事实上，大多数免疫受损患者在亚急性脑膜炎综合征中表现为中枢神经系统症状而不是肺部症状。

隐球菌可以感染免疫功能正常宿主，产生肺部或中枢神经系统隐球菌病。在世界上的其他一些地区，隐球菌常侵袭免疫功能正常宿主，引起脑隐球菌病和脑积水，伴或不伴严重的肺损伤。其他可累及的器官包括皮肤、前列腺、眼睛、骨骼和血液。

诊断

隐球菌病的诊断方法，包括体液直接检出、感染部位的组织病理学、血清学研究和培养。

脑脊液的墨汁染色检查是最直接的方法，微生物周围的晕征代表多糖荚膜。它对非艾滋病相关隐球菌脑炎的敏感性达30%~50%，艾滋病相关隐球菌脑膜炎敏感性则达到80%。如果墨汁污染，则特异性不大。也可以通过受累部位的组织病理学染色(如肺部结节的针吸活组织检查)发现芽酵母菌而确诊。应用乳胶凝集方法检测隐球菌多糖抗原是诊断的主要工具。血清抗原检测在播散性隐球菌病中的敏感性和特异性分别为93%～100%和93%～98%。若无其他肺外器官受累时,测试不敏感,因此血清抗原检测常作为筛选试验。而仅肺部受累(单纯肺部结节较其他影像学表现阳性率更低)的非艾滋患者抗原假阴性率高达48%。另一方面,疑似肺部隐球菌患者血清抗原阳性可能提示肺外或播散性疾病。因此推荐除免疫功能正常和无肺外疾病以外的所有疑似肺部隐球菌患者(即使没有中枢神经系统症状)均应行腰椎穿刺评估脑膜炎情况。支气管镜取样(洗涤和支气管肺泡灌洗液)如果正确染色也可确诊,但经支气管镜肺活检通常没有额外的益处。CRAG 量的测量可以在支气管镜肺泡灌洗液和经胸穿刺针吸取的样本上直接进行,并且对肺隐球菌病(无散播)的敏感性高于抗原血清测量。如前所述,如果在呼吸道样本中检测出隐球菌,大多数病例(即使不是全部)也应进行脑脊液检查。

治疗

隐球菌感染的治疗根据宿主的危险因素、疾病的严重程度以及受累的器官而有所不同。这些建议是根据 2010 年 IDSA 关于隐球菌病治疗临床实践指南更新的。无散播的肺部隐球菌病目前并未用现代疗法进行研究。因此,免疫功能低下和脑膜炎患者常见症状的治疗与肺部隐球菌病的治疗有很多重叠之处。此外,严重肺部疾病治疗与中枢神经系统疾病相同。下面将概述一些可供选择的治疗方案(不包括全部治疗方案)。

艾滋病患者隐球菌脑膜炎治疗,诱导和巩固期包括两性霉素 B[静脉滴注 0.7～1.0mg/(kg·d)]和氟胞嘧啶[口服,100mg/(kg·d),分 4 次使用],至少应用 2 周,序贯氟康唑 400mg 每天口服,至少 8 周。存在或易出现肾功能不全的患者可使用两性霉素 B 脂质体替代两性霉素 B。对于治疗失败或者高复发风险的患者巩固治疗可延长至 4～6 周。如果不能联合使用氟胞嘧啶和两性霉素 B,可使用以下替代方案:两性霉素 B(同剂量)加氟康唑(800mg/d)2 周,序以氟康唑(800mg/d)至少 8 周;或者氟康唑(1200mg/d)加氟胞嘧啶[100mg/(kg·d)]治疗 6 周,氟康唑 200mg/d 口服维持(抑制)治疗至少 1 年。伊曲康唑口服 200mg 每天 2 次效果欠佳。如果患者使用高效抗反转录病毒疗法（HAART）且 CD4 细胞计数 >100 个/μL,同时未发现,病毒或保持极低病毒量超过数月,可以考虑终止抑制治疗(至少 1 年后)。器官移植受者中,由于与钙调神经磷酸酶抑制剂结合治疗使得肾毒性风险极高,所以应使用两性霉素 B 脂质体。在治疗期间治疗一些并发症,包括但不仅限于迁延不愈、复发、脑脊液压力升高、免疫重建炎性综合征(IRIS)及脑隐球菌病。

　　肺隐球菌病(孤立的肺部疾病)首先必须确定免疫受损患者支气管肺泡灌洗液或痰培养结果为隐球菌阳性,可行血清及脑脊液隐球菌抗原检测来完成。

　　中枢神经系统相关肺炎或播散性隐球菌病或重症肺炎均按中枢神经系统疾病治疗。在 IRIS 背景下急性呼吸窘迫综合征可使用皮质类固醇治疗。对于轻度到中度症状、无肺部浸润、无严重免疫功能低下和无散播性传染证据的患者应使用氟康唑(400mg/d,口服)至少 6~12 个月。此外,有专家建议,标准治疗失败或不能耐受标准治疗的患者可使用伏立康唑或泊沙康唑治疗。

　　隐球菌感染更易于形成肺隐球菌病,这可能是由于健全的免疫应答可将感染控制到局部病灶。单一隐球菌病应使用氟康唑(400mg/d,口服)治疗。巨大及多发隐球菌病则建议两性霉素 B 联合氟胞嘧啶使用 4~6 周,序贯氟康唑治疗 6~18 个月。后期的治疗取决于是否需要手术(如经过 4 周治疗后隐球菌病灶未缩小或治疗失败则考虑手术)。

(胡松 译　吴琦 审校)

参考文献

1. Speed B, Dunt D. Clinical and host differences between infections with the two varieties of Cryptococcus neoformans. *Clin Infect Dis*. 1995;21:28 – 34.

2. Perfect JR, Dismukes WE, Dromer F. Clinical practice guidelines for the management of cryptococcal disease: 2010 update by the Infectious Diseases Society of America. *Clin Infect Dis*. 2010;50:291 – 322.
   这篇管理隐球菌病的实践指南是建立在 2000 年公布的指南的基础上。

3. Garcia-Hermoso D, Janbon G, Dromer F. Epidemiological evidence for dormant Cryptococcus neoformans infection. *J Clin Microbiol*. 1999;37:3204.

对 9 例非洲裔侨民的菌株进行基因分析,他们在法国居住期间被诊断为隐球菌病,这些感染者在法国居住时间的中位数为 110 个月,不与非洲环境接触长达 13 年。这些菌株与从 17 例欧洲患者中回收的分离株有显著差异,且与来自非洲的分离株更为相似。

4. Chang W, Tzao C, Hsu H, et al. Pulmonary cryptococcosis: comparison of clinical and radiographic characteristics in immunocompetent and immunocompromised patients. *Chest*. 2006;129(2):333-340.

本文比较诊断为肺隐球菌病的免疫正常和免疫系统功能低下患者的临床特点和影像学表现。随访一年,以更好地确定血清隐球菌抗原的作用和对比影像照片。

5. Chayakulkeeree M, Perfect JR. Cryptococcosis. In: Hospenthal DR, Rinaldi MG, eds. *Infectious Disease: Diagnosis and Treatment of Human Mycoses*. 1st ed. Totowa, NJ: Humana Press; 2008.

本文是一篇经典的隐球菌病回顾性研究。

6. Chechani V, Kamholz SL. Pulmonary manifestations of disseminated cryptococcosis in patients with AIDS. *Chest*. 1990;98:1060-1066.

这是一篇关于 48 例 AIDS 合并播散性隐球菌病患者肺部表现的回顾性分析。其中描述了临床症状和 X 线片表现。

7. Zinck SE, Leung AN, Frost M, et al. Pulmonary cryptococcosis: CT and pathologic findings. *J Comput Assist Tomogr*. 2002;26(3):330-334.

本文描述了一系列患者的 CT 表现和来自开放式肺活检和经支气管镜肺活检的标本病理结果。

8. Murayama S, Shuji S, Soeda H. Pulmonary cryptococcosis in immunocompetent patients HRCT characteristics. *Clin Imaging*. 2004;28(3):191-195.

本文分析了 13 例免疫功能正常的肺隐球菌病的 CT 表现,重点分析其与结核的鉴别诊断。本研究的结论是,除了肺隐球菌病没有树芽征外,肺隐球菌病与结核相似(假设它们拥有共同的肉芽肿炎症机制)。

9. Baddley JW, Perfect JR, Oster RA, et al. Pulmonary cryptococcosis in patients without HIV infection: factors associated with disseminated disease. *Eur J Clin Microbiol Infect Dis*. 2008;27:937-943.

对 15 个医疗中心的 166 例 HIV 阴性肺隐球菌病患者进行回顾性分析。进行多因素评估来区分那些具有其他的肺外疾病的患者。

10. Baughman RP, Rhodes JC, Dohn MN, et al. Detection of cryptococcal antigen in bronchoalveolar lavage fluid: a prospective study of diagnostic utility. *Am Rev Respir Dis*. 1992;145:1226.

对 220 例免疫低下患者(188 例 HIV 感染,32 例其他原因引起的免疫抑制)进行了一项前瞻性研究,以支气管肺泡灌洗来治疗发热和以肺部症状进行最终诊断,结果 8 例患者确诊为隐球菌肺炎。所有 8 例患者的隐球菌抗原效价均≥1∶8。无隐球菌肺炎患者 4 例,隐球菌抗体阳性率为 1∶8,滴度均较高。隐球菌抗原滴度在 1∶8 或更高时,敏感性为 100%,特异性为 98%,阳性预测值为 67%,阴性预测值为 100%。支气管肺泡灌洗液中隐球菌抗原的检测是在免疫抑制性肺炎患者中诊断隐球菌肺炎的一种快速、简便的方法。

11. Mahida P, Morar R, Mahomed AG, et al. Cryptococcosis: an unusual case of endo-bronchial obstruction. *Eur Respir J.* 1996;9:837 – 839.

本文是一例 43 岁免疫功能正常的患者,因支气管内病变导致右肺中下叶萎陷,取样显示隐球菌感染的病例报道。

12. Singh N, Alexander BD, Lortholery O, et al. Pulmonary cryptococcosis in solid organ transplant recipients: clinical relevance of serum cryptococcal antigen. *Clin Infect Dis.* 2008;46:e12 – e18.

本文是对 48 例肺隐球菌病患者进行前瞻性研究。对影响抗原阳性的因素进行了评价。

13. Malabonga VM, Basti J, Kamholz SL. Utility of bronchoscopic sampling techniques for cryptococcal disease in AIDS. *Chest.* 1991;99:370 – 372.

对 11 例艾滋病患者进行了为期 32 个月的研究,这些患者被收治为临床肺炎综合征,并被诊断为隐球菌肺炎。本研究的目的是评估非活检支气管镜取样技术(冲洗和灌洗)与经支气管活检的敏感性。

14. Liaw YS, Yang PC, Yu CJ, et al. Direct determination of cryptococcal antigen in transthoracic needle aspirate for diagnosis of pulmonary cryptococcosis. *J Clin Microbiol.* 1995;33(6):1588 – 1591.

对疑似隐球菌肺炎的患者进行前瞻性研究,以评估肺针吸活检标本中隐球菌抗原直接测定对肺隐球菌病的诊断价值。

15. Brouwer AE, Rajanuwong A, Chierakul W, et al. Combination antifungal therapies for HIVassociated cryptococcal meningitis: a randomised trial. *Lancet.* 2004;363:1764 – 1767.

64 例初发 HIV 相关隐球菌性脑膜炎患者被随机分成 4 组:两性霉素 B(每天 0.7mg/kg);两性霉素 B + 氟胞嘧啶(每天 100mg/kg);两性霉素 B + 氟康唑(每天 400mg);两性霉素 B、氟胞嘧啶、氟康唑三联治疗来评估哪种是最佳治疗方案。

16. Saag MS, Powderly WG, Cloud GA, et al; for The NIAID Mycoses Study Group and the AIDS Clinical Trials Group. Comparison of amphotericin B with fluconazole in the

treatment of acute AIDS-associated cryptococcal meningitis. *N Engl J Med*. 1992; 326:83 – 89.

为了比较两性霉素和氟康唑在艾滋病相关隐球菌性脑膜炎诱导方案中的使用情况,进行了随机试验。

17. van der Horst CM, Saag MS, Cloud GA, et al; for the National Institute of Allergy and Infectious Diseases Mycoses Study Group and AIDS Clinical Trials Group. Treatment of cryptococcal meningitis associated with the acquired immunodeficiency syndrome. *N Engl J Med*. 1997;337(1):15 – 21.

在一项双盲多中心试验中,首次发作的艾滋病相关隐球菌脑膜炎患者被分配接受高剂量两性霉素 B 加或不加氟胞嘧啶治疗 2 周（步骤 1）,随后用伊曲康唑或氟康唑治疗 8 周(步骤2)。如果脑脊液培养在 2 周和 10 周时阴性,或者如果患者在 2 周时临床稳定,在 10 周为无症状,则认为治疗是成功的。

18. Milefchik E, Leal MA, Haubrich R, et al. Fluconazole alone or combined with flucytosine for the treatment of AIDS-associated cryptococcal meningitis. *Med Mycol*. 2008;46:393 – 395.

对隐球菌性脑膜炎的全口服巩固治疗进行了研究。以不同剂量氟康唑单用 10 周或与氟胞嘧啶合用 4 周为试验方案,分析存活率和培养转化时间。

19. de Gans J, Portegies P, Tiessens G, et al. Itraconazole compared with amphotericin B plus flucytosine in AIDS patients with cryptococcal meningitis. *AIDS*. 1992;6: 185 – 190.

本研究比较了伊曲康唑与两性霉素 B 联合氟胞嘧啶治疗隐球菌性脑膜炎的疗效。

20. Bozzette SA, Larsen RA, Chiu J, et al; for the California Collaborative Treatment Group. A placebo-controlled trial of maintenance therapy with fluconazole after treatment of cryptococcal meningitis in the acquired immunodeficiency syndrome. California Collaborative Treatment Group. *N Engl J Med*. 1991;324:580 – 584.

进行双盲对照试验,比较氟康唑与安慰剂对隐球菌性脑膜炎的维持治疗效果。

21. Saag MS, Cloud GA, Graybill JR, et al; for the National Institute of Allergy and Infectious Diseases Mycoses Study Group. A comparison of itraconazole versus fluconazole as maintenance therapy for AIDS-associated cryptococcal meningitis. *Clin Infect Dis*. 1999;28:291 – 296.

本研究旨在比较氟康唑和伊曲康唑维持治疗艾滋病相关隐球菌性脑膜炎的有效性。

22. Singh N, Lortholary O, Alexander BD, et al. Antifungal management practices and e-

volution of infection in organ transplant recipients with Cryptococcus neoformans infection. *Transplantation*. 2005;80;1033 – 1039.

在前瞻性随访研究的器官移植受者人群中,评估了隐球菌病的抗真菌治疗的效果,包括抗真菌药物的选择和治疗持续时间。

23. Pappas PG, Perfect JR, Cloud GA, et al. Cryptococcosis in human immunodeficiency virus-negative patients in the era of effective azole therapy. *Clin Infect Dis*. 2001;33: 690.

一篇 HIV 阴性隐球菌病患者的病例研究,进一步强调与该疾病相关的人口统计学、治疗和预后因素。

24. Chen S, Sorrell T, Nimmo G, et al; for the Australasian Cryptococcal Study Group. Epidemiology and host-and variety-dependent characteristics of infection due to Cryptococcus neoformans in Australia and New Zealand. *Clin Infect Dis*. 2000; 31: 499 – 508.

1994—1997 年在澳大利亚和新西兰进行了一项基于人群的前瞻性研究,以阐明由新型隐球菌变种(CNVN)和隐球菌(CNVG)引起的隐球菌病的流行病学,并将临床表现与宿主免疫状态、隐球菌属联系起来。

25. Raad Ⅱ, Graybill JR, Bustamante AB, et al. Safety of long – term oral posaconazole use in the treatment of refractory invasive fungal infections. *Clin Infect Dis*. 2006;42 (12):1726 – 1734.

本研究中,428 例难治性真菌感染患者接受了泊沙康唑治疗。46 名患者具有隐匿性。在此,评估了治疗的安全性,发现是可接受的,因此作者建议考虑在抢救治疗中使用泊沙康唑。

26. Perfect JR, Marr KA, Walsh TJ, et al. Voriconazole treatment for less-common, emerging, or refractory fungal infections. *Clin Infect Dis*. 2003;36(9):1122 – 1131.

对各种难治或不耐受治疗的真菌感染患者采用伏立康唑治疗。隐匿性患者治疗的有效率约为 40% 。

第59章 肺部线虫和吸虫病

Konrad L. Davis

　　肺部蠕虫(蠕虫相关的)感染主要包括蛔虫(线虫)和扁虫,扁虫包括吸虫和绦虫。尽管蠕虫感染无处不在,但是在北美,人感染蠕虫致肺部疾病较少见。通常是在流行病区旅游归来者发病。这些寄生虫通过血液传播或者直接种植到达肺部,因寄生虫自身或者宿主对蠕虫抗原的免疫反应引发疾病。肺表现可能从无症状到危重。几乎所有蠕虫的生命周期里都需要有一个阶段在宿主体内孵化。侵袭人类的四种途径是粪口传播、经皮传播、经媒介传播和捕食传播。

　　主要的致病线虫包括蛔虫、钩虫(十二指肠钩虫和美洲钩虫)、类圆线虫、丝虫。蛔虫是世界上最常见的肠道感染线虫,受感染人群占世界人口的25%。尽管主要发生在热带地区,但在美国南部仍然有400万人受到感染,特别是农村地区。人类通过摄入被蛔虫卵污染的土壤或食物而感染,蛔虫卵在胃肠道孵化为幼虫。幼虫通过静脉循环迁移到肺部,进入肺泡并攀升至支气管分支。然后蠕虫重新回到肠道,在最初摄入后的2～3个月就可以繁殖。

　　肺部疾病主要表现为幼虫迁移造成的过敏反应。通常表现为短暂的肺部浸润和末梢嗜酸性粒细胞升高。少数患者出现 Löffler 综合征(低热、咳嗽、呼吸困难、喘息、胸骨疼痛、轻度咯血伴肺移行性浸润、末端嗜酸粒细胞升高)。这通常发生在虫卵摄入后 1～2 周。常见继发肺炎,大量蠕虫感染可出现机械性气道阻塞。

　　常见嗜酸性粒细胞和血清 IgE 升高。胸片表现为斑片实变或者弥漫性粟粒样浸润。痰液中含有丰富的嗜酸性粒细胞或者 Charcot-Leyden 晶体。痰液中很难发现虫卵。不过可通过胃肠道检出。自限性嗜酸性肺炎感染 3 个月内粪便中发现蛔虫虫卵则可诊断。血清学有助于诊断,但它主要用于流行地区的科学研究。治疗首选阿苯达唑(400mg 一次口服)或者甲苯达唑(100mg,每天 2 次连服 3 天)。

　　十二指肠钩虫和美洲钩虫通过皮肤传染,其幼虫生长于潮湿的土壤中造成土壤污染。它们分布世界各地,包括美国东南部(美洲钩虫)。和蛔虫病一样,钩虫幼虫通过静脉系统迁移到肺部,并在寄生于小肠之前导致Löffler综合征(为局限性,症状见上),同样,在肺部症状出现后的2个月内,粪便检测可能不呈阳性。甲苯达唑(100mg,每天2次连续3天或者500mg一次口服)或者阿苯达唑(400mg一次口服)可实现治愈。

粪类圆线虫病多发于热带和亚热带地区和美国东南部。类圆线虫病相对独特的特点是它在人体内完成其整个生命周期(称为自体感染),这可能导致人类寄生虫负荷过大。虽然在急性和慢性阶段一般正常的宿主仅仅出现轻微症状,但是免疫抑制患者(艾滋病、激素治疗和恶性肿瘤)其症状非常危重。类圆线虫穿透皮肤后随血液可播散至肺部,然后攀升到支气管分支并被吞下,在十二指肠内,它们发育成熟并产出幼虫,其中一些可以穿过结肠黏膜和肛周皮肤导致自体感染。

类圆线虫最初侵入皮肤可能出现局部炎症、水肿和波形红斑,但很少需要特殊治疗,当体内寄生虫负荷过大,可出现十二指肠炎、腹痛、吸收障碍等胃肠道症状。免疫功能正常者呼吸系统症状包括咳嗽、喘息和复发性肺炎。外周血嗜酸性粒细胞不一定升高。慢性类圆线虫引起的哮喘如果使用皮质类固醇治疗将加重其病情。

免疫功能不全的宿主(如皮质类固醇治疗患者),丝状蚴穿透结肠不受抑制,可广泛播散到肺部、肝脏、中枢神经系统和其他器官。这种高度传染综合征死亡率极高(>90%)。肺部症状表现为成人呼吸窘迫综合征或由于蠕虫转运自身肠道内的革兰阴性杆菌引起的继发性细菌感染。

类圆线虫病感染的诊断通常基于多个粪便标本培养检测(单一粪便样品敏感性低,约25%)。酶联免疫吸附分析(ELISA)在部分人群中敏感性达90%,准确率95%。高度传染综合征患者类圆线虫病的诊断基于痰或脑脊液检查。使用伊维菌素[200μg/(kg·d),连用2天]治疗优于阿苯达唑(400mg,每天2次,连用3天)。

丝虫病由淋巴管和皮下组织的线虫感染引起。最常见的丝虫物种包括班氏丝虫、马来丝虫和布鲁丝虫。人类是这些蚊媒传染病的终宿主。肺部感染可出现免疫高反应性反应,即"热带肺嗜酸性粒细胞增多症",在印度、东南亚和斯里兰卡最常见,男性居多。急性期可引起阵发性干咳和喘息,夜间加重。体格检查可能存在肝大和全身淋巴结肿大。实验室检查可见末梢嗜酸性粒细胞升高,IgE增加,嗜酸性肺泡渗出。可见丝虫抗体,无微丝蚴。

胸部 X 线片显示中下肺区毛茸的网点状的透明改变。也可见粟粒样改变。多达 20% 的患者可能胸片无异常。一些患者出现慢性热带肺嗜酸性粒细胞综合征,体现为限制性的肺纤维化过程,无外周血/肺泡无嗜酸性粒细胞增高。大多数急性热带肺嗜酸性粒细胞增多症患者应用乙胺嗪[6mg/(kg·d),每天分 3 次使用,共 12～21 天],但有时可能复发或再感染。皮质类固醇可能有效。慢性病的临床效果较差。

犬恶丝虫可以通过蚊子传播给人类,近年来在美国报道逐渐增多。在土狼、狗和猫身上,幼虫发育成性成熟的蠕虫侵袭到右心室。在人类宿主,幼虫不能成熟,随后死亡,但是通过静脉系统被动运输至肺部并可能导致血栓形成、梗死、肉芽肿反应。犬恶丝虫感染通常表现为无症状的肺结节或者咳嗽、胸痛、咯血。由于其影像学表现与肺癌相似,所以临床表现为肺结节的犬恶丝虫感染,需要外科切除以明确诊断。

弓蛔虫病(内脏游走性幼虫病)是由人类接触狗/猫蛔虫引起的感染。流行于北美、英国和墨西哥,犬经皮肤接触受污染的土壤和食物,摄入弓蛔虫和弓蛔虫虫卵。与犬恶丝虫一样,人类是并非合适的宿主,无法培育成熟幼虫。虫卵在肠道内孵化为幼虫,迁移通过宿主组织,包括肝脏和肺部。这种迁移导致的炎性肉芽肿反应造成该病的临床表现。血清和支气管肺泡灌洗显示 IgE 升高,嗜酸性粒细胞计数增加。20%～80% 的病例出现肺部疾患。症状的严重程度与蠕虫量相关。弓蛔虫病通常无症状,但存在中枢神经系统受累、肝炎、急性肺炎或严重哮喘则可出现暴发。

儿童感染常见(特别是异食癖儿童),可伴有咳嗽、喘息、肺部浸润。末梢嗜酸性粒细胞明显增多,可能伴有肝脾大。诊断基于组织中幼虫的检出;ELISA(使用抗弓蛔虫抗体)和特定幼虫相关 IgE 测试有诊断意义。由于其不能在人体内繁殖,因此粪便检查无用。

一般来说,弓蛔虫病是自限性疾病,不需要治疗;如果需要药物治疗,建议使用阿苯达唑(400mg 口服,每天 2 次,连续 5 天)。在发生严重的呼吸道、心肌或神经症状时,可联合使用泼尼松(成人 0.5～1mg/kg)。

引起人类感染最常见的吸虫(扁虫)包括血吸虫和并殖吸虫。血吸虫病是由两性寄生吸虫感染引起的,全世界估计有 2 亿人感染。会导致人类发病的虫体有:①日本血吸虫,分布于日本、中国和菲律宾;②曼氏血吸虫,分布于非洲、阿拉伯、南美;③埃及血吸虫,分布于非洲和中东地区;④刚果血吸虫,分布于非洲西部。人类通过接触淡水中蜗牛释放出的尾蚴发生感染。尾蚴穿透哺乳动物宿主的皮肤并转型为幼虫迁移。这些幼虫通过血液系统迁移,通过肺、肝门脉循环,成长为性活跃的成虫。成虫在肠系膜(曼氏裂体吸虫和日本血吸虫)或膀胱泡小静脉(埃及血吸虫)定植,产生虫卵,这些卵随尿液和粪便排出,也可以通过静脉系统侵袭肺血管床。

肺血吸虫病有急性和慢性两种形式。非流行区患者常发生急性肺血吸虫病,通常在血吸虫渗透 3~8 周后出现,特点是呼吸急促、喘息、干咳。一些症状可能与发热性疾病(片山热)相关,但呼吸道症状缓解后经常持续发热。常见嗜酸性粒细胞升高(白细胞总数的 30%~40%),轻度白细胞增多,IgE 升高,肝功能异常。影像学异常(不明确结节、间质增加、肺门突出)可能无法发现或可能只出现在抗血吸虫治疗之后。人们认为,这些表现与免疫相关,所以会出现在血吸虫抗原释放后。经支气管镜肺组织活检和支气管肺泡灌洗通常只显示嗜酸性粒细胞升高。由于虫卵分散和体内血吸虫量少,所以粪便和尿液检测出卵的敏感性较低。目前血清学检查仅作为研究工具。

慢性肺血吸虫病是流行地区患者的一组临床综合征,表现为胸痛、呼吸困难、疲累和咳嗽等症状。也可能出现肺心病、右心充血性心力衰竭。这是由于虫卵引发循环系统的炎性反应造成的,这种炎性反应发生在远端肺血管,导致肉芽肿性炎症。血清学检查无效,由于其病理学的偶发性,支气管镜肺组织活检也无效。病变表现为特异性纤维化,因此治疗效果也较差。当然,由于吡喹酮相对安全,如果高度怀疑此病,可进行一个疗程的治疗。

并殖吸虫病是一种由并殖吸虫引起的分布广泛的疾病。已知最明确的物种(也是分布最广的)是卫氏并殖吸虫,流行于印度等南亚地区、拉丁美洲和非洲。人类通过食用未煮过的含有肺吸虫幼虫的甲壳类动物成为终宿主,也可因食用未煮熟的含有幼虫的猪肉而感染。一旦摄入,幼虫进入腹膜腔迁移通过隔膜和胸膜到达肺部。一旦到达肺部,幼虫成为囊状并产生虫卵,虫卵被咳出或吞下。不像大多数其他的寄生虫,肺部定植对于这种吸虫至关重要。临床上,这种感染阶段可以持续好几年并且没有临床症状。囊破裂会导致咳血丝痰,痰中还可能包含寄生虫虫卵、坏死组织以及 Charcot - Leyden 晶体。影像学表现除了单侧嗜酸性细胞渗出性胸腔积液外可能还有小腔结节、环状阴影和类肿块病变。急性期可出现外周嗜酸性粒细胞升高,而白细胞总数可能是正常的。嗜酸性粒细胞多见于胸膜炎患者而少见于实质脏器病变患者。如果没有嗜酸性粒细胞增多,临床表现可能与结核、真菌感染或者癌症混淆。蠕虫也可能侵袭肺外其他器官。成虫可以每天生产 2 万个卵并在人体内存活长达20 年。

诊断基于痰、粪便、胸膜液体或组织中发现寄生虫卵。单一痰检查的敏感性为 30%~45%,样本量增加可使敏感性增加。支气管肺泡灌洗液样本敏感性达 60%~70%。粪便检查不如痰或胸腔液体分析敏感。ELISA 和免疫印迹分析技术也有助于诊断。皮内试验可用,但只适用于高度流行地区和科学研究。一线治疗方案是吡喹酮(25mg/kg,每天 3 次,3 天),治愈率接近 100%。

总之,肺蠕虫的感染可能出现一系列症状和体征。如果患者有相关旅行史或者免疫缺陷,或两者兼而有之,医务人员应保持高度警惕。诊断和治疗应根据特定的感染因素而制订。

（胡松 译　吴琦 审校）

参考文献

1. Allen JN, Davis WB. Eosinophilic lung diseases. *Am J Respir Crit Care Med*. 1994; 150:1423 – 1438.
   由蠕虫感染引起的 PIE(肺嗜酸性粒细胞浸润)综合征的综述。

2. Concha R, Harrington W, Rogers AI. Intestinal strongyloidiasis. *J Clin Gastroenterol*. 2005;39:203 – 211.
   关于肠类圆线虫病临床表现、治疗和预后的综述。

3. Drugs for parasitic infections. *Med Lett Drugs Ther*. 1998;40:1 – 12.
   关于抗寄生虫药物副作用、剂量和疗效的综述。

4. Flieder DB, Moran CA. Pulmonary dirofilariasis: a clinicopathologic study of 41 lesions in 39 patients. *Hum Pathol*. 1999;30:251 – 256.
   恶丝虫病临床表现和病理信息,并对其生命周期进行了详细描述,附显微照片。

5. Kagawa FT. Pulmonary paragonimiasis. *Semin Respir Infect*. 1997;12:149 – 158.
   详细描述肺吸虫病的流行病学、病理生理、诊断及治疗信息。

6. Lane MA, Barsanti MC, Santos CA, et al. Human paragonimiasis in North America

following ingestion of raw crayfish. *Clin Infect Dis*. 2009;49:e55 – e61.
北美肺吸虫病感染病例的回顾性研究。

7. Morris W, Knauer CM. Cardiopulmonary manifestations of schistosomiasis. *Semin Respir Infect*. 1997;12:159 – 170.
详细描述了血吸虫病的肺部临床表现。文章提供了关于蠕虫感染有价值的信息。

8. Ong RK, Doyle RL. Tropical pulmonary eosinophilia. *Chest*. 1998;11:1673.
总结了嗜酸性粒细胞增多症和肺部浸润的不常见原因,提供了抗丝虫药物的获取方式。

9. Pavlin BI, Kozarsky P, Cetron MS. Acute pulmonary schistosomiasis in travelers: case report and a review of the literature. *Travel Med Infect Dis*. 2012;10:209 – 219.
肺部血吸虫病的综述,有尾蚴性皮炎彩图,并提供了一幅图表,列出了潜在的症状(对每个症状都有额外引用)。

10. Perez-Arellano JL, Andrade MA, Lopez-Aban J, et al. Helminths and the respiratory system. *Arch Bronconeumol*. 2006;42(2):81 –91.
描述了肺部蠕虫感染,包括对不同种属流行病学、临床症状、诊断及治疗方法比较的表格。

11. Ryan ET. Health advice and immunizations for travelers. *N Engl J Med*. 2000;342:1716 – 1725.
为患者和医师提供了良好的信息,包括免疫接种、预防性治疗及地方病的介绍。

12. Sarinas PS, Chitkara RK. Ascariasis and hookworm. *Semin Respir Infect*. 1997;12:130 – 137.
关于线虫感染的系统性描述。

13. Schwartz E. Pulmonary schistosomiasis. *Clin Chest Med*. 2002;23:433 –443.
这份关于热带肺部疾病的医学期刊提供了很多关于血吸虫病有价值的信息,包括生命周期、流行病学、诊断及治疗。

14. Shah MK. Human pulmonary dirofilariasis: review of the literature. *South Med J*. 1999;92:276 –279.
全面回顾了恶丝虫病的肺部临床表现。

15. Siddiqui AA, Berk SL. Diagnosis of Strongyloides stercoralis infection. *Clin Infect Dis*. 2001;33:1040 – 1047.
总结了目前血吸虫病诊断的不同检测方法。

16. Udwadia FE. Tropical eosinophilia: a review. *Respir Med*. 1993;87:17.
肺部蠕虫病综述。

17. Velez ID, Ortega JE, Velasquez LE. Paragonimiasis: a view from Columbia. *Clin*

Chest Med. 2002;23:421 - 431, ix - x.

肺吸虫病总结的更新,包括不典型的临床表现。

18. Zaha O, Hirata T, Kinjo F. Strongyloidiasis: progress in diagnosis and treatment. *Intern Med*. 2000;39:695 - 700.

总结类圆线虫病的治疗策略、常规和特殊的检测方法。

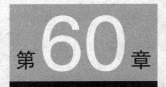

第**60**章 肺部阿米巴病和棘球蚴病

William L. Ring

阿米巴病

　　阿米巴病是由原生动物溶组织内阿米巴引起的一种疾病,最常见于热带和亚热带地区。溶组织内阿米巴在形态学上与不致病的迪斯帕内阿米巴和莫斯科内阿米巴一致。在美国,观察发现最常见的感染见于:①暴露在流行地区的游客和移民;②心理健康机构的患者;③艾滋病毒阳性患者。该生物一般寄生在结肠,既无任何症状,也不会引发阿米巴痢疾。这种疾病通常是因摄入被粪便污染的食物、水或通过粪口接触感染。

　　成熟的阿米巴(滋养体)穿透肠壁通过肝静脉迁移到肝脏,并可能形成肝脓肿。这种阿米巴入侵方式在男性患者中更常见,高于女性 3 ~ 10 倍,这可能与酗酒有关,也多见于营养不良或免疫抑制者。大多数侵袭性疾病患者表现为右上腹部疼痛和发热,可持续几周。当肝脓肿形成,2/3 的患者可能无痢疾的症状,而大多数患者的粪便检测寄生虫呈阴性。

　　13% ~ 35% 的肝阿米巴病患者发生胸部病变。通常是由肝或膈下脓肿扩展到肺部造成感染。直接寄生迁移到胸腔的情况少见。同时也很少通过痔静脉或淋巴管播散到肺部。所有的传播方式均会导致积脓症或肺部脓肿。在无实际寄生虫浸润时也可能出现肺下叶浸润或者渗出性胸腔积液,其机制尚不清楚,但可能是对膈下感染的应答。

　　阿米巴肺病中,男性的发病率是女性的 10 ~ 15 倍,高发年龄为 20 ~ 40 岁。患者通常既往有阿米巴痢疾病史,主诉伴有右上腹部疼痛、消瘦、咳嗽。痰液呈黑巧克力酱或凤尾鱼糊状甚至咳出胆汁,这分别提示发生肝支气管瘘和胆道支气管瘘管。也可能出现发热和积脓症。胸部 X 线检查显示右侧胸腔积液或右下叶肺脓肿。此外,可能在右肺下叶或中叶发生实变,或两者兼而有之。右侧膈肌可能升高并且活动度下降。某些左叶肝脓肿患者的病变可能也发生在左肺。CT 可显示肝脓肿。MRI 可见继发性横膈破裂。胸腔穿刺可见无菌性渗出物,不含有阿米巴。

　　常规实验室检查显示轻微的白细胞和嗜酸性粒细胞增多。痰液或胸腔积液中很难检测出包囊;不过一旦发现,即可明确诊断。高达95%的侵入性感染患者阿米巴原虫抗体的血清血凝试验呈阳性,并在感染后多年保持阳性。阿米巴原虫的粪便抗原检测方法快速、特异性高,得到了广泛使用。

　　在出现相应临床表现时就应该开始合理治疗。一般推荐治疗肠外阿米巴病的药物为甲硝唑(750mg,1 天 3 次)口服 10 天,序贯给予双碘喹啉(650mg,每天 3 次,使用 20 天)、巴龙霉素[25～35mg/(kg・d)],每天 3 次,使用 7 天]或二氯尼特糠酸盐(500mg,每天 3 次,使用 10 天)。若治疗效果不佳,需考虑诊断是否正常或考虑继发性细菌感染的可能性。少数对此方案治疗无效的侵入性阿米巴病患者应使用氯喹,并经皮引流肝脓肿和胸腔积液。手术不常用。

棘球蚴病

　　棘球蚴病是由棘球绦虫幼虫期后的囊蚴期感染引起的。人类是这种寄生虫的中间宿主。通过摄入受污染的食物、水或土壤,六钩蚴穿透肠迁移进体循环,最终沉积在某个器官,特别是肝脏或肺脏。定植后,细胞发生分化,产生棘球蚴囊泡。成熟的囊泡包括内胚层、内囊,外角质层、囊泡,以及因宿主反应生成的外围纤维层和围包囊。

　　4 种棘球绦虫可引起人类疾病。由于分布广泛和羊群的患病率较高,细粒棘球绦虫最常见;60% 为肺部病变,病程持续但是预后相对良好。它导致感染者患囊型包虫病,这是一种经典的棘球蚴病,伴有单一较大的囊。多房棘球绦虫不太常见。它主要引起肝病,偶尔累及肺脏,通常有一个侵袭的恶性病程。它会导致肺泡棘球蚴病,可见小而多腔的囊,病理学与肺泡外观相似。伏氏棘球绦虫和少节棘球绦虫局限于中美洲和南美洲部分地区,人类患者罕见。它们可导致多囊棘球蚴病。

　　细粒棘球绦虫主要流行地区为地中海牧区、东欧、俄罗斯、中东附近、中亚、澳大利亚,以及南美洲和非洲东部的部分地区。在北美,已有发生在加拿大和美国的病例报道,特别是在密西西比河和阿拉斯加。狗和其他食肉动物是其终宿主,而人类、羊和牛是中间宿主。在使用狗看顾羊群的地区易发生感染流行。

肺棘球蚴囊通常直径为 1～10cm,也可更大。包囊一般生长的速度是每年直径增加小于 1cm,但也有每年增长 5cm 的报道。包囊多位于下叶且右叶的发生率是左叶的 2 倍。部分多囊型(20%～30%)通常发生于单侧(80%)。囊肿破裂可以进入支气管,并将液体替换为空气,或进入胸膜腔。通常肺囊肿(10%～60%)与肝囊肿共存。临床上,大多数患者无明显症状。多数于常规胸片检查时发现。咳嗽、咯血、胸痛等症状少见。纵隔囊肿可以侵袭相邻结构,导致骨痛、出血或气道阻塞。少数病例自发或因手术过程导致囊肿破裂,会出现急性过敏反应。影像学上囊肿表现为密集的边缘清晰的椭圆形或圆形肿块,直径最大者可占据一侧肺野。囊液中的物质称为棘球蚴砂,是该病的典型特征。如果与支气管相通,围包囊和泡外之间的空气形成囊周薄层包绕,呈半月形或圆月形轨迹。包虫内囊中渗入空气可能显示泡外的内表面,产生平行拱气液征,即 Cumbo 征。充满空气后,内囊和泡外可能分离,显示一个不规则气液层,破碎的细胞膜漂浮在液膜表面;这就是所谓的睡莲征、出水莲花征或卡米洛征。少见囊壁钙化。在 50% 以下的患者中可发现嗜酸性粒细胞升高。包囊组织延迟超敏反应皮肤试验结果常呈阳性,但是不能提示疾病的活动性。

从敏感度来说,血清学检测可用于支持临床诊断。肺囊型包虫病血清免疫学试验阳性率低于肝囊型包虫病,而且除了其局限性,完整的棘球蚴囊肿患者抗体检测最不敏感。血清学检查结果呈阴性不能排除包虫疾病。纤维支气管镜检查可能发现支气管内黄白色凝胶状物质。若在支气管肺泡灌洗液、胸腔积液或痰液中找到包虫内囊或其组成部分,如幼虫、退化钩子等则可以明确诊断。经皮包囊吸引虽然有一些风险,但是一些研究表明其仍可以安全完成。一般来说,无症状患者治疗首选密切监测,有症状患者首选手术切除。研究表明,单一药物苯并咪唑(阿苯达唑或甲苯达唑)治疗可能是一个安全的初始策略。

多囊棘球绦虫引起的肺泡棘球蚴病更加危险。其流行地区从白海延伸到白令海峡,包括苏联、欧洲高山国家、加拿大南部和中部、美国东北部、阿拉斯加、日本和中国。红狐、北极狐、土狼、狼是其终宿主,某些野生啮齿动物是其中间宿主。感染源于幼虫通过十二指肠壁渗透并进入门静脉随之迁移。大部分幼虫局限在肝血窦,但一些幼虫通过肺泡毛细血管并定植,从而引起肺泡棘球蚴病。包囊可以在肝脏或者肺脏,或在两个器官形成。分化的幼虫侵袭相邻组织,偶有远处转移,导致大范围的组织破坏。当肝脏病变直接侵袭肺部时通常表现为右下肺异常,影像学上可见脓肿。通过血行播散,肺部可形成广泛小囊肿。一般情况下,由于肝功能障碍,肺部症状常被掩盖。

　　血清学检查,尤其是 Em2 - 酶联免疫吸附剂测定(ELISA),其具有敏感性和特异性,而且对于疾病的诊断和复发监测都有很大的作用。如果治疗不及时,肺泡棘球蚴病通常是致命的。手术切除是最好的选择。个别局限病例完全切除后可以治愈。长期坚持甲苯达唑、阿苯达唑等药物治疗对控制病情进展具有重要意义。

(胡松 译　吴琦 审校)

参考文献

1. Pritt BS, Clark CG. Amebiasis. *Mayo Clin Proc*. 2008;83:1154.
   关于阿米巴病的简洁、全面的综述。

2. Shamsuzzaman SM, Hashiguchi Y. Thoracic amebiasis. *Clin Chest Med*. 2002;23:479.
   关于肺部阿米巴病的详细、全面的综述。

3. Fotedar R, Stark D, Beebe N, et al. Laboratory diagnostic techniques for *Entamoeba* species. *Clin Microbiol Rev*. 2007;20:511.
   详细讨论了阿米巴病的实验室诊断策略。

4. Stephen SJ, Uragoda CG. Pleuro-pulmonary amoebiasis: a review of 40 cases. *Br J Dis Chest*. 1970;64:96.
   锡兰地区的胸膜肺阿米巴病的综述。

5. Cameron EW. The treatment of pleuropulmonary amebiasis with metronidazole. *Chest*. 1978;73:647.
   描述了 140 例通过肺部影像学发现的病例的治疗方案,基于甲硝唑的疗效,对外科手术适应证进行了修订。

6. Landay MJ, Setiawan H, Hirsch G, et al. Hepatic and thoracic amebiasis. *AJR Am J Roentgenol*. 1980;135:449.
   总结了 27 例肝阿米巴病的超声和影像学表现;半数患者胸部影像学无特异性表现,包括右侧膈肌抬高、局部浸润及胸腔积液。

7. Lichtenstein A, Kondo AT, Visvesvara GS, et al. Pulmonary amebiasis presenting as superior vena cave syndrome. *Thorax*. 2005;60:350.

一例非肝脏受累，表现为上腔静脉综合征的阿米巴病例。

8. Deshmukh H, Prasad S, Patankar T, et al. Percutaneous management of a bronchobiliary fistula complicating ruptured amebic liver abscess. *Am J Gastroenterol*. 1999; 94:289.

一例采用外部胆道分离方法作为治疗策略的胆管支气管瘘病例。

9. McManus DP, Zhang W, Li J, et al. Echinococcosis. *Lancet*. 2003;362:1295.

该病的一篇综述。

10. Brunetti E, Kern P, Vuitton DA. Expert consensus for the diagnosis and treatment of cystic and alveolar echinococcosis in humans. *Acta Trop*. 2010;114:1–16.

世界卫生组织对棘球蚴病的全面、详细的综述。

11. Santivanez S, Garcia HH. Pulmonary cystic echinococcosis. *Curr Opin Pulm Med*. 2010;16:577.

对肺棘球蚴病的详细综述。

12. Amir-Jahed AK, Fardin R, Farzad A, et al. Clinical echinococcosis. *Ann Surg*. 1975;182:541.

伊朗221例采用苯并咪唑治疗前的棘球蚴病回顾性研究。

13. Sarsam A. Surgery of pulmonary hydatid cysts: review of 155 cases. *J Thorac Cardiovasc Surg*. 1971;62:663.

总结了治疗肝囊性棘球蚴病的多种手术方式。

14. Lewal DB. Hydatid disease: biology, pathology, imaging and classification. *Clin Radiol*. 1998;53:863.

总结了棘球蚴病的影像学表现，包括命名法和囊泡破裂并发症。

15. Oztek I, Baloglu H, Demirel D, et al. Cytologic diagnosis of complicated pulmonary unilocular cystic hydatidosis: a study of 131 cases. *Acta Cytol*. 1997;41:1159.

报道了肺囊肿的细胞学表现。

16. Voros D, Katsarellias D, Polymeneas G, et al. Treatment of hydatid liver disease. *Surg Infect*. 2007;6:621.

总结了一个大型棘球蚴病治疗中心的棘球蚴病治疗策略，包括手术切除、腹腔镜手术、经皮穿刺引流及化学疗法。

17. Franchi C, Di Vico B, Teggi A. Long-term evaluation of patients with hydatidosis treated with benzimidazole carbamates. *Clin Infect Dis*. 1999;29:304.

前瞻性研究了448例通过甲苯达唑或阿苯达唑治疗的包虫病患者，共随访15年；74%对治疗有反应，但其中25%复发；超过90%的复发病例需额外增加治疗药物。

18. Bulman W, Coyle CM, Brentijens TE, et al. Severe pulmonary hypertension due to chronic echinococcal pulmonary emboli treated with targeted pulmonary vascular therapy and hepatic resection. *Chest*. 2007;132:1356.

报道了棘球蚴病的相对少见并发症:棘球蚴肺栓子导致严重、致命性肺动脉高压。该病例采用波生坦和前列环素治疗后进行了肝脏切除,预后较好。

19. Topuzlar M, Eken C, Ozkurt B, et al. Possible anaphylactic reaction due to pulmonary hydatid cyst rupture following blunt chest trauma: a case report and review of the literature. *Wilderness Environ Med*. 2008;19:119.

过敏反应是肺棘球蚴病相对少见的临床表现,可继发于肺囊肿破裂。

20. Kern P. Clinical features and treatment of alveolar echinococcosis. *Curr Opin Infect Dis*. 2010;23:505.

详细描述了肺泡棘球蚴病。

第61章 HIV 感染者的肺感染和并发症

Jennifer Blanchard

　　HIV 感染患者易合并各种感染性、炎性及肿瘤性的肺部疾病。在过去的 10 年间,随着高效抗反转录病毒治疗(HAART,反转录酶抑制剂与蛋白酶抑制剂联合服用)的应用及针对机会性感染有效的预防措施,HIV 相关肺部并发症发生了明显的变化。此外,HIV 相关的流行病学特征及危险因素也发生了改变;研究发现,艾滋病患者在女性、儿童及静脉注射毒品滥用者中逐渐增加。在美国,同性恋和双性恋男性仍然是 HIV 主要感染人群,但他们的比例在逐渐下降。

　　HIV 最常见的机会性感染是肺孢子菌肺炎,其是一种由 AIDS 诱发的疾病。它已经正式更名为肺孢子虫病,但在感染疾病谱中称为卡氏肺囊虫肺炎(PCP)。随着 HAART 的应用,PCP 的发病率有所下降。其传播方式尚未明确,可能在人与人之间经空气传播,但最可能的传播方式是环境暴露。PCP 感染患者没有必要进行呼吸隔离。当 HIV 感染者的 CD4 计数小于 200 个细胞/毫米或患者有口咽念珠菌感染史,其感染 PCP 的风险急剧增加。此外,PCP 的年复发率超过 60%。基于这些原因,对于 CD4 计数小于 200 个细胞/毫米的 HIV 感染者或有口咽念珠菌感染史者,需给予预防性治疗。然而,当患者应用 HAART 后,能有效地将 CD4 计数提高到 200 个细胞/毫米以上并维持 3 个月或更长时间,主要或次要预防都可以停止。但若 CD4 计数降至 200 个细胞/毫米以下,则需继续重新进行药物预防治疗。建议使用的预防性药物如表 61 - 1 所示。

　　AIDS 患者感染 PCP 的临床表现通常很隐匿,表现为干咳、进行性呼吸困难,发热可持续几天到几周。这与肿瘤患者常见的突发症状相似。体征主要是呼吸急促和心动过速;听诊可没有啰音,也可为弥漫性干湿啰音。局部炎症症状明显缺失(如胸膜炎、咳痰),如出现上述表现应考虑其他疾病。症状可能很轻微,允许患者门诊口服药物治疗,但若出现严重的低氧血症,则需要住院接受静脉注射药物治疗。

表 61 - 1	PCP 感染的预防性用药	
药物	**剂量**	**备注**
TMP - SMX	每天 2 片	最有效及应用最广泛的药物
	或每天 1 片	短期不耐受常见,可重复使用
	或每周 3 次,1 次 2 片	
喷他脒	每月 300mg	吸入性用药
氨苯砜	每天 100mg	G6PD 缺乏患者禁忌
阿托伐醌	每天 1500mg	随餐服用可以提高药效

实验室检查通常缺乏特异性,如淋巴细胞减少、贫血。血清乳酸脱氢酶(LDH)常升高,虽然它只能反映肺实质的炎症,但并不是 PCP 感染的特异性标志物。血清 LDH 虽然不具有特异性,但可作为一个预后指标,其数值越高说明疾病越严重。80%~90% 的患者胸片异常,典型的表现为双肺门周围间质渗出,进而加重,呈弥漫、均匀的渗出影。少见的影像学表现为单发或多发结节,接受吸入性喷他脒治疗的患者出现上肺叶浸润、肺大疱及气胸。尽管有 5%~10% 的患者胸片显示正常,但高分辨率计算机断层扫描(HRCT)经常发现广泛的磨玻璃影或囊性病变。HRCT 正常可基本排除 PCP 的诊断。胸腔积液和胸部淋巴结增大常提示其他疾病(或共存),如细菌性肺炎、分枝杆菌病或恶性肿瘤。

大多数患者动脉血氧 PO_2 异常,其是预后的一个关键性指标。血氧饱和度接近正常的患者对治疗反应良好。CO 弥散功能异常、活动后血氧饱和度下降及肺镓扫描异常均是对 PCP 感染敏感但非特异性的指标。

由于病原体无法培养,确诊需要经过合格样本的显微镜检查。相比不合并 AIDS 患者,合并 AIDS 的 PCP 患者的肺中含有更多病原菌。因高致病菌负荷,AIDS 患者诱导痰的诊断率为 50%~90%,若怀疑为 PCP,需进行痰菌病原学检查,作为初步诊断方法。如果诱导痰结果为阴性或无法获取,经纤维支气管镜行支气管肺泡灌洗(BAL)对于检测 AIDS 患者 PCP 的敏感性可达 90%~95%,很少需要经气管镜肺活检或开胸肺活检。如果表现不典型(如局灶性病变),更可能是其他疾病,应考虑行经气管镜肺活检。临床医生应了解成功治疗后卡氏肺包虫(推测已灭亡)仍可以存在几周至几个月,所以反复的阳性结果并不一定代表疾病复发。

可以应用改良的巴氏或 Wright – Giemsa 染色检测。虫囊可以被六胺银、甲苯胺蓝 O 和荧光增白剂着色。免疫组化染色可以检测营养型肺孢子菌及虫囊,诱导痰样本具有比常规染色更高的敏感性及特异性。肺泡灌洗液通常载菌量较高,无须行免疫组化。

使用聚合酶链反应(PCR)对呼吸标本进行核酸扩增的方法诊断 PCP 的敏感性和特异性优于常规染色。对于 PCR 阳性但涂片阴性的患者,如果患者存在免疫缺陷,建议进行治疗。尚未证实血清样本的 PCR 测试有意义。

轻度 PCP 患者可进行门诊治疗并进行密切随访。若肺泡动脉氧压差 $[P(A-a)O_2] > 35mmHg$ 或胸片明显异常时,通常须住院治疗。甲氧苄啶 – 磺胺甲噁唑(TMP – SMX)作为治疗的首选药物。对于中度到重度患者,最初首选静脉治疗。用于 PCP 感染的药物如表 61 – 2 所示。

当 $PaO_2 < 70mmHg$ 或 $P(A-a)O_2 > 35mmHg$ 时,推荐辅助应用激素治疗。激素的推荐剂量为口服泼尼松 40mg,每天 2 次,连续 5 天,第 6 ~ 11 天每天 40mg,第 12 ~ 21 天每天 20mg。

磺胺类药物在 PCP 预防和治疗中的广泛应用,需关注卡氏肺孢子虫的二氢蝶酸合酶(DHPS)基因突变的问题。一些研究发现,磺胺类药物的预防性应用与基因突变相关;然而,这种突变的临床意义尚未明确。磺胺类药物治疗失败十分罕见,我们中心对磺胺类药物过敏、替代治疗失败的患者进行

表 61 – 2		用于 PCP 治疗的药物		
药物	剂量	途径	副作用	备注
TMP – SMX	甲氧苄嘧啶 15 ~ 20mg/kg	口服或静脉	皮疹、发热、转氨酶升高、全血细胞减少、高钾血症	首选治疗
喷他脒	4mg/(kg·d)	静脉	肾毒性、胰腺炎、白细胞减少、心律失常、血糖代谢异常	TMP – SMX 治疗失败后换用喷他脒治疗不能改善预后
伯氨喹 + 克林霉素	30mg/d + 600mg,每天 3 次	口服	腹痛、贫血、发热、溶血	G6PD 缺乏者禁用
阿托伐醌	750mg,每天 2 次	口服	腹痛、恶心、贫血、中性粒细胞减少	随餐服用

磺胺脱敏并给予大剂量 TMP – SMX 治疗。

PCP 导致的气胸不易愈合,可致长期患病。保守治疗往往伴随着高失败率和长期住院。可能需要行胸腔穿刺引流术、胸腔闭式引流、Heimlich 瓣引流术、胸膜固定术、胸膜切除术、胸腔镜手术和开胸术。有关胸腔闭式引流术对于气胸排空的成功率报道不一,Heimlich 瓣引流术有助于患者尽早从急诊出院。如果胸腔闭式引流术未能解决气胸,则需手术治疗。据报道,艾滋病自发性气胸的复发率很高(11%~60%),PCP 患者出现气胸是死亡的独立预测因子。

开始应用 HAART 的患者可能合并免疫重建炎症反应综合征。这种综合征首先在结核患者中被发现,目前见于所有机会性感染及乙型肝炎和丙型肝炎。例如,PCP 患者经过有效的 PCP 治疗及随后的 HAART 治疗后可发展为肺炎综合征。气管镜没有病原学证据,在疾病初期,肺泡灌洗液的 CD4/CD8 比值明显升高。这个现象表明 CD4 细胞可能参与最初的免疫应答。IRIS 可能导致呼吸衰竭,需采取机械通气。

HIV 感染者的常见并发症仍然是细菌性肺炎。HIV 感染者最常见的社区获得性感染是肺炎链球菌及流感嗜血杆菌。3% 的患者为非典型病原体感染,通常与其他病原体感染并存。在疾病晚期,近期住院及应用抗生素治疗的患者常合并院内感染。尽管 HIV 感染者与非感染者的社区获得性肺炎的临床表现相似,但 HIV 感染者更容易发展为菌血症,由于其存在免疫缺陷,病情严重程度及合并症增加。在 HIV 感染者中,痰培养对于社区获得性肺炎的诊断优于其他有创性检查。尽管 HIV 感染者的死亡率更高,但治疗方法与免疫系统正常者相似。HIV 感染者需接受肺炎球菌疫苗注射。

HIV 感染者易合并结核分枝杆菌(参见第 49 ~ 51 章)感染。结核菌素试验阳性的 HIV 感染者每年有 8%~10% 的概率发展成临床肺结核。基于这种原因,结核菌素皮试、γ – 干扰素释放试验及恰当的结核药物预防对于 HIV 感染者的护理至关重要。这组患者中结核菌素皮试直径 5mm 即为阳性,需采取合理的药物预防。因为存在致命性或严重的肝损害,对于潜伏期结核感染,不推荐不考虑 HIV 的状态应用利福平联合吡嗪酰胺治疗 2 个月。一组随机临床试验证实,在 HIV 阳性患者中,采取 9 个月的单药每天口服治疗与 1 周 12 次异烟肼 – 利福喷汀治疗相比无差异。

结核可以作为主要感染,也可以由先前的感染诱发,它在 HIV 相关疾病中出现得比其他感染性并发症要早。

　　胸片表现取决于免疫抑制程度。CD4 计数正常或轻度降低患者的典型表现为肺上叶渗出性改变。对于晚期 HIV 患者,空洞少见,以非局限性及弥漫性渗出为主。在疾病晚期可见粟粒性改变。HIV 感染者与非感染者的结核诊断治疗方法相似。然而,有些研究者认为,HIV 感染者的短疗程疗法(24 周)与高复发率及病情播散相关。

　　在接受结核治疗过程中开始进行 HAART 的患者,可能出现继发于 IRIS 的结核症状、体征的短期恶化,这种现象被称为反常反应,可见于 30% 的患者。应对患者进行全面检查以排除其他病因,如多重耐药结核杆菌感染、与 HAART 相互作用导致药物浓度不足或吸收不良后做出诊断。对于大多数患者,治疗不需要调整。然而,对于炎症反应剧烈的患者,需给予短期激素治疗。IRIS 通常发生于 HAART 开始治疗的最初 45 天,也可发生于几周至几个月之后。此外,IRIS 发生的另一种表现形式是由于新建的免疫系统"揭开"未经治疗的隐匿性疾病而产生的症状。

　　艾滋病合并结核患者开始高效抗反转录病毒治疗的最佳时机尚不清楚。可选择的方法如下:同时进行抗结核与 HAART 治疗或者选择先行抗结核治疗,HAART 延迟数周至数月进行。两种治疗方法同时进行,可防止 HIV 感染者病情恶化,降低结核病和其他机会性感染相关的发病率和死亡率。该方法的缺点是毒性重叠,药物间相互作用,药物负荷重,可能出现 IRIS 或反常反应。选择每例患者 HAART 开始的最佳治疗时机时,必须仔细权衡上述因素。由于 HAART 药物间相互作用,通常用利福喷汀代替利福平。根据患者 HAART 方案中的具体药物,可能需要调整利福喷汀的剂量。建议咨询传染病或 HIV/AIDS 专家。

　　虽然鸟分枝杆菌在晚期艾滋病中常见(通常从肺分泌物培养),但很少引起肺部症状和体征。另一方面,堪萨斯分枝杆菌、异型分枝杆菌和戈氏分枝杆菌都会引起肺部疾病。异型分枝杆菌的治疗可采取抗结核治疗与手术切除。

　　晚期 HIV 可合并真菌性肺炎。最常见的病原体为新型隐球菌、荚膜组织胞浆菌、球孢子菌属及皮肤真菌性芽孢杆菌。弥漫性感染通常是临床表现的一部分,影像学表现多样。

　　HIV 感染者合并曲霉菌感染的表现各异。HIV 合并肺分支菌病的感染者中,临床病程与免疫功能正常者不同。HIV 感染者很少出现咯血,但疾病进展的风险更大。侵袭性曲霉病与极高的死亡率相关。然而,据报道显示,抗反转录病毒治疗和抗真菌联合疗法可改善这些患者的预后。

虽然罕有报道,但 AIDS 患者双侧肺多发渗出性改变需与隐源性机化性肺炎(COP)相鉴别。其临床表现没有特异性,常表现为发热、咳嗽、呼吸困难、盗汗。可以通过开胸或经胸腔镜肺活检进行诊断,皮质类固醇治疗效果好。治疗方法与免疫系统正常的患者相同。

卡波西肉瘤是最常见的 HIV 相关的累及肺脏的恶性肿瘤(除撒哈拉以南非洲外),几乎均发生在同性恋或双性恋男性。大多数肺部疾病患者常可见皮肤表现。发热和呼吸困难是最常见的症状。胸片示伴有或不伴有胸腔积液的斑片状肺门浸润影。尽管可见淋巴结肿大,但较大的淋巴结肿大提示其他疾病。

可视支气管镜下特征性的诊断为红色、扁平或凸起的支气管内病变。通常不进行活检,主要因为存在出血风险、获得组织少且诊断阳性率低。在排除支气管内疾病的情况下,开胸肺活检可能是诊断所必需的。

开展高效抗反转录病毒治疗之前,卡波西肉瘤预后很差。即使对化疗敏感的患者,中位生存期也不到 12 个月。为接受化疗的卡波西肉瘤患者提供 HAART 疗法可以提高生存率。

在 HAART 后期,HIV 感染者发生支气管肺癌的概率高于往年。不幸的是,尽管经过 HAART 治疗,患者预后仍然很差。HIV 感染者也容易患 B 细胞淋巴瘤,其中肺部常受累。

艾滋病相关肺动脉高压是 HIV 感染的并发症,在过去几年中已经越来越频繁地被认识到。HIV 感染者发展为肺动脉高压(PAH)的风险较普通人群高 2500 倍。病因尚不清楚。有几种抗反转录病毒药物,药物相互作用最小;因此,HAART 不应该排除肺动脉高压的治疗,反之亦然。

(白大鹏 译　吴琦 审校)

参考文献

1. Abdool Karim SS, Naidoo K, Grobler A, et al. Timing of initiation of antiretroviral drugs during tuberculosis therapy. *N Engl J Med*. 2010;362(8):697 – 706.

   在结核病治疗过程中,综合 HARRT 和序贯 HARRT 与提高生存率有关。

2. CDC. Guidelines for prevention and treatment of opportunistic infections in HIV-infected adults and adolescents: Recommendations from CDC, the National Institutes of

Health, and the HIV Medicine Association of the Infectious Diseases Society of America. MMWR 2009;58(No. RR-4);1-198.

全面的、最新的、以证据为基础的预防艾滋病毒相关感染的建议。

3. Barry SM, Lipman MC, Deery AR, et al. Immune reconstitution pneumonitis following *Pneumocystis carinii* pneumonia in HIV-infected subjects. *HIV Med*. 2002;3;207-211.

卡氏杆菌的无痛感染可导致高效抗反转录病毒治疗时期的肺炎。

4. Bower M, Powles T, Nelson M, et al. HIV-related lung cancer in the era of highly active antiretroviral therapy. *AIDS*. 2003;17;371-375.

描述了在高效抗反转录病毒治疗时期 HIV 感染者中肺癌的发病率。

5. Bozzette SA, Sattler FR, Chiu J, et al; for the California Collaborative Treatment Group. A controlled trial of early adjunctive treatment with corticosteroids for *Pneumocystis carinii* pneumonia in the acquired immunodeficiency syndrome. *N Engl J Med*. 1990;323;1451.

在 251 例患者中,早期辅助应用类固醇将氧合失败的风险从 30% 降至 14%,死亡风险从 23% 降至 11%。

6. Cicalini S, Chinello P, Petrosillo N. HIV infection and pulmonary arterial hypertension. *Expert Rev Respir Med*. 2011;5(2);257-266.

感染 HIV 的患者患多环芳烃的风险增加了 2500 倍。

7. Cool CD, Rai PR, Yeager ME, et al. Expression of human herpes virus 8 in pulmonary hypertension. *N Engl J Med*. 2003;349;1113-1122.

8. Cordero E, Pachon J, Rivero A, et al. Usefulness of sputum culture for diagnosis of bacterial pneumonia in HIV-infected patients. *Eur J Clin Microbiol Infect Dis*. 2002;21;362-367.

常规痰培养的诊断结果可与其他标准的、更具侵入性的诊断方法相媲美。

9. DeLorenzo LJ, Huang CT, Maguire GP, et al. Roentgenographic patterns of *Pneumocystis carinii* pneumonia in 104 patients with AIDS. *Chest*. 1987;91;323.

双侧间质浸润占 75%,但肺泡浸润(25%)、囊肿(7%)、单侧浸润(5%)等非典型特征并不罕见。

10. Franke MF, Robins JM, Mugabo J, et al. Effectiveness of early antiretroviral therapy initiation to improve survival among HIV-infected adults with tuberculosis: a retrospective cohort study. *PLoS Med*. 2011;8(5);e1001029.

与后期开始治疗相比,在结核病治疗的第 15 天开始接受高效抗反转录病毒治疗更有生存益处。

11. Greenberg AK, Knapp J, Rom WN, et al. Clinical presentation of pulmonary myceto-

ma in HIV-infected patients. *Chest.* 2002;122:886 – 892.

HIV 感染者曲霉病的表现及结局。

12. Gordin FM, Simon GL, Wofsy CB, et al. Adverse reactions to trimethoprim-sulfamethoxazole in patients with the acquired immunodeficiency syndrome. *Ann Intern Med.* 1984;100:495.

35 例患者中有 29 例(79%)发生不良反应,包括皮疹、发热、中性粒细胞减少和转氨酶升高,19 例(54%)出现剂量限制。

13. Huang L, Hecht FM, Stansell JD, et al. Suspected *Pneumocystis carinii* pneumonia with a negative induced sputum examination: is early bronchoscopy useful? *Am J Respir Crit Care Med.* 1995;151:1866.

大量疑似 PCP 和阴性诱导痰的患者位于诱导痰产量超过 90% 的中心。即便如此,支气管镜检查对 PCP 和其他病原体的阳性率仍然很高。

14. Huang L, Schnapp LM, Gruden JF, et al. Presentation of AIDS-related pulmonary Kaposi's sarcoma diagnosed by bronchoscopy. *Am J Respir Crit Care Med.* 1996;153:1385.

最大的病例系列研究已发表。胸片和血清乳酸脱氢酶,而非临床表现,可用于区分有无伴随感染。

15. Johnson JL, Okwera A, Hom DL, et al. Duration of efficacy of treatment of latent tuberculosis infection in HIV-infected adults. *AIDS.* 2001;33:1762 – 1769.

应用 6 个月异烟肼对潜伏结核感染最初是有保护作用的,但其疗效在治疗 1 年内消失。

16. Kagawa FT, Kirsch CM, Yenokida GG, et al. Serum lactate dehydrogenase activity in patients with AIDS and *Pneumocystis carinii* pneumonia. *Chest.* 1988;94:1031.

30 例患者均有异常表现。

17. Khater FJ, Moorman JP, Myers JW, et al. Bronchiolitis obliterans organizing pneumonia as a manifestation of AIDS: case report and literature review. *J Infect.* 2004;49:159 – 164.

描述 HIV 感染者细支气管炎伴机化性肺炎的表现、诊断和治疗。

18. Kovacs JA, Ng VL, Masur H, et al. Diagnosis of *Pneumocystis carinii* pneumonia: improved detection in sputum with use of monoclonal antibodies. *N Engl J Med.* 1988;318:589.

免疫荧光染色的敏感性为 92%,而最好的染色剂甲苯胺蓝 O 的敏感性为 80%。

19. Kovacs JA, Gill VJ, Meshnick S, et al. New insights into transmission, diagnosis and drug treatment of *Pneumocystis carinii* pneumonia. *JAMA.* 2001;286:2450 – 2460.

基因突变为卡氏疟原虫人际传播提供了证据。

20. Koval CE, Gigliotti F, Nevins D, et al. Immune reconstitution syndrome after successful treatment of *Pneumocystis carinii* pneumonia in a man with human immunodeficiency virus type 1 infection. *Clin Infect Dis*. 2002;35:491-493.

免疫功能改善后的肺炎。

21. Leoung GS, Feigal DW Jr, Montgomery AB, et al. Aerosolized pentamidine for prophylaxis against *Pneumocystis carinii* pneumonia: the San Francisco community prophylaxis trial. *N Engl J Med*. 1990;323:769.

喷他脒雾化的有效性为 50%~75%。

22. Lopez-Palomo C, Martin-Zamorano M, Benitez E, et al. Pneumonia in HIV-infected patients in the HAART era: incidence, risk, and impact of the pneumococcal vaccination. *Med Virol*. 2004;72:517-524.

评估肺炎球菌疫苗接种对 HIV 感染者的有效性。

23. Magnenat JL, Nicod LP, Auckenthaler R, et al. Mode of presentation and diagnosis of bacterial pneumonia in human immunodeficiency virus-infected patients. *Am Rev Respir Dis*. 1991;144:917.

在接受支气管镜检查的未确诊的 HIV 相关肺炎患者中,有一半出现了非典型的细菌感染。

24. Masur H, Ognibene FP, Yarchoan R, et al. CD4 counts as predictors of opportunistic pneumonias in human immunodeficiency virus (HIV) infection. *Ann Intern Med*. 1989;111:223.

60 天内获得的 CD4 计数,在 49 次发病中有 46 次计数小于 200,在 49 次发病中有 48 次计数小于 250 次。计数较高的患者还伴有其他疾病。

25. Metersky ML, Colt HG, Olson LK, et al. AIDS-related spontaneous pneumothorax: risk factors and treatment. *Chest*. 1995;108:946.

一项大型病例系列与多元分析。利用肺炎球菌和预防性喷他脒气雾剂预测气胸的风险。手术和化学性胸膜固定术可防止复发。

26. Miller RF, Foley NM, Kessel D, et al. Community-acquired lobar pneumonia in patients with HIV infection and AIDS. *Thorax*. 1994;49:367.

最常见的病原体是肺炎链球菌、金黄色葡萄球菌、卡氏肺孢菌、流感嗜血杆菌和铜绿假单胞菌。

27. Narita M, Ashkin D, Hollender ES, et al. Paradoxical worsening of tuberculosis following antiretroviral therapy in patients with AIDS. *Am J Respir Crit Care Med*. 1998;158:157.

1/3 的患者在治疗因肺结核引起的症状和体征的暂时恶化期间开始了联合抗反转录病毒疗法,尽管一般情况下并不严重到需要停止治疗。这种现象与阳性纯化蛋白衍生物(PPD)皮肤测试有关,可能代表对结核感染的免疫反应增强。

28. Sattler FR, Frame P, Davis R, et al. Comparison of trimetrexate with leucovorin versus trimethoprim-sulfamethoxazole for moderate-severe episodes of *Pneumocystis carinii* pneumonia in patients with AIDS. *J Infect Dis*. 1994;170:165.

对于 $P(A-a)O_2$ 大于 30mmHg 的患者,甲氧苄啶 - 磺胺甲噁唑治疗的疗效优于曲氨曲酸加亮氨酸治疗,但曲美曲酸有较好的耐受性。

29. Schneider MM, Hoepelman AI, Eeftinck Schattenkerk JK, et al. A controlled trial of aerosolized pentamidine or trimethoprim-sulfamethoxazole as primary prophylaxis against *Pneumocystis carinii* pneumonia in patients with human immunodeficiency virus infection. *N Engl J Med*. 1992;327:1836.

11% 的每月雾化吸入戊脒的患者出现首次发作的肺孢子虫肺炎,每天使用 1 次或 2 次甲氧苄啶 - 磺胺甲噁唑的患者未发生肺孢子虫肺炎。

30. Selwyn PA, Pumerantz AS, Durante A, et al. Clinical predictors of *Pneumocystis carinii* pneumonia, bacterial pneumonia and tuberculosis in HIV-infected patients. *AIDS*. 1998;12:885.

入院时,简单的临床变量可用于区分肺结核、PCP 和细菌性肺炎。

31. Shafer RW, Kim DS, Weiss JP, et al. Extrapulmonary tuberculosis in patients with human immunodeficiency virus infection. *Medicine (Baltimore)*. 1991;70:384.

由于 PPD 反应性下降和痰涂片阴性(尽管 90% 的痰最终培养出结核分枝杆菌),诊断往往被延迟。淋巴结、骨髓和肝脏的吸出物即刻产量最高。

32. Staikowsky F, Lafon B, Guidet B, et al. Mechanical ventilation for *Pneumocystis carinii* pneumonia in patients with the acquired immunodeficiency syndrome: is the prognosis really improved? *Chest*. 1993;104:756.

初始治疗 5 天内出现呼吸衰竭的死亡率为 50%,5 天后出现呼吸衰竭的死亡率为 95%。

33. Toma E, Fournier S, Dumont M, et al. Clindamycin/primaquine versus trimethoprim-sulfamethoxazole as primary therapy for *Pneumocystis carinii* pneumonia in AIDS: a randomized, double-blind pilot trial. *Clin Infect Dis*. 1993;17:178.

应用克林霉素 - 伯氨喹联合甲氧苄啶 - 磺胺甲噁唑治疗轻中度 PCP。两种方案的疗效相同,毒性、存活率或复发率无显著差异。

34. Thomas CF, Limper AH. Pneumocystis pneumonia. *N Engl J Med*. 2004;350: 2487 - 2498.

肺囊虫肺炎的综合评论、临床表现、诊断、治疗和疾病的生物学。

35. Visconti E, Ortona E, Mencarini P, et al. Mutations in dihydropteroate synthase gene of Pneumocystis carinii in HIV patients with *Pneumocystis carinii* pneumonia. *Int J Antimicrob Agents*. 2001;18:547 – 551.
   卡氏疟原虫的基因突变是由磺胺法治疗的选择性压力所致。这种突变可能不会转化为更坏的结果或对治疗没有反应。

36. Weverling GJ, Mocroft A, Ledergerber B, et al. Discontinuation of Pneumocystis carinii pneumonia prophylaxis after start of highly active antiretroviral therapy in HIV-1 infection. *Lancet*. 1999;353:1293.
   在中断预防性治疗 247 人年的随访中,CD4 计数的中位数为 270 例,没有病例发生 PCP。几乎所有人都接受过初级预防。

37. White DA, Stover DE. Pulmonary complication of HIV infection. *Clin Chest Med*. 1996;17:621.
   基本上所有与 HIV 相关的肺部疾病有关的主要临床问题的综述。一些章节:卡氏肺孢子虫肺炎;HIV 感染的细菌性并发症;接触合并肺部病的患者。

38. Woldehanna S, Volmink J. Treatment of latent tuberculosis infection in HIV-infected persons. *Cochrane Database Syst Rev*. 2004;(1):CD000171.
   肺结核潜伏感染的治疗进展。

39. Wolff AJ, O'Donnell AE. HIV-related pulmonary infections: a review of the recent literature. Curr Opin Pulm Med. 2003;9:210 – 214.
   作者回顾了一些关于 HIV 相关肺部感染的最新文献。

40. Zuper JP, Calmy A, Evison JM, et al. Pulmonary arterial hypertension related to HIV infection: improved hemodynamics and survival associated with antiretroviral therapy. *Clin Infect Dis*. 2004;38:1178 – 1185.
   抗反转录病毒疗法提高了 HIV 感染的肺动脉高压患者的存活率。

第62章 医院获得性肺炎

Kim M. Kerr

　　医院获得性肺炎（HAP）指入院48小时以后或更长时间获得的肺炎。该定义排除入院时处于潜伏期的肺炎。肺炎是第二大常见的医院获得性感染，与所有院内感染性疾病的高死亡率相关。每1000例医院获得性感染患者中有5～10例HAP，而机械通气患者的发病率增加6～20倍。在患者群体中，肺炎[呼吸机相关性肺炎（VAP）]与高患病率和高死亡率相关，会显著增加患者的住院费用。

　　在免疫功能正常的宿主中，HAP分为早发型和迟发型感染。早发型肺炎于入院后4天内发生，常由社区获得性病原体感染所致，如肺炎链球菌、抗甲氧西林金黄色葡萄球菌和流感嗜血杆菌。特殊的危险因素可导致特定的病原体感染。例如，如果为吸入性肺炎，可考虑厌氧菌、大肠埃希菌、金黄色葡萄球菌。近期胸腹联合手术和异物的存在均会增加厌氧菌肺炎的风险。昏迷、头部外伤、流感、静脉注射毒品、糖尿病或慢性肾衰竭者患金黄色葡萄球菌肺炎的风险增加。皮质类固醇应用易合并真菌、铜绿假单胞菌及一些区域的军团菌肺炎。

　　迟发性肺炎发生于入院4天以后，通常由金黄色葡萄球菌、铜绿假单胞菌、不动杆菌属、肠杆菌属所致。耐药菌，如抗甲氧西林金黄色葡萄球菌（MRSA）、铜绿假单胞菌和鲍曼不动杆菌常见于持续机械通气患者（＞7天）、长期使用抗生素和应用广谱抗生素（三代头孢菌素、喹诺酮类、碳青霉烯类）者。

　　了解HAP的病原学对研究HAP的发病机制很有帮助。在不吸烟的正常宿主中，上呼吸道定植需氧菌及厌氧菌，但声带以下的下呼吸道无病原菌定植。宿主防御机制改变可致下呼吸道潜在病原菌出现。紧随其后是定植及潜在的致命性感染。

　　尽管病原菌可以通过吸入、血行播散及邻近器官播散进入肺，但吸入是有及无气管插管者常见的感染途径。病原体，如铜绿假单胞菌可以直接由气管插管的管道引起感染，然而肠杆菌属通常定植于气管上的口咽部。研究表明,重症监护室(ICU)应用氯己定的口腔护理可显著降低 VAP 的风险。亚组分析认为应用 2% 的氯己定对于心脏外科患者效果良好。

机械通气通常需要人工气道的存在(气管插管及气管切开)。然而,这种气道的存在降低了咳嗽反射的有效性,气道黏液纤毛清除功能下降,可致气道黏膜表面直接损伤,为 ICU 致病菌从外环境进入下呼吸道提供一条直接通路。气管插管表面菌群增殖形成菌膜至末梢气道也可导致 VAP 发生。对于菌膜的新的解决方法包括研发不易黏附的高分子材料来阻止管腔材料的感染或在管腔表面涂抗生素。经气管插管吸痰是病原体进入下呼吸道的另一途径。为了减少气管插管口周围分泌物的数量,可使用特殊的气管内插管,其具有特别设计的单独的腔,可排出声门以下的分泌物。随机试验显示,使用这种技术可以降低 VAP 的发生率。使用这种设备的问题是需要额外的成本和当患者在不同环境进行气管插管时可以获得这种套管(如急诊室、手术室、ICU 和医院病房)。

无创机械通气可减少气管插管和呼吸机相关性肺炎的发生。它具有一定的适应证。气管插管后 5 天之内 VAP 的发病率约为 3%,第 6 ~ 10 天为 2%,10 天以后为 1%。一些研究表明,每天常规暂停连续性静脉镇静及有序断机可缩短机械通气时间。理论上,缩短插管时间可降低 VAP 的发生率,但这些流程未被证实能够降低 VAP 的发生率。

鼻胃管被认为是肺炎的危险因素,可能与胃食管反流及误吸相关。仰卧位也是 VAP 的危险因素,因其增加了机械通气患者误吸及细菌在下呼吸道定植的风险。临床数据表明简单地抬高头部,尤其是对于使用鼻胃管者,将是一个简单有效地降低 VAP 发病率的方式。

胃部定植对 VAP 的作用尚存在争议,多项临床试验之间存在矛盾。争论的重点是 VAP、胃部定植与应激性溃疡预防间的关系。在正常生理状态下,胃部的酸性环境阻止细菌生长。然而,当重症、高龄、应用抑酸药或 H_2 受体拮抗剂时胃酸将减少。黏膜保护剂硫酸铝可在胃酸无变化的情况下防止应激性溃疡的发生。目前已有超过 20 个随机对照多因素分析临床试验试图解决应激性溃疡预防对 VAP 的影响,有多个结论:一些研究认为,硫酸铝凝胶相比 H_2 受体拮抗剂会减少胃部定植及 VAP 发生。硫酸铝是一个相对便宜安全的预防应激性上消化道出血的有效途径。但是,硫酸铝并不像 H_2 受体拮抗剂阻止上消化道出血有效,必须在 VAP 风险降低与潜在的阻止上消化道出血保护性因素减少之间权衡利弊。质子泵抑制剂是否比 H_2 受体拮抗剂在治疗应激性溃疡相关性上消化道大出血时更有效仍不清楚。有限数据表明,应用 H_2 受体拮抗剂和质子泵抑制剂治疗应激性溃疡的 VAP 发生率相似。总之,对于同时降低应激性溃疡和 VAP 风险的最佳药物尚无定论。

尽管胃部定植与 VAP 的作用尚未明确,但证据表明口腔定植常早于气管定植,随后可发展为 VAP。严格的消化道清洁可阻止消化道和口咽部革兰阴性需氧菌和念珠菌定植,而没有改变胃肠道厌氧菌群。一些人建议应用非吸收性抗生素复合物附着于口咽道或鼻胃管,然而其他情况仍需应用短疗程静脉抗生素。一些临床试验表明,选择性清洁消化道可降低下呼吸道感染的风险;然而,对于 VAP 风险无影响。由于注意到应用这种疗法可致耐药菌出现,选择性清洁消化道的方法未用于 VAP 的预防。

尽管一些有力的证据支持预防 VAP 的特殊干预措施,但研究表明危重症护士和医生并不遵循既定的规则。为促进指南执行,许多设备采用“护理包”,这是一系列基于循证医学的干预措施,当整体执行时期望能提高患者的预后。美国健康保健改善学会(IHI)提出一个由 4 部分组成的“呼吸机集束化治疗”(头抬高 30°~45°,每天间断给予镇静药物,每天评估拔管反应,消化性溃疡预防和深静脉血栓预防)。虽然支持这个治疗策略每个组成部分的理论近期遭到质疑,但是在采用这个治疗策略的机构中 VAP 发生率下降。

HAP,尤其是 VAP 的诊断是众多研究的主要目标和热点。人们普遍认为仅依靠临床标准(例如,发热、白细胞增多、气管脓性分泌物、胸片新出现或渐进性渗出性改变)常导致误诊。尚待确定的是“blind”和支气管镜引导的培养技术在 VAP 诊断中的作用。争议中的微生物技术包括:①采集方法的准确性和再现性;②定义肺炎合适的细菌学阈值;③每个程序相关的成本和风险;④技术对临床预后的影响。问题在于评估各种诊断策略时缺乏准确的金标准来比较诊断技术,如气道吸出物定量、肺泡灌洗液定量(BAL)或保护刷标本。甚至实行开胸肺活检后,当基于组织学标准做出肺炎诊断时,不同病理学家之间也有明显差异。

考虑到之前 VAP 定义的主观性,疾病控制中心提出一个 VAP 的新定义,需要日益恶化的氧合的客观证据(需要增加氧气吸入或呼气末正压通气);感染的客观证据(发热、体温过低、白细胞增多或白细胞减少);脓性分泌物和(或)经临床医生获得的阳性微生物学结果。这种标准可改变 VAP

诊断阳性率,但仅用于检测,不用于临床治疗。

由于 HAP 的侵入性诊断技术的重复性、敏感性、特异性仍有许多问题,所以采取传统的做法仍是有必要的。当怀疑为 HAP 时,痰液或气管吸出物标本应进行革兰染色和培养。革兰染色法要求评估痰液质量。在咳出的痰液标本中发现超过 10 个鳞状上皮细胞/低倍镜视野,视为口腔污染。从这些样品中培养的结果是不可靠的。此外,如果痰液标本小于 10 个中性粒细胞/低倍镜视野,可排除肺炎。然而,中性粒细胞的缺乏并不能排除感染的过程,因为抽样误差和白细胞减少等因素会使这一发现产生误导。在气管插管患者中,口咽部分泌物污染很少被关注,但气管内腔细菌定植可混淆微生物学诊断。气管吸出物培养对于检出肺炎致病菌具有很高的敏感性,但特异性不高。将致病菌从定植菌中分离出来十分困难。半定量培养基可以提供分泌物中致病菌的相对数量,但不能区分定植及致病菌。此外,并不是所有单位都可进行半定量培养,许多已经应用抗生素治疗的 HAP 患者的培养结果可能发生改变。怀疑为 HAP 者需进行血培养,合并胸腔积液者可进行胸腔积液分析。从这些无菌体液中分离出致病菌通常可以诊断肺炎。

医院获得性肺炎的治疗应该及时,不应等待微生物学结果。在获得培养结果之前,尽早使用合适的抗生素治疗可明显改善患者的预后。美国胸科协会(ATS)发表的建议是,要考虑到本地区(医院/ICU)的耐药菌,有助于选择适合 HAP 经验性治疗的抗生素。当选择经验性覆盖 HAP 的抗生素时,患者以前使用的抗生素也可考虑。不恰当的经验性抗生素的初始选择常遗漏 MRSA 或革兰阴性菌(铜绿假单胞菌、不动杆菌属、肺炎克雷白菌及肠杆菌属),或导致先前应用的抗生素产生耐药性,其与高死亡率相关。

与 HAP 经验性抗生素方案选择相关的因素包括:①是否存在基本医疗条件;②该患者在医院期间出现 HAP(最早 <4 天,最晚 >4 天)的时间;③特定风险因素存在时感染特定的病原体。ATS 和美国传染病学会(IDSA)指南指出,既往健康的 HAP 患者通常可以用不覆盖假单胞菌的三代头孢菌素或氨苄西林/舒巴坦或喹诺酮类(左氧氟沙星、莫西沙星或环丙沙星)或厄他培南治疗。对于晚期 HAP、重症或有危险因素(耐药病原体)的患者,应予以广谱抗生素治疗以覆盖耐药和致病力强的细菌,如铜绿假单胞菌、不动杆菌属、肺炎克雷白菌(ESBL)、肠杆菌属和 MRSA。在这些情况下,经验性治疗通常包括两种协同抗假单胞菌的抗生素,以及万古霉素或利奈唑胺。如果患者使用抗生素治疗其他感染后不久出现 HAP,应避免选择初始进行经验性治疗时使用的同一类抗生素。了解当地的植物区系的特殊性和医院抗生素敏感性对于选择合适的初始经验性治疗是必不可少的。抗生素覆盖的抗菌谱在初始治疗的 2 ~ 3 天可能变窄,这基于细菌培养、药敏结果及患者对抗生素的反应。尽快调整抗生素治疗对于减少细菌耐药、住院费用和药物不良反应是非常重要的。特定病原微生物的治疗在本书其他章节有所涉及。根据疾病的严重程度、感染病原体和临床反应,治疗的持续时间通常为 7 ~ 14 天。

（于洪志 译　吴琦 审校）

参考文献

1. American Thoracic Society and Infectious Diseases Society of America. Guidelines for the management of adults with hospital-acquired, ventilator-associated, and healthcare-associated pneumonia. *Am J Respir Crit Care Med*. 2005;717;388 – 416.
   关于社区获得性肺炎的流行病学、发病机制、诊断思路和治疗的全面的综述。由 294 篇参考文献支持。
2. Bonten MJ, Gaillard CA, de Leeuw PW, et al. Role of colonization of the upper intestinal tract in the pathogenesis of ventilator-associated pneumonia. *Clin Infect Dis*. 1997;24;309 – 319.
   3. Bouadma L, Wolff M, Lucet JC. Ventilator-associated pneumonia and its prevention. *Curr Opin Infect Dis*. 2012;25;395 – 404.
   对于近期有关呼吸机相关性肺炎的预防措施的文献的一篇极好的评判性综述。
4. Chastre J, Wolff M, Fagon J, et al. Comparison of 8 vs 15 days of antibiotic therapy for ventilator-associated pneumonia in adults. *JAMA*. 2003;290;2588 – 2598.
   401 例呼吸机相关性肺炎（VAP）患者随机分组使用 8 天或 15 天的抗生素。两组的死亡率、感染复发率、机械通气维持时间和 ICU 停留时间无差异。在由非发酵革兰阴性杆菌引起的 VAP 患者中,接受 8 天抗生素治疗的患者的肺部感染复发率高于接受 15 天抗生素治疗的患者。
5. Corley DE, Kirtland SH, Winterbauer RH, et al. Reproducibility of the histologic diagnosis of pneumonia among a panel of four pathologists: analysis of the gold standard. *Chest*. 1997;112;458.
   这项研究对以组织学作为 VAP 诊断的金标准提出了挑战,认为组织学标准做出的肺炎诊断因病理学家而异。

6. Fagon JY, Maillet JM, Novara A. Hospital-acquired pneumonia: methicillin resistance and intensive care unit admission. *Am J Med*. 1998;104:17S.

7. Gerbeaux P, Ledoray V, Boussuges A, et al. Diagnosis of nosocomial pneumonia in mechanically ventilated patients. *Am J Respir Crit Care Med*. 1998;157:76.

在没有肺炎的情况下使用 BAL 得到的结果具有合理的重复性,但是在存在肺炎的情况下,BAL 的结果是不可重复的。

8. Grgurich PE, Hudcova J, Lei Y, et al. Diagnosis of ventilator-associated pneumonia: controversies and working toward a gold standard. *Curr Opin Infect Dis*. 2013;26(2): 140－150.

一篇关于以临床和监控为目的的 VAP 的诊断方面的文献、相关的争议和困境的综述。

9. Hess DR. Noninvasive positive-pressure ventilation and ventilator-associated pneumonia. *Respir Care*. 2005;50:924－929.

一篇关于 12 项随机试验的综述,比较了无创正压通气(NPPV)治疗的患者与气管插管机械通气治疗的患者的肺炎发病率。除一项试验外,其他试验均表明,随机接受 NPPV 治疗患者的肺炎发病率显著降低。

10. Ibrahim EH, Tracy L, Hill C, et al. The occurrence of ventilator-associated pneumonia in a community hospital: risk factors and clinical outcomes. *Chest*. 2001;120: 555－561.

在社区医院的内科和外科 ICU 进行的前瞻性研究。880 例机械通气患者中发生 VAP 的患者占 15%。逻辑回归分析表明,气管切开、多个中心静脉通路、插管和抗酸药的使用与 VAP 的发展独立相关。

11. Iregui M, Ward S, Sherman G, et al. Clinical importance of delays in the initiation of appropriate antibiotic treatment for ventilator-associated pneumonia. *Chest*. 2002; 122:262－268.

30.8% 的 VAP 患者未及时接受合理的抗生素治疗,与更高的死亡率相关[比值比(OR)7.68]。合理治疗不及时的最常见原因是抗生素使用不及时。

12. Kirtland SH, Corley DE, Winterbauer RH, et al. The diagnosis of ventilator-associated pneumonia: a comparison of histologic, microbiologic, and clinical criteria. *Chest*. 1997;112:445－457.

临床标准与组织学肺炎的存在与否不能等同。定量培养[受保护的标本刷(PSB), BAL]不能准确地鉴别组织学肺炎组和非肺炎组。气道吸出物定量在识别同时存在于肺实质中的细菌种类时具有 87% 的敏感性。

13. Kollef MH, Ward S. The influence of mini-BAL cultures on patient outcomes: impli-

cations for the antibiotic management of ventilator-associated pneumonia. *Chest*. 1998;113:412 – 420.

选择恰当的初始抗生素治疗可以降低疑似 VAP 患者的死亡率。初始治疗未合理覆盖的最常见的微生物是对常规的第三代头孢菌素具有耐药性的革兰阴性菌。

14. Kress JP, Pohlman AS, O'Connor MF, et al. Daily interruption of sedative infusions in critically ill patients undergoing mechanical ventilation. *N Eng J Med*. 2000;342: 1471 – 1477.

15. Labeau SO, Van de Vyver K, Brusselaers N, et al. Prevention of ventilator-associated pneumonia with oral antiseptics: a systematic review and meta-analysis. *Lancet Infect Dis*. 2011;11:845 – 854.

16. Liberati A, D'Amico R, Pifferi S, et al. Antibiotic prophylaxis to reduce respiratory tract infections and mortality in adults receiving intensive care. *Cochrane Database Syst Rev*. 2009;(4):CD000022.

关于 36 项比较 ICU 患者呼吸道感染的预防性抗生素试验的综述。联合使用全身和局部抗生素的试验表明,治疗组的呼吸道感染率和死亡率显著降低。在试验中,比较单独应用局部抗菌药物的效果,呼吸道感染显著减少,但总死亡率不降低。

17. Luna CM, Vujacich P, Niederman MS, et al. Impact of BAL data on the therapy and outcome of ventilator-associated pneumonia. *Chest*. 1997;111:676 – 685.

在进行支气管镜检查或得知 BAL 结果之前,不及时进行适当治疗会导致疑似 VAP 患者的死亡率增加。

18. Mehta S, Burry L, Cook D, et al. Daily sedation interruption in mechanically ventilated critically ill patients cared for with a sedation protocol: a randomized controlled trial. *JAMA*. 2012;308:1985 – 1982.

19. Muscedere J, Rewa O, McKechnie K, et al. Subglottic secretion drainage for the prevention of ventilator-associated pneumonia: a systematic review and meta-analysis. *Crit Care Med*. 2011;39:1985 – 1991.

关于 13 项随机临床试验的综述,比较了应用标准的气管导管与声门下分泌物引流管预防呼吸机相关性肺炎的有效性。12 项研究报道了 VAP 患者减少,在荟萃分析中,使用声门下分泌物引流管的 VAP 的整体风险比为 0.55(95% 置信区间为 0.46 ~ 0.66,$P = 0.00001$)。

20. Pilkington KB, Wagstaff MJ, Greenwood JE. Prevention of gastrointestinal bleeding due to stress ulceration: a review of current literature. *Anaesth Intensive Care*. 2012;

40:253 - 259.

21. Pinciroli R, Mietto C, Berra L. Respiratory therapy device modifications to prevent ventilator-associated pneumonia. *Curr Opin Infect Dis*. 2013;26(2):175 - 183.

一篇关于新技术的详细的综述,如在预防 VAP 方面的声门下分泌物引流技术、抗菌涂层、气管内套囊材料和压力控制。

22. Rello J, Olendorf D, Oster G, et al. Epidemiology and outcomes of ventilator-associated pneumonia in a large US database. *Chest*. 2002;122:2115 - 2121.

美国一项包括 842 例 VAP 患者和 2243 例对照受试者的研究。VAP 的发病率为 9.3%;插管和发展为 VAP 平均间隔(3.3 ± 6.6)天。VAP 导致了 ICU /住院时间、机械通气持续时间和住院费用的增加。

23. Rello J, Torres A, Ricart M, et al. Ventilator-associated pneumonia by Staphylococcus aureus: comparison of methicillin-resistant and methicillin-sensitive episodes. *Am J Respir Crit Care Med*. 1994;150:1545 - 1549.

发展为耐甲氧西林金黄色葡萄球菌呼吸机相关性肺炎(MRSA VAP)的危险因素包括既往接受抗生素治疗、类固醇治疗、机械通气超过 6 天、年龄超过 25 岁,以及先前存在慢性阻塞性肺疾病。与 MSSA VAP 患者相比,MRSA VAP 患者发生菌血症的概率更高且预后更差。

24. Trouillet JL, Chastre J, Vuagnat A, et al. Ventilator-associated pneumonia caused by potentially drug-resistant bacteria. *Am J Respir Crit Care Med*. 1998;157:531 - 539.

使用逻辑回归分析,3 个变量被认定为发展成为有潜在耐药细菌的 VAP 的危险因素:机械通气超过 7 天、先前使用抗生素,以及先前使用广谱抗生素。

第63章

哮喘

Timothy D. Bigby, Patricia W. Finn

哮喘的临床特点为可逆性气流受限伴随呼吸困难、咳嗽和咳痰症状。哮喘的病理生理学定义强调生理性气道高反应和病理性气道炎症。

哮喘是世界范围内的常见病。世界卫生组织近期公布全球大约有 300 亿例哮喘患者。哮喘在世界范围内分布不均匀：工业化国家和西方国家的发病率更高。在美国，哮喘影响 25 亿例患者，包括 7 亿多例儿童。哮喘是儿童最常见的慢性病。在美国，城市人口的哮喘发病率高于农村人口，少数人群的发病率更高。流行病学研究表明，尽管哮喘可以在任何年龄发病，但大多数始于儿童时期。至少一半哮喘儿童在成年后可以缓解，但成年型哮喘很少缓解。过去 40 年间，与哮喘有关的发病率、严重程度和死亡率有所增加。原因不明，但城市的生活条件、接触氧化污染物、饮食、营养、被动吸烟、肥胖，甚至目前的治疗方法均与哮喘发病相关。近期西方国家更多关注的是其与现代化之间的关系，包括降低儿童常见传染病发病率、广泛使用抗生素、儿童的体能下降和儿童期肥胖率不断上升。尽管上述很多问题与财富相关，但是在美国哮喘发病率上升最快的为市中心和非洲裔美国儿童（2009 年患病率为 17%，过去 10 年涨幅超过 50%）。

哮喘气道病变的特点是混合的炎性细胞浸润；嗜酸性粒细胞浸润是最显著的特征，但浸润还包括大量不易识别的肥大细胞、中性粒细胞、淋巴细胞和巨噬细胞。炎症改变也与气道上皮细胞和黏液腺增生肥大有关。长期哮喘可与上皮纤维化和平滑肌肥大有关。重症哮喘通常与中性粒细胞占优势的炎症有关。

哮喘的病因尚不清楚。它不是一种单一疾病，而是一种综合征。一个经典的假说指出，所谓内源性哮喘（即部分哮喘没有明显的诱因）可能是神经介导的。然而，尚未在哮喘患者中发现交感神经、副交感神经或肽神经系统的明显异常。β_2 肾上腺素能受体的突变已被阐明，但这些突变对治疗的反应比疾病本身的原因更为重要。大量数据支持吸入和全身抗原介导的过敏性的发病机制。过敏症在幼儿持续性喘息中起到至关重要的作用，可作为哮喘的特征。T 辅助(T_H)2 淋巴细胞逐渐被认为在过敏性甚至所有的哮喘中具有重要作用。重要的细胞因子包括白介素 13、4、5 和 9。自适应、过敏相关性免疫已经显示在哮喘的病原学中发挥关键作用。近期研究表明，自适应和先天新抗原依赖性免疫之间的相互作用也非常重要。该相互作用被认为在增加哮喘发病率中发挥作用。尝试将工业化国家哮喘病例的增加与改善医疗保健和减少儿童传染病之间联系起来，被称为卫生假说。如果卫生确实在哮喘的发展中起作用；它可以通过固有免疫和适应性免疫之间的联系来相互作用。

多项研究已经证明，气道炎症会加重气道高反应性。在某些动物模型中，如果炎症细胞聚集受阻将不会发展为高反应性。目前多数研究认为，尽管炎性细胞聚集的诱因很多，气道炎症是诱导气道高反应的共同途径。炎性细胞也是诱导急性支气管收缩、黏液分泌增多、气道水肿和炎性细胞进一步聚集的介质。炎症环境是复杂的，单一炎性细胞或炎性介质不可能解释哮喘的所有临床特征。尽管哮喘的遗传成分明显存在，它不能由单个基因解释，而是一种复杂的遗传性疾病。因此，哮喘是多基因遗传的，其相关基因表型的表达受到环境因素的显著影响。各种哮喘的候选基因正在研究中。一些非常大的全基因组关联研究表明，哮喘和嗜酸性粒细胞之间的强关联与基因编码的 IL-1RL1 单核苷酸多态性、IL-33 的受体和 IL-33 基因有关。这项研究表明，这些细胞因子及其受体可能发挥至关重要的作用。然而，它们之间的真正联系尚未明确。

发作性气流受限是哮喘的临床特点。然而，两次发作之间症状可以改善或完全缓解。发作期间，症状可以从轻微发展到重度，伴随明显的活动受限和静息下的临床症状。患者可能不会关注气流受限的症状，直到出现中重度急性加重。引起急性发作的详细诱因对随后的治疗至关重要。

2007 年美国哮喘教育和预防项目（NAEPP）专家小组报告Ⅲ，以及 2010 年全球哮喘防治倡议（GINA）按疾病的严重程度分级，可用于确定合适的治疗方法（分级治疗方法）。这些指南受到呼吸和过敏科临床医生的好评。当前 NAEPP 和 GINA 指南与之前的不同之处在于，它们分别包括 6 级和 5 级。分级包括轻度间歇（第 1 级）、轻度持续（第 2 级）、中度持续（第 3 级和第 4 级）和重度持续性疾病（第 5 级）。轻度间歇性哮喘患者仅偶尔存在症状（每周 2 次或更少），肺功能正常，间断使用吸入 β_2 受体激动剂每周不超过 2 次，呼气流量峰值（PEF）轻度变异，患者可以自己测量气流受限。轻度持续性哮喘患者的症状发作频率为每周 2 次以上而小于每天 1 次,急性发作时肺功能可正常,病情加重时 PEF 显著变异。中度持续性哮喘患者活动受限,需要每天使用 β_2 受体激动剂以快速缓解,肺功能异常,PEF 变异率更显著。重度持续性哮喘患者的症状持续显著影响其生活,限制体力活动,并与频繁发作有关。基线肺功能异常,PEF 的变化更剧烈。

详细病史,如发病年龄、发作的频率和严重程度、用药史、住院和先前接受过机械通气治疗,是很重要的资料。了解症状每天的变化也很重要。一些患者主要以夜间症状为主,与不受控制的反流性食管炎、鼻窦炎或咽功能障碍相关联。日常波动也可能由暴露于各种环境因素所致,包括冰冷且干燥的空气、氧化剂污染物、香烟、烟雾、香水、灰尘或工作场所的刺激性物质。工作日症状增加、非工作日改善的情况有职业相关性哮喘的可能性。过敏、特异性反应、湿疹、过敏性鼻炎或鼻息肉的病史,也是引起哮喘的因素。药物过敏或使用非甾体抗炎药(NSAID)出现症状也可能与哮喘相关。对 NSAID 过敏、鼻息肉、哮喘被称为哮喘三联征或 Samter 综合征。应建议哮喘患者避免使用这些药物,严格避免接触使其发生过敏的药物。

有时,咳嗽是哮喘的唯一症状,因此强调鉴别诊断哮喘这种症状的重要性。与哮喘有关的咳嗽可以是干咳,但往往产生浓稠痰液,常形成痰栓。症状恶化时痰液可变为脓性。这可能代表继发性细菌感染,但更经常通过炎性细胞浸润,而不是病毒或细菌引起的继发性感染。脓痰常常包含大量嗜酸性粒细胞,但病情加重可能与痰中性粒细胞相关联。

哮喘体格检查与气道阻塞的客观指标,如实验室检查测得的肺功能相关性较差,这对于临床发现是有用的。无症状的哮喘患者的体格检查结果可能正常;然而用力呼气可闻及喘鸣。轻度支气管痉挛一般仅在呼气相闻及喘鸣音。严重气道阻塞时,呼气相和吸气相均可闻及喘鸣音、呼气时间延长。阻塞更严重时,喘鸣音仅在吸气相闻及,甚至由于空气流动消失听不到呼吸音。当喘息音与其他体检相结合时,能更可靠地评估阻塞的严重程度。通常,吸呼比小于 1:2,但这个比例可以随气道阻塞程度增加至 1:3 或以上。中度至重度急性支气管痉挛患者使用辅助呼吸肌,主动而非被动呼气。明显气道阻塞可出现过度通气、膈肌降低和胸廓前后径增加。奇脉是用于间接描述重度阻塞后跨肺压波动的术语。奇脉是吸气时血压过度下降的表现,不是真正的矛盾。阻塞的程度大致与奇脉相关。奇脉大于 10mmHg 为异常,大于 20mmHg 提示重度阻塞。然而,这项检查已经被取代,但是床旁或家庭 PEF 测量阻塞程度不能替代奇脉。一秒用力呼气量（FEV_1）检测是金标准，但是需在肺功能实验室获得，因此不容易获得。严重用力呼吸时，患者可出现大汗、焦虑、说话不连续。呼吸频率大于 30 次/分和心率 120 次/分以上提示严重的支气管痉挛。情绪激动、神志不清、嗜睡、发绀是恶化的预兆，表明即将发生呼吸衰竭。单侧呼吸音消失可能为黏液堵塞或继发性肺不张，但仍须警惕气胸的可能性。

临床实验室检查用于诊断哮喘的价值有限。经常出现外周血嗜酸粒细胞增加，但很少超过 25%。哮喘血清免疫球蛋白 E（IgE）经常升高，并可检出过敏性哮喘的特异性抗体。血清 IgE 异常升高应注意变应性支气管肺曲霉菌病的可能。同样的，检查痰液或鼻腔分泌物时往往发现嗜酸性粒细胞数量增加。

发生支气管痉挛时行肺功能检查，包括肺活量测定，显示 FEV_1 下降、呼气中期流速降低的气道阻塞。FEV_1 与 FVC 的比率也会降低。发生更严重的阻塞时可出现过度通气，残气量和功能残气量增加，超过肺总量。流量 - 容积环揭示流速减慢、呼气支路凹陷的气道阻塞。哮喘的标志之一是使用支气管扩张剂后气道阻塞部分或完全缓解。这种反应也可以用来衡量治疗的充分性。然而，对一次剂量的支气管扩张剂量无反应，并不能排除可逆的阻塞。此外，目前认识到，哮喘通常与多年渐进肺功能下降相关；据推测，这种下降是由气道重塑相关的固定气道阻塞引起的。不吸烟的哮喘患者的肺一氧化碳弥散能力往往增加。确切机制尚未明确，但认为是与阻塞有关的肺毛细血管血容量增加。PEF 在支气管痉挛期间也会下降，其测量简单、廉价，患者可以自行评估和分析。

气管激发试验可确定气道高反应性。非特异性气道高反应指吸入组胺或醋甲胆碱后支气管收缩。当病史符合，但体格检查和气道阻塞的肺功能证据不足时，非特异性气道高反应性在评估咳嗽或确立哮喘诊断时非常有用。然而，气管激发试验较危险，当存在显著气道阻塞时不应进行。特定变应原刺激的支气管激发试验对特定病例有用。最常用的变应原刺激是运动或冷空气。其他药物（如抗原）特异性气管激发试验应在有经验的专业中心进行。

动脉血气评估对于轻至中度哮喘的治疗通常没有必要。然而其在病情加重时有意义，低氧血症会频繁出现，动脉 PCO_2 通常降低。当气道持续阻塞或重度发作时，患者可出现呼吸肌疲劳，PCO_2 可正常或升高。重度发作时

PCO_2 正常或升高是一个不祥之兆,提示即将发生呼吸衰竭。

在慢性哮喘或没有潜在疾病的患者中,胸部 X 线检查通常是正常的。急性发作期不需要行该检查,除非患者出现发热、咳痰、胸痛、白细胞增多或存在气压伤。严重的急性发作时可出现肺过度充气。

哮喘的诊断主要依据临床发现;实验室检查数据多作为辅助或验证。非吸烟患者有间断发作喘息史、体检时有喘鸣,强烈提示哮喘。应排除其他原因引起的喘鸣。确诊通常依据肺功能测定,显示气道阻塞(FEV_1 / FVC 比值小于 70%,合并或不合并 FEV_1 显著下降),使用支气管扩张剂后正常或显著提高。如果肺功能检查是正常的,应行用力呼气后重复测量,哮喘患者通常 FEV_1 下降。如果肺功能检查仍然正常,应考虑行支气管激发试验。患者也可行连续肺功能检测(或 PEF 监测)来评估气道阻塞的变化。

并非所有喘息患者均存在哮喘。在急性和慢性发作时需考虑其他的诊断。上呼吸道阻塞、气管软化,以及气管或支气管肿块都可表现为哮喘。这些疾病经体检常发现喘鸣或局灶性哮鸣,流量 – 容积环存在气流受限。临床上,喉部(声带)功能障碍可能无法与哮喘鉴别,这种疾病是由呼吸时声带对合不当引起的,可以通过言语疗法成功治愈。喉功能障碍常被误诊,严重时按推测的重症哮喘给予全身皮质类固醇进行治疗。流量 – 容积环显示呼气流量正常或接近正常,吸气支气流受限。声带功能障碍可直接经喉镜确诊。

慢性固定型气道阻塞(如肺气肿或慢性支气管炎)可有急性发作性喘息,往往与其疾病加重有关。这些患者急性加重时出现气道高反应或加重。在过去,这种情况被称为喘息性支气管炎。患者有吸烟史、支气管扩张剂治疗效果不佳、肺功能示阻塞性通气不可逆等特点可用于与哮喘患者相鉴别。急性支气管炎也可能发展为气道高反应性,常与病毒性呼吸道感染有关。大多数患者有一过性症状,可自行缓解,但小部分有可能发展为持续性临床哮喘。同样,其他呼吸道感染与喘息有关,部分患者可发展为持续性哮喘。左心衰竭、肺栓子、过敏性肺炎、结节病、淋巴管平滑肌瘤病、肺蠕虫感染也应纳入考虑。嗜酸性血管炎(Churg – Strauss 综合征)也可以表现为哮喘,其血管炎症状或表现可能被使用皮质类固醇所掩蔽,但这些患者的嗜酸性粒细胞计数非常高($> 10\,000/\mu L$)。

2007 年 NAEPP 指南将哮喘管理的目标改为专注于损害和风险。预防损害包括:①预防症状;②减少短效药物的使用;③保持肺功能尽可能接近正常;④维持正常活动水平;⑤满足患者"期望"。降低风险的目标包括：①预防发作和需要紧急护理;②避免肺部功能丧失;③通过最佳药物治疗,避免药物的不良作用。2010 年 GINA 指南治疗哮喘的关键部分包括:①加强医患关系;②确定并减少危险因素的暴露;③评估、治疗和监控;④病情加重的管理。

患者/医生合作关系的发展是获得最佳哮喘治疗的关键。因此,患者教育是最重要的非药物干预。对哮喘及其治疗的全面了解促使患者积极参与护理、识别潜在的问题、获得早期治疗、避免病情加重导致住院治疗。应该强调正确使用计量吸入器(MDI)和"间隔"器(即连接至计量吸入器,提高气雾递送至远端肺效率的简单设备)。经济、便携的峰值流量仪对中、重度持续性哮喘患者具有重要价值。每天监测 PEF 可提供简单、定量和可重复气流阻塞参数,可监测气道功能和疾病的早期变化。在基线和稳定后测量肺活量,记录患者个人最佳功能状态,应每 1～2 年重复测定以评估气道功能。最佳哮喘管理是根据患者症状和 PEF 值,为其提供书面计划,指导其采取措施。书面形式的计划和详细说明可在多个网站获得,是有效预防和早期干预急性发作的关键。

成功的哮喘长期管理是具有挑战性的。降低风险包括识别和减少吸入性变应原、职业和刺激物的暴露。应询问患者是否接触宠物、尘螨、蟑螂、室内霉菌和室外变应原。患者应该避免接触变应原,或至少减少暴露于特定变应原。若不能确定持续性哮喘患者是否有过敏史,可以进行皮肤测试。如果检测变应原和症状之间有明显的关系,且避免变应原后使用常规药物仍无法控制症状,可考虑免疫治疗。所有哮喘患者均应避免吸烟或暴露于二手烟。儿童特别容易受到烟雾暴露伤害。重症持续性哮喘、鼻息肉,以及对阿司匹林或其他非甾体抗炎药过敏的患者,由于会出现致命性的急性发作,需特别注意避免使用。对这些药物亚临床过敏也很常见,所以哮喘患者应尽可能避免接触这些药物。患者也应避免非选择性 β 受体阻滞剂,包括局部眼科用药,因为这些药物可潜在地引起病情加重。持续性哮喘患者应每年接种流感疫苗。目前对于成人哮喘,疾病预防中心推荐接种肺炎球菌疫苗。仔细地评估和治疗伴随疾病(如慢性鼻炎、慢性鼻窦炎、声带功能障碍和胃食管反流病)可以缓解特别难以控制的哮喘症状。

哮喘药物分为快速缓解(急救)和长期(控制)的药物。快速缓解药物可迅速扭转气流阻塞并缓解症状,包括短效 β_2 受体激动剂、抗胆碱药和全身皮质类固醇(皮质类固醇最快的效果是 8 小时内上调 β_2 受体)。长期药物治疗,即每天使用以缓解持续性哮喘的症状,包括皮质类固醇、长效 β_2 激动剂(LABA)、白三烯调节剂、茶碱、奈多罗米和色甘酸钠。使用抗 IgE 治疗对于那些没有达到控制、降低成本的患者有益,更方便治疗。抗胆碱药在哮喘中的治疗作用目前正在通过吸入长效抗胆碱能药研究进行重新评估。

目前指南建议根据患者的病情和未来风险阶梯式增加或减少药物治疗。虽然 2007 年 NAEPP 指南确定了 6 级以反映吸入性皮质类固醇变化剂量(低、中、高)和抗 IgE 抗体在严重疾病中的适应证,而后 2010 年 GINA 指南将其合并为 5 步。

对于轻度间歇性哮喘,主要的药物治疗是给予吸入性短效 β_2 受体激动剂,症状发作时使用,无须每天服用长期控制药物。单独使用这种药物患者的哮喘未得到充分控制,被认为是持续性哮喘。轻度持续性哮喘在某种程度上是指每周使用 2 次以上吸入性 β_2 受体激动剂以缓解症状(GINA,2010 年 12 月)。持续性哮喘患者除了按需吸入短效 β_2 激动剂,还需进行长期控制药物治疗。可选择的控制药物是吸入性低剂量皮质类固醇(相当于每天 8 ~ 10 喷倍氯米松)。大量研究表明,吸入性皮质类固醇可产生临床相关的长期副作用,包括发音困难、囊下白内障和骨质疏松症。使用间隔装置、吸入后漱口可减少局部副作用和全身性吸收。长期吸入皮质类固醇,可能导致骨矿物质含量降低。出于这个考虑,医生应考虑为绝经后女性补充钙剂和维生素 D。对于不能或不愿意使用吸入性皮质类固醇的患者,可使用白三烯调节剂或茶碱替代。奈多罗米药物、色甘酸钠和奈多罗米的可用性有限。作为一线用药,这些药物比吸入性皮质类固醇的效果差,特定情况(见下文)除外。美国联邦药物管理局已发出警告,LABA 不应被视为一种吸入性皮质类固醇,或是缺乏吸入性皮质类固醇情况下的替代品,因为其可增加疾病恶化的风险。已观察到罕见但可测死亡率增加与 LABA 有关。

治疗中度持续性哮喘(GINA 3 级)患者的新建议是每天吸入低剂量皮质类固醇联合吸入性长效 β_2 受体激动剂。这是基于调查研究年龄超过 12 岁的哮喘患儿和成人的科学证据,显示这些患者可以从联合吸入治疗上获益。这种方法优于增加吸入性皮质类固醇的剂量。此外,中剂量吸入性皮质类固醇可以作为单一疗法,但这种方法的临床效果较差(NAEPP,2007;GINA,2010)。患者仍然存在不能控制(GINA 4 级)的症状,吸入性皮质类固醇可提高到中剂量(相当于每天 16 喷倍氯米松)或高剂量(相当于每天 24 喷倍氯米松),这可能是最经济的,但联合治疗可能比单独增加皮质类固醇更有效。在这些患者中,也可以考虑使用抗 IgE 抗体,如奥马珠单抗治疗。

重度持续性哮喘患者吸入大剂量皮质类固醇和其他长期控制治疗不能有效控制症状,可能需要口服皮质类固醇治疗。但由于全身性皮质类固醇有严重的长期副作用,故应尽力提高这些患者的环境控制并尝试将全身性皮质类固醇剂量降到最低。接受长期口服皮质类固醇的患者,除在极少数情况下不应超过每天一次,只要有可能应首选隔日疗法。同时应密切监测药物的不良反应。所有 4 级和 5 级患者应该就诊哮喘专科。有时,严重持续性哮喘患者尽管每天应用全身性皮质类固醇,可能仍无法充分控制。经过仔细重新评估和药物的最大剂量调整,可考虑细胞毒性或免疫抑制治疗。这只能由使用过这种药物的专家进行考虑。

书面自我管理计划,特别是中度或重度持续性哮喘患者对自己的病情有较好的基本了解,既对慢性病的管理有帮助,又可以在哮喘急性发作时发挥作用。通常急性发作期的最初计划是增加吸入性短效 β_2 受体激动剂的剂量和次数。异丙托溴铵与短效 β_2 受体激动剂联用可增强支气管扩张的效果。若出现脓性痰伴发热,需及早就医以评估伴发肺炎的可能。然而,加重时可见脓性分泌物,往往是由于炎症累及气道,与感染无关。不推荐使用抗生素治疗急性哮喘发作,除非合并感染性疾病,如细菌性肺炎或疑似细菌性鼻窦炎。如果增加吸入性 β_2 受体激动剂的剂量,症状仍不缓解,早期给予全身性皮质类固醇干预是关键,应始终与医生保持联系。典型的流程是开始使用泼尼松 40~60mg/d,10~14 天逐渐减量。如果总疗程为 14 天以内,剂量可以迅速减少和停止。然而,如果患者病情严重或频繁加重或之前使用过皮质类固醇,可能需要更长时间逐渐减量,以避免治疗失败或再住院。当口服皮质类固醇剂量减少到泼尼松 20mg/d 或等效剂量时,序贯吸入皮质类固醇为宜。通常哮喘急性发作时应停止使用吸入性皮质类固醇,因为药物可通过刺激加重支气管痉挛。吸入性皮质类固醇最常见的是悬浮液制剂而非溶液制剂。该问题在近年来开始重新评估;一些吸入性皮质类固醇在急性期重期可能有效。当症状改善后,与急性加重相关的生理异常仍然存在,因此症状缓解后强化治疗和密切随访应持续很长时间。

哮喘持续状态是致命的,其特征是药物治疗不能缓解的持续、严重的气道阻塞。这些患者总是寻求急诊救治。初始治疗应包括吸氧、高剂量、多次吸入 β_2 受体激动剂。由于临床反应延迟(如 6~8 小时),应早期应用全身皮质类固醇。使用小容量喷雾器、计量吸入器或雾化器连续给药都是吸入 β_2 受体激动剂有效的方法；然而大量研究表明，有储物罐的 MDI 比喷雾器更有效、更合算。MDI 的储物罐对无法主动吸气配合 MDI 的成年人尤为重要。过去，β-激动剂采取皮下注射；这样毒性更大，并不比气溶胶途径获益更多。通常使用的皮质类固醇剂量约为每 6 小时 60mg。给予高剂量的潜在并发症包括低钾血症、高血糖症、急性中枢神经症状改变、高血压和外周水肿。不推荐静脉注射茶碱，许多研究表明使用茶碱并不会增加支气管扩张作用，但其毒性会增加。一次或两次静脉注射硫酸镁对于治疗哮喘持续状态的效果尚可，可为其他治疗争取时间，进而避免插管。吸入性氦气和与氦-氧气混合物作为短时策略同样有效，因为其流变性能降低呼吸做功。

　　在急性加重期，即使尽力治疗，患者也可能出现呼吸衰竭。仅有高碳酸血症不需要插管，一些情况下可通过面罩无创机械通气有效治疗。我们的目标是争取时间使药物发挥作用。当出现峰值流速 <150L/min、奇脉（>20mmHg）、胸腹矛盾运动，尽管吸氧后仍有低氧血症或 $PaCO_2$ 进行性升高表明可能进展至呼吸衰竭，需要经气管插管和采取机械通气治疗。

　　对于需要插管和机械通气的患者，应输注生理盐水以减轻正压通气后经常出现的低血压。硫喷妥钠、依托咪酯、麻醉剂、氯胺酮和苯二氮䓬类药物都可以安全地用于镇静或急性哮喘患者气管插管时的麻醉。安全插管的患者可能需要麻醉和使用琥珀酰胆碱；酸中毒患者应密切监测高钾血症的风险。联合使用非去极化神经肌肉阻断剂和全身皮质类固醇可能会引起肌病和严重的外周肌无力，因此应谨慎使用。

　　一旦患者插管，应密切监测潮气量、峰值流速和吸呼比，以尽量减少气压伤和过度通气等机械通气的显著风险。阿片类镇静药物、苯二氮䓬或异丙酚是必需的，以方便人机同步。为了尽量降低内源性呼气末正压（PEEP），可通过增加吸气流量和降低呼吸频率使呼气有效时间最大化。通过减少潮气量增加呼气时间也可能是必要的。反之，在一些患者中，允许高碳酸血症有助于避免急剧升高的气道压力。发生高碳酸血症时可以允许使用静脉碳酸氢钠部分中和呼吸性酸中毒，但必须谨慎使用，以保持动脉的 pH 值大于 7.20。通常情况下，MDI 治疗需要在更短的时间间隔内使用较高剂量的吸入性 β_2 激动剂和异丙托溴铵，这是因为可能发生严重的支气管痉挛，以及气雾剂通过呼吸管路作用效率降低。监测气道平台压力梯度和内源性 PEEP 可能有助于评估支气管痉挛和对治疗的反应。这些患者应该接受口服皮质类固醇(至少4~6周)维持治疗,逐渐减量至不低于20mg/d,前往医院就诊,最好是哮喘专科。

一些特殊的情况下需要考虑哮喘。运动性哮喘很常见,尤其对于年轻的哮喘患者,往往可以在运动前使用吸入性短效 β_2 受体激动剂控制症状。对于持续的症状,应考虑定期给予 LABA 或白三烯调节剂。尽管使用吸入性皮质类固醇仍持续出现夜间症状,需要采取长效 LABA、白三烯调节剂或茶碱治疗。阿司匹林致敏性哮喘患者通常有中度至重度症状,且难以控制。白三烯可发挥非常重要的作用,应重点考虑在这些患者中使用白三烯调节剂。

哮喘是妊娠期最常见的潜在严重疾病。妊娠期间未控制的哮喘可导致母亲和胎儿出现并发症。哮喘和妊娠问题工作组近期的一份报告发现,在治疗过程中,担心药物治疗对胎儿的作用,是妊娠期间哮喘治疗的主要问题。妊娠患者通常经验性使用吸入性 β_2 受体激动剂和茶碱;然而,皮质类固醇和抗胆碱能药已被安全使用。因此,妊娠期哮喘患者的治疗应与非妊娠患者一样积极看待。最近的大型研究开始关注妊娠女性使用口服皮质类固醇和茶碱的问题,已经观察到该人群早产的风险会增加。特别强调关注非药物措施以避免哮喘诱发因素,包括吸烟和吸入二手烟,这对母亲和胎儿是有害的。哮喘治疗应包括监测胎儿生长、母亲症状和肺功能。所有妊娠期哮喘患者应进行肺功能检查;判断严重性的最好指标是 FEV_1,并且不会因妊娠而显著改变。中度或重度哮喘患者应每天测量两次 PEF,在每次产前检查时将结果告知医生。妊娠的头3个月后,患者应注射流感疫苗。

妊娠期哮喘的基本管理与非妊娠患者相似,也基于哮喘的严重程度分级。如果患者哮喘超过轻度间歇,推荐抗炎疗法。如果选择吸入性皮质类固醇,倍氯米松是首选。治疗妊娠期重症哮喘急性发作的直接目标是纠正低氧血症、缓解支气管痉挛、避免产妇精疲力竭或呼吸衰竭、降低胎儿发病率和死亡率。急性发作期的管理包括吸氧以维持最低氧分压(>60mmHg,血氧饱和度 >95%)、吸入 β_2 受体激动剂和短期使用全身皮质类固醇。在阵痛和分娩期间,为减少抑制肾上腺皮质的风险,应给予需要长效全身皮质类固醇治疗的患者氢化可的松。

哮喘患者有在术中和术后合并呼吸系统并发症的风险,包括由插管引起的急性支气管痉挛和低氧血症。因此,哮喘患者应在术前进行评估,包括了解症状和药物使用情况、肺功能测量和促进肺功能改善的方法。皮质类固醇的短期应用是必要的。因此,建议手术当天给予过去 6 个月中使用过全身性皮质类固醇 2 周以上的患者氢化可的松(每 8 小时 100mg)静脉注射,术后 24 小时内迅速减量。

哮喘专家应该加入严重持续性哮喘、中度持续性哮喘及曾发生过致命性哮喘加重患者的治疗管理。

(李莉 译　吴琦 审校)

参考文献

1. National Asthma Education and Prevention Program. *Expert Panel Report* 3: *Guidelines for the Diagnosis and Management of Asthma.* Bethesda, MD: National Institutes of Health, National Heart, Lung, and Blood Institute; 2007. http://www. nhlbi. nih. gov/guidelines/asthma/asthgdln. htm. Updated 2007. Accessed August 6, 2011.

    这是目前 NIH 诊断和治疗哮喘的指南。其内容非常好,但篇幅很长。可以使用更简略的版本。

2. Global Initiative for Asthma. *Global Strategy for Asthma Management and Prevention.* 2010. http://www. ginasthma. org/guidelines-gina-report-global-strategy-for-asthma. html. Updated 2010. Accessed August 6, 2011.

    这是当前世界卫生组织的指南,它更新了 NIH 指南的许多内容,但与 NIH 是共同协作的。它更简短,更实用。

3. Blake KV, Hoppe M, Harman E, et al. Relative amount of albuterol delivered to lung receptors from a metered-dose inhaler and nebulizer solution: bioassay by histamine bronchoprovocation. *Chest.* 1992;101(2):309 – 315.

    一项研究解决了 MDI 与雾化器递送 β_2 激动剂的有效性问题。这些作者使用组胺支气管激发来评估递送系统。他们发现 10 喷 MDI 相当于 2.5mg 的雾化溶液。该研究表明,在急性哮喘急性发作期间需要使用更高剂量的 MDI(传统方法,但价值不变)。

4. Busse WW, Lemanske RF Jr, Gern JE. Role of viral respiratory infections in asthma and asthma exacerbations. *Lancet.* 2010;376(9743):826 – 834. PMCID: 2972660.

    关于哮喘病毒的权威和临床相关综述。

5. Busse WW, Morgan WJ, Gergen PJ, et al. Randomized trial of omalizumab (Anti-IgE) for asthma in inner-city children. *N Engl J Med.* 2011;364(11):1005 – 1015.

    目前关于在一个已经显著发展的地区的儿童中使用抗 IgE 治疗的一篇综述。

6. Chapman KR, Verbeek PR, White JG, et al. Effect of a short course of prednisone in the prevention of early relapse after the emergency room treatment of acute asthma. *N Engl J Med*. 1991;324(12):788 –794.

一篇经典论文,描述了为预防需要紧急治疗的急性复发而使用口服皮质类固醇的价值。

7. Corren J, Lemanske RF, Hanania NA, et al. Lebrikizumab treatment in adults with asthma. *N Engl J Med*. 2011;365(12):1088 – 1098.

一份初步报告,检验了抗 IL – 33 抗体在成人哮喘治疗中的潜在价值。

8. Ege MJ, Mayer M, Normand AC, et al. Exposure to environmental microorganisms and childhood asthma. *N Engl J Med*. 2011;364(8):701 –709.

一份关于农场多种微生物暴露的确切报道,在儿童早期可减少儿童哮喘的发生。

9. Finkelman FD, Hogan SP, Hershey GK, et al. Importance of cytokines in murine allergic airway disease and human asthma. *J Immunol*. 2010;184(4):1663 – 1674.

一份缜密的综述,关于哮喘中的细胞因子的动物研究及其在人体研究中的验证。

10. Gold DR. Environmental tobacco smoke, indoor allergens, and childhood asthma. *Environ Health Perspect*. 2000;108(suppl 4):643 –651. PMCID:1637671.

关于烟草烟雾对哮喘进展的重要影响的综述。

11. Grainge CL, Lau LC, Ward JA, et al. Effect of bronchoconstriction on airway remodeling in asthma. *N Engl J Med*. 2011;364(21):2006 –2015.

一项具有争议的研究,暗示机械力在哮喘气道重塑进展方面的作用。

12. Idris AH, McDermott MF, Raucci JC, et al. Emergency department treatment of severe asthma:metered-dose inhaler plus holding chamber is equivalent in effectiveness to nebulizer. *Chest*. 1993;103(3):665 –672.

这篇经典论文是一篇早期的论文,证明了带有间隔物的定量吸入器在急性加重患者治疗中是有效的,并且解决了剂量当量的问题。

13. Kim HY, DeKruyff RH, Umetsu DT. The many paths to asthma:phenotype shaped by innate and adaptive immunity. *Nat Immunol*. 2010; 11 (7): 577 – 584. PMCID:3114595.

一篇关于先天性和适应性免疫之间的关系及其在过敏性哮喘中的重要性的学术综述。

14. Lange P, Parner J, Vestbo J, et al. A 15 – year follow-up study of ventilatory function in adults with asthma. *N Engl J Med*. 1998;339(17):1194 –1200.

一项具有里程碑意义的研究,表明哮喘患者肺功能加速丧失。

15. Lazarus SC. Clinical practice:emergency treatment of asthma. *N Engl J Med*. 2010;

363(8):755-764.

关于急性哮喘急性发作时护理的一篇出色的最新综述。

16. Lemanske RF Jr, Mauger DT, Sorkness CA, et al. Step-up therapy for children with uncontrolled asthma receiving inhaled corticosteroids. *N Engl J Med*. 2010; 362 (11):975-985. PMCID:2989902.

一项缜密的研究表明,儿童的阶梯治疗可能很复杂,需要仔细考虑长效 β-激动剂的替代方案。

17. Lin RY, Pesola GR, Bakalchuk L, et al. Superiority of ipratropium plus albuterol over albuterol alone in the emergency department management of adult asthma: a randomized clinical trial. *Ann Emerg Med*. 1998;31(2):208-213.

一项重要的早期研究,证明了抗胆碱能药物在哮喘急性发作治疗中的价值。

18. Littenberg B, Gluck EH. A controlled trial of methylprednisolone in the emergency treatment of acute asthma. *N Engl J Med*. 1986;314(3):150-152.

一项具有里程碑意义的研究,证明了早期全身应用皮质类固醇干预在急性哮喘急性发作治疗中的价值。

19. Mapp CE, Boschetto P, Maestrelli P, et al. Occupational asthma. *Am J Respir Crit Care Med*.2005;172(3):280-305.

一项最新的关于职业相关性哮喘的极佳的综述。

20. Martinez FD. The origins of asthma and chronic obstructive pulmonary disease in early life. *Proc Am Thorac Soc*. 2009;6(3):272-277. PMCID: 2677402.

对数据的综述,表明哮喘的发展是遗传和早期生活事件的结果。作者还综述了哮喘导致生命后期不可逆转的气道阻塞的数据。建议早期干预以防止这种情况发生。

21. Morris MJ, Christopher KL. Diagnostic criteria for the classification of vocal cord dysfunction. *Chest*. 2010;138(5):1213-1223.

一篇关于声带功能障碍的最新的综述,来自第一份报道的作者之一。

22. Murphy VE, Gibson PG. Asthma in pregnancy. *Clin Chest Med*. 2011;32(1):93-110, ix.

一个未得到充分讨论的常见的、重要的话题,值得阅读。

23. Peters SP, Kunselman SJ, Icitovic N, et al. Tiotropium bromide step-up therapy for adults with uncontrolled asthma. *N Engl J Med*. 2010;363(18):1715-1726.

一篇具有挑战性的论文,其提供的数据表明我们可能已经在我们中间采用了替代的阶梯疗法。

24. Price D, Musgrave SD, Shepstone L, et al. Leukotriene antagonists as first-line or

add-on asthma-controller therapy. *N Engl J Med.* 2011;364;1695 – 1707.

自 20 世纪 90 年代以来,在市场上出现的一类药物的潜在的新指征。

25. Reddel HK, Barnes DJ. Pharmacological strategies for self-management of asthma exacerbations. *Eur Respir J.* 2006;28(1):182 – 199.

自我管理战略未得到充分利用。这篇论文对该主题以及为什么医生应该更充分利用它进行了充分的论述。

26. Rodrigo GJ, Neffen H, Castro-Rodriguez JA. Efficacy and safety of subcutaneous omalizumab vs placebo as add-on therapy to corticosteroids for children and adults with asthma: a systematic review. *Chest.* 2011;139:28 – 35.

该研究是针对抗 IgE 治疗的扩大适应证。必须考虑成本和临床疗效。

27. Sleiman PM, Flory J, Imielinski M, et al. Variants of DENND1B associated with asthma in children. *N Engl J Med.* 2010;362(1):36 – 44.

在全基因组关联研究中检测到的另一种潜在的哮喘基因似乎对非洲人后裔具有重要意义。

28. Stevenson DD, Szczeklik A. Clinical and pathologic perspectives on aspirin sensitivity and asthma. *J Allergy Clin Immunol.* 2006;118(4):773 – 786; quiz 87 – 88.

两位世界专家对阿司匹林敏感性哮喘的综述。

29. Ververeli K, Chipps B. Oral corticosteroid-sparing effects of inhaled corticosteroids in the treatment of persistent and acute asthma. *Ann Allergy Asthma Immunol.* 2004;92(5):512 – 522.

一篇关于吸入性皮质类固醇的许多价值的重要提醒。

30. Woodcock A, Forster L, Matthews E, et al. Control of exposure to mite allergen and allergen-impermeable bed covers for adults with asthma. *N Engl J Med.* 2003;349(3):225 – 236.

一项完成得很好的研究表明,环境控制在过敏性哮喘治疗中并不像我们想象得那么有效,部分原因可能是它很难完成。

第64章 慢性阻塞性肺疾病:定义和流行病学

Andrew L. Ries

慢性阻塞性肺疾病(COPD)是一组以气流受限为特征的肺部疾病,气流受限不完全可逆,呈进行性发展。气流受限通常与肺脏对有害颗粒或气体的异常炎症反应相关,主要由吸烟所致。

从病理学角度来看,慢性支气管炎和肺气肿的发病部位明显不同,前者局限于气道,后者主要位于肺实质。从临床角度难以鉴别的原因包括:①两者可能共存于同一患者,单纯的慢性支气管炎和肺气肿少见;②两者经肺活量测定都显示以呼气气流受限为特点;③两者通常表现为同一症状,如劳力性呼吸困难;④许多慢性支气管炎或肺气肿患者存在气道高反应性(哮喘、急性可逆性气道疾病),导致其更难区分。面对这样的复杂性,不难理解临床医生通常将慢性呼气气流受限疾病归入 COPD。

尽管如此,区分慢性支气管炎和肺气肿,或者至少明确具体病变的严重程度具有明显的优点,这些特征对于治疗的选择和疾病自然病程的分析具有重要意义,会影响患者预后。近期研究表明,黏液腺肥大和黏液分泌过多都是慢性支气管炎的标志,而不是导致气流受限的主要因素。尽管吸烟的主导作用明确,但区分慢性支气管炎与肺气肿的病理也是必要的。

慢性支气管炎和肺气肿的混淆因各种科学团体、不同研究和不同国家的定义各异而变得更加复杂。在定义慢性支气管炎和肺气肿时,可参考以下三个方面:病理学方法、临床诊断、生理学方法。事实上,上述三个方面都在使用。这并不奇怪,因为患者存活时病理学证据不易获得(或恰当的);提供区别的生理学方法还没有普遍应用;当病理学与生理学方法都无法获得时可尝试临床诊断。

慢性支气管炎一直在临床水平定义。最广泛使用的定义来自美国胸科学会,其将慢性支气管炎定义为"临床特点黏液分泌过多……慢性或周期性的咳嗽……一年中至少 3 个月、连续不少于 2 年",现在已经知道这个临床定义存在严重的缺陷。首先有类似表现的其他疾病必须被排除,如支气管扩张、肺结核、肺脓肿,以哮喘或肺气肿为主的患者可能适用这个定义。最后,许多病理或生理性慢性支气管炎患者可能不符合这个定义(例如,无咳嗽)。

从病理学定义慢性支气管炎相对容易。慢性支气管炎的病理标志是大气道黏膜下黏液腺增生和过度增大,支气管腺体厚度与支气管壁厚(里德指数)的比值增加。小气道(细支气管直径<2mm)也可受累,表现为黏液栓、纤维变性、狭窄及杯状细胞增生、炎症细胞浸润。由于没有肺实质改变,这些气道表现被认为是单纯的慢性支气管炎。

由于病理学证据不能常规应用,尝试使病理数据与生理测试产生联系。经过生理测试,单纯慢性支气管炎患者能够得到诊断。

(1)肺总量(TLC)相对正常,残气量(RV)和功能残气量(FRC)升高。

(2)一定程度的呼气和吸气气流受限(因为气道管腔狭窄双相气流均异常)。

(3)吸入支气管扩张剂后气流受限不可逆。

(4)因通气-血流比例失调,导致气体交换异常,引起低氧血症。重度患者可出现高碳酸血症。

(5)一氧化碳弥散能力正常。

与慢性支气管炎的临床描述相比,肺气肿从解剖学和病理学角度被定义。美国胸科学会的定义被广泛使用,当"终末细支气管异常扩张造成肺结构的改变,伴随破坏性肺泡壁的变化"肺气肿即存在。因此,单纯的肺气肿是一种肺实质疾病,不累及支气管。近年来,高分辨率计算机断层扫描基于肺解剖学改变诊断肺气肿。

在病理学方面,肺气肿以肺小叶内局限性肺泡壁的破坏为特点,从肺门到终末细支气管远端包括呼吸细支气管、肺泡管、肺泡囊和肺泡。根据受累部位,肺气肿从病理上分为肺泡近端部分受累的小叶中心型(肺泡近端)和全部肺泡结构受累的全小叶型。

尚无肺气肿的临床定义,如果确实存在,用力呼吸困难的历史性发现将成为主导。

在生理学方面,单纯肺气肿患者的特征如下:

(1)肺容量增加,换句话说,FRC、RV和RV/TLC增加。在疾病早期,肺活量可能正常(伴随RV和TLC升高)。对于病情相对严重的患者,因胸廓限制导致 TLC 增加受限,VC 与 RV 的升高成比例下降。利用气体扩散技术(如氦稀释、氮冲刷)测量肺容积,由于有效通气量下降,可能低估肺气肿患者的肺容积,最好使用人体体积描记仪检测。

(2)明显的呼吸气流受限常伴随吸入气体潴留,这可以在流量容积曲线上呈现,表现为吸气流速正常而呼气流速严重下降。

(3)呼气受限不能通过吸入支气管扩张剂立即改善。

(4)血管弹性下降(如 TLC 和其他肺容积中胸腔压力下降)和顺应性增加(如胸腔压力的微小改变与肺容积明显增加相关)。这种改变与肺泡壁的生理性破坏相关,是肺气肿的标志。

(5)尽管之前肺功能测试可能异常,但气体交换可能正常。

(6)一氧化碳弥散功能下降。

因此,在某种意义上,慢性支气管炎和肺气肿以单纯形式存在,它们可以相互区分开来,也可以通过反映病理情况的生理测试与哮喘相区分。实际上,正如前文所述,两者常共存,在疾病晚期尤其明显。

对于哮喘本身是否属于 COPD 的一部分尚存在争议。非特异性气道高反应性作为吸烟者发展为 COPD 的危险因素(荷兰假说)。喘息性支气管炎被认为是 COPD 的流行病学特征之一。哮喘可能导致慢性气流受限,应该包括在 COPD 的临床范围内。

COPD 是致死、致残的主要原因。因为其发病隐匿,患者出现临床症状之前会有一个很长的潜伏期,官方统计数据低估了其发病率和死亡率。截至 1990 年,COPD 在美国死亡原因中位居第四。2008 年,COPD 作为病因已造成超过 141 000 例患者死亡。1980—2000 年,COPD 女性患者的死亡率从20.1/10 万急剧增加到 56.7/10 万,而男性患者的死亡率从 73.0/10 万急剧增加至 82.6/10 万。此外,在 2000 年,女性死于 COPD 的数量第一次超过男性。值得注意的是,COPD 的死亡率被严重低估,因为许多与 COPD 相关的死亡被归咎于其他原因。1998 年,列在死亡证明上的 COPD 患者尽管有严重的疾病,但只有 45% 的患者死亡的直接原因被证实是 COPD。因此,COPD可能比公认的死亡原因更重要。

在美国,基于慢性支气管炎或肺气肿的自我报告,25 岁以上成人 COPD的患病率约为 6%。使用大样本问卷调查和体格检查,包括肺功能测试,第三次全国健康和营养调查(NHANES Ⅲ)发现 1988—1994 美国具有气流受限的成年患者约有 14%。类似的结果也在国际研究中被报道。在发展中国家,COPD 也越来越多地被看作重要的健康问题。

COPD 发病率的影响大于死亡率。在 2000 年,约 800 万例 COPD 患者在医院门诊随访,约 150 万例患者在急诊就诊,726 000 例患者住院。基于伤残调整生命年的原因,1996 年慢性阻塞性肺疾病估计在男性中居第 8 位,在女性中居第 7 位。在世界范围内,慢性阻塞性肺疾病作为导致 DALY 的原因从1990 年的第 12 位上升至 2020 年的第 5 位。

流行病学研究认为两个主要的症状具有不同的危险因素和病史。通常肺气肿的形成与吸烟密切相关。患者出现阻塞性气流受限之前,病情可隐匿很多年,仅出现轻微症状,随后几年出现临床症状且逐渐加重,发病率和死亡率较高。COPD 的第二种形式,即慢性喘息型支气管炎,与特异性反应、高血清免疫球蛋白 E(IgE)和气道高反应性有关。吸烟不是患者出现阻塞性气流受限的独立危险因素,但吸烟会增加风险。喘息型支气管炎药物治疗效果和预后较好,比肺气肿类型生存期更长。

吸烟是 COPD 患者的主要危险因素。然而,目前认识到超过 1/4 的COPD 患者不吸烟。与不吸烟者相比,吸烟者患 COPD 的风险增加 10 倍。男女患病风险相同。此前慢性阻塞性肺疾病更常见于男性,因为他们的吸烟率更高;然而,这种疾病现在无性别差异,反映出男性和女性的吸烟率相近。

重要的个体敏感性差异已被发现,宿主因素发挥了重要作用。只有10% ~15% 的吸烟者发展为典型的阻塞性肺疾病。在易感人群中,吸烟数量与肺功能急速下降相关。因为健康肺储备功能强大,疾病通常无特异性,直到疾病晚期。

除了吸烟之外,其他危险因素包括环境接触粉尘、气体和废气、营养不良、传染病早期、哮喘和气道高反应性。非吸烟者暴露在吸烟的室内环境中(二手烟)与呼吸道感染和儿童患病风险增加及肺功能变化相关。然而,被动吸烟是否导致阻塞性肺疾病尚未明确。

一种关于肺气肿发病机制的理论认为是由肺蛋白酶与抗蛋白酶失衡所致,这两种酶的作用分别是促进肺破坏和保护肺免遭破坏。人中性粒细胞弹性蛋白酶由中性粒细胞的颗粒细胞分泌,颗粒细胞在吞噬作用、刺激后反应及趋化作用和细胞凋亡时分泌。吸烟有害气体可以促进以下物质释放:

①肺泡巨噬细胞释放粒细胞趋化因子;②中性粒细胞释放人中性粒细胞弹性蛋白酶。人中性粒细胞弹性蛋白酶的活性可以被血清蛋白 α_1-抗胰蛋白酶抑制。α_1-抗胰蛋白酶由肝脏合成,经血液进入肺泡。肺气肿患者的蛋白酶/抗蛋白酶学说使肺气肿患者 α_1-抗胰蛋白酶严重缺乏进一步得到证实。α_1-抗胰蛋白酶是一种球蛋白,能有效抑制多种蛋白酶,包括胰蛋白酶和弹性蛋白酶。假说认为弹性蛋白酶主要由多形核白细胞和肺泡巨噬细胞分泌;当其大量分泌时与下呼吸道感染相关。当 α_1-抗胰蛋白酶存在时,弹性蛋白酶被抑制;当 α_1-抗胰蛋白酶缺乏时,释放的弹性蛋白酶对肺脏造成破坏。

α_1-抗胰蛋白酶基因缺乏为常染色体隐性遗传,Pi MM 是其常见表型,Pi ZZ 是最常见的纯合子缺乏表型。尽管杂合子 α_1-抗胰蛋白酶减少,其发病率未明显增加。在先天性肺气肿患者中,肺解剖结构改变在下肺野多于上肺野。1/2000 以下的个体存在 α_1-抗胰蛋白酶严重缺乏。90% 以上的人口(绝大多数的肺气肿患者)为常见的 MM 表型,α_1-抗胰蛋白酶血清学水平正常。然而,酶-抑制剂平衡的理论也同样适用于其他肺气肿患者。这种假设通过经肺血管注入木瓜蛋白酶、弹性蛋白酶和白细胞匀浆诱发的肺气肿动物模型被证实。证据表明,α_1-抗胰蛋白酶缺乏的患者肺泡中存在蛋白酶抗蛋白酶失衡,这种失衡可以通过静脉内注射 α_1-抗胰蛋白酶被修复,更增加了这种假说的信服力,也同时表明一种氧化剂(包括烟雾中的有害气体)可抑制 α_1-抗胰蛋白酶活性,使其无法抑制弹性蛋白酶及其他蛋白水解酶的活性。

应该注意的是,"肺气肿"一词同样适用于几种肺过度膨胀而肺泡壁未破坏的情况,包括先天性大叶性肺气肿,其肺叶过度通气(通常位于左上叶),可能危及生命。病理可发现单个或多个过度通气的肺叶。代偿性肺气肿适用于毁损肺、破坏及肺叶切除术后残留的肺组织。大气道部分阻塞虽会引发肺泡过度通气,但不能引起肺气肿的组织学改变,"老年性肺气肿"一词适用于因年龄增加导致的肺代偿性过度充气,表现为 RV:TLC 比率增加,又被称为肺老化。

(华静娜　译　吴琦　审校)

参考文献

1. Celli BR, MacNee W; committee members of ATS/ERS Task Force. Standards for the diagnosis and treatment of patients with COPD: a summary of the ATS/ERS position paper. *Eur Respir J*. 2004;23:932 – 946.
   美国胸科学会和欧洲呼吸学会联合发布官方声明,更新了 COPD 诊断和治疗的官方实践指南。该文档的在线版本可在 www. thoracic. org/copd 上获得。

2. Rabe KF, Anzueto A, Barnes PJ, et al. Global strategy for the diagnosis, management, and prevention of chronic obstructive pulmonary disease: GOLD executive summary. *Am J Respir Crit Care Med*. 2007;176:532 – 555.
   由 NHLBI 和世界卫生组织(WHO)共同发起的国际循证审查,为诊断和管理提供指南,其是提高人们对 COPD 全球流行的认识的重大举措。完整的在线资源可在 www. goldcopd. com 上获得。

3. Similowski T, Whitelaw WA, Derenne J-P, eds. *Clinical Management of Chronic Obstructive Pulmonary Disease*. New York, NY: Marcel Dekker; 2002.
   肺生物学健康与疾病系列研究的参考文献和资源。关于 COPD 的发病机制、诊断和管理相关的许多主题的全面综述。

4. Snider GL. Nosology for our day: its application to chronic obstructive pulmonary disease. *Am J Respir Crit Care Med*. 2003;167:678 – 683.
   COPD 术语和定义的精彩总结。

5. Snider GL. Emphysema: the first two centuries—and beyond. A historical overview, with suggestions for future research: Part 1. *Am Rev Respir Dis*. 1992;146(5, pt 1): 1334 – 1344.
   J. Burns Amberson 的精彩讲座,对肺气肿的历史和发病机制进行了详细的综述。

6. Snider GL. Emphysema: the first two centuries—and beyond. A historical overview, with suggestions for future research: Part 2. *Am Rev Respir Dis*. 1992;146(6):1615 – 1622.
   J. Burns Amberson 的精彩讲座,对肺气肿的历史和发病机制进行了详细的综述。

7. Fishman AP. One hundred years of chronic obstructive pulmonary disease. *Am J Respir Crit Care Med*. 2005;171:941 – 948.
   对 COPD 历史的精彩回顾。

8. Fletcher CM, Peto R. The natural history of chronic airflow obstruction. *Br Med J*. 1977;1:1645 – 1648.
   针对伦敦工人进行的经典流行病学研究表明,非吸烟者的第 1 秒用力呼气容积

（FEV₁）逐渐降低,而易感吸烟者的 FEV₁ 迅速降低。

9. Burrows B. Epidemiologic evidence for different types of chronic airflow obstruction. *Am Rev Respir Dis*. 1991;143:1452.

关于阻塞性气道疾病的图森流行病学研究报道,人口样本为 1971—1972 年的 1467 人。其提出至少有两种不同类型的 COPD:慢性哮喘性支气管炎和常见形式的肺气肿性 COPD。

10. Mannino DM. The epidemiology and economics of chronic obstructive pulmonary disease. *Proc Am Thorac Soc*. 2007;4:502 - 506.

最近的关于 COPD 流行病学、发病率、死亡率和费用的总结。

11. Mannino DM, Buist SA. Global burden of COPD: risk factors, prevalence, and future trends. *Lancet*. 2007;370:765 - 773.

关于 COPD 的全球性影响和未来不断增长的趋势的讨论。

12. Centers for Disease Control and Prevention. Chronic obstructive pulmonary disease surveillance—United States, 1971 - 2000. *MMWR Surveill Summ*. 2002;51(SS06): 1 - 16.

疾病控制和预防中心(CDC)报道的过去 30 年的 COPD 趋势。

13. Centers for Disease Control and Prevention. Deaths: preliminary data for 2008. *Natl Vital Stat Rep*. 2010;59:1 - 71.

最近的 CDC 死亡率数据。

14. Lamprecht B, McBurnie MA, Vollmer WM, et al. COPD in never smokers: results from the population-based burden of obstructive lung disease study. *Chest*. 2011;139: 752 - 763.

来自 14 个国家,基于人群的 BOLD 研究结果显示,大约 6% 的从不吸烟者患有不可逆的气道阻塞,并且超过 25% 的 COPD 发生在从不吸烟的人群中。

15. Fang X, Wang X, Bai C. COPD in China: the burden and importance of proper management. *Chest*. 2011;139:920 - 929.

关于中国 COPD 的患病率、死亡率、疾病负担、危险因素、诊断和管理的已知信息的综述。其报道的 COPD 患病率为 5% ~ 13% 。COPD 被列为城市地区第 4 大死亡原因,在农村地区为第 3 大死亡原因。

16. Eriksson S. Pulmonary emphysema and alpha-1-antitrypsin deficiency. *Acta Med Scand*. 1964;17:197.

17. Eriksson S. A 30-year perspective on α1-antitrypsin deficiency. *Chest*. 1996; 110:237S.

综合征(11)的最初描述和来自 α1 - 抗胰蛋白酶缺乏综合征的发现者的最近的

观点(12)。

18. American Thoracic Society. Guidelines for the approach to the patient with severe hereditary α1-antitrypsin deficiency. Am Rev Respir Dis. 1989;140:1494 – 1497.

美国胸科协会的官方声明,描述了 α1 – 抗胰蛋白酶缺乏症患者的背景、诊断和治疗。

19. DeMeo DL, Silverman EK. Genetics of chronic obstructive pulmonary disease. Semin Respir Crit Care Med. 2003;24:151 – 159.

关于 COPD 遗传学的当前知识的简要总结,强调易感性和异质性的可变性。α1 – 抗胰蛋白酶的缺乏是迄今为止唯一被证实的遗传风险。

第65章 慢性阻塞性肺疾病:临床和实验室表现、病理生理学和预后

Andrew L. Ries

慢性阻塞性肺疾病(COPD)通常在中年以后出现。虽然 COPD 以气道阻塞和呼气气流减少为主要特征,但我们逐渐认识到它是一种引起全身炎症,继而导致显著肺外表现的全身性疾病。

呼吸困难是患者就医并得到诊断的标志性症状。一份详细的劳力后发作的呼吸困难、伴或不伴咳嗽、咳痰的病史,或反复肺部感染史,常为诊断提供线索。

由于该疾病是慢性、进行性的过程,且肺脏有强大的储备功能,所以有多年吸烟史的患者在出现临床症状前有一个长期"无症状"的临床前阶段,直到出现活动后呼吸困难。这可能归因于"变老"或"身材走样"。在这个阶段,可检测到呼气流速降低。随后,患者可能因冬天感冒后恢复缓慢等原因而就诊,疾病往往在此时发作;事实上,这些事件只是让患者意识到自己的临床症状,如压倒骆驼的最后一根稻草。

在疾病早期,咳嗽是一种常见的症状,常被认为是"吸烟者的咳嗽",并产生黏液性痰。患者常有反复呼吸道感染史伴咳嗽、脓痰增加及呼吸困难。患者可能会注意到自己需要更长的时间才能恢复。

一些 COPD 患者出现异常的气体交换,导致低氧血症和高碳酸血症。低氧血症可引起认知、人格的改变,红细胞增多症和发绀。慢性高碳酸血症可引起头痛,特别是起床时,还可引起嗜睡。运动时,动脉氧分压从静息水平出现明显的、不可预知的变化。很多患者活动后动脉血氧分压降低;其他患者则不改变或增加。

体格检查时最大呼气流量甚至在疾病早期就会出现明显降低,因此评估高风险人群(例如,吸烟者)的最大呼气流量有重要意义。在疾病早期,检查结果可能正常,但随后用力呼气时可检测到呼气延长或喘息。这可以通过一种有用的筛查呼气阻力试验——用力呼气时间来简单评估。在该操作中,患者深吸一口气后尽最大的努力呼出。医生将听诊器听头放在胸骨上

切迹气管前方,并记录直到气流停止所用的时间。正常人可以在 4 秒内完全呼气。用力呼气时间大于 6 秒,表示显著的呼气阻力。

其他 COPD 体征经常直到疾病发展到中、重度才表现出来。肺过度充气可导致胸廓前后径增加和膈肌低平伴呼吸幅度减小。膈肌低平加重了辅助呼吸肌(颈部和肋间肌肉)的负担,增大了上胸部呼吸运动幅度。严重过度充气时,膈肌甚至会反向隆起并反常运动——吸气时向上,呼气时向下。该现象在患者取平卧位时最易观察,即吸气相时患者肋下区和腹部向内运动。发生重度肺气肿时,由于气流减少和肺过度充气,呼吸音降低。肺动脉高压和右心衰竭(例如,外周水肿和肝淤血)的体征一般在疾病后期才会出现。

COPD 的重要诊断特征是气道狭窄,导致气道阻力增加,引起呼气气流减少。肺活量是测量最大气流标准的肺功能测试,它相对简单、可靠,并具有可重复性。它可检测气道阻塞的严重程度,对疾病的分期和预后非常有用。第一秒用力呼气量(FEV$_1$)除以用力肺活量(FVC),即 FEV$_1$:FVC 的比值减少是阻塞的衡量标准。FEV$_1$ 是衡量疾病严重程度的最佳指标;它与运动耐量和生存率有关。其他呼气气流的检测也对疾病评估有一定帮助。

肺容量、残气量、功能残气量增加,有时伴有肺总容量的增加,表明肺过度充气。这些测试可以辅助肺活量一起确诊。肺气肿引起肺总容积的增加比其他阻塞性疾病更明显,还伴有一氧化碳弥散量(D$_{LCO}$)降低,主要原因是肺泡-毛细血管的表面积损失。然而,D$_{LCO}$ 对肺气肿既无特异性,也不敏感。

胸片对 COPD 的诊断或分期作用有限;在疾病早期,胸片可能表现正常。它们主要用来排查可引起类似症状的其他肺实质或心血管疾病。严重的肺气肿在胸片上可显示为肺过度膨胀、膈肌低平,侧位片表现为在胸骨后间隙(至心前)增宽。由于肺大疱形成和缺乏血管影,肺气肿也可表现为透过度升高。高分辨率 CT 对于反映肺气肿的病理表征及其分布有一定作用。

动脉血气分析可以揭示低氧血症和高碳酸血症,特别是在疾病后期。气体交换异常和其他肺功能指标间的关系并不密切。在运动、睡眠或体位变化时,低氧血症可加重。

在疾病早期,心电图通常是正常的;后期会出现右心改变的表现,包括电轴右偏、右胸导联(V$_1$ 和 V$_2$)R 波升高、P 波高尖(肺型 P 波)。这些变化与肺动脉高压的程度关系不大。

COPD 的两种临床类型的特征最初是由 Dornholst 描述的:红喘型(A 型或气肿型)和紫肿型(B 型或支气管炎型)。A 型患者通常有严重的呼吸困难,咳嗽、咳痰少。此类患者通常偏瘦、出现桶状胸,动脉血气分析显示无或仅有轻度低氧血症(如粉红色、无发绀),动脉血二氧化碳分压正常或偏低(如用力喘息)。B 型患者通常有慢性支气管炎史,有咳嗽、咳痰、反复发作的呼吸道感染。劳力性呼吸困难是此类患者一个突出的症状,但常呈阵发性发作。在查体时,患者往往超重、发绀(蓝色),并因右心衰竭出现体位性水肿、颈静脉扩张、肝大(水肿)。肺部听诊表现为弥漫性呼气相和吸气相干啰音。动脉血气分析表现为严重低氧血症和 CO_2 潴留所致高碳酸血症(反映了低通气)。这些差异可能反映在通气 - 灌注的不匹配和呼吸中枢驱动的变化。

在临床实践中,大多数 COPD 患者同时存在 A 型和 B 型表现,是介于这两个极端之间的混合。此外,许多 COPD 患者存在哮喘的一个因素(即可逆性气道阻塞伴支气管痉挛)。如前文所述,COPD 流行病学研究表明这两类主要症状,即肺气肿和慢性喘息性支气管炎,具有不同的危险因素和预后。

肺气肿的病理生理基础是慢性进展性肺泡破裂、肺弹性丧失和机械性呼气气流阻塞的结果。如果不出现急性疾病(如感染、麻醉、镇静、左心衰竭)时,患者逐渐变得气短、活动减少和憔悴,这个过程可持续很多年。急性呼吸衰竭的出现通常是一个恶化的表现,因为该症状通常在晚期时(如当出现严重肺实质破坏时)出现。

另一方面,患有明显支气管炎、喘息性疾病的患者因间断恶化和气道高反应性往往发作更频繁。这类患者往往对药物治疗反应明显,预后较好。

周期性加重是 COPD 的一个重要方面,对自然病程和疾病的进展有重要影响。我们将呼吸困难、咳嗽、咳痰症状的加重称为周期性恶化三联征。反复发作可能会加速肺功能下降。疾病加重后患者常恢复缓慢,且恢复不到与原来缓解期相同的水平。

(华静娜 译　吴琦 审校)

参考文献

1. Anthonisen NR, Wright EC, Hodgkin JE. Prognosis in chronic obstructive pulmonary disease. *Am Rev Respir Dis*. 1986;133:14 - 20.
美国国立卫生研究院对 985 例慢性阻塞性肺疾病患者进行为期 3 年的随访,即进行正压呼吸试验。年龄和 FEV_1 是死亡率的最佳预测因子。

2. Bates DV. The fate of the chronic bronchitic: a report of the ten-year follow-up in the Canadian Department of Veterans' Affairs coordinated study of chronic bronchitis. *Am Rev Respir Dis*. 1963;108:1043.

在大约 10% 的吸烟者中,其肺功能恶化的速度快于正常的下降速度。这种加速恶化可以发生在没有胸部感染的情况下。

3. Burrows B, Bloom JW, Traver GA, et al. The course and prognosis of different forms of chronic airways obstruction in a sample from the general population. *N Engl J Med*. 1987;317:1309.

无哮喘病史的非特应性吸烟者的 10 年死亡率接近 60%,相比之下,在特应性或患有已知哮喘的非吸烟者中,这一比例为 15%。对于 FEV_1 的平均下降速率,前者为每年 70mL,后者少于每年 5mL。

4. Postma DS, Burema J, Gimeno F, et al. Prognosis in severe chronic obstructive pulmonary disease. *Am Rev Respir Dis*. 1979;119:357.

129 例患者(初始 FEV_1 < 1000mL) 5 年和 10 年累计生存率分别为 69% 和 40%。最佳生存指标为吸入支气管扩张剂后每年 FEV_1 下降和 FEV_1 增加。

5. Renzetti AD, McClement JH, Citt BD. The VA cooperative study of pulmonary function, III: mortality in relation to respiratory function in chronic obstructive lung disease. *Am J Med*. 1968;44:115.

生理异常程度与死亡率有极好的相关性。中高海拔地区的患者的高死亡率也很明显。

6. Peto R, Speizer FE, Cochrane AL, et al. The relevance in adults of airflow obstruction, but not of mucus hypersecretion, to mortality from chronic lung disease. *Am Rev Respir Dis*. 1983;128:491.

一项针对 2718 例英国男性的研究。在初始气流阻塞情况相似的男性中,死亡率与初始黏液高分泌无关。

7. Fletcher C, Peto R, Tinker C, et al. *The Natural History of Chronic Bronchitis and Emphysema*. London, England: Oxford University Press; 1976.

一项对近 800 例工人进行的重要前瞻性研究。作者强调 COPD 和黏液分泌过多是吸烟的两种独立后果。

8. Nussbaumer-Ochsner Y, Rabe KF. Systemic manifestations of COPD. *Chest*. 2011;139:165 – 173.

关于慢性阻塞性肺疾病从单纯肺部疾病向全身性疾病转变的观点的概述。

9. Celli BR, Cote CG, Marin JM, et al. The body-mass index, airflow obstruction, dyspnea, and exercise capacity index in chronic obstructive pulmonary disease. *N Engl J Med*.

2004;350:1005 – 1012.

BODE 指数的描述和发展,一个比 FEV₁ 能更好地预测慢性阻塞性肺疾病患者的死亡风险的简单分级系统被发现。

10. Murphy TF, Sethi S. Bacterial infection in chronic obstructive pulmonary disease. *Am Rev Respir Dis*. 1992;146:1067.

一篇关于细菌感染在 COPD 中作为危险因素、急性加重的原因和肺损伤促进因子的作用的全面综述。

11. O'Connor GT, Sparrow D, Weiss ST. The role of allergy and nonspecific airway hyperresponsiveness in the pathogenesis of chronic obstructive pulmonary disease. *Am Rev Respir Dis*. 1989;140:225.

这是一篇关于过敏和气道高反应性作为慢性阻塞性肺疾病发展的危险因素及其对治疗和预后的影响的优秀综述。

12. Parker DR, O'Connor GT, Sparrow D, et al. The relationship of nonspecific airway responsive? ness and atopy to the rate of decline of lung function. *Am Rev Respir Dis*. 1990;141:589.

在 790 例被调查的 40 ~ 79 岁男性中,以醋甲胆碱测试的气道反应与 FEV₁ 快速下降有联系。这种联系在皮肤测试阴性的吸烟者中比较紧密,不支持特异性皮肤病和 FEV₁ 下降之间的关系。

13. MacNee W. Pathophysiology of cor pulmonale in chronic obstructive pulmonary disease. *Am J Respir Crit Care Med*. 1994;150:833, 1158.

两部分最先进的关于慢性阻塞性肺疾病合并右心衰竭的发病机制的综述,包括讨论评估心血管功能和管理的技术。

14. Washko GR. Diagnostic imaging in COPD. *Semin Respir Crit Care Med*. 2010;31:276 – 285.

影像学检查在慢性阻塞性肺疾病中的作用综述。

15. Hogg JC, Macklem PT, Thurlbeck WM. Site and nature of obstruction in chronic obstructive lung disease. *N Engl J Med*. 1968;278:1355.

阻塞的主要部位是小气道。

16. Niewoehner DE. The impact of severe exacerbations on quality of life and the clinical course of chronic obstructive pulmonary disease. *Am J Med*. 2006;119:S38 – S45.

17. Wedzicha JA, Seemungal TAR. COPD exacerbations: defining their cause and prevention. *Lancet*. 2007;370:786 – 796.

参考文献 16 和参考文献 17 回顾了急性加重对慢性阻塞性肺疾病进展和自然史的重要性。

第66章 慢性阻塞性肺疾病：管理

Andrew L. Ries

慢性阻塞性肺疾病（COPD）是一种慢性、进行性、不完全可逆的疾病，因此管理的主要目标是针对减缓疾病进展和减少并发症的发生提出预防保健策略。次要目标是改善症状和功能，治疗可逆性症状。最理想的管理应根据疾病的阶段而定。对于轻度至中度患者，早检查、早诊断和咨询相关预防保健的策略很重要。对于中度至严重患者还需行对症治疗。

根据慢性阻塞性肺疾病全球倡议（GOLD）国际指南，分期、治疗应基于以下两方面：反映呼气流量阻塞的肺功能证据（如根据 FEV_1 占预测值的百分比分为 GOLD 1 ~ 4 级）和评估症状的标准化问卷。若根据肺功能结果划分为相同的疾病等级，应考虑给予出现多种症状的患者更多的治疗。

指导患者及其家庭成员与医生合作，积极参与患者管理是一个重要的方面，它影响其他目标的实现。对疾病有充分了解并主动参与的患者能配合医生工作，将疾病控制在一定水平；相反，对疾病不了解、被动的患者则不能很好地控制疾病。

大多数 COPD 患者曾有吸烟史或现在仍在吸烟。无论疾病处于什么阶段，控烟行为都是必要的。戒烟会减缓 FEV_1 的下降速度，减少咳嗽和咳痰症状。当然肺功能越差，这方面的影响越小。因此，早期检测 COPD 并实行戒烟应被重视，特别是对于有高风险的吸烟者。医生在患者的生活和工作中树立一个不吸烟的榜样有重要作用。医生的建议对诱导和维持吸烟者戒烟是重要且有效的。一些研究表明，医生花几分钟询问患者吸烟情况并建议其戒烟可以使 1 年戒烟率达到 10% ~ 20%。此外，采用其他方式，如全面的戒烟计划、尼古丁替代疗法（口香糖、贴片、喷鼻剂或吸入剂）、给予安非他酮或可乐定（口服或贴片）可以使主动戒烟患者的长期戒烟率达到 50%。

肺部感染是 COPD 患者最常见的并发症。每年都需要进行预防接种流感疫苗，接种时间最好是在初秋。肺炎疫苗（含 23 种血清型荚膜多糖）应该接种一次或两次（对于 <65 岁第一次接种疫苗的人群）。随着有效抗病毒药物的出现（例如，金刚烷胺），特别是在流感流行期间，可以考虑将其用于

COPD 患者。

　　另一个预防的方法是评估患者的职业性 – 环境空气污染物暴露情况，如果可能的话，应消除或减少职业暴露。预防并发症的最后手段是避免使用损害患者肺功能的治疗和药物。COPD 患者往往是多重用药的受害者。为了避免这个问题，我们应在采取治疗前仔细考虑各种治疗（药物、氧气或机械装置）的风险与受益。不断总结治疗方案，剔除那些无效的，特别是有慢性毒性的方案。

　　COPD 患者的药物治疗是针对其气道阻塞的可逆性部分，并控制分泌物。支气管扩张剂包括交感 β 受体激动剂、抗胆碱能药物和甲基黄嘌呤（不常用）、茶碱，常用于改善症状、扩张气道。患者是否应用支气管扩张剂不能由其短期内对支气管扩张剂的反应而决定，实验证实许多短期使用无效的患者，经长期正规治疗会获益。气道高反应性在 COPD 患者中很常见，长期使用支气管扩张剂治疗可防止吸入刺激物引起的气道狭窄。而且，这些药物还有扩张支气管以外的作用。如果长效支气管扩张剂用于维持治疗，那么抢救治疗则需要使用速效制剂。

　　我们常用的是拟交感神经的支气管扩张剂。新一代 β_2 激动剂选择性更高、作用时间更长，较老一代非选择性制剂的副作用小。除了扩张支气管外，β – 受体激动剂还具有降低气道高反应性和增强黏液纤毛清除的功能。心动过速和骨骼肌震颤是其最常见的副作用。

　　抗胆碱能药物对治疗 COPD 有显著功效。虽然它扩张支气管的作用多年来已被认识到，但具有选择性且副作用小的新型制剂增加了它们的应用。它们是通过抑制由胆碱能介导的支气管肌紧张而起到扩张支气管的作用。研究证实这些药物对大气道的作用更显著，故特别适合于 COPD 患者。它们可以与 β_2 受体激动剂联合使用。目前速效和长效制剂均可获得。

　　β 受体激动剂和抗胆碱能药物的最佳给药方法是通过使用一个定量吸入器（MDI）吸入，它比通过口服或其他全身给药方式扩张支气管作用更好、副作用更少。若使用得当，MDI 可与液体雾化器同样有效，却比其价格便宜，可用于危急的情况。外接储物罐可以帮助那些使用 MDI 有困难的人，尤其是儿童和老年人。适当的技巧是 MDI 使用的关键。所有患者都应了解并按以下几个关键步骤使用 MDI：①摇动吸入器，拆下盖子，并保持竖直；②呼气至功能残气量或以下；③将吸入器置于嘴边 2～4cm

的位置;④口含吸嘴缓慢地深吸气;⑤屏气 5～10 秒;⑥缓慢呼气;⑦再喷下一次前至少等待 1 分钟。

茶碱制剂治疗 COPD 已应用多年,但由于中毒量和治疗量之间差异很小,频频出现中毒问题,同时新的选择性高的支气管扩张剂出现,使它们的应用减少。茶碱扩张支气管的机制仍不明确。茶碱具有其他潜在的有益作用,如改善膈肌功能、减少呼吸困难、增加黏液纤毛清除功能及刺激呼吸动力。由于个体代谢差异,以及许多影响代谢的因素(例如,西咪替丁、红霉素、环丙沙星),进行长期治疗的患者必须监测血药浓度。目标治疗浓度通常是 $10～20\mu g/mL$,浓度远低于 $20\mu g/mL$ 时可出现轻微的副作用,如震颤、失眠、易怒,以及胃肠道不适。血药浓度更高时会出现更严重的副作用,包括呕吐、心律失常、低血压、癫痫发作。老年患者对其毒性更敏感。

皮质类固醇对一些 COPD 患者有益。长期使用糖皮质激素的并发症是众所周知的,如果可能的话,应尽量避免长期使用全身皮质类固醇。一项荟萃分析了 16 例稳定期患者口服激素治疗的临床试验发现,相对于安慰剂,约 10% 使用激素患者的 FEV_1 改善了 20%。许多使用皮质类固醇的患者表示主观症状改善,但长期使用激素有许多严重的副作用。对于单独使用标准剂量的支气管扩张剂不能控制症状的患者,可试用小剂量的皮质类固醇。晨起顿服泼尼松($20～40mg$)5～7 天是一种典型的起始用法。若肺功能和症状有显著的改善,治疗应持续几周。若长期使用,剂量应尽可能小,以减少副作用。

吸入性激素比全身激素更安全,但其对 COPD 的有效性尚未明确,使用时最好通过隔离装置以减少其在口腔沉积。几个多中心临床试验评估了吸入性皮质类固醇在 COPD 治疗中的作用。有一些证据表明,尽管吸入性皮质类固醇没有改善肺功能,但它会有相关的临床受益,如减少急性加重和住院治疗。发音困难和上气道鹅口疮是吸入性皮质类固醇最常见的不良后果。然而,长期使用这些药物,特别是剂量较高时,也可能会产生全身性的副作用(例如,囊下白内障和骨密度下降)。

对于有慢性咳嗽和咳痰的患者,控制分泌物的技巧很重要。应鼓励患者每天喝几杯水,但不必过量。还应该指导他们掌握控制咳嗽的技巧,先进行一次深吸气,保持屏息几秒钟,然后咳嗽两三次。对于痰量较多的患者,体位引流是有效的治疗。使用化痰剂稀释分泌物并促进其排出是有争议的。从理论上讲,药物治疗如口服碘甘油、雾化吸入乙酰半胱氨酸,或最新的重组人脱氧核糖核酸酶能有效稀释浓稠的黏液性分泌物。这是否会产生生理性或症状的改善仍不清楚。止咳治疗一般是不推荐的,因为咳嗽是一种重要的保护机制。

COPD 急性加重会引起不良反应,可能会导致肺功能不可逆的进一步损失。大多数情况是由感染引起的,由于特定的细菌病原体常无法被识别,痰培养和涂片用处不大。由于黏液纤毛清除功能受损,有效咳嗽减少,分泌物会积聚在肺的某些部位难以清除。急性加重时,当患者痰色改变和痰量增加,通常需要抗生素治疗。许多急性支气管炎病例在无痰培养的情况下,大概需要一个疗程(7～10 天)的抗生素经验用药。口服抗生素通常选择能覆盖呼吸道定植的病原体,包括肺炎链球菌、流感嗜血杆菌、卡他莫拉菌。大多数研究表明,急性加重期使用抗生素可获益,总结归纳老的抗生素,包括磺胺甲基异恶唑－甲氧苄啶、氨苄西林、阿莫西林－克拉维酸、四环素或红霉素。新的药物如大环内酯类和氟喹诺酮类是否更有效,目前尚不清楚。短疗程(14 天)的全身性糖皮激素也常用于急性加重期的治疗。

现已证明,严重低氧血症患者行氧疗能提高生存率,并降低右心衰竭、红细胞增多症和心理－精神障碍等的发病率。显示非低氧血症或仅在一定条件下(例如,运动、睡眠)才发生低氧血症的患者补充氧气可获益的确切文献较少。两个多中心临床试验的结果(一个在英国,一个在美国)表明,静息状态下有显著低氧血症[动脉氧分压≤55mmHg 或氧饱和度(SO_2)≤88%]的患者需要长期氧疗。对于动脉血氧分压为 56～59mmHg 的患者,如存在红细胞增多症(血细胞比容≥55)或肺心病,需要氧疗。长期治疗的决定应仅针对稳定期患者,最佳治疗至少 30 天。患者从急性期恢复并稳定一段时间后,在进行这种昂贵治疗前应重新评估。长期氧疗的患者有几种选择。家庭护理者、呼吸治疗人员和肺康复专业人员是了解不同选择的最佳信息来源,包括气体源(例如,液体、压缩气体、制氧机)和输送装置(例如,鼻导管、气管导管或乳保护导管、呼吸调节器)。生活在高海拔地区的低氧血症患者移居到沿海地区有好处,因为海平面周围的氧分压较高。在 5000～8000 英尺(1 英尺＝30.48cm),飞机舱加压,故如果患者有航空旅行计划,可能需要安排辅助供氧。

手术对少数 COPD 患者有一定效果。有巨大肺大疱患者可选择肺大疱切除术。肺移植治疗对 COPD 患者也是可行的,且已在许多中心实施;选择和长期随访的标准仍在不断更新。我们发现,在选定的重度肺气肿患者亚群中,与用药物治疗相比,肺减容术可提高患者生存率,改善运动耐量、症状和生活质量,肺气肿分布以上叶为主,运动耐量低下的患者受益最显著。

肺康复是一种能提高慢性肺疾病标准治疗疗效的预防保健策略,可控制并缓解症状、优化肺功能、减少医疗和经济负担(见第 10 章)。多学科指导包括教育、呼吸和胸部理疗指导、心理支持及运动训练。康复计划的主要目标是恢复患者独立肺功能的最高水平。这可以通过一系列措施来完成,包括帮助患者更多地了解疾病,更积极地参与医疗保健,在日常的护理活动中更加独立,不依赖于家庭、朋友和卫生专业人员及其他昂贵的医疗资源。肺康复治疗的好处包括改善运动耐量和症状,减少住院和使用昂贵的医疗资源。患者生活质量提高,呼吸道症状减少,运动能力和日常生活活动能力增加,心态得到改善,焦虑和抑郁心理减少,期望、控制力和自尊有所增加。

呼吸训练技巧包括缩唇呼吸和呼吸方式。缩唇呼吸可使一些患者的主观呼吸困难得到缓解。理论上,它可以防止呼气时气道塌陷。缩唇呼吸往往伴随着辅助呼吸肌张力瞬时降低。缓慢地深呼吸通常可改善患者控制呼吸的主观感觉。潮气量增加可以减少无效的肺通气。

正规的康复计划对患者和医生均有显著益处。但是,不论如何,对患者的耐心教育是必要的。患者了解自己的疾病、治疗药物和方案,能减少住院和其他各种不良事件的发生。

(华静娜 译 吴琦 审校)

参考文献

1. Celli BR, MacNee W; committee members of ATS/ERS Task Force. Standards for the diagnosis and treatment of patients with COPD: a summary of the ATS/ERS position paper. *Eur Respir J.* 2004;23:982 – 994.
   由美国胸科学会和欧洲呼吸学会联合发表的官方声明更新了诊断和治疗慢性阻塞性肺疾病的官方实践指南。在线版本可在 www. thoracic. org/copd 上获得。
2. The Global Initiative for Chronic Obstructive Lung Disease (GOLD). Update 2011. Full online resources available at www.goldcopd.com.
   由 NHLBI 和世界卫生组织共同赞助的以证据为基础的国际审查为诊断提供准则和管理,主要倡议提高对全球慢性阻塞性肺疾病流行的认识。
3. Niewoehner DE. Outpatient management of severe COPD. *N Engl J Med.* 2010;

362:1407.

对慢性阻塞性肺疾病的管理建议的优秀、简洁的总结。

4. Anthonisen NR, Connett JE, Kiley JP, et al. Effects of smoking intervention and the use of an inhaled anticholinergic bronchodilator on the rate of decline of FEV_1: the Lung Health Study. *JAMA*. 1994;272:1497.

肺健康研究的结果,一项利用戒烟和吸入性抗胆碱能支气管扩张剂治疗 5887 例早期慢性阻塞性肺疾病吸烟者的多中心、随机研究。随访 5 年以上,戒烟能显著降低与年龄相关的 FEV_1 下降。抗胆碱能治疗使 FEV_1 略有改善,但对其长期下降没有影响。

5. The Smoking Cessation Clinical Practice Guideline panel and staff. The Agency for Health Care Policy and Research Smoking Cessation Clinical Practice Guideline. *JAMA*. 1996;275:1270.

戒烟专家和卫生保健管理员关于初级保健临床医生戒烟技术的共识小组的建议,强调了系统实践的必要性,并建议采取多管齐下的措施来识别吸烟者并鼓励戒烟行为。

6. Tashkin DP, Altose MD, Bleecker ER, et al. The Lung Health Study: airway responsiveness to inhaled methacholine in smokers with mild to moderate airflow limitation. *Am Rev Respir Dis*. 1992;145:301.

在 85% 的女性和 59% 的患有轻度到中度慢性阻塞性肺疾病的男性吸烟者中发现气道高反应性,强调了气道反应性在这些患者中的重要性。

7. Advisory Committee on Immunization Practices. Recommended adult immunization schedule. *Ann Intern Med*. 2009;150:40.

美国目前关于接种流感和肺炎球菌疫苗的建议。

8. Sin DD, McAlister FA, Man SFP, et al. Contemporary management of chronic obstructive pulmonary disease: scientific review. *JAMA*. 2003;290:2301.

治疗系统评价长效支气管扩张剂、吸入性皮质类固醇、夜间无创性通气操作、肺康复、家庭氧气疗法和疾病管理项目在慢性阻塞性肺疾病患者中的疗效。结论是应用长效支气管扩张剂和吸入性皮质类固醇能避免疾病加重,氧疗提高了静息低氧血症患者的生存率,肺康复治疗改善了患者的健康状况。没有证据显示无创通气和疾病管理程序能改善疾病结果。

9. Tashkin DP, Celli B, Senn S, et al. A 4-year trial of tiotropium in chronic obstructive pulmonary disease. *N Engl J Med*. 2008;359:1543.

10. Vogelmeier C, Hederer B, Glaab T, et al. Tiotropium versus salmeterol for the prevention of exacerbations of COPD. *N Engl J Med*. 2011;364:1093.

参考文献 9 和 10 描述了最近用于评估长效抗胆碱能治疗慢性阻塞性肺疾病获益的大型多中心试验。

11. Callahan CM, Dittus RS, Katz BP. Oral corticosteroid therapy for patients with stable chronic obstructive pulmonary disease: a meta-analysis. *Ann Intern Med*. 1991; 114:216.

   一项关于慢性阻塞性肺疾病患者口服皮质类固醇研究的荟萃分析。总的来说，与对照组相比,接受类固醇治疗的患者的 FEV_1 改善超过 20%，比对照组高出了 10%.

12. Niewoehner DE, Erbland ML, Deupree RH, et al. Effect of systemic glucocorticoids on exacerbations of chronic obstructive pulmonary disease. *N Engl J Med*. 1999; 25:1941.

   对 271 例因病情加重住院的患者进行全身皮质类固醇随机临床试验,以证实在慢性阻塞性肺疾病患者中,类固醇治疗与改善临床结果相关。

13. Alsaeedi A, Sin DD, McAlister FA. The effects of inhaled corticosteroids in chronic obstructive pulmonary disease: a systematic review of randomized placebo-controlled trials. *Am J Med*. 2002;113:59－65.

   关于在慢性阻塞性肺疾病患者中应用吸入性皮质类固醇的随机临床试验的综述和系统综述。结论是其对减轻慢性阻塞性肺疾病加重是有益的。但适度的生存益处在统计学上并不显著。

14. Highland KB, Strange C, Heffner JE. Long-term effects of inhaled corticosteroids on FEV_1 in patients with chronic obstructive pulmonary disease: a meta-analysis. *Ann Intern Med*. 2003;138:969－973.

   随机临床试验的荟萃分析没有发现使用吸入性皮质类固醇与慢性阻塞性肺疾病患者的 FEV_1 下降率之间的显著关系。

15. Rennard S. New approaches to COPD therapy. *Adv Stud Med*. 2003;3:S408－S415.

   简洁回顾评估了治疗慢性阻塞性肺疾病的新型药物,如磷酸二酯酶－4 抑制剂和其他抗生素、类维生素 A、长效抗胆碱能药和合成代谢类固醇。

16. Murphy TF, Sethi S. Bacterial infection in chronic obstructive pulmonary disease. *Am Rev Respir Dis*. 1992;146:1067.

   关于慢性阻塞性肺疾病细菌感染的最先进的审查,包括其在疾病恶化、微生物学和治疗中所扮演的角色。一种强调革兰染色无须痰培养及抗生素经验性治疗的处理方法。

17. Saint S, Bent S, Vittinghoff E, et al. Antibiotics in chronic obstructive pulmonary disease exacer? bations: a meta-analysis. *JAMA*. 1995;273:957.

一项荟萃分析总结发表了关于慢性阻塞性肺疾病急性加重后抗生素治疗效果的随机试验。结果显示改善幅度不大,但有统计学意义。

18. Kirilloff LH, Owens GR, Rogers RM, et al. Does chest physical therapy work? *Chest*. 1985;88:436.

19. Rochester DF, Goldberg SK. Techniques of respiratory physical therapy. *Am Rev Respir Dis*. 1980;122:133.

参考文献 18 和 19 回顾了在慢性肺病患者中应用胸部物理治疗和呼吸再训练的基本原理。

20. Petty TL. The National Mucolytic Study: results of a randomized, double-blind, placebo-controlled study of iodinated glycerol in chronic obstructive bronchitis. *Chest*. 1990;97:75.

一项随机、双盲、安慰剂对照的多中心研究证实了碘化甘油的效果(60mg,每天 4 次),可作为辅助治疗。尽管患者的呼吸困难症状有改善"趋势",两组医生的全球评估没有差异。应用试验药物改善了胸部症状和患者的健康状况。

21. American Thoracic Society/European Respiratory Society. ATS/ERS statement on pulmonary rehabilitation. *Am J Respir Crit Care Med*. 2006;173:1390.

22. Ries AL, Bauldoff GS, Carlin BW, et al. Pulmonary rehabilitation: joint ACCP/AACVPR evidence-based clinical practice guidelines. *Chest*. 2007; 131 (suppl 5):4S.

主要呼吸组织关于肺康复的更新声明(参考文献 21)和循证实践指南(参考文献 22)。

23. Medical Research Council Working Party. Long-term domiciliary oxygen therapy in chronic hypoxic cor pulmonale complicating chronic bronchitis and emphysema. *Lancet*. 1981;1:681.

24. Nocturnal Oxygen Therapy Trial Group. Continuous or nocturnal oxygen therapy in hypoxemic chronic obstructive lung disease: a clinical trial. *Ann Intern Med*. 1980;93: 391.

参考文献 23 和 24 是英国和美国在慢性阻塞性肺疾病的低氧患者中进行的证明氧疗提高了患者生存率的典型的多中心临床试验。

25. Crockett AJ, Cranston JM, Moss JR, et al. A review of long-term oxygen therapy for chronic obstructive pulmonary disease. *Respir Med*. 2001;95:437 – 443.

系统回顾长期氧疗在慢性阻塞性肺疾病治疗中的应用。

26. National Emphysema Treatment Trial Research Group. A randomized trial comparing lung-volume reduction surgery with medical therapy for severe emphysema. *N Engl J Med*.

2003;348:2059 - 2073.

27. National Emphysema Treatment Trial Research Group. Cost effectiveness of lung-volume reduction surgery for patients with severe emphysema. *NEngl J Med*. 2003;348:2092 - 2102.

这两个参考文献引用国家肺气肿治疗试验的主要结果,一项具有里程碑意义的研究由 NHLBI、CMS 和 AHRQ 倡导,用于评估肺减容手术。以肺气肿上叶分布为主、运动耐受性最低者为理想的研究对象。强调药物治疗患者预后不良。

28. Orens JB, Martinez FJ. Lung and heart-lung transplantation: indications, timing, and results. *Semin Respir Crit Care Med*. 2001;22:477 - 587.

关于肺和心肺移植的 8 篇文章的概要。

第67章 急性呼吸窘迫综合征

Robert M. Smith

　　急性呼吸窘迫综合征(ARDS)的特征是肺泡－毛细血管膜对水、溶质和血浆蛋白的通透性显著增加;临床表现为弥漫性肺水肿、呼吸窘迫和呼吸衰竭。根据1994美国欧洲共识会议(AECC)的前瞻性研究对ARDS和急性肺损伤(ALI)的定义,年龄调整后的发病率为每年86.2/10万,且发病率随着年龄的增长而升高,75~84岁人群的发病率达到每年306/10万。根据这些数据估计,美国每年发病人数超过19万例,有74 500例的死亡与该病相关。虽然发病率逐年降低,但ARDS仍是现代重症监护病房常见的严重疾病。

病因

　　有许多致病因素会导致ARDS(表67－1),外伤和脓毒症是临床最常见的因素。将存在不同ARDS诱发因素的患者分组常存在异议。虽然导致ARDS的生物化学和细胞学途径仍不明确,但是患者有许多明显相同的生理和组织学特征,将这些一起纳入考虑是有帮助的。多种危险因素可增加ARDS的发病风险,但不同诱因是独立地还是通过一些共同的途径导致肺损伤仍不清楚。

　　ARDS造成组织损伤的过程仍未明确。在ARDS动物模型上发现肺弥漫性炎症,其发病机制与炎症细胞(特别是中性粒细胞及其颗粒产物)有关。同样,中性粒细胞或肺巨噬细胞会产生高活性氧自由基,可直接造成组织损伤或通过修饰蛋白质、脂类或DNA使其失活(例如,α_1－蛋白酶抑制剂)或功能异常,导致ARDS。可导致肺中性粒细胞聚集的因素有许多,创伤或脓毒症后全身或肺局部产生的细胞因子可作为趋化因子[例如,白细胞介素(IL)－8]或引起内皮细胞和白细胞黏附分子(例如,IL－1)上调。初步研究表明,有ARDS风险患者的肺泡灌洗液中IL－8的升高可预测疾病的后续发展,然而这一发现尚未被更大型的研究证实,各种细胞因子之间复杂的相互作用尚未得到充分了解。严重中性粒细胞减少的患者发生ARDS及缺乏

表 67 - 1	ARDS 相关的临床事件
ARDS 发生风险高于 1% 的临床疾病	误吸胃内容物
	重症肺炎
	严重的脓毒症
	多发性创伤
	弥散性血管内凝血(通常还与其他疾病有关)
其他与 ARDS 相关的临床疾病	溺水
	吸入烟雾
	吸入刺激性或有毒气体
	脂肪或空气栓塞
	胰腺炎
	高灌注
	热烧伤
	体外循环
	麻醉

中性粒细胞参与的 ARDS 动物模型表明,与中性粒细胞不相关的组织损伤机制也非常重要。ARDS 早期肺灌洗液中表面活性物质减少,这解释了很多生理性异常。表面活性物质失去活性部分是由于Ⅱ型肺泡上皮生成的表面活性产物改变,另一部分原因是渗入的血浆蛋白抑制了表面活性物质的活性。

过去 20 年,人们越来越清楚,应用机械通气可影响 ARDS 的发生和发展。在动物模型中,正压通气本身就可引发弥漫性肺损伤,且放射学和组织学特征与 ARDS 难以区分,甚至正常水平的正压[例如,持续 24 小时气道峰压为 $30cmH_2O(1cmH_2O \approx 0.098kPa)$]也可导致这种损伤。数据表明,肺泡循环开启和闭合、在峰值时肺泡毛细血管过度延伸可能是引起损伤的原因。限制最大通气压差或应用呼气末正压通气(PEEP)可减少损伤。进一步的研究表明,正压通气可引起动物肺部促炎细胞因子的增多及表面活性物质结构和功能的改变。这些研究虽未揭示引发 ARDS 的病因,但它们说明维持气体交换需要的通气支持可能恶化或改变相关肺损伤过程。

病理生理学

没有特定的体格检查或实验室检查来确定 ARDS。在发生明显呼吸衰竭之前,患者呼吸浅快,还可能发绀。听诊常可闻及支气管呼吸音,没有啰音。血清生物化学检查和血细胞计数往往反映原发病,而非 ARDS 本身。胸片显示广泛浸润、进展迅速,常伴肺泡填充的特征性表现。偶尔,早期有一过性间质性浸润。尤其是在疾病早期,胸片可能会出现斑片状或散在的浸润,导致误诊为肺炎。动脉血气分析显示 PaO_2 明显降低,$PaCO_2$ 正常或降低。

1994 年 AECC 对 ARDS 的定义利用低氧血症的水平来判断疾病严重程度。在定义中,PaO_2/FiO_2 比值为 200～300 即诊断为 ALI,而 PaO_2/FiO_2 比值低于 200 为 ARDS。尽管 AECC 的定义整体比较成功,并且作为一种研究工具被广泛使用,但它有诸多局限性(如未对 PEEP 进行说明)。专家小组(ARDS 定义任务组)提出了一个扩展的定义(表 67-2)来纠正这些不足之处。当 PEEP 或持续气道正压通气(CPAP)水平 ≥5cmH₂O 时,将 PaO_2 为 200～300mmHg 定义为轻度 ARDS,PaO_2 为 100～200mmHg 定义为中度 ARDS,PaO_2≤100mmHg 定义为严重 ARDS。通过回顾性分析,这一共识与机械通气的死亡率和持续时间相关。

表 67-2	急性呼吸窘迫综合征的"柏林"定义
时间	已知临床发病或呼吸症状新发或加重后 1 周内
胸部影像学[a]	X 线或 CT 扫描示双肺渗出影,胸腔积液、肺叶/肺塌陷或结节不能完全解释
肺水肿原因	无法用心力衰竭或体液超负荷完全解释的呼吸衰竭。如果不存在危险因素,则需要进行客观评估(例如,超声心动图)以排除流体静力型水肿
氧合[b]	
轻度	200mmHg < PaO_2/FiO_2 ≤ 300mmHg 且 PEEP 或 CPAP≥5cmH₂O[c]
中度	100mmHg < PaO_2/FiO_2 ≤200mmHg 且 PEEP≥5cmH₂O
重度	PaO_2/FiO_2 ≤100mmHg 且 PEEP≥5cmH₂O

缩写:CPAP,持续气道正压通气;FiO_2,吸入氧浓度;PaO_2,动脉血氧分压;PEEP,呼气末正压。

[a] 胸片或 CT 扫描。

[b] 如果海拔高于 1000m,校正氧合指数:[PaO_2/FiO_2 ×(大气压/760)]。

[c] 轻度 ARDS 可以无机械通气。(Adapted from The ARDS Definition Task Force. Acute respiratory distress syndrome: the Berlin definition. *JAMA*. 2012;307(23):2526-2533)

无论临床、生理还是病理上，ARDS 通常是连续的过程。暴露于触发事件之后，肺功能常能维持数小时至数天正常。随着症状出现，在 1 ~ 3 天内肺顺应性及功能残气量降低，气体交换迅速恶化。随后肺顺应性进一步下降，未行气体交换的"无效腔"比例（$\dot{V}_D/\dot{V}_R$）及肺血管阻力均增加。多系统器官衰竭，包括肾功能不全、肝功能不全及心脏双心室功能不全，虽然随时可能发生，但在这时往往表现更为明显。这些器官功能不全与造成 ARDS（例如，脓毒症）是同一过程还是不同的病理过程仍不清楚。此外，采用如机械通气或 PEEP 支持气体交换的干预措施也可能对肺外器官功能有不良影响。出现症状后的 10 ~ 30 天，患者病情会进入慢性阶段，虽然肺损失仍持续存在，但肺功能相对稳定。如果患者度过急性期进入慢性期，在几周或数月内肺功能往往会逐步改善。这一阶段导致死亡的风险往往是肺外原因。

肺组织病理检查可区分 ARDS 急性期和慢性期。早期阶段被称为渗出期，肺泡 I 型上皮细胞局灶性破坏，内皮细胞可出现肿胀。中性粒细胞阻塞毛细血管并渗出到间质。可见间质水肿，伴有显著的细支气管及血管周围水肿。肺泡腔内充满蛋白性渗出液，其中含有红细胞、中性粒细胞、巨噬细胞和细胞碎片。支气管肺泡灌洗液中细胞数增加。ARDS 患者的肺泡灌洗液中以多叶核中性粒细胞为主，正常细胞占所回收细胞的比例不到 2%。1 ~ 2 周后，ALI 进入慢性阶段，被称为纤维增生期。在间质内可见浆细胞、组织细胞和淋巴细胞，并伴有周细胞和成纤维细胞的增殖。常有血管内微血栓形成。立方上皮细胞覆盖肺泡和肺泡管的表面，肺腺泡结构逐渐被一层很厚的纤维组织所取代。

管理

ARDS 患者初始治疗的重点是对症支持，同时识别和治疗潜在加重 ARDS 的可逆性疾病。对于已知或怀疑有免疫功能低下的患者，积极诊断是必要的。支气管镜灌洗和刷检有助于确定疑似艾滋病患者是否患有卡氏肺孢子虫肺炎。可考虑行支气管镜活检，但有机械通气时，应该注意并发症的发生风险。开胸肺活检可能有助于那些侵入性小的技术不能确诊的患者。

动脉血的氧合和将氧气输送到外周组织是 ARDS 支持治疗的主要目标，而通过通气支持限制进一步的肺损伤也同样重要。最初经面罩或鼻导管吸氧即可，一旦明显不能维持适当的动脉血氧分压时，通常需要尽快行气管插管和正压通气。最佳的通气支持方式存在争议。然而,美国国家卫生研究院的研究显示,ARDS 低张力通气试验(低潮气量)与高张力通气(高潮气量)相比,使用低张力"肺保护性策略"之后,ARDS 的死亡率明显降低。在这项研究中,患者通气的潮气量为 6mL/kg 时,死亡率为 30%,而潮气量为"标准"的 12mL/kg 时,死亡率为 40%。这项研究使用的是容量控制通气,吸气末平台压限制分别设在 25~45cmH$_2$O。其他通气模式,将吸气末压力限制在与 25cmH$_2$O 相似水平(如压力控制通气)同样有效。

低潮气量通气策略往往导致 PCO$_2$ 增加和动脉血 pH 值下降。目前普遍认为机械通气时允许 pH 值降至 7.20 是安全的,"允许性高碳酸血症"通常能耐受。为提高患者舒适度,使用该技术时常需要镇静。

当 FiO$_2$≤0.6,容量控制的正压通气不能将 PO$_2$ 维持在 55~60mmHg 及以上时,应将 PEEP 水平控制在 10~15cmH$_2$O。PEEP 的生理作用源于:①毛细血管血流量的再分配,改善了通气 – 灌注匹配。②促使之前闭合的肺泡复张并预防在呼气时肺泡闭合。这些变化的净影响是使 PO$_2$ 升高,从而使 FiO$_2$ 减少。PEEP 改善肺功能的效果可能需要 30~60 分钟才能显现出来,但是如果撤去 PEEP,它的作用会更快地消失。PEEP 还可能存在显著的不良后果。由于呼气末压力增加,平均胸腔压力也会增加,影响静脉回流。此外,PEEP 可直接通过限制舒张期心房或心室充盈影响心功能。另一方面,动物实验中 PEEP 的应用似乎限制了正压通气时的肺泡渗出,并可保护呼吸机相关肺损伤。虽然 PEEP 在适当的 FiO$_2$ 水平对患者的支持非常重要,但早期"预防性"地使用 PEEP 对防止 ARDS 是无效的。

认识到机械通气支持技术的不良影响且平衡利弊非常重要。通过增加 PEEP 来改善 PaO$_2$ 时必须权衡心排血量的减少,事实上,心排血量减少也可减少氧气的输送。为了实现这种平衡,监测心功能的变量(肺动脉压和肺动脉楔压)及动脉氧输送的指标(动脉血氧饱和度、血红蛋白和心排血量)会有一定帮助。混合静脉血氧张力(PvO$_2$)的测量及动脉、混合静脉血氧含量差[C$_{(a-v)}$O$_2$]的监测也有一定作用。PEEP 的最佳水平通常是在心排血量适当的情况下,使 PaO$_2$ 达到 55~60mmHg 所允许的最低水平。PEEP 的进一步增加可提高 PaO$_2$,但也会明显增加气压创伤性损伤的风险和心脏功能的损害。

人们对通气支持替代方式进行了探索,有限地取得了成功。联合使用高频通气和高频振荡与正压通气可改善某些患者的气体交换。同样,采用压力控制反比通气(如吸气时间比呼气时间长)可能会获益,尤其是当部分患者通气时体位良好或者采用气道压力释放通气时。在其他方法失败的情况下,对这些患者行静脉–静脉回路体外循环膜式氧合或体外二氧化碳清除可以保护其器官功能。虽然这些方法有各自的支持者和病理生理学依据,但尚无充分的临床对照试验证明其疗效。吸入一氧化氮可明显地改善PaO_2,但同样没有大量的对照试验数据反映其对患者生存的重要影响。

管理 ARDS 患者需要关注细节,严密监测可能出现的并发症。对于危重患者,早期要适当地注意营养支持,预防静脉血栓的形成。对于严重肺功能损害的患者,可能需要镇静和肌松剂防止呼吸机对抗,增加氧气的利用。任何血流动力学突然恶化、气道峰压增加或 PaO_2 下降,提示张力性气胸的可能性,应立即采取措施。应每天拍摄胸片并查体听诊胸部呼吸音是否不对称来排查是否存在慢性漏气。

如果患者心排血量不能保持在可接受的低左心室充盈压的水平上,应用药物(例如,正性肌力药物、血管扩张剂,或两者都有)可能有用。保证最佳的心功能是一个生理性目标,但因为它与其他治疗策略相冲突,目前对此仍存在争议。例如,增大充盈压以防止 PEEP 引起的心排血量降低与降低充盈压以减小肺泡毛细血管膜的液体渗漏之间的冲突。一般来说,尽管存在个体差异,但通过限制充盈压减少肺水肿的方法更成功。提高心排血量和组织氧输送达到超常水平对患者生存似乎并没有益处。

被广泛证实有效的治疗方法——低潮气量通气,即使在高水平的重症监护病房仍不能完全实施。依从性差有多方面的原因。然而,尽管实施起来比较困难,但累积的数据表明,肺保护性通气应该成为常规治疗的一部分。

ARDS 尚无特异性治疗。临床上还不能实现成功阻断炎症级联反应的因素(例如,环氧合酶抑制剂或蛋白酶抑制剂)或操纵细胞因子级联反应的因素(例如,抗肿瘤坏死因子或 IL–1 受体拮抗剂)。尽管在动物模型中取得令人鼓舞的结果,但对早期 ARDS 患者使用表面活性物质并不能获益。控制食用油脂或谷胱甘肽前体可能对肺损伤患者有一定作用。

皮质类固醇治疗 ARDS 仍存在争议。早期研究表明,大剂量皮质类固醇治疗不能预防 ARDS 的发展或改变最终的结果。最新的研究表明,在 ARDS 纤维增生期的早期应用中等剂量的皮质类固醇治疗[0.5~2.5mg/(kg・d)的甲泼尼龙,或与其等效的其他皮质类固醇]可降低死亡率、缩短呼吸机的使用时间。不尽如人意的是,采用不同研究方法的结果有很大的不同,所得的结论也存在争议。但研究确实证实,应用中等剂量的皮质类固醇的副作用是可以接受的。由于 ARDS 的死亡率居高不下,对于未缓解、仍需治疗的 ARDS 患者,在治疗的第 5 ~ 10 天,根据个体化原则使用中等剂量皮质类固醇是有意义的。若使用皮质类固醇,通常不超过 7 ~ 10 天,并逐渐减量。没有证据支持需要延长皮质类固醇治疗或在疾病后期使用皮质类固醇治疗。

预后

　　虽然与最初研究报道的 90% 的死亡率相比有所改善,但发展为中度或重度 ARDS 的患者死亡率仍然很高(30% ~ 40%)。死亡率可能是与年龄有关:15 ~ 19 岁患者的死亡率是 24%,而 85 岁以上患者的死亡率达到 60%。一般来说,与肺功能损害的严重程度相比,ARDS 的死亡率与多器官功能衰竭的存在、其他共存患者或原发疾病关系更密切。尽管在住院期间及出院后很短一段时间内,患者存在严重的生理功能障碍和病理改变,但 ARDS 幸存者的远期预后是比较好的。肺容量和顺应性常在 6 ~ 18 个月恢复到预期水平,而且与发病前运动耐力水平相比,往往只有很小的损失。如果呼吸困难在恢复后仍持续数月,我们应积极寻找原因(例如,气管狭窄),而非 ARDS 导致肺纤维化。然而,不幸的是,急性发病期患者存在严重功能紊乱,更可能引起肺功能持续紊乱,导致健康相关的生活质量也会持续下降。

(于洪志 译　吴琦 审校)

参考文献

1. The Acute Respiratory Distress Syndrome Network. Ventilation with lower tidal volumes as com pared with traditional tidal volumes for acute lung injury and the acute respiratory distress syndrome. *N Engl J Med.* 2000;342:1301.
   在这项随机试验中,"标准"12mL/kg 的潮气量与较低的(瘦体重 6mL/kg,总体重 5.2mL/kg)相比,使用较低的潮气量和减少呼吸系统压力与整体死亡率从 40% 降至 30% 有关。
2. The ARDS Definition Task Force. Acute respiratory distress syndrome: the Berlin definition. *JAMA.* 2012;307(23):2526-2533.
   2011 年,在欧洲重症监护医学协会的赞助下,美国胸科协会和重症医学学会提出了 ARDS 的定义,包括已知的临床损伤发生 1 周内进展,双侧胸部影像学混浊,以及呼吸衰竭不能被解释为心力衰竭或液体超载。受伤严重程度按氧合标准分为轻度、中度或重度。当追溯应用这个定义时似乎可以预测机械通气的死亡率和持续时间。

3. Bachofen M, Weibel ER. Alterations of the gas exchange apparatus in adult respiratory insufficiency associated with septicemia. *Am Rev Respir Dis*. 1977;116:589.

在 ARDS 的不同阶段所见电镜的经典描述。作者的研究结果表明,中性粒细胞浸润和间质水肿发生在内皮细胞改变之前。

4. Bernard GR, Luce JM, Sprung CL, et al. High-dose corticosteroids in patients with the adult respiratory distress syndrome. *N Engl J Med*. 1987;317:1565.

在双盲随机试验中对 ARDS 患者(定义为难治性低氧血症和双侧浸润)使用甲基泼尼松龙(4 剂,30mg/kg,每 6 小时 1 次)。患者在给药前平均 3 天进行机械通气。作者没有发现组间在死亡率、疾病缓解率及感染性并发症方面有显著差异。

5. Bernard GR, Artigas A, Brigham KL, et al. The American-European Consensus Conference on ARDS. Definitions, mechanisms, relevant outcomes, and clinical trial coordination. *Am J Respir Crit Care Med*. 1994;149:818.

最初的共识会议定义了 ARDS 和急性肺损伤,并推荐了将来使用的标准。

6. Briel M, Meade M, Mercat A, et al. Higher vs lower positive end-expiratory pressure in patients with acute lung injury and acute respiratory distress syndrome: systematic review and meta-analysis. *JAMA*. 2010;303(9):865-873.

对 2299 例患者进行 3 次试验的荟萃分析表明,较高水平的 PEEP 治疗与急性呼吸窘迫综合征(ARDS)患者的生存率提高有关,而与急性呼吸窘迫综合征(ALI)患者无关。

7. Dreyfuss D, Basset G, Soler P, et al. Intermittent positive-pressure hyperventilation with high inflation pressures produces pulmonary microvascular injury in rats. *Am Rev Respir Dis*. 1985;132:880-884.

经典研究表明,正压通气导致动物模型肺损伤,同时同一模型证明了 PEEP 的保护作用。

8. Gobien RP, Reines HD, Schabel SI. Localized tension pneumothorax: unrecognized form of barotrauma in adult respiratory distress syndrome. *Radiology*. 1982;142:15.

在严重的 ARDS 情况下,肺在气胸存在的情况下并不会像预期得那样塌陷。肺气压伤的影像学特征通常很微妙。

9. Herridge MS, Tansey CM, Matté A, et al. Functional disability 5 years after acute respiratory distress syndrome. *N Engl J Med*. 2011;364:1293-1304.

虽然肺功能恢复正常或接近正常水平,但运动受限、生活质量降低和卫生保健资源的使用增加的问题在 ARDS 患者存活后仍然存在。年轻患者的康复率高于老年患者。

10. Lewis JF, Jobe AH. Surfactant and the adult respiratory distress syndrome. *Am Rev Respir Dis*. 1993;147:218.

综述了目前关于表面活性剂在病理生理学中的作用的知识(181 篇参考文献)。

11. Meduri GU, Headley AS, Golden E, et al. Effect of prolonged methylprednisolone therapy in unresolving acute respiratory distress syndrome: a randomized controlled trial. *JAMA*. 1998;280:159.

在患有难治性 ARDS 的患者中比较了分别使用甲基泼尼松龙[2mg/(kg·d),$n=16$]与安慰剂($n=8$)治疗的结果。在小规模试验中,类固醇治疗与改善肺损伤评分和死亡率有关。

12. Michael JR, Barton RG, Saffle JR, et al. Inhaled nitric oxide versus conventional therapy: effect on oxygenation in ARDS. *Am J Respir Crit Care Med*. 1998;157:1372.

NO 治疗短期内可改善 PaO_2,但未能改善 ARDS 患者的死亡率。在同一卷的欧洲多中心试验中也报道了类似的结果。

13. The National Heart, Lung, and Blood Institute ARDS Clinical Trial Network. Higher versus lower positive end-expiratory pressures in patients with the acute respiratory distress syndrome. *N Engl J. Med*. 2004;351:327.

当对患者采用6mL/kg潮气量通气时,常规应用较高水平的 PEEP 与较低水平的 PEEP 相比,并没有改善或损害预后。

14. Needham DM, Colantuoni E, Mendez-Tellez PA, et al. Lung protective mechanical ventila? tion and two year survival in patients with acute lung injury: prospective cohort study *BMJ*. 2012;344:e2124.

在学术医院的 485 例急性肺损伤患者中,只有41%的患者坚持肺保护策略进行通气管理。依从性增加与死亡率改善有关。

15. Pepe PE, Hudson LD, Carrico CJ. Early application of positive end-expiratory pressure in patients at risk for the adult respiratory distress syndrome. *N Engl J Med*. 1984;311:281.

作者对有 ARDS 发病风险的患者应用8cmH$_2$O PEEP 治疗,进行了 72 小时随机试验,发现在随后的 ARDS 发展中,患病率并没有降低。

16. Rubenfeld GD, Caldwell E, Peabody E, et al. Incidence and outcomes of acute lung injury. *N Engl J Med*. 2005;353(16):1685-1693.

对 ARDS 和 ALI 的 AECC 定义的前瞻性应用发现,年龄调整后的发生率为 86.2/10 万,住院死亡率为 38.5%。

17. Spragg RG, Lewis JF, Walmrath HD, et al. Effect of recombinant surfactant protein C-based surfactant on the acute respiratory distress syndrome. *N Engl J Med.* 2004;351:884.

在一项对 448 例 ARDS 患者进行的随机盲法研究中,在治疗期间注入含有重组表面活性剂蛋白 C 的合成表面活性剂可以改善治疗期间的低氧血症,虽然确实有效,但不会改变整体死亡率。

18. Tang BM, Craig JC, Eslick GD, et al. Use of corticosteroids in acute lung injury and acute respiratory distress syndrome: a systematic review and meta-analysis. *Crit Care Med.* 2009;37:1594 – 1603.

在 ALI 和 ARDS 患者中使用类固醇的 4 项随机研究和 5 项队列研究的荟萃分析。作者得出结论,应用低剂量[0.5 ~ 2.5mg/(kg·d)]或同等剂量甲泼尼龙与死亡率降低有关,使用皮质类固醇的起始时间和持续时间在研究中存在显著差异。

19. Tsuno K, Miura K, Takeya M, et al. Histopathologic pulmonary changes from mechanical ventilation at high peak airway pressures. *Am Rev Respir Dis.* 1991;143:1115.

羊在最高气道压力为 $30cmH_2O$ 的情况下通气 24 ~ 96 小时,对正压下的组织学和气体交换异常的描述。

第68章 血栓栓塞性疾病:流行病学、自然病程及诊断

Timothy A. Morris

静脉血栓栓塞(VTE)是一种完全可以预防和治疗的疾病。然而,在美国,它是引发发病和死亡的一个持续且常见的原因,每年约有5万例患者死亡,50万例患者非致命性发作。尽管诊断和治疗取得了重要进展,但医学领域上对VTE的了解仅仅只是冰山一角,而临床策略对VTE所致的残疾和死亡只有部分影响。

根据定义,静脉血栓栓塞起源于全身静脉血栓形成,病理上不同于动脉血栓形成。有利于血栓形成的条件分为3类(Virchow在1个世纪前预测):①静脉淤滞;②静脉内膜损伤;③凝血-纤溶系统的改变。在不同情况下,这3个因素的潜在作用已经得到验证。患者在卧床休息时会出现静脉淤血,其与深静脉血栓形成(DVT)有关;间断使用弹力袜可恢复静脉血流,减少静脉血栓形成的风险。静脉壁的损伤是导致创伤和骨科大手术部位下肢DVT最有可能的机制。凝血功能异常可单独或与其他情况一起促进临床静脉血栓形成。例如,凝血因子V(凝血因子V_{Lieden})和编码凝血酶原基因的非翻译区,它们的突变与静脉血栓栓塞风险增加有关(虽然后者基因突变引起的促凝机制仍不清楚)。还有一些不常见但可能更相关的原因,"易栓症"包括抗凝血酶Ⅲ、蛋白C和蛋白S的缺乏;溶栓系统的异常和名不副实的"狼疮抗凝物质"的存在。临床上存在这些基本危险因素中的某些组合,会有很高的血栓形成风险。

许多大型研究已验证了下肢DVT的主要危险因素,包括:①全身麻醉手术超过30分钟;②下肢或盆腔的损伤或手术;③充血性心力衰竭;④任何导致长时间不活动的原因;⑤妊娠期,特别是在产后期。其他增加DVT风险的情况有癌症、肥胖、高龄、静脉曲张、既往有DVT病史、使用含有雌激素的化合物及脱水。可以预见的是,这些危险因素是可以累加的。

从流行病学、诊断和治疗情况来看,临床上肺栓子的主要来源是下肢深静脉。不常见的情况下,血栓可出现在浅静脉或前列腺、子宫、肾脏及其他静脉;也可能发生在右心衰竭患者的右侧心腔。然而,超过95%的有临床意

义的肺栓子源于下肢 DVT(无论该 DVT 是否能被临床检出)。

引发静脉血栓形成的因素尚未完全明确。下肢静脉的瓣膜,特别是小腿处,是血栓形成的常见部位。小病灶的形成可导致血栓增强物质产生,诱发红细胞、纤维蛋白和少量血小板延伸血栓。血栓一旦形成,通过红细胞、纤维蛋白、血小板逐层不断累加,血栓会增长,表现为 Zahn 线。

一旦发生血栓,针对血栓的处理也随之开始。血栓可通过以下的一个或两个机制解决:纤溶或机化。纤溶是指由血浆酶将血栓溶解。该过程相对较快,持续数小时或数天。如果纤溶不完全,接着会发生机化。修复细胞浸润到残余血栓中,形成结缔组织取代"血栓"成分。然后残留的纤维组织被纳入静脉壁,再次内皮化。机化通常使静脉壁增厚,这可能会为进一步的血栓形成提供位点。增厚也可发生在一个或多个静脉瓣,使其发生功能障碍。无论血栓的预后如何,现有的数据表明,该过程在 7~10 天内完成。到那时,初始血栓消失或已被纳入静脉壁,病理学将后者更准确地命名为静脉瘢痕而非血凝块。

在该过程中的任何时间,都可能发生肺栓塞(PE)。栓塞不是一种新发的紊乱,而是 DVT 的一种严重并发症,这一认识非常重要。在血栓形成早期,血栓是最易碎的,所以在血栓形成后的前几天内有很高的栓塞风险。此后,纤溶或机化迅速限制栓塞风险(只要在此期间没有新的血栓形成)。

当栓子进入一条或多条肺动脉,将会引起血流动力学和呼吸障碍。其对血流动力学的影响通过机械性梗阻和血栓代谢产物释放的缩血管物质入血减少肺动脉系统有效横截面积。肺血管阻力增加,引起肺动脉压升高,从而增加右心负荷。如果肺动脉压力显著升高,右心室失代偿和心排血量下降。它对呼吸的影响包括:①通气 - 灌注比例失调(协同心排血量下降,静脉血氧浓度降低)导致动脉低氧血症;②形成一个或多个肺泡无效腔(即通气但非灌注区);③这些区域暂时性肺体积收缩;④过度通气(引起过度通气的原因仍存在争议);⑤肺灌注区表面活性物质缺失。前 4 项可即刻发生;第 5 项肺泡完全阻塞大约需要 24 小时,直到肺泡表面活性物质耗尽。表面活性剂的消耗所致肺不张和肺泡 - 毛细血管膜通透性增加,进而引发气体交换障碍。

栓塞导致肺梗死的情况比较少见;只有不到 10% 的栓子导致梗死。因此,栓塞不等同于梗死。

PE 患者发生栓塞后的最初几天,血流动力学改变是临床中遇到的一个重要问题。虽然 PE 可以立即致命,但许多患者却是在一天或数天后才死亡。理论上,这些"晚死亡者"可能是复发性栓子、栓子扩大或栓子进一步释放血管活性介质引起心肌疲劳(右心室心肌梗死或其他心肌损伤)加重或工作负荷增加所致。

在此前的栓塞试验中,我们发现了潜伏在右心房和右心室的栓塞片段;随着超声心动图的普及,这种情况已被人们广泛认知。虽然这些心脏附壁血栓的临床意义尚未在可控的方式下被研究,但这些栓子可能引起栓塞;因此,心脏的大血栓需要紧急手术,尤其是当出现血流动力学改变时。

除了一些急性情况,使用抗凝剂可避免栓塞(如静脉血栓)。对于血栓的溶解速速,尚无研究的确切数据。据报道,溶栓所需最短时间约为 2天;大部分栓塞基本上或完全溶解需要几周。少数栓塞由于不明原因未再通,形成肺动脉血管内永久性瘢痕,引起慢性血栓栓塞性肺动脉高压(见第67 章)。

DVT 的体征和症状不尽相同,本质上是两种结果的表现:静脉壁炎症和静脉阻塞。前者可能会导致局部疼痛、压痛(沿血管壁压痛为其特点)、发红和发热;后者可能导致下肢的静脉引流区水肿。但有研究表明,只有不到一半的 DVT 患者存在症状或体征,极少有足够明显的炎症或水肿有助于明确诊断。因此,我们需要行实验室检查来补充病史和体格检查,从而得出可靠的早期诊断。

有三种已被验证过的诊断方法常用于 DVT 的诊断及随访:加压超声、电阻抗体积描记法和静脉造影。放射性标记纤维蛋白原是以前用于研究检测血栓出现和蔓延的重要工具,但目前已不再应用。其他检查如血栓、溶栓的血清学标记物,磁共振成像(MRI),放射性标记的血栓特异性药物正在研发中,但尚未被完全验证而用于临床。

加压超声利用超声显像和多普勒分析区分下肢近端深静脉内的固体(血栓)和流体(血液)。当某一处静脉不能被完全压瘪时,提示管腔内至少有部分固体物,是 DVT 诊断唯一可靠的标准。临床研究尚未证实"回声密度"或多普勒血流速度测量等监测手段的可靠性,故它们不应该被用于诊断。该检测技术对局限于小腿或髂静脉的血栓并不可靠。此外,近一半既往发生深静脉血栓的病例会出现血管壁增厚,因此超声显示静脉不能被完全压瘪。即使进行最复杂、严格的临床对照试验,仍很难辨别新发血栓和陈旧性瘢痕。目前为止,加压超声不能用于诊断再发于原血栓部位的 DVT。

电阻抗体积描记法（IPG）用于检测腿部静脉引流率，当腘静脉至下腔静脉的任何部位有明显阻塞时，结果为阳性。它对膝盖以上的血栓敏感，尤其是单侧肢体检测结果为阳性时。该检测已通过临床验证，是相对便宜的检测 DVT 的标准化方法。大量研究将 IPG 与加压超声进行比较。这些研究的结论显示，虽然加压超声的结果更准确，但提出了更高的技术要求，并且价格更昂贵。与超声不同，急性血栓形成后 1 周内 IPG 恢复正常，该特点使其可用于诊断 DVT 复发。应该指出的是，这些无创性检查都不能可靠地检出小腿血栓或无症状近端静脉血栓。

静脉造影是一种有创性检查，将造影剂注入腿部静脉，影像上可呈现非常完整的下肢 DVT 图像，包括小腿。但是，它具有很多缺点，如费用高、有不良反应。目前，静脉造影通常用于一些特殊情况，如怀疑患者为复发性 DVT、IPG 或超声检测无法诊断或无法行上述检查（例如，那些具有广泛的下肢创伤或佩戴石膏）的患者。

在诊断 DVT 的新技术中，有前景的是血栓形成（纤维蛋白肽 A 和 B，凝血酶原片段 F1.2，凝血酶－抗凝血酶复合物，可溶性纤维蛋白单体）和（或）纤溶（D－二聚体）的血清学试验。这些血液测试的潜在优点是，其结果能反映 DVT 和 PE 的存在。D－二聚体是唯一被广泛用于临床评价的指标；然而，它有两个缺点：其一是可操作性；其二是只有精细的操作、精确的测量方法才能够区分正常对照组与血清水平仅小幅度升高的 VTE 患者。此外，即使应用复杂的酶联免疫测定法测定 D－二聚体，患者血清水平升高仍比较常见，住院患者中此试验结果正常的人极少。

MRI 检查是 DVT 的一项诊断工具。专业机构进行的初步研究结果令人鼓舞，研究表明该技术可用于诊断 DVT 和 PE，甚至是区分新发 DVT 和陈旧性静脉瘢痕。然而，这些报道仍不成熟，必须谨慎对待。目前尚无大量针对 MRI 与标准静脉造影结果比较的试验，也没有基于 MRI 结果的研究证实患者管理的安全性如何。此外，在日常实践中难以完成这项新技术。

放射性标记的血栓特异性药物，如针对纤维蛋白和血小板成分的抗体，正在研发中。进行核医学检查时，这些药物被注入患者体内，于急性血栓处结合，呈现为"亮斑"以定位血栓。类似磁共振成像，这些扫描成像也可潜在诊断 PE 和 DVT。因为它们能特异性地识别急性血栓的生化成分，不与静脉瘢痕结合，所以可以区分复发性 DVT。最后，针对血栓延续的特异性药物可推进"消灭"活化凝血的不同抗凝药物的研究。

确诊 DVT 的患者,临床上并不能以此确认或排除 PE 的诊断。尽管如此,对 PE 症状的识别是预防因本病死亡的最重要因素。有一点很明显,绝大多数死于 PE 的患者,此前未被确诊甚至未被怀疑存在 PE。虽然死于肺栓塞的少数患者表现出“教科书”描述的所有临床线索,但几乎所有患者都至少有其中一种表现。与临床医生的警惕意识不强相比,诊断技术对降低 PE 死亡率的影响非常轻微。

患者出现其他疾病无法解释的体征和症状(即使是非特异性的)时应警惕 PE 及其诱发因素。突发的呼吸困难是 PE 非特异性而常见的症状。少数患者出现胸膜炎性胸痛和咯血,这是肺梗死的表现。其他不常见的症状,如晕厥和胸骨后疼痛,提示心肌损伤。此外,特异性表现极少,但在大多数患者中可观察到非特异性心动过速。其他心脏改变(例如,肺动脉瓣关闭音增强、右心室 S3、右心室杂音)并不明显,通常只发生于罕见的大面积栓塞病例。肺部检查很少发现胸膜摩擦音或胸腔积液(需要发生梗死)。可能会闻及散在啰音或局部哮鸣音,但很难做出诊断。

临床线索对 PE 的诊断至关重要,但对 DVT 患者行客观评估以明确其是否存在 PE 是必要的。但“常规”检查并不能明确诊断。患者的动脉氧分压变化幅度很大,通常其他呼吸系统疾病也会引起动脉氧分压降低。胸部 X 线检查通常显示正常或存在非特异性表现,如少量胸腔积液。心电图通常仅呈现窦性心动过速。虽然上述检查有高度提示作用,可用来排除其他诊断(例如,气胸、心肌梗死),但只有通过少数特定检查才可明确诊断。

目前的诊断技术包括:①通气和灌注成像;②计算机断层扫描(CT 扫描和 MRI)和 DVT 研究;③肺血管造影。它们都对潜在 PE 患者的病情检查有作用。每种检查都被认为是“最佳检查”;然而,它们都有各自的价值和局限性。针对特定的临床情况,最好是依据患者情况个性化选择或几种检查结合进行。令人沮丧的是,血液检查尚不足以用来诊断 PE。

肺灌注扫描敏感性高但特异性差,推荐作为疑似 PE 患者的首选检查。阴性结果有重要意义,因其排除性诊断的可靠性与肺动脉造影相当;然而,除栓塞外,阳性结果还可以由其他许多疾病引起。将灌注肺扫描与通气扫描和(或)胸部 X 线检查相结合可提高其特异性。有证据表明,当患者行单光子发射计算机断层扫描(SPECT)而非普通扫描时,核素通气/灌注(V / Q)扫描的准确性可提高。胸部 X 线检查显示节段性或更大的灌注缺损(提示正常通气肺)时也可明确诊断栓塞。若肺扫描既无通气区,又无血流灌注,不能诊断肺栓塞,应进一步检查。少数 PE 患者发生小面积灌注缺损,但如果不结合通气扫描结果,不能诊断 PE。

胸部 CT 断层成像,或不那么常用的 MRI,是诊断 PE 的首选方法。CT 和 MRI 均使用血管内造影剂充盈肺动脉腔(不幸的是,最初人们基于普通磁共振成像的特定信号特点来区分血栓的理想并未实现)。目前,CT 扫描相比 MRI,其优点在于具有较高的空间分辨率,有更广泛的适用性,而且临床上更普及。随着技术的不断推进,这些检查的诊断价值可能进一步提高。在这两种扫描成像中,栓塞均表现为肺动脉局灶性的充填缺损。

有大量的证据表明,如果正确地实施和解读,CT 能够识别节段性或较大的肺动脉栓塞。然而某些部位,如肺门,易出现假阳性结果。这些部位应特别注意。更重要的是,CT 扫描识别亚段肺动脉栓子的准确性差异较大。没有充分证据证实,胸部断层成像未显示的血栓栓塞性疾病不需要治疗。目前,胸部 CT 扫描(或 MRI)结果阴性并不一定表明栓子不存在。在某些情况下,如心肺储备极其有限的患者未被发现的栓子(或复发性血栓)非常危险,应行进一步的非诊断性 CT 扫描检查。

如果经过无创性检查后仍不能确诊 PE,寻找 DVT 是一种明智的策略。由于两种诊断是同一种疾病的表现,治疗方法基本相同。对于无下肢症状的疑似 PE 患者,DVT 的无创检测获益低(< 10%)。然而,对于缺乏胸部影像学检查辅助诊断的患者,即使无下肢症状,行下肢无创检查也有潜在好处。

如果其他检查仍未能证实或排除 PE,可行血管造影检查。虽然该方法并不常用,但肺动脉造影是一项有价值的工具,因为它能显示栓子本身,即使该栓子位于肺动脉亚段。该过程是有创性的,但如果特别小心,大多数情况下风险很小。最常见的严重并发症见于使用造影剂:与螺旋 CT 扫描使用的造影剂剂量相同。对于无创检查不能确诊的患者,是否决定进行血管造影必须根据具体临床情况而定。

PE 的新诊断方法与 DVT 的那些讨论相同,包括使用针对其他血栓成分的放射性标记的单克隆抗体和 MRI。这些药物仍处于研究中,其诊断价值有待确定。

无论采用哪些成像技术,在某些情况下,临床医生必须做出决定:不予治疗,或在未诊断的基础上治疗,或继续进一步检查。做决定前应慎重考虑,以免做出错误判断导致严重后果:不必要的长期抗凝,或相反,未经治疗的血栓栓塞引发并发症。基本规则是治疗决策的风险越大,对诊断的准确性要求越高。

（李红蔚 译　吴琦 审校）

参考文献

1. Bell WR, Simon TL, DeMets DL. The clinical features of submassive and massive pulmonary emboli. *Am J Med*. 1997;62:355.

   尿激酶 – 链激酶试验参与者临床特征的分析。胸膜痛和咯血多见于次包块而不限于包块。

2. Dalen J, Mathur VS, Evans H, et al. Pulmonary angiography in experimental pulmonary embolism. *Am Heart J*. 1966;72:509.

   对用于 PE 血管造影诊断的标准进行了很好的回顾。

3. De Nardo G, Goodwin DA, Ravasini R, et al. The ventilatory lung scan in the diagnosis of pulmonary embolism. *N Engl J Med*. 1970;282:1334.

   一项经典研究表明,在 PE 患者中应用联合通气和灌注扫描可增强诊断特异性。

4. Heijboer H, Beuller HR, Lensing AW, et al. A comparison of real time compression ultrasonography with impedance plethysmography for the diagnosis of deep-vein thrombosis in symptomatic outpatients. *N Engl J Med*. 1993;329:1365 – 1369. See comments.

   超声对症状性近端 DVT 的敏感性和特异性略高于 IPG。然而,当第一个结果为阴性时,它们的敏感性都取决于测试的连续性能。此外,本次试验中 IPG 的表现要比之前由同一研究人员对相似人群进行的临床试验糟糕得多。

5. Hull R, Hirsh J, Carter CJ, et al. Pulmonary angiography, ventilation lung scanning, and venography for clinically suspected pulmonary embolism in the abnormal perfusion scan. *Ann Intern Med*. 1983;98:891.

   一项前瞻性研究表明,86% 的节段性或较大 Q 缺陷、正常通气和清晰的胸透患者存在栓塞。其他扫描模式很少与栓塞有关;静脉研究在初次评估中很重要。

6. The PIOPED Investigators. The value of the ventilation/perfusion scan in acute pulmonary embolism. *JAMA*. 1990;263:2753.

   参与这项研究的研究小组开发了一个解释肺扫描的复杂方案。

7. Hull RD, Raskob GE. Low-probability lung scan findings: a need for change. *Ann In-*

tern Med. 1991;114;142.

这份报告指出,最好从扫描报告词汇表中删除"低概率"扫描的解释,因为会发生混淆。

8. Karwinski ES. Comparison of clinical and postmortem diagnosis of pulmonary embolism. *J Clin Pathol.* 1989;42;135–139.

挪威一所大学医院以 75% ~80% 的尸检率(!)对 21 529 例病例进行了回顾性分析。在死于 PE 的患者中,只有 10% ~20% 的病例是在死前确诊的。此外,在为期 20 年的研究中,死前诊断率变得更低。

9. Kearon C, Julian JA, Newman TE, et al. Noninvasive diagnosis of deep venous thrombosis. McMaster Diagnostic Imaging Practice Guidelines Initiative. *Ann Intern Med.* 1998;128;663–677.

这是关于以往临床研究的一篇很好的综述。尽管这两种测试都足够精确,可以作为管理工具使用,但 CUS 的精度略高于 IPG。然而,任何一种检查都有可能出错,如果结果与临床怀疑不一致,应通过静脉造影加以确认。

10. Kakkar V, Howe CT, Flanc C, et al. Natural history of post-operative deep vein thrombosis. *Lancet.* 1969;2;230.

一项早期应用放射性标记纤维蛋白原的研究表明,DVT 的临床检测是不可靠的。

11. Kipper MS, Moser KM, Kortman KE, et al. Long-term follow-up of patients with suspected pulmonary embolism and a normal lung scan. *Chest.* 1982;82;411.

研究表明,在排除栓塞(以及抗凝治疗的需要)方面,正常的灌注扫描与正常的肺血管造影具有相同的价值。

12. Moser KM, Fedullo PF. Venous thromboembolism. Three simple decisions (Part 1). *Chest.* 1983;83(1);117–21.

13. Moser KM, Fedullo PF. Venous thromboembolism. Three simple decisions (Part 2). *Chest.* 1983;83(2);256–60.

14. Moser KM, Guisan M, Bartimmo EE, et al. In vivo and postmortem dissolution rates of pulmonary emboli and venous thrombi in the dog. *Circulation.* 1973;48;170.

一项研究表明了新鲜静脉血栓和肺栓塞在狗体内的溶解速度。

15. Quinn PA, Thompson BT, Terrin ML, et al. A prospective investigation of pulmonary embolism in women and men. *JAMA.* 1992;268;1689.

在肺栓塞诊断的前瞻性研究中,女性发生栓塞的频率比男性低一些,但是有同样的危险因素,除了那些口服避孕药的女性在手术后有更高的危险。

16. Stein PD, Henry JW. Prevalence of acute pulmonary embolism among patients in a

general hospital and at autopsy. *Chest*. 1995;108:978 – 981.

在调查人员招募患者中进行多中心试验,以进行 PE 诊断(肺栓塞诊断的前瞻性研究),70% 的死于 PE 的患者为不明原因的死亡。

17. Hoellerich VL, Wigton RS. Diagnosing pulmonary embolism using clinical findings. *Arch Intern Med*. 1986;146:1699.

作者指出,包括肺扫描在内的 92 个临床项目的研究表明,在通过血管造影来预测栓塞的诊断时,没有一个变量具有显著的作用。然而,一组 8 个项目(包括肺扫描)具有合理的诊断能力。

18. Hull RD, Raskob GE, Carter CJ, et al. Pulmonary embolism in outpatients with pleuritic chest pain. *Arch Intern Med*. 1988;148:838.

在急诊室出现胸膜炎的患者中,只有 21% 的患者出现肺栓塞。临床变量的敏感性(85%)或特异性(36%)不高。他们得出结论,客观的检查(扫描、血管造影)对于诊断是必要的。

19. Huisman MV, Büller HR, ten Cate JW, et al. Serial impedance plethysmography for suspected deep venous thrombosis in outpatients. *N Engl J Med*. 1986;314:823.

详细的研究表明,疑似静脉血栓形成的门诊患者经连续的 IPG 检测呈阴性而未进行治疗后,结局良好。

20. Huisman MV, Büller HR, ten Cate JW. Utility of impedance plethysmography in the diagnosis of recurrent deep-vein thrombosis. *Arch Intern Med*. 1988;148:881.

95% 的急性膝上 DVT 患者最初的 IPG 阳性结果在 12 个月内恢复正常。如果恢复正常的 IPG 变为阳性,连续 3 个月的测试可以检测复发。

21. Davidson BI, Elliott CG, Lensing AW. Low accuracy of color Doppler ultrasound in the detection of proximal leg vein thrombosis in asymptomatic high-risk patients. *Ann Intern Med*. 1992;117:735.

在无症状的高危患者中,彩色多普勒超声对近端 DVT 不敏感。

22. Lensing AW, Prandoni P, Brandjes D, et al. Detection of deep vein thrombosis by real-time B-mode ultrasonography. *N Engl J Med*. 1989;320:342.

仔细研究这项技术。采用严格的诊断标准(压缩腘静脉和股静脉的能力),超声在有症状的患者中具有与 IPG 相同的诊断价值。回声强度不是一个有用的标准;对小腿血栓检测不佳。与 IPG 一样,连续的研究对于排除血栓扩展是必要的。

仔细研究这项技术。需要改进诊断标准,需要在其他人群中进行急性期和长期的研究,才能充分验证这项技术。目前,与 IPG 一样,局限于小腿血栓的检出率很低(36%)。

23. Anderson DR, Lensing AW, Wells PS, et al. Limitations of impedance plethysmo-graphy in diagnosis of clinically-suspected deep-vein thrombosis. *Ann Intern Med.* 1993;118:25.

对 IPG 与超声的敏感性和特异性提出质疑。以下两篇参考文献指出了本研究中存在的严重的方法学问题,并对其结论提出了质疑。

24. Raskob GE. Impedance plethysmography and DVT diagnosis [letter to editor]. *Ann Intern Med.* 1993;119:247.

25. Wheeler HB, Anderson FA Jr. Impedance plethysmography and DVT diagnosis [letter to editor]. *Ann Intern Med.* 1993;119:246.

26. Rubinstein I, Murray D, Hoffstein V. Fatal pulmonary emboli in hospitalized patients. *Arch Intern Med.* 1988;148:1425.

作者从尸检研究中得出结论,栓塞仍未得到充分诊断。在这一系列栓塞的尸检病例中,只有 31% 的患者在死前被怀疑有栓塞。

27. Pond GD, Ovitt TW, Capp MP. Comparison of conventional pulmonary angiography with intravenous digital subtraction angiography for pulmonary embolic disease. *Radiology.* 1983;147:345.

运动限制了这项技术在肺动脉主干外栓塞的诊断敏感性,但它在选定患者方面的应用是有用的。技术进步可能会进一步改善结果。

28. Prandoni P, Lensing AWA, Büller HR, et al. Deep vein thrombosis and the incidence of subsequent symptomatic cancer. *N Engl J Med.* 1992;327:1128.

一个老问题经过多次辩论,又被重新讨论。这些作者得出结论,原发性 DVT 患者,尤其是复发患者,在长期随访期间,癌症发病率增加(原发性 DVT 的发生率为 7.6%,而有明确危险因素的患者为 1.9%)。建议进行一项随机试验,以确定排除此类患者是否患有癌症而付出的成本是否值得。

29. Ginsberg JS, Liang MH, Newcomer L, et al. Anticardiolipin antibodies and the risk for ischemic stroke and venous thrombosis. *Ann Intern Med.* 1992;117:997.

抗心磷脂抗体是静脉血栓形成的一个明确的危险因素。

30. Bounameaux H, Schneider PA, Reber G, et al. Measurement of plasma d-dimer for the diagnosis of deep venous thrombosis. *Am J Clin Pathol.* 1989;91:82.

31. Heijboer H, Ginsberg JS, Büller HR, et al. The use of the d-dimer test in combination with noninvasive testing versus serial non-invasive testing alone for the diagnosis of deep vein thrombosis. *Thromb Haemost.* 1992;67:510.

32. Bounameaux H, Cirafici P, de Moerloose P, et al. Measurement of d-dimer in plasma as diagnostic aid in suspected pulmonary embolism. *Lancet.* 1991;337:196.

前 3 篇文献讨论了 D - 二聚体检测在 DVT 和 PE 诊断中的潜在价值。这种检测方法"排除"这些诊断的价值仍未确定。

33. Morris TA, Marsh JJ, Chiles PG, et al. Single photon emission computed tomography of pulmonary emboli and venous thrombi using anti-d-dimer. *Am J Respir Crit Care Med*. 2004;169:987 - 993.

VTE 诊断的新方法。需要进一步研究来确定这些方法和类似的"血栓靶向"方法的价值。

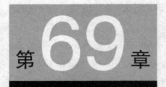

第69章 血栓栓塞性疾病:预防

Timothy M. Fernandes, Timothy A. Morris

降低静脉血栓栓塞性疾病的发病率和死亡率最有效的手段是第一时间阻止疾病发生。住院患者中,2周内超声诊断有下肢深静脉血栓形成的患者中,14.9%的患者发生血栓栓塞的风险升高。如果处理得当,预防血栓栓塞比减少血栓重要。然而,是否提供药物预防必须以患者为基础,权衡特殊患者发生出血和血栓的风险。当药物预防可获益时,临床医生有多种选择,可依据成本和可逆性而定。

风险评估

一些风险评估的模式可以帮助鉴定医院获得性 VTE 高风险的患者,然而没有一种风险评估模式可以有效预期判断 VTE。一些已知的增加 VTE 风险的重要因素包括:年龄增长、活动期恶性肿瘤、VTE 病史,上述因素几乎普遍包括在风险评估模式中。患者的流动性和预计住院时间应该被考虑进去。例如,对于 40 岁以上卧床或是在床上制动超过 3 天的患者,预防应当被重视。ICU 患者有高 VTE 风险,这组人群应积极预防。

预防血栓形成,同时需要考虑出血风险。不幸的是,几乎没有数据直接指导评估。只有一个风险模型被公布,开发利用 IMPROVE 登记表,但是从来没有被验证过。虽然一些增加出血风险的因素是显而易见的,如活动性胃十二指肠溃疡、肝衰竭或血小板减少症,但是发生血栓形成和出血的许多风险是相同的,包括年龄增长、ICU 监护和活动期肿瘤。

最后,出血和血栓的风险因素是累加的,总的临床现象决定是否预防或者采取治疗手段进行干预已接受下肢骨科手术的患者为例,认为其有血栓栓塞高风险和较低出血风险,需要使用中等剂量抗凝剂预防。对于血栓栓塞低风险的患者(例如,年轻的患者住院时间短且没有制动)可能既不需要机械辅助,也无须药物预防。在这两组中存在许多患者,他们的治疗方法是否合适尚不清楚。临床医生的判断和每例患者的病情用来指导这一决定。

静脉血栓的自然史

预防 VTE 的策略应当致力于有静脉栓塞临床表现疾病的形成和进展机制。对于静脉血栓栓塞的自然病程和发病机制的基础科学研究,我们只是部分地了解,这一事实反映在我们无力全面预防本病。住院治疗似乎影响 Virchow 三联征:制动导致淤滞,内皮细胞损伤原因导致住院,高凝状态(如肿瘤)引发的并发症。此外,评估预防方法的临床研究尚不能解决如何最好地定义和诊断"临床 VTE"。不过,预防方法的发展已证实对此疾病的发病率有着极大的影响。

当考虑预防时,DVT 和肺栓塞(PE)应被视为静脉血栓栓塞的不同表现,而不是单独的疾病。大量的肺栓塞(>95%)来自下肢静脉栓塞。因此,预防肺栓塞最重要的一部分就是预防下肢深静脉血栓的形成。

大量数据表明,只有下肢深静脉血栓形成扩展到相邻的近端深静脉(腘静脉及以上)时,才导致临床常见的栓塞;血栓仍然局限于小腿静脉无明显栓塞危险。我们不知道这个结果是否反映了这个事实:血栓局限于小腿静脉栓塞或者栓子太小以至于不能导致临床症状,尽管后者更有可能。无论如何,现在预防肺栓塞的关键是预防下肢深静脉栓塞,预防小腿静脉血栓形成扩展到更近端静脉系统。

药物预防

现有大量证据支持内科住院患者应接受预防性药物抗凝治疗。对于下肢深静脉血栓和非致命性肺栓塞,抗凝治疗可以减少约50%的风险。一些前瞻性随机临床试验证实了在内科住院患者中预防血栓栓塞的药物抗凝方法。其中,既有便宜、有疗效的肝素,也有疗效相当但是非常昂贵的利伐沙班。在众多药物中,需要结合药物的成本、患者所在地的法规及疗效选择。

对于所有可用的药物,皮下肝素已经被广泛地研究,而且已有大量的临床经验。每 8~12 小时进行 5000~7500U 的皮下注射,可以安全有效地对大多数患者的 VTE 起到预防作用。直接比较证明在 VTE 的预防和出血方面,每天 3 次和每天 2 次给药没有任何差异。大量经验表明,即使在外科人群中,这种疗法的出血风险也很低。UFH 的主要优点是肾功能不受影响,并且容易逆转意料之外的出血。

低分子肝素(LMWH)是由肝素衍生出来的药物,是预防的另外一种选择。伊诺肝素和达肝素钠这两种低分子肝素在美国广泛应用。类似 UFH,低分子肝素皮下注射对预防 DVT 有作用。低分子肝素和普通肝素相比具备一定的理论优势,如实验室检查证明减少肝素诱导的血小板减少(HIT)的发生,两大荟萃分析比较了 UFH 和 LMWH 对于 VTE 的预防作用,结论显示二者没有明显的不同。然而,有分析指出 LMWH 可以减少出血的并发症。近期,一项囊括澳大利亚危重患者的大型随机对照试验显示,达肝素钠和 UFH 对于 VTE 的预防和出血并发症没有明显区别,但是达肝素钠有更少的发生 HIT 的趋势。达肝素钠的标准剂量是每天皮下注射 5000IU ,然而,伊诺肝素的剂量是 30mg/d、每天 2 次或 40mg/d、每天 1 次。UFH 和 LMWH 的一个显著区别是:当患者肾衰竭时慎用 LMWH;当肾小球滤过率不足 30mL/min 时,依诺肝素剂量每天不宜超过 30mg。

磺达肝素是第一种全合成抗凝剂,其结构的活性中心与普通肝素和低分子肝素一致。它的抗凝机制和肝素一致。磺达肝素应用于内科患者中预防 VTE 的数据均是以安慰剂为对照的。在广泛临床情况下,尚无对磺达肝素对比普通肝素或低分子肝素的安全性和有效性的临床试验的报道。在整形外科和一般外科手术后,每天皮下注射 2.5mg 磺达肝素,与低分子肝素相比,结果是相同的。

对于外科手术术后或创伤等高风险患者的预防,华法林可以作为替代药物。对于住院的内科患者,不推荐使用维生素 K 拮抗剂(如华法林)预防 VTE。对于骨科手术患者,一种方法是术前使用低剂量(1 ~ 2mg/d),然后在术后逐渐增加至治疗剂量。另一种方法是在手术后才开始使用华法林,在几天后达到预期的凝血酶原范围(国际标准化比值为 2 ~ 3)。

最近合成了几种口服抗凝血药,包括利伐沙班(一种特异性活性因子 X 抑制剂)、达比加群(直接抑制凝血酶活性和血块与凝血酶的结合)、阿哌沙班(也是一种特异性活性因子 X 抑制剂)。在一些随机对照试验中,将这些药物在髋关节和膝关节手术中的作用与依诺肝素进行比较,用于骨科术后特定人群预防 VTE,至少不比依诺肝素差,同时有降低出血风险的明显趋势。然而,这些新药有两个明显的缺点。第一,若出血,没有相关的拮抗剂。这一点是预防静脉栓塞的主要限制,尤其是骨科住院手术患者不可预知的出血风险。第二,与 UFH 和 LMWH 相比,增加成本却只能获得较小的收益。后者关注研究的成本收益。

其他选择,如应用阿司匹林、双嘧达莫、磺吡酮等抗血小板药物,对于静脉血栓没有预防作用。有报道将低分子右旋糖酐静脉输注混合,作为可能有效的类别。低分子右旋糖酐剂量可能导致潜在的容量过度负荷和过敏反应。

机械预防

对于存在 VTE 高危因素并且不能应用抗凝剂的患者,有一些公认的机械预防方法,包括弹力袜、序贯压缩泵和下腔静脉滤器。然而,这些方法是否与抗凝药物等效尚未被证实,它们可以降低 VTE 的风险,尤其是 PE,不会增加出血的风险。

按等级分,弹力袜可以用来减少 DVT 的风险。有两种有效的长度:膝盖长度及大腿长度。在 CLOTS 试验中,比较了膝盖长度的弹力袜和大腿长度的弹力袜在卒中患者中的应用。结果显示,使用膝盖长度的弹力袜时近端 DVT 的发生率高于使用大腿长度弹力袜的发生率。然而,穿着大腿长度弹力袜的患者会出现轻微的皮肤破裂。因此,我们支持仅在患者不能抗凝的情况下使用大腿长度的弹力袜,并且保证袜子的正确应用。护理人员应接受适当的长筒袜训练,并每天评估患者皮肤破裂情况。在接受药物预防的患者中,弹力袜的应用价值尚不清楚,会使患者发生皮肤破裂的风险增加。

间断充气装置可以通过每分钟给袖带充气几秒钟预防静脉血淤积。一些装置只是压缩腓肠肌;其他装置则压缩腓肠肌和大腿,这两种作用似乎一样。尽管不清楚间断充气的不同压力及速度对提高预防功效的影响,但节律的膨胀模式显著有效。间断压力设备安全、有效,很容易耐受。唯一支持使用这些设备的试验仅包括术后患者。在临床药物治疗的患者中,缺乏使用间断充气设备的效果比较。然而,文献中的缺点不能阻止其在患者中的应用,尤其是不能接受药物预防的患者。应用机械预防的禁忌证包括活动性血栓(如果怀疑为活动性血栓,应用仪器前应该优先排除),动脉导致的缺血,或者目前环境不适合机器运行。机械预防应迅速开展(例如,外科手术前)并应在风险期持续应用。在一些使用抗凝药物有禁忌证的患者中(例如,神经外科手术、颅脑肿瘤和已知的出血性疾病),这种方法很有价值。类似弹力袜,压力设备与药物的价值比较尚不清楚。

最后,对于有 VTE 高风险但是有抗凝治疗绝对禁忌证的患者,如外伤或出血性卒中患者,可以在下腔静脉放置 IVC 滤器。在试验组中,对于放置静脉滤器仍然有争议,个别病例最好考虑周期。放置临时 IVC 滤器的优点是可以临时放置并取出,可以安全预防血栓。

结论

　　一些药物和仪器可以有效预防 VTE。具体的预防方法要根据患者临床情况决定。很多研究比较了预防静脉栓塞的不同方法和药物。尽管这些对比试验可以起到指导作用,但应该在护理方面做更多的研究,考虑每个试验的赞助和科学的严谨性。例如,药物研究者要重点研究药物的恰当使用剂量(或者仪器的使用条件,选择最佳仪器/方法)。这些研究的局限性已经转移到特定的预防方案,近期美国医科大学的内科医生和胸科医生在研究静脉栓塞预防的治疗方针。

　　无论选择何种方案,有 VTE 风险的患者应认真预防。究其原因,如果存在风险,保留预防应建立档案和定期复查。因为预防 DVT 意味着预防肺栓塞及其导致的死亡。对于大量发生静脉栓塞的住院患者,预防性治疗更容易实施。广泛使用预防措施可以减少下肢深静脉血栓和肺栓塞的发生。今后随着该领域的进一步发展,有希望更安全地开展预防,或许可以完全消除风险。

（李红蔚 译　吴琦 审校）

参考文献

1. Kahn SR, Lim W, Dunn AS, et al. Prevention of VTE in nonsurgical patients. *Chest*. 2012;141(2suppl):e195S – e226S.
   关于非手术患者静脉血栓栓塞预防的最新 ACCP 指南已经承认文献的薄弱之处,不再区分未分离肝素和低分子量肝素。
2. The PROTECT Investigators for the Canadian Critical Care Trials Group and the Australian and New Zealand Intensive Care Society Clinical Trials Group. Dalteparin versus unfractionated heparin in critically ill patients. *N Engl J Med*. 2011;364(14):1305 – 1314.
   在澳大利亚、加拿大和新西兰进行的这项研究表明,UFH 在预防危重患者近端 DVT 方面的效果相当于达肝素钠。
3. Lederle FA, Zylla D, MacDonald R, et al. Venous thromboembolism prophylaxis in hospitalized medical patients and those with stroke: a background review for an Ameri-

can College of Physicians Clinical Practice Guideline. *Ann Intern Med*. 2011;155(9): 602 – 615.

ACP 对文献进行了详尽的回顾,具有极好的外部有效性。

4. CLOTS (Clots in Legs Or sTockings after Stroke) Trial Collaboration. Thigh-length versus belowknee stockings for deep venous thrombosis prophylaxis after stroke: a randomized trial. *Ann Intern Med*. 2010;153(9):553 – 562.

在卒中患者中,血块凝集试验表明,与膝盖长度压缩相比,大腿长度压缩的近端 DVT 更少。

5. Decousus H, Tapson VF, Bergmann J-F, et al. Factors at admission associated with bleeding risk in medical patients. *Chest*. 2011;139(1):69 – 79.

改良研究组进行了多变量分析,以确定接受静脉血栓栓塞药物预防的患者的出血风险相关因素。

6. Barbar S, Noventa F, Rossetto V, et al. A risk assessment model for the identification of hospitalized medical patients at risk for venous thromboembolism: the Padua Prediction Score. *J Thromb Haemost*. 2010;8(11):2450 – 2457.

这个意大利小组创建了一个风险评估模型来确定住院患者的 VTE 风险,然后内部验证他们的模型。

7. Gruber VF, Saldeen T, Brokup B. Incidence of fatal post-operative pulmonary embolism after prophylaxis with dextran-70 and low-dose heparin: an international multicentre study. *Br Med J*. 1980;1:69.

Dextran – 70 在这项研究中是有效的;其他报道,无论是积极的还是消极的,都没有解决效力问题。

8. Kakkar VV, Corrigan TP, Fossard DP. Prevention of post-operative embolism by low-dose heparin: an international multi-center trial. *Lancet*. 1975;2:45.

一项大型试验记录了与对照组相比,接受低剂量肝素治疗的患者的 DVT、PE 和致死性 PE 发生率降低。

9. Moser KM, LeMoine JR. Is embolic risk conditioned by location of deep venous thrombosis? *Ann Intern Med*. 1981;94:439.

对第 4 条和第 5 条提出的问题的回答似乎是"是";那些血栓延伸到膝盖以上静脉的患者有很高的栓塞风险。

10. Effect of aspirin on postoperative venous thrombosis: report of the Steering Committee of a trial sponsored by the Medical Research Council. *Lancet*. 1972;2:441.

这篇文章是关于阿司匹林无效的众多报道之一。

11. Salzman EW, Ploetz J, Bettmann M, et al. Intraoperative external pneumatic calf

compression to afford long-term prophylaxis against deep vein thrombosis in urologic patients. *Surgery*. 1980;87;239.

大量报告表明这种预防性选择的有效性的报道中的一篇。

12. Sevitt S, Gallagher NG. Prevention of venous thrombosis and pulmonary embolism in injured subjects: a trial of anti-coagulant prophylaxis with phenindione in middle-aged and elderly patients with fractured femoral necks. *Lancet*. 1959;2;981.

文献 8 和文献 9 是经过仔细研究的里程碑式的研究,确定了在这些患者群体中,应用促凝血药物作为预防药物的有效性。基于静脉和肺解剖的阳性结果没有被公开讨论,这是血栓栓塞文献中罕见的事件。

13. Turpie AG, Gallus A, Beattie WS, et al. Prevention of venous thrombosis in patients with intracranial disease of intermittent pneumatic compression of the calf. *Neurologia*. 1977;27;435.

这种预防措施对神经系统疾病患者有效。

14. Collins R, Scrimgeour A, Yusuf S, et al. Reduction in fatal pulmonary embolism and venous thrombosis by perioperative administration of subcutaneous heparin. *N Engl J Med*. 1988;318;1162.

详尽地回顾了许多关于在有发病风险的患者中使用肝素进行预防的研究。作者的结论是,这种方法的价值已经在多个手术亚组中被明确。

15. Clark-Pearson DL, Synan IS, Hinshaw WM, et al. Prevention of postoperative venous thromboembolism by external pneumatic calf compression in patients with gynecologic malignancy. *Obstet Gynecol*. 1984;63;92.

研究结果表明,该装置的应用显著降低了这些患者术后 DVT 的发生率。

16. Francis CW, Marder VJ, Evarts CM, et al. Two-step warfarin therapy. *JAMA*. 1983;249;374.

这种方法在接受髋关节和膝关节手术的患者中被证明是有效的,而且出血风险更低。

17. Francis CW, Pellegrini VD, Marder VJ, et al. Comparison of warfarin and external pneumatic compression in prevention of venous thrombosis after total hip replacement. *JAMA*. 1992;267;2911.

两种方法均能有效降低 DVT 的发生频率。

18. Levine MN, Hirsh J, Gent M, et al. Prevention of deep vein thrombosis after elective hip replacement: a randomized trial comparing low molecular weight heparin with standard unfractionated heparin. *Ann Intern Med*. 1991;114;543.

低分子量肝素应用于这些患者的预防中,与标准肝素一样有效。

19. Huisman MV, Büller HR, ten Cate JW, et al. Serial impedance plethysmography for suspected deep venous thrombosis in outpatients. *N Engl J Med*. 1986;314;823.

优秀的研究表明,除非疑似 DVT 的患者存在或发展为正阻抗容积描记法(表明腘静脉及以上静脉血栓形成),否则未经治疗的结果是优秀的。因此,如果不进行治疗,仍然局限于小腿的血栓不会造成明显的栓塞风险。

20. Oster G, Tuden RL, Colditz GA. Prevention of venous thromboembolism after general surgery: cost-effectiveness analysis of alternative approaches to prophylaxis. *Am J Med*. 1987;82:889.

预防不但可以降低发病率和死亡率,而且具有成本效益。

21. Moser KM. Venous thromboembolism: state of the art. *Am Rev Respir Dis*. 1990; 141:235.

关于后静脉血栓栓塞的多个方面的回顾,其被大量引用。

22. Kakkar VV, Cohen AT, Edmonson RA, et al. Low molecular weight versus standard heparin for prevention of venous thromboembolism after major abdominal surgery. *Lancet*. 1993;341:259.

这两种药物疗效相同。

23. Eriksson BI, Ekman S, Lindbratt S, et al. Prevention of thromboembolism with use of recombinant hirudin: results of a double-blind, multicenter trial comparing the efficacy of desirudin (Revasc) with that of unfractionated heparin in patients having a total hip replacement. *J BoneJoint Surg Am*. 1997;79:326-333.

与低剂量肝素相比,在本试验中,水蛭素作为一种预防性药物表现良好。

24. Samama MM, Cohen AT, Darmon JY, et al; for Prophylaxis in Medical Patients with Enoxaparin Study Group. A comparison of enoxaparin with placebo for the prevention of venous thromboembolism in acutely ill medical patients. *N Engl J Med*. 1999;341: 793 – 800.

在这一人群中,适当应用高剂量的依诺肝素优于安慰剂,但它的性能与较高剂量的预防性肝素相比尚不清楚。

25. Philbrick JT, Becker DM. Calf deep venous thrombosis: a wolf in sheep's clothing? *Arch Intern Med*. 1988;148;2131.

一项研究表明,其不会增加小腿受限的 DVT,没有明显的疾病或栓塞发生风险。

26. Anderson FA Jr, Wheeler HB, Goldberg RJ, et al. Physician practices in the prevention of venous thromboembolism. *Ann Intern Med*. 1991;115:591.

虽然预防的价值是确定的,这项报道表明它仍然没有被医生充分应用。

第70章 血栓栓塞性疾病：治疗

Mary Elmasri，Timothy A. Morris

　　静脉血栓栓塞的管理应该以治疗为主要目标导向，换句话说，就是预防和减少严重的后遗症，包括：①肺栓塞导致的死亡、呼吸窘迫、胸痛或血流动力学障碍；②深静脉血栓（DVT）引起的下肢不适；③长期复发的 VTE 或其他问题，如腿后部肿胀和肺动脉高压。

　　值得注意的是，没有任何形式的抗凝治疗可降低栓塞风险或直接解决栓子。经深静脉血栓栓塞治疗的患者仍有血栓栓塞风险，直到血栓溶解或机化；因此，栓塞在治疗的最初几天发生，不能反映"药物失败"。抗凝失败的唯一证据是血栓生长或治疗过程中血栓形成产生新进展。此外，约50%的膝上急性 DVT 患者已经有无症状的 PE；因此，避免误将目前在治疗过程中发现先前存在的栓子作为血栓复发的证据是非常重要的。

　　局限于小腿的 DVT 通常无须抗凝治疗，因为它发生临床后遗症的概率较低。相反，DVT 发生在近端静脉（例如，腘静脉、股静脉、股总静脉，或更高水平静脉）非常危险且需要治疗。加压超声成像和电阻抗体积描记（IPG）很方便，均是可靠的鉴别方法，尽管电阻抗体积描记不经常使用。但是，15%~20% 的小腿局限性血栓可能在术后 2 周内扩散到近端静脉；因此，在这个时间段内进行连续测试，有助于发现下肢静脉血栓并及时治疗。

　　静脉栓塞急性期抗凝治疗的目标是减少血管阻塞和预防栓子。一旦肺栓塞导致血流动力学变化，抑制血管活性物质进入肺循环和优化右心室功能也是立即开展抗凝治疗的重要目标。抗凝通过减少凝血因子，尤其是凝血酶和凝血因子 Xa 来减少血栓形成。这种灭活的凝血系统抑制血栓的形成，同时使纤溶系统激活。因此，抗凝可间接地加快静脉血栓的溶解速度并减少潜在栓子的大小。

　　在急性期，血栓周围和周围的环境含有高浓度的活化的凝血酶。在治疗的初始阶段，酶（特别是凝血酶或活化的凝血因子 X，又称为凝血因子 Xa）必须被灭活，以阻止血栓表面的自我维持血栓形成过程。抗凝血酶（曾被称作"抗凝血酶Ⅲ"）不可逆地灭活这些酶。增强抗凝血酶的基础是不经胃肠道注射肝素和类肝素抗凝血剂治疗。这些选择包括静脉注射的普通肝素（UFH）及皮下注射的普通肝素、低分子肝素和磺达肝素。尽管临床数据相对较少，大多数专家认为，至少 5 天的肠外抗凝治疗对治疗初期是必要的。

临床试验未能清楚或明确地证明任意一种抗凝剂的优越性。文献综述表明，从疗效和安全性出发，普通肝素、低分子肝素和磺达肝素都可以用于急性下肢深静脉血栓和肺栓塞急性期肠外给药抗凝治疗。对于药物的选择，很大一部分取决于相对成本及是否容易给药，皮下注射更容易操作且对于门诊患者更方便。第 9 版 ACCP 指南抗凝剂治疗静脉栓塞中提及，与通过静脉和皮下注射普通肝素相比，推荐低分子肝素和磺达肝素作为肠外抗凝治疗药物（2B 和 2C 级推荐，分别易于给药）。对于肝诱导的血小板减少症的风险，普通肝素和低分子肝素相同。但是，当皮下吸收有问题或患者正在考虑溶栓治疗，ACCP 建议使用普通肝素静脉注射治疗。

肠外抗凝治疗的关键是迅速获得治疗剂量。推荐的静脉注射 UFH 疗法是以患者体重为基础给药，首先静脉注射 UFH 剂量为 80U/kg，随后静脉持续泵入 $18U/(kg \cdot h)$。相比不太积极的治疗方案，以体重为基础的方案，对降低死亡率及复发率更为有效。静脉注射 UFH 抗凝反应的个体差异很大，因此应根据促活化凝血酶原时间（aPTT）调整静脉注射 UFH 的剂量。aPTT 的精确治疗范围从未明确建立，但是大多数专家建议基于患者 aPTT 基线的 $1.5 \sim 2.5$ 倍确定患者静脉注射肝素的使用量。尽管 $1.5 \sim 2.5$ 倍的 aPTT 可以帮助鉴定剂量是否不足或过量，但是这是不可能精确定义的一个治疗范围。临床观察到的 $1.5 \sim 2.5$ 倍范围有效结果可能反映了肝素的合适剂量，而不是 APTT 试验结果本身。这一发现的一种临床意义是：有或没有 aPTT 的监控，高剂量皮下注射普通肝素至少对于静脉治疗是安全、有效的。

LMWH 是由 UFH 解聚而成的，具有许多 UFH 的特性。类似 UFH，所有的 LMWH 结合抗凝血酶；但是，因为长度较短，它们更容易灭活 Xa。LMWH 与 UFH 相比，半衰期较长。它们通过肾脏代谢，因此肾衰竭患者慎用。目前，在美国批准的第三代低分子肝素是依诺肝素、达肝素钠和亭扎肝素。达那肝素是唯一一种经过 FDA 批准用于治疗肿瘤患者下肢深静脉血栓的药物。所有药物的给药剂量是固定的，每天 $1 \sim 2$ 次，而且根据体重调整剂量。尽管它们的药物动力学或抗凝血特性不同，但没有一种 LMWH 具有临床优越性。

磺达肝素是一种人工合成多聚糖，与 UFH 和 LMWH 有类似活性抗凝血酶结合位点。因为它们体积小,增强了抗凝血酶介导的 Xa 灭活。磺达肝素的半衰期较长,较 LMWH 有更为完整的生物利用度。当患者出现肾功能不全时,容易积累到危险水平,因为它几乎完全由肾脏代谢。对于体重在50~100kg 的患者,每天皮下注射剂量为 7.5mg,体重在 50kg 以下的患者给予5mg,体重在 100kg 以上的患者给予 10mg。

利伐沙班是合成的 Xa 抑制剂,可以用于 VTE 急性期的治疗。它与肠外制剂(UFH、LMWH 和磺达肝素)有两个本质的区别。第一,利伐沙班是一种直接抑制剂,它不依靠人体抗凝血酶灭活凝血酶。第二,口服给药可以很好地吸收。由于这些原因,它们可以用于 VTE 急性期及长期治疗。用利伐沙班治疗 VTE 急性期患者至少需要 3 周,而在较短的急性期应用肠外制剂。

VTE 急性期治疗后长期应用抗凝剂对预防复发非常有必要。选择长效抗凝剂,包括 UFH、LMWH、维生素 K 拮抗剂(华法林)、直接 Xa(抑制剂例如,利伐沙班)、直接凝血酶抑制剂(例如,达比加群,在下文讨论)。维生素K 拮抗剂是长期抗凝治疗最常用的药物。临床试验比较了 LMWH 与维生素K 拮抗剂,结果没有本质的区别,癌症患者应用 LMWH 效果较好。由于 LM-WH 的后续成本和皮下给药带来的不适和不便,大多数患者仍选用维生素 K拮抗剂(特别是华法林)。

维生素 K 拮抗剂可以用于 VTE 早期治疗,通常在同一天作为肠外治疗。肠外抗凝剂至少需要使用 5 天时间,直到国际标准化比值(INR)大于 2.0 至少持续 24 小时。推荐的长期治疗 INR 范围是 2.0~3.0。

利伐沙班是一种安全且有效的长期治疗选择,在 VTE 急性期也适用(如前所述)。另一种可选择的长效药物是达比加群,是一种直接凝血酶抑制剂。类似利伐沙班,达比加群的口服吸收效果也很好。利伐沙班和达比加群的优点是药代动力学的一致性,减轻了所需的药物监测,而使用华法林时必须监测 INR。然而,两者之间有一些重要的不同,达比加群不适用于 VTE急性期治疗,专门用于长效治疗。在健康志愿者中,利伐沙班可以被凝血酶原复合物逆转(血管中人类血浆衍生物的产物,高浓度凝血酶,X、Ⅶ、Ⅸ 因子)。达比加群不会被凝血酶原复合物逆转,但是可以通过血液透析去除。然而,在治疗过程中,缺乏逆转任何一种药物的临床经验。

长期抗凝治疗的适当类型和持续时间应根据临床情况进行调整。对于复发风险高的患者,其 VTE 的危险因素尚未解决,可能需要长期(可能终身)抗凝治疗。生物学现象,如缺乏抗凝血酶、蛋白 C、蛋白 S,以及抗磷脂综合征,易使 VTE 患者复发。临床风险因素包括制动、心力衰竭、持续静脉阻塞和恶性肿瘤。还有一种情况,患者有一过性短暂静脉栓塞的风险。这些患者需要不超过 3 个月的治疗,直到原始危险因素消除(例如,骨折的腿部已经治愈,患者不需要制动可以来回走动)。暂时性危险因素引发的静脉血栓栓塞患者可能有相当高的复发率,可能由未知的危险因素引起。所有 VTE 患者经过 3~6 个月长期适当的抗凝治疗之后,那些无原因的 VTE 患者可能从长期或终身治疗中获益。尽管各种算法和试验似乎有前途,给予无原因的 VTE 患者持续的治疗最好根据复发和出血特殊风险开展个体化治疗。

抗凝治疗的主要并发症是出血。最初希望 LMWH 比 UFH 更安全,但是在临床研究中没有被证实;所有抗凝治疗都有类似出血的危险。事实上,宿主因素在决定出血风险方面比抗凝药物的种类和剂量更为重要,包括年龄(尤其超过 60 岁),目前怀疑或已知有出血部位(例如,胃、肠道和肾脏),尿毒症和已经证实有止血缺陷(例如,血小板减少症)。现有数据表明,对于没有明显共存疾病和凝血疾病的患者,出血风险非常低。

对于下肢深静脉血栓治疗的特殊处理已经被提出,但是尚未被普遍应用。手术(如血栓切除术、结扎)没有作用。溶栓药物的全身给药(如链激酶、尿激酶、组织型纤溶酶原激活剂)可能会降低血栓形成后综合征风险,但是显著增加了出血的风险,如颅内出血。已经有研究针对导管直接溶栓治疗对髂骨 DVT 患者的影响。在特定病例和特殊临床环境中,导管溶栓可以降低血栓后综合征的风险,并改善预后。然而,这个过程仍在调查研究,对于多数 DVT 患者不适用。关于新的和现有溶栓剂治疗方法的进一步研究可能改变这些观点。

在非常稳定的患者中,PE 的治疗通常与 DVT 相同,但有几个问题需要特别考虑。最重要的一点是,肺栓塞门诊患者皮下注射方案仅适用于病情稳定的患者。健康情况较差的患者需要入院治疗。针对肺栓塞的额外治疗问题包括:①肝素初始剂量和第一个 24 小时的剂量是非常重要的;②需要体外循环支持的方法;③静脉滤器和手术;④溶栓剂的作用。

在肺栓塞急性期,最初的抗凝治疗对结果非常重要。肺栓塞患者的血小板释放出活性物质引起肺血管收缩,最终造成严重的心肺症状。足量的肝素可以在凝块的表面抑制血栓的活性,抑制血小板凝集,而后降低血管活性剂的释放。基于这些数据,我们推荐迅速达到肝素治疗量,继续连续输入。对于下肢深静脉血栓,剂量的调整大致相同,但是需要特殊注意避免低剂量或治疗最初的 1~2 天。在大多数肺栓塞病例中,应注意抗凝治疗的结果,可获得良好的临床效果。

在某些情况下,心肺支持措施可用于 PE 治疗,包括在低氧血症时供氧。如果出现全身性低血压,是由右心室急性缺血和衰竭引起的。动物试验显示右心缺血的机制是心肌灌注压不足(冠状动脉压力 - 右心室压力),克服大面积肺动脉阻塞导致右心过度劳累。当肺动脉栓塞导致休克时,我们更倾向于使用血管收缩剂,如肾上腺素,在发生 PE 相关性休克时升高动脉压(和冠状动脉压力)。

当肝素不能预防复发时,要求更积极应对大面积肺栓塞,尤其是在治疗的最初几天。在这种情况下,死亡可能源于患者已发生 DVT 而导致血流动力学受损。多种方法可以防止下肢静脉栓塞的复发。我们目前有限的选择是置入下腔静脉滤器。这些仪器相对容易植入,不会妨碍静脉血流,有着极好的长期通畅率(95%)。对我们来说,这是衡量其他设备和方法的"标准"。大面积肺栓塞的复发可能是致命的,我们认为滤器植入术是一种挽救生命的过程。

溶栓药物在 PE 治疗中的作用尚不明确。从溶栓药物中获益的患者选择以间接信息为基础,而不是通过临床试验。多项研究已经证实,这些试剂比肝素更快地溶解血栓。对发病率和死亡率的积极影响还没有被证实;此外,使用抗凝剂 1 周后血栓溶解的程度与血栓溶解治疗大致相同。溶栓药物昂贵且有产生不良后果的重大风险。我们相信这样的试剂仅在医生非常熟悉药物且患者存在大面积栓塞和持续低血压时使用。

急性肺栓塞取栓术(经开胸、抽吸导管或球囊导管)是一种积极的治疗方法,仅在少数机构开展。在我们看来,这是很难保证的,因为医学治疗是非常成功的,而患者选择很困难,急性取栓术的结果不那么有效。这里有几种特殊的情况,可能是该手术的适应证(大面积栓塞未能及时治疗和诊断)。然而,该手术有很高的死亡率,在大多数情况下我们不推荐使用。

对于立即治疗后的随访,肺扫描在膝上深静脉血栓患者(排除无症状栓塞)和 PE 患者(用于评估分辨率)中的应用值得评论。通常情况下,DVT 患者入院后几天出现胸膜炎性胸痛或其他栓塞症状,扫描显示缺陷。根据我们的经验,这些缺陷通常可见于入院扫描,因此不应改变治疗。若未经入院扫描,做出这样的决定要困难得多。PE 治疗过程中的后续扫描不仅能够提供令人满意的栓塞溶解证据,也提醒医生患者可能需要密切随访,以排除慢性血栓栓塞性肺动脉高压。

(李红蔚 译 吴琦 审校)

参考文献

1. Alpert JS, Smith R, Carlson J, et al. Mortality in patients treated for pulmonary embolism. *JAMA*. 1976;236:1477.

一项有趣的研究表明,栓子切除术不太可能影响肺栓塞相关死亡率。

2. Basu D, Gallus A, Hirsh J, et al. A prospective study of the value of monitoring heparin treatment with the activated partial thromboplastin time. *N Engl J Med*. 1972;287:324.

设计良好的研究讨论了最佳肝素方案和用部分凝血活酶时间监测剂量的价值,与参考文献 7 和参考文献 20 进行比较。

3. Bentley PG, Kakkar VV, Scully MF, et al. An objective study of alternative methods of heparin administration. *Thromb Res*. 1980;18:177.

肝素给药的另一种方法。

4. Bonnameau XH, Banga JD, Bluhmki E, et al. Double – blind, randomized comparison of systemic continuous infusion of 0.25 versus 0.50 mg/kg/24 h of alteplase over 3 to 7 days for treatment of deep venous thrombosis in heparinized patients: results of the European thrombolysis with rt-PA in venous thrombosis trial. *Thromb Haemost*. 1992;67:306.

由于疗效低和出血过多而停止试验。

5. Brandjes DPM, Heijboer H, Büller HR, et al. Acenocoumarol and heparin compared with acenocoumarol alone in the initial treatment of proximal vein thrombosis. *N Engl J Med*. 1992;327:1485.

开始肝素治疗是可行的。

6. Brill-Edwards P, Ginsberg JS, Johnston M, et al. Establishing a therapeutic range for heparin therapy. *Ann Intern Med*. 1993;119:104.

APTT 试验所用试剂的可变性对肝素剂量有显著影响。作者提出了另一种(但不是普遍可用的)监测方法。

7. Crotty GM, Bynum L J, Wilson JE Ⅲ. Heparin therapy in venous thromboembolism.

Clin Res. 1978;26:135A.

设计良好的研究提出了与参考文献 2 和参考文献 20 不同的肝素使用指南。

8. Fedullo PF, Moser KM, Moser KS, et al. 111-Indium labelled platelets: effect of heparin on uptake by venous thrombi and relationship to the activated partial thromboplastin time. *Circulation*. 1982;66:632.

在狗中,维持 APTT 在 1.5 倍以上的控制值确实可以预防静脉血栓形成,这是通过防止血小板增多形成血栓来测量的。

9. Fihn SD, McDonell M, Martin D, et al. Risk factors for complications of chronic anticoagulation. *Ann Intern Med*. 1993;118:511.

密切监测凝血酶原时间比,可提高慢性抗凝过程的安全性和有效性。在治疗的前几个月,出血的风险最高。

10. Hirsh J. Oral anticoagulant drugs. *N Engl J Med*. 1991;324:1865.

11. Hirsh J. Heparin. *N Engl J Med*. 1991;321:1565.

参考文献 10 和参考文献 11 对肝素和口服抗凝药物的作用、治疗用途和新进展进行了详细的综述。

12. Hommes DW, Bura A, Mazzolai L, et al. Subcutaneous heparin compared with continuous intravenous heparin administration in the initial treatment of deep vein thrombosis: a meta-analysis. *Ann Intern Med*. 1992;116:279.

这项荟萃分析的结论是,无论是否进行监测,皮下肝素治疗比持续静脉注射治疗更有效、更安全。

13. Huisman MV, Buller HR, ten Cate JW, et al. Unexpected high prevalence of pulmonary embolism in patients with deep venous thrombosis. *Chest*. 1989;95:498.

在治疗下肢深静脉血栓形成时,通常也治疗肺栓塞;在这项系列研究中,51% 没有栓塞症状的 DVT 患者的肺部扫描检出率较高。

14. Hull R, Delmore T, Carter C, et al. Adjusted subcutaneous heparin versus warfarin sodium in the long-term treatment of venous thrombosis. *N Engl J Med*. 1982;306:189.

肝素剂量上调与华法林剂量下调在疗效和安全性上相似。

15. Marder VJ. The use of thrombolytic agents: choice of patient, drug administration, laboratory monitoring. *Ann Intern Med*. 1979;90:802.

一篇由这种治疗方法的支持者所写的内容丰富的综述。

16. Moser KM. Venous thromboembolism: state of the art. *Am Rev Respir Dis*. 1990;

141:235.

详细回顾了本课题的许多方面。

17. Nelson PH, Moser KM, Stoner C, et al. Risk of complications during intravenous heparin therapy. *West J Med*. 1982;136:189.

一项研究和综述表明,出血风险的主要决定因素是共存病,而不是肝素剂量。

18. Research Committee of the British Thoracic Society. Optimal duration of anticoagulation for deep vein thrombosis and pulmonary embolism. *Lancet*. 1992;340:873.

虽然可以建议任意的持续时间,但在本研究中,为个别患者建立特定的标准是一个更好的方法。

19. Rosenberg RD. Heparin action. *Circulation*. 1974;49:603.

关于肝素如何起效的极佳的描述。

20. Salzman EW, Deykin D, Shapiro RM, et al. Management of heparin therapy: a controlled prospective study. *N Engl J Med*. 1975;292:1046.

一项设计良好的研究,得出与参考文献 2 和参考文献 7 不同的结论。

21. Hull R, Hirsh J, Jay R, et al. Different intensities of anticoagulation in the long-term treatment of proximal venous thrombosis. *N Engl J Med*. 1982;307:1676.

22. Huisman MV, Büller HR, ten Cate JW. Utility of impedance plethysmography in the diagnosis of recurrent deep-vein thrombosis. *Arch Intern Med*. 1988;148:681.

IPG 测试可以有效地确定 DVT 是否复发,因此额外的治疗是有必要的。在 67% 的近端 DVT 患者中,3 个月时 IPG 恢复为阴性,6 个月时转阴率为 85%,12 个月时转阴率为 95%。

23. Kirchmaier CM, Wolf H, Scheafer H, et al; for the Certoparin-Study Group. Efficacy of a low molecular weight heparin administered intravenously or subcutaneously in comparison with intravenous unfractionated heparin in the treatment of deep venous thrombosis. *Int Angiol*. 1998;17:135 – 145.

24. Meyer G, Brenot F, Pacouret G, et al. Subcutaneous low-molecular-weight heparin fragmin versus intravenous unfractionated heparin in the treatment of acute non massive pulmonary embolism: an open randomized pilot study. *Thromb Haemost*. 1995;74:1432 – 1435.

25. Fiessinger JN, Lopez-Fernandez M, Gatterer E, et al. Once-daily subcutaneous dalteparin, a low molecular weight heparin, for the initial treatment of acute deep vein thrombosis. *Thromb Haemost*. 1996;76:195 – 199.

26. Lindmarker P, Holmstrom M; for the Swedish Venous Thrombosis Dalteparin Trial Group. Use of low molecular weight heparin (dalteparin), once daily, for the treatment of deep vein thrombosis: a feasibility and health economic study in an outpatient setting. *J Intern Med*. 1996;240:395 – 401.

27. Luomanmeaki K, Grankvist S, Hallert C, et al. A multicentre comparison of once-daily subcutaneous dalteparin (low molecular weight heparin) and continuous intravenous heparin in the treatment of deep vein thrombosis. *J Intern Med*. 1996;240:85 – 92.

28. de Valk HW, Banga JD, Wester JW, et al. Comparing subcutaneous danaparoid with intravenous unfractionated heparin for the treatment of venous thromboembolism: a randomized controlled trial. *Ann Intern Med*. 1995;123:1 – 9. See comments.

29. Levine M, Gent M, Hirsh J, et al. A comparison of low-molecular-weight heparin administered primarily at home with unfractionated heparin administered in the hospital for proximal deep vein thrombosis. *N Engl J Med*. 1996;334:677 – 681.

30. Hull RD, Raskob GE, Pineo GF, et al. Subcutaneous low-molecular-weight heparin compared with continuous intravenous heparin in the treatment of proximal-vein thrombosis. *N Engl J Med*. 1992;326:975 – 982. See comments.

31. Prandoni P, Lensing AW, Beuller HR, et al. Comparison of subcutaneous low-molecularweight heparin with intravenous standard heparin in proximal deep-vein thrombosis. *Lancet*. 1992;339:441 – 445.

32. Koopman M, Prandoni P, Piovella F. Treatment of venous thrombosis with intravenous unfractionated heparin administered in the hospital as compared with subcutaneous low-molecularweight heparin administered at home. *N Engl J Med*. 1996;334:682 – 687.

33. Lopaciuk S, Meissner AJ, Filipecki S, et al. Subcutaneous low molecular weight heparin versus subcutaneous unfractionated heparin in the treatment of deep vein thrombosis: a Polish multicenter trial. *Thromb Haemost*. 1992;68:14 – 18.

34. Simonneau G, Sors H, Charbonnier B, et al; for the THESEE Study Group. A comparison of low-molecular-weight heparin with unfractionated heparin for acute pulmonary embolism. Tinzaparine ou Heparine Standard: Evaluations dans l' Embolie Pulmonaire. *N Engl J Med*. 1997;337:663 – 669.

参考文献 23 至参考文献 34 描述了静脉注射未分离肝素和皮下注射低密度肝素

来治疗 DVT 或 PE 的随机对照试验。总的来说,这两种方案在疗效、安全性和并发症(例如,血小板减少)方面没有差异。

35. Buller HR, Davidson BL, Decousus H, et al. Subcutaneous fondaparinux versus intravenous unfractionated heparin in the initial treatment of pulmonary embolism. *N Engl J Med*. 2003;349:1695 – 1702.

36. Buller HR, Davidson BL, Decousus H, et al. Fondaparinux or enoxaparin for the initial treatment of symptomatic deep venous thrombosis: a randomized trial. *Ann Intern Med*. 2004;140:867 – 873.

参考文献 35 和参考文献 36 表明,合成的抗凝剂磺达肝癸钠在治疗稳定的 PE 和 DVT 方面,其安全性和有效性与肝素和低分子肝素具有可比性(但并不优于后者)。

37. Bauersachs R, Berkowitz SD, Brenner B, et al. Oral rivaroxaban for symptomatic venous thromboembolism. *N Engl J Med*. 2010;363(26):2499 – 2510.

38. Buller HR, Prins MH, Lensin AW, et al. Oral rivaroxaban for the treatment of symptomatic pulmonary embolism. *N Engl J Med*. 2012;366(14):1287 – 1297.

利伐沙班对 DVT 和 PE 的急性期和长期治疗是安全有效的。急性治疗持续 3 周,较长期治疗使用更高的剂量。

39. Schulman S, Kearon C, Kakkar AK, et al. Dabigatran versus warfarin in the treatment of acute venous thromboembolism. *N Engl J Med*. 2009;361(24):2342 – 2352.

达比加群对 VTE 的随访治疗是安全有效的,但不用于急性期治疗。

40. Eerenberg ES, Kamphuisen PW, Sijpkens MK, et al. Reversal of rivaroxaban and dabigatran by prothrombin complex concentrate: a randomized, placebo-controlled, crossover study in healthy subjects. *Circulation*. 2011;124(14):1573 – 1579.

在健康的志愿者中,凝血酶原复合物浓缩物逆转了利伐沙班给药后的实验室抗凝指标,但没有逆转达比加群给药后的实验室抗凝指标。

41. Decousus H, Leizorovicz A, Parent F, et al; for the Prevention du Risque d' Embolie Pulmonaire par Interruption Cave Study Group. A clinical trial of vena caval filters in the prevention of pulmonary embolism in patients with proximal deep-vein thrombosis. *N Engl J Med*. 1998;338(7):409 – 415.

42. Decousus H. Eight-year follow-up of a randomized trial investigating vena cava filters in the prevention of PE in patients presenting a proximal DVT: the PREPIC trial. *J Thromb Haemost*. 2003;(suppl 1):OC440.

参考文献 41 和参考文献 42 提供了 IVC 过滤器放置的基本原理,以防止急性 VTE 患者中 PE 的短期发生,在存在不稳定 PE 的情况下,这可能是灾难性的。在参考文献 41 中,IVC 过滤器除了抗凝血作用外,相比单纯抗凝血治疗(4.8%; OR,0.22;95% CI,0.05 ~ 0.90),其能更好地预防急性 PE(发病率为 1.1%)。尽管应用过滤器在短期内与复发性 DVT 增加相关,但长期随访(参考文献 42)显示,两组的 VTE 数量相同,放置过滤器组的 PE 发病率较低。

43. Stein PD, Matta F, Keyes DC, et al. Impact of vena cava filters on in-hospital case fatality rate from pulmonary embolism. *Am J Med*. 2012;125(5):478 – 484.

在这项回顾性研究中,接受 IVC 过滤器治疗的急性 PE 患者的治疗效果比不接受 IVC 过滤器治疗的患者的治疗效果更好。

44. Konstantinides S, Geibel A, Heusel G, et al. Heparin plus alteplase compared with heparin alone in patients with submassive pulmonary embolism. *N Engl J Med*. 2002; 347(15):1143 – 1150.

45. Dalen JE, Alpert JS, Hirsh J. Thrombolytic therapy for pulmonary embolism: is it effective? Is it safe? When is it indicated? *Arch Intern Med*. 1997;157:2550 – 2556.

46. Wan S, Quinlan DJ, Agnelli G, et al. Thrombolysis compared with heparin for the initial treatment of pulmonary embolism: a meta-analysis of the randomized controlled trials. *Circulation*. 2004;110(6):744 – 749.

参考文献 44 至参考文献 46 强调缺乏数据来支持大多数经溶栓治疗的 PE 患者的预后改善。此外,颅内出血和其他溶栓性大出血的发生率增加,不应在 PE 患者中常规使用。

第71章 慢性血栓栓塞性肺动脉高压

Peter F. Fedullo, William R. Auger

慢性血栓栓塞性肺动脉高压(CTEPH)是发生于少数急性或复发性肺栓塞患者的一种异常结局。疾病的患病率差异较大,为0.6%~3.8%。最大的一项研究报道,在866例急性PE幸存者队列筛查的研究中发现4例0.46%患者最终诊断为CTEPH。

CTEPH发生的病理生理学机制尚不完全清楚。尽管急性栓塞后解剖学结构不会完全再通,但大部分患者再通后足以恢复正常的血流动力学状态及功能。即使采取适当的抗栓治疗,一些患者仍会出现急性肺栓塞后血管再通和血流动力学恢复不完全。许多CTEPH患者无症状或被误诊为血栓栓塞性疾病,这在临床上也比较多见。因为栓塞发生之初常不能予以恰当的抗栓治疗,内源性的纤维蛋白溶解机制可能受到年龄、病变范围或栓子阻塞部位的限制。

尽管进行全面的检查,在大多数已确诊慢性血栓栓塞疾病的患者中发现血栓形成倾向和纤维蛋白溶解活性缺陷是很难的。10%~24%的CTEPH患者存在狼疮抗凝抗体或心磷脂抗体。然而始终没有发现蛋白C或蛋白S缺乏、凝血因子V Leiden突变、凝血酶原20210G突变的频率比正常人群更高。从医学角度来看,CTEPH与骨髓增生综合征、慢性炎症状态、慢性心房心室分流、脾切除、静脉栓塞复发和长期中央静脉置管均有关。

通常只有肺动脉高压进展到一定程度后才能确诊CTEPH。因此,该病确切的血流动力学演变尚未明确。该病的症状演变已被完整描述,不论临床表现出现还是隐匿,甚至发生广泛肺血管阻塞,肺栓塞患者的日常生活可能相对正常;在无症状期(数月到数年)后,劳力性呼吸困难逐渐恶化、低氧血症和右心室衰竭会相继出现。无症状期后是缓慢的血流动力学减退及症状加剧,这一点最近才被阐明。

像最初假设的那样,在患有慢性血栓栓塞性疾病的大多数患者中,肺动脉高压进展似乎并非是复发栓塞病及原位血栓形成的结果。肺动脉压升高的原因有两个:肺血管床横截面积减少,与该病未被吸收的血栓栓塞成分有关;可以在各种肺动脉高压病中见到的小血管动脉病的病理学改变。这些继发性肺动脉高压性改变(可能由高肺动脉压或血流所致),会导致右心室后负荷增加、进行性肺动脉高压,最终发展为右心衰竭。

CTEPH 患者常见的主诉为进行性呼吸困难。必须以患者的日常生活方式为背景考虑呼吸困难的主诉。处理感觉呼吸困难及运动不耐受的患者更为棘手,经常运动的患者相比久坐的患者更早被评估。疾病后期,患者可能会出现劳累性胸痛、近晕厥或晕厥,以及下肢水肿。

尽管缺乏明确的血栓栓塞病史,但许多患者具有与急性栓塞相符的病史,如"胸膜炎"、下肢"肌肉拉伤"、迁延的不典型"肺炎"。或者患者描述自己住院或手术后还没有完全康复。

特别是缺乏急性血栓栓塞病史的情况下,延误诊断经常发生。CTEPH 引起的进行性呼吸困难和运动不耐受常会错误地归咎于冠状动脉疾病、心肌病、肺间质性疾病、哮喘、血管功能失调、心因性呼吸困难。

CTEPH 的临床表现经常是非特异性且变化微妙的,特别是在疾病早期,这就需要对原因不明的呼吸困难患者保持高度怀疑。需仔细回顾既往病史和呼吸困难和(或)运动不耐受的发生情况。回顾病史,没有明确血栓栓塞病史的患者常会提供与该病相符的病史,如肺炎或伴有持续症状和功能损害的手术。早期查体不易发现,从而导致延迟诊断。在发展至明显右心室肥厚或右心衰竭之前,听诊异常局限于第二心音延长或轻度肺动脉瓣第二心音增强。肺动脉高压及右心室功能障碍进展更为明显时,可出现右心室抬举样搏动、颈静脉怒张、显著的血管 A 波和 V 波搏动波、S2 固定分裂、右心室性 S3 或 S4 心音、三尖瓣反流性杂音、肝大、腹水和外周性水肿。有慢性血栓栓塞性疾病的患者体检时可发现特征性的肺部血流杂音。这些杂音可能是血流通过部分阻塞或再通的肺动脉时产生湍流引起。杂音呈高调吹风样,在肺野而非心前区听诊明显,吸气时明显,常在屏气时可闻及。这些体征的重要性在于并不出现于原发性肺动脉高压,这些是最常见的、可能有助于诊断的条件。然而,血流杂音不仅出现于慢性血栓栓塞病,还可见于肺血管先天狭窄病变及肺大血管炎。

一旦考虑肺血管异常,诊断方法比较简单。诊断评估的目标包括:①确定肺动脉高压及其程度;②找出病因;③明确主要的血栓栓塞病是否存在,有无外科手术指征。标准实验室检查结果无特异性,取决于它们在疾病自然史中何时获得,并反映血栓阻塞和伴随的心功能障碍所致的血流动力学改变和气体交换结果。胸片检查通常是正常的,但出现以下一条或更多条时则提示该诊断:①双肺动脉主干扩张或中央肺动脉大小不对称;②灌注不足或灌注过度;③单侧或双侧陈旧性胸膜病表现;④右心室肥大表现。肺功能检测结果常在正常范围内,尽管有约 20% 的患者会出现轻到中度的限制性通气功能障碍。大部分患者出现单次呼吸 CO 弥散量减少;但结果正常时也不能排除该诊断。当患者出现肺功能异常时(反映限制性或阻塞性疾病),异常程度几乎总不如气体交换功能异常、主诉症状、肺动脉高压程度显著。尽管动脉血氧分压在正常限值内,但肺泡动脉氧压差增宽,大多数患者的动脉血氧分压会随着运动而下降。无效腔通气(Vd/Vt)常在休息时升高并随运动而增加。

超声心动图检查常能提供肺动脉高压最初的客观证据,包括右心房和右心室扩大,右心室压力负荷与容量负荷过载相关的房室间隔位置和运动异常,三尖瓣反流率提示肺动脉高压的证据。

通气-灌注肺扫描是一种极好的非侵入性手段,可以鉴别有潜在手术指征的大血管栓塞性肺动脉高压与小血管性肺动脉高压。在慢性血栓栓塞性疾病中,至少存在一个(通常是数个)节段性或更大范围的通气-灌注失调。在原发性肺动脉高压中,灌注扫描正常或呈现以亚段异常为特征的"斑点"表现。然而,重要的是要认识到通气-灌注肺扫描常低估中央肺血管梗阻的实际程度。部分再通或中心性梗阻性损害机化后,周围的通路或分流使得放射性同位素能到达肺外周。根据血流的分布,这些区域可能看起来正常或处于相对低灌注的"灰色区域"。因此,通气-灌注肺扫描能够提示可能存在慢性血栓栓塞阻塞,但不能确定病变的大小、位置、近端病变范围,以及外科手术评估所需的一些重要信息。

右心导管检查和肺血管造影对于确定肺动脉高压程度、排除其他诊断、明确阻塞性血栓性病变外科手术的可行性是必要的。如果静息时的血流动力学测量结果仅显示为适中的肺动脉高压,需要在短时间运动后再次测量。当慢性血栓栓塞失代偿时,伴随肺动脉压的过度升高,将会出现运动相关的心排出量增加。

5 种不同于急性栓塞的血管造影模式,与血栓动脉内膜切除术时发现的机化血栓栓塞物相关:①袋状结构缺损;②肺动脉网或带;③内膜不规则;④肺动脉主干突然变窄;⑤肺叶或肺段血管起始段阻塞,这些血管灌注的肺段完全没有血流。即使在患有严重肺动脉高压的患者中,有经验的操作者也能安全地进行肺血管造影。应用非离子造影剂、供氧以避免低氧血症、单独近端肺动脉注射(如避免右心室注射)最小量的造影剂是评估这部分人群时预防不良后果所必需的一些技术保障。

胸部 CT 在评价其他诊断(如肺动脉肉瘤、纤维性纵隔炎、与恶性肿瘤或炎性疾病相关的外因性血管压迫)的可能性时是非常有用的。大血管性肺动脉炎的血管造影也可能类似慢性血栓栓塞病。若考虑该诊断,主动脉弓造影可能有用。

对 CTEPH 患者行胸部 CT 扫描会发现各种异常,包括右心室扩大、扩张的主肺动脉中可见慢性血栓栓塞性物质、支气管动脉侧支循环建立、肺实质马赛克征。CT 扫描发现的中央性疾病并不一定意味着患者有手术指征。原发性肺动脉高压伴有继发的中心性肺动脉栓塞是外科手术的禁忌证。

CTA 或 MRA 的阳性发现可作为手术治疗的基础。MRI 和 CT 扫描的技术发展,如三位重建功能、MRI 的无辐射暴露及提供血流动力学信息的功能,可能在未来发挥更大的作用。然而,在得出进一步比较和研究结果之前,它们大规模替代传统血管造影术的观点尚未得到证实。

术前还需要考虑一些其他的基本问题。术前考虑到栓塞复发的风险,无论是长期还是高风险的围术期,出血并发症甚至可能禁止使用预防剂量的抗凝药物,术前需考虑置入下腔静脉滤器。对于有冠状动脉疾病风险的患者,术前应行冠状动脉造影检查。如有需要,在行血栓动脉内膜切除术(PTE)时可同时行冠状动脉旁路移植术,这并不会增加手术风险。

CTEPH 患者行 PTE 手术的决定是基于术前评估主观、客观两方面的因素。首要的手术适应证是通过血管造影及血管镜评估血栓取出的可能性。当前的外科技术能取出近端延伸到主干、肺叶和肺段动脉的慢性血栓。起始部更远端的血栓通常不适合行动脉内膜剥除术。如果不能取出足够的栓子来降低肺血管阻力,特别是对于有严重肺动脉高压及右心室功能不全的患者,这将导致血栓动脉内膜切除术时患者无法脱离体外循环。即使患者存活,其远期结局也不容乐观。第二个标准是慢性血栓栓塞肺血管引起的血流动力学或通气功能障碍。大部分手术患者不论是静息还是运动时,肺血管阻力超过 $300dyn/(s \cdot cm^5)$ ($1dyn = 10^{-5}N$)。偶有一些患者,特别是那些累及一侧肺动脉主干的患者,因为每分通气量需求很高而出现明显的运动量受损,而肺血流动力学没有明显变化。第三个标准是并发症的出现与严重程度,如严重的实质性肺病,这可能对结果产生不利影响。尽管合并其他疾病并不一定是手术的绝对禁忌证,但任何并发症所带来的风险及可能对长期结果的潜在影响都要在术前仔细评估。年龄因素并不是手术禁忌。对于 84 岁以下患者,如果其他条件适合,也能顺利进行 PTE 手术。

慢性血栓栓塞病相关的运动性肺动脉高压患者也可考虑外科手术。因为这种血流动力学反应会对患者的日常生活产生不利影响,这反映了患者右心室真正的工作负荷。此外,依据该病可能的病理生理机制,长时间的运动相关性的动脉压升高及血流增快可能会导致肺动脉高压的进展。

过去 CTEPH 手术以开胸方式进行,目前的手术方式通常是胸骨切开术伴体外循环、间歇循环停止。胸骨切开术最关键的需求源于该病的双侧性质。胸骨切开术能对双侧肺动脉进行操作,以确保更完整地切除慢性栓塞物。体外循环允许完全的循环暂停,这可以对精细肺叶及肺段切除提供必不可少的无血操作视野。支气管动脉侧支循环及胸膜粘连使得经胸廓入路手术变得困难。

血栓动脉内膜切除术不同于急性肺动脉栓塞取栓术。血栓动脉内膜切除术是真正的内膜切除术,这就要求从固有内膜仔细地将慢性内膜化物质切除,以恢复肺动脉通畅。建立正确的平面至关重要,需要有相当丰富的手术经验与专业知识。平面太深容易穿破血管;太浅则不易行完整的动脉内膜切除术。

循环暂停的间期不超过 20 分钟。根据经验,整个单侧动脉内膜切除术通常在这段时间内完成。双侧动脉内膜切除术完成后,重新建立循环并使患者复温。对房间隔进行常规检查,因为有约 25% 的患者存在房间隔缺损或卵圆孔未闭(一旦发现可进行修补)。若需额外手术,如冠状动脉旁路移植术或瓣膜置换术,可在复温期间进行。

精细的术后管理对 PTE 的成功至关重要。尽管大多数患者术后肺血流动力学可以立即改善,但术后恢复过程很复杂。除心脏手术常见的其他并发症(如心律失常、肺不张、伤口感染、心包积液、谵妄)外,行 PTE 手术的患者常会出现 3 种明显损害气体交换和血流动力学稳定的特有的术后并发症:肺动脉"窃血"、再灌注性肺水肿、持续肺动脉高压。

肺动脉"窃血"表现为术后肺动脉血流重新分布,即先前血流灌注充足的部位血供减少,内膜切除术后的新区段血流增加。虽然该现象的机制仍是推测所得,但这很可能与血栓动脉内膜切除术后不同血管阻力的一过性发展有关,也与肺血管床失去正常的血管调节功能有关。长期随访发现大多数患者的肺血管窃血会消失。

再灌注性肺水肿常代表一种高渗透性肺损伤急性呼吸窘迫综合征（ARDS），其仅限于近端血栓栓塞性阻塞被消除的区域。该病通常发生在术后72小时内，严重程度各异，从引起术后低氧血症的轻度水肿到急性、出血性和致命性的并发症。当合并肺动脉"窃血"时，再灌注肺水肿对于术后气体交换可能是一个重大的挑战，因为肺血流直接流向水肿的、顺应性差的肺区，这不利于气体交换。

与其他形式的急性肺损伤类似，术后再灌注性水肿的管理主要是支持性治疗，直至水肿消散。与ARDS患者一样，常规采取低容量通气策略。当传统的通气支持失败时，谨慎地运用反比通气被证实可改善通气－血流比和气体交换。吸入浓度为20ppm的NO被证实有利于改善气体交换，但NO对死亡率的影响仍不清楚。最后，当常规治疗失败时，已成功应用了体外支持治疗。

患者术后出现最棘手的问题是血栓切除术后持续的肺动脉高压。该结果或来源于外科手术难以接近的远端的血栓栓塞病，或来源于继发性小血管动脉病，这些均与近期与远期预后差有关。除非手术时右心室后负荷显著减少，否则即便术前右心室功能代偿良好的患者也会出现术后血流动力学不稳定，以及因心肺旁路、深低温、酸中毒、低氧血症抑制作用所导致的心排出量减少。

对尝试行血栓动脉内膜切除术术后出现持续肺动脉高压及右心室衰竭患者的早期重症监护目标是：最大限度地减少全身氧耗，优化右心室前负荷，积极的正性肌力支持治疗。减轻该患者群的后负荷治疗困难重重。肺血管阻力通常是固定的，尝试用药物调控右心室后负荷（硝普钠、钙通道阻滞剂、前列环素）仅可降低患者血压和右冠状动脉灌注压。吸入浓度为20～40ppm的NO理论上是理想的，因为此途径给药产生的全身副作用可忽略。然而，这种干预对于术后持续肺动脉高压的经验却令人失望。

在加利福尼亚大学圣地亚哥分校，1990年以前接受PTE手术的196例患者术中和围术期的死亡率是15.8%，在1994—1998年期间收治的500例患者中，院内死亡率为8.8%，而在1998—2002期间收治的500例患者中，死亡率已降至4.4%。近期收治的500例患者的死亡率下降至2.2%。在此后一段时间内，当PTE术未能实现肺动脉血流动力学的实质性改善时，主要死因为再灌注肺水肿和术后肺动脉高压及右心衰竭。其他研究中心也得出了同样的结果。不能过分强调需要一个协调的、多学科团队来护理患者。评估、手术及术后护理等方面的经验和专业技术对于最小化与外科手术修正有关的发病率和死亡率是至关重要的。

在血栓动脉内膜切除术后存活者中,可以观察到血流动力学的迅速改善,肺动脉压力和肺血管阻力明显降低。超声心动图检查显示右心房和右心室变小,室间隔正常化,以及三尖瓣反流改善或消失。这些改善可以反映在患者术后查体和症状改善。

长期的血流动力学和症状结果也同样引人注目。术后症状改善可持续9~12个月。这种长期的改善包括改善患者术后贫血和虚弱状态,以及改善术后肺动脉窃血所致的通气血流比失衡。此外,初始扫描和血管造影数据表明肺动脉高压的缓解可进一步降低右心室的后负荷。大多数患者由开始的 NYHA Ⅲ 或 Ⅳ 级恢复至术后的 NYHA Ⅰ 或 Ⅱ 级,并且能够正常活动。对308 例患者平均随访 3.3 年,发现 62% 在血栓动脉内膜切除术前失业的患者重返工作岗位。

对于那些由于栓塞部位和(或)程度不适合 PTE 术的患者,以及 PTE 术后药物治疗血流动力学无效的患者,肺移植仍是一种治疗选择。肺移植患者的选择标准通常是药物治疗失败又满足移植标准的患者。目前没有研究显示 CTEPH 患者肺移植与其他治疗的比较。

开发用于特发性肺动脉高压(IPAH)的治疗药物,包括环前列腺素类似物、内皮受体拮抗剂和磷酸二酯酶 – 5 抑制剂等,已在 CTEPH 患者中进行研究。药物治疗的潜在适应证包括:①不愿手术或合并症严重以至于不能行PTE 手术的患者;②远端慢性肺栓塞疾病或中枢系统疾病,与肺动脉高压的严重程度不成比例,PTE 的手术死亡风险是禁止的;③作为严重右心室功能不全患者术前的准备用药;④PTE 术后持续性肺动脉高压患者的治疗。

就肺动脉高压特异性药物治疗作用而言,有必要重申 PTE 术仍是CTEPH 患者明确的干预措施。药物治疗对血流动力学及症状学的改善虽然是有效的,但与 PTE 术相比效果不大。只有在进行全面评估后,才能做出放弃 PTE 术而只采取药物治疗的决定(仅针对适应证),并且只有与对该疾病过程管理经验丰富的中心协商后才能做出决定。

强烈建议 PTE 术后行长期抗凝治疗。当抗凝治疗中断或低于治疗剂量时,血栓就可能复发。再次行 PTE 手术是可行的,其围术期风险与初次 PTE相当。

　　总的来说,过去 30 多年的经验已经显示 CTEPH 是一种可以治疗的肺动脉高压,在管理这类患者经验丰富的中心行 PTE 治疗能够使严重代偿患者的血流动力学和症状恢复至接近正常或正常状态。

（张明园 译　吴琦 审校）

参考文献

1. Auger WR, Fedullo PF. Chronic thromboembolic pulmonary hypertension. *Semin Respir Crit Care Med*. 2009;30:471 – 483.
   慢性血栓栓塞疾病的综合评价与管理。
2. Klok FA, van Kralingen KW, van Dijk AP, et al. Prospective cardiopulmonary screening program to detect chronic thromboembolic pulmonary hypertension in patients after acute pulmonary embolism. *Haematologica*. 2010;95:970 – 975.
   在一项涉及 866 例急性肺栓塞幸存者的队列筛选研究中,4 例患者最终被诊断为 CTEPH(经右心导管置入术证实),CTEPH 的累积发病率为 0.57%。
3. Wartski M, Collignon M-A. Incomplete recovery of lung perfusion after 3 months in patients with acute pulmonary embolism treated with antithrombotic agents. *J Nucl Med*. 2000;41:1043 – 1048.
   在 3 个月后观察到 66% 的急性栓塞患者残余灌注扫描异常,8% 的患者的灌注缺陷超过了 50% 的肺血管床。
4. Miniati M, Monti S, Bottai M, et al. Survival and restoration of pulmonary perfusion in a longterm follow-up of patients after pulmonary embolism. *Medicine*. 2006;85:253 – 262.
   尽管 90% 的患者的肺血管阻塞程度低于 15%,但肺部灌注扫描仍显示急性事件发生 1 年后 35% 的患者出现异常。
5. Stein PD, Matta F, Musani MH, et al. Silent pulmonary embolism in patients with deep venous thrombosis: a systematic review. *Am J Med*. 2010;123:426 – 431.
   32% 的静脉血栓患者被诊断为无症状肺栓塞。
6. Riedel M, Stanek V, Widimsky J, et al. Longterm follow-up of patients with pulmonary thromboembolism:late prognosis and evolution of hemodynamic and respiratory data. *Chest*. 1982;81:151 – 158.
   隐匿性栓塞患者最易发生肺动脉高压,肺动脉高压在平均肺动脉压 >30mmHg 的患者中进一步发展。

7. Wolf M, Soyer-Neumann C, Parent F, et al. Thrombotic risk factors in pulmonary hypertension. *Eur Respir J.* 2000;15:395 – 399.

CTEPH 患者血栓形成倾向的发生率。

8. Bonderman D, Turecek PL, Jakowitsch J, et al. High prevalence of elevated clotting factor V Ⅲ in chronic thromboembolic pulmonary hypertension. *Thromb Haemost.* 2003;90:372 – 376.

CTEPH 患者的 FVⅧ水平显著高于对照组。

9. Moser KM, Bloor CM. Pulmonary vascular lesions occurring in patients with chronic major vessel thromboembolic pulmonary hypertension. *Chest.* 1993;103:685 – 692.

描述了 CTEPH 患者发生的小血管变化。

10. Morris TA, Auger WR, Ysrael MZ, et al. Parenchymal scarring is associated with restrictive spirometric defects in patients with chronic thromboembolic pulmonary hypertension. *Chest.* 1996;110:399 – 403.

在转诊进行血栓动脉内膜切除术的患者中,22% 的患者具有限制性通气。实质瘢痕形成的存在与肺受限制高度相关。

11. Ryan KL, Fedullo PF, Davis GB, et al. Perfusion scan findings understate the severity of angiographic and hemodynamic compromise in chronic thromboembolic pulmonary hypertension. *Chest.* 1988;93:1180 – 1185.

灌注扫描始终低估了肺动脉造影定义的肺动脉阻塞程度。

12. van der Plas MN, Reesink HJ, Roos CM, et al. Pulmonary endarterectomy improves dyspnea by the relief of dead space ventilation. *Ann Thorac Surg.* 2010;89:347 – 352.

CTEPH 的无效腔通气量增加,与疾病的血流动力学严重程度和症状性呼吸困难相关。

13. Pitton MB, Duber C, Mayer E, et al. Hemodynamic effects of nonionic contrast bolus injection and oxygen inhalation during pulmonary angiography in patients with chronic major-vessel thromboembolic pulmonary hypertension. *Circulation.* 1996;94:2485 – 2491.

对于继发于慢性血栓栓塞性疾病的严重肺动脉高压患者,可以安全地进行肺血管造影。

14. Auger WR, Fedullo PF, Moser KM, et al. Chronic major-vessel thromboembolic pulmonary artery obstruction: appearance at angiography. *Radiology.* 1992;182:393 – 398.

CTEPH 中的血管造影模式。

15. Thistlethwaite PA, Kaneko K, Madani MM, et al. Techniques and outcomes of pulmonary endarterectomy surgery. *Ann Thorac Cardiovasc Surg*. 2008;14:274 – 282.
讨论 1100 例接受溶栓－动脉内膜切除术的患者的最新手术方法和结果。

16. Olman MA, Auger WR, Fedullo PF, et al. Pulmonary vascular steal in chronic thromboembolic pulmonary hypertension. *Chest*. 1990;98:1430 – 1434.
描述血栓动脉内膜切除术后发生的肺动脉窃血现象。

17. Levinson R, Shure D, Moser KM. Reperfusion pulmonary edema after pulmonary artery thromboendarterectomy. *Am Rev Respir Dis*. 1986;134:1241 – 1245.
血栓内膜切除术后再灌注肺水肿的原始描述。

18. Corsico AG, D'Armini AM, Cerveri I, et al. Long-term outcome after pulmonary endarterectomy. *Am J Resp Crit Care Med*. 2008;178:419 – 424.
大多数接受血栓动脉内膜切除术的患者的长期生存和心肺功能恢复情况都很好。

19. Archibald CJ, Auger WR, Fedullo PF, et al. Long-term outcome after pulmonary thromboendarterectomy. *Am J Respir Crit Care Med*. 1999;160:523 – 528.
308 例接受血栓动脉内膜切除术的患者的长期症状、生活质量和功能性随访。

20. Condliffe R, Kiely DG, Gibbs JS, et al. Improved outcomes in medically and surgically treated chronic thromboembolic pulmonary hypertension. *Am J Respir Crit Care Med*. 2008;177:1122 – 1127.
持续性肺动脉高压患者在血栓内膜切除术后 3 个月的长期预后良好。

21. Becattini C, Manina G, Busti C, et al. Bosentan for chronic thromboembolic pulmonary hypertension: findings from a systematic review and meta-analysis. *Thromb Res*. 2010;126:e51 – e56.
波生坦疗法与 CTEPH 患者的血流动力学改善和运动能力有关。

22. Bresser P, Pepke-Zaba J, Jais X, et al. Medical therapies for chronic thromboembolic pulmonary hypertension. *Proc Am Thorac Soc*. 2006;3:594 – 600.
综合评价慢性血栓栓塞性疾病的药物治疗。

23. Suntharalingam J, Treacy CM, Doughty NJ, et al. Long-term use of sildenafil in inoperable chronic thromboembolic pulmonary hypertension. *Chest*. 2008;134:229 – 236.
初步研究表明,西地那非对治疗 CTEPH 有益处。

24. Reichelt A, Hoeper MM, Galanski M, et al. Chronic thromboembolic pulmonary hypertension: evaluation with 64-detector row versus digital subtraction angiography. *Eur J Radiol*. 2009;71:49 – 54.
64 排检测器与数字减影血管造影在 CTEPH 术前评估中的比较。

第72章 特殊类型的栓塞

Peter F. Fedullo

肺接收来自所有静脉的血液,肺血管床是阻止特殊物质进入静脉血液的滤网和首先接触静脉输注产生有毒物质的血管床。它的位置特殊,因此,肺血管床是首先被阻塞和损伤的。

血吸虫病

虽然不是在美国,但是血吸虫病是世界范围内最常见的特殊类型肺栓塞的病因。血吸虫病是由各种各样的血吸虫引起的,如埃及血吸虫(非洲和中东)、日本血吸虫(日本、中国、菲律宾)、曼氏血吸虫(非洲、阿拉伯、南美洲)、湄公血吸虫(老挝、泰国)、间插血吸虫(非洲)最为常见。有限数据表明,心肺系统的血吸虫病多由曼氏血吸虫和日本血吸虫感染引起。

感染常发生在接触有囊尾蚴的水时,尾蚴穿透未破坏的皮肤和皮下组织,然后移行到肺,然后可能通过血管系统到达门静脉。成熟的血吸虫在门静脉配对后迁移到肠系膜微血管、膀胱或输尿管后产卵,一些成虫随后返回肝脏。

在感染的急性期(Katayama 热),患者出现非典型流感样症状、腹部疼痛、淋巴结病、肝脾大和血嗜酸细胞增多,可能出现短暂的胸部影像学异常。

5%以下的感染患者发生肺高压。肺源性心脏病相关的血吸虫病感染通常不与肝脏血吸虫病相伴行,因为肝脏受累更常见,且多在肺受累之前发病。肺血管堵塞包括两个机制:一种是解剖学上的因为虫体自身造成的阻塞;另一种是分流的虫卵导致的严重肉芽肿性血管炎造成的阻塞。在一些地区,血吸虫病引起的肺源性心脏病非常普遍。

心肺血吸虫病的初步诊断依赖于在粪便、尿液或组织(直肠黏膜或肺)中检出的血吸虫卵,以及存在肝纤维化和肺动脉高压等证据。也许未来的血清学标志物能判断是慢性感染还是急性感染,但目前的血清学检验仅能显示患者既往或者当前存在血吸虫感染。在急性期应用吡喹酮治疗能够有效地根除血吸虫,而且毒性很小。但是,由于存在纤维化改变,慢性心肺表现目前是不可逆的。

空气栓塞

在美国,除了血栓栓塞,一个越来越常见的栓塞类型是静脉空气栓塞。这主要由大量的侵入性手术创伤和治疗过程导致,如中心静脉置管、较高的呼气末正压通气、频发的胸部及其他部位的外伤等。切开大静脉或静脉导管口未闭合时,特别是颈静脉和锁骨下静脉的损伤,可能会导致大量空气进入。气泡进入肺血管床后,可以进入动脉系统通过的任一个内分流,或者通过肺微循环分流等方式而广泛分布在整个身体(房间隔缺损,卵圆孔未闭)。在经胸诊断过程中,由于意外进入肺静脉导致的直接动脉气体栓塞已被报道过。

向人体内注入空气的致死量估计为 100 ~ 500mL。生理性反应包括突然升高的肺动脉高压。非心源性肺水肿进一步发展,肺顺应性下降,继而血氧不足。升高的肺动脉压力,可能会导致右心房压力升高,随后导致矛盾栓塞。气体进入循环系统的后果是使受影响的器官局部缺血。

静脉气体栓塞症状是多变且非特异性的,包括感觉异常、胸痛、呼吸困难,或是濒死感。两种机制能解释这些现象:在静脉血管床中气泡的沉淀阻断了器官的营养供应,血小板纤维蛋白聚集,形成广泛的微血栓。血小板减少症可视为后者的结果。最严重的情况是大脑和冠状动脉出现空气栓塞,空气栓塞造成的结果取决于气体进入的比例和总量。

空气栓塞最好的处理方法是预防和尽早发现,积极治疗是必需的,主要包括设法恢复气流和提高空气在血管内的重吸收。恢复气流的措施包括:改变体位(左侧卧头低脚高位),采取中心静脉置管或直接针吸去除,以及胸外心脏按压。增加吸收的措施包括给予 100% 的氧气和尽早采取高压氧疗法。高压氧疗后期恢复情况已经被报道。利用这些积极的方法,静脉空气栓塞的死亡率已经明显降低。

脂肪栓塞

另外一个非常常见且令人关注的非血栓栓塞是脂肪栓塞。迄今为止,最常见的原因是长骨骨折,发病率上升与骨折人数增加有关。然而,矫形手术和富含脂肪组织创伤(如脂肪肝)偶尔可见脂肪栓塞。此外,尽管脂肪栓塞综合征发病率低,但也曾在吸脂和脂肪注射术后报道过。

中性脂肪进入血管系统后出现典型的临床表现:呼吸困难、低氧血症、瘀斑和精神状态改变,还包括癫痫和局灶性神经功能缺损。症状开始时间可能滞后 24 ~ 72 小时;有少数报道,该临床表现在栓塞发生 12 小时后出现,最迟在 2 周内出现。

综合征发病率的变化目前尚未确定;临床症状延迟出现的原因也无法明确。后续发生的病理生理改变主要源于:①中性脂肪颗粒造成的急性血管阻塞;②脂肪酶释放的游离脂肪酸对中性脂肪产生有害影响。其中后者的影响可能更加重要,引起脑、肺和其他血管床的渗漏和弥漫性血管炎。合成毒素中间体所必需的时间可以解释临床表现的延迟。

脂肪栓塞综合征的临床表现包括呼吸困难、神经系统异常、瘀斑、发热。胸部影像学检查可显示双侧浸润、磨玻璃影、小叶中心和胸膜下结节。瘀斑一般分布在头部、颈部、前胸部,20% ~ 50% 的患者腋部出现瘀斑。但没有瘀斑并不能排除此种疾病。没有实验室检查可以确诊该病。脂肪可以被证明存在于大多数骨折患者的血清中,这些患者存在脂肪栓塞综合征的可能。在创伤患者中,支气管肺泡灌洗液中常见脂质细胞,但与脂肪栓塞综合征无相关性。

尽管已有多种治疗方法(例如,静脉注射乙醇、白蛋白、右旋糖酐、肝素),没有哪种治疗被证明有效。利用皮质类固醇预防脂肪栓塞综合征存在争议。支持治疗,包括必要时行机械通气支持,是最基本的治疗,生存率取决于是否采取精细的支持治疗。

羊水栓塞

栓塞的另一种特殊形式是羊水栓塞,罕见且不可预知,是妊娠过程中严重的并发症,是妊娠女性和产妇的第三大死亡原因。症状出现在分娩时或分娩后,羊水通过子宫静脉入口进入肺循环和体循环。分娩方式可以是自然分娩或剖宫产,通常没有征兆,大多数病例发生在用力分娩时,但是临床表现可以推迟在分娩后 48 小时出现,尽管特殊的风险因素还没有被证实,高龄产妇、经产妇、胎盘早剥、死胎和羊水胎粪污染都会增加羊水栓塞的风险。

羊水栓塞综合征主要是临床诊断。症状包括突然出现的严重呼吸困难、发绀、低血压、心血管损伤,通常出现弥散性血管内凝血。偶尔出现癫痫发作。推测有血流动力学的双相紊乱:肺动脉高压的初期阶段,常见于动物模型,随后出现左心功能不全和心源性休克。最初几个小时存活的患者发生非心源性肺水肿,与左心功能的改善同时发生。

羊水含有颗粒物质,可能引起肺血管阻塞,但主要的发病机制仍然不明确。羊水栓塞使血栓形成活性增加,导致广泛的纤维沉积物在肺血管累积,偶尔在其他器官累积。作为纤维蛋白沉积的结果,患者出现严重的消耗性凝血障碍,包括显著的低纤维蛋白原血症和血小板减少症。在急性期,栓塞发生后多出现纤维蛋白溶解亢进。

羊水栓塞的诊断基于合并的临床表现,通常在肺循环中发现羊水成分。肺动脉血中存在鳞状细胞,既往被认为是特异性的,但现已被证明是一种非特异性表现。血清学试验和免疫组织化学染色技术对羊水栓塞具有高度敏感性,在进入临床之前需要进行验证。

尽管各种形式的治疗已经提出[例如,抗纤维蛋白溶解剂(如氨基己酸、冷沉淀蛋白)],但最重要的治疗方法仍然是支持治疗,肺动脉导管置入术是必不可少的,能监测左心室功能、容量状态以指导正性肌力作用药物和血管活性药物的使用。即使采用积极性的支持措施,产妇死亡率仍接近80%。

脓毒性栓塞

脓毒性栓塞是另一种特殊疾病,广泛的静脉药物滥用和使用留置静脉导管导致发生频率明显增加。此前脓毒性栓塞仅见于感染性流产和产后子宫感染,几乎只是感染性盆腔血栓性静脉炎的并发症。然而,几乎所有静脉结构都可能累及,或者作为原发性感染的病灶或从血管内连续扩散,如脑膜炎、鼻窦炎或面部蜂窝织炎引起的脓毒性海绵窦血栓形成;憩室或肝脓肿引起的脓毒性门静脉血栓形成;口咽部感染引起的脓毒性扁桃体炎或颈内静脉血栓形成(Lemierre综合征)。最常见的原因与静脉给药和医源性因素相关,为了不同的诊断或治疗目的而置入静脉留置导管后继发的感染。

显微镜下,脓毒性静脉炎由纤维蛋白血栓混合脓性物质组成。这些微小物质可引起肺部小血管阻塞,主要后果是肺感染。典型的胸片显示散在的肺部浸润影,内部可见空洞形成。这样的浸润影在数小时至数天内逐渐增多。症状和体征包括脓毒性体温特点、呼吸困难、咳嗽、胸痛和咯血。初始治疗包括给予适合的抗菌药。如果留置导管是感染源,应将其移除。如果移除静脉导管无效,应考虑外科手术隔离脓毒性静脉(如果存在)。全身抗凝的作用仍不明确。特别是在吸毒患者中,心内膜炎可能使脓毒性静脉炎复杂化或出现类似情况。

肿瘤性栓塞

肿瘤细胞阻塞肺血管床很常见,因为在广泛恶性肿瘤的患者血液中发现肿瘤细胞,肿瘤栓子在尸检中也可偶然发现。然而,肿瘤栓塞在临床上开始显现,仅在少数恶性肿瘤患者中可见。

微血管肿瘤栓塞和多种恶性肿瘤有关,最常见的来源是乳腺癌、肺癌、前列腺癌、胃癌和肝癌。大片段的肿瘤栓塞很少发生,可能类似急性血栓栓塞。在这种情况下,对于行栓子切除术后存活的患者已有报道。

微血管肿瘤栓塞的临床表现通常是亚急性的,患者多有进行性呼吸困难、心动过速和呼吸急促。如果肺血管阻碍发展到一定程度,导致肺动脉高压,查体可见颈静脉扩张、P2 亢进、三尖瓣反流或右侧 S3。

肺动脉高压的发展与临床症状、微血管肿瘤栓塞相伴随,仍是死亡的主要原因。肺动脉高压似乎由肿瘤细胞和血栓混合物导致肺静脉血管床闭塞,以及在其他类型肺高压中也存在的内膜肥厚、纤维化和纤维素样坏死所致。

低氧血症和代偿性呼吸性碱中毒常见。胸片通常正常,但可有一过性局灶或弥漫性浸润。通气灌注扫描最常见的是斑点状改变或肺野边缘和亚段的充盈缺损;节段性或更大的充盈缺损很难与血栓栓塞疾病相鉴别,但肿瘤栓塞很少累及大血管。CT 可显示与梗死一致的表现:外周楔状缺损符合梗死;外周肺动脉多灶性扩张和串珠状改变;也可出现树芽征。在肺动脉高压的情况下,超声心动图检查可辅助诊断,包括右心房和右心室肥大、室间隔位置和运动异常、伴随肺动脉压力升高的三尖瓣反流。

肺血管造影结果通常正常。可见类似于其他形式的小血管肺动脉高血压所见的血管充盈延迟、膨出和扭曲。血管造影很难鉴别大片段的肿瘤栓塞与急性血栓栓塞性疾病。

利用楔形肺动脉导管吸出标本行肺微血管细胞学检查可见肿瘤细胞。

然而,在淋巴管癌的病例中可能获得阳性结果。还应当强调的是,这种方式获得的巨核细胞存在假阳性结果。

尽管经支气管镜活检诊断已有报道,但确诊需要行开胸肺活检。然而,在进行操作前,必须强调的是早期诊断对预后的影响是不确定的。这种干预应仅在早期恶性肿瘤化疗方案有效的情况下考虑。

肿瘤栓塞的鉴别诊断包括血栓栓塞、肺实质转移、癌性淋巴管炎、恶性心包积液和化疗相关肺毒性损伤。生前诊断往往被排除在外。实质转移、癌性淋巴管炎和化疗相关的肺毒性可以通过高分辨率 CT 指导下的肿瘤栓塞区分开。

特别是当大血管受累时,区分血栓栓塞和肿瘤栓塞可能存在很多问题。在大多数情况下,肺血管造影能够区分微血管肿瘤栓塞和血栓栓塞。

其他栓塞

由于肺的滤网功能,其可能被各种各样的物质所堵塞。滋养细胞组织可以在妊娠期间或恶性滋养细胞疾病的情况下逃出子宫,停留在肺循环中。发生头部外伤后,在患者肺部可以发现脑组织;同样,发生腹部外伤后,肝细胞会出现在肺部,而行心肺复苏后骨髓细胞也会出现在肺部。

最后,在这个静脉注射药物滥用的时代,越来越多的静脉用药替代了口服药物,非感染性血管炎–血栓性并发症越发常见。能引起相关肺部并发症的药物包括:盐酸哌甲酯、口服阿片类药物(喷他佐辛、哌替啶)和抗组胺药。颗粒和刺激性药物载体(例如,滑石粉和纤维素)及药物本身(偶然情况下)可能引起血管炎症和继发血栓形成。其临床表现多种多样,包括下叶肺气肿、弥漫性间质纤维化和渐进性大面积纤维化。反复损害导致严重、不可逆的肺动脉高压。在许多经静脉吸毒者中,灌注扫描显示节段性或更小的充盈缺损。这些充盈缺损与静脉血栓导致的缺损很难鉴别。

诊断通常是依据临床病史做出的。影像学表现为小的、弥散性、边缘清晰的结节密度影。这些结节可能进展,产生大量纤维化;也可出现下叶肺气肿。确诊往往需要肺活检,无论是开胸还是经气管活检。进展性肺病的预后通常较差。

(张明园 译 吴琦 审校)

参考文献

1. Jorens PG, Van Marck E, Parizel PM. Nonthrombotic pulmonary embolism. *Eur Respir J*. 2009;34:452 - 474.
   全面、参考齐全的综述。

2. Montagnana M, Cervellin G, Franchini M, et al. Pathophysiology, clinics and diagnostics of nonthrombotic pulmonary embolism. *J Thromb Thrombolysis*. 2011;31:436 - 444.
   全面、参考齐全的综述。

3. Han D, Lee KS, Franquet T, et al. Thrombotic and non-thrombotic pulmonary arterial embolism:spectrum of imaging studies. *Radiographics*. 2003;23:1521 - 1539.
   回顾血栓性和非血栓性肺栓塞的放射学表现。

4. Kolosionek E, Crosby A, Harhay MO, et al. Pulmonary vascular disease associated with schistosomiasis. *Expert Rev Anti Infect Ther*. 2010;8:1467 - 1473.
   简要回顾血吸虫病的心肺表现。

5. Palmer PE. Schistosomiasis. *Semin Roentgenol*. 1998;33:6 - 25.
   回顾重点是血吸虫病的放射学表现。

6. Mirski MA, Lele AV, Fitzsimmons L, et al. Diagnosis and treatment of vascular air embolism. *Anesthesiology*. 2007;106:164 - 177.
   全面、参考齐全的综述。

7. Tibbles PM, Edelsberg JS. Hyperbaric-oxygen treatment. *N Engl J Med*. 1996;334:1642 - 1648.
   回顾高压氧治疗的适应证,包括空气栓塞。

8. Morris WP, Butler BD, Tonnesen AS, et al. Continuous venous air embolism in patients receiving positive end-expiratory pressure. *Am Rev Respir Dis*. 1993;147:1034 - 1037.
   描述了 3 例患者,其中检测到持续数天的下腔静脉持续空气栓塞。气泡似乎来自内脏静脉,它们与气压伤和气道正压相关。

9. Alvaran SB, Tuong JK, Graff TE, et al. Venous air embolism:comparative merits of external cardiac massage, intracardiac aspiration, and left lateral decubitus position. *Anesth Analg*. 1978;57:166 - 170.
   在静脉空气栓塞的动物模型中,心内抽吸并不优于左侧卧位的外部心脏按压,尽管复苏时间较短。

10. Bou-Assaly W, Pernicano P, Hoeffner E. Systemic air embolism after transthoracic

lung biopsy: a case report and review of the literature. *World J Radiol*. 2010;2: 193 – 196.

与肺穿刺相关的气体栓塞的全球文献综述。

11. Ely EW, Hite RD, Baker AM, et al. Venous air embolism from central venous catheterization: a need for increased physician awareness. *Crit Care Med*. 1999;27: 2113 – 2117.

对静脉空气栓塞或其预防的认识与医生培训、经验或专业水平无关。

12. Wysoki MG, Covey A, Pollak J, et al. Evaluation of various maneuvers for prevention of air embolism during central venous catheter placement. *J Vasc Interv Radiol*. 2001; 12:764 – 766.

Valsalva 动作优于屏气和哼唱,以增加中心静脉置管期间的中心静脉压力。

13. Johnson MJ, Lucas GL. Fat embolism syndrome. *Orthopedics*. 1996;19:41 – 48.

回顾关于脂肪栓塞综合征的经典文献和当前文献中的原因、病理生理学、临床表现、诊断和治疗。

14. Roger N, Xzaubet A, Agusti C, et al. Role of bronchoalveolar lavage in the diagnosis of fat embolism syndrome. *Eur Respir J*. 1995;8:1275 – 1280.

无论是否存在脂肪栓塞综合征,在创伤患者中经常观察到油红 O 染色阳性的肺泡巨噬细胞。

15. Habashi NM, Andrews PL, Scalea TM. Therapeutic aspects of fat embolism syndrome. *Injury*. 2006;37(suppl 4):S68 – S73.

简要回顾脂肪栓塞综合征的管理。

16. Bederman SS, Bhandari M, McKee MD, et al. Do corticosteroids reduce the risk of fat embolism syndrome in patients with long bone fractures? A meta-analysis. *Can J Surg*. 2009;52:386 – 393.

皮质类固醇可能有益于预防长骨骨折患者发生脂肪栓塞综合征和缺氧,但不会降低其死亡率。

17. Conde-Agudelo A, Romero R. Amniotic fluid embolism: an evidence-based review. *Am J Obstet Gynecol*. 2009;201:445. e1 – 445. e13.

全面回顾羊水栓塞的病理生理学、临床表现、诊断和治疗。

18. Clark SL, Montz FJ, Phelan JP. Hemodynamic alterations associated with amniotic fluid embolism:a reappraisal. *Am J Obstet Gynecol*. 1985;151:617 – 621.

介绍结合了实验和临床观察的伴随羊水栓塞的血流动力学变化模式。

19. Clark SL, Hankins GD, Dudley DA, et al. Amniotic fluid embolism: analysis of the national registry. *Am J Obstet Gynecol*. 1995;172:1158 – 1167.

在 61 例羊水栓塞病例的综述中,妊娠女性和产妇的死亡率为 61% ,只有 15% 的女性神经完整,在事件发生时只有 39% 的子宫内胎儿存活。

20. Julander I. Staphylococcal septicaemia and endocarditis in 80 drug users. *Scand J Infect Dis.* 1983;41:49 – 54.

80 例葡萄球菌败血症患者的描述性报道,65% 的患者被诊断或怀疑心为内膜炎。

21. Raad I, Hanna H, Maki D. Intravascular catheter-related infections: advances in diagnosis, prevention and management. *Lancet Infect Dis.* 2007;7:645 – 657.

全面、参考齐全的综述。

22. Oim GM, Jeffrey RB Jr, Ralls PW, et al. Septic thrombophlebitis of the portal vein: CT and clinical observations. *J Comput Assist Tomogr.* 1989;13:656 – 658.

回顾 7 例门静脉脓毒性血栓形成患者的 CT 和临床表现。

23. Ebright JR, Pace MT, Niazi AF. Septic thrombosis of the cavernous sinuses. *Arch Intern Med.* 2001;161:2671 – 2676.

在抗生素使用前期,死亡率从 80%~100% 降至 20%~30% 。

24. Kniemeyer HW, Grabitz K, Buhl R, et al. Surgical treatment of septic deep venous thrombosis. *Surgery.* 1995;118:49 – 53.

在脓毒性深静脉血栓形成的复杂病例中,当采取保守治疗无改善时,静脉血栓切除术可以是一种救生手术。

25. Plemmons RM, Dooley DP, Longfield RN. Septic thrombophlebitis of the portal vein (pylephlebitis):diagnosis and management in the modern era. *Clin Infect Dis.* 1995; 21:1114 – 1120.

病例报道和文献综述。

26. Browne CE, Stettler RW, Twickler D, et al. Puerperal septic pelvic thrombophlebitis: incidence and response to heparin therapy. *Am J Obstet Gynecol.* 1999;181: 143 – 148.

除了应用抗生素治疗脓毒性血栓性静脉炎外,加用肝素的女性并不比单独接受抗菌治疗的女性有更好的结果。

27. Kubik-Huch RA, Hebisch G, Huch R, et al. Role of duplex color Doppler ultrasound, computed tomography, and MR angiography in the diagnosis of septic puerperal ovarian vein thrombosis. *Abdom Imaging.* 1999;24:85 – 91.

磁共振血管造影推荐用于双相彩色多普勒超声检查结果不确定,或持续怀疑为产褥期脓毒性卵巢静脉血栓形成的患者。

28. Karkos PD, Asrani S, Karkos CD, et al. Lemierre's syndrome: a systematic review.

Laryngoscopy. 2009;119:1552 - 1559.

全面、参考齐全的综述。

29. Roberts KE, Hamele-Bena D, Saqu A, et al. Pulmonary tumor embolism: a review of the literature. *Am J Med*. 2003;115:228 - 232.

有关肺肿瘤栓塞的全面、参考齐全的综述。

30. Goldhaber SZ, Dricker E, Buring JE, et al. Clinical suspicion of autopsy-proven thrombotic and tumor pulmonary embolism in cancer patients. *Am Heart J*. 1987; 114:1432 - 1435.

在 73 例实质恶性肿瘤和 PE 患者中,56 例为血栓性 PE,17 例为肺部肿瘤栓塞。在 56 例患有癌症和血栓性 PE 的患者中,45% 的患者生前有疑诊,相比之下,只有 6% 的患者生前被确诊。

31. Shepard JA, Moore EH, Templeton PA, et al. Pulmonary intravascular tumor emboli: dilated and beaded peripheral pulmonary arteries at CT. *Radiology*. 1993;187:797 - 801.

描述 4 例血管内肿瘤栓子患者的胸部 CT 扫描结果。

32. Marchiori E, Lourenco S, Gasparetto TD, et al. Pulmonary talcosis: imaging findings. *Lung*. 2010;188:165 - 171.

描述滑石肺患者的临床和影像学表现。

第73章 肺动脉高压：发病机制和病因

Amy L. Firth, Jason X.-J. Yuan

建立肺动脉高压（PH）的准确诊断对于疾病的精细化管理至关重要。事实上，肺动脉高压包括几种不同的心肺疾病。诊断每种疾病都要求对正常肺血管系统和该病的病理生理学进展有深入的了解。

肺血管床是一个高流量、低阻力、低压的系统，它将血液输送至肺毛细血管，肺毛细血管静脉血通过血气屏障摄取氧气、排出过多的二氧化碳。可以用3个模型来描述从主肺动脉到小阻力血管的复杂分支结构：Weibel 模型、Strahler 模型和直径定义的 Strahler 模型。不管使用何种模型，肺血管床的总阻力取决于肺血管的管腔内直径或横截面积。直径的减少可能源自3个基本的病理过程：血管收缩、阻塞、闭塞。

肺动脉压力（PAP）由心排血量（CO）和肺血管阻力（PVR）计算得出，其计算公式为 $PAP = CO \times PVR$。尽管 PAP 随年龄变化，但平均 PAP 大约为 20mmHg。根据该公式可以预测出剧烈运动时由于心排血量增加，肺动脉压力也应大幅升高，但只观察到轻微升高，这是因为肺血管扩张和先前未灌注血管灌注增加了肺血管的横截面积，使得肺血管壁的顺应性得到补偿。PH 患者出现 PVR 升高主要是由于肺血管壁顺应性降低（例如，血管重塑所致的血管壁硬化是 PH 患者 PVR 升高的主要原因）。在 PH 的早期阶段，静息状态下的 PAP 和 PVR 正常，然而当血流量增加时，PAP 通常会明显升高。随着病情进展，静息状态下的肺动脉高压开始出现。为了维持 PAP 的增加，右心室肌肉组织的增生是必要的，因此右心室肥厚是 PH 患者持续肺动脉高压的特征。如果右心室后负荷足够高，会导致右心衰竭，表现为静息状态下呼吸困难、颈静脉怒张、肝淤血、腹水、重力依赖性水肿。

无论临床上表现为何种形式，不能低估 PH，其是一种细胞水平上包含许多独特但相互关联机制的现象。动脉重塑本身可以包含一系列细胞类型的活化和增殖，包括内皮细胞、成纤维细胞、肌成纤维细胞和血管平滑肌细胞（SMC）。肺血管收缩通常由慢性缺氧所致，最终导致动脉内膜平滑肌肥厚增生，损害血管腔的完整性。最终引起血管壁张力增加，导致进一步增生和内膜瘢痕形成。内膜损伤/纤维化在各类 PH 中常见。通过细胞凋亡和增殖之间的平衡维持肺血管床的完整性,当这一过程中任何一个机制发生损害,肺血管就会发生动脉病变。

2008 年,在美国加利福尼亚州达纳点召开的第四届肺动脉高压的世界研讨会期间,该领域的专家决定修改 2003 年在威尼斯举行的第三届世界研讨会制订的肺动脉高压临床分类。表 73 – 1 总结了目前的分类。正确区分肺动脉高压的发病机制对制订最佳治疗方案是至关重要的。新的分类系统在肺动脉高压的临床护理的质量和效力上都有明显的改善。第 1 类是动脉型肺动脉高压(PAH),包括特发性肺动脉高压、遗传性肺动脉高压等。平均肺动脉压力大于 25mmHg 且没有肺动脉楔压升高、没有肺实质性病变和血栓栓塞性疾病的患者被划分为动脉型肺动脉高压。过去,特发性肺动脉高压(IPAH,以前被称为原发性肺动脉高压)无确切的病因。另一方面,继发性肺动脉高压是其他疾病的并发症。肺动脉高压的遗传性是由骨形态发生蛋白 2 型受体基因(*BMPR*2)的突变所致,或是由较少见的转化生长因子 – β 超家族中的成员,即激活素受体样激酶 1(ALK1)和内皮糖蛋白(ENG)的突变所致,后两者与遗传性出血性毛细血管扩张症有关。虽然大约 20% 的 IPAH 患者和 70% 的遗传性 PAH 患者存在 *BMPR*2 杂合子突变,但可变寿命外显率只有 10%~20% ,即使已经确诊,也没有预防的措施。

如前所述,PAH 是一种通常罕见却危及生命的、继发于其他疾病的并发症,最常见的是结缔组织疾病、HIV 感染、门脉高压(门脉性肺高压或 PoPH)和先天性心脏病。在失代偿性肝病患者中,PoPH 的患病率为 5% ~ 6% ,这些患者常有显著的血管重塑,从而使得 PAP 和 PVR 升高。明确诊断通常需要行右心导管检查。此外,肝硬化患者可并发肺内动静脉分流引起的肝肺综合征(HPS),导致低氧血症。虽然 HPS 的治疗较困难,但 PoPH 对血管扩张剂有反应且可改善肺血流动力学。采取 PAH 特异性治疗,如应用内皮素受体拮抗剂可以克服肝移植的禁忌证。HIV 相关的 PAH 病因不明,但可能与早期和晚期的免疫缺陷有关。目前关于肺动脉高压的发病机制聚焦于平滑肌和内皮细胞损伤,可能是细胞因子水平升高(如 ET – 1、IL – 6 和 PDGF)所致。食欲抑制药芬氟拉明由于与肺动脉高压相关,于 1997 年退出市场。近期(1998—2009 年),芬氟拉明的衍生物——苯氟雷司(1976 年上市)也被认为与肺动脉高压和瓣膜病相关,目前正在对这些药物的禁忌证进行正式的评估。

表 73 - 1	肺动脉高压临床分类

1. 动脉型肺动脉高压(PAH)

  1.1 特发性肺动脉高压(IPAH)

  1.2 遗传性肺动脉高压

    1.2.1 骨形态发生蛋白 2 型受体基因(*BMPR2*)

    1.2.2 激活素受体样激酶 1(ALK1)、内皮糖蛋白(伴或不伴遗传性出血性毛细血管扩张症)

    1.2.3 未知

  1.3 药物和毒素所致动脉型肺动脉高压

  1.4 疾病相关肺动脉高压

    1.4.1 结缔组织病

    1.4.2 HIV 感染

    1.4.3 门脉高压

    1.4.4 先天性心脏病

    1.4.5 血吸虫病

    1.4.6 慢性溶血性贫血

  1.5 新生儿持续性肺动脉高压

  1.6 肺静脉闭塞病(PVOD)和(或)肺毛细血管瘤样增生症(PCH)

2. 左心疾病所致肺动脉高压

  2.1 左心室收缩功能不全

  2.2 左心室舒张功能不全

  2.3 心脏瓣膜病

3. 肺部疾病和(或)低氧所致肺动脉肺高压

  3.1 慢性阻塞性肺疾病(COPD)

  3.2 间质性肺疾病

  3.3 其他限制性与阻塞性通气功能障碍并存的肺部疾病

  3.4 睡眠呼吸障碍

  3.5 肺泡低通气

  3.6 肺发育异常

4. 慢性血栓栓塞性肺动脉高压(CTEPH)

5. 多因素机制不明的肺动脉高压

  5.1 血液系统疾病:骨髓增殖异常综合征、脾切除

  5.2 系统性疾病:结节病、朗格汉斯细胞组织细胞增生症、淋巴管肌瘤病、神经纤维瘤、血管炎

  5.3 代谢性疾病:糖原贮积病、戈谢病、甲状腺疾病

  5.4 其他:肿瘤阻塞、纤维素性纵隔炎、透析治疗引起的慢性肾衰竭

虽然 PAH 可能与多种疾病相关,但部分治疗反应和病理生理学改变仍是一致的,在小阻力血管中可见微血管病变。尽管细胞和分子途径目前尚未明确,但这些病变包括内膜肥厚、内膜纤维化、丛状病变(肺动脉分支处的肺小动脉内膜细胞向管腔内生长)和微血栓病变。

另一种形式的特发性肺动脉高压(IPAH)是静脉闭塞性疾病(PVOD)和(或)肺毛细血管瘤(PCH)。尽管近期对这些疾病和治疗有了越来越多的了解,但是其预后仍然很差(< 2 年)。该疾病的主要组织病理学特征是纤维性内膜增生,主要累及肺静脉和小静脉。PVOD 与其他形式的 PAH 很相似,临床上无法区分。应用血管扩张剂治疗 PVOD 患者有可行性,但是由于肺血流增加而"固定"流出(肺静脉)阻塞,常导致肺水肿。值得注意的是,肺静脉压升高可能发生在任何损害肺静脉流出道的疾病中,包括左心室收缩/舒张功能不全、二尖瓣狭窄,以及少见的心包或肺静脉本身的疾病。轻度 PH 中也观察到类似的发病机制,随着血管收缩增强并持续存在,出现内膜增生和肥厚。此时仍应考虑治疗肺静脉压升高(如二尖瓣狭窄的修复)。

当新生儿的肺血管阻力(PVR)在出生后持续升高时,会发生新生儿持续性肺动脉高压(PPHN)。通过胎儿循环途径,血液从右向左分流,而且由于肺发育不全、畸形,以及肺动脉和肺血管床适应性差,导致肺血管阻力持续升高。目前正在寻求潜在的治疗靶点,包括肺内注射磷酸二酯酶抑制剂(西地那非)、鸟苷酸环化酶激动剂(BAY 41 – 2271)和重组人血管内皮生长因子(rhVEGF)。

慢性阻塞性肺疾病(COPD)、间质性肺病及其他弥漫性肺实质损害的疾病(如结核)与肺动脉高压发展直接相关。晚期 COPD 合并肺动脉高压患者的发病率较高,通常表现为中度肺动脉高压(平均动脉压常为 40mmHg)且缓慢进展。低氧血症被认为是 COPD 患者发生 PH 的主要原因,从而引起血管重塑,其特征是低分化血管平滑肌细胞(SMC)的内膜增生,以及弹力纤维和胶原纤维的沉积。该病早期表现为内皮功能受损,导致血管扩张剂(如 NO)释放减少。PH 是未被充分认识的间质性肺病(ILD)并发症,其中结缔组织病相关性 ILD、结节病、特发性肺纤维化及肺朗格汉斯细胞组织细胞增生症最常见。由于其临床表现无特异性,故间质性肺病并发 PH 的诊断十分困难,有时甚至被忽视。相关病理学机制包括:肺血管收缩、肺血管重塑、血管炎症、血管周围纤维化、血栓性血管病。

在阻塞性睡眠呼吸暂停(OSA)中,PH 可导致功能受限、死亡率增加。

然而,它通常呈现为由低氧血症、高碳酸血症或酸中毒引起的较轻微的形式。这同样适用于其他低通气综合征,包括中枢性肺泡低通气综合征、肥胖相关性低通气综合征。肺血管结构改变较为少见,目前的治疗也仅限于治疗基础疾病。新型血管扩张剂正处于临床试验中,也许能够改善其预后。

慢性血栓栓塞性肺高压(CTEPH)是急性肺栓塞(PE)的严重并发症。CTEPH 的明显特征是由慢性、未溶解、机化的栓塞引起的,且栓塞部位为大的、弹性肺动脉(主、叶、段)。肺动脉阻塞引起肺动脉高压。慢性血栓栓塞性肺高压(CTEPH)的更多内容参见第 71 章。

（张明园　张映雪　译　吴琦　审校）

参考文献

1. Cicalini S, Chinello P, Petrosillo N. HIV infection and pulmonary arterial hypertension. *Expert Rev Respir Med*. 2011;5:257－266.

当前的详细评论包括流行病学、发病机制、临床表现、诊断方法和 HIV 相关的动脉型肺动脉高压(PAH)的可用治疗方法。

2. Melgosa MT, Ricci GL, Garcia-Pagan JC, et al. Acute and long-term effects of inhaled iloprost in portopulmonary hypertension. *Liver Transpl*. 2010;16:348－356.

用伊洛前列素对 PoPH 患者的疗效进行对比研究。观察到肺血管舒张,但对肝血流动力学没有显著影响。研究结果表明,需要进行随机对照临床试验。

3. Maclean MR, Dempsie Y. The serotonin hypothesis of pulmonary hypertension revisited. *Adv Exp Med Biol*. 2010;661:309－322.

一篇很好的综述描述了 5－羟色胺在 PAH 病理生物学中的作用。

4. Sajkov D, McEvoy RD. Obstructive sleep apnea and pulmonary hypertension. *Prog Cardiovasc Dis*. 2009;51:363－370.

全面回顾睡眠呼吸暂停相关 PH 的发展。

5. Abe K, Toba M, Alzoubi A, et al. Formation of plexiform lesions in experimental severe pulmonary arterial hypertension. *Circulation*. 2010;121:2747－2754.

详细研究动物模型的发展,以研究 PAH 丛状和其他闭塞性病变的发生、血流动力学效应和可逆性。

6. Upton PD, Davies RJ, Trembath RC, et al. Bone morphogenetic protein (BMP) and activin type Ⅱ receptors balance BMP9 signals mediated by activin receptor-like kinase-1 in human pulmonary artery endothelial cells. *J Biol Chem*. 2009;284:15794－

15804.

深入研究提供了证据,表明差异信号可能有助于遗传性出血性毛细血管扩张和 PAH 的对比病理学,强调了 II 型受体在通过 ALK1 平衡 BMP9 信号传导中的关键作用。

7. Steinhorn RH, Kinsella JP, Pierce C, et al. Intravenous sildenafil in the treatment of neonates with persistent pulmonary hypertension. *J Pediatr*. 2009; 155: 841 – 847, e841.

静脉注射(IV)西地那非,其是一种环磷酸鸟苷特异性磷酸二酯酶的抑制剂,具有良好的耐受性,并且在近期和足月新生儿 PPHN 中观察到持续的氧合改善。

8. Boutet K, Frachon I, Jobic Y, et al. Fenfluramine-like cardiovascular side-effects of benfluorex. *Eur Respir J*. 2009;33:684 – 688.

本研究报道了 5 例严重 PAH 病例和 1 例暴露于苯氟雷司的患者发生的心脏瓣膜病。

9. Proceedings of the 4th World Symposium on Pulmonary Hypertension, February 2008, Dana Point, California, USA. *J Am Coll Cardiol*. 2008;54:S1 – S117.

更新了 PH 的分类。

10. Humbert M, Montani D, Perros F, et al. Endothelial cell dysfunction and cross talk between endothelium and smooth muscle cells in pulmonary arterial hypertension. *Vascul Pharmacol*. 2008;49:113 – 118.

总结了几种介质在平滑肌细胞增殖和内皮细胞功能中的作用,以及其在 PAH 病例肺血管肥大和结构重塑的发展中的作用。

11. Farrow KN, Lakshminrusimha S, Reda WJ, et al. Superoxide dismutase restores eNOS expression and function in resistance pulmonary arteries from neonatal lambs with persistent pulmonary hypertension. *Am J Physiol Lung Cell Mol Physiol*. 2008; 295:L979 – L987.

该研究强调了 eNOS 功能和可用 BH(4)对重组人 SOD 反应的显著改善,这可能证明其可用于治疗新生儿的 PPHN。

12. Murray F, Patel HH, Suda RY, et al. Expression and activity of cAMP phosphodiesterase isoforms in pulmonary artery smooth muscle cells from patients with pulmonary hypertension: role for PDE1. *Am J Physiol Lung Cell Mol Physiol*. 2007;292:L294 – L303.

本研究研究了特定 PDE 同种型在 PH 患者中降低 cAMP 和增加 PASMC 增殖的作用。实际上,PDE1 同种型可能是治疗原发性和继发性 PAH 的新靶点。

13. Mandegar M, Remillard CV, Yuan JX. Ion channels in pulmonary arterial hyperten-

sion. *Prog Cardiovasc Dis*. 2002;45:81-114.

深入总结了离子通道在 PAH 发病机制中的作用。

14. Arbustini E, Morbini P, D'Armini AM, et al. Plaque composition in plexogenic and thromboembolic pulmonary hypertension: the critical role of thrombotic material in pultaceous core formation. *Heart*. 2000;88:177-182.

一项比较研究得出结论,CTEPH 与富含糖蛋白的髓样核心的动脉粥样硬化斑块和纤维斑块的丛生性肺动脉高压相关。

15. Hirose S, Hosoda Y, Furuya S, et al. Expression of vascular endothelial growth factor and its receptors correlates closely with formation of the plexiform lesion in human pulmonary hypertension. *Pathol Int*. 2000;50:472-479.

VEGF 及其受体被证实上调并与丛状病变的发展密切相关,表明 SMC 表达的 VEGF 可能激活内皮细胞,并导致丛状病变的形成。

16. Fishman AP. Changing concepts of the pulmonary plexiform lesion. *Physiol Res*. 2000;49:485-492.

虽然病例年龄稍大,但本综述对与 PH 相关的丛状病变进行了良好的病理学分析。

第74章 肺动脉高压：诊断及治疗

David Poch, Jess Mandel

　　诊断肺动脉高压最主要的挑战包括：①肺动脉高压的初步鉴别诊断；②完成全面的诊断评估以确定其存在。患者的病史通常缺乏特异性，常被误诊为更常见的疾病，如哮喘或心力衰竭。例如，几乎所有肺动脉高压患者都有劳力性呼吸困难，这可能是唯一的症状。其他常见症状包括咳嗽（30%）、易疲劳（25%）、胸痛（21%）、咯血（10%）。这些非特异性表现常提示其他更为常见的诊断（哮喘、冠状动脉疾病、心因性呼吸困难），而不是肺动脉高压。一些特殊的病史，如食欲抑制药使用史或儿童时期的心脏杂音史，应警惕特定的肺动脉高压。

　　肺动脉高压患者的体格检查相对微妙，其征象包括三尖瓣反流杂音、肺动脉瓣关闭不全杂音、肺动脉第二心音（P2）亢进、S2 固定分裂、胸骨左缘隆起，提示右心室肥大。随着疾病的进展，可出现脚肿、肝大、颈静脉怒张。对一些慢性血栓栓塞性肺高压（CTEPH）患者行体格检查可发现一个值得注意的体征，即肺动脉血流杂音，在肺野可闻及，在吸气中期屏气时听诊效果最佳。这些杂音提示血流经过部分闭塞的中心肺动脉，高度提示慢性大血管肺栓塞性疾病。

　　胸片检查经常无异常发现。当肺动脉高压严重时，右心室和肺动脉扩大可在胸片上体现。然而，胸片可对继发性肺动脉高压的病因，如间质性肺疾病、慢性阻塞性肺疾病（COPD）有提示作用。右心室衰竭及肺动脉扩张时，可有显著的影像学表现，即间质性水肿（Kerley B 线）。发现这种 X 线表现应怀疑肺静脉闭塞性疾病。

　　对于怀疑肺动脉高压患者，超声心动图是非常有用的初始检查，中度至重度肺动脉高压可出现异常表现。二维超声心动图可显示不同程度的右心房和右心室增大。室间隔的矛盾运动提示右心室压力超负荷。多普勒超声心动图也可以通过测定三尖瓣反流速度（几乎总是存在）和应用公式[动脉收缩压（PASP）= $4 \times v^2$ + 右心房压力]来估算肺动脉收缩压（PASP）

　　2008 年 Dana Point 肺动脉高压分类主要包括以下 5 类。

1. 动脉型肺动脉高压（PAH）

 a. 特发性肺动脉高压

 b. 遗传性肺动脉高压

 c. 药物和毒素所致动脉型肺动脉高压（如芬氟拉明、可卡因）

 d. 与结缔组织病、HIV 感染、门脉高压、先天性心脏病、血吸虫病、慢性溶血性贫血等相关

 e. 与主要静脉相关或累及毛细血管相关：肺静脉闭塞病、肺毛细血管瘤样增生症

2. 左心疾病所致肺动脉高压

3. 肺部疾病和（或）低氧所致肺动脉肺高压（如慢性阻塞性肺疾病、间质性肺疾病、睡眠呼吸障碍、肺泡低通气、肺发育异常）

4. 慢性血栓栓塞性肺高压（CTEPH）

5. 多因素机制不明的肺动脉高压（如结节病、朗格汉斯细胞组织细胞增生症、淋巴管肌瘤病、戈谢病）

一旦确定患者可能存在肺动脉高压，需要进行额外的检查以确诊和判断疾病类型。这些检查包括：①行超声心动图以排除先天性心脏病（房间隔缺损、室间隔缺损、动脉导管未闭）及左心疾病（瓣膜功能不全、心室功能不全）；②行肺功能检查以判定是否存在显著的阻塞性或限制性肺疾病；③肺通气 - 灌注扫描，有条件时可行肺血管造影来明确 CTEPH；④行动脉血气分析以评估低通气综合征；⑤若有临床指征，应行多导睡眠脑电图检查；⑥若考虑有肺间质疾病相关性肺动脉高压，应行胸片及胸部高分辨率 CT。

通过以上非侵入性检查，可确诊肺动脉高压，并排除许多疾病。要想进一步了解肺动脉高压患者的情况，可行肝功能检查、HIV 血清学检查、抗核抗体滴度测定（胶原血管病）。应注意询问患者是否有肺动脉高压的家族史、是否有食欲抑制药或兴奋剂（如甲基苯丙胺、可卡因）的使用史。应行右心导管检查，以确诊并排除提示左心房高压的肺毛细血管楔压升高、评估疾病的严重程度、判定是否存在血管反应性。

未经治疗的特发性肺动脉高压患者预后不佳。美国国立卫生研究院的数据表明，在没有采取现代治疗措施时，患者从发现到死亡的平均生存期只有 2.9 年。造成预后不良的因素包括：右心衰竭的严重程度（右心房压力升高，心脏指数降低）、心功能等级低、6 分钟步行试验提示运动耐量差。

由于血管扩张试验阳性的肺动脉高压患者预后较好，因此测定肺血管

床对依前列醇、吸入性一氧化氮、腺苷等药物制剂的反应性非常重要,长效制剂不应用来测试血管反应性。应用扩血管药物后,平均肺动脉压力快速下降至少10mmHg,最终小于40mmHg,不伴有心排血量的减少,这类患者长期使用钙通道阻滞剂可改善远期预后。不幸的是,只有不到10%的患者属于这类急性"血管反应阳性"的肺动脉高压。

自20世纪90年代末以来,多数动脉型肺动脉高压患者都得到了有效的治疗。目前美国可用的治疗包括:

- 依前列醇,一种静脉注射的前列环素类似物,需要连续给药。
- 曲前列环素,一种前列环素类似物,可静脉、皮下、吸入给药。
- 伊洛前列素,一种吸入性前列环素类似物。
- 波生坦及安倍生坦,口服内皮素拮抗剂。
- 西地那非及他达拉非,口服磷酸二酯酶 - 5 抑制剂。

需要根据患者肺动脉高压的严重程度、药物的副作用及可能的并发症选择药物。连续静脉注射前列环素类似物(如依前列醇)是一种侵入性、副作用较多且需要留置导管的治疗方法。然而,它却是目前被认为最有效的治疗,并被普遍应用于 WHO 功能Ⅳ级的肺动脉高压患者。即使前列环素类药物没有有利的急性血流动力学反应,它仍有明显的效果,提示可能具有有利于肺血管重构的非血管扩张作用。

波生坦及安倍生坦是口服内皮素受体拮抗剂,被证明能改善肺动脉高压患者的血流动力学及运动耐量。该类药物耐受性良好,最重要的并发症是肝毒性(常可逆)及致畸性。

西地那非及他达拉非是口服的磷酸二酯酶 - 5 抑制剂,被证明能够提高肺动脉高压患者的运动耐量。该药耐受性良好,但与硝酸酯类联用时可引起危及生命的低血压。

目前仍在研究的药物包括口服前列环素受体拮抗剂、吸入性硝酸酯类药物及酪氨酸激酶抑制剂。其他正在进行的研究还包括观察初始联用两种或以上上述有效药物的疗效。目前尚不确定直接联合用药比序贯添加用药更有效。

除了上述主要治疗外,华法林也被推荐应用,有回顾性数据表明,它能显著提高特发性肺动脉高压患者的生存率。利尿剂常用来改善患者肝淤血及下肢水肿症状。然而,应用利尿剂时应小心,因为过度减少血容量可影响前负荷依赖的右心室,导致全身低血压。地高辛被认为作用有限。

　　其他辅助治疗有时被用于治疗进行性右心衰竭,包括给予低剂量正性肌力药物、球囊房隔造口术。正性肌力药物包括低剂量多巴胺、多巴酚丁胺或米力农,能够改善患者心排血量及症状,少数患者长期应用。球囊房间隔造口术是指在房间隔上建造一个小的间隔缺损,使未氧化的血液到达左心室,从而提高心排血量。在很多情况下,可提高氧输送,但是会导致低氧血症和心功能不全。造口的大小至关重要,它起到平衡心排血量和严重低氧血症的关系。

　　药物治疗无明显改善或稳定性的患者应考虑肺和心肺移植。其最佳评估包括治疗后血流动力学的评价、6 分钟步行试验及功能分级。肺动脉高压患者行双肺移植较单肺移植效果更好;肺移植不能纠正的复杂先天性心脏病患者更适合行心肺移植。移植成功的患者的血流动力学和功能性明显提高。然而,由于肺移植手术的死亡率较高且术后平均存活时间 <8 年,肺移植的远期获益尚不确定。

(张明园 译　吴琦 审校)

参考文献

1. Aguilar RV, Farber HW. Epoprostenol (prostacyclin) therapy in HIV-associated pulmonary hypertension. *Am J Respir Crit Care Med*. 2000;162:1846.
　　连续 6 例 HIV 相关 PAH 患者接受依前列醇治疗,随访 12 ~ 47 个月。血流动力学在基线和 1 年之间显著改善,并且所有患者的功能等级均得到改善。

2. Badesch DB, Tapson VF, McGoon MD, et al. Continuous intravenous epoprostenol for pulmonary hypertension due to the scleroderma spectrum of disease. *Ann Intern Med*. 2000;132:425.
　　111 例硬皮病相关 PAH 患者中,接受静脉注射依前列醇治疗的患者的血流动力学、功能分级和运动能力均显著优于接受常规治疗的患者,并显示出雷诺现象减少和手指溃疡减少的趋势。

3. Barst RJ, Rubin LJ, Long WA, et al; for the PPH Study Group. A comparison of continuous intravenous epoprostenol (prostacyclin) with conventional therapy for primary pulmonary hypertension. *N Engl J Med*. 1996;334:296.
　　一项具有里程碑意义的研究,展示了连续前列环素治疗在改善 PPH 运动能力和生存方面的功效。

4. Barst RJ, Gibbs JS, Ghofrani HA, et al. Updated evidencebased treatment algorithm

in pulmonary arterial hypertension. *J Am Coll Cardiol*. 2009;54:S78 – S84.

关于肺动脉高压管理的权威的、以证据为基础的权威指南。

5. Benza RL, Gomberg-Maitland M, Miller DP, et al. The REVEAL Registry risk score calculator in patients newly diagnosed with pulmonary arterial hypertension. *Chest*. 2012;141:354 – 362.

基于大型注册队列研究,作者提出了一种算法来计算 PAH 患者的不良后果风险。

6. Channick RN, Simonneau G, Sitbon O, et al. Effects of the dual endothelinreceptor antagonist bosentan in patients with pulmonary hypertension: a randomized placebocontrolled study. *Lancet*. 2001;358:1119.

证明了应用波生坦治疗 PAH 的益处,接受波生坦治疗的患者与接受安慰剂的患者相比,6 分钟步行试验结果和血流动力学得到改善。

7. D'Alonzo GE, Barst RJ, Ayres SM, et al. Survival in patients with primary pulmonary hypertension: results from a national prospective registry. *Ann Intern Med*. 1991;115: 343.

记录未经治疗的 PPH(中位生存期为 2.9 年)患者的生存率较低,其受到右心房压力、平均肺动脉压和心脏指数等血流动力学的显著影响。

8. Frank H, Mlczoch J, Huber K, et al. The effect of anticoagulant therapy in primary and anorectic drug-induced pulmonary hypertension. *Chest*. 1997;112:714.

这项研究和其他回顾性研究显示了接受抗凝治疗的 PAH 患者的生存获益。

9. Galiè N, Olschewski H, Oudiz RJ, et al. Ambrisentan for the treatment of pulmonary arterial hypertension: results of the ambrisentan in pulmonary arterial hypertension, randomized, double-blind, placebo-controlled, multicenter, efficacy (ARIES) study 1 and 2. *Circulation*. 2008;117:3010 – 3019.

安贝生坦是一种选择性内皮素 – 1A 型受体拮抗剂,随机双盲研究显示,其可改善 PAH 患者的运动耐量。

10. Galiè N, Ghofrani HA, Torbicki A, et al. Sildenafil citrate therapy for pulmonary arterial hypertension. *N Engl J Med*. 2005;353:2148 – 2157.

这项双盲安慰剂对照试验显示口服西地那非在改善 PAH 患者运动耐量方面具有有效性。

11. McLaughlin VV, Shillington A, Rich S, et al. Survival in primary pulmonary hypertension. The impact of epoprostenol therapy. *Circulation*. 2002;106:1477 – 1482.

静脉注射依前列醇可提高长期生存率与预测生存率,结果取决于治疗后变量,包括功能分级、血流动力学和运动能力。

12. Mukerjee D, St George D, Coleiro B, et al. Prevalence and outcome in systemic scle-

rosis associated pulmonary arterial hypertension: application of a registry approach. *Ann Rheum Dis.* 2003;62:1088.

通过超声心动图和 PFT 在 222 例硬皮病患者中进行了 PAH 筛查;对有可疑发现的患者进行了导管插入术。12%(89/722)的病例经右心导管检查显示肺动脉高压的证据,证实该患者群体有患病高风险。

13. Olschewski H, Simonneau G, Galiè N, et al. Inhaled iloprost for severe pulmonary hypertension. *N Engl J Med.* 2002;347:322.

这项安慰剂对照试验评估了吸入性伊洛前列素,其是一种前列环素类似物,用于治疗肺动脉高压,包括 PPH、厌食症相关、硬皮病相关和不可手术的 CTEPH。在 12 周时,与安慰剂组相比,接受伊洛前列素(2.5~5.0μg,每天 6~9 次)的患者的 6 分钟步行试验结果、血流动力学和功能分级明显改善。

14. Raymond RJ, Hinderliter AL, Willis PW, et al. Echocardiographic predictors of adverse outcomes in primary pulmonary hypertension. *J Am Coll Cardiol.* 2002; 39:1214.

心包积液、右心房扩大和室间隔可预测晚期 PAH 患者的不良后果。

15. Rich S, Kaufmann E, Levy PS, et al. The effect of high doses of calcium channel-blockers on survival in primary pulmonary hypertension. *N Engl J Med.* 1992; 327:76.

第一项研究表明 PPH 患者的生存率有所改善,这些患者对高剂量钙通道阻滞剂有急性反应,然后继续服用这些药物。

16. Rothman A, Sklansky MS, Lucas VW, et al. Atrial septostomy as a bridge to lung transplantation in patients with severe pulmonary hypertension. *Am J Cardiol.* 1999; 84:682.

12 例严重肺动脉高压患者采用分级球囊扩张术治疗小房间隔缺损。平均氧输送得到改善,6 例患者有临床改善,其中 5 例随后接受了肺移植。

17. Rubin LJ, Badesch DB, Barst RJ, et al. Bosentan therapy for pulmonary arterial hypertension. *N Engl J Med.* 2002;346:896.

针对波生坦的第二次和更大型的安慰剂对照试验。早期研究的结果显示,波生坦治疗后,患者的 6 分钟步行试验结果、WHO 分级和 Borg 呼吸困难指数有所改善。

18. Sastry BK, Narasimhan C, Reddy NK, et al. Clinical efficacy of sildenafil in primary pulmonary hypertension: a randomized, placebo controlled, double-blind, crossover study. *J Am Coll Cardiol.* 2004;43:1149.

在该研究中,22 例患者接受安慰剂或西地那非(25~100mg,每天 3 次,基于体重)治疗 6 周,然后其交叉进行另一种治疗(安慰剂或西地那非)6 周。西地那非可改善患者的运动时间、心脏指数和生活质量评分。

19. Setaro JF, Cleman MW, Remetz MS, et al. The right ventricle in disorders causing pulmonary venous hypertension. *Cardiol Clin.* 1992;10;165.

一篇很好的评论文章描述了肺静脉高压患者的生理和临床后果。

20. Simonneau G, Barst RJ, Galie N, et al. Continuous subcutaneous infusion of treprostinil, a prostacyclin analogue, in patients with pulmonary arterial hypertension. *Am J Respir Crit Care Med.* 2002;165;800.

与安慰剂组相比,接受曲前列环素治疗后,患者的血流动力学和步行距离均有改善。随着曲前列环素剂量增加,改善效果更好。

21. Simonneau G, Robbins IM, Beghetti M, et al. Updated clinical classification of pulmonary hypertension. *J Am Coll Cardiol.* 2009;54;S43 – S54.

提供最新的肺动脉高压分类方案,源自 2008 年 Dana Point 国际会议。

22. Sitbon O, Humbert M, Nunes H, et al. Long-term intravenous epoprostenol infusion in primary pulmonary hypertension; prognostic factors and survival. *J Am Coll Cardiol.* 2002;40;780.

关于接受依前列醇治疗的 178 例 Ⅲ / ⅣPPH 患者的前瞻性研究。多变量分析显示,持续存在 WHO 功能Ⅲ / Ⅳ级症状,未显示 TPR 降低至少 30%,以及任何右心衰竭病史都是死亡率的独立预测因子。

23. Task Force for Diagnosis and Treatment of Pulmonary Hypertension of European Society of Car-diology (ESC) and the European Respiratory Society (ERS), endorsed by the International Society of Heart and Lung Transplantation (ISHLT). Guidelines for the diagnosis and treatment of pul-monary hypertension. *Eur Respir J.* 2009;34; 1219 – 1263.

欧洲综合性肺动脉高压诊断和治疗指南。

第75章 肺移植

Marisa Magaña, Gordon L. Yung

肺移植的历史相对较短,人类第一例成功单、双肺移植分别在 1983 年及 1986 年完成。供体短缺仍是目前肺移植开展的主要障碍,潜在供体中只有 15%~20% 适于肺移植。随着器官捐献管理的完善及公众意识的提高,接受肺移植患者的数量也稳步增长,但接受双肺移植的患者数量多于单肺移植的患者数量(理论上会使接受肺移植患者的总数减少)。2011 年,美国 60 个成人移植中心和 3 个儿童移植中心共进行了 1822 例成人肺移植手术,其中包括 1 例活体供体移植。与 2010 年世界 178 个医疗中心向国际心肺移植协会报告的 3519 例肺移植相比,美国在此领域仍处领先地位。鼓舞人心的是,移植后患者的平均生存时间由 20 世纪 90 年代的 4.7 年提高到目前的 5.7 年。

肺移植最常见的适应证是慢性阻塞性肺疾病(COPD)(包括 α-1 抗胰蛋白酶缺乏症,约 40%)、间质性肺病[包括特发性肺间质纤维化(IPF),约 27%]、囊性纤维化(约 17%)。其他较少见的适应证包括动脉型肺动脉高压(PAH)、结节病、支气管扩张症及淋巴管平滑肌瘤病,每种疾病占总数的 1%~3%。另外,1%~2% 的肺移植患者再次进行肺移植,通常是由于慢性排异反应(闭塞性细支气管炎)。在美国,由于 2005 年建立的分配系统优先分配间质性肺疾病,因此这部分患者的比例与 COPD 患者相近。

患者的选择

由于供肺短缺,在受体的选择时常存在患者个人需求和社会利益之间的冲突。例如,一些可从肺移植中受益但移植后存活概率较低的“高危”患者可能会被拒绝移植,而转移到其他存活机会较高的患者。另外,在发达国家,资源配给不能达到正常的社会预期,医生也可能面临重大的伦理困境。例如:

1. 已接受肺移植的患者比从未接受肺移植的患者病情更重时,是否允许该患者接受第二次或第三次肺移植?

633

2. 作为有孩子家庭唯一收入来源的 25 岁囊性纤维化患者(无法主观控制)是否优先于一个 78 岁长期吸烟且退休的 COPD 患者?

3. 当本国合法公民的供肺都不足时,对外国人(包括非法移民)肺移植的数量是否有限制?

排除标准

除了伦理问题和社会因素外,受体的选择主要基于对患者的潜在益处,包括提高存活率或(和)改善生活质量。由于围术期并发症和术后的致残、致死风险及供体器官的稀缺,因此合适受体的选择程序非常重要,是保障手术成功并使最多患者获得最长时间受益的重要手段。理想的患者应该是能承受手术,术后并发症(包括急性及远期)的可能性小,而病情也较严重(如预期死亡率高、生活质量严重下降)的患者。因此,每例患者都需要进行全面评估来确定是否被列入移植候选,这包括详细的病史采集和体格检查、潜在感染及器官功能不全的检查、心肺功能检查、胸片及胸部 CT 扫描以及仔细的心理评估。

虽然每个移植中心都有自己的受体选择指南,但一个普遍的共识是存在以下情况的患者在这些问题解决之前,不考虑被列入受体名单:吸烟、吸毒或酗酒;严重精神疾患不能配合医疗;治疗依从性差;缺乏重要的社会支持;乙型、丙型肝炎活动期,特别是组织学证实的肝脏疾病;无法治疗的重要脏器严重功能障碍;明显的胸壁/脊柱畸形;除非黑色素皮肤癌外的近期恶性肿瘤。必须认识到肺移植的经验相对较少,一些"常规"的操作和指南不断受到挑战和改变。例如,绝大多数移植中心仍认为 HIV 病毒感染是一个绝对禁忌证。然而,随着抗病毒治疗的进展,如果将来 HIV 或慢性病毒性肝炎能被治愈,那么这些患者也可能成为候选人。由于 65 岁以上患者的预后较差,因此年龄也被认为是移植的一个相对禁忌证。然而,现在越来越重视生理年龄而不是实际年龄,如果 65 岁患者除了肺病外身体都健康,也可以考虑移植。事实上,2011 年美国超过 25% 的肺移植患者年龄都超过 64 岁。"老年"患者肺移植的远期预后尚无定论,但即使在选择良好的患者中,70 岁以上比 65 岁以下患者的远期生存率(5 年)明显下降。最后,多器官衰竭的患者可能成功进行多器官联合移植,最常见的是心肺和肺肾联合移植。

在确定受体名单时,其他的一些可能增加移植后死亡率的情况也应该考虑到,包括有症状的骨质疏松、一般功能状态差康复可能性小、血流动力学不稳定及活动的未治疗的肺外感染。

虽然在囊性纤维化的患者中,泛耐药绿脓杆菌感染较敏感菌株移植预后差,但在非囊性纤维化的患者中,两者的预后大致相同,可能是由于这部分患者更年轻。因此,有人认为泛耐药绿脓杆菌的定植不应成为肺移植的阻碍。另一方面,洋葱伯克霍尔德菌感染患者移植后 1 年的生存率明显降低,从而一些中心认为这种微生物感染是移植的禁忌。

长期家庭便携式呼吸机支持的患者预后较好,但是急性呼吸衰竭机械通气并进行急性肺移植的患者预后明显较差。体重特别高或特别低[理想体重 ± (20%~30%)]患者的预后通常较差。通常采用一些积极的方法来控制体重,如饮食限制及放置饲管。一些中心应用体重指数来判定移植候选资格,并把 $30kg/m^2$ 作为界限,虽然在最后决定时还应该把脂肪的分布及相对肌肉/脂肪比例列入考虑。越来越多的人认为,胃食管反流病(GERD)患者的肺移植预后较差,因其与慢性肺排斥反应相关,一些移植中心推荐严重的病例应在移植前或移植后尽快行根治性外科治疗。

选择标准

医生应考虑以下几个因素以选择适当的受体患者。

1. 移植后存活时间:没有专家能准确预测移植后患者能存活多长时间,只能根据从国际心肺移植协会的年度报告中获得的最全面数据来估测。2012 年,一份自述性调查数据显示,在 1994—2010 年进行的约 33 000 例肺移植病例中,移植后平均存活时间为 5.5 年(单肺:4.6 年,双肺:6.7 年)。单肺及双肺生存时间的差异可能是由于选择偏倚:多数术后预估生存期较短的老年患者通常选择单肺移植而不是双肺移植。美国器官移植受者科学登记系统(隶属于健康资源和服务管理部,负责收集美国所有移植数据)也报道了相似的生存率数据。不同的疾病也可致移植结果不一样,部分是由于移植时的年龄不同。术后最短生存时间与特发性肺间质纤维化(IPF)相关(4.5 年)。以前,特发性动脉型肺动脉高压的 1 年生存率最低,但现在术后平均存活时间已经提升到 4.9 年。COPD 患者移植后平均存活时间为 5.3 年,而由于 α-1 抗胰蛋白酶缺乏症所致肺气肿的平均存活时间是 6.3 年。囊性纤维化患者平均存活时间最长,为 7.4 年。年龄及单或双肺移植很可能是所报道存活时间不同的影响因素。

2. 未移植存活时间:为了评估移植的获益,医生应该比较移植后存活时间与未移植的预期存活时间。为了实现这一目标,医生必须要评估针对每例患者的未移植预期存活时间。由于肺部疾病的生存时间范围广泛,所以医生应综合考虑每例患者的一般状况及疾病进展情况,而不是单纯地看这一疾病的平均生存时间。例如,一例戒烟 20 年的 COPD 患者,近 5 年来肺功能稳定,可能比另一例肺功能相似,但刚戒烟 6 个月的 $\alpha-1$ 抗胰蛋白酶缺乏症患者的生存率好。相似的,一例未接受最佳治疗的肺动脉高压患者与另一例肺血流动力学改变相似但接受最大药物治疗患者的预后可能会很不一样。2006 年国际心肺移植协会公布了指南(表 75 - 1),为移植受体的选择提供一个框架,但这不能替代医生个人的判断,尤其是针对患者个体的病情进展情况及生活质量。由于不同国家可能有不同的器官优先分配系统,即使同一国家不同中心患者的等待时间也可能有很大差别,因此医生应与当地移植中心协调以保证移植推荐的时间最优化。

表 75 - 1	特定疾病的肺移植受体选择标准

慢性阻塞性肺病

移植推荐标准

  BODE[a] 指数 > 5

移植标准

  BODE 指数 7 ~ 10 或至少符合下列 1 条:

- 有因 COPD 急性加重伴高碳酸血症($PCO_2 > 50mmHg$)的住院史
- 氧疗下,肺动脉高压和(或)肺心病
- $FEV_1 < 20\%$ 的预计值和 DLCO < 20% 的预计值或均质性肺气肿

囊性纤维化

移植推荐标准

- $FEV_1 < 30\%$ 的预计值或 FEV_1 迅速降低,尤其是女性患者
- 急性加重需要住 ICU
- 频繁加重需要应用抗生素
- 顽固性和(或)反复气胸
- 不能通过栓塞控制的反复咯血

移植标准

- 呼吸衰竭需要氧疗

(待续)

表 75 - 1(续)

- 肺动脉高压
- 高碳酸血症

特发性肺间质纤维化

移植推荐标准

- 无论肺活量如何,只要组织学或影像学证实为普通型间质性肺炎(UIP)
- 组织学证实为非特异性间质性肺炎(NSIP)

移植标准

组织学或影像学证实为 UIP,并符合下列任一项:

- DLCO < 39% 的预计值
- 6 个月的随访中 FVC 降低 10% 或更多
- 6 分钟步行试验中脉搏血氧饱和度 < 88%
- HRCT 显示蜂窝肺(纤维化评分 > 2)

组织学或影像学证实为 NSIP,并符合下列任一项:

- DLCO < 35% 的预计值
- 6 个月的随访中 FVC 降低 10% 或更多,或 DLCO 降低 15%

原发性肺动脉高压

移植推荐标准

- 无论治疗与否,心功能 NYHA 分级为 Ⅲ 或 Ⅳ 级
- 疾病进展迅速

移植标准

- 尽管积极内科治疗,心功能 NYHA 分级为 Ⅲ 或 Ⅳ 级
- 经过静脉给予依前列醇或等效类似制剂治疗无效
- 6 分钟步行试验距离 < 350m 或不断减退,心脏指数 < 2L/(min · m^2)
- 右心房压力 > 15mmHg

摘自 2006 国际心肺移植协会肺移植受体选择标准。

[a]BODE 指数是评价 COPD 患者预后的多维评价系统,其综合了体重指数、气流受限程度、呼吸困难评分、运动耐力等多个因素。

肺移植器官分配评分

2005 年 5 月,在器官共享联合网络的管理下,一个新的肺移植器官分配

系统在美国开始应用。在几个变量的基础上,患者得到一个肺移植器官分配评分(LAS),这个评分决定了该患者在器官分配名单上的排名。可用的器官将根据等待名单上的地点、血型及 LAS 排名优先分配。LAS 的范围通常为 0 ~ 100 分,由一系列变量而得,并结合了在等待名单上患者的 1 年内死亡风险预测和移植后 1 年生存率预测。LAS 分数越高,表示患者需要移植的必要性越大。

　　LAS 的启用使肺移植器官分配及肺移植患者的预后发生很多变化。等待名单上的患者数明显减少,更重要的是,患者从被列入名单到手术的等待时间明显减少。1998—2002 年,即启用 LAS 之前,肺移植的平均等待时间是 1000 天,而到 2007 年,降到了 141 天。LAS 分数最高(>45 分)的这类患者现在只需等待 1 ~ 2 个月即可进行肺移植,而 LAS 分数较低(<25 分)的患者需要等待约 9 个月。等待名单死亡率也从启用 LAS 之前的 15% 降到 11%。LAS 之前,COPD 是肺移植最常见的适应证,而应用 LAS 之后,特发性肺间质纤维化变成了最常见的适应证,约占 2007 年所有肺移植的 33%。最后,LAS 启用后,囊性纤维化患者占肺移植的比例由 16% 提高到 20%。

　　LAS 应用后,除了特发性肺动脉高压患者,大多数肺病患者的等待名单死亡率都有所降低。这一点及其他一些证据表明 LAS 可能低估了肺动脉高压患者的严重性。回顾及改善目前系统的工作仍在进行。最后,近期有数据表明应用 LAS 后,移植后死亡率有增高趋势。目前仍无关于这一趋势的解释。这一现象可能提示更虚弱的患者被选为移植受体,或许需要更好的方法来计算 LAS。

供体选择

　　适当的供体选择和器官的合理保存可以提高移植预后,这一点已经明确。进入等待名单后,会根据患者的 ABO 血型和肺大小来匹配供体。常规地对供体器官进行功能检查,并排除活动或隐性感染。传统的供体入选标准包括:年龄 ≤55 岁;ABO 血型匹配;胸片示肺野清晰或仅有微小病变;吸入 FiO_2 100%、PEEP 5.0cmH$_2$O 时 PaO_2 ≥300mmHg;吸烟史 ≤20 包 - 年;没有胸部创伤;无明显误吸或脓毒症;无心肺手术史。使用非理想供体肺时应充分考虑,并在患者充分知情的情况下慎重决定。很明显,这些入选标准太严格,促使了供体器官短缺。许多中心报道,应用不全符合入选标准的供体肺,其预后与符合标准的供体肺相类似。所以,传统的入选标准更像是一个指导,而不是严格的选择标准。每一个潜在的供体都需要按具体情况具体分析。

最近,有几项新的装置用于离体肺转运。体外肺组织在接近身体温度中,从一个密闭的循环通路中继续接受血液或液体灌注,同时应用转运呼吸机继续通气。这可能延长移植器官在体外保存的时间和转运距离,并保持器官功能稳定而避免目前器官保存方法(冰冷灌注液以暂缓器官细胞功能)引起的持续缺血损伤。初步的数据很鼓舞人心,甚至提示应用这种离体肺灌注的方法有提高肺功能的可能。

大约 8.6% 的供体被公共卫生服务和疾病控制中心列为高危供体,意味着这些供体很有可能使患者患上特定的感染性疾病,特别是 HIV 和乙型及丙型肝炎。当供体被列为高危供体时,移植团队应该在移植手术进行前得到通知,以免传播这些感染性疾病。这一分类方法在几十年前确立,用以避免一些感染,如 HIV、肝炎由供体器官无意地传播。由于聚合酶链式反应(PCR)检测的应用,这种高危供体分类方法也许很快就会被淘汰。

移植的类型

肺移植有 3 种类型:单肺移植(SLT)、双肺(相继)移植(BLT)、活体供体肺叶移植。目前心肺移植很少进行,大多是应用于合并严重先天性心脏畸形的肺动脉高压患者。移植类型的选择主要根据基础疾病、相关条件(如年龄、继发性肺动脉高压的分级、支气管扩张或活动性肺部感染、胸部或胸腔手术史、并发症情况)及制度实践。由于供体数量短缺及手术致死率降低,只要可行,应将单肺移植作为首选。单肺移植也是技术上最简单,可以不需要体外循环就能进行的胸部手术。其缺点是患者仍留有一侧病肺,即便身体恢复后其肺功能通常仍较差,且移植后生存时间也较短。然而,成功单肺移植患者几乎没有日常活动的功能残疾。

双肺移植通过双侧开胸手术或前侧胸骨切开术(蚌壳切口)完成。双肺移植常常用于如继续使用原肺有反复肺感染风险的患者。对所有囊性纤维化的患者及肺化脓性疾病的患者,都推荐 BLT。当一动脉型肺动脉高压患者或严重继发性肺动脉高压患者行 SLT 后,大多数心排血量都会流经移植的那一侧肺,从而导致移植侧肺水肿的高发生率。因此,动脉型肺动脉高压患者或严重继发性肺动脉高压患者一般进行双侧肺移植。

　　一些数据提示,对于 COPD 患者与 SLT 相比,BLT 的远期预后稍好。然而,对于特发性肺间质纤维化患者,目前的研究就在改善死亡率上 BLT 是否优于 SLT 还没有一致的结果。因此,对于 COPD 或特发性肺间质纤维化患者,行 BLT 还是 SLT 更多的是根据中心及患者的情况决定。最后,在供体器官仍短缺的情况下,把一个供体的双肺给予 1 例患者仅为了获得一个小的额外生存获益,而不是把两肺分别给予两例患者,这在伦理上也应该考虑。

　　由于供肺短缺,活体供体肺叶移植从 20 世纪 90 年代晚期开始到 2005 年一直在临床进行。大多数病例是在囊性纤维化的儿童上进行,其供体多为亲密的家庭成员。它需要两个供体,每一个供体捐赠一侧肺下叶(右肺下叶及左肺下叶)到受体患者相应侧的胸腔。这个操作的优势在于能够对供体进行全面评价,且可能提高 HLA 匹配程度。对于接受活体供体移植的患者,其入选标准应与其他类型肺移植一致,而不应该将这种类型成为患者临终前的一个抢救措施。除了技术上的困难,这种类型在伦理上也有争议,因其使两个健康成年人遭受了对他们健康没有直接益处的手术。由于 LAS 的出现,对活体供体肺叶移植手术的需要较以前明显减少。2006—2011 年,美国每年只有 1 ~ 4 例患者接受这种形式的移植。

移植后并发症

原发性移植物功能障碍

　　10% ~30% 的患者在术后发生原发性移植物功能障碍(PGD)。PGD 是急性肺损伤的一种,在术后 72 小时内发生。它被认为与缺血再灌注损伤相关;供体相关的各种危险因素、器官的保存、受体条件、手术损伤也起到一定作用。一个基于 PaO_2/FiO_2 的分级系统被用于评价其严重性,它需要在以下几个时间点进行评价:术后 6 小时、24 小时、48 小时和 72 小时。严重 PGD,3 级($PaO_2/FiO_2 < 200$)有显著的短期、长期并发症和致死率。Christie 等人证明 72 小时被评定为 3 级 PGD 的患者 30 天全因死亡率为 63% ,而没有 PGD 的患者仅为 9% 。另外,多项研究都证明 PGD 和闭塞性细支气管炎综合征(BOS)的发展相关,即便是多年以后出现的 BOS。PGD 引起 BOS 的机制还不清楚。BOS 是肺移植术后影响远期生存率的主要障碍。目前针对这种情

况没有确定性治疗,主要的治疗方法是支持治疗以等待机体恢复。

急性排斥反应

30%～40%的肺移植患者会发生急性排斥反应。与 PGD 不同,它常常发生于术后 5～7 天,第 1 年后罕见发生。其症状可能是非特异性的,包括发热、呼吸困难、咳嗽,常伴有胸片上肺浸润影。诊断的金标准是肺组织的病理检查,常由经支气管镜肺活检得到组织。支气管镜检查同时能够对感染的病因做一个诊断,特别是巨细胞病毒(CMV)。有时难以鉴别巨细胞病毒性肺炎与急性排斥反应。组织学上,急性排斥反应的特征是血管周围淋巴细胞浸润性肺炎,可累及细支气管。

根据血管周围炎症反应的严重程度建立了一个急性排斥反应的分级系统。但是这个分级与治疗反应及远期预后的联系还没有被证实。治疗方案通常是大剂量的静脉皮质类固醇冲击,随后口服泼尼松并逐渐减量。多数患者对这个治疗方案反应良好,其他对一线治疗方案没有反应的患者需要其他治疗,包括抗淋巴细胞抗体、血浆置换或其他免疫抑制剂。多数患者的急性排斥反应被认为是细胞源性的,T 淋巴细胞参与其中。然而,越来越多的人认为, B 细胞实体或抗体介导反应(通常与供体特异性抗体相关)是排斥反应的一个原因。急性排斥反应的发生,尤其是有组织学证明的淋巴细胞性细支气管炎,是慢性排斥反应的一个公认的危险因素。这使一些中心非常积极地治疗急性排斥反应,并反复进行肺活检,甚至对没有症状的患者也是如此。早期治疗是否能阻止随后慢性排斥反应的发生仍不清楚。

吻合口并发症

在肺移植开展的早期,吻合口裂开是最可怕的并发症之一。由于手术技术的提高及术后 6 周内避免使用西罗莫司,其发病率较前明显下降。术后期西罗莫司的使用致伤口愈合差,有 40%～60% 吻合口裂开的危险性。因此,在术后早期必须避免使用西罗莫司。

吻合口狭窄是一种常见并发症,常在移植术后 9～12 个月发生。若早期发现,可使用串行球囊扩张,对更严重的病例可放置气道支架。在有些病例中,还可能需要激光去除肉芽组织。从我们的经验来看,硅胶或混合(金属 – 硅胶)支架引起的并发症最少,在多数病例中,可于 9～12 个月永久"治愈"后将其移除。不推荐使用纯金属支架,因其有促使肉芽组织生成的倾向,并在后期很难将其移除。然而,由于放置硅胶支架需要硬式支气管镜检查,因此许多中心因没有这一项技术而选择较容易放置的金属支架。最近,混合(金属－硅胶)支架正不断发展,并且它可以应用可曲式支气管镜放置。

感染

感染是肺移植患者早期及晚期的主要死亡原因,也是肺移植术后1年内最常见的死亡原因。细菌感染在术后早期很常见。首先是假单胞菌属感染,其次是金黄色葡萄球菌感染,它们是术后3个月内患者死亡的最常见原因。真菌感染,主要是曲霉菌属,在移植后早期及晚期均可发生。因此,许多中心都在预防性抗真菌治疗。然而,预防性治疗时长、抗真菌药物及剂量的选择没有统一的规范。一些位于真菌流行区域的医疗中心,会应用长期的预防性抗真菌治疗。CMV以前是病毒感染的常见病因,尤其是在移植后第1年,并增加了慢性排斥反应发生的风险。由于有效的口服抗巨细胞病毒药物的预防性应用,并可应用长期抑制疗法,这种并发症现在较少见。然而,抗巨细胞病毒预防性用药的最佳时长还未确定。CMV血清反应阴性的患者接受血清反应阳性供体的器官患CMV感染的风险最大。这些患者应该接受最少6个月的预防用药。然而,最近有一项研究比较了使用更昔洛韦12个月与3个月的差异,入选患者为供体或受体阳性的患者,结果显示使用12个月的CMV感染发病率明显降低(4%对32%),且没有明显的药物副作用,从而提示也许预防性用药的时间应延长。

慢性排斥反应

慢性排斥反应表现为不断进展的小气道阻塞。组织学上,活检可见闭塞性细支气管炎的改变。由于反复开胸肺活检不实际,并且经支气管活检经常得到不确定的结果,因此"闭塞性细支气管炎综合征"被作为慢性排斥反应的替代词。一旦其他可引起气道阻塞的情况(如吻合口狭窄)被排除,而肺功能检查提示不断进展的阻塞,那么就可诊断慢性排斥反应(或BOS)。BOS在术后6个月内较少见,然而,一旦BOS开始发展,多数病例的进展都是无法干预的。大约40%的患者在移植后5年内发生BOS,而它仍是超过1年后患者死亡的最常见原因。不同的治疗被用于临床,也取得了不同程度的成功,其中包括改变现有的免疫抑制剂方案,增加阿奇霉素和(或)西罗莫司,使用抗－CD52抗体(阿仑单抗)。一些小的成组病例分析也报道了使用体外光分离置换法治疗 BOS 取得成功。另一些中心报道,手术治疗胃食管反流病能有效预防 BOS 发展。与急性排斥反应不一样的是,慢性排斥反应对皮质类固醇不敏感。对于严重 BOS 患者,只有再移植可能带来显著肺功能恢复,并且其仍是目前唯一有效的治疗选择,虽然关于这一点还存在争议。

其他远期并发症的发生多与使用免疫抑制剂相关,包括骨质疏松症、高血压、高脂血症、糖尿病、肾功能不全(2%～3% 的患者需要长期透析,<1% 的患者在肺移植 5 年后进行肾脏移植)、骨髓抑制及恶性肿瘤(尤其是皮肤癌和淋巴细胞增生症)。

总而言之,肺移植在肺科仍是不断发展的领域。由于器官短缺的改善,患者的选择标准也随着时间在不断变化。根据需要及预后来公正地优先一些患者仍是一项具有挑战的任务。尽管已经过去约 30 年,我们仍没有一个统一的方法来选择及管理患者。有趣的是,至今没有一种有关肺移植的药物被食品药品监督管理局批准。只要明显器官短缺仍存在,在移植医生对个体患者及社会的责任之间仍有伦理学上的冲突。

(吴茜 译　吴琦 审校)

参考文献

1. Kotloff RM, Thabut G. Lung transplantation. *Am J Respir Crit Care Med.* 2011;184 (2):159 – 171.
   关于肺移植的优秀和最新概述,为大多数临床医生提供足够的细节。
2. Orens JB, Estenne M, Arcasoy S, et al. International guidelines for the selection of lung transplant candidates: 2006 update—a consensus report from the Pulmonary Scientific Council of the International Society for Heart and Lung Transplantation. *J Heart Lung Transplant.* 2006;25:745 – 755.
   按常见疾病类型分类的转诊和移植时机指南。
3. Takahashi SM, Garrity ER. The impact of the lung allocation score. *Semin Respir Crit Care Med.* 2010;31:108 – 114.
   该文章是对新肺分配评分影响的全面综合评述,同时是肺移植各方面最全面的综述之一。
4. Christie JD, Edwards LB, Kucheryavaya AY, et al. The Registry of the International Society for Heart and Lung transplantation: 29th adult lung and heart – lung transplant

report—2012. *J Heart Lung Transplant.* 2012;31(10):1087 – 1095.

本文为每年更新一次的全球心脏及肺移植存活率和风险因素分析的最新统计数据,其结果根据移植类型报告。

5. Sundaresan S, Semenkovich J, Ochoa L, et al. Successful outcome of lung transplantation is not compromised by the use of marginal donor lungs. *J Thorac Cardiovasc Surg.* 1995;109: 1075 – 1079.

有"边缘供体肺"的 44 次肺移植显示出与对照相当的短期结果。

6. Christie JD, Sager JS, Kimmel SE, et al. Impact of primary graft failure on outcomes following lung transplantation. *Chest.* 2005;127:161 – 165.

本文对 255 例肺移植患者及原发移植物功能障碍后的预后进行回顾性分析。

7. Lee JC, Christie JD, Keshavjee S. Primary graft dysfunction: definition, risk factors, short – and long – term outcomes. *Semin Respir Crit Care Med.* 2010;31:161 – 171.

彻底审查了 PGD 及其病因和对肺移植结果的影响。

8. Shennib H, Massard G. Airway complications in lung transplantation. *Ann Thorac Surg.* 1994;57:506 – 511.

对肺移植术后气道并发症的回顾显示 2%~3% 的致命病例和 7%~14% 的晚期狭窄。作者还提出了气道并发症的分类。

9. Novick RJ, Stitt LW, Al – Kattan K, et al; for the Pulmonary Retransplantation Registry. Pulmonary retransplantation: predictors of graft function and survival in 230 patients. *Ann Thorac Surg.* 1998;65:227 – 234.

再次移植肺部后,230 例患者术后 1 年、2 年和 3 年的生存率分别为 47%、40% 和 33%。尽管在门诊,非通气患者中存活率更高,但结果仍然不如首次移植的统计数据。

10. Kaiser LR, Pasque MK, Trulock EP, et al. Bilateral sequential lung transplantation: the procedure of choice for double-lung replacement. *Ann Thorac Surg.* 1991;52: 438 – 445.

该研究证明了顺序肺移植相对于旧的整块双肺技术有更高的有效性和安全性,现在是双肺移植的首选方法。

11. Guilinger RA, Paradis IL, Dauber JH, et al; The importance of bronchoscopy with transbronchial biopsy and bronchoalveolar lavage in the management of lung transplant recipients. *Am J Respir Crit Care Med.* 1995;152:2037 – 2043.

对 161 例肺移植患者的 1124 例支气管镜检查进行的回顾性分析显示,25% 的患者出现意外的排斥和感染,其中 68% 发生在前 6 个月。

12. Sundaresan RS, Trulock EP, Mohanakumar T, et al. Prevalence and outcome of

bronchiolitis obliterans syndrome after lung transplantation. *Ann Thorac Surg*. 1995；60：1341 – 1347.

闭塞性细支气管炎的发病率高、死亡率高。最常见的表现是肺量计流量下降。

13. Ettinger NA, Bailey TC, Trulock EP, et al. Cytomegalovirus infection and pneumonitis：impact after isolated lung transplantation. *Am Rev Respir Dis*. 1993；147：1017 – 1023.

移植后 CMV 肺炎发病率高,尤其是在 CMV 阳性供者中。只有 1/3 的 CMV 肺炎患者胸部 X 线片有变化。

14. Palmer SM, Limaye AP, Banks M, et al. Extended valganciclovir prophylaxis to prevent cytomegalovirus after lung transplantation：a randomized, controlled trial. *Ann Intern Med*. 2010；152：761 – 769.

一项随机对照临床试验,比较了 136 例肺移植受者中 3 个月和 12 个月的 CMV 预防用缬更昔洛韦服用效果。更长的预防导致 CMV 疾病发病率显著降低,即 4% 对 32%。

15. Sanchez PG, D'Ovidio F. Ex-vivo lung perfusion. *Curr Opin Organ Transplant*. 2012；17（5）：490 – 495. doi：10. 1097/MOT. 0b013e328357f865.

虽然仍有正在进行的研究,但本文是对于外植肺的离体灌注现状的一个很好的总结。

16. Annual report from Organ Procurement and Transplantation Network. http://optn. transplant. hrsa. gov/data/annualReport. asp.

这是美国器官采购和移植网络的网站,包括最新的国家、地方和个人移植中心统计数据。

第 **76** 章

镰状细胞病的肺部表现

Marisa Magaña ,Jess Mandel

引言

镰状细胞病(SCD)是一种血红蛋白病,其能损伤多个系统。它是世界范围内最常见的常染色体隐性遗传病之一。SCD 的发生是由于编码血红蛋白 β - 肽链的单一碱基对替换,造成镰状血红蛋白(HbS)的形成。由于各种应激源,如缺氧、氧化应激、细胞脱水的作用,镰状血红蛋白聚合,使红细胞结构异常,形成镰状细胞。这种结构异常导致 SCD 的两个主要的病理生理过程:①阻塞血管床引起缺血 - 再灌注损伤;②溶血性贫血。

SCD 的肺部并发症常会导致严重的发病率和死亡率。据估计,SCD 患者的死亡原因中,25% ~ 85% 的病因与肺部并发症相关。急性胸部综合征(ACS)是患者致死的最常见原因,患者也常常因此而住院。肺动脉高压作为 SCD 的一个并发症被越来越多的人认识到,也与高致死率相关。另外,患者常有显著的气道反应性疾病,并有可能发展为慢性肺病,从而作为 SCD 的后遗症。

急性胸部综合征

ACS 的临床特点是,SCD 患者有新出现的肺部浸润、发热、胸痛、呼吸困难、咳嗽或喘息。这个并发症是 SCD 患者收入院的第二常见原因(最常见的原因为血管阻塞性疼痛危象),也是 SCD 患者收入 ICU 病房及死亡的首要原因。2000 年,一项涉及 538 例 ACS 患者、671 次发作期的重要研究提示,超过 1/2 的患者是因为别的原因,如疼痛危象收入院,而入院平均 2 ~ 3 天后开始出现 ACS 的临床症状。在这个观察结果的基础上,有人推断血管阻塞性疼痛危象很可能是 ACS 的一个前驱症状。ACS 患者的平均住院时间是 10.5 天,22% 的患者合并神经系统并发症,13% 的患者发展为呼吸衰竭并需要机械通气。在年龄 >20 岁的患者中,死亡率为 9%。有趣的是,81% 的呼吸衰竭而需要机械通气的患者都已恢复。在这项研究中,年龄较大的患者(年龄 >20 岁)更容易并发并发症并死亡。

人们提出了 ACS 的几个病因。在特定的临床情况中,这些病因似乎都可以对 ACS 病例进行解释,然而,仍有约 1/2 的 ACS 病例没有找到明确原因。已知的 ACS 病因包括呼吸道病原体感染、骨髓脂肪栓塞和梗死、肺脉管系统中镰状细胞的滞留及支气管痉挛。一旦上述任一过程开始,就启动了一个循环:进一步的内皮损伤,通气血流比严重失调,加上局部缺氧,进一步使红细胞镰变并继续这一循环。尽管有侵入性的诊断方法,但还是仅有少数 ACS 能找到明确的病因。另外,研究者们还注意到,在行支气管镜检查时有很高的并发症发生率(在上述研究中多达 13%),其中 8 例患者需要插管。他们建议,应将积极的诊断方法留给对标准治疗无反应的患者。

脂肪栓塞的诊断可根据肺泡灌洗液支气管镜检查或诱导痰中巨噬细胞的油红 O 染色来得出,虽然这些发现的特异性高于敏感性。一些研究提示,脂肪栓塞引起的 ACS,其临床过程稍差,患者更痛苦并有更多的神经病学并发症。然而,由于治疗 ACS 的方法并无差异,因此 ASC 诊断的重要性目前还不确定。

对于 ACS 的治疗,目前的方法主要是支持治疗。肺炎衣原体(11%)、肺炎支原体(8%)、呼吸道合胞病毒(4%)、肺炎链球菌(2%)是分离出来的常见呼吸道病原体。推荐早期经验性抗生素治疗,一般是三代头孢联合一种大环内酯类或呼吸氟喹诺酮。除了抗生素治疗,补液、氧疗、红细胞或换血治疗、积极疼痛控制、诱发性肺量测定法均是治疗 ACS 的重要部分。患者常存在反应性气道疾病,应积极应用支气管扩张剂治疗。

肺动脉高压

近年来,肺动脉高压(PH)越来越被认为是 SCD 患者溶血性贫血的一个并发症及死亡危险因素。肺动脉高压的定义是静息状态下平均肺动脉压(PAP)≥25mmHg。许多研究提示,20% ~ 30% 的 SCD 患者合并肺动脉高压,合并肺动脉高压与死亡率增加相关。一项研究表明,22 个月组的死亡率高达 40%。然而,大多数研究是使用超声心动作为 PH 的诊断方法,这种方法不如心导管检查精确。在一组 192 例超声心动诊断 PH 的 SCD 患者中,32% 的患者有 PH 的证据,表现为三尖瓣反流速度超过 2.5m/s。195 例患者中 18 例患者行右心导管检查,结果显示 PH 的超声心动诊断与右心导管血流动力学改变相关,平均 PAP 为(34 ± 2.7) mmHg。这个结果与之前发表的一些回顾性研究结果相似。在 SCD 患者中,这些研究评估超声心动诊断的 PH 占 20% ~ 40% 。有证据表明三尖瓣反流速度超过 2.5m/s 时,其死亡风险较未超过 2.5m/s 的患者高(比率为 10.1)。

在 SCD 患者中,PH 的病因很可能是多因素的。在一些研究中,它似乎与溶血性贫血的严重程度相关,左心疾病在其发展中也可能起到一定作用。在 Gladwin 等人的研究中,他们将与舒张功能不全相关的超声心动指标应用逻辑回归模型进行分析,其结果与死亡风险不相关。因此,这些作者们推断,由于 PH 与死亡风险升高相关,因此 PH 很可能独立于舒张功能不全。有趣的是,在 Gladwin 等人的研究中,平均肺动脉楔压是(17.2 ± 1.2) mmHg,提示左心疾病可能影响了一些行右心导管检查的患者。

有大量数据表明,PH 的存在可增加患者的死亡率。因此,SCD 患者应行超声心动筛查 PH。然而,为确定 PH 的存在并确定病因,右心导管检查应在任何 PH 治疗开始前进行。缺氧、血栓症、血容量状态都有可能影响三尖瓣反流速度。因此,PH 的筛查应在稳定状态下进行。

除了溶血性贫血的严重程度及左心疾病,有人提出以下机制有可能为 SCD 患者发生 PH 的潜在原因或促进因素:缺氧、铁过载、HIV 感染、血栓栓塞性疾病。有趣的是,ACS 发生频率及血管阻塞性疼痛危象似乎与 PH 的发生不相关。溶血诱导的肺动脉高压的具体机制还没有完全阐明,有人认为与 NO 的相对损耗相关,由于溶血引起非红细胞中的血红素释放,血浆中血红素水平升高导致 NO 的相对损耗。另外,溶血导致精氨酸酶的释放,精氨酸酶能够降解作为 NO 生成主要底物的精氨酸。这两个过程联合共同导致 NO 功能的下降,包括肺血管扩张功能。不幸的是,一些旨在提高 NO 水平的治疗性研究并没有得到一致的临床效果。其中一个例子是,Morris 等人所做的一个初步研究,予 SCD 合并 PH 的患者口服精氨酸补充剂,结果患者的超声心动图显示 PAP 明显下降并有统计学意义。然而,这个结果却不能被 Little 等人在另一研究中重复。在 NO 消耗假说的基础上,人们也尝试应用西地那非治疗 SCD 相关的肺动脉高压。Walk – 肺动脉高压及镰状细胞病西地那非治疗(Walk-PHaSST)研究试图在多普勒证实的肺动脉高压患者中评估西地那非治疗的安全性及有效性。在 132 例患者中入选 74 例患者,但由于治疗组副作用的增加,主要表现为血管阻塞性疼痛危象,该研究被提前结束。在这个试验的基础上,在得到更多的数据之前,西地那非不推荐作为治疗 SCD 合并 PH 患者的一线用药。

初步资料显示,对于 SCD 合并多普勒证实的 PH 患者,波生坦可能是有效的、耐受良好的治疗药物。然而,在大量推广之前还需要更大范围的临床试验。

哮喘

在儿童中,SCD 患者哮喘的发病率与年龄、种族配对的对照组相似。然而,与未合并哮喘的 SCD 患儿相比,合并哮喘的 SCD 患儿更易发生 ACS 及血管阻塞性疼痛危象。在成人患者中,哮喘与 SCD 的关系还未确定,ACS 和哮喘的临床表现可能有明显重叠,且成人哮喘的发病率低,更增加了研究的困难。然而,对于可疑患者,应考虑到哮喘的可能,并完善检查以做出诊断及积极治疗。

SCD 患者的慢性肺疾病

SCD 患者的慢性肺疾病包括多种不典型的成人肺部疾病。评价成人 SCD 患者肺功能的最大横断面研究包含了 310 名非裔美国人,这些患者均是发生血管阻塞性疼痛危象后保持至少 4 周稳定期,至入选时仍处于临床稳定状态。这项研究发现,90% 的患者肺功能检查都有问题,其中最常见的是限制性功能障碍(74%)及弥散功能低下(13%)。单纯的阻塞性功能障碍或合并限制性功能障碍均很少见,发生率为 3%。有趣的是,限制性功能障碍的患者中有 1/2 肺总量降低但肺活量却正常,从而提示肺活量这一指标也许不是一个很好的筛查项目。这项研究中的患者没有常规进行影像学检查以了解是否存在肺间质疾病(ILD)。因此,这些发现的病因仍不清楚,有可能与未诊断的 ILD 或肺外因素相关。这些肺弥散功能低的患者也没有进行超声心动图检查以了解是否合并 PH。其他一些研究表明,一些 SCD 伴限制性功能障碍的患者有间质纤维化疾病,从而增加了发病率和死亡率。仍需要更多广泛的、纵向的研究来了解以上发现的发病率、自然病程及临床特征。

另外,大部分成人及儿童 SCD 患者均被报道有睡眠呼吸障碍。因此,这些患者应行多导睡眠仪检查,或至少是夜间血氧饱和度监测,因为这与 SCD

患者血管阻塞性疼痛危象及神经学事件显著相关。

感染

感染与 ACS 的关系已在上文讨论。这部分将重点讨论与 ACS 无关的功能性无脾的 SCD 患者的感染。因为反复发作的血管阻塞性疼痛危象,在 SCD 患者成年时,他们已经是功能性无脾的 SCD 患者。而脾脏在清除感染,特别是包膜细菌感染方面起到重要作用。因此,SCD 患者被这些微生物感染的风险明显增加,尤其是肺炎链球菌、流感嗜血杆菌 B 型。在介绍预防措施之前,儿童 SCD 患者患侵袭性肺炎链球菌疾病的危险性高 30 ~ 600 倍。这个数据较以前已有明显下降,但是儿童及成人患者并发这些细菌感染后,死亡风险均明显增加。因此,一旦有任何感染征象都应积极地进行经验性抗感染治疗。

有两项措施使侵袭性肺炎链球菌的感染明显下降:预防性应用抗生素和肺炎链球菌疫苗接种。对于功能性无脾的患儿,应每天应用青霉素或红霉素进行细菌预防直到 5 岁,以预防侵袭性肺炎链球菌疾病的发生。美国的指南不推荐 5 岁之后继续应用,而英国的指南推荐应用到 16 岁,甚至可终身应用。

疫苗接种在这类人群中特别重要。根据疾病预防控制中心要求,成人应该接种肺炎链球菌多价疫苗,并于 5 年后再次接种。一些欧洲的机构推荐这些患者每 5 年接种一次。另外,如果这些患者在幼年时期没有接种,他们还应接种流感嗜血杆菌 B 型结合疫苗以及脑膜炎球菌幼年时期 C 结合疫苗,并且每年还应接种流感疫苗。

骨髓炎在 SCD 患者中常见,很可能是由反复发作的血管阻塞及梗死导致。鼠伤寒沙门菌是 SCD 患者骨髓炎的最常见病因,而非 SCD 患者最常见的病因是金黄色葡萄球菌。

(吴茜 译 孙昕 审校)

参考文献

1. Rees DV, Williams TN, Gladwin MT. Sickle-cell disease. *Lancet*. 2010;376:2018 – 2031.

   关于 SCD 各方面的全面综述。

2. Minter KR, Gladwin MT. Pulmonary complications of sickle cell anemia: a need for increased recognition, treatment, and research. *Am J Respir Crit Care Med*. 2001; 164:2016.

SCD 肺部表现及发病机制的全面综述,总结了 SCD 肺部并发症死亡原因的相关文献。

3. Vij R, Machado RF. Pulmonary complications of hemoglobinopathies. *Chest*. 2010; 138:973 - 983.

关于血红蛋白病,尤其是 SCD 的肺部并发症的综述。

4. Vichinsky EP, Neumayr LD, Earles AN, et al. Causes and outcomes of the acute chest syndrome in sickle cell disease. *N Engl J Med*. 2000;342:1855.

关于 ACS 病因及预后的里程碑式的多中心研究,同时也强调了这些患者的治疗。

5. Platt OS. The acute chest syndrome of sickle cell disease. *N Engl J Med*. 2000;342: 1904 - 1907.

6. Castro O, Brambilla DJ, Thorington B, et al. The acute chest syndrome in sickle cell disease: incidence and risk factors. *Blood*. 1994;89:643.

介绍了镰状细胞病合作研究的相关细节,涉及 3751 例患者。

7. Vichinsky E, Williams R, Das M, et al. Pulmonary fat embolism: a distinct cause of severe acute chest syndrome in sickle cell disease. *Blood*. 1994;83:3107.

在 27 例 ACS 患者中的 12 例发现肺泡灌洗液中存在充满脂质的巨噬细胞。这些证据提示脂肪栓塞,同时具有明显的临床过程,包括高发生率的伴随性骨痛、神经症状,以及更长的住院时间。

8. Lechapt E, Habibi A, Bachir D, et al. Induced sputum versus bronchoalveolar lavage during acute chest syndrome in sickle cell disease. *Am J Respir Crit Car Med*. 2003; 168:1373 - 1377.

通过检测与支气管镜肺泡灌洗液相关的诱导痰标本中巨噬细胞的油红 O 染色,作者发现诱导痰是检测 ACS 患者脂肪栓塞的一种安全且有效的方法。

9. Gladwin MT, Sachdev V, Jison ML, et al. Pulmonary hypertension as a risk factor for death in patients with sickle cell disease. *N Engl J Med*. 2004;350:886.

本文是大型前瞻性对照研究,提示通过超声心动诊断的肺动脉高压在成人 SCD 患者中普遍存在,且死亡风险增加。

10. Bunn HF, Nathan DG, Dover GJ, et al. Pulmonary hypertension and nitric oxide depletion in sickle cell disease. *Blood*. 2010;116(5):687 - 692.

11. Bachir D, Parent F, Hajji L, et al. Prospective multicentric survey on pulmonary hypertension (PH) in adults with sickle cell disease [abstract]. *Blood*. 2009;114(11)

572. ASH Annual Meeting Abstracts.

该研究前瞻性评估 379 例 SCD 患者,其中 96 例经超声心动诊断为 PH,同时进行 RHC 评估。发现 72/96 没有 PH。故作者认为 SCD 患者 PH 相对少见,超声心动 不是可靠的诊断工具。

12. Machado RF, Barst RJ, Martyr SE, et al. Safety and efficacy of sildenafil therapy for Dopplerdefined pulmonary hypertension in patients with sickle cell disease: preliminary results of the Walk-PHaSST clinical trial [abstract]. *Blood.* 2009;114:571.

该研究因接受治疗组疼痛性血管阻塞发生率的增高而终止。基于该研究,西地 那非不被推荐用于 SCD 合并 PH 患者的一线治疗用药。

13. Morris CR, Morris SM, Hagar W, et al. Arginine therapy: a new treatment for pulmonary hypertension in sickle cell disease? *Am J Respir Crit Care Med.* 2003; 168:63.

10 例患者口服 L-精氨酸治疗 5 天后,基于超声心动检测的肺动脉压力平均下 降了 15.2%。

14. Little JA, Hauser KP, Martyr SE, et al. Hematologic, biochemical, and cardiopulmonary effects of L-arginine supplementation or phosphodiesterase 5 inhibition in patients with sickle cell disease who are on hydroxyurea therapy. *Eur J Haematol.* 2009;82:315 - 321.

15. Minniti CP, Machado RF, Coles WA, et al. Endothelin receptor antagonists for pulmonary hypertension in adult patients with sickle cell disease. *Br J Haematol.* 2009; 147:737 - 743.

16. Barst RJ, Mubarak KK, Machado RF, et al. Exercise capacity and hemodynamics in patients with sickle cell disease with pulmonary hypertension treated with bosentan: results of the ASSET studies. *Br J Haematol.* 2010;149(3):426 - 435.

本研究目的为评估波生坦在多普勒诊断的 SCD 合并 PH 患者中的疗效。研究因 登记缓慢而终止,最终只纳入 26 例患者;因此,结论无法分析。波生坦在这些患 者中耐受性良好。

17. Klings ES, Wyszynski DF, Nolan VG, et al. Abnormal pulmonary function in adults with sickle cell anemia. *Am J Respir Crit Care Med.* 2006;173:1264 - 1269.

本文是评估了 SCD 各种相关参数的大型研究(涉及 2061 例患者),并评估了其 对成人肺功能的影响。

18. Haupt HM, Moore GW, Bauer TW, et al. The lung in sickle cell disease. *Chest.* 1982;81:332.

该研究对 72 例晚期 SCD 患者进行尸检。主要的肺部表现为肺泡壁坏死,其次为血管栓塞、病灶实质瘢痕及坏死性骨髓栓塞。

19. Bhalla M, Abboud MR, McLoud TC, et al. Acute chest syndrome in sickle cell disease: CT evidence of microvascular occlusion. *Radiology*. 1993;187:45.

在该薄层 CT 研究中,10 例 ACS 患者中有 9 例存在肺部小血管衰减,与微血管梗死一致,周围是磨玻璃样浸润。

20. Bellet PS, Kalinyak KA, Shukla R, et al. Incentive spirometry to prevent acute pulmonary complications in sickle cell diseases. *N Engl J Med*. 1995;333:699.

ACS 患者中,39.5% 存在胸骨梗死证据;与对照组相比,对这些患者使用鼓励性肺功能测定可显著减少住院时间及肺部并发症发病率。

21. Booth C, Inusa B, Obara SK. Infection in sickle cell disease: a review. *Int J Infect Dis*. 2010;14:e2 - e12.

关于 SCD 患者感染的全面综述。

22. Davies JM, Barnes R, Milligan D. Update of guidelines for the prevention and treatment of infection in patients with an absent or dysfunctional spleen. *Clin Med*. 2002; 2:440 - 444.

本文是关于功能性无脾或无脾患者预防性抗感染治疗和免疫接种的指南。推荐每 5 年接种一次肺炎链球菌疫苗,同时推荐使用红霉素或青霉素来预防侵袭性肺炎链球菌病。

第77章

囊性纤维化

Douglas J. Conrad

　　囊性纤维化(CF)是一种以急性或慢性鼻窦炎、进行性支气管扩张和胰腺功能障碍为特征的系统性疾病。过去,CF 患者很难活过儿童时期,并且一般仅受到儿科医生的关注。然而,治疗技术的进步极大地改善了该病的预后:北美 CF 患者的中位存活年龄约为 38 岁。随着近年来诊断技术的进步,轻型和不典型的成人 CF 被诊断出来。这些原因使得社区医生及肺病专科医生诊断和治疗成年 CF 患者较前些年明显增多。

病因及病理生理

　　在 1989 年,鉴定了 CF 基因和与该病相关的最常见突变,数据表明 CF 基因编码一种被称为囊性纤维化跨膜传导调节因子(CFTR)的蛋白质。CF 是一种常染色体隐性遗传病,CFTR 突变在一般人群当中很常见(北美高加索人为 1:29),但发病率在不同种族中差别很大。单一突变的 CFTR 等位基因的携带者仅有轻微的临床症状,但其过敏性鼻炎和胰腺炎的发病率增加,CFTR 突变携带者的预期寿命是正常的。

　　CFTR 蛋白主要位于呼吸道、肝胆管、胰管的上皮细胞的顶膜上,也位于大肠和汗腺管的隐窝中。该蛋白在顶膜中形成一个大的、受调节的孔,其功能是作为氯离子通道,同时也转运包括碳酸氢根在内的其他阴离子。CFTR 依赖性离子转运功能障碍被认为是 CF 肺部表现的原因。"水合假说"指出 CFTR 在气道上皮细胞中的离子转运对维持气道衬内液体(包括分泌的黏液)的水合作用和正常功能是至关重要的。当这些过程被扰乱时,黏膜纤毛的清除机制减弱,细菌形成慢性多微生物生物膜,进而引起强烈的先天免疫反应。中性粒细胞蛋白酶刺激黏膜下腺体肥大和分泌,最终气道壁支撑结构破坏而导致支气管扩张。另外,中性粒细胞留下大量细胞 DNA,显著增加了气道分泌物的黏度并进一步损害气道的清除功能。炎症与气道清除能力减低的自身永久性循环导致了呼吸衰竭。支气管扩张是进行性进展,并且

80％的 CF 患者最终导致呼吸衰竭。

　　另一些研究表明，CF 胃肠道和肺部疾病的病生理过程也累及碳酸氢盐的转运，这些研究也发现碳酸氢盐的转运对于上皮细胞上的黏液分布至关重要。CFTR 突变导致黏液分布异常、黏液阻塞，最终导致胰腺和肝胆管功能障碍和低位肠梗阻。

临床表现

　　CF 患者有各种呼吸和消化系统的主诉，在儿童时期更加明显。常见的临床表现包括鼻息肉；鼻窦炎；支气管痉挛；反复发作支气管炎或肺炎；金黄色葡萄球菌、流感嗜血杆菌、铜绿假单胞菌在气道内定植；脂肪泻；胰腺吸收不良；胎粪性肠梗阻；发育迟缓；直肠脱垂；远端肠梗阻综合征；肝硬化性门脉高压。未确诊的成年患者经常出现复发性支气管炎（非吸烟者）、支气管哮喘合并有影像学提示的弥漫性支气管扩张、慢性鼻窦炎、过敏性支气管肺曲霉菌病（ABPA）、非结核性杆菌或黏液性铜绿假单胞菌在气道的定植、肝硬化、特发性胰腺炎或男性不育。

　　体格检查没有特异性，但可发现持续存在慢性鼻窦炎及阻塞性肺疾病。胸部检查显示胸廓前后径增加，膈肌低平。大多数患者可出现广泛的啰音及干鸣音，肺尖明显。轻症患者的呼吸音偶可正常，杵状指常见，大部分患者有胰腺功能不良及因此造成的蛋白质 - 热量营养不良。

　　单独来看，病史和体格检查没有特异性。然而，当鼻窦炎、弥漫性支气管扩张、胰腺吸收不良引起的营养不良、阻塞性结肠病和男性不育等特殊组合后对于 CF 又是非常特异性的。虽然原发性纤毛功能障碍和其他免疫球蛋白缺乏综合征具有一些相似的病生理结果，但它们并没有胃肠道症状。更广泛的基因检测已确定了轻症患者。

实验室诊断检查

　　临床表现一致的患者通过实验室检查进行确诊。汗液中氯含量检查仍是实验室诊断 CF 的标准，该实验需在经过认证的实验室中由经验丰富的实验员来操作。应用毛国芸香碱离子电渗透疗法刺激汗液分泌，并收集、称量、分析汗液中氯和钠的浓度。氯离子浓度＞60mmol/L 可以诊断 CF，大部分 CF 阳性值范围为 90 ～ 110mmol/L。对于所有阳性或不确定结果（40 ～

60mmol/L），则至少需要重复一次。自 1989 年人类发现 CF 基因以来，已发现 1500 多种致病突变位点。一些商业实验室能提供 CFTR 基因的完整测序。结合 CFTR 基因测序和汗液中氯浓度检测有助于诊断临床症状不典型的患者。

治疗

　　CF 治疗要点：①维持最佳营养状态；②促进气道清除炎性细胞；③减少细菌的定植；④减少呼吸和消化系统的并发症，尤其是防止肺功能进一步恶化。

　　对于进行性慢性支气管扩张的治疗，则侧重于通过减少气道炎症、促进气道清除来降低肺功能恶化发生的频率。应用抗生素降低细菌的定植水平。虽然长期应用抗生素抗葡萄球菌被证明没有明显的作用，但在耐甲氧西林金黄色葡萄球菌感染急剧增加的背景下，这种做法被重新考虑。吸入抗假单胞菌抗生素很早就被用于治疗 CF，吸入妥布霉素 300mg，每天 2 次，隔月应用，可改善肺功能及生活质量。吸入氨曲南溶液也能得到类似的数据。未来，吸入氟喹诺酮和其他氨基糖苷类抗生素也可能被推荐使用。总的来说，吸入性抗生素最好应用于慢性、抑制性治疗，而对于急性加重，特别是晚期肺病患者来说，其作用不大。

　　一些药物治疗能改善气道的清除能力并减少气道阻塞。CF 患者气道分泌物中的 DNA 浓度很高，显著增加了痰液的黏度并破坏其清除。吸入雾化的重组人脱氧核糖核酸酶（DNase）———一种降解 DNA 的胰酶，可以减轻 DNA 对气道分泌物黏度的影响。临床研究表明，吸入 DNase 能缓解症状、改善肺功能、减少抗生素用量。同样，吸入 7% 的高渗盐水也能改善肺功能、延缓肺功能的恶化。

　　大量的临床研究都集中在 CF 的抗感染治疗上。对于 CF 患者使用糖皮质激素的治疗存在争议，主要因为长期不良反应的风险。糖皮质激素不能应用于 CF 患者慢性门诊的治疗，但对于严重肺病合并支气管痉挛的患者，糖皮质激素治疗是非常有帮助的。慢性 CF 患者使用 NSAID，尤其是布洛芬，确实能保护肺功能。然而，这些作用在儿童和肺功能轻度异常的成人 CF 患者中效果更为突出。在儿童和成人 CF 患者中进行的几项随机临床试验表明，大环内酯类药物，特别是阿奇霉素，能改善肺功能，减少抗生素的用量并改善生活质量。

胸部理疗是增强气道清除功能的主要机械方法,即用手或器械叩击背部,每天 2 ~ 4 次。其他的一些气道清洁技术,如自体排痰、呼气正压面罩和翼型阀可能会起到作用。最后,胸部理疗背心能产生剪切力并清除凝固的气道分泌物,对大多数 CF 患者非常有帮助。

许多医疗服务人员鼓励患者每天坚持进行大量的有氧运动。运动能改善心血管情况,促进气道清洁,最重要的是有益于患者的身心健康。每天进行常规有氧运动的患者对自己身体状况的敏感性增加,进而能早期发现肺部疾患需要治疗的指征。

对于肺功能严重下降、生活方式受疾病严重限制的患者,肺移植是一种选择(见第 71 章)。应仔细选择肺移植候选者,同时考虑到其他并发症、社会心理支持及患者的意愿。大多数为 CF 患者进行肺移植的中心报告 1 年生存率约为 80% ,4 年生存率为 50% 。

大多数 CF 患者有慢性鼻窦炎。对于患者的初始症状,主要使用抗生素及局部激素治疗。虽然保守治疗有效,但许多患者最终转诊而行外科息肉切除术、鼻窦切除术和组织清创术。这些有创性治疗能缓解症状,并且在某些情况下,能改善患者的肺功能。

胰腺吸收不良及蛋白质 – 能量营养不良也需要进行治疗。详细记录每天得能量摄入量和体重对于维持营养目标非常重要。因为 CF 患者不易通过胃肠道吸收脂溶性维生素(维生素 A、维生素 D、维生素 E 及维生素 K),所以每年都要检测患者的这些维生素水平并通过膳食进行补充。足量胰酶替代治疗是保持营养状态、防治胰腺吸收不良的关键。一般而言,胰腺功能不良的患者需要每餐 1000 ~ 2000U/kg 体重的脂肪酶。对于符合营养方案但体重仍低于理想体重 80% 的患者,口入量应通过夜间胃造口管喂养补充营养物而增加。

呼吸系统并发症

CF 患者最常见的住院原因是支气管扩张感染加重,患者经常表现为:易疲劳、肺功能下降、咳嗽咳痰增加。根据痰药敏结果,对住院患者进行两种抗生素联合治疗。体外药敏数据能指导抗生素的选择。然而,即使体外培养的致病菌耐药,也能经常观察到临床症状改善。大多数情况下,医生一

般经验性地应用两种抗假单胞菌属的抗生素和一种抗金黄色葡萄球菌的抗
生素(如果后者在气道分泌物中被发现)。除了抗生素,患者通常每天接受
4次胸部理疗和多次支气管扩张药治疗。胰腺吸收不良的治疗方法与门诊
治疗相同。虽然家庭式静脉输注抗生素是治疗肺部症状加重的一种选择,
但必须仔细筛选这些患者。对于门诊静脉输注抗生素获得成功的患者,
其既往对抗生素反应良好、依从性好并且在家中有足够的支持条件。静
脉输注抗生素需要持续至患者临床症状改善,通常为10～14天。如果在
达到患者功能基线之前出现稳定,则可以考虑根据药敏结果更换抗生素
进行治疗。

对于应用机械通气治疗呼吸衰竭,仍存在争议。关于机械通气支持治
疗的所有决定都应个体化。积极配合的患者可能对无创通气支持治疗短期
有效。一般而言,对于给予最佳治疗仍出现呼吸衰竭的患者,由于该病进行
性进展,因此不应使用机械通气治疗。相反,对于未接受最优治疗或因可逆
性并发症(如咯血,气胸等)而出现呼吸衰竭的患者,应考虑机械通气治疗。

大量咯血(>250mL/24h)在CF患者中并不常见。大部分患者可采取
保守治疗,如静脉注射抗生素、氧疗、暂时镇咳治疗,在活动性出血时应避免
使用胸部理疗,可适当输注血小板或浓缩红细胞等,并给予维生素K或新鲜
冰冻血浆以纠正凝血功能异常。少数情况下,尽管应用以上处理,但患者仍
出现进行性呼吸衰竭或持续出血。在这种情况下,应行支气管动脉栓塞术,
通常可以快速止血。手术止血极少用到,但如果支气管动脉栓塞术仍然无
法控制致命性的出血,并且患者适合手术,则应考虑手术止血。

CF所致的严重肺病经常发生气胸。对于小范围、无症状的气胸可以给
予吸氧、抗生素、支气管扩张药物等保守治疗。对于大范围、有症状和持续
不缓解的气胸,应采取更积极的治疗。胸腔闭式引流术通常可以使肺组织
复张并且可以行化学胸膜固定术治疗。如果患者将来考虑肺移植手术,无
论是化学还是外科手术行胸膜固定术都应避免。

ABPA是气道对曲霉菌的超敏反应性疾病,其在CF患者中的发病率为
5%～20%。在大多数情况下,ABPA急性加重使用糖皮质激素和抗真菌药物
治疗。非结核性杆菌感染也是CF患者出现的问题之一。在许多病例中,分
枝杆菌能引起进行性气道破坏和肺体积减小。对于大环内酯类抗生素敏感
菌株的标准化治疗是克拉霉素、乙胺丁醇和利福平联合延长疗程治疗。对
于复发及耐药菌株的感染,需请感染科专家会诊。

非呼吸系统并发症

少数情况下,CF 患者可出现阻塞性结肠病,如胎粪性肠梗阻或远端肠梗阻综合征。这些患者的主诉多是便秘和右侧腹痛。这种腹痛需与消化性溃疡、胆石症、胰腺炎、结肠炎和十二指肠炎鉴别。初始治疗包括胰酶、作用温和的泻药及膳食纤维素的增加。在某些情况下,胃泌素灌肠有助于减轻梗阻症状,极少需要手术治疗。

CF 相关性糖尿病(CFRD)在成人 CF 患者中常见,通过两小时的糖耐量异常或空腹血糖持续升高来诊断。未经治疗的糖尿病患者会出现体重增加和肺功能下降等严重问题。临床医生越来越多地使用胰岛素治疗 CFRD 以辅助营养治疗,并保护肺功能。

其他经常出现的一些重要的非呼吸系统并发症包括骨病(骨量减少/骨质疏松)、慢性抑郁和焦虑症、不育症。读者可以参考其他资料来关注这些问题。

正在进行的研究

CF 是一个临床研究的热点,一些更有希望的研究领域旨在研发吸入抗生素、开发新型抗炎药物等。现阶段研究的重点是上皮细胞阴离子转运的调节。近期临床试验结果和 Kalydeco™ 被批准应用于单拷贝 CFTR G551D 患者证实使用小生物分子纠正单 – CFTR 突变的方法。而针对无意义突变、突变影响 CFTR mRNA 剪切的"纠正"治疗的研究目前仍处于早期阶段。成功治疗 CF 可能涉及在数个步骤中针对病理生理学过程的多种治疗。

(吴茜 译　孙昕 审校)

参考文献

1. Lazarowski ER, Boucher RC. Purinergic receptors in airway epithelia. *Curr Opin Pharmacol*. 2009;9(3):262 – 267.
2. Quinton PM. Role of epithelial HCO_3^- transport in mucin secretion: lessons from cystic fibrosis. *Am J Physiol Cell Physiol*. 2010;299(6):C1222 – C1233.
   2 个有关 CF 基本病生理问题的重要观点。

3. Kerem B, Rommens JM, Buchanan JA, et al. Identification of the cystic fibrosis gene: genetic analysis. *Science*. 1989;245:1073.

4. Riordan JR, Rommens JM, Kerem B, et al. Identification of the cystic fibrosis gene: cloning and characterization of complementary DNA. *Science*. 1989;245:1066.

5. Rommens JM, Iannuzzi MC, Kerem B, et al. Identification of the cystic fibrosis gene: chromosome walking and jumping. *Science*. 1989;245:1059.

参考文献 3、4、5 是鉴别囊性纤维化基因最常见的致病改变及基因产物 CFTR 初步表征的经典文献。

6. Elkins MR, Robinson M, Rose BR, et al; for the National Hypertonic Saline in Cystic Fibrosis (NHSCF) Study Group. A controlled trial of long-term inhaled hypertonic saline in patients with cystic fibrosis. *N Engl J Med*. 2006;354(3):229–240.

7. Saiman L, Marshall BC, Mayer-Hamblett N, et al. Azithromycin in patients with cystic fibrosis chronically infected with *Pseudomonas aeruginosa*. *JAMA*. 2003;290:1749–1756.

8. Fuchs HJ, Borowitz DS, Christiansen DH, et al; for the Pulmozyme Study Group. Effect of aerosolized recombinant human DNase on exacerbations of respiratory symptoms and on pulmonary function in patients with cystic fibrosis. *N Engl J Med*. 1994;331:637.

9. Konstan MW, Byard PJ, Hoppel CL, et al. Effect of high-dose ibuprofen in patients with cystic fibrosis. *N Engl J Med*. 1995;332:848.

10. Ramsey BW, Pepe MS, Quan JM, et al; for the Cystic Fibrosis Inhaled Tobramycin Study Group. Intermittent administration of inhaled tobramycin in patients with cystic fibrosis. *N Engl J Med*. 1999;340:23.

11. Retsch-Bogart GZ, Quittner AL, Gibson RL, et al. Efficacy and safety of inhaled aztreonam lysine for airway pseudomonas in cystic fibrosis. *Chest*. 2009;135(5):1223–1232.

参考文献 6~11 是重要的临床研究试验,证实了 rhDNase I、高张盐水、布洛芬、吸入性抗生素及阿奇霉素在治疗慢性 CF 患者时的作用。

12. Flume PA, Mogayzel PJ Jr, Robinson KA, et al. Cystic fibrosis pulmonary guidelines: treatment of pulmonary exacerbations. *Am J Respir Crit Care Med*. 2009;180:802–808.

13. Flume PA, Mogayzel PJ, Robinson KA, et al; for the Clinical Practice Guidelines for Pulmonary Therapies Committee. Cystic fibrosis pulmonary guidelines: pulmonary

complications：hemoptysis and pneumothorax. *Am J Respir Crit Care Med*. 2010；182：298 – 306.

14. Stenbit AE，Flume PA. Pulmonary exacerbations in cystic fibrosis. *Curr Opin Pulm Med*. 2011；17；442 – 447.

15. Hoffman LR，Ramsey BW. Cystic fibrosis therapeutics：the road ahead. Chest. 2013；143(1)：207 – 213.

参考文献 12 ~ 15 是 CF 临床治疗指南的详细摘要，也是对目前研究水平下的治疗方法的综述与回顾。

第78章 胸椎疾病

Thuy K. Lin, Justin C. Reis

　　胸腔的容积取决于胸椎的高度及胸廓的深度和宽度,造成胸壁畸形及使胸壁活动受限的疾病都会损害肺功能。最常见的疾病是脊柱侧凸、脊柱后凸、脊柱后侧凸和强直性脊柱炎。

脊柱侧凸/脊柱后凸/脊柱后侧凸

　　脊柱侧凸以脊髓侧弯并椎体旋转为特点,其严重程度由 Cobb 角度决定,Cobb 角即 2 个最大弯曲的脊椎平面间的夹角。Cobb 角度越大,弯曲的凹侧面半侧胸部的宽度就越短。脊柱后凸是指脊椎前后成角。脊柱后凸的患者通常有驼背,但驼背也可以单独出现。脊柱后侧凸以胸壁畸形为特点,可能损害肺发育。以上疾病的呼吸系统症状轻微,除非出现以下情况:①Cobb角度 >100°;②脊柱侧凸出现的年龄 <9 岁;③患者患有脊椎后侧凸。脊柱侧凸、脊柱后凸和脊柱后侧凸都属于椎体发育异常所致的脊柱畸形。

　　80% 的脊椎后侧凸为特发性,于儿童时期发病,其余脊柱后侧凸可由神经肌肉疾病(如脊髓灰质炎、脊髓空洞症、多发性神经纤维瘤)、先天性脊柱缺陷、椎体疾病(如结核、肿瘤、软骨病)、胸部疾病(如肺气肿、胸廓成形术)引起。特发性脊柱后侧凸女性多见(女:男为 4:1),并且其程度通常轻于脊髓灰质炎、结核及先天性脊柱缺陷所致的脊柱后侧凸。婴幼儿脊柱侧凸(0~3 岁发病)和青少年脊柱侧凸(4~9 岁发病)通常与 Cobb 角度 >100°、肋骨融合或者缺失、肋骨畸形所致继发性脊椎旋转或肋骨活动受限有关。包括新肺泡生成的肋骨发育通常持续到 5~8 岁。在此以前任何能减小胸腔体积的骨骼畸形都能影响肺组织大小。对于骨骼发育成熟后肺活量 <45% 预计值的患者(根据臂展估计预计身高),从他们年龄 >35 岁肺功能出现下降后发生呼吸衰竭的风险增加。然而,对该病患者 50~60 年的随访表明,更加常见的青少年脊柱侧弯则几乎不引起死亡。

　　脊柱后侧凸的患者在多种机械因素的影响下最终导致肺泡通气不足。

随着病情的进展,肺总量(TLC)、肺活量(VC)和功能残气量(FRC)都会减少,之所以出现这些变化是因为胸壁顺应性下降及胸腔中点改变。肺扩张的受限程度和气体交换的受损程度与脊柱侧弯角度密切相关。1975 年,Kafer 建立了脊柱侧弯角度和 TLC、VC、FRC、残余体积(RV)之间的相关性。脊柱侧弯角度(高 Cobb 角)与肺泡通气量(V_A)和 VC 负相关,与生理无效腔/潮气量(V_D/V_T)比值呈正相关。T10 以上的畸形引起呼吸功能受损的程度较大。静止状态下,潮气量的减少导致分钟通气量减少。运动状态下,胸壁畸形造成的机械性影响更大,同时通气不足也更加明显。

轻度的脊柱后侧凸预后良好,肺康复可能改善肺功能及运动能力。Jones 等人对 6 例中重度脊柱后侧凸患者(平均 Cobb 角度为 79°)做了一个 6 分钟的步行实验,结果显示,氧疗能缓解呼吸困难并改善氧饱和度,但与 COPD 患者不同,氧疗不能增加这些患者的 6 分钟步行距离。增加氧供可能减轻因局部或整体肺泡通气不足所致的肺动脉高压相关性血管收缩。有呼吸衰竭的患者可以从无创正压通气受益,无创正压通气能增加肺顺应性、降低呼吸做功,并使疲劳的呼吸肌得以休息。

对成人脊柱后侧凸患者行手术治疗是否有益仍存在争论,手术治疗可引起一些严重的并发症。Gitelman 等对 49 例行矫治手术的青少年特发性脊柱侧弯患者进行的回顾性研究发现,术后 10 年,接受胸廓矫正手术的患者,其肺功能中的用力肺活量(FVC)和第 1 秒用力呼气容积(FEV_1)较术前没有明显变化,但预计 FVC 明显下降。对于接受后脊柱融合/骶髂骨移植(未破坏胸廓)的患者,其 FVC 及 FEV_1 都明显下降,但预计值无变化。

年轻患者的手术适应证包括:①给予良好的外部支架后疾病仍进展;②畸形过于严重以至于对外部支架无反应;③脊柱侧弯 > 50°;④难治性疼痛;⑤骶骨后部不在一条直线上;⑥心理疾病。手术治疗进展性先天性脊柱后凸和脊柱后侧凸需要在患者早年进行。这种处理不仅能防止出现严重脊柱畸形和可能的神经并发症,还能减少因胸廓受限而引起肺发育和肺功能方面的不良反应,另外还能降低膈肌活动的损害程度。

强直性脊柱炎

强直性脊柱炎(AS)是一种累及中轴骨连接处的慢性炎性疾病,伴有脊柱韧带、骶髂关节和肋骨的继发性骨化和纤维化。该病多见于 20 ~ 40 岁男性,90%的AS患者HLA-B27抗原阳性。AS能影响气管支气管树及肺实质,并且与几种独特的肺部表现相关,这些表现包括纤维大泡、纤维囊性变和胸膜胸壁疾病。

AS通过肋椎关节融合和胸椎关节强直造成胸壁固定,其临床表现为间歇性后背下部疼痛和强直、体重下降、厌食和发热。超过60%的患者有特征性胸壁疼痛,尤其是吸气时疼痛。呼吸困难虽然相对不常见,但通常与心血管系统疾病和肺疾病相关。当膈肌功能正常时,患者极少出现严重的呼吸系统症状。患者行肺功能检查时通常仅表现出轻度限制性通气下降,并伴TLC和VC减低。VC的减低主要由胸廓顺应性下降引起。

大约1%的AS患者会发展到肺实质疾病,常见的类型是肺尖纤维大泡或囊性纤维化性疾病。前者通常于成年期出现,从最初出现关节受累的临床表现到出现肺病变的平均间隔时间是15年或者更长。肺尖纤维化除非是大面积或者继发细菌、真菌感染,否则无典型症状。而当病变严重时,可表现为咳嗽、咳痰或呼吸困难较前进展。支气管扩张症或者腔内分枝杆菌感染的患者更易出现咯血。另外,有报道显示AS患者的自发性气胸和阻塞性睡眠呼吸暂停的发病率也升高。

造成AS患者肺尖纤维大泡改变的机制不明,可能原因包括胸壁硬化造成上叶通气下降、肺尖所受机械压力的改变、反复的肺感染和(或)主要气道炎症。超过1/3的上叶囊性或者腔性改变的患者合并真菌和(或)分枝杆菌感染。虽然肺尖病变的患者多数先前没有接受放射治疗,但放射治疗也与此病变相关。近期因食管肌肉功能不良继发的吸入性肺炎同样可能与此病变相关。

胸部影像学检查可能反映了临床情况的轻重,最初表现为肺尖或者肺尖下部的结节状或网格状改变。这些改变最初可能是单侧的,但一些患者最终会发展为双侧。肺实质病变会有典型进展,结节通常融合成大片状不透光阴影。多数进展性病例还可见囊的形成、空洞的出现及肺纤维化。肺上叶体积缩小会引起肺门结构上移。胸部CT,尤其是高分辨CT的敏感性高,能确定气道和肺实质病变的范围,还能发现肺腔内分枝杆菌感染。另外,通过CT还可以发现胸膜增厚、肺体积减小、空洞及支气管扩张。

对该病的治疗主要包括预防和支持治疗。抗感染治疗无法改善该病在肺部的表现。没有治疗能改变肺尖纤维大泡样变的临床进程。治疗AS的呼吸系统并发症主要依靠应用抗细菌或抗真菌药物来治疗肺部二重感染。

除非出现曲霉菌感染引起大咯血,否则不应用手术切除的方法来治疗囊性纤维化性疾病。一些有关应用 TNF 阻断剂治疗 AS 的初步报告发现,该药物不但能够改善疾病活动分级,也能改善患者的生活质量,但该药物是否能够改善肺功能及呼吸系统症状,还需要进一步的连续观察。

　　总的来说,诸如脊柱侧凸、脊柱后凸、脊柱后侧凸和强直性脊柱炎的胸椎疾病能够影响呼吸功能和引起呼吸困难,除非病情严重,否则这些疾病很少出现呼吸衰竭。

（胡松 译　孙昕 审校）

参考文献

1. Ayhan-Ardic FF, Oken O, Yorgancioglu ZR, et al. Pulmonary involvement in lifelong non-smoking patients with rheumatoid arthritis and ankylosing spondylitis without respiratory symptoms. *Clin Rheumatol.* 2006;25:213 – 218.

   该研究表明,HRCT 作为一种敏感性的探测工具,能发现风湿性关节炎和 AS 患者的间质性肺病,尽管这些患者没有肺部受累的症状和体征。

2. Bergofsky EH, Turino GM, Fishman AP. Cardiorespiratory failure in kyphoscoliosis. *Medicine.* 1959;38:263 – 317.

   一篇关于脊柱后侧凸的精彩综述。

3. Boulware DW, Weissman DN, Doll NJ. Pulmonary manifestations of the rheumatic diseases. *Clin Rev Allergy.* 1985;3:249 – 267.

   一篇有关风湿性疾病的临床病理性肺表现的综述。

4. Braun J, Brandt J, Listing J, et al. Two year maintenance of efficacy and safety of infliximab in the treatment of ankylosing spondylitis. *Ann Rheum Dis.* 2005;64:229 – 234.

   英夫利昔单抗是一种合理的治疗选择,可以缓解和稳定 AS 引起的症状。

5. Dos Santos Alves VL, Stirbulov R, Avanzi O. Impact of a physical rehabilitation program on the respiratory function of adolescents with idiopathic scoliosis. *Chest.* 2006;130:500 – 505.

   特发性脊柱侧弯的患者接受康复治疗后,FVC,FEV$_1$,深吸气量,补呼气量和 6 分钟步行实验都有改善。

6. Fenlon HM, Casserly I, Sant SM, et al. Plain radiographs and thoracic high-resolution CT in patients with ankylosing spondylitis. *AJR Am J Roentgenol.* 1997;168:

1067 - 1072.

该研究比较了 AS 患者 HRCT 和胸部平片的异常表现,属于前瞻性研究,但仅包含26 例患者。

7. Franssen MJAM, van Herwaarden CLA, van de Putte LBA, et al. Lung function in patients with ankylosing spondylitis: a study of the influence of disease activity and treatment with nonsteroidal anti-inflammatory drugs. *J Rheumatol*. 1986;13:936 - 940.

该研究是小型研究,观察了 AS 患者接受 2 种不同非甾体抗炎药物治疗时的肺功能情况。该研究提示肺活量并不是评估 AS 治疗短期疗效的合适指标。

8. Gitelman Y, Lenke LG, Bridwell KH, et al. Pulmonary function in adolescent idiopathic scoliosis relative to the surgical procedure. *Spine*. 2011;36:1665 - 1672.

本文观察了 49 例接受外科矫正手术治疗的散发青少年脊柱侧凸患者肺功能的长期改变,是一篇回顾性综述。

9. Hunninghake GW, Fauci AS. Pulmonary involvement in the collagen vascular diseases. *Am Rev Respir Dis*. 1979;119:471 - 503.

关于胶原血管病对呼吸系统的多种影响的综合性回顾。

10. Jessamine AG. Upper lobe fibrosis in ankylosing spondylitis. *Can Med Assoc J*. 1968; 98:25 - 29.

最早描述未控制病情的 AS 患者的独特的肺尖纤维化表现的文章之一。

11. Jones DJM, Paul EA, Bell JH, et al. Ambulatory oxygen therapy in stable kyphoscoliosis. *Eur Respir J*. 1995;8:819 - 823.

该研究为小型研究,显示中重度脊柱后侧凸患者体育锻炼后血氧饱和度上升,氧疗后症状改善;然而,氧疗并不能增加步行距离。

12. Kafer ER. Idiopathic scoliosis: mechanical properties of the respiratory system and ventilator response to carbon dioxide. *J Clin Invest*. 1975;55:1153 - 1163.

这篇文章回顾了脊柱侧凸(角度)和年龄对肺总量、呼吸系统弹性特性、二氧化碳通气反应的影响。

13. Kafer ER. Idiopathic scoliosis: gas exchange and the age dependence of arterial blood gases. *J Clin Invest*. 1976;58:825 - 833.

这篇文章研究了脊柱侧凸患者气体交换和动脉血气的异常,并分析了这些异常与年龄和畸形严重程度之间的关系。

14. Kanathur N, Lee-Chiong T. Pulmonary manifestations of ankylosing spondylitis. *Clin Chest Med*. 2010;31:547 - 554.

近期的一篇强调近年来 AS 患者的肺部病变的诊断、并发症管理和预后的综述。

15. Lee CC, Lee SH, Chang IJ, et al. Spontaneous pneumothorax associated with ankylo-

sing spondylitis. *Rheumatology*. 2005;44:1538 – 1541.

回顾了 AS 患者并发自发性气胸的发病率及临床特点。

16. Lee-Chiong TL Jr. Pulmonary manifestations of ankylosing spondylitis and relapsing polychondritis. *Clin Chest Med*. 1998;19:747 – 757.

本文是一篇文献回顾,比较了 AS 患者和复发性多软骨炎患者的肺部临床表现。

17. McMaster MJ, Glasby MA, Singh H, et al. Lung function in congenital kyphosis and kyphoscoliosis. *J Spinal Disord Tech*. 2007;20:203 – 208.

本文研究了 41 例患有先天性驼背或者脊柱后侧凸的患者,表明 T10 以上的严重驼背可导致呼吸损害程度的明显增加。

18. Romaker AM. Chest wall and neuromuscular disorders: disorders of the thoracic spine. In: Bordow RA, Ries AL, ed. *Manual of Clinical Problems in Pulmonary Medicine*. 6th ed. Philadelphia, PA: Lippincott Williams & Wilkins; 2005: 427 – 430.

这篇最新的综述是基于之前版本的新的更新。

19. Rosenow E, Strimlan CV, Muhm JR, et al. Pleuropulmonary manifestations of ankylosing spondylitis. *Mayo Clin Proc*. 1977;52:641 – 649.

2080 例 AS 患者中,有 28 例(1.3%)有典型的胸部平片表现;该 28 例中有 5 例(18%)有曲霉球感染,3 例有短暂性渗出性胸腔积液(积液中糖含量正常)。

20. Rumancik WM, Firooznia H, Davis MS, et al. Fibrobullous disease of the upper lobes: an extraskeletal manifestation of ankylosing spondylitis. *J Comput Tomogr*. 1984;8:225 – 229.

文章回顾了一些 AS 的影像学特点,这些特点有助于区分 AS 和肺结核、肺腔内分枝杆菌感染。

21. Solak O, Fidan F, Dundar U, et al. The prevalence of obstructive sleep apnea syndrome in ankylosing spondylitis patients. *Rheumatology*. 2009;48:433 – 435.

病程 <5 年的 AS 患者同时合并阻塞性睡眠呼吸暂停的比例是 11.8%,病程≥5 年的 AS 患者合并阻塞性睡眠呼吸暂停的比例是 35.7%。

22. Souza AS Jr, Muller NL, Marchiori E, et al. Pulmonary abnormalities in ankylosing spondylitis. *J Thorac Imaging*. 2004;19:259 – 263.

本文是影像学刊物上的小文章,含有在胸部平片及吸气和呼气时的 HRCT 上的多种发现。

23. Tanoue LT. Pulmonary involvement in collagen vascular disease: a review of the pulmonary manifestations of the Marfan syndrome, ankylosing spondylitis, Sjögren's syndrome, and relapsing polychondritis. *J Thorac Imaging*. 1992;7:62.

广泛讨论了累及肺脏的 4 种疾病:马方综合征、AS、干燥综合征和复发性多软骨炎。

24. Tardif C, Sohier B, Derenne JP. Control of breathing in chest wall diseases. *Monaldi Arch Chest Dis*. 1993;48(1):83 – 86.

回顾了呼吸系统是如何对脊椎后侧凸代偿的。

25. van der Heijde D, Kivitz A, Schiff MH, et al. Efficacy and safety of adalimumab in patients with ankylosing spondylitis: results of a multicenter, randomized, double-blind, placebo-controlled trial. *Arthritis Rheum*. 2006;54:2136.

该研究是对耐受良好的阿达木单抗进行的长达 24 周的研究,提示该药能显著减少并稳定活动性 AS。

第79章 膈肌疾病

Tony S. Han

膈肌是平静呼吸时的主要呼吸肌,同时也是分隔胸腔和腹腔的屏障。膈肌的完整性对于保持胸腔负压非常重要。膈肌疾病包括膈肌麻痹、膈肌无力、膈肌膨出、膈疝和膈肌破裂。

膈肌麻痹

膈肌麻痹是累及膈肌的最重要的临床疾病,该病可能被偶然发现,经常表现为劳力性呼吸困难或平卧位呼吸困难。左右膈神经起自第3、4、5颈神经根,走行于颈部侧面,随后进入胸腔,并走行于心包前面,最后支配同侧膈肌。心脏手术时冷却心脏可能会损伤膈神经或引起膈肌麻痹。麻痹多发于左侧并且经常是暂时的,总体发病率约为2%。其他引起膈肌麻痹的原因包括肿瘤侵袭、手术切除、创伤和病毒性神经病变后遗症等。该病的确切病因通常并不清楚,其他不常见的病因包括颈部放疗、甲状腺功能减退、小儿麻痹症、酸性麦芽糖酶缺陷、格林－巴利综合征、系统性红斑狼疮和恶病质。双侧膈神经麻痹通常由颈髓创伤引起,双侧受累也见于肌萎缩侧索硬化等神经肌肉疾病。

膈肌麻痹患者表现为劳力性呼吸困难和端坐呼吸。需要排除其他一些疾病,如阻塞性肺疾病、充血性心力衰竭、栓塞性疾病、肺动脉高压等。膈肌麻痹的症状可进行性加重并引起严重的功能丧失。有时患者在浸入水中后,由于腹壁压力增加,会导致呼吸困难加重。膈肌麻痹时,肋间内肌和辅助呼吸肌变成主要的吸气肌群。端坐呼吸是由于腹腔内容物产生的静水压作用于膈肌而使胸腔容积减少所致。另外,单侧麻痹的膈肌会在吸气时矛盾性上抬,从而导致通气量下降。体格检查时,双侧膈肌麻痹患者的辅助吸气肌(肋间内肌、三角肌、胸锁乳突肌)常常为主要活动肌群,因为这些患者主要依靠辅助呼吸肌上抬胸廓来完成吸气过程。患者喜欢直立体位,因为通过这种体位他们能固定自己的肩胛骨并利用肩带肌上提胸壁，进而使呼吸变得更有效率。而当患者平卧时，平静吸气期间前腹壁可能出现典型的矛盾运动。在吸气前和吸气后叩诊胸壁，可能发现同侧膈肌移动度减少。

胸部 X 线摄影可能显示单侧麻痹的膈肌上抬，这项检查的敏感性高（0.90），但特异性低（0.44）。因此，许多肺功能正常的患者行胸部 X 线摄影也会偶然被发现单侧膈肌上移。膈肌麻痹患者的肺功能检测发现 FVC 和 FEV$_1$ 下降，但 FEV$_1$/FVC 比值正常。另外，TLC、VC、深吸气量以及最大吸气压均会下降。单侧膈肌麻痹使 TLC 和最大吸气压下降 20%～25%。已经较低的深吸气量在平卧位时进一步下降提示膈肌瘫痪。

确诊膈肌瘫痪传统上依赖荧光透视检查中发现正常吸气时膈肌运动的减少、缺失，甚至矛盾性向上运动。"吸气演习"是指在快速吸气的过程中闭口以增加膈肌矛盾运动的试验。单侧膈肌麻痹时，正常的一侧膈肌向下运动，同时患侧膈肌向上运动。双侧膈肌受累时，膈肌可能同时运动并且看起来功能正常（虽然吸气和呼气过程运动方向与正常方向相反），因此产生了假阴性的荧光结果。另一个更全面的评估方法是插入球囊导管以记录胃食管压力来测量跨膈压（Pdi）。Pdi 在吸气时会增加，同时腹壁会向外运动。如果吸气时 Pdi 没有增加或因为腹壁向内运动产生更大的 Pdi 均提示膈肌麻痹。联合应用电磁膈神经刺激器（置于颈部）和以上的压力测量仪可直接确诊膈肌麻痹。当刺激膈神经时，无压力变化具有诊断意义。目前的研究也建议行二维 B 超以测量膈肌功能，将超声探头置于腋中线第 8 或第 9 肋间，膈肌厚度的测定是通过功能残气量和 TLC 来推测膈肌增厚的程度，厚度下降低于 20% 提示膈肌麻痹。

膈肌麻痹患者出现睡眠呼吸紊乱的可能性很高，尤其是在 REM 睡眠期间。与典型的阻塞性睡眠呼吸暂停患者不同，这些患者的呼吸事件主要以中枢性通气不足为主，伴有更严重的血氧饱和度下降。这种情况似乎是由呼吸肌疲劳和机械性呼吸障碍造成的。因此，对这类患者继续行睡眠监测的意义很大，尤其是对于有日间症状的患者而言，更应如此。

与脊髓损伤无关的膈肌麻痹能在几个月到几年内自然好转。对于膈神经和膈肌都保留的中枢性膈肌麻痹患者，可以选择应用电起搏器治疗。通过外科手术环绕膈神经植入电极，应用外部电磁波穿透患者身体而产生并传导电信号。如果在安装起搏器之前膈肌就出现萎缩，那么在安装后需要几周到几个月时间来调试以使该设备能完全发挥效用。

有病例显示,心脏手术热损伤所致的膈肌麻痹在损伤后 6 ~ 12 个月内恢复。对于在 12 ~ 24 个月后仍无改善,且呼吸困难明显的患者,单侧膈肌折叠手术是一个可行的选择。在这个手术中,薄而松弛的膈肌被不溶性缝线拉紧,用以改善肺部的机械运动。手术方式可以通过电视胸腔镜(VATS)进行操作,也可以是开胸手术。4 ~ 6 年的长期随访表明该手术能持续缓解患者症状并改善患者肺功能。另外,单侧膈肌麻痹多合并臂丛神经炎,小部分患者对阿昔洛韦反应良好,4 ~ 6 周内能改善症状。

膈肌膨出

狭义上的隔膜膨出是一种部分或者全部膈肌发育失败的先天畸形。它常常与其他畸形,如低弹力肺、血管异位、胸壁和脊髓畸形相关,是外科手术的适应证。通常意义上的隔膜膨出是指包括膈肌麻痹等多种原因导致的慢性单侧膈肌抬高。在胸部平片上,隔膜膨出容易与膈疝、胸膜心包囊肿混淆。该病与单侧膈肌麻痹无特异相关性,尤其是无症状患者。

膈疝

腹腔内容物由先天的膈肌缺损或者薄弱处突入胸腔形成的疝叫膈疝,膈疝包括食管裂孔疝、Bochdalek 胸膜腹膜裂孔疝(见于婴儿)及 Morgagni 胸骨后(胸骨旁)裂孔疝(见于任何年龄)。食管裂孔疝成人多见,并常常没有症状,但可引起胸骨后烧灼感和疼痛,平卧及进食酸性食物时加重。少数情况下,食管裂孔疝与夜间误吸和肺炎反复发作相关。

疝囊穿过膈肌后外侧(Bochdalek 孔)形成的疝,是婴幼儿中最常见、最严重的膈疝,常常表现为呼吸急症,多于出生后短时间内出现,需立刻行外科手术进行修补。

疝囊穿过 Morgagni 孔在成人患者中更常见,经常无症状。肥胖是造成该病的重要因素。胸部平片显示胸骨后异常阴影,常沿右侧胸骨边缘走行,类似一个心包囊。

膈肌裂伤和膈肌破裂

钝器或者锐器损伤均可引起膈肌裂伤或者膈肌破裂。在高速行驶的机动车事故中,应用单点或者安全带约束系统也会造成乘员膈肌破裂。腹腔内容物形成疝囊会引起呼吸窘迫和胸骨下疼痛,但这种损伤对于存在意识障碍的创伤患者而言,其容易被忽视,通常在患者行立位胸片发现膈肌轮廓缺损或者进行 CT 检查时才被发现。

膈肌疲劳

膈肌疲劳是临床上需要行机械通气患者的常见问题,当膈肌的能量消耗超过了血液对其进行的营养和氧气供给时就会出现。在呼吸过程中,膈肌最大收缩压力所占比例的增加和吸气所占通气时间(例如膈肌收缩时)比例增加都会各自独立地增加膈肌疲劳发生的可能性。综合以上两种比例,人们提出了张力 – 时间指数的概念。当该数值 >0.15 时,提示出现膈肌疲劳。机械通气可能引起的膈肌萎缩或者功能失调也是膈肌疲劳的诱因。供应膈肌的血流量同样是膈肌疲劳的重要决定因素。在低血压和低血氧情况下,膈肌疲劳阈值下降。

呼吸肌疲劳的主要治疗方法是让肌肉休息。然而,一些药物,如多数茶碱能在实验中增加膈肌的收缩能力及膈肌耐力。但这种治疗临床上呼吸肌疲劳的方法还没有被完全认识清楚,而且呼吸机疲劳患者应用这些药物带来的并发症很可能超过其所带来的临床效用。

膈肌功能障碍

由严重气道阻塞和进展性肺气肿引起的机械性膨胀过度是膈肌功能障碍最常见的原因。在 COPD 病程中,膈肌下移并变平坦。因此,当膈肌收缩时,其产生的压力下降。膈肌在某种程度上能适应肺气肿的改变而产生更强的抗疲劳性,但机械性不利因素远比疲劳更容易引起通气限制。选择适当的患者行肺容量减少术能够通过减少肺容量而促进膈肌恢复正常机械活动并提高患者对运动的耐受能力。

膈肌的功能障碍还包括膈逆和膈肌扑动。膈逆通常是一种由膈肌突然出现的、反复发生的呼吸痉挛导致的良性疾病,发作时声门关闭。该病多于短暂膈肌刺激后出现,例如饱食或吸入气体后使胃扩张,进而刺激膈肌而出现膈逆。治疗急性胃炎是减轻膈逆发生频率的有效方法。上腹部手术、心脏手术、下壁心肌梗死后都可能出现长期膈逆。另外,膈逆也可能与纵隔炎、肿瘤侵袭、心包炎、胸膜炎、胃炎、腹膜炎相关。对于安装心脏起搏器的患者来说,起搏电极发出的信号也能穿过右心室导致膈逆。

膈肌扑动(呼吸肌痉挛或者 Leeuwenhoek 病)是一种罕见疾病,以频繁的膈肌收缩(每分钟约 100 次)引起的呼吸困难为特征,同时伴随正常的呼吸幅度和显著的上腹部波动。该病发作是阵发性的,苯妥英钠治疗有效。

总结

膈肌疾病是引起劳力性呼吸困难的一类重要疾病,但病因仍不清楚。虽然对于绝大多数病例来说,并不推荐立即对其治疗,但识别膈肌麻痹对判断预后非常重要。对该病的早期评估应该包括细致的胸壁查体、肺功能检查、胸片检查,可能的话还需行荧光胸透检查。严重的或者持续的病变需行外科手术治疗。

(胡松 译　孙昕 审校)

参考文献

1. Bellemare F, Grassino A. Evaluation of human diaphragm fatigue. *J Appl Physiol*. 1982;53:1196 – 1206.
   最大收缩幅度及吸气时长影响耐受时间;张力时间指数为 0.15 或更高提示疲劳。

2. Baltzan MA, Scott AS, Wolkove N. Unilateral hemidiaphragm weakness is associated with positional hypoxemia in REM sleep. *J Clin Sleep Med*. 2012;8(1):51 – 58.
   5 例既往无阻塞性睡眠呼吸暂停的单侧膈肌麻痹患者发生睡眠呼吸暂停。

3. Canbaz S, Turgut N, Halici U, et al. Electrophysiological evaluation of phrenic nerve injury during cardiac surgery—a prospective, controlled, clinical study. *BMC Surg*. 2004;4:2.
   该文章是对 78 例接受心脏手术的患者进行的涉及膈神经损伤的前瞻性研究。术后 3 周,49 例接受低温心脏转流术的患者中有 5 例出现左侧膈神经功能缺失。29 例进行常温冠脉搭桥术或周围血管手术的患者没有出现膈神经损伤。

4. Celli B. The diaphragm and respiratory muscles. *Chest Surg Clin N Am*. 1998;8:207 – 224.
   在其他呼吸肌背景下,对膈肌功能解剖和功能进行了综述。

5. Chervin RD, Guilleminault C. Diaphragm pacing for respiratory insufficiency. *J Clin Neurophysiol*. 1997;14:369 – 377.
   通过对膈神经行电刺激评估膈肌节律,概述了术前评估和手术植入的过程。

6. Chetta A, Rehman AK, Moxham J, et al. Chest radiography cannot predict diaphragm function. *Respir Med*. 2005;99:39 – 44.

在胸部 X 线表现为横膈抬高的患者中,基于膈神经刺激试验诊断的膈肌功能不全发病率为 24%。

7. Crausman RS, Summerhill EM, McCool FD. Idiopathic diaphragmatic paralysis: Bell's palsy of the diaphragm? *Lung*. 2009;187(3):153 – 157.

3 例单侧膈肌麻痹患者经 4 ~ 6 周伐昔洛韦治疗后,症状得到改善,提示病毒感染为可能的病因。

8. Criner G, Cardova FC, Leyenson V, et al. Effect of lung volume reduction surgery on diaphragm strength. *Am J Respir Crit Care Med*. 1998;157:1578 – 1585.

肺减容术显著改善膈肌力量、减少肺容积、提高运动功能。

9. De Troyer A, Leeper JB, McKenzie DK, et al. Neural drive to the diaphragm in patients with severe COPD. *Am J Respir Crit Care Med*. 1997;155:1335 – 1340.

严重 COPD 患者胸腔吸气肌肉及膈肌神经冲动均增加。稳定的严重 COPD 患者减少的腹部吸气扩张度主要是由机械因素导致的。

10. Dureuil B, Matuszczak Y. Alteration in nutritional status and diaphragm muscle function. *Reprod Nutr Dev*. 1998;38:175 – 180.

恶病质患者中,膈肌的质量和厚度减少与体重减轻成正比。呼吸肌力量和耐力减少较体重减轻更严重。这一研究提示营养不良导致的肌肉质量减少与收缩力减弱相关。

11. Freeman RK, Van Woerkom J, Vyverberg A, et al. Long-term follow-up of the functional and physiologic results of diaphragm plication in adults with unilateral diaphragm paralysis. *Ann Thorac Surg*. 2009;88(4):1112 – 1117.

41 例患者在 57 个月的术后随访中,肺功能指标平均提高 20%。41 例患者中的 37 例症状明显改善。

12. Fromageot C, Lofaso F, Annane D, et al. Supine fall in lung volumes in the assessment of diaphragmatic weakness in neuromuscular disorders. *Arch Phys Med Rehabil*. 2001;82:123 – 128.

测量从坐位到卧位肺活量和最大吸气压力的改变有助于诊断膈肌无力。

13. Hughes PD, Polkey MI, Harrus ML, et al. Diaphragm strength in chronic heart failure. *Am J Respir Crit Care Med*. 1999;160:529 – 534.

慢性心衰患者中膈肌力量的轻度减弱可能是由慢性纤维化的增加导致的,但是呼吸肌整体强度仍保持良好。

14. Johnson BD, Babcock MA, Suman OE, et al. Exercise induced diaphragmatic fatigue

in healthy humans. *J Physiol*. 1993;460:385 - 405.

明显的膈肌疲劳可由重耐力运动产生的通气需求增加导致。当运动相对强度超过 85% VPO$_{2max}$时,疲劳的严重程度和发生率相应增加。

15. LaRoche C, Carroll N, Moxham J, et al. Clinical significance of severe isolated diaphragm weakness. *Am Rev Respir Dis*. 1988;138:862 - 866.

所有的研究对象在休息状态下均有正常的气体交换,没有发生夜间高碳酸血症。劳累性呼吸困难和端坐呼吸常见。

16. Lando Y, Boiselle PM, Shade D, et al. Effect of lung volume reduction surgery on diaphragm length in severe chronic obstructive pulmonary disease. *Am J Respir Crit Care Med*. 1999;159:796 - 805.

肺减容术导致膈膜长度显著增加,特别是在横膈膜和胸腔的位置。术后隔膜长度的增加很容易导致肺容积减少。术后 3 周膈膜长度增加与术后膈肌力量、运动耐力及最大通气量改善相关。

17. Laghi F, Jubran A, Topeli A, et al. Effect of lung volume reduction surgery on neuromechanical coupling of the diaphragm. *Am J Respir Crit Care Med*. 1998;157:475 - 483.

肺减容术对膈肌功能的改善超过手术导致的肺容积减少,同时增加膈神经机械耦合。

18. Laghi F, D'Alfonso N, Tobin MJ. Pattern of recovery from diaphragmatic fatigue over 24 hours. *J Appl Physiol*. 1995;79:539 - 546.

通过实验过程诱导的膈肌疲劳导致了至少持续 24 小时的膈肌收缩力显著减弱,提示膈肌疲劳后,为了完全恢复膈肌力量而进行长时间休息是必要的。

19. Levine S, Kaiser L, Leferovich J, et al. Cellular adaptations in the diaphragm in chronic obstructive pulmonary disease. *N Engl J Med*. 1997;337:1799 - 1806.

严重 COPD 增加了膈肌纤维的慢肌纤维特征,这是提高对疲劳的耐受性的适应性过程。

20. Maish MS. The diaphragm. *Surg Clin North Am*. 2010;90:955 - 968.

从外科角度对解剖性和先天性疾病进行了综述。

21. Mihos P, Potaris K, Gakidis J, et al. Traumatic rupture of the diaphragm: experience with 65 patients. *Injury*. 2003;34:169 - 172.

本文对希腊一家创伤中心 65 例创伤性膈肌破裂的患者进行超过 11 年的描述性病例研究。66% 为左侧破裂,32% 为右侧破裂,2% 为双侧破裂。80% 病例为钝性损伤。尽管进行 CT 扫描,但在急性创伤环境下,这类诊断仍可能被忽略,故强调高度怀疑和早期诊断的重要性。

22. Mouroux J, Venissac N, Leo F, et al. Surgical treatment of diaphragmatic eventration using videoassisted thoracic surgery: a prospective study. *Ann Thorac Surg*. 2005; 79:308 – 312.

对 12 例主要为创伤性或医源性膈肌麻痹的患者成功进行微创手术治疗。

23. Oh KS, Newman B, Bender TM, et al. Radiologic evaluation of the diaphragm. *Radiol Clin North Am*. 1988;26:355 – 364.

本文是囊括了一些"你想知道但是不敢提问"的问题的综述,特别是膈肌的先天性和创伤性障碍方面。

24. Phillips JR, Elderidge FL. Respiratory myoclonus (Leeuwenhoek's disease). *N Engl J Med*. 1973;289:1390 – 1395.

描述了该类疾病的临床特点、肺功能、心电图和肌电图表现。目前仍是针对该类罕见疾病的最佳综述。

25. Reber A, Nylund U, Hedenstierna G. Position and shape of the diaphragm: implications for atelectasis formation. *Anaesthesia*. 1998;53:1054 – 1061.

与有意识的、自发的呼吸相比,机械通气减少了膈肌的吸气位移。这一膈肌运动方面的改变可能在肺不张的形成中起到额外作用。

26. Roussos C. Function and fatigue of respiratory muscles. *Chest*. 1985;88:124S – 132S.

呼吸肌血流供应相对较多且固定,即使在心力衰竭时依然如此,在对心脏患者进行插管或机械通气时应注意这点。

27. Ruel M, Deslauriers J, Maltais F. The diaphragm in emphysema. *Chest Surg Clin N Am*. 1998;8:381 – 399.

关于因肺气肿恶性高通胀导致的膈肌收缩障碍的病生理及手术治疗方法的综述。

28. Steier J, Jolley CJ, Seymour J, et al. Sleep-disordered breathing in unilateral diaphragm paralysis or severe weakness. *Eur Respir J*. 2008;32:1479 – 1487.

该研究对 11 例膈肌麻痹患者进行多导睡眠监测。REM 期平均睡眠障碍指数为 26。

29. Steier J, Kaul S, Seymour J, et al. The value of multiple tests of respiratory muscle strength. *Thorax*. 2007;62:975 – 980.

将最大吸气压与经鼻吸气压结合可提高对膈肌无力的诊断精确度。进一步提高 Pdi 精度,但更具侵袭性。

30. Tsao BE, Ostrovskiy DA, Wilbourn AJ, et al. Phrenic neuropathy due to neuralgic amyotrophy. *Neurology*. 2006;66:1582 – 1584.

33 例诊断为特发性膈神经病变的患者中的 17 例出现神经疼痛性肌萎缩症的

症状。

31.　Versteegh MI, Braun J, Voigt PG, et al. Diaphragm plication in adult patients with diaphragm paralysis leads to long-term improvement of pulmonary function and level of dyspnea. *Eur J Cardiothorac Surg*. 2007;32(3):449 – 456.

　　该研究对 22 例患者平均随访 4.9 年,发现仰卧位肺活量由 53% 提升到 73%,呼吸困难指数同样改善。

32.　Weksler B, Ginsberg RJ. Tumors of the diaphragm. *Chest Surg Clin N Am*. 1998;8: 441 – 447.

　　关于膈肌原发性肿瘤的综述,绝大多数为良性病变。

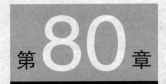

第80章 **神经肌肉疾病和脊髓损伤**

Russell J. Miller, John Scott Parrish

神经肌肉疾病

　　神经肌肉疾病能够影响呼吸功能的多个方面,这些疾病包括影响运动神经元的疾病[例如,脊髓灰质炎、肌萎缩侧索硬化、格林-巴利综合征(GBS)]、影响神经肌肉接头的疾病(例如,重症肌无力、Eaton-Lambert综合征、肉毒中毒),影响骨骼肌的疾病(例如,进行性肌营养不良、药物性肌病、多发性肌炎皮肌炎)。虽然这些疾病的病生理过程差别很大,但它们的预计发病率是相对可预测的,并且与呼吸功能障碍明显相关。人类通气需要3个主要肌群参与,分别是吸气肌群、呼气肌群和延髓肌群。吸气肌群主要负责产生正常的潮气量,它包括膈肌、肋间外肌和辅助呼吸肌。胸锁乳突肌和三角肌都属于辅助呼吸肌,主要用于产生吸气张力。呼气通常是一个被动的过程,但用力呼气的情况,如咳嗽、体育锻炼、呼气量测试,则需要应用腹壁肌肉及肋间内肌。延髓肌群主要负责咳嗽、吞咽和气道保护。

低通气

　　神经肌肉疾病所引起的低通气主要与呼吸肌无力有关。后者在肺功能检查(PFT)中表现为 VC、潮气量和分钟通气量减少。低通气可能进一步合并胸壁硬化而导致胸廓顺应性下降。为了对抗潮气量下降并维持分钟通气量,患者经常发展为浅快呼吸方式。这种呼吸方式引起的呼吸肌疲劳能通过增加无效腔通气而导致低氧血症和高碳酸血症。因为一些神经肌肉疾病患者已经适应了与潜在疾病相关的生活方式,所以静息状态下的呼吸困难及缺氧才被较晚发现。PET 以限制性通气功能障碍为特点,VC 的减少可能由于吸气量下降(TLC 减少)或呼气残基量增加(残气量上升),或者二者兼而有之。FRC,即潮气末肺容量,代表肺静态和胸壁弹性回缩两者之间的平衡,可能不会受到影响。测量跨膈压是评价膈肌张力的金标准,但此项检查需要应用食管气囊,有一定的侵袭性,因此并不常用。其他评估呼吸肌无力而侵袭性较小的检查包括最大吸气压(MIP)和最大呼气压(MEP)的测量。进行这些检查要求患者在肺内气体只有残气量的情况下用最大力气吸气以抵抗外周气道阻力,以测定 MIP;同样,患者在肺内气体是肺总量的情况下用最大力气呼气以抵抗外周气道阻力,以测定 MEP。最大压力的产生由一台压力器测定。在疾病的早期,即使静态肺功能是正常的,MIP 和 MEP 也可能出现异常。然而,这些检查在技术上有一定困难。正常的 MIP 和 MEP 指标可用于排除临床上明显的呼吸肌无力,但是检查结果经常较实际值低并因此缺乏特异性。直立体位测定的 VC 值可能遗漏或者低估明显的膈肌无力,因为通气的限制性改变在卧位时最显著。日间高碳酸血症($PCO_2 > 45mmHg$)是一种不良征象,经常发展为呼吸衰竭。

对于长期通气不足的神经肌肉疾病患者,最经典的治疗方法是无创辅助通气。虽然气道切开是改善日间低通气的一种尝试性方法,但这种长期有创通气产生的并发症常常高于它所带来的益处。这些并发症包括通气相关性感染发生风险增加和生活质量下降。如果患者的延髓肌群功能完整,可以应用无创间歇通气支持吸气及呼气肌群,最常用的方法是日间无创正压通气,即通过一根接口管,一端连接口腔,另一端连接双水平气道压力机或便携式呼吸机。患者的嘴巴与接口管连接处被唇封封住,当患者做吸吮动作时就会触发呼吸机并接受呼吸机辅助呼吸治疗。正压通气也可以由鼻接口代替,其优点在于能够持续地输送气流,但口腔漏气及皮肤破溃等问题限制了其治疗效果。

气道清洁及分泌

神经肌肉疾病患者经常出现呼吸道感染,这些感染多由咳嗽能力不足以及反复的气道吸引造成。咳嗽是一种基本的机体保护机制,能辅助清洁呼吸道黏膜上的颗粒物,维持气道开放,它是由短暂的深吸气后,用力呼气以对抗暂时关闭的声门产生。神经肌肉性肌无力可以通过多种机制损伤咳嗽能力。肺膨胀体积的减小和(或)呼气力的下降使胸内压力不足,从而不能实现充分的气道清洁。单独延髓功能障碍的患者由于不能充分清洁上气道分泌物,而无法避免气道吸引,因而其咳嗽功能受到损害。咳嗽功能异常的患者可能症状并不明显,直到出现呼吸道感染时才被发现。通过连接在接口管上的流量记录仪,可以很容易地测量咳嗽峰值流量。对于咳嗽峰值流量＜160L/min 的神经肌肉疾病患者,如果脱机,则失败风险很高。对于基线咳嗽峰值流量在 270L/min 以下的非机械通气患者,该指标在肺感染期间对于会降到 160L/min 以下。陪护人员对呼气肌无力患者行压腹操作能帮助患者清洁气道。对吸气肌无力患者行呼吸叠加练习能使患者获得必要的吸气量,从而产生足够的咳嗽。多种设备能够通过增加机械性的气体吸入量或呼出量来帮助清洁气道。这些设备包括"气带",一种可以提供间歇性腹部压力的机械吸 - 呼器(MI-E),它能通过鼻罩在呼气末产生吸气正压而最终刺激机体产生正常的咳嗽。对于延髓功能障碍的患者,这些简单治疗的价值有限,当患者由于气道分泌物清除能力不足而引起持续的低通气时,需要考虑进行气管切开术。

睡眠相关性问题

神经肌肉疾病患者常有睡眠相关性呼吸问题,并经常在发生明显的呼吸衰竭(清醒状态)之前出现。正常的快速动眼(REM)睡眠能减少肋间肌和辅助呼吸肌的活动,引起分钟通气量下降,这与血氧饱和度下降及二氧化碳水平升高相关。这种生理性的睡眠相关性低通气发生的原因包括丧失"清醒驾驶"能力(由于化学感受器和机械刺激感受器的反应能力下降)和并发的咽喉肌肉松弛,后者增加了上气道阻力。神经肌肉损害的患者存在上气道阻塞(阻塞性睡眠呼吸暂停)的风险,这些患者也可能罹患较重的睡眠相关性低通气,或二者兼而有之,这取决于咽部扩张肌群及膈肌的张力。膈肌麻痹的患者睡眠时易出现低通气,延髓主要肌群肌力减弱的患者更容易出现上气道阻塞。在这些患者中,夜间高碳酸血症常常先出现,并预示着日间高碳酸血症及随后呼吸衰竭的发生。

当神经肌肉疾病的患者出现日间嗜睡(经标准化问卷,如 Epworth 嗜睡评估量表评估后)和日间仰卧位吸气 VC 值低于预计值的 60% 时,提示患者很可能有夜间高碳酸血症。以上情况需要引起重视,然而,15% 的未怀疑存在夜间低通气的神经肌肉疾病患者行多导睡眠图检查会发现阳性结果。神经肌肉疾病患者经夜间正压通气治疗后,不但能产生稳定的日间疗效,如正常的 PCO_2,还能改善生活质量并延长生存期。目前无创夜间通气为什么会有如此深远的影响还不完全清楚。可能的机制包括该治疗能改善机械通气、放松疲劳的呼吸肌、提高化学感受器对高碳酸血症的敏感性等,后者主要继发于睡眠剥夺。

格林 – 巴利综合征

　　影响呼吸系统的最常见的急性神经病变是 GBS,该病每年的发病率为 1/100 000 ~ 3/100 000。患者典型的表现是由下至上的运动性瘫痪(感觉症状也可能出现,但程度比运动障碍轻),多于病毒性呼吸系统或消化系统疾病后出现。诊断标准包括浅反射消失、脑脊液蛋白增加但白细胞数量未见明显升高、电镜可见周围神经脱髓鞘改变。呼吸系统受累较常见,约 30% 的患者需机械通气治疗。这部分患者的病情进展速度惊人,症状开始出现后 24 ~ 48 小时内就会出现急性呼吸衰竭。连续床旁监测 VC 值能为医生提供客观数据以判断患者是否需要行机械通气和气管插管。VC < 30mL/kg 会出现咳嗽受限,VC < 25mL/kg 可能进展为肺不张伴低氧血症,VC 达到 15mL/kg 时,特别是临床上出现排痰困难时,强烈建议考虑机械通气。其他的支持治疗包括输注静脉液体、补充电解质和营养支持,物理治疗包括被动关节活动、频繁翻身或使用电气褥子防治压疮以及预防深静脉血栓等。静脉输注丙球或行血浆置换在治疗上是等效的,同时应用无叠加效果。约 20% 的患者出现节律障碍或血压明显波动等自主神经紊乱。经过治疗后,超过 2/3 的 GBS 患者仅表现为轻度的神经功能缺损。

肌萎缩侧索硬化

　　肌萎缩侧索硬化(ALS)是一种致命的进展性退行性疾病,累及上、下运动神经元,美国年发病率为 0.7/100 000 ~ 2.5/100 000。该病多见于 40 岁以后的成年人,在 70 岁以后发病率增加。虽然大约 10% 的 ALS 患者有家族史,但大多数病例仍为散发,且危险因素不明。患者典型的临床表现是四肢肌无力。呼吸系统受损出现于疾病晚期,是该病发病率和死亡率最常见的原因。ALS 治疗的目的在于改善生活质量,几乎没有干预措施可以影响患者的生存期。唯一有效的治疗药物是钠离子通道拮抗剂利鲁唑,该药物能延缓自然病程、推迟上机时间(数个月)。对于可以耐受和应用无创正压通气(NPPV)的患者,其生活质量可以得到改善。当患者出现呼吸功能不足的早期征象时,无论是出现临床表现,还是 VC 较预计值下降 > 50%,抑或出现高碳酸血症(PCO_2 > 45mmHg),强烈建议行 NPPV。对于延髓受累的患者,NPPV 不但作用有限,而且不能使患者持续受益。即便如此,当患者没有其他治疗方案可供选择时,仍需要尝试 NPPV。气管切开确实能延长 ALS 患者的生存期,但其生活质量明显低于接受无创通气治疗的患者。对于能够接受有创通气支持治疗,包括气管插管和气管切开的患者而言,该治疗尽量在患者病程的早期进行。当疾病进展时,可以应用麻醉药和苯二氮䓬类药物以减轻患者缺氧及焦虑等症状。

脊髓损伤

在美国,超过 200 000 例患者存在明显的脊髓损伤,并且每年新发病例约为 10 000 例。脊髓损伤的解剖层面对决定呼吸系统的损伤程度至关重要。当患者需要进行气管插管时,标准的操作是线性稳定手法。如果可能的话,尽量在患者清醒的状态下行气管插管,以避免进一步损伤脊髓。高位颈髓损伤(C1 ~ C2)可引起全部呼吸肌完全性瘫痪并造成呼吸停止,需要立刻给予通气支持。中位颈髓损伤(C3 ~ C5)可以引起不同程度的膈神经功能丧失,损伤位置越低,预后越好(40% 的 C3 损伤、14% 的 C4 损伤及 11% 的 C5 损伤的患者会长期依赖通气支持)。低位颈髓损伤(C6 ~ C8)和高位胸髓损伤(T1 ~ T6)不会累及膈肌或颈部辅助呼吸肌,但胸壁(肋间肌)和腹部肌肉功能会丧失。脊髓损伤后,由于受影响的呼吸肌出现弛缓性瘫,因此肺功能的最低点在损伤后立刻出现。在急性损伤发生时,吸气过程中胸壁收缩而非扩张可导致最大吸气力量显著下降(达到 70%)。几个月后,肋间肌和腹部肌肉出现痉挛,吸气时不再塌陷,VC 可恢复到损伤前水平的 60% 左右。VC 在损伤发生后的第 1 年内,尤其是最初 5 周内恢复最为明显。C3 节段及以上水平颈髓损伤的患者普遍需要接受长期通气支持治疗,同时建议早期行气管切开以利于转出重症监护治疗病房(ICU)。C6 及以下脊髓节段损伤需要插管的患者经常不需要气管切开,并能够成功拔管。拔管的主要限制与这些患者的咳嗽能力受损而无法排除气道分泌物相关。拔管后行双水平无创通气能减少患者重新插管的需要,而那些尝试拔管后重新插管的患者很可能是拔管并不成功,最好早期行气管切开。脊髓损伤的另一种潜在致命性的肺部并发症是静脉血栓栓塞症(VTE)。第 9 版 ACCP 抗栓及溶栓治疗指南推荐联合使用药物和器械预防 VTE,器械包括梯度加压弹力袜和气动加压弹力袜,需要注意的是以上器械只有在患者无合并下肢肢端损伤的情况下才能使用。指南不建议放置下腔静脉滤器作为静脉血栓的一级预防。

　　虽然对脊髓损伤患者呼吸系统的治疗大多数是支持治疗,但仍有几种干预性治疗方法是值得期待的。通过移植电极来起搏膈肌对于膈神经完整的患者来说是一种选择,但这种治疗方法的费用较高且难以被大范围推广。损伤后立即低温处理或者进行干细胞移植来延缓和逆转脊髓损伤都是目前研究的热点。

　　脊髓损伤的长期治疗措施包括肺炎、肺不张和呼吸衰竭的预防。尽管患者的咳嗽反射仍然保留,但呼气肌的失神经支配会产生无效咳嗽。为了克服这种缺陷,训练能适量增加最大通气量(MVV)和 MIP 值,对于某些患者来说,这种训练还能缓解睡眠呼吸疾病的症状,如高碳酸血症和夜间低氧。人工辅助咳嗽技术可以增加咳嗽呼气气流峰值及促进呼吸道黏膜清除率。采用平卧位(与直立位相对)对于四肢瘫痪患者来说是重要的机械因素。在平卧位时,腹腔内容物产生的被动负压能将膈肌置于最适合的位置,但一旦采用直立位,因为腹壁松弛,这种效应会立即消失。

(于洪志 译　孙昕 审校)

参考文献

1. Ambrosino N, Carpene N, Gherardi M. Chronic respiratory care for neuromuscular diseases in adults. *Eur Respir J*. 2009;34:444 – 451.
   一篇关于神经肌肉疾病患者呼吸系统护理及管理问题的优秀综述。深入总结了这些患者中非侵入性机械通气的使用。包含 84 篇参考文献。

2. Bach J. Invited review: noninvasive respiratory management of high level spinal cord injury. *J Spinal Cord Med*. 2012;35(2):72 – 80.
   详细总结了脊髓损伤相关呼吸衰竭患者中非侵入性机械通气的使用。包含 33 篇参考文献。

3. Boitano L. Management of airway clearance in neuromuscular disease. *Respir Care*. 2006;51(8):913 – 922.
   对神经肌肉相关疾病所致咳嗽障碍的病理生理及治疗进行了全面总结。包含 57 篇参考文献。

4. Bourke SC, Gibson GJ. Sleep and breathing in neuromuscular disease. *Eur Respir J*. 2002;19:1194 – 1201.
   出色地总结了正常人及神经肌肉无力患者睡眠时正常的呼吸和肌肉功能。功能障碍患者包括单侧膈肌麻痹、ALS、杜氏肌营养不良、肌强直性营养不良以及重症肌无力。

5. Branco B, Plurad D, Green DJ, et al. Incidence and clinical predictors for tracheostomy after cervical spinal cord injury: a national trauma databank review. *J Trauma*. 2011;70:111–115.

对国家创伤数据库中 5265 名颈髓损伤患者进行了回顾性研究。现场及急诊插管、C1~C4 或 C5~C7 水平完全颈髓损伤、ISS >16、面部骨折及胸部创伤是需要行气管切开术的独立因素。

6. Brown R, DiMarco A. Respiratory dysfunction and management in spinal cord injury. *Respir Care*. 2006;51(8):853–868.

一篇关于脊髓损伤相关呼吸功能障碍的病理生理及治疗措施的优秀综述。

7. Carratu P, Spicuzza L, Cassano A, et al. Early treatment with noninvasive positive pressure ventilation prolongs survival in amytrophic lateral sclerosis patients with nocturnal respiratory insufficiency. *Orphanet J Rare Dis*. 2009;4:10.

对 28 例 FVC <75%，被推荐使用 NPPV 的 ALS 患者进行的回顾性研究。与 12 例拒绝使用 NPPV 治疗的患者相比，16 例接受 NPPV 治疗的患者 FVC 下降速度小幅减低，并且 1 年生存率增加。

8. Chatwin M, Ross E, Hart N, et al. Cough augmentation with mechanical insufflation/exsufflation in patients with neuromuscular disorders. *Eur Respir J*. 2003;21:502–508.

比较了在基线和使用几种改善方法前后的咳嗽峰值流速，即：标准物理治疗辅助咳嗽、非侵入性正压吸气后咳嗽、呼气辅助咳嗽、吸气－呼气结合辅助咳嗽。神经肌肉病变患者咳嗽峰值流速在吸气－呼气辅助治疗时最高。吸气－呼气辅助治疗首先由正压达到最大肺膨胀，后突然转换为负压，由此模拟自发咳嗽的气流变化特征。

9. Dicpinigaitis PV, Grimm DR, Lesser M. Cough reflex sensitivity in subjects with cervical spinal cord injury. *Am J Respir Crit Care Med*. 1999;159:1660–1662.

证明了脊髓损伤患者咳嗽反射敏感性保存的小型研究。考虑到完整的反射，无效咳嗽很可能是由呼吸肌神经支配丧失引起的。

10. Dietrich W, Levi A, Wang M, et al. Review: hypothermic treatment for acute spinal cord injury. *Neurotherapeutics*. 2011;8:229–239.

对支持该治疗方法的文献进行了最新总结。包含 102 篇参考文献。

11. Gelinas DF. Pulmonary function screening. *Semin Neurol*. 2003;23:89–96.

总结了肺功能检查在神经肌肉病变患者中的使用、优点及缺点。

12. Just N, Bautin N, Danel-Brunaud V, et al. The Borg Dyspnea Score: a relevant clinical marker of inspiratory muscle weakness in amyotrophic lateral sclerosis. *Eur Respir*

J. 2010;35:353 – 360.

该文章是涉及 72 例 ALS 患者的研究,结果提示 Borg 呼吸困难量表是评估该类患者早期通气失败的有价值的临床工具。

13. Katz S, Gaboury I, Keilty K, et al. Nocturnal hypoventilation: predictors and outcomes in childhood progressive neuromuscular disease. *Arch Dis Child*. 2010;95:998 – 1003.

这项研究包含 46 例神经肌肉疾病患儿,15% 被发现患有临床上未预想到的夜间低通气。夜间低通气的临床预测指标包括 FVC 减低、第一秒用力肺活量及脊柱侧凸的存在。

14. Langevin B, Petitjean T, Philit F, et al. Nocturnal hypoventilation in chronic respiratory failure (CRF) due to neuromuscular disease. *Sleep*. 2000;23:S204 – S209.

由于行为刺激的丧失,睡眠期间通气驱动减少。同时,上呼吸道肌肉张力减弱、阻力增加、呼吸负荷补偿受损。REM 睡眠期是非常脆弱的时期,因为该时间段内通气完全取决于一个完整的膈膜;膈肌无力患者可能出现严重的低氧血症。

15. Lanini B, Misuri G, Gigliotti F, et al. Perception of dyspnea in patients with neuromuscular disease. *Chest*. 2001;120:402 – 408.

16. Lyall RA, Donaldson N, Fleming T, et al. A prospective study of quality of life in ALS patients treated with noninvasive ventilation. *Neurology*. 2001;57:153 – 156.

该文章是涉及 16 例 ALS 患者的前瞻性队列研究,发现尽管整体疾病状态进展,但 SF – 36 问卷中"生命力"部分有所改善。其他功能领域治疗措施在治疗组和对照组均随疾病进展下降;因此,作者否定了这一假说,即通过延长生存期增加残疾抵消通过辅助通气改善生活质量。

17. Mangera Z, Panesar G, Makker H. Practical approach to management of respiratory complications in neurological disorders. *Int J Gen Med*. 2012;5:255 – 263.

关于神经肌肉疾病相关的呼吸损伤患者的治疗方面问题的综述。包含 30 篇参考文献。

18. Markstrom A, Sundell K, Lysdahl M, et al. Quality-of-life evaluation of patient with neuromuscular and skeletal diseases treated with noninvasive and invasive home mechanical ventilation. *Chest*. 2002;122:1695 – 1700.

本文根据 3 份不同的问卷调查发现,使用家用呼吸机治疗的患者整体健康状态良好。行气管切开术的患者似乎比非侵入性机械通气患者状况更好;然而,作者指出,管理周期和社会支持(每月和每年随访)可能解释两者之间的显著差异。

19. Mehta S, Hill NS. State of the art: noninvasive ventilation. *Am J Respir Crit Care Med*. 2001;163:540 – 577.

关于非侵入性机械通气在急性和慢性呼吸衰竭中的作用的详细综述。

20. Piper A. Sleep abnormalities associated with neuromuscular disease: pathophysiology and evaluation. *Semin Respir Crit Care Med*. 2002;23:211 – 219.

清醒状态下的肺功能测定和睡眠相关呼吸事件之间不存在简单的关系。强调了研究神经肌肉病变患者 REM 期睡眠的重要性。

21. Radunovic A, Mitsumoto H, Leigh P. Clinical care of patients with amyotrophic lateral sclerosis. *Lancet Neurol*. 2007;6:913 – 925.

该文章是关于 ALS 患者护理的各方面问题的综述,深入总结了这类患者的呼吸系统管理。包含 142 篇综述。

22. Schönhofer B, Sortor-Leger S. Equipment needs for noninvasive mechanical ventilation. *Eur Respir J*. 2002;20:1029 – 1036.

总结了非侵入性机械通气设备相关的重要问题,包括呼吸机的选择、呼吸机的设置、接口状态、漏气管理、加湿、氧气供应以及药物雾化。

23. Simonds A. Recent advances in respiratory care for neuromuscular disease. *Chest*. 2006;130: 1879 – 1886.

关于对神经肌肉病患者呼吸系统护理的全面综述。包含 38 篇参考文献。

24. Suarez A, Pessolano F, Monteiro S, et al. Peak flow and peak cough flow in the evaluation of expiratory muscle weakness and bulbar impairment in patients with neuromuscular disease. *Am J Phys Med Rehabil*. 2002;81:506 – 511.

该文章对 79 例 ALS 和杜氏肌营养不良的患者进行研究。结果表明咳嗽峰值流量检测有助于监测这些患者的呼气肌无力及延髓损伤状况。

25. The Plasma Exchange/Sandoglobin Guillain-Barré Trial Group. Randomized trial of plasma exchange, intravenous immunoglobulin, and combined treatments in Guillain-Barré syndrome. *Lancet*. 1997;349:225 – 230.

该文章是对 383 例患者进行的多中心、随机对照研究,表明静脉注射免疫球蛋白和血浆置换对于出现神经症状 2 周内的患者同样有效;2 种治疗方法结合并不能产生额外的获益。

26. Toussaint M, Steens M, Soudon P. Lung function accurately predicts hypercapnia in patients with Duchene muscular dystrophy. *Chest*. 2007;131:368 – 375.

关于 114 例杜氏肌萎缩症患者的研究。结果显示了 VC 在预测这组患者高碳酸血症发生的价值。VC < 1820mL 与夜间高碳酸血症的发生相关;而 VC < 680mL 与日间高碳酸血症的发生相关。

27. Tow AM, Graves DE, Carter RE. Vital capacity in tetraplegics twenty years and beyond. *Spinal Cord*. 2001;39:139 – 144.

VC 在四肢瘫痪患者中随年龄增长及脊髓损伤持续时间而减少,而与受伤时的年龄、性别和严重程度无关。

28. Vazquez-Sandoval A, Huang E, Jones S. Hypoventilation in neuromuscular disease. *Semin Respir Crit Care Med.* 2009;30:348 – 358.

　　关于神经肌肉疾病所致呼吸衰竭的全面综述。包含 107 篇参考文献。

29. Wang AY, Jaeger RJ, Yarkony GM, et al. Cough in spinal cord injured patients: the relationship between motor level and peak expiratory flow. *Spinal Cord.* 1997;35: 299 – 302.

　　描述了咳嗽时运动水平与呼气峰值流速之间的直接关系。

30. Wang TG, Wang YH, Tang FT, et al. Resistive inspiratory muscle training in sleep-disordered breathing of traumatic tetraplegia. *Arch Phys Med Rehabil.* 2002;83: 491 – 496.

　　为期 6 周的家庭吸气肌阻力训练可以轻度增加 MVV 和 MIP,在某些患者中,还可减少睡眠呼吸暂停的某些指标(呼气末 CO_2 和夜间低氧)。

31. Winslow C, Rozovsky J. Effect of spinal cord injury on the respiratory system. *Am J Phys Med Rehabil.* 2003;82:803 – 814.

　　关于急性和慢性脊髓损伤的流行病学及病理生理机制的综述。

32. Yuki N, Hartung H. Medical progress Guillain-Barré syndrome. *N Engl J Med.* 2012;366: 2294 – 2304.

　　关于 GBS 病理生理及治疗的最新综述。包含 85 篇参考文献。

第81章 睡眠呼吸暂停、肺泡低通气及肥胖性低通气

Kathleen Sarmiento ,José S. Loredo

睡眠呼吸障碍

睡眠呼吸疾病的范围从烦人的间歇性打鼾到与较高发病率和死亡率相关的肥胖低通气综合征(OHS)。在这两者之间的疾病对发病率和死亡率的影响逐渐增加,这些疾病包括长期打鼾、上气道阻塞综合征(UARS)及睡眠呼吸暂停。最近发现,在给予持续气道正压通气(CPAP)治疗时,明确患有阻塞性睡眠呼吸暂停(OSA)的患者可发生中枢性呼吸暂停,这被称为 CPAP 相关性紧急中枢性呼吸暂停(复杂性睡眠呼吸暂停综合征)。

在睡眠实验室中,OSA 是睡眠呼吸障碍的最常见形式。儿童和成人均有发生,但阻塞性呼吸暂停在中年男性中发病率最高。1993 年,对中年就业人群的调查发现,症状性 OSA 在男性和女性中的发病率分别为 4% 和 2%,而无症状性 OSA 在男性和女性中的发病率分别为 24% 和 9%。然而,近 20 年来,随着肥胖者的增多,OSA 的发病率也相应增加,尤其在心血管或代谢性疾病的患者中(≥50%)更是如此。OSA 以睡眠期间上气道反复阻塞为特征。OSA 的直接后果包括微觉醒、完全觉醒、低氧血症、高碳酸血症、体循环及肺循环压力增高、高水平心钠素导致的夜尿增多及睡眠片段化。OSA 最常见的症状是白天嗜睡和长期打鼾。然而,白昼倦怠感、认知能力下降、性功能障碍、抑郁,甚至因夜间频繁觉醒导致的睡眠维持性失眠等在 OSA 患者中也常见。打鼾、短暂窒息、睡眠中异常肢体运动及更加特异的呼吸暂停症状常引起床伴的注意。OSA 患者发生交通事故的概率也比普通人群高。儿童 OSA 患者常表现为打鼾和多动症,容易被误诊为注意障碍性多动症。

OSA 的病因学尚未被完全阐述。已被报道的病因有肥胖、上气道狭窄、睡眠期间上气道气流活动受限、通气的调控中枢异常、高 CO_2 敏感性及心功能不全。OSA 的主要危险因素包括肥胖(最相关)、上气道异常、男性、年龄增加、OSA 家族史和更年期女性。流行病学调查和实验室研究证实 OSA 与

系统性高血压及其他心血管并发症具有强烈相关性。其机制尚不清楚,但是可能与慢性间歇低氧和频繁觉醒导致化学感受器和交感神经系统功能亢进有关。目前的证据表明,未干预的 OSA 患者存在系统性高血压,治疗后血压降低。

睡眠呼吸障碍包括 3 种基本类型:①呼吸暂停,气流较基线水平降低≥90%,持续时间≥10 秒;②低通气,气流较基线水平降低 30%,持续时间≥10秒,并伴氧饱和度下降≥4%,或者是口鼻气流较基线水平降低 50%,持续时间≥10 秒,并伴氧饱和度下降≥3% 或者微觉醒;③呼吸运动相关的觉醒(RERA),即上气道阻塞综合征(UARS)。

呼吸暂停包括 3 种类型:①阻塞性呼吸暂停,口鼻气流被阻断而膈肌活动正常;②中枢性呼吸暂停,膈肌和肋间肌运动停止;③混合型呼吸暂停,最初表现为中枢性呼吸暂停,后出现阻塞性呼吸暂停。对于大多数有明显症状的睡眠呼吸暂停患者,以上 3 种表现类型均有发生,但到目前为止,以阻塞性事件为主。阻塞性和混合型睡眠呼吸暂停患者的临床症状相同,因此它们被归为一类。UARS 在血氧饱和度下降和明显呼吸暂停或低通气的差异性在标准多导睡眠监测图上并不明显。然而,与逐渐增强的打鼾相关的气流受限常常在觉醒时被中断,使用压力转换器监测气流可发现 RERA。通过睡眠时食管压力测定可以得到诊断 RERA 的金标准,但其很少被应用于临床。

体检时,70% 的患者超重或肥胖,在等待室也常发现这些患者在打瞌睡。扁桃体和腺样体肥大似乎是儿童而非成人上气道阻塞的主要发病机制。颌骨畸形,如下颌后缩、小颌、高腭弓狭窄(长脸综合征)及大托里上下颚也偶尔被报道。更常见的是,成年睡眠呼吸暂停患者多伴有红斑、增大及浮肿的上颚和悬雍垂、突出的扁桃体柱、披盖式软腭、扇形巨舌及按 Mallampati 分级为 3 ~ 4 的口咽开放度,引起口咽部口径狭小和软组织簇拥。然而,有些患者体检时可能完全正常。尽管存在口咽狭窄,但患者在清醒状态时因神经肌肉的代偿作用气流阻塞并不明显。睡眠期间,神经肌肉的代偿功能减退,造成患者出现上气道阻塞。除非出现病态肥胖和其他疾病所致的单独效应,否则肺功能检查、血气分析、CO 弥散量在清醒状态下基本正常。超过 50% 的患者存在系统性高血压。超过 40% 的单纯 OSA 患者出现肺动脉高压,但这常常没有太大的临床价值。

通过多导睡眠监测图(1 型研究)记录呼吸暂停发作情况可准确诊断睡

眠呼吸暂停综合征,主要监测指标包括脑电图(EEG)、眼电图、口咽气流、下颌和胫骨前肌电图、通气作用力、心率和动脉氧饱和度。最近,自动化睡眠心肺记录仪(3型研究)被推荐给经睡眠专家临床评估后疑诊为OSA的患者。重要的是,呼吸暂停发作必须持续10秒以上且重复发生。呼吸暂停/低通气指数(AHI)用于评估睡眠呼吸暂停的严重程度。AHI表示睡眠过程中每小时发生呼吸暂停和低通气的次数。AHI≤5为正常,AHI≥30则认为是重度。

睡眠呼吸暂停综合征造成的病理生理学和血流动力学结果已被广泛研究。当发生气道阻塞时,咽后壁塌陷,肌电图可以记录到颈部约束肌张力减弱。呼吸暂停继续发生时,则出现高碳酸血症和低氧血症。胸内负压持续增加,患者用力呼吸以对抗气道阻塞。系统性高血压和肺动脉高压、窦性心动过缓、各型心律失常都可能发生。声音响亮的鼾声可能是阻塞终止的信号,与EEG上记录的睡眠觉醒相关。随后,除非呼吸暂停频繁发作,否则气体交换异常和血流动力学可迅速恢复正常,在严重受影响患者中经常出现这种情况。

对OSA患者的治疗应包括行为干预(减肥、戒烟戒酒、镇静、睡眠剥夺及平卧睡姿)。体重减到最佳水平后一些患者可以得到治愈。适度减轻体重亦可明显降低睡眠呼吸暂停的严重性。最近,小规模的临床随机对照研究发现,参与体育锻炼(即使体重没有下降),或者弹奏迪吉里杜管都可使患者的AHI指数下降25%～50%。体位性睡眠呼吸暂停的患者(仰卧位时每小时AHI>10,非仰卧位时每小时AHI<10)可通过防鼾衣、缓冲带和特制枕头来保持侧卧位睡眠,这样对治疗有帮助。遗憾的是,药物治疗睡眠呼吸暂停并不能降低AHI。夜间鼻导管氧疗可改善OSA患者睡眠时的动脉血氧饱和度,但是不能明显降低AHI。CPAP是治疗睡眠呼吸暂停最有效的方法。CPAP通过产生"气流夹板"作用保持睡眠期间上气道开放。这种方法能有效控制睡眠呼吸暂停,减少夜间觉醒次数,逆转低氧和血红蛋白浓度。患者对CPAP耐受性较好。患者的并发症轻微且多与面罩不匹配有关,仅少数患者存在吞气症的问题。尽管有先进的技术支持,包括集成加热增湿器、全自动CPAP、无创双水平正压通气、呼气压力释放装置及超静音鼓风机,但CPAP仍然是较难推广的治疗方法。然而,随着恰当的引导和随访,CPAP依从性可以显著高于4个月治疗后通常使用的50%每晚使用量。实验室进行整夜CPAP滴定仍是一种确定治疗OSA最佳压力水平的较好方法。然而,

对于选定的患者,在家里应用 CPAP 预测公式估计的最小压力使用全自动 CPAP,对治疗 OSA 和控制夜间 AHI 变异率也是有效且实用的。对于轻至中度睡眠呼吸暂停患者,尽管口腔矫治器对控制窒息事件没有 CPAP 有效,但仍可作为替代疗法。有较多种类的口腔矫治器可供选择,最有效的是可调节及与下巴吻合、增加上气道开放度的矫治器。颞下颌关节疼痛是长期使用矫治器的常见并发症。通过外科手术增加上气道宽度(如悬雍垂腭咽成形术)可有效减轻打鼾症状,但是不能有效控制睡眠呼吸暂停,尤其是对于重度睡眠呼吸暂停患者。因此,除非是严格选择的患者,否则悬雍垂腭咽成形术不再作为治疗 OSA 的常规治疗策略。不幸的是,目前还没有办法预测哪些患者可以从手术治疗获益。对严格选择的患者进行大量手术以使口腔整体前移(上下颌前移术),对控制睡眠呼吸暂停可以达到和 CPAP 同样的效果。然而,如果术后恢复期延长,常导致较长期的面部麻痹和面貌改变。最近,几种微创手术被提议用于不能耐受 CPAP 的 OSA 患者,包括基于舌肌和颏舌肌的射频缩肌术及塑形术,然而还未对这种术式进行系统性评估。舌下神经刺激法治疗 OSA 还在试验阶段。提高睡眠期间上气道肌肉张力可以纠正 OSA 的部分病理生理改变。一些研究显示,舌下神经刺激法能够使 AHI 指数降低 50%。对于未经治疗和不能使用 CPAP 的 OSA 患者,在加重期出现威胁生命的症状时,气管切开术是最后的策略。气管切开术对减轻 OSA 患者的症状和体征长期有效,但是它的发病率使其临床应用较少。因此,最终努力的方向是确定睡眠呼吸暂停加重的相关因素(如甲状腺功能减低、应用睾丸素、睡前饮酒或服用镇静剂),纠正这些因素或可改善,甚至治愈睡眠呼吸暂停。扁桃体切除术对儿童 OSA 患者的治疗有效,尽管儿童肥胖在某种程度上会影响手术疗效。

　　单纯中枢性睡眠呼吸暂停常与高龄、CNS 疾病、充血性心力衰竭、高海拔相关。其可能也与对 CO_2 高敏感性、低碳酸血症及长期阿片类药物史有关。口腔矫治器和经鼻 CPAP 对治疗中枢性睡眠呼吸暂停患者部分有效。吸氧有利于改善患者症状,尤其是对于高海拔地区的中枢性睡眠呼吸暂停患者。最近研究发现,伺服通气对控制中枢性睡眠呼吸暂停有效,尤其是对于表现为陈-施呼吸的心力衰竭患者。有效控制呼吸症状可以改善这些患者的心功能。

肺泡低通气

　　肺泡低通气定义为因肺分钟通气量下降导致 $PaCO_2$ 高于 45mmHg。肺

泡 PCO_2 升高将导致肺泡 PO_2 下降及低氧血症。发生肺泡低通气的一系列疾病统称为低通气综合征。尽管在清醒时高碳酸血症和低氧血症的表现也很明显,但大多数患者在深睡眠时常常更为严重。

原发性肺泡低通气综合征是一种罕见疾病,以青年男性出现高碳酸血症和低氧血症,但肺实质、胸廓、呼吸肌及自主通气控制并不受累为特征。中枢性肺泡低通气是指由延髓化学感受器破坏性损伤等明确的中枢神经系统病变导致的肺泡低通气。先天性中枢性低通气是一种罕见的通气控制障碍性疾病,在幼儿期即可诊断,有家族遗传性。所有原发性肺泡低通气综合征患者均表现有中枢自主通气调节功能失调,并对外周化学感受器传入的信息失去整合能力。所有患儿均为多系统受累,并伴有生长发育迟缓和先天性巨结肠。

肺泡低通气综合征的临床表现主要有倦怠、嗜睡和晨起头痛。除非继发于充血性心力衰竭,呼吸困难较为少见。睡眠期间呼吸暂停常常较为严重。发绀但肺泡-动脉氧分压差正常是最常见的体征,且能够通过过度换气逆转。50%的患者可出现红细胞增多症和肺源性心脏病。尽管大多数患者在静息状态下都存在明显的高碳酸血症和低氧血症,但血气分析偶可正常。不能解释的代谢性碱中毒提示患者先前可能存在慢性高碳酸血症。肺功能检查显示肺活量和流速可正常,然而,吸入二氧化碳的通气量减少或缺失可能会大大减少。对低氧刺激的通气反应也常常受损。屏气时间常延长,而且由于化学感受器反应能力下降,运动锻炼将导致更为严重的低氧血症和高碳酸血症。

针对肺泡低通气提出了一些治疗策略。呼吸兴奋剂通常对治疗无效。摇摆床和机械性通气辅助(如经鼻面罩双水平PAP)对严重病例有效,尤其是在夜间低通气最严重时帮助更大。夜间膈神经起搏被认为是安全有效的治疗方法,可作为严重患者的治疗选择。然而,经气管切开的无创通气(NIV)是最常用于先天性中枢性肺泡低通气综合征的治疗方法。

肥胖低通气综合征(OHS)

OHS最初被Burwell和Robin称为"匹克威克综合征",命名来源于Dickens《匹克威克外传》中的一个角色"肥胖男孩Joe",该男孩肥胖且嗜睡。OHS的特征为日间高碳酸血症($PaCO_2 > 45mmHg$)、肥胖($BMI > 30kg/m^2$)以及不能用神经肌肉性、机械性和代谢性原因解释的肺泡低通气。约 90% 的患者同时罹患 OSA。并不是所有的肥胖者都存在肺泡低通气。OHS 的发病率未知,但主要发生于少数肥胖者。目前,OHS 发生的唯一明确的危险因素是病态肥胖(BMI > 40kg/m^2)。

OHS 病因复杂,可能是通气驱动和通气负荷失平衡的结果。目前,还没有数据支持 OHS 出现通气驱动下降与遗传机制相关。在这些患者中,抑制通气和气体交换的因素包括:①肥胖伴其引起的呼吸功增加和通气的机械效能受到干扰;②心力衰竭;③弥漫性气道阻塞;④OSA,尤其是重度者。OHS 患者的发病率和死亡率较高,患者猝死也常见。

通过询问病史和体格检查可诊断 OHS。患者有严重嗜睡及在非睡眠时间入睡的表现。尽管打鼾并不常见,但这些患者常有响亮扰人的打鼾史。体检发现患者多肥胖,体重超过预计体重的 50%。患者可能伴有因低氧和继发性红细胞增多症而导致的肤色红润或发绀;短粗颈;悬雍垂肥大;口咽狭小等。胸部听诊有爆裂音或哮鸣音,并有肝大、外周性水肿等右心力衰竭表现。

胸片显示心影增大及小部分肺野充血。心电图提示右心房和心室肥大。动脉血气显示高碳酸血症和低氧血症,并伴有肺泡-动脉氧分压差增大。然而,这些患者可通过主动过度通气来调节 PaCO$_2$ 至正常水平。约 50% 的患者有红细胞增多症。肺功能检查显示 FVC 和 FEV$_1$ 下降,一些患者存在合并气道阻塞的证据,即 FEV$_1$/FVC 低于 75%。与单纯肥胖者相比,OHS 患者的 TLC 和最大通气量分别下降约 20% 和 40%。通气控制实验显示患者对低氧血症和高碳酸血症反应性下降。多导睡眠监测图证实合并有中至重度 OSA 的多数患者存在持续且严重的低氧血症。仅有少数患者表现为单纯性 OHS。

应对 OHS 患者进行全面的评估和治疗,以避免发生肺动脉高压、肺源性心脏病、急性通气性呼吸困难以及猝死等严重并发症。临床评估应包括详细的病史和全面的体格检查、动脉血气分析、肺功能检查、最大吸气和呼气压力测定、甲状腺功能检查及夜间多导睡眠监测。这项评估应着重于任何可能导致持续日间通气不足的疾病,如甲状腺功能低下、重度 OSA 和呼吸肌无力。同时,还应考虑到其他导致通气障碍的原因,如左心力衰竭、服用镇静或麻醉药品及弥漫性气道疾病。

目前仍没有关于 OHS 的治疗指南。治疗的首要目标是纠正明显的病理性精神错乱。治疗应着重于减少通气负荷和增加通气驱动。减肥无疑是改善通气不足和改善临床症状的有效措施。遗憾的是,对这些患者来说坚持减肥非常困难,那么可能需要进行减肥手术。乙酰唑胺等呼吸兴奋剂和高剂量黄体酮治疗 OHS 还在研究中,且长期临床效果尚未可知。这些肥胖的 OHS 患者伴发深静脉血栓形成和肺栓塞的危险较高。当长期不活动时,皮下注射肝素或使用下肢间歇加压弹力袜是必要的预防措施。镇静剂、酒精及其他呼吸抑制剂应避免使用。夜间或日间吸氧应当谨慎,避免进一步的通气抑制和高碳酸血症加重。约 50% 的 OHS 患者在 PAP 治疗的同时需要吸氧,以保持 SaO_2 不低于 88% ,避免发生肺血管痉挛及肺动脉高压。纠正上气道阻塞和睡眠时通气不足对治疗 OHS 至关重要。单纯 CPAP 治疗可纠正轻度 OHS 患者的 OSA 症状,可改善部分患者的日间症状和高碳酸血症。然而,当发生严重的失代偿性 OHS 时,应采用无创通气(NIV),大多数为 Bi-PAP。NIV 可有效纠正 OHS 患者的上气道阻塞和夜间低通气症状。呼气相气道正压(EPAP)应从 $5cmH_2O$ 逐渐增加以消除阻塞性呼吸暂停、低通气和打鼾症状。吸气相气道正压(IPAP)应从高于 $5cmH_2O$ 开始以纠正 PCO_2,并使 SaO_2 不低于 92% 。通常情况下,IPAP 需要比 EPAP 高 8～10cmH_2O,这样才能有效控制睡眠低通气,并避免过度通气发生。辅助氧疗维持 SaO_2 在 92% 以上是必需的。平均容量压力依赖型通气(AVAPS)是一种可以自动调节的新型 NIV 模式,它能够通过调节压力支持达到预设分钟通气量和潮气量。最新研究表明,AVAPS 与固定性 Bi-PAP 在治疗 OHS 时疗效相当。单纯气管切开术能有效纠正 OHS 患者的上气道阻塞,同时在初步研究中发现,气管切开还可改善患者日间低通气。然而,气管切开通常仍需在睡眠期间进行机械通气来控制 OHS 患者通气不足进一步加重。从无创通气治疗 OHS 开始,气管切开术仅适用于危及生命的患者是 NIV 不可用或禁忌的患者。

（马龙艳 译　孙昕 审校）

参考文献

1. Young T, Palta M, Dempsey J, et al. The occurrence of sleep disordered breathing a-
   mong middleaged adults. *N Engl J Med*. 1993;328;1230－1235.
   在随机抽样的有工作的成年人中,2% 的女性和 4% 的男性在临床上有一定程度的睡眠呼吸暂停。24% 的男性和 9% 的女性有满足实验室标准的睡眠呼吸暂停。

2. Lurie A. Obstructive sleep apnea in adults: epidemiology, clinical presentation, and treatment options. *Adv Cardiol.* 2011;46:1-42.

在心脏或代谢紊乱患者中,OSA 的患病率(≥50%)明显高于一般人群。

3. Morgenthaler TI, Kagramanov V, Hanak V, et al. Complex sleep apnea syndrome: is it a unique clinical syndrome? *Sleep.* 2006;29(9):1203-1209.

一些阻塞性睡眠呼吸暂停低通气综合征患者的阻塞性事件消除,但是当患者使用持续气道正压通气时,出现了有问题的中央呼吸暂停或潮式呼吸模式。这些症状的意义尚未得到很好的表征。

4. Umlauf MG, Chasens ER, Greevy RA, et al. Obstructive sleep apnea, nocturia and polyuria in older adults. *Sleep.* 2004;27:139-144.

呼吸暂停指数越高的患者心房钠尿肽水平越高,夜尿症越明显。

5. Findley L, Levinson M, Bonnie R. Driving performance and automobile accidents in patients with sleep apnea. *Clin Chest Med.* 1992;13:427-435.

本文显示了在未治疗的患有睡眠呼吸暂停的驾驶员的汽车驾驶性能差、车祸率高的现象。法律和责任问题也得到了解释。

6. Gottlieb DJ, Vezina RM, Chase C, et al. Symptoms of sleep-disordered breathing in 5-year-old children are associated with sleepiness and problem behaviors. *Pediatrics.* 2003;112:870-877.

关于有睡眠呼吸紊乱症状的儿童,其父母报告,患儿多有白天嗜睡和问题行为(例如,多动、注意力不集中、攻击性),提示他们有注意力缺陷的多动混乱症状。

7. Mezzanote WS, Tangel DJ, White DP. Waking genioglossal electromyogram in sleep apnea patients versus normal controls (a neuromuscular compensatory mechanism). *J Clin Invest.* 1992;89:1571-1579.

阻塞性睡眠呼吸暂停患者清醒时的神经肌肉过度补偿以保持上气道的通畅。这种过度补偿在睡眠期间丧失,使其易患上气道阻塞。

8. Wilkinson V, Malhotra A, Nicholas CL, et al. Discharge patterns of human genioglossus motor units during sleep onset. *Sleep.* 2008;31(4):525-533.

50%的颏舌肌辅助呼吸的模式在睡眠开始时不参与呼吸辅助。

9. Norman D, Loredo JS, Nelesen RA, et al. Effects of continuous positive airway pressure versus supplemental oxygen on 24-hour ambulatory blood pressure. *Hypertension.* 2006;47(5):840-845.

这是一项随机、双盲、安慰剂对照研究,比较的是 46 例中到重度睡眠呼吸暂停患者对于持续气道正压通气、模仿持续气道正压通气和在 24 小时动态血压监测中补充夜间氧的影响。只有持续气道正压通气治疗才能导致显著减少的日间平均动脉和舒张压,以及夜间平均收缩压和舒张压。

10. Iber C, Ancoli-Israel S, Chesson A, et al; for the American Academy of Sleep Medicine. (*The AASM Manual for the Scoring of Sleep and Associated Events: Rules, Terminology and Technical Specifications*). 1st ed. Westchester, IL: American Academy of Sleep Medicine; 2007.

评分低通气量的标准不被广泛接受。美国睡眠医学学会提出了建议和替代标准,两者都需要生理学变化(氧饱和度降低或唤醒)来满足呼吸事件的条件。

11. Resnick HE, Redline S, Shahar E, et al. Diabetes and sleep disturbances: findings from the Sleep Heart Health Study. *Diabetes Care*. 2003;26:702 – 709.

糖尿病患者周期性呼吸问题的患病率较高,这与患者控制呼吸的中枢异常有关。糖尿病可能是阻塞性睡眠呼吸暂停的危险因素。

12. Javaheri S. A mechanism of central sleep apnea in patients with heart failure. *N Engl J Med*. 1999;341:949 – 954.

这项研究的结论是,增强对 CO_2 的敏感性可能使心力衰竭患者易于发生中枢性睡眠呼吸暂停。

13. Sharabi Y, Dagan Y, Grossman E. Sleep apnea as a risk factor for hypertension. *Curr Opin Nephrol Hypertens*. 2004;13:359 – 364.

这是一篇联系阻塞性睡眠呼吸暂停与高血压进展和治疗好处的流行病学数据及其他因素的综述。

14. Guilleminault C, Chowdhuri S. Upper airway resistance syndrome is a distinct syndrome. *Am J Respir Crit Care Med*. 2000;161:1412 – 1413.

本文是关于上气道阻力综合征的生理和临床证据的一篇优秀综述。

15. Sajkov D, Wang T, Saunders NA, et al. Daytime pulmonary hemodynamics in patients with obstructive sleep apnea without lung disease. *Am J Respir Crit Care Med*. 1999;159:1518 – 1526.

肺动脉高压在阻塞性睡眠呼吸暂停综合征中是常见的,然而,在大多数情况下,收缩期肺动脉压仅轻度升高。

16. Kansanen M, Vanninen E, Tuunainen A, et al. The effect of a very low-calorie diet-induced weight loss on the severity of obstructive sleep apnoea and autonomic nervous function in obese patients with obstructive sleep apnoea syndrome. *Clin Physiol*. 1998;18:377 – 385.

15 例肥胖患者由于低卡路里饮食带来的体重减轻,导致睡眠低通气的显著改善,并为血压和压力反射敏感性带来良好的影响。

17. Kline CE, Crowley EP, Ewing GB, et al. The effect of exercise training on obstructive sleep apnea and sleep quality: a randomized controlled trial. *Sleep*. 2011;34 (12):1631 – 1640.

　　中度强度有氧运动 12 周,每周 150 分钟干预,随后为 1 周 2 次的阻力训练,与拉伸相比,尽管体重没有变化,但是呼吸暂停 – 呼吸浅慢活动度指数显著减少。

18. Loredo JS, Ancoli-Israel S, Dimsdale JE. Effects of CPAP vs placebo-CPAP in sleep quality. *Chest*. 1999;116:1545 – 1549.

　　连续气道正压通气是纠正呼吸紊乱指数(RDI)、氧合血红蛋白去饱和以及阻塞性睡眠呼吸暂停的觉醒的有效方法。然而,治疗 1 周后持续气道正压通气在纠正睡眠结构异常方面没有那么有效。

19. Morgenthaler TI, Aurora RN, Brown T, et al; for the Standards of Practice Committee of the AASM. Practice parameters for the use of autotitrating continuous positive airway pressure devices for titrating pressures and treating adult patients with obstructive sleep apnea syndrome: an update for 2007. An American Academy of Sleep Medicine report. *Sleep*. 2008;31(1):141 – 147.

　　自动气道正压通气装置可用于无人值守的治疗,并确定中度至重度的无明显并发症(例如,充血性心脏病、慢性阻塞性肺疾病、中枢性睡眠呼吸暂停综合征,或通气不足综合征)的阻塞性睡眠呼吸暂停患者的持续气道正压通气治疗的固定压力。

20. Eastwood PR, Barnes M, Walsh JH, et al. Treating obstructive sleep apnea with hypoglossal nerve stimulation. *Sleep*. 2011;34(11):1479 – 1486.

　　舌下神经的刺激部分逆转睡眠时低位上气道肌肉活动,这是阻塞性睡眠呼吸暂停的病理生理学的一部分。舌下神经刺激显著降低呼吸暂停 – 呼吸浅慢活动度指数,但其仍然处于实验过程中。

21. Marklund M, Stenlund H, Franklin KA. Mandibular advancement devices in 630 men and women with obstructive sleep apnea and snoring: tolerability and predictors of treatment success. *Chest*. 2004;125:1270 – 1278.

　　这是一项关于下颌前移装置在轻度睡眠呼吸障碍中的应用前景的前瞻性研究。该作者的结论是,将颌骨前移装置推荐给有睡眠呼吸暂停的女性、仰卧依赖睡眠呼吸暂停的男性,以及没有睡眠呼吸暂停的打鼾者。

22. Sher AE, Schechtman KB, Piccirillo JF. The efficacy of surgical modifications of the upper airway in adults with obstructive sleep apnea syndrome. *Sleep*. 1996;19:156 – 177.

　　一项荟萃分析显示:仅有 41% 的接受悬雍垂腭咽成形术的患者反映呼吸紊乱指

数减少到 <20。

23. Li KK, Riley RW, Powell NB, et al. Maxillomandibular advancement for persistent obstructive sleep apnea after phase I surgery in patients without maxillomandibular deficiency. *Laryngoscope*. 2000;110:1684 – 1688.

在悬雍垂腭咽成形术失败后,上颌前移术能有效治疗阻塞性睡眠呼吸暂停低通气综合征。

24. Riley RW, Powell NB, Li KK, et al. An adjunctive method of radiofrequency volumetric tissue reduction of the tongue for OSAS. *Otolaryngol Head Neck Surg*. 2003; 129:37 – 42.

行舌根部射频消融术治疗孤立性舌根部阻塞性睡眠呼吸暂停,可有效地使患者睡眠呼吸暂停严重程度降低 50% 以上。

25. Walker JM, Farney RJ, Rhondeau SM, et al. Chronic opioid use is a risk factor for the development of central sleep apnea and ataxic breathing. *J Clin Sleep Med*. 2007; 3(5):455 – 461.

一项回顾性研究显示,慢性阿片类药物治疗与剂量相关的中枢性睡眠呼吸暂停和共济失调呼吸有关,尤其是大剂量时。

26. Aurora RN, Chowdhuri S, Ramar K, et al. The treatment of central sleep apnea syndromes in adults: practice parameters with an evidence-based literature review and meta-analyses. *Sleep*. 2012;35(1):17 – 40.

适应性伺服式通气疗法能有效治疗心力衰竭合并中枢性睡眠呼吸暂停,并促进心功能的改善。

27. Vanderlaan M, Holbrook CR, Wang M, et al. Epidemiologic survey of 196 patients with congenital central hypoventilation syndrome. *Pediatr Pulmonol*. 2004; 37: 217 – 229.

在这项调查中,所有参与者之中,先天性中央低通气与多系统受累相关;16.3% 有先天性巨结肠;61.7% 的儿童有气管切开术病史。这些参与者使用无创通气是常见的。

28. Krachman S, Criner GJ. Hypoventilation syndromes. *Clin Chest Med*. 1998;19: 139 – 155.

这是一篇关于低通气综合征的优秀而简洁的综述。

29. Bickelmann AG, Burwell CS, Robin ED, et al. Extreme obesity associated with alveolar hypoventilation:a Pickwickian syndrome. *Am J Med*. 1956;21:811 – 818.

这是一篇经典的病例报道。

30. Kessler R, Chaouat A, Schinkewitch P, et al. The Obesit-hypoventilation syndrome

revisited： a prospective study of 34 consecutive cases. *Chest.* 2001；120：369 – 376.
在这项研究中，单纯性肥胖低通气综合征是罕见的。其通常与阻塞性睡眠呼吸
暂停相关。肥胖低通气综合征患者有严重的日间低氧血症，58% 伴有肺动脉高
压，而 9% 的患者仅有睡眠呼吸暂停。

31. Rapoport DM, Garay SM, Epstein H, et al. Hypercapnia in the obstructive sleep ap-
    nea syndrome： a re-evaluation of the Pickwickian syndrome. *Chest.* 1986；89：
    627 – 635.
    大约一半的阻塞性睡眠呼吸暂停和日间高碳酸血症患者的睡眠呼吸暂停的成功
    治疗纠正了日间高碳酸血症。

32. Koenig SM. Pulmonary complications of obesity. *Am J Med Sci.* 2001；321：
    249 – 279.
    这是一篇关于肥胖对肺功能、发病率和死亡率影响的综述。

33. Masa JF, Celli BR, Riesco JA, et al. The obesity hypoventilation syndrome can be
    treated with noninvasive mechanical ventilation. *Chest.* 2001；119：1102 – 1107.
    在睡眠中使用双水平正压通气 4 个月可有效逆转肥胖低通气综合征引起的呼吸
    衰竭并且改善症状。

34. Mokhlesi B, Kryger MH, Grustein RR. Assessment and management of patients with
    obesity hypoventilation syndrome. *Proc Am Thorac Soc.* 2008；15：218 – 225.
    这是一篇关于肥胖低通气综合征患者的流行病学、临床表现和实用建议的综述。

35. Murphy PB, Davidson C, Hind MD, et al. Volume targeted versus pressure support
    non-invasive ventilation in patients with super obesity and chronic respiratory failure：
    a randomized controlled trial. *Thorax.* 2012；67：717 – 734.
    将 3 个月内自动的平均容量压力依赖型通气与固定压力的呼吸支持的白天动脉
    血 P_{CO_2} 分压的初始结果进行比较。两组均有改善，但无显著性差异。

第82章 硅沉着病

Richard D. Drucker

硅沉着病是由于吸入游离二氧化硅所引起的肺部纤维化性疾病。二氧化硅是地壳主要组成成分中普遍存在的物质。与肺损伤密切相关的主要3种硅酸盐形式为石英、方石英和磷石英。石英是最常见的硅石，见于大多数岩石，如花岗岩和砂岩。方石英和磷石英与高温环境相关，是火山岩浆的主要成分，也可由其他类型的硅石暴露于高温环境后产生。与硅酸盐不同，这些物质称为游离二氧化硅，为混合有无机阳离子，如钙、铁、镁、铝的二氧化硅晶体成分。其他硅酸盐形式，如石棉、滑石粉、云母等亦可造成肺损伤。

存在硅沉着病危险因素的传统职业包括矿业工人（岩石开采工、隧道挖掘工）、制造业工人（从事玻璃、陶器、瓷器制造工、研磨工人）及喷砂工人。硅沉着病发病通常与环境中游离二氧化硅粉尘的暴露时间、浓度、结构及个体对吸入二氧化硅的易感性相关，但并不完全具有特征性。仅少数暴露于危险因素的工人患硅沉着病。1970年以来，随着防尘措施的引入和改进，硅沉着病的发病率下降，但近年又有所上升，原因尚未可知。

虽然硅沉着病的确切发病机制未知，但大量证据表明肺泡巨噬细胞在介导肺部损伤中发挥重要作用。有假说认为结晶型游离二氧化硅与水结合形成的氧自由基可损伤肺泡巨噬细胞，随后巨噬细胞释放肿瘤坏死因子、白介素-1和花生四烯酸代谢产物等细胞因子，进而导致肺泡II型细胞、成纤维细胞、胶原纤维增殖，最终引起肺部纤维化。

硅沉着病的典型病理表现是玻璃样结节，它是由同心圆状排列的结缔组织和包含游离二氧化硅的无细胞中央区域组成的。结节中间区域是成纤维细胞和胶原纤维，外周带聚集着巨噬细胞、成纤维细胞及游离二氧化硅。结节分散于整个肺部，以肺上叶为主。单个结节很少压迫气道或血管，但是在硅沉着病晚期，大的融合型结节则可能累及这些部位。局部淋巴结和胸膜粘连常见，尤其是严重的硅沉着病患者。

硅沉着病主要有3种主要的临床表现：慢性硅沉着病、进展性硅沉着病和急性硅沉着病。慢性硅沉着病和进展性硅沉着病的临床症状及影像学表现类似,不同之处在于慢性硅沉着病在暴露于游离二氧化硅数十年后才出现明显的临床症状,进展性硅沉着病则在暴露于高浓度游离二氧化硅后很快出现症状。影像学异常在咳嗽、咳痰、劳力性呼吸困难等临床症状之前出现。急性硅沉着病(二氧化硅性肺泡蛋白沉着症)常在暴露于大量游离二氧化硅后 6 ~ 24 个月发生,其常表现为一系列爆发事件,如咳嗽、体重减轻、进展性呼吸困难及早期死亡。组织学检查发现,肺泡内充满和肺泡蛋白沉积症一样的 PSA 阳性非细胞成分。暴露于游离二氧化硅的人群,不管是否发展为硅沉着病,均有肺气肿和慢性支气管炎等肺部病理学表现。急性硅沉着病患者还会出现肺外器官(肝和肾脏)受累。

硅沉着病有多种影像学上的异常表现模式。简单的硅沉着病常常表现为网状影或结节影,结节直径为 1 ~ 10mm,以肺上叶为主,通常边缘清晰。肺门淋巴结病变常见,可较肺实质病变更早出现。5% 的淋巴结有"蛋壳样钙化",曾被认为是硅沉着病的特征性表现。然而,据报道结节病和肺结核也有类似钙化。进行性大量纤维化(又称为综合性或复杂性硅沉着病)的特征是结节密度的直径≥10mm,并常常融合成大结节。慢性硅沉着病主要累及肺上叶,而进展性硅沉着病则以肺中叶和下叶为主。受累肺叶挛缩,从而导致余肺代偿性过度膨胀。当出现空洞、胸膜肥厚或短时间内结节增大时应考虑是否合并分枝杆菌感染。急性硅沉着病的胸部影像学可表现为类似肺泡蛋白沉积症的弥漫性肺泡填充影,少数表现为网格影。

硅沉着病患者的肺功能异常存在差异性。无症状的简单硅沉着病患者的肺功能可正常,也可急剧下降。进行性大量纤维化患者的肺功能可表现为限制性、阻塞性或混合性通气功能障碍。晚期硅沉着病患者常表现为肺弥散功能、肺顺应性及活动时动脉氧饱和度下降。有研究表明,虽然硅沉着病影像学证据缺乏,但二氧化硅暴露与阻塞性肺生理之间仍存在关联。

硅沉着病与肺癌、分枝杆菌病及胶原血管病的发生相关。1996 年,国际癌症研究机构将结晶二氧化硅归类为 I 类致癌物质。硅沉着病患者罹患结缔组织病的概率也增加,尤其是系统性硬化症、类风湿关节炎和系统性红斑狼疮等疾病。在临床上,结缔组织病的病程一般不受硅沉着病影响,但硅沉着病患者伴发结缔组织病会对硅沉着病病程产生不利影响。硅沉着病患者亦常有高丙种球蛋白血症和抗核抗体、类风湿因子、循环免疫复合物水平的升高。然而,尚未发现这些血清学异常与临床症状、影像学和生理表现具有相关性。硅沉着病患者发生结核或非结核分枝杆菌感染的概率增加。对南非患有硅沉着病的采金工人进行研究发现,约 1/3 患者合并肺结核。因此,医务人员提高硅沉着病患者易合并分枝杆菌感染的意识非常重要。

结合游离二氧化硅暴露史、特征性影像学异常表现,并排除其他有类似表现的疾病后可做出硅沉着病的诊断。组织活检主要用于无典型影像学表现的患者或法医学鉴定,例如涉及多种粉尘暴露的赔偿事件。矽结节是不同阶段硅沉着病的特征性表现。偏振光学显微镜可观察到双相折射颗粒,但并不能依此诊断硅沉着病。对某些特定病例,需要借助 X 线能量光谱测定法或扫描电镜来确诊。

硅沉着病管理的目标在于预防游离二氧化硅暴露及避免硅沉着病患者再次暴露。在过去几十年,这方面的预防工作降低了硅沉着病的死亡率。不幸的是,目前还没有可治愈硅沉着病的有效方法。尽管一些非受控的临床试验表明,慢性硅沉着病患者服用糖皮质激素可在短期内改善症状,亦有个案报道糖皮质激素对急性硅沉着病有效,但其有效性仍未得到证实。对硅沉着病患者行全肺灌洗已被成功应用于清除肺部尘粒,但临床可行性仍待证实。对于对结核菌素皮肤试验反应阳性的硅沉着病患者,应予异烟肼以进行抗结核预防。

（王合荣 译　孙昕 审校）

参考文献

1. Ziskind M, Jones RW, Weill H, et al. Silicosis. *Am Rev Respir Dis*. 1976;113;643.
   一篇经典全面的综述。
2. Rimal B, Greenberg A, Rom W. Basic pathogenic mechanisms in silicosis: current understanding. *Curr Opin Pulm Med*. 2005;11;169.
   关于硅沉着病分子和细胞机制的综述。
3. Centers for Disease Control and Prevention. Silicosis, mortality, prevention, and control—United States, 1968 – 2002. *Morb Mortal Wkly Rep*. 2005;54;401.
   该文章是 30 年间的硅沉着病统计数据。
4. International Agency for Research on Cancer. Silica, some silicates, coal dust and para-aramid fibrils. *IARC Monogr Eval Carcinog Risks Hum*. 1996;68;1.
   一篇将二氧化硅归类为 I 类致癌物质的文章。
5. Buechner H, Ansari A. Acute silico-proteinosis. *Dis Chest*. 1969;55;274.
   这篇文章描述了患有急性硅沉着病及具备类似于肺泡蛋白沉积症的症状的喷砂

工人。

6. Bailey W, Brown M, Buechner HA, et al. Silico-mycobacterial disease in sandblasters. *Am Rev Respir Dis*. 1974;110:115.

进展性硅沉着病患者中分枝杆菌及其他肉芽肿性疾病的关联性。

7. Davies J. Silicosis and tuberculosis among South African goldminers—an overview of recent studies and current issues. *S Afr Med J*. 2001;91:562.

讨论了硅沉着病与结核病之间的关系。

8. Doll N, Stankus RP, Hughes J, et al. Immune complexes and autoantibodies in silicosis. *J Allergy Clin Immunol*. 1981;68:281.

调查了 53 名硅沉着病患者的体液免疫系统。

9. Dee P, Suratt P, Winn W. The radiographic findings in acute silicosis. *Radiology*. 1978;126:359.

描述了放射学表现的光谱。

10. Hertzberg V, Rosenman KD, Reilly MJ, et al. Effect of occupational silica exposure on pulmonary function. *Chest*. 2002;122:721.

关于肺功能检测异常与预测二氧化硅暴露之间关系的流行病学研究。

11. Mason G, Abraham JL, Hoffman L, et al. Treatment of mixed-dust pneumoconiosis with whole lung lavage. *Am Rev Respir Dis*. 1982;126:1102.

报道了一例行全肺灌洗的病例。

12. Sharma S, Pande J, Verma K, et al. Effect of prednisolone treatment in chronic silicosis. *Am Rev Respir Dis*. 1991;143:814.

关于慢性硅沉着病患者使用糖皮质激素对肺功能和肺泡灌洗液影响的非对照研究。

第83章

煤工尘肺

William G. Hughson

　　煤工尘肺,以前称为炭末沉着症或煤硅沉着病,分为简单和复杂两种类型。简单煤工尘肺(根据国际劳工局系统评定尘肺病的分级标准,可分级为0、1、2 和3 级)可根据煤粉尘暴露史和胸部影像学表现为小而圆的实变影进行诊断。复杂煤工尘肺也称为进展性大块纤维化,其诊断需满足实变影直径 >1cm,也有学者认为病灶直径应 >2cm。

　　支气管狭窄与支气管黏膜黑色素沉积有关,并被认为是肺结核的并发症。然而,最近报道这种情况存在于肺结核之外,称之为支气管色素沉着纤维化。支气管狭窄及相关的阻塞性肺炎的发生类似于肺癌表现。

病理生理学

　　简单煤工尘肺的典型病理标志是煤斑。在呼吸性细支气管壁和肺泡内,吞噬煤粉尘的巨噬细胞、网状纤维、胶原纤维聚集。煤斑直径的范围为1 ~ 5mm,好发于肺上叶。随着巨噬细胞数量的增多和纤维化加重,煤斑发展为微结节(<7mm)或巨结节(7 ~ 20mm)。在煤斑或结节周围,邻近肺组织的牵拉作用或巨噬细胞释放蛋白水解酶破坏肺泡导致局限性肺气肿形成。疾病进展,小结节可相互融合最终导致进展性大块状纤维化病灶形成。有证据表明,煤矿工人罹患慢性间质性肺炎的危险性较高,即使在脱离煤粉尘环境后。

发病机制

　　煤工尘肺的发病机制目前还不清楚。原先认为是煤粉尘中的二氧化硅致病,但现在认为煤工尘肺与硅沉着病的发病机制完全不同,尽管二者可同时存在。煤粉主要是碳元素和各种不同的矿物质、金属物质及有机物质的混合体。煤粉表面的带电自由基可破坏生物膜。煤工尘肺的发病率及严重程度的地区差异可能与煤粉中 Fe^{2+} 含量及机体对煤尘的缓冲能力有关。暴露于高煤阶（硬度）煤使罹患煤工尘肺的风险性增高。无烟煤是最高等级，高于烟煤和褐煤。实验发现，吸入肺内的高煤阶煤被清除得慢并且细胞毒性强。进展性大块纤维化一般由简单煤工尘肺（2～3 级）进展而来，其罹患率随全肺煤尘颗粒的增加而增高。吸入含二氧化硅的粉尘也导致复杂煤工尘肺的发病率上升。过去，肺结核被认为是进展性大块纤维化的高危因素，但近年其高危因素的程度下降，尽管一些患者的上肺叶扩大病灶内有结核性分枝杆菌存在。进展性大块纤维化空洞是组织坏死的结果，而非肺结核。与一般人比较，煤矿工人罹患肺结核的风险并未增加。

　　肺巨噬细胞通过释放炎性因子、募集中性粒细胞及刺激成纤维细胞产生胶原纤维等在煤工尘肺的发病机制中起重要作用。免疫学异常在煤工尘肺工人中常被发现，其成因作用未知且在不同的研究中差异也较明显。煤工尘肺患者的血清 IgA、IgG、C3、抗核抗体、类风湿因子、α_1 蛋白酶抑制剂水平升高，这在其他类型的尘肺中也有发现。

　　除类风湿尘肺（Caplan 综合征），即除患类风湿关节炎的煤矿工人的类风湿因子与疾病相关外，其他血清学因子与煤工尘肺的关系尚不清楚。类风湿尘肺的典型影像学表现是快速增大、分布均匀、大小不等、直径为 0.3～0.5cm 的结节，其病灶在肺内但很少表现出尘肺症状。显微镜下观察到类似皮下的风湿结节，血管炎是常见特征表现。但是煤矿工人并不是类风湿关节炎的易患人群。

煤工尘肺的风险与管理

　　煤工尘肺发生和发展的危险性随着累积粉尘暴露量的增加而增加。大多数受影响的矿工是在 1969 年之前工作过，那时《联邦煤矿健康与安全法》（被称为《煤炭法案》）获得通过。法案规定煤矿工人吸入的煤尘浓度应控制在 $2mg/m^2$ 内。1977 年，联邦矿山安全与健康法通过（被称为《煤矿法案》），统一了所有煤矿健康与安全准则，成立矿山安全与健康管理中心。因此，1977—2000 年，患煤工尘肺的煤矿工人数量明显减少，但之后煤工尘肺的发病率有所上升，原因在于先进的煤炭开采技术及机器的应用，使得煤矿工人在井下的工作时间较 1980 年增加 25%。大矿区的工人罹患煤工尘肺及进展性大块纤维化的风险明显高于规模少于 50 人的小煤矿。浅煤层的开采所导致的煤尘控制欠佳和二氧化硅暴露过强的情况引起大家的关注。

新的煤工尘肺及进展性大块纤维化患者的增加,使我们不得不面对这些问题:是规定的煤尘暴露上限设置过高;还是强制管理策略无效? 国家卫生健康委职业安全卫生研究中心建议规定煤矿工人吸入的煤尘浓度应控制在 $1mg/m^3$ 内。

损害与残疾

对于煤工尘肺造成的损害与残疾问题,现在仍存在争议。大多数专家认为,简单煤工尘肺的非吸烟患者无明显肺部损伤,即使肺功能检查显示肺功能轻度降低也是正常的,但进展性大块纤维化可导致患者早逝。对于以咳嗽、咳痰为临床表现的工业性支气管炎非吸烟者,其肺功能多为正常。尽管吸烟是导致煤矿工人肺损伤的原因,但吸烟并未提高简单煤工尘肺的发病率及增加进展性大块纤维化的风险。即使对非吸烟者,煤粉尘也可导致其患肺气肿,这也许是非进展性大块纤维化矿工罹患呼吸道疾病的主要原因。煤矿安全联邦法案和联邦黑肺福利计划根据肺功能检查的 FEV_1 和最大通气量的下降程度来评估煤工尘肺的致残等级。煤矿工人肺容积的下降基于其身高而非年龄,并且不考虑吸烟因素。静息状态呼吸室内空气时,若煤矿工人的 PaO_2 低于正常水平且肺泡 – 血氧分压差 $>45mmHg$,则可认为其通气能力轻度下降。运动试验不包含在评估系统中。

如今,煤工尘肺患者的平均寿命和一般人群无差别。有些非正常死亡见于良性呼吸道疾患、意外事故或胃癌等。直接死于煤工尘肺的患者比例约为4%,多为进展性大块纤维化,很少发生于简单煤工尘肺患者。这些非正常死亡数被肺癌、缺血性心脏病的死亡率抵消。与一般人群比较,煤矿工人罹患慢性致残疾病的发病率和死亡率分别下降10%和20%,这种现象被称为健康工人效应。非吸烟和未患进展性大块纤维化的煤矿工人发生肺源性心脏病和右心室肥大的可能性也较低。除避免煤尘暴露外,目前对煤工尘肺患者尚无其他有效的治疗办法。

(王合荣 译 孙昕 审校)

参考文献

1. Attfield MD, Kuempel ED. Mortality among U. S. underground coal miners: a 23-year follow-up. *Am J Ind Med.* 2008;51:231 – 245.

煤矿工人与一般人群的死因死亡率无差别,但是患良性呼吸道疾病,尤其患尘肺病的风险是一般人的 2 倍。但是煤矿工人患肺癌和胃癌的风险并无增加。

2. Brichet A, Tonnel AB, Brambilla E, et al. Chronic interstitial pneumonia with honeycombing in coal workers. *Sarcoidosis Vasc Diffuse Lung Dis.* 2002;19:211 – 219.

文章描述了煤矿工人慢性间质性肺病与煤尘暴露之间可能的关联,无论其是否患有尘肺病。

3. Cohen R, Velho V. Update on respiratory disease from coal mine and silica dust. *Clin Chest Med.* 2002;23:811 – 826.

一篇优秀的综述文章。

4. Fisher BE. Between a rock and a healthy place. *Environ Health Perspect.* 1998;106: A544 – A546.

一篇关于预防煤矿工人尘肺病的立法和机构的综述。

5. Goodwin S, Attfield M. Temporal trends in coal workers' pneumoconiosis prevalence. Validating the National Coal Study results. *J Occup Environ Med.* 1998; 40: 1065 – 1071.

近年来煤矿工人患尘肺病和进展性大块纤维化的发病率随着时间而下降,尽管目前规定的煤尘暴露上限是 2 mg/m^3,但仍然有新发患者。美国国家职业安全卫生研究所建议将煤尘暴露上限定为 1 mg/m^3。

6. Henneberger PK, Attfield MD. Respiratory symptoms and spirometry in experienced coal miners: effects of both distant and recent coal mine dust exposures. *Am J Ind Med.* 1997;32:268 – 274.

自 1969 年美国煤矿健康和安全准则颁布后,煤矿工人呼吸道症状的发作频率有所下降,但是煤尘暴露 2mg/m^3 标准并没有降低煤矿工人尘肺病的发病率。

7. Huang X, Fournier J, Koenig K, et al. Buffering capacity of coal and its acid-soluble Fe^{2+} content: possible role in coal workers' pneumoconiosis. *Chem Res Toxicol.* 1998;11:722 – 729.

当煤尘中含可溶于酸的 Fe^{2+},且机体对煤尘缓冲能力较弱时,煤矿工人更易患尘肺病。这或可解释煤矿工人尘肺病发病频次和严重程度存在的地域差异。

8. Laney AS, Attfield MD. Coal workers' pneumoconiosis and progressive massive fibrosis are increasingly more prevalent among workers in small underground coal mines in the United States. *J Occup Environ Med.* 2009;67:428 – 431.

规模少于 50 人的小煤矿矿工患煤工尘肺和进展性大块纤维化的风险更大。这可能与煤尘控制差、管理措施松懈及薄煤层开采导致二氧化硅及其他粉尘高暴露有关。

9. Joyce S. Major issues in miner health. *Environ Health Perspect*. 1998;106: A538 – A543.

一篇关于矿工健康问题和预防煤工尘肺立法的出色综述。

10. Kuempel ED, Wheeler MW, Smith RJ, et al. Contributions of dust exposure and cigarette smoking to emphysema severity in coal miners in the United States. *Am J Respir Crit Care Med*. 2009;180:257 – 264.

煤矿工人即使不吸烟,肺气肿严重程度也比非煤矿工人重。

11. McCunney RJ, Morfield P, Payne S. What component of coal causes pneumoconiosis? *J Occup Environ Med*. 2009;51:462 – 471.

这篇综述文章结论是煤尘中的活性剂是铁离子,而二氧化硅在煤工尘肺发病机制中并没那么重要。

12. Naccache J-M, Monnet I, Nunes H, et al. Anthracofibrosis attributed to mixed mineral dust exposure: report of three cases. *Thorax*. 2008;63:655 – 657.

本文报道了 3 例被覆黏膜上存在黑色素沉积的支气管狭窄患者,排除了肺结核诊断。

13. Prince TS, Frank AL. Causation, impairment, disability: an analysis of coal workers' pneumoco-niosis evaluations. *J Occup Environ Med*. 1996;38:77 – 82.

很多情况下,煤尘暴露、损伤及致残在煤工尘肺中的关系并不清楚。影像和肺功能检查正常的煤矿工人也经常获得补偿。

14. Tomas LHS. Emphysema and chronic obstructive pulmonary disease in coal miners. *Curr Opin Pulm Med*. 2011;17:123 – 125.

非吸烟煤矿工人也可患肺气肿和 COPD,这一风险与累积暴露于可吸入的煤尘颗粒有关。

15. Vallyathan V, Brower PS, Green FH, et al. Radiographic and pathologic correlation of coal workers' pneumoconiosis. *Am J Respir Crit Care Med*. 1996;154:741 – 748.

比较所有肺层段的 X 线影像表现发现,胸片难以发现轻度的煤工尘肺损伤,但是与国际劳工局(ILO)病理分级 0/1 以上相一致。对于进展性大块纤维化损伤,X 线摄影与病理发现无相关。

16. Wade WA, Petsonk EL, Young B, etal. Severe occupational pneumoconiosis among West Virginia coal miners: 138 cases of progressive massive fibrosis compensated be-

tween 2000 and 2009. *Chest*. 2011;139(6):1458 – 1462. doi:10. 1378/chest. 10 – 1326.

联邦煤尘管理条例实施后,仍有矿工罹患进展性大块纤维化,提示当前的煤尘暴露标准依旧太高,强制措施不到位,或两种原因均有。

17. Wynn GJ, Turkington PM, O'Driscoll BR. Anthracofibrosis, bronchial stenosis with overlying anthracotic mucosa: possibly a new occupational lung disorder. *Chest*. 2008;134:1069 – 1073.

气道狭窄患者支气管内色素沉积最初被描述为肺结核的一种并发症。但是在这篇文章中,支气管色素沉着纤维化被用于描述非肺结核的气道狭窄支气管内色素沉积情况。

第84章 石棉肺

William G. Hughson

石棉是硅酸盐纤维的衍生物,也被称为纤维状硅酸盐。它是自然形成的矿物质,具有耐热性和耐腐蚀性。温石棉或蛇纹石棉的结构特征是环形纤维,其他类型石棉(也称为角闪石石棉)的结构特征是直线状纤维,如铁石棉和青石棉。石棉被广泛用于纺织、绝缘材料、建筑材料及刹车材料的制造中。

石棉相关疾病的危险度与石棉暴露量息息相关。石棉定量指标为根/(毫升·年),即暴露于工作环境大气层(其时间加权平均石棉水平为1根/毫升)一年所吸入的石棉纤维量。单位中的"年"表示工作年限(1年工作250天,每天8小时定义为1年),并且只计数长度>5μm的纤维。在过去,石棉的暴露水平很高,如造船厂和建筑工地的绝缘工人,其石棉暴露水平约为10根/毫升;对于暴露于温石棉的矿工和纺织工,其石棉暴露水平为10~100根/毫升;对于维修刹车的汽车修理工,其石棉暴露水平为0.1根/毫升。到1968年,石棉颗粒暴露水平的阈限值高达500万/立方英尺(约15根/毫升,1英尺=2.54cm)。至此,石棉暴露水平逐渐下降,目前的许可限度为0.1根/毫升。

石棉相关疾病的危险度与暴露石棉的类型亦相关。温石棉在肺内被清除的速率较快,而角闪石棉能被更大程度地保留。因此,按根/毫升计算,温石棉暴露人群的疾病风险较低。例如,对魁北克市的温石棉矿工和打磨工的调查发现,极少证据能够证明累积年石棉暴露水平高于1000根/毫升可增加死亡率。然而,暴露于铁石棉和青石棉水平达2~5根/毫升的工人罹患间皮瘤的风险增加。在北美,石棉用量的约90%为温石棉。铁石棉主要用于绝缘材料的制造,青石棉主要用于水泥制造。在欧洲和澳大利亚,角闪石棉的应用更为常见。这些地区的人群罹患石棉相关恶性肿瘤的风险均较高。

尽管高石棉暴露水平发生于1900年前,但是含石棉成分的建筑材料的广泛应用可能危害到处于公共建筑及学校的人群。许多建筑空间都有石棉纤维存在,浓度为 0.0 001 ~ 0.001 根/毫升,其类型主要是温石棉,但尚无证据表明处于这些公共场所和暴露背景值的人群发病风险增加。有报道发现,从事暴露于石棉的作业者,其家属可能因吸入其衣物上的石棉纤维而患病。这些病例主要与角闪石棉相关,且肺组织检查证实家属的肺组织内石棉浓度与暴露作业者的相同。

美国职业安全健康署(OSHA)及环境保护署(EPA)应用线性的无阈值模型来评估石棉暴露的危险性。该模型所得结果是任何水平的石棉暴露均可导致不同程度的疾病危险。但是,已有充分证据表明低水平的石棉(尤其是温石棉)暴露不会增加患石棉相关性疾病的风险。例如,1970 年前魁北克市温石棉矿区小镇居民的石棉暴露环境水平为 0.1 ~ 3 根/毫升,终生暴露水平约为 25 根/毫升,但该镇居民患肺癌的风险并没有增加,而罹患间皮瘤的患者主要是温石棉开采工及与其长期生活的家属。因此,EPA 应用该模型明显高估了该镇居民患肺癌和间皮瘤的风险。

石棉沉着症指由石棉导致的肺纤维化,肺间质纤维化的出现及肺组织内含铁石棉小体和裸露石棉纤维的增加是其典型特点。含铁小体是被覆蛋白质铁染色基质的石棉纤维,光镜下可观察到。应用肺组织消化技术可分离和计数裸露的石棉纤维。石棉沉着症患者肺组织内的含铁小体和裸露石棉纤维的浓度是正常人的 100 ~ 1000 倍。一般来说,石棉沉着症发生于肺基底部近胸膜处,随着疾病进展,其会波及全肺似细纤维化。在疾病终末阶段,肺表现出蜂窝样改变,影像学可将其与其他类型的肺纤维化相鉴别。

石棉沉着症患者常表现为运动时呼吸困难,并常伴干咳。一定的石棉暴露史是临床诊断石棉沉着症所必需的。石棉沉着症是一种罕见疾病,其发生基于高水平的石棉暴露。大多数患者的发病潜伏期(从接触石棉到发病的时间)为 20 年以上。胸片显示双肺不规则密度影。美国胸科协会(ATS)规定诊断石棉沉着症的标准要求的评级是 1/0 或要高于国际劳工局系统评估的标准。尽管不常见,但有些石棉沉着症胸片正常,需要组织学证实。其他诊断标准包括肺功能检查为限制性通气功能障碍、CO 弥散功能下降,听诊肺部湿啰音。仰卧位及俯卧位时高分辨率、薄层 CT 扫描可证实间质性疾病的存在,或在胸片上可能表现为轻度肺实质异常影。

运动试验可用于鉴别肺功能检查相对正常的呼吸困难。呼吸困难水平与单一的肺功能指标及特定的影像学表现无相关性。由 AST 和美国医学会建立的诊断石棉沉着症主观和客观标准提醒大家注意肺损伤程度。

胸膜疾病和胸膜纤维化是石棉相关的肺损伤最常见的两种形式。与石棉沉着症不同,较低的石棉暴露水平即可致病。在病理上,可见胸膜局部区域有瘢痕,即胸膜斑,也可发生钙化,钙化是慢性病程而非严重程度的指标。在胸部平片上,胸膜斑常见于双侧、中下 1/3 肺野。在隔膜上常有。胸膜斑常发生在侧胸壁表面,但也可发生于脏胸膜和纵隔膜上。通常,胸膜斑不会导致肺功能异常,但也有研究发现胸膜斑可致轻度且有统计学意义的肺活量及 FEV_1 的下降。广泛的胸膜斑可造成限制性肺疾病。与局部胸膜斑不同,弥漫性的胸膜增厚伴有脏层和壁胸膜纤维化。若胸膜肥厚广泛且严重,可导致肺组织牵拉,甚至肺损伤及通气功能衰竭。良性弥漫性胸膜肥厚最可能的起因是胸腔积液。石棉相关的胸腔积液一般是渗出性的,且慢性周期性存在。在诊断为石棉相关胸腔积液时应排除感染和恶性肿瘤等可能。

圆形肺不张是胸膜疾病在影像上的一种良性发现,以局部胸膜肥厚和邻近肺组织的牵拉为特征。CT 扫描的发展使这种特征性表现较易被辨别,当与间皮瘤和肺癌鉴别时,肺活组织检查是必要的。

高水平石棉暴露的人群患肺癌的风险增高。例如,Selikoff 曾描述绝缘工患肺癌的相对风险约是非吸烟者的 5 倍。吸烟的绝缘工患肺癌的风险更是非吸烟者的 50 ~ 90 倍,主要是石棉和吸烟协同作用的结果。Kipen 等随后的研究表明,患肺癌的绝缘工同时患石棉沉着症。尽管该研究存在一些争议,但多数数据提示,当临床或病理诊断患者患石棉沉着症时,则患肺癌的风险增加,而无肺纤维化时,单纯的石棉暴露并不会增加罹患肺癌的风险。约 2/3 的石棉相关性肺癌发生于下肺叶,这与大多数肺癌好发于上肺叶不同。但该类肺癌的细胞类型与其他肺癌无异,对石棉相关肺癌的鉴别没有帮助。很多研究并没有充分控制吸烟这一干扰因素。因为许多蓝领工人吸烟比一般人群严重,所以不能有效控烟将会产生错误的结论,即石棉等职业暴露将增加患肺癌的风险。

恶性间皮瘤是一种罕见肿瘤,常发生于胸膜和腹膜。约 75% 的男性患者和 10% 的女性患者有石棉暴露病史。一些个案报道发生于石棉暴露工人的家属中。纤维类型对理解恶性间皮瘤病因学很重要。尽管温石棉可导致恶性间皮瘤,但很罕见,只有其浓度达到足以致病的程度才会发生。相反的,角闪石棉在低浓度时即可致病。目前尚没有证据表明,石棉的环境水平可使一般人群罹患恶性间皮瘤的风险增加。

目前,石棉相关的胸膜和肺疾病尚没有特定的治疗措施,应大力提倡戒烟。其他措施包括肺部感染及流感的早期治疗、接种肺炎球菌疫苗、严格病情监测以及对并发症、呼吸衰竭积极治疗等。

(付莎莎 译 孙昕 审校)

参考文献

1. Banks DE, Shi R, McLarty J, et al. American College of Chest Physicians consensus statement on the respiratory health effects of asbestos. *Chest*. 2009;135:1619 – 1627.
   一篇关于石棉对健康的影响的有趣论著。

2. Camus M, Siemiatycki J, Meek B. Nonoccupational exposure to chrysotile asbestos and the risk of lung cancer. *N Engl J Med*. 1998;338:1565 – 1571.
   在魁比克市温石棉矿区,EPA 设计的模型高估了石棉所致的肺癌风险,至少比实际高出 1 个数量级。

3. Camus M, Siemiatycki J, Case BW, et al. Risk of mesothelioma among women living near chrysotile mines versus US EPA asbestos model: preliminary findings. *Ann Occup Hyg*. 2002;46 (suppl):95 – 98.
   EPA 在魁比克市温石棉矿区设计的模型过高估计恶性间皮瘤患病风险,比实际高出约 10 个数量级。

4. Case BW, Camus M, Richardson L, et al. Preliminary findings for pleural mesothelioma among women in the Quebec chrysotile mining regions. *Ann Occup Hyg*. 2002;46 (suppl):128 – 131.
   被诊断为恶性间皮瘤的女性大多有职业暴露史,或者与在工厂的工人共同生活。

5. Cugell DW, Kamp DW. Asbestos and the pleura: a review. *Chest*. 2004;125:1103 – 1117.
   一篇综合性的综述文章。

6. Graham GW, Berry G. Mesothelioma and asbestos. *Regul Toxicol Pharmacol*. 2008;52:S223 – S231.
   单纯的温石棉暴露可能不会导致恶性间皮瘤。角闪石棉是恶性间皮瘤的主要病因。

7. Greillier L, Astoul P. Mesothelioma and asbestos-related pleural diseases. *Respiration*. 2008;76:1 – 15.

一篇讲述由石棉引起的良性和恶性胸膜疾病的综述。

8. Guidotti TL, Miller A, Christiani D, et al. Diagnosis and initial management of non-malignant diseases related to asbestos. *Am J Respir Crit Care Med*. 2004; 170: 691 – 715.

ATS 意见书。

9. Hodgson JT, Darnton A. The quantitative risks of mesothelioma and lung cancer in relation to asbestos exposure. *Ann Occup Hyg*. 2000; 44: 565 – 601.

一篇关于流行病学研究的综述。角闪石棉暴露者罹患肺癌和恶性间皮瘤的风险较温石棉暴露者高。

10. Kipen HM, Lilis R, Suzuki Y, et al. Pulmonary fibrosis in asbestos insulation workers with lung cancer: a radiological and histopathological evaluation. *Br J Ind Med*. 1987; 44: 96 – 100.

一项对 138 例绝缘工肺癌患者的重要研究证实所有患者样本均有石棉沉着症的病理学发现,胸片表现和 1/1 甚至更高的 ILO 鉴定比率显示了肺癌患者的过剩数量。之后关于 415 个病例报道证实 99% 的肺癌患者存在致病石棉纤维,且几乎都是吸烟者或者曾吸烟者。

11. Lanphear BP, Buncher CR. Latent period for malignant mesothelioma of occupational origin. *J Occup Med*. 1992; 34: 718 – 721.

96% 的病例表明,恶性间皮瘤的潜伏期达 20 年或更长。

12. Lee DJ, Fleming LE, Arheart KL, et al. Smoking rate trends in U. S. occupational groups: the 1987 to 2004 National Health Interview Survey. *J Occup Environ Med*. 2007; 49: 75 – 81.

蓝领工人比一般人群吸烟更为普遍。

13. Liddell FDK, McDonald AD, McDonald JC. The 1891 –1920 birth cohort of Quebec chrysotile miners and millers: development from 1901 and mortality to 1992. *Ann Occup Hyg*. 1997; 41: 13 – 36.

目前尚无充分证据表明高水平暴露的煤矿工人和打磨工累积暴露水平超过 1000 纤维/cc 时死亡风险增高。

14. Price B, Ware A. Time trend of mesothelioma incidence in the United States and projection of future cases: an update based on the SEER data for 1973 through 2005. *Crit Rev Toxicol*. 2009; 39: 576 –588.

在美国,2008 年的评估预测恶性间皮瘤患者共 2400 例。预计 2008—2042 年恶性间皮瘤患者将增加至 68 000 例。

15. Roggli VL, Sanders LL. Asbestos content of lung tissue and carcinoma of the lung: a

clinicopathologic correlation and mineral fiber analysis of 234 cases. *Ann Occup Hyg.* 2000;44:109 – 117.

石棉沉着症患者肺内石棉纤维水平明显增高,其中主要是角闪石棉纤维成分。闪石负荷致癌常伴随石棉沉着症的组织学证据。

16. Roggli VL, Sharma A, Butnor KJ, et al. Malignant mesothelioma and occupational exposure to asbestos: a clinicopathological correlation of 1445 cases. *Ultrastruct Pathol.* 2002;26:55.

在美国,商业性闪石应用是大多数恶性间皮瘤的病因。

17. Selikoff IJ, Hammond EC. Asbestos and smoking. *JAMA.* 1979;242:458.

吸烟的绝缘工罹患肺癌的风险较一般人增加至 50 ~ 90 倍。

第85章 工作相关性哮喘

William G. Hughson

哮喘是一种以广泛多变的可逆性气道阻塞为特征的肺功能障碍性疾病,患者可自行缓解或经治疗后缓解,与心血管疾病无关。工作相关性哮喘指工作场所吸入暴露而引起或加重的广义哮喘,包括职业性哮喘和工作加重性哮喘。职业性哮喘是在工作环境中暴露于空气粉尘、气体、蒸汽或烟雾所致。工作加重性哮喘指由各种工作相关性因素引发的已知哮喘患者的哮喘发作。

病因

哮喘是一种常见病,大约10%的人在其一生中会被诊断为哮喘(即哮喘的发病率)。约5%的人患有活动性哮喘(即哮喘的患病率)。10%～15%的成年患者由于工作暴露而引发或加重哮喘。工作相关性哮喘的发病随职业和工厂暴露水平的不同而变化很大。工作相关性哮喘的真实发病率可能高于报道数据,因为受影响的工人通常停止工作,剩下的是未受影响的幸存者。在比较工人与普通人群的哮喘患病率和死亡率的研究中,这种现象是普遍存在的。职业人群的哮喘患病率和死亡率通常比普通人群低10%～20%,普通人群中包括因慢性病致残的病例。这种疾病率降低被称作工人健康影响因素。因为哮喘是一种常见病,且工作相关性哮喘的临床症状与非工作相关性哮喘相同,所以目前的临床挑战是阐明工作暴露的性质和程度及在哮喘和职业之间建立暂时的关联。由于哮喘的固有变异,且患者症状可能表现为早发、晚发、重叠或迟发复发,因此诊断是困难的。

发病机制

工作相关性哮喘的发病机制可分为反射性、炎症性、药理性及过敏性。反射性支气管收缩的发生与许多物质刺激气道内受体有关,如冷空气、惰性粉尘、气体和烟雾。这种反应是非特异性的,不涉及免疫机制。许多患者有哮喘病史。炎症性支气管收缩始于吸入高浓度刺激物后的非特异性反应。大部分患者能恢复,少数患者会发展为慢性哮喘。这种情况通常被称为反应性气道功能障碍综合征(RADS)。以声嘶、咳嗽、呼吸困难为特征的声带功能障碍也可由刺激物暴露引起,通常被误诊为哮喘。药物性支气管收缩是指工作环境刺激物引发的肺部特异性药理反应。例如,有机磷杀虫剂的胆碱酯酶抑制作用,由于其过度刺激副交感神经而导致支气管收缩。

　　过敏性支气管收缩是职业性哮喘最常见的诱因。易感的工人在接触动物或植物蛋白等工作环境刺激物后可产生 IgE 或 IgG 抗体。如果变应原为高分子量化合物(如面包师哮喘),那么那些具有特异性体质的人比一般人更容易致敏。如果是低分子量化合物(如异氰酸酯制造业),遗传特异性则不作为诱发因素。致敏需要时间,发生暴露和症状发作的潜伏期为几周到几年不等。已经证明,数百种工作环境刺激物可诱发哮喘,且数量在逐年增加。吸烟会成倍增加职业性哮喘的患病风险,可能机制是烟草可促使炎症细胞到肺内与刺激物或致敏物发生反应。

诊断

　　当考虑诊断为工作相关性哮喘时,必须回答两个问题:①患者真的是哮喘吗? ②哮喘与工作有关吗? 诊断哮喘的一般方法已在其他章节讨论(见第 63 章)。回答第二个问题需要包括以下内容:临床症状和职业史、体格检查、胸片、肺功能检查、吸入物激发试验、免疫检查。

　　工作相关性哮喘患者的典型临床症状包括工作期间或离开工作环境数小时后发作的气短、胸闷、咳嗽、喘息,通常伴有鼻炎或结膜炎症状。复发性支气管炎也常被报道。周末、假期或离开工作场所后症状改善是重要线索。工作暴露后立即发作或任意时间接触同样刺激物后发作的患者通常提示哮喘与工作暴露之间的因果联系。然而,许多物质,尤其是低分子量有机物和无机物,会引发迟发性哮喘反应。夜间阵发性呼吸困难和咳嗽可能是工作相关性哮喘的唯一症状。因此,应注意哮喘发作可能与工作暴露不同步。影响工作相关性哮喘患者症状和气流受限程度的主要因素是缓解时间和累积暴露效应。有些患者下班后症状迅速改善,并且实际上在下个工作日前可完全恢复。这些工人患者在每次倒班时会表现出类似的病情恶化。另一种极端情况是有些患者可能需要更多的时间恢复。即使有周末,数周内反复暴露,会导致肺功能持续恶化。不考虑职业性因素,则工作相关性哮喘的临床特点很难与慢性阻塞性肺疾病区别开来。该病的反应本质可被固定性呼气流量降低所掩盖,且似乎与工作无关。在这种情况下,只有停止暴露时间足够长,以使肺功能恢复到正常,职业和哮喘的关系才能被真正清楚地认识到。如果患者重返工作后,症状和气流阻塞再次出现,则这种关联会更明显。

职业史对工作相关性哮喘的诊断很关键。需获取患者详细的工作实践经历,包括接触物品、口罩和手套等防护措施及空气流通状况。除患者自身外,同时需要了解其同事使用的物品等信息,非亲自接触的物品同样能刺激致敏者发生反应。询问其同事是否有类似情况,同样有用。通常患者对其所接触的物品了解很少。应当向雇佣者索要材料安全说明书,他们应依法提供给患者。如果临床医生能谨慎避免对抗局面的出现,那么雇佣者或保险公司可能提供有关暴露性质和程度的行业卫生安全数据。现场调查很必要,为完善评估,临床医生应充分查阅相关医学文献。

体格检查可能发现结膜炎、鼻炎、喘息,然而我们通常很难看到这些体征,尤其是当患者已经离开特定工作环境一段时间后。尽管可发现部分患者实质性浸润和过度充气的征象,但工作相关性哮喘患者的胸片通常是正常的。

肺功能检查可发现呼气相气道阻塞和过度充气,以及吸入支气管舒张剂后的肺功能改善。然而,可逆性气道阻塞是哮喘的重要特点,且肺功能检查可正常。这种情况下,应用醋甲胆碱、组胺、冷空气或运动作为刺激的支气管激发试验可以证明支气管高反应性的存在。但这些支气管高反应性的非特异性刺激并不能确诊工作环境中的暴露因素。在呼吸科实验室中,诊断工作相关性哮喘的金标准是吸入可疑致敏原引发的特异性吸入试验。然而,要在众多复杂的工作环境暴露中准确地筛选出致敏物通常是很困难的。此外,因具有精确环境监测功能的设施很少,所以实际情况中要确定刺激物的准确浓度也很困难。倒班前后的肺功能检查能证实工作暴露后的呼气相阻塞情况。另外一种方法是连续监测呼气峰流速,提供给患者经济的流速仪,患者坚持工作日、夜间、周末的日常测定,并至少连续观察2周。这种方法需要患者很好的配合,自我监测的结果对确定潜在的致敏物和二次试验是很有帮助的。有学者建议,使用醋甲胆碱连续监测倒班前后的支气管高反应性,暴露后激发试验所用药物剂量减少可以支持工作相关性哮喘的诊断。

皮肤试验和血清学检查有助于确定特异性致敏物。但是,很难选择出皮肤试验所用物品,且非特异性刺激物可导致假阳性结果。抗体检测仅能检出有限的几种暴露化学物,血清学结果阳性仅提示既往暴露,并不能确诊为哮喘致敏物。皮肤试验和血清学检查可提示工作相关性哮喘的诱因,但不能明确诊断。

治疗

工作相关性哮喘的治疗与普通哮喘相同,强调患者应避免接触致敏物并减少非特异性刺激物的暴露。工作相关性哮喘的预后是有保障的。超过50%的患者脱离环境暴露1年后仍有症状。临床医生应经常明确工作相关性哮喘的劳动能力丧失情况。这通常需要详细评估患者的气流阻塞和支气管高反应性程度,及患者能否在这种情况下返回原岗位或调岗继续工作。如果不能恢复工作,就需要进行职业康复。这些决策需要临床医生、患者、雇佣者和劳动保障工作机构共同参与制订。

(付莎莎 译 孙昕 审校)

参考文献

1. Banks DE. Use of the specific challenge in the diagnosis of occupational asthma: a "gold standard" test or a test not used in current practice of occupational asthma? *Curr Opin Allergy Clin Immunol.* 2003;3:101–107.
   文章讨论了实施特异性吸入应激试验的困难,包括缺乏专科训练和吸入腔室中心数量有限。
2. Burge S. Recent developments in occupational asthma. *Swiss Med Wkly.* 2010;140:128–132.
   一篇简洁的综述。
3. Castano R, Malo J-L. Occupational rhinitis and asthma: where do we stand, where do we go? *Curr Allergy Asthma Rep.* 2010;10:135–142.
   职业性鼻炎和哮喘往往并存。文章充分讨论了疾病的发病机制和诊断方法。
4. Chan-Yeung M. Christie Memorial lecture. Occupational asthma—the past 50 years. . *Can Respir J.* 2004;11:21–26.

文章从历史性角度有趣地讨论了职业性哮喘。

5. Cowl CT. Occupational asthma: review of assessment, treatment and compensation. *Chest*. 2011;139:674-681.

这是一篇优秀的综述,讨论了疾病的损害、残疾、工人赔偿和保险系统。

6. Hendrick DJ. Recognition and surveillance of occupational asthma: a preventable illness with missed opportunities. *Br Med Bull*. 2010;95:175-192.

一篇精彩的综述。

7. Jeal H, Jones M. Allergy to rodents: an update. *Clin Exp Allergy*. 2010;40:1593-1601.

大约10%的动物管理人员患有鼻炎、结膜炎或哮喘。

8. Malo J-L, L'Archeveque J, Castellanos L, et al. Long-term outcomes of acute irritant-induced asthma. *Am J Respir Crit Care Med*. 2009;179:923-928.

大约80%的RADS患者会产生症状,且发生急性暴露10年后表现出肺功能异常。

9. McHugh MK, Symanski E, Pompeii LA, et al. Prevalence of asthma by industry and occupation in the U.S. working population. *Am J Ind Med*. 2010;53:463-475.

文章描述了各种工种的哮喘患病率,矿工、卫生保健人员和教师是高危人群。

10. Rachiotis G, Savani R, Brant A, et al. Outcome of occupational asthma after cessation of exposure: a systematic review. *Thorax*. 2007;62:147-152.

平均随访33个月后,只有32%的职业性哮喘患者能完全恢复。

11. Stoughton T, Prematta M, Craig T. Assessing and treating work-related asthma. *Allergy Asthma Clin Immunol*. 2008;4:164-171.

一篇出色的综述。

12. Tarlo SM, Balmes J, Balkisson R, et al. Diagnosis and management of work-related asthma. American College of Chest Physicians consensus statement. *Chest*. 2008;134:1S-41S.

这是一篇详尽的综述,概括了当前关于工作相关性哮喘的最先进研究。

13. Tarlo SM, Cartier A, Lemiere C. Work-related asthma: a case-based guide. *Can Respir J*. 2009;16:e57-e61.

这是一篇简洁的综述,描述了工作相关性哮喘的诊断要点。

14. Tarlo SM, Liss GM. Prevention of occupational asthma. *Curr Allergy Asthma Rep*. 2010;10:278-286.

一篇优质综述,讨论了降低工作相关性哮喘风险的策略。

15. Tarlo SM, Liss GM, Blanc PD. How to diagnose and treat work-related asthma: key messages for clinical practice from the American College of Chest Physicians consen-

sus statement. *Pol Arch Med Wewn*. 2009;119:660 – 666.

对于临床医生来说,这是一篇详尽且实用的综述文章。

16. Vandenplas O. Asthma and rhinitis in the workplace. *Curr Allergy Asthma Rep*.
2010;10:373 – 380.

精彩地讨论了过去 5 年内的研究。

17. Zock J-P, Vizcaya D, Le Moual N. Update on asthma and cleaners. *Curr Opin Allergy Clin Immunol*. 2010;10:114 – 120.

由于清洁剂的刺激和致敏作用,清洁工人患工作相关性哮喘的风险增高。

第86章 烧伤患者的肺损伤

Bruce M. Potenza

　　重度烧伤患者肺部损伤的诊断和治疗是富有挑战性的。肺损伤可单独存在或与皮肤烧伤共存。大约30%的皮肤烧伤患者会合并肺部损伤。根据皮肤烧伤面积,烟雾吸入可使烧伤患者的死亡率增加20%~50%。80%的烧伤患者死于烟雾吸入,多发生于室内和夜间。烟雾吸入烧伤患者的治疗包括吸氧、β受体激动剂雾化吸入、机械通气治疗和支气管镜检查。烧伤患者的呼吸支持与普通的需要辅助呼吸的内科和外科患者不同。其中部分患者的呼吸支持是由伴随大面积烧伤并长期住院的吸入性损伤患者的病理生理特点决定的。

吸入性损伤

　　吸入性损伤主要的危险因素是发生在密闭空间内的烟雾和火焰暴露,如家里、汽车、厂房、坦克或仓库内。密闭空间内发生火灾,根据火情性质不同,空气中的氧浓度将降到10%或更低。燃烧的有毒产物被局限,导致空气中聚集高浓度的一氧化碳(CO)、醛类、氨类、氢类(氯、氰化物、硫)、光气(COCl$_2$)及二氧化硫。其中,那些比空气重的气体会停留在密闭空间的底层,这样就增加了匍匐逃生或失去意识的受害者的暴露机会。此外,密闭空间火灾会产生更多的颗粒物,有毒燃烧产物以这些颗粒物为媒介进入呼吸道。当工厂工人在密闭的空间内暴露于有害的雾化化学物时,同样会发生吸入性损伤。通常,由于长期暴露,这些患者并无意识。

　　吸入性损伤的临床症状和体征包括面部、颈部、上半身皮肤的烧伤;烧焦的眉毛、鼻毛和头发;鼻孔、口腔和喉咽腔内的烟灰。患者可出现声音改变(嘶哑或声调高尖)或喘鸣。其他临床表现可有呼吸急促、缺氧、发绀。支气管镜检查可发现气道内烟灰沉积,呼吸道上皮水肿,充血,溃疡形成,脱落或出血。

　　吸入性损伤的机制包括三个独立的方面:颗粒物损伤、有毒燃烧产物损伤、直接热力损伤。患者有可能发生其中任何一种或全部损伤。颗粒物(烟灰)造成的损伤取决于沉积于不同解剖部位的颗粒物大小。较大的颗粒物沉积于鼻腔、外耳、喉咽腔。较小的颗粒物可进入气管、细支气管。小颗粒物可黏附于呼吸道黏膜上皮,往往引发或加重气道反应性损伤,并常常需要吸氧和β受体激动剂治疗。这通常是自限性过程,但是建议长期暴露的患者行气管插管和支气管镜检查以明确评估气道损伤情况和清理气道。对于中度吸入性损伤者,常常需要在24~48小时内完全清理黏附于下呼吸道黏膜的颗粒物,重度患者可延至3天。

有毒燃烧产物造成吸入性损伤的典型情况是 CO 中毒。其他常见的有毒产物包括氰化物、氯化氢或硫化氢、氨和甲醛。由于尚没有现成的实验室检查来及时明确检测出氰化物,因此很难诊断氰化物中毒。持续的阴离子间隙型酸中毒和血乳酸浓度增高支持氰化物中毒的诊断。

CO 中毒的治疗是高流量吸氧。CO 与血红蛋白的亲和力是氧的200~250倍。在室内空气($21\% FiO_2$)中,CO 的消散半衰期是320分钟,但在$100\% FiO_2$环境中则降至90min。大多数医院和护理人员的脉搏血氧仪不能鉴别氧合血红蛋白和碳氧血红蛋白。因此,对于血 CO 浓度很高的患者,脉搏血氧仪测定该患者仍具有很高的氧饱和度。动脉血气分析可准确检测血氧饱和度,且通常是显著低于脉冲血氧仪。实际的血 CO 浓度可由动脉或静脉血样检测得到。对于密闭环境内发生火灾暴露的患者(推广到院前急救阶段),我们的原则是将患者置于100%高流量氧环境中直至血气分析检测血氧饱和度和 CO 浓度降到正常为止。

高血 CO 的患者应进行高压氧治疗以降低血 CO 浓度,但更重要的是降低中枢神经系统内的 CO 浓度。10% 的 CO 中毒患者会发生远期认知功能障碍,而高压氧治疗可减少其发生。对于暴露于≥25% CO 浓度的人来说,通常需在暴露24小时内完成3个疗程的高压氧治疗。高压氧治疗期间需确保患者的血流动力学稳定。如果血流动力学不稳定,不宜接受高压氧治疗。应对氰化物中毒患者进行羟钴胺(CYANOKIT®)治疗,如果条件不允许,可用硝酸戊酯。

直接热力损伤是吸入性损伤最少见的一种形式,暴露于较剧烈的热源或低热长期暴露均可发生。损伤表现为气道水肿,呼吸道上皮脱落或溃疡形成,大量稠厚痰。这类患者有气管插管、支气管镜检查、积极肺部清理的指证。继发性阻塞性肺炎和急性呼吸窘迫综合征(ARDS)并不罕见。

慢性阻塞性肺疾病和面部烧伤

烧伤的一种特殊情况是,吸氧的慢性阻塞性肺疾病(COPD)患者,其吸烟并发生面部和鼻孔烧伤。这种情况往往造成1%~2%体表面积(TBSA)的浅度烧伤,不需要植皮。然而,鼻腔烧伤通常造成黏膜水肿和脱落。这种情况下,患者呼吸困难和不适感会加重,从而迫使患者以经口呼吸为主。这些患者可能发生严重的鼻漏和黏膜脱落而需要积极的上呼吸道清理。通常要求这些患者在24~48小时内入院并对其提供面部烧伤护理和气道清理。由于损伤小而表浅并不伤及鼻咽腔深部组织,因此这些患者往往不需要气管插管和机械通气。然而,在烧伤1周内,这些患者很容易并发肺炎,出院后的密切随访很重要。

气管插管

对于烧伤患者来说,放在第一位的应是保持气道通畅,但通常是很困难的。对于面部和上气道直接烧伤的患者,气管插管和机械通气是最关键的。口咽和声门上组织水肿会使气道控制复杂化。传统手段的里程碑式意义存在误区,它使患者复氧的能力是有限的。医生必须时刻准备喉镜和气管插管或紧急环甲膜穿刺来保证气道通畅。

在患者的复苏阶段,面部深度烧伤造成的水肿可致气道阻塞,这是由口咽部和声门上区的组织水肿引起的。在24小时内,对大面积烧伤的未插管患者进行不断重新评估需谨慎。对于预计存在气道问题的患者,应对其进行早期气管插管。对于无烟雾吸入的患者,在复苏阶段亦需要气管插管来保护气道。最好是提前评估气道功能状态。

以下症状提示应为患者实施气管插管以维持气道通畅:严重呼吸窘迫或呼吸困难,喘息,胸壁塌陷,严重面部及颈部烧伤,意识障碍(Glasgow 昏迷评分 <8 分)。气管插管的相对指证包括呼吸急促、中度呼吸困难、小面积面部烧伤或超过40%的体表面积烧伤需要液体复苏而可能致后期气道水肿。

直接喉镜的补充手段有支气管镜直视下气管插管和视频喉镜。喉罩可能起到急救气道的作用,但并不具备明确的气道功能且没有长期保护作用。大量液体复苏使声门上区和咽部组织水肿的概率增加,从而加重气道阻塞。但是,在紧急情况下,喉罩可起到临时人工气道的作用直到永久气道开通或行外科气管切开。如果液体复苏已造成患者严重颈部水肿,那么气管切开是困难的。这种情况下,可做大的横向切口,然后分离水肿的软组织以暴露手术视野。这样利于直接触诊重要的解剖标志,保证操作成功。

在复苏阶段,随着面部水肿的发生率增加,需要床旁护理人员和呼吸治疗师不断评估和调整气管内套管系带的张力。随着面部水肿加重,应放松缚带,并通常需要在气管切开缚带下放置软的嘴角保护材料。亲水胶体等柔软材料可以当作垫子以防止皮下压力性组织坏死。如果面部水肿减轻,应系紧缚带。在面部水肿阶段需要 2 条缚带,1 条系在耳朵上方,1 条系在耳朵下方,因为严重面部水肿通常是不对称的。烧伤患者的上机时间与其他内科或手术患者不同,这通常取决于正在进行的治疗(痛苦的大面积更换绷带、切除坏死组织、植皮、重建)而不是吸入性损伤的严重程度。对于大面积烧伤的患者,应根据外科治疗及烧伤护理中镇静、镇痛的需要,考虑选择性气管切开。

肺部清理和气道开放

对于未插管的患者,大面积的皮肤烧伤限制了其移动和下床活动。烧伤护理的镇静、镇痛使得肺部清理和气道开放程度受限。为解决这个问题,需要积极的肺部清理措施,包括频繁咳嗽、翻身、抬高床头、刺激性呼吸量测定及胸部理疗等。对于插管患者,进行胸部理疗排痰以保证开放气道和防止肺部并发症是必要的。吸入性损伤患者存在呼吸动力异常、纤毛运动和清理分泌物的能力下降。这些患者的后续问题有肺不张、合并和远端气道阻塞。可能发生的并发症为急性氧饱和下降、气管内套管阻塞、阻塞性肺炎和呼吸机相关性肺炎。

对于吸入性损伤和大面积烧伤的插管患者,使用纤维支气管镜能很大程度地改善分泌物控制和肺部清理。相对于其他 ICU 患者,烧伤患者的纤维支气管镜检查的指证应放宽。盲目的气管套管内吸引不足以清理分泌物。吸痰管常进入右主支气管,从而使左主支气管和远端气道得不到有效的清理。黏稠分泌物往往导致气道阻塞、肺不张、浓缩和肺炎。通过支气管镜可直接对远端困难气道进行烟灰和分泌物的灌洗、吸引和治疗。呼吸机相关并发症的预防措施包括床头抬高至 30° 和实施口腔护理。

雾化吸入治疗包括 β 受体激动剂、化痰药、抗凝药治疗。β 受体激动剂同时具有舒张支气管和抗炎的作用,还能减少肥大细胞分泌炎症介质从而降低肺微血管的通透性。化痰药包括 N - 乙酰半胱氨酸和阿法链道酶。在一些烧伤诊疗中心,对于合并吸入性损伤的患者,单独使用雾化肝素或联合 N - 乙酰半胱氨酸使用来拮抗体内促凝活动。

烧伤患者的机械通气管理与 ICU 中常见的内科或手术患者显著不同,认识到这一点很重要。在最初的 3 天内,由于需要大量液体复苏,对于烧伤面积超过 40% ~50% 体表面积的患者,其管理与其他患者明显不同。例如,1 例烧伤面积为 50%、体重为 70kg 的男性患者,按派克兰公式 4mL/(kg·1%体表面积),即每1% 烧伤面积每公斤体重 4mL 复苏液体,则第 1 个 24 小时内应给予约 20L 的液体。烧伤休克的患者发生毛细血管渗漏,造成血管和肺泡通透性增高,导致液体渗漏到肺间质和肺泡内。患者出现氧合和通气异常,并伴随肺顺应性下降、气道压力增高、通气血流比例失调和气体交换异常。这些患者的呼吸机治疗是一个动态过程。

烧伤患者肺炎

插管烧伤患者的肺炎很难诊断。烧伤合并创伤附加的病理生理表现使得肺炎的诊断很具挑战性。虽然存在肺炎常见的临床症状和体征,但往往缺少确凿的肺部感染证据。大面积烧伤患者通常体温升高,部分是因为烧伤组织本身释放的致热源和细胞因子,而与感染无关。白细胞计数升高至12 000 ~18 000 在大面积烧伤患者中很常见。完全切除烧伤坏死组织后白细胞会轻度下降,但围术期仍维持升高水平,部分是因为患者紧张和烧伤组织切除过程中释放的各种细胞因子和致热源。可鉴别的核左移可能来自手术或复苏的生理性紧张。胸片上的肺浸润提示确切的感染、肺不张或合并、复苏导致的水肿和继发于痰堵得气道阻塞。

微生物定量培养可辅助确定是否形成菌落或存在活动性肺部感染。我们可以根据菌落计数随时间的变化来帮助诊断肺炎。微生物定量培养菌落计数升高,并伴随高白细胞计数、痰量增多和发热,提示抗感染治疗。通常很难决策烧伤患者的抗生素使用周期,但是,一般而言,人们更倾向于遵守肺部感染策略。合并吸入性损伤的烧伤患者需要特殊的诊疗,因为不仅是呼吸道状态,潜在的烧伤治疗也影响肺部管理的实施。

(于雯雯 张素倍 译 孙昕 审校)

参考文献

1. Bourdeaux C, Manara A. Burns and smoke inhalation. *Anaesth Intensive Care Med*. 2008;9:404 – 408.

   一篇关于吸入性损伤和治疗策略的出色的病理生理学综述。

2. Baruchin O, Yoffe B, Baruchin AM. Burns in inpatients by simultaneous use of cigarettes and oxygen therapy. *Burns*. 2004;30:836 – 838.

   文章讨论了慢性氧疗患者吸烟时发生面部烧伤的问题。

3. Cancio L. Airway management and smoke inhalation injury in the burn patient. *Clin Plast Surg*. 2009;36(4):555 – 567.

   本文是一篇关于吸入性损伤患者护理的最佳文献之一。

4. Cyanokit. Columbia, MD: Meridian Medical Technologies. http://www.cyanokit.com/. Accessed. January 11, 2013.

   这是一个公司网站,描述了羟钴胺素治疗氰化物中毒的作用机制。

5. Desai MH, Mlcak R, Richardson J, et al. Reduction in mortality in pediatric patients with inhalation injury with aerosolized heparin/acetylcystine therapy. *J Burn Care Rehabil*. 1998;19:210 – 212.

   文章描述了吸入性损伤患者吸入肝素和 N – 乙酰半胱氨酸,能改善小气道清理分泌物和细胞碎片的能力。

6. Eckert MJ, Wade TE, Davis KA, et al. Ventilator-associated pneumonia after combined burn and trauma is caused by associated injuries and not the burn wound. *J Burn Care Res*. 2006;27(4):457 – 462.

   文章讨论了烧伤合并创伤患者肺炎与烧伤的关系,发现烧伤并非肺炎的独立危险因素。虽然创伤性损伤是重要的因素,但众所周知,超过 20% 体表面积的皮肤烧伤是肺炎的一个独立危险因素。

7. Edelman DA, White MT, Tyburski JG, et al. Factors affecting prognosis of inhalation injury. *J Burn Care Res*. 2006;27:848 – 853.

   导致吸入性损伤患者上机时间、ICU 住院天数和死亡率增加的主要危险因素,是增大的是皮肤烧伤面积。烧伤面积 >50% 体表面积的患者,吸入性损伤的发生率是 63%。无吸入性损伤的患者死亡率是 3%,而吸入性损伤患者是 20%。

8. Edelman DA, Khan N, Kempf K, et al. Pneumonia after inhalation injury. *J Burn Care Res*. 2007;28:241 – 246.

   文章讨论了烧伤患者相关联的肺炎。吸入性损伤患者肺炎发生率为 27%,为不伴吸入性损伤烧伤患者的 2 倍。相对于烧伤面积 <20% 体表面积的患者或无皮

肤烧伤的患者来说,>20%体表面积的患者肺炎发生率和死亡率均增高。

9. Fidkowski CW, Fuzaylov G, Sheridan RL, et al. Inhalation burn injury in children. *Paediatr Anaesth*. 2009;19(suppl 1):147 – 154.

文章出色地讨论了儿科患者的吸入性损伤及护理治疗。

10. Latenser BA. Critical care of the burn patient: the first 48 hours. *Crit Care Med*. 2009;37(10):2819 – 2826.

文章概述了非烧伤专业外科医生对于烧伤患者的初始治疗,对护理烧伤患者的临床医生来说是很好的入门读物。

11. Mlcak RP, Suman OE, Herndon DN. Respiratory management of inhalation injury. *Burns*. 2007;33:2 – 13.

一篇关于吸入性损伤和治疗策略的出色的病理生理学综述。

12. Mosier MJ, Gamelli RL, Halerz MM, et al. Microbial contamination in burn patients undergoing urgent intubation as part of their early airway management. *J Burn Care Res*. 2008;29(2):304 – 310.

文章描述了吸入性损伤患者早期气道支气管镜和微生物活性检查的发现。17.6%的患者支气管肺泡灌洗液细菌培养无致病菌生长,29.7%的患者发现正常菌群,3.5%的患者细菌定量 < 1.0×10^5 cfu(菌落形成单位),16%的患者 >1.0×10^5 cfu。

13. Moisier MJ, Pham TN. American burn association practice guidelines for prevention, diagnosis, and treatment of ventilator-associated pneumonia in burn patients. *J Burn Care Res*. 2009;30:910 – 928.

文章讨论了机械通气患者呼吸机相关性肺炎的常用预防措施,以及如何应用于烧伤患者(伴或不伴吸入性损伤)。文章充分地概述了一些共识措施,包括呼吸机包、镀银气管套管、选择性去污措施、血糖控制及其他。

14. Nugent N, Herndon DN. Diagnosis and treatment of inhalation injury. In: Herndon DN, ed. *Total Burn Care*. 3rd ed. Philadelphia, PA: Saunders Elsevier; 2007:262 – 271.

综合叙述吸入性损伤的一章。

15. Palmieri T. Use of beta agonists in inhalation injury. *J Burn Care Res*. 2009;30:156 – 159.

文章讨论了使用 β 受体激动剂治疗烧伤患者的急性肺损伤和 ARDS 的效果。

16. Toon MH, Maybauer MO, Greenwood JE, et al. Management of acute smoke inhalation injury. *Crit Care Resusc*. 2010;12(1):53 – 65.

关于吸入性损伤及其病理生理机制的优质综述。

17. Traber DL, Herndon DN, Enkhabaatar P, et al. The pathophysiology of inhalation injury. In: Herndon DN, ed. *Total Burn Care*. 3rd ed. Philadelphia, PA: Saunders Elsevier; 2007:248 – 261.

关于吸入性损伤的第一手教材中极为优秀的一个章节。

18. Weaver LK, Hopkins RO, Chan KJ, et al. Hyperbaric oxygen for acute carbon monoxide poisoning. *N Engl J Med*. 2002;347(14):1057 – 1067.

文章评述了 CO 中毒的病理生理机制,研究了 CO 中毒后期神经心理症状的发生率。相对于未接受治疗的患者,24 小时内接受 3 个疗程高压氧治疗的患者的计算调整比值是 0.45。

19. Weaver LK, Valentine KJ, Hopkins RO. Carbon monoxide poisoning: risk factors for cognitive sequelae and the role of hyperbaric oxygen. *Am J Respir Crit Care Med*. 2007;176:491 – 497.

文章描述了有症状、血 CO 浓度 >25%、年龄 >35 岁的 CO 中毒患者的高压氧治疗效果。

第87章 过敏性肺炎

Dominic A.Munafo,Jr.

病因

过敏性肺炎(HP),也称外源性过敏性肺泡炎,是由于吸入各种生物或化学物而诱发过度的免疫反应。多数 HP 发生于职业、环境或副业暴露。HP 的例子包括经典的农民肺(吸入霉干草中的嗜热放线菌所致)、饲鸽者肺(吸入鸽子排泄物中的血清蛋白所致)、甘蔗渣肺(吸入甘蔗渣所致)、枫树皮病(吸入枫树皮中的真菌所致)、热浴肺(吸入分枝杆菌所致)、加湿器肺(吸入加湿器水中的阿米巴变形虫所致)。其他的抗原包括各种动物和昆虫蛋白、管乐器中的霉菌、异氰酸酯和酸酐等化学物质。文献中定期有报道新的刺激性抗原。吸入性抗原直径通常为 $1 \sim 5 \mu m$,因此可造成远端气道和肺泡损伤。抗原刺激机体发生免疫反应的能力,取决于其可溶性、对巨噬细胞吞噬消化的抵抗性和免疫佐剂特性。暴露人群的患病率相差很大,其范围为 $0.5\% \sim 30\%$,患病率可能取决于暴露强度和时间及抗原类型和宿主的易感性。对于暴露的农民,其估计患病率为 $0.5\% \sim 3\%$。饲鸽者肺患病率高于农民肺,部分可能是由于患者长期暴露于鸽子排泄物。

临床表现

虽然 HP 的临床表现通常被分为急性、亚急性和慢性,但是这些区分在 HP 研究组聚类分析中未得到证实。他们研究发现,大多数患者符合两类中的一类,建议根据临床评估、肺功能检查和高分辨 CT(HRCT)综合考虑患者为急性或残留性疾病。该研究组进一步得出结论,患者由急性发展为亚急性并最终为慢性病程的假设尚没有被明确。因此,该研究组不推荐使用急性、亚急性和慢性的分类。新的分类方法需要进一步的证实。

先前致敏机体接触特定抗原可导致疾病活动。再次暴露 $4 \sim 8$ 小时后,患者会突然发作流感样症状。典型症状包括干咳、发热、畏寒、呼吸困难、肌痛和不适感。最突出的体征是呼吸急促、心动过速和肺底部吸气相爆裂音。喘息并不常见。症状通常在 24 小时内达高峰,72 小时内自行缓解。再次暴露,症状会复发,且严重程度取决于暴露强度和时间及个体易感性。长期暴露于低水平抗原,可有轻度症状或无症状,并且疾病进展隐匿。如果患者持续暴露,则可导致进行性发展的呼吸困难、咳嗽、厌食和体重下降。

残留性疾病指急性炎症反应消失很长一段时间后发现的肺气肿和纤维化的晚期改变。吸气相爆裂音和静息时低氧血症是其典型症状。

诊断

与 HP 症状相关的暴露史提示诊断,但是对低水平长期暴露的患者进行诊断尤其困难。HP 的大多数症状和体征是非特异性的,关于其诊断标准有很多建议,但多数还未通过验证。HP 研究组发表了逻辑回归模型,确定了 6 种重要的 HP 预测因子:①已知侵袭性抗原暴露;②产生特异性抗体;③症状复发;④查体有吸气相爆裂音;⑤暴露 4~8 小时内发作症状;⑥体重减轻。根据患者的特定表现,通过这个模型可以预测患者患 HP 的概率。

实验室检查在很大程度上是非特异性的。多数患者的血清中存在抗原特异性 IgG 抗体,但只有一部分患者发病,IgA 或 IgM 抗体也可被发现。通常,患者血清和支气管肺泡灌洗液中的免疫球蛋白均升高,但 IgE 水平正常。抗体阳性没有诊断意义,仅提示既往暴露。

白细胞增多与核左移通常伴随疾病急性发作。嗜酸性粒细胞增多不常见,提示其他诊断。BALF 显示 T 淋巴细胞数显著增多。虽然肺泡巨噬细胞百分数明显下降,但其绝对值是升高的。BALF 结果不能诊断 HP,但可辅助支持诊断,并有助于排除其他疾病。仅能在残留性疾病中发现 BALF 淋巴细胞数正常。

在组织学上,最初 24 小时内,应为支气管周围的淋巴细胞、浆细胞、巨噬细胞和巨细胞的炎性浸润,而非中性粒细胞性肺泡炎。肺间质中常可见非干酪样肉芽肿。残留病灶中可同时可见肉芽肿和间质纤维化改变。纤维化的类型包括寻常型间质性肺炎和非特异性间质性肺炎。闭塞性细支气管炎很常见(25%~50%),伴或不伴机化性肺炎。没有血管炎。

HP 的胸片表现是高度可变的。最初,胸片的表现是正常的(20%~30%)或表现为双侧边界不清肺泡和间质结节影。其分布可以是斑片状或弥漫型,并多发于下叶。肺门淋巴结肿大和胸膜腔积液很少见。残留病灶胸片显示肺间质纤维化网状结节、蜂窝肺、肺容积减少。纤维化改变在肺上叶和周边更明显。在发现典型小叶中心性结节和肺气肿方面,高分辨 CT 更敏感,但其敏感性和特异性不稳定,取决于疾病严重程度和长期性。

急性发作期的肺功能检查往往有限制性通气功能障碍,通常可见轻度至中度低氧血症、低碳酸血症和 D_{LCO} 减低。约 60% 的患者可表现为醋甲胆碱激发试验阳性。反复发作的患者最常发生气道阻塞和持续性 D_{LCO} 减低。继发性间质纤维化的肺功能性限制也可见。早期停止暴露,肺功能异常可在数天到数周时间内逐步缓解。进展期患者可发生进行性肺功能下降、慢性缺氧和肺心病。无论是在实验室进行吸入激发试验,还是让患者重返暴露环境,都有助于诊断,但还未制订出标准的吸入激发试验方案。由于病因不明,慢性表现的患者可能需要肺活检来明确病理并排除其他疾病的可能。皮肤试验不能辅助诊断。疾病急性期的鉴别诊断包括非典型和病毒性肺炎、胶原血管病、淋巴细胞性间质性肺炎、有机粉尘毒性综合征和其他急性吸入性损伤。对于喘息患者,应考虑职业性哮喘、过敏性支气管肺曲霉病和棉尘肺。粟粒性肺结核、结节病、真菌感染、嗜酸性肉芽肿、特发性肺纤维化的表现与残留性 HP 相似。在一些三级特发性肺纤维化中心,多达10%的病理发现提示 HP。因此,对于间质性肺疾病患者,询问详细的暴露史是至关重要的。

病理生理学

HP 的免疫机制是复杂且未明确的。尽管体液免疫和细胞免疫都参与,但最近的研究表明,细胞免疫可能更重要。抗原暴露数小时后发生的急性肺泡炎被认为迟于肺泡和间质内的免疫复合物沉积。Ⅲ型免疫反应激活补体,导致血管通透性增高及炎性细胞被趋化。激活的巨噬细胞分泌多种促炎因子,包括肿瘤坏死因子 $-\alpha$(TNF $-\alpha$)、巨噬细胞炎性蛋白 -1α(MIP -1α)、白细胞介素 -1β(IL -1β)、IL -8 和 IL -12。MIP -1α 可趋化 CD8$^+$T 细胞。HP 的小鼠模型研究发现,干扰素 $-\gamma$(IFN $-\gamma$)对于肉芽肿性炎症的形成至关重要。IL -10 可抑制 IFN $-\gamma$ 的表达且可能减轻炎症反应。相反,IL -12 可促进 IFN $-\gamma$ 的产生,从而可促进肉芽肿性炎症。其他可能促进淋巴细胞性炎症的因素包括 BALF 中淋巴细胞上黏附分子 L $-$ 选择素的表达增强和 HP 淋巴细胞抑制凋亡。支气管周围淋巴组织可诱导和扩大局部免疫反应。研究显示可用 T_{H1} 型细胞过继转化为 HP,同时综合这些数据表明,Ⅳ型免疫反应调节方面的差异可能解释该疾病临床表现的变化。然而,最近的研究发现,$CD8^+$ T 细胞数量增多更能反映该疾病的活动性,并且在疾病慢性阶段,$CD4^+$ 细胞系增多并向 T_{H2} 型细胞分化。最后,有证据表明该疾病的上皮细胞凋亡被激活,且上皮凋亡可能对残留 HP 发生促纤维化改变很重要。总之,没有一种独立的免疫机制可充分解释 HP 的发病机制。多元机制学说是必要的。

有趣的是,在 HP 患者的远端气道内越来越频繁地发现常见的呼吸道病毒。小鼠模型研究表明,既往病毒感染可增加 HP 患者炎症反应。80%～90% 的 HP 患者为不抽烟者。抽烟可抑制免疫,因此其可提供一定程度的保护。小鼠模型研究表明,尼古丁可抑制肺泡巨噬细胞释放 IL-1 和 TNF-α。此外,抽烟者产生抗体的概率很低。重度抽烟史不支持 HP 的诊断。

治疗

对这种疾病的治疗主要是避免接触侵袭性抗原。一种不太理想的方法是使用口罩或过滤装置来有效降低或预防暴露。该疾病的急性期和进展期症状是惰性的。因此,如果持续暴露不可避免,那么密切随访患者的肺功能和胸片来评估疾病的活动性是至关重要的。口服糖皮质激素仍然是治疗的基石。急性期使用激素可促进恢复和减轻症状。此外,使用激素的一些患者更少发生纤维化改变。然而,到目前为止,没有明确证据表明激素可改善肺功能。应建议患者最大限度地避免抗原暴露。

预后

HP 的预后是可变的。一些农民肺患者持续暴露而无持续症状或疾病进展。然而,尽管其他一些饲鸽者肺患者完全避免暴露,但仍发生疾病进展。长期低水平暴露的患者似乎比短期间歇暴露的患者的预后更差。肺活检发现,纤维化改变患者的生存率降低。

（张凯茹　张素倍　译　孙昕　审校）

参考文献

1. Hodnett PA, Naidich DP. Fibrosing interstitial lung disease: a practical HRCT based approach to diagnosis and management and review of the literature. *Am J Respir Crit Care Med.* 2013;188(2):141 – 149.

   文章描述,在慢性间质性肺疾病患者(如慢性 HP)的诊断和管理中,如何最佳应用 HRCT。

2. Lota HK, Keir GJ, Hansell DM, et al. Novel use of rituximab in hypersensitivity pneumonitis refractory to conventional treatment. *Thorax.* 2013;68(8):780 – 781.

   美罗华-利妥昔单抗是嵌合体型 CD20 单抗。成熟 B 细胞表达 CD20 蛋白。CD20 B 细胞数的显著减少可影响 B 细胞的抗原提呈,从而降低 T 细胞的活化和抗体的产生。

3. Lacasse Y, Girard M, Cormier Y. Recent advances in hypersensitivity pneumonitis. *Chest.* 2012;142(1):208 – 217.

   该文章是关于 HP 临床表现、病理生理机制、治疗、预后的一篇优秀综述。阐述了 HP 不同的定义和分类方法。

4. Jinta T, Miyazaki Y, Kishi M, et al. The pathogenesis of chronic hypersensitivity pneumonitis in common with idiopathic pulmonary fibrosis: expression of apoptotic markers. *Am J Clin Pathol.* 2010;134:613.

   研究表明,慢性 HP 患者病理发现凋亡的上皮细胞,并推测上皮细胞凋亡可能在慢性纤维化过程中发挥作用。

5. Lacasse Y, Selman M, Costabel U, et al. Classification of hypersensitivity pneumonitis: a hypothesis. *Int Arch Allergy Immunol.* 2009;149:161.

   HP 研究组的聚类分析数据建议,HP 最好分为活动性和残留性两类,而非经典的急性、亚急性和慢性。

6. Barrera L, Mendoza F, Zuniga J, et al. Functional diversity of T-cell subpopulations in subacute and chronic hypersensitivity pneumonitis. *Am J Respir Crit Care Med.* 2008; 177:44.

   文章提示,CD8[+] T 细胞在疾病急性期作用更突出,CD4[+] T 细胞伴随慢性病程向 TH2 型细胞转化。

7. Blanchet MR, Israel-Assayag E, Cormier Y. Inhibitory effect of nicotine on experimental hypersensitivity pneumonitis in vivo and in vitro. *Am J Respir Crit Care Med.* 2004; 169:903.

   HP 小鼠模型证明了尼古丁对免疫系统的抑制效应。

8. Vourlekis JS, Schwarz MI, Cherniack RM, et al. The effect of pulmonary fibrosis on survival in patients with hypersensitivity pneumonitis. *Am J Med*. 2004;116:662.

文章研究了 72 例 HP 患者,肺活检证明其存在纤维化改变,死亡率增高。

9. Lacasse Y, Selman M, Costabel U, et al. Clinical diagnosis of hypersensitivity pneumonitis. *Am J Respir Crit Care Med*. 2003;168:952.

文章详细描述了 HP 研究组的预测法则及 6 种重要的 HP 预测因子。

10. Laflamme C, Israel-Assayag E, Cormier Y. Apoptosis of bronchoalveolar lavage lymphocytes in hypersensitivity pneumonitis. *Eur Respir J*. 2003;21:225.

与正常对照相比,HP 患者肺淋巴细胞的凋亡被抑制,这一特征促进了肺淋巴细胞的聚集。

11. Navarro C, Mendoza F, Barrera L, et al. Up-regulation of L-selectin and E-selectin in hypersensitivity pneumonitis. *Chest*. 2002;121:354.

HP 患者的 L - 选择素表达上调,可能强化淋巴细胞性炎症。

12. Suda T, Chida K, Hayakawa H, et al. Development of bronchus-associated lymphoid tissue in chronic hypersensitivity pneumonitis. *Chest*. 1999;115:357.

文章报道,5 例慢性 HP 患者中有 3 例存在支气管周围淋巴组织。作者推测,这些淋巴组织在黏膜免疫反应中发挥重要作用。

13. Dakhama A, Hegele RG, Laflamme G, et al. Common respiratory viruses in lower airways of patients with acute hypersensitivity pneumonitis. *Am J Respir Crit Care Med*. 1999;159:1316.

本文是一篇有趣的报道,其使用聚合酶链式反应,即 PCR,证明 13 例 HP 患者中有 6 例 BALF 存在甲型流感病毒;6 例对照组患者中有 2 例也存在病毒。这项发现的最终意义尚待确定。

14. Erkinjuntti-Pekkanen R, Rytkonen H, Kokkarinen JI, et al. Long-term risk of emphysema in patients with farmer's lung and matched control farmers. *Am J Respir Crit Care Med*. 1998;158:662.

本文是对 HP 患者进行的长达 14 年的随访研究。研究利用肺功能检查和 HRCT 证明该病发生肺气肿的风险增加。有趣的是,与配对对照相比,HP 患者发生纤维化改变的风险并无增加。

15. Erkinjuntti-Pekkanen R, Kokkarinen JI, Tukiainen HO, et al. Long-term outcome of pulmonary function in farmer's lung: a 14-year follow-up with matched controls. *Eur Respir J*. 1997;10:2046.

农民肺患者最主要的并发症是肺弥散功能 D_{LCO} 持续减低。慢性患者可致阻塞性肺疾病。

16. Schuyler M, Gott K, Cherne A, et al. Th1 CD4$^+$ cells adoptively transfer experimental hypersensitivity pneumonitis. *Cell Immunol*. 1997;177:169.

本文是一篇关于细胞因子谱 TH1 和 TH2 亚群的综述。文章说明形似 TH1 细胞系的 CD4$^+$T 细胞可在小鼠模型中过继性转化为试验性 HP。

17. Gudmundsson G, Hunninghake GW. Interferon-γ is necessary for the expression of hypersensitivity pneumonitis. *J Clin Invest*. 1997;99:2386.

干扰素基因缺陷(敲除)的小鼠吸入抗原后,不能相应地发生肉芽肿性炎症。

18. Hansell DM, Wells AU, Padley SP, et al. Hypersensitivity pneumonitis: correlation of individual CT patterns with functional abnormalities. *Radiology*. 1996;199:123.

22 名患者薄层 CT 结果表明,最常见的征象是衰减减低和马赛克灌注。磨玻璃样浑浊和结节也很常见。这些影像表现提示毛细支气管炎。

19. Yoshizawa Y, Miyake S, Sumi Y, et al. A follow-up study of pulmonary function tests, bronchoalveolar lavage cells, and humoral and cellular immunity in bird fancier's lung. *J Allergy Clin Immunol*. 1995;96:122.

该文章是对 5 例爱鸟者肺患者进行的为期 5 年的随访研究,说明其病程的可变性。患者持续发生淋巴细胞致敏和产生抗体。尽管避免接触抗原,但这些患者仍需密切随访,关注其病程进展。

20. Lynch DA, Rose CS, Way D, et al. Hypersensitivity pneumonitis: sensitivity of high-resolution CT in a population-based study. *AJR Am J Roentgenol*. 1992;159:469.

在这项基于人群的研究中,31 例有症状的患者中有 11 例符合 HP 的诊断标准。HRCT 扫描比胸片更敏感。11 例患者中有 5 例 CT 扫描异常,而只有 1 例胸片异常。

21. Kokkarinen JI, Tukiainen HO, Terho EO. Effect of corticosteroid treatment on the recovery of pulmonary function in farmer's lung. *Am Rev Respir Dis*. 1992;145:3.

该文章是一项关于 36 例急性期农民肺患者,系统性使用糖皮质激素治疗 8 周的,双盲、随机、安慰剂对照的试验。随访 1 个月时,激素治疗组 D$_{LCO}$ 显著升高。随访 3 个月、6 个月、1 年和 5 年,各项肺功能指标无显著差异。

22. Monkare S. Influence of corticosteroid treatment on the course of farmer's lung. *Eur J Respir Dis*. 1983;64:283.

该文章是一项关于 93 名芬兰农民,无激素治疗(病情不重的病例)和 4 周及 12 周激素治疗对比的前瞻性研究。两组治疗对肺功能没有显著影响;但激素治疗可改善急性期症状并减轻胸片上纤维化改变。

第88章 溺水和潜水意外

Ian R. Grover

意外溺水可发生在所有年龄组,但 1~4 岁的儿童最常见。尽管最近的死亡人数在下降,但淹溺仍然是 1~14 岁儿童伤害致死的第二位原因,也是各年龄组人群意外死亡的第 6 位原因。对于成人,酒精是导致溺水意外的最重要独立因素。美国 2007 年的数据显示,有 3433 例意外溺水死亡,大约有 70 000 个溺水意外幸存者。最近,死亡率的下降体现了更得当的预防措施,因为增强了私人游泳池的安全性。

以往的报告和研究使用矛盾的术语来描述溺水意外。病例分为淡水淹溺和海水淹溺,受害者也被分为淹溺(溺水发生 24 小时内死亡)和近乎淹溺(溺水发生后至少存活 24 小时)。2003 年,美国心脏病协会发表了"溺水统一报告数据推荐指南",该指南删除了不同的分类,简化了溺水病例报告。现在,溺水被定义为"淹没/浸没在液体介质中而导致的原发性呼吸障碍过程"。这个定义提示,溺水者气道入口形成气体/液体界面,妨碍患者呼吸。受害者可能幸存或死亡,但无论结果如何,都属于"溺水事故"。

病理生理学

在历史上,溺水的病理生理学机制被归为吸入液体所致的电解质紊乱。然而,目前的数据表明,吸入相关性低氧血症是溺水主要的病理生理异常。之前的概念认为无液体吸入也可导致溺水死亡,这是对一些重要研究结果的误解。在 10%~15% 的溺水病例中,缺氧似乎继发于单纯窒息。这种情况被称为干型溺水,很少或根本没有液体吸入,经推测是反射性喉痉挛妨碍了呼吸。然而,没有实验证据来支持这个假说。多数专家认为不存在干型溺水,应考虑其他溺亡原因,如心源性猝死。发生溺水的必要条件是液体吸入。

在溺水病例中观察到低氧血症与液体吸入有关。溺水者吸入的具体液体量尚不清楚,但复制人类损伤的动物模型需要 1~10mL/kg 的液体。缺氧的机制取决于吸入液体的性质。发生海水吸入时,沙子、硅藻、藻类及其他颗粒的渗透和刺激效应可引起渗出性反应。渗出液充满肺泡,导致通气血流比例($\dot{V}/\dot{Q}$)失调和缺氧。发生淡水吸入时,肺表面活性物质丢失,导致肺泡塌陷、通气血流比例失调和缺氧。当灌水进入实验动物气管时,病理发现肺泡和内皮损伤,以及毛细血管基膜破坏。

临床表现

溺水的临床表现因缺氧的持续时间和严重程度不同而变化。神经系统症状反应脑缺氧的程度。肺损伤为轻度时,表现为咳嗽、气短;肺损伤为重度时,表现为极度呼吸困难、肺水肿、急性呼吸窘迫综合征。

实验室检查一般能发现低氧血症、代谢性酸中毒,或者合并呼吸性酸中毒。在临床中,轻微的电解质变化很常见,但无论是海水或淡水淹溺,显著的血清钠、钾水平改变并不常见。胸片可显示一系列不同程度的异常,包括斑片状浸润和严重肺水肿。伴随大量微粒吸入的病例很罕见。人们推测,溺水发生的肺水肿由负压吸入(声门关闭时用力呼吸)或神经源性因素引起。

治疗

对溺水患的治疗者主要是支持治疗,需定时监测动脉血气,发生急性呼吸衰竭和顽固性低氧时需要机械通气支持。对于发生急性呼吸衰竭的患者,需要高压通气以保证氧合和通气,反映出肺顺应性的显著下降。机械通气过程中使用呼气末正压通气(PEEP)可降低患者的发病率和死亡率。多数情况下,短期的通气支持已足够。非侵入性通气支持手段,如经鼻持续正压通气和双水平正压通气,可降低气管插管和机械通气并发症的风险。没有证据推荐常规给予高渗或低渗静脉输液治疗。抗生素的使用仅限于那些出现发热、新发肺部浸润影或有脓性分泌物的患者。预防性应用抗生素并不能改善死亡率或降低发病率。多数患者的肺部感染继发于院内获得性微生物感染,预防性应用抗生素仅能用于耐药病原体。患者吸入被已知病原严重污染的液体的病例很罕见。这种情况下,适合预防性应用抗生素。

通常不需要行常规支气管镜检查以找到引起气道阻塞的原因。不推荐使用肾上腺皮质类固醇来治疗近乎淹溺患者的肺损伤。实验研究证据强烈提示,激素不能改善患者的长期预后或降低发病率。然而,一项非对照试验(4 个病例)报道,高剂量激素对出现肺水肿的淹溺患者可能有益。最近有关于对溺水患者使用肺表面活性剂的报道。这种治疗是否可以改变疾病结果尚不明确。在实验动物模型中,相对于传统支持治疗,应用肺表面活性剂并不能使患者获益。

并发症

如果溺水患者发生急性呼吸衰竭,则并发气胸、肺脓肿和积脓会使病情进一步复杂化。浸水时出现的低体温亦是如此。尽管有发生肾衰竭和弥散性血管内凝血的报道,但这些疾病可能是长期酸中毒、低氧血症和低血压的后遗症,而非近乎淹溺的特异性并发症。

预后

患者的预后主要取决于缺氧的程度和持续时间。年龄和基础疾病可作为修正因素。流行病学数据不支持冷水浸泡可改善溺水患者预后的假说。然而,罕见的是,有关于患者在长时间冷水浸泡后完全恢复的报道。许多循证研究试图更好地定义溺水患者的预后因素。然而,似乎没有一个因素是完全可靠的。一般来说,胸片正常或精神状态正常的患者有可能不发生后遗症而存活下来。

多项研究表明,5%~10% 的患者会遗留不同程度的永久性神经功能损伤,尽管一些研究报道远期神经性后遗症的发生率更高。不出意外的是,急诊室内发生心脏呼吸骤停的患者存活的机会更低,且其发生神经系统后遗症的概率更高。然而,在急救现场发生心脏呼吸骤停并对急救措施有反应的儿童患者,其预后未必不好。20 世纪 70 年代后期,一些患者远期神经性后遗症的发生率偏高。有专家推荐,积极的脑急救可降低近乎淹溺后神经功能障碍的发生率。这些超级疗法包括巴比妥药物昏迷、控制性过度换气、利尿剂、麻痹、刻意低体温、肾上腺皮质类固醇。这种疗法的基本原理是降低颅内压(ICP)、减轻脑水肿、降低脑需氧量,以防止进一步(继发)神经功能损害。这种治疗模式的假设是,初始缺氧导致进一步的脑损伤,但这些治疗可防止进一步脑损伤的发生。

然而,虽然已有 20 多年的临床经验,但并未证实这种疗法可显著降低脑损伤的发病率和死亡率。提倡这种治疗的研究小组报道,神经性并发症的发病率是7%。这与一些有关传统治疗手段的研究结果没有显著差别。此外,虽然高颅压患者的预后较差,但一些研究表明,颅压正常并不能确保脑功能恢复,且这些超级疗法未必能预防颅内压的升高。事实上,似乎颅内压升高是脑损伤的结果而非原因。当然,多数权威组织认为,这种疗法仅限于监测高颅内压的重症患者,且在医护人员精良、设备先进及手术方法成熟的重症监护室内进行。即使是在这种情况下,这种与发病率增高相关的治疗,仅限于那些使用更传统的方法(如头部抬高、渗透性利尿)而不能控制颅内压的患者。

在溺水患者是否住院的决策上存在争议。任何有明显呼吸系统症状、胸片异常、动脉氧合异常(体征或症状提示有吸入)的患者都应该住院,因为在溺水发生数小时内,肺损伤可能未达到高峰。对于意识完全丧失、神经功能正常且无心肺症状或体征的患者,是否需要住院仍然不太明确。

特殊情况

潜水

在水肺潜水意外中,据报道最常见的死因是溺水。然而,在数据收集上存在问题。事实上,气压伤性全身气体栓塞可能是更常见的死因。其生理机制或许可用波义耳定律解释,即在一个给定的温度下,密闭系统内压力的大小和体积保持不变($P_1V_1 = P_2V_2$)。如果潜水者肺部充满压缩气体,且水柱上升,由于气压下降,则气体便会扩散。如果气体出口阻塞(如声门关闭),肺内血管破裂,则气体进入肺静脉而导致系统性栓塞。最常见的症状是由脑血管气体栓塞引起。突然昏迷后可发生液体吸入。扩散的气体可通过肺间质到达肺门,产生纵隔气肿和颈部皮下气肿。气胸很罕见。肺部气压伤的处理是支持治疗,除非发生气体栓塞。在这种情况下,推荐再加压治疗。在动脉气体栓塞病例中,也报道过各种血液和生化检查异常。肺部气压伤合并脑血管气体栓塞的情况,仅发生在呼吸压缩气体的潜水者。吸入等肺容量液体后,对于下降到水平面以下的游泳者,其最初气体在胸腔内是压缩的。浮出水面后,气体扩散,但扩散体积不会超过最初肺容量,因此不会发生气压伤。

　　减压病对潜水者也有影响,但导致肺部问题的情况很少见。<1% 的患者会发生气短。多数患者表现为肢体疼痛或脊髓病变。这些患者也需要再加压治疗。减压病的病理生理学机制与吸收惰性气体(氮气)及随后因气压下降而产生的组织内气相有关。不同形式和表现的减压病的确切病理生理机制仍然不清楚。瘫痪的潜水员在预防深静脉血栓形成上存在问题,因为继发于泡沫损伤的脊髓内出血,被认为是参与麻痹症状产生的一种机制。因此,如果没有使用肝素预防血栓形成,这些患者需要非常细心的护理。

　　强有力的证据表明,屏息潜水前故意过度换气与溺水意外有关,虽然潜水死亡统计中没有普遍报道。过度换气可降低动脉二氧化碳分压($PaCO_2$),因此在被迫换气之前,屏息时间足够长会发生缺氧。缺氧,反过来,又会引起意识丧失而发生溺水意外。

淹溺引起的肺水肿

　　另一个有趣的现象是游泳或淹溺引起的肺水肿(SIPE),通常发生在费力游泳时,尤其是冷水。SIPE 似乎与劳累型肺水肿有许多相似特点。SIPE 的病理生理机制目前尚不清楚。然而,众所周知,SIPE 不是由吸入或声门关闭时负压吸入引起的。据推测,浸没在水中,尤其是冷水,会导致中心静脉容量增加、肺血流重新分配及肺容量变化。当这些变化伴随心排血量的被动增加时,可能会使肺毛细血管床压力增高。净水压升高可导致液体渗出,同时肺毛细血管压异常,从而造成肺水肿和急性肺出血。

　　患者表现为呼吸困难、咳嗽、缺氧、气促、咯血。胸片显示浸润影或急性肺水肿。患者常规需要住院观察和支持治疗,并且患者通常能很快恢复且不需要使用利尿剂。

(张凯茹 译　孙昕 审校)

参考文献

1. Anker AL, Santora T, Spivey W. Artificial surfactant administration in an animal model of near drowning. *Acad Emerg Med*. 1995;2:204.
   在近乎淹溺的实验动物模型中,相对于标准通气支持治疗来说,肺表面活性剂的使用没有更多的获益。
2. Bates ML, Farrell ET, Eldridge MW. The curious question of exercise-induced pulmo-

nary edema. *Pulm Med*. 2011;2011:1 – 7.

该文章是关于运动型肺水肿和 SIPE 的优秀综述。

3. Bell TS, Ellenberg L, McComb JG. Neuropsychological outcome after severe pediatric near drowning. *Neurosurgery*. 1985;17:604.

从溺水意外中恢复的儿童,通常表现出中等水平的认知功能、轻微的粗大运动及共济失调。

4. Brubank AO, Neuman TS. *Bennett and Elliott's Physiology and Medicine of Diving*. 5th ed. Philadelphia, PA: Elsevier; 2003.

一篇关于潜水和潜水医学的全面性强、编写精心的文章。

5. Bohn DJ, Biggar WD, Smith CR, et al. Influence of hypothermia, barbiturate therapy, and intracranial monitoring on morbidity and mortality after near drowning. *Crit Care Med*. 1986;14:529.

文章基本撤回了他们之前提倡超级疗法的观点。

6. Bove AA, Davis JC. *Diving Medicine*. 4th ed. Philadelphia, PA: WB Saunders; 2004.

全面介绍潜水医学的一篇优秀文章。

7. Calderwood H, Modell J, Ruiz B. Ineffectiveness of steroid therapy for treatment of fresh water and near drowning. *Anesthesiology*. 1975;43:642.

强有力的证据表明,并不是所有近乎淹溺患者使用类固醇激素都获益。

8. Conn AW, Edmonds J, Barker G. Cerebral resuscitation in near drowning. *Pediatr Clin North Am*. 1979;26:691.

一项非对照试验研究表明,积极治疗缺氧性脑病可降低患者的远期发病率。

9. DeNicola LK, Falk JL, Swanson ME, et al. Submersion injuries in children and a-dults. *Crit Care Clin*. 1997;13:477.

关于近乎淹溺的综述(参考文献 125 篇)。

10. Dubowitz DJ, Blumi S, Arcinue E, et al. MR of hypoxic encephalopathy in children after near drowning: correlation with quantitative proton MR spectroscopy and clinical outcome. *Am J Neuroradiol*. 1998;19:1617.

尝试应用 MRI 评估近乎淹溺儿童的预后。

11. Ender PT, Dolan MJ. Pneumonia associated with near drowning. *Clin Infect Dis*. 1997;25:896.

关于近乎淹溺者相关性肺炎细菌学的综述(参考文献 102 篇)。

12. Golden F, Tipton MJ, Scott RC. Immersion, near drowning and drowning. *Br J An-*

aesth. 1997;79:214.

关于近乎淹溺(尤其是冷水)的病理生理学和治疗的综述。

13. Gonzalez-Rothi RJ. Near drowning: consensus and controversies in pulmonary and cerebral resuscitation. *Heart Lung.* 1987;16:474.

关于近乎淹溺患者脑复苏中存在的问题的综述(参考文献62篇)。

14. Grausz H, Amend WJ, Early LE. Acute renal failure in seawater near drowning. *JAMA.* 1971;217:207.

文章总结了继发于缺氧合并低血压的急性肾小管坏死性急性肾衰竭的相关知识。

15. Huckabee HCG, Craig PL, Williams JM. Near drowning in frigid water: a case study of a 31-year-old woman. *J Int Neuropsychol Soc.* 1996;2:256.

一篇病例报告,描述了一名幸存者淹没在冷水中30分钟后,神经功能恢复完好。

16. Idris AH, Berg RA, Bierens J, et al. Recommended guidelines for uniform reporting of data from drowning: the "Utstein style." *Circulation.* 2003;108:2565 - 2574.

本文是关于溺水事件病例报告和研究的指南,旨在降低认知困惑和差异。

17. Lavelle JM, Show KN. Near drowning: is emergency department cardiopulmonary resuscitation or intensive care unit cerebral resuscitation indicated? *Crit Care Med.* 1993;21:368.

文章讨论了54例小儿患者脑复苏后无明显受益,但约5%到达急诊室的患者给予心肺复苏(CPR)和强心药后完全康复。

18. Lund KL, Mahon RT, Tanen DA, et al. Swimming-induced pulmonary edema. *Ann Emerg Med.* 2003;41:251.

文章讨论了3个SIPE的病例。

19. Martin CM, Barrett O. Drowning and near drowning: a review of 10 years' experience in a large army hospital. *Mil Med.* 1971;136:439.

临床上没有观察到显著的血液浓缩或稀释,给予抗生素和类固醇激素的患者在临床和影像学恢复上均没有观察到显著的差异。

20. Modell JH, Bellefleur M, Davis JH. Drowning without aspiration: is this an appropriate diagnosis? *J Forensic Sci.* 1999;44:1119.

本文是关于动物溺水模型的研究综述,旨在确定是否存在"干型溺水"的可能。

21. Modell JH. Drowning. *N Engl J Med.* 1993;328:253.

一篇经典的综述文章,作者定义了许多对于溺水病理生理学机制的认识(53篇参考文献)。

22. Modell J, Davis J. Electrolyte changes in human drowning victims. *Anesthesiology*. 1969;30:414.

一篇经典的文章,反驳了关于溺水患者电解质变化重要性的论断。

23. Modell J, Graves S, Ketover A. Clinical course of 91 consecutive near drowning victims. *Chest*. 1976;70:231.

大型系列文章,多数是历史上关注较多的话题。

24. Modell J, Calderwood HW, Ruiz BC, et al. Effect of ventilatory patterns on arterial oxygenation after near drowning in seawater. *Anesthesiology*. 1974;40:376.

文章推荐海水近乎淹溺患者使用 PEEP 通气治疗。

25. Neuman TS. Arterial gas embolism and decompression sickness. *News Physiol Sci*. 2002;17:77.

关于动脉气体栓塞和减压病的病理生理学机制和治疗的摘要(参考文献 14篇)。

26. Nichter MA, Everett PB. Childhood near drowning: is cardiopulmonary resuscitation always indicated? *Crit Care Med*. 1989;17:993.

在 93 例近乎淹溺的小儿患者中,2/3 需要进行 CPR 的患者完全康复,但需要强心药物的所有患者要么死亡,要么遗留严重的神经功能损伤。

27. Nussbaum E, Maggi JC. Pentobarbital therapy does not improve neurologic outcome in nearly drowned, flaccid-comatose children. *Pediatrics*. 1988;81:630.

文章对 31 例序贯治疗的患者进行了讨论。

28. Orlowski JP. Drowning, near drowning, and ice water submersions. *Pediatr Clin North Am*. 1987;34:75.

一篇关于冰水淹溺的优质综述(参考文献 53 篇)。

29. Pearn J. The management of near drowning. *Br Med J*. 1985;291:1447.

虽然有些过时,但本文仍然很有趣的一篇综述(参考文献 107 篇)。

30. Pearn J. Neurological and psychometric studies in children surviving fresh water immersion accidents. *Lancet*. 1977;1:7.

急救期接受过 CPR 的儿童患者,其远期神经功能预后较好。

31. Pearn J, Nixon J, Wilkey I. Freshwater drowning and near drowning accidents involving children: a five-year total population study. *Med J Aust*. 1976;2:942.

一篇优秀的流行病学综述。

32. Peterson B. Morbidity of children near drowning. *Pediatrics*. 1977;59:364.

到达急诊室后仍需要进行 CPR 的儿童患者,其神经功能预后较差。

33. Schench H, McAniff JJ. *United States Underwater Fatality Statistics*, 1970 – 1981. Kingston, RI: University of Rhode Island. NOAA Report No. URI – SSR – 83 – 16.

文章描述了美国 1970—1981 年所有的水肺潜水者死亡病例,是该类唯一一个完整的流行病学报告,且每年发表年度报告。

34. Schilling UM, Bortolin M. Drowning. *Minerva Anestesiol*. 2011;77(4):1 – 9.

本文是一篇关于溺水患者病例、病理生理学和急诊治疗的优质综述。

35. Shupak A, Weiler-Ravell D, Adir Y, et al. Pulmonary oedema induced by strenuous swimming: a field study. *Respir Physiol*. 2000;121:25.

关于参加健身项目的健康年轻男性剧烈 SIPE 发病率和复发率的前瞻性研究。

36. Slade JB Jr, Hattori T, Ray CS, et al. Pulmonary edema associated with scuba diving. *Chest*. 2001;120:1686.

关于 8 例水肺潜水患者潜水后发生肺水肿的病例报告。

37. Sladen A, Zander H. Methylprednisolone therapy for pulmonary edema following near drowning. *JAMA*. 1971;215:1793.

研究表明,激素能使发生肺水肿的患者受益,但证据并不充分。

38. Smith RM, Neuman TS. Elevation in serum CK in divers with arterial gas embolism. *N Engl J Med*. 1994;330:19.

39. Smith RM, Neuman TS. Abnormal serum biochemistries in association with arterial gas embolism. *J Emerg Med*. 1997;15:285.

上述 2 篇文章是描述动脉气体栓塞患者实验室异常的代表。

40. Spack L, Gedeit R, Splaingard M, et al. Failure of aggressive therapy to alter outcome in pediatric near drowning. *Pediatr Emerg Care*. 1997;13:98.

本文是最近发表的一篇文章,表明目前可用的积极的治疗手段并不能改变临床预后。

41. Staudinger T, Bankier A, Strohmaier W, et al. Exogenous surfactant therapy in a patient with adult respiratory distress syndrome after near drowning. *Resuscitation*. 1997;35:179.

一篇最新的关于近乎淹溺患者使用肺表面活性剂的病例报告。

42. Suominen PK, Korpela RE, Silfvast TG, et al. Does water temperature affect outcome of nearly drowned children. *Resuscitation*. 1997;35:111.

本文是最近唯一一篇关于水温对临床预后影响的文章。数据表明,冷水近乎淹溺临床预后似乎并不比其他类型好,且关键因素是浸没持续时间。

43. Swann HG, Bruce M. The cardiorespiratory and biochemical events during rapid anoxic death, VI: fresh water and sea water drowning. *Tex Rep Biol Med*. 1949;7:604.

44. Swann HG, Brucer M, Moore C, et al. Fresh water and sea water drowning: a study of the terminal cardiac and biochemical events. *Tex Rep Biol Med*. 1947;5:423.

上述 2 篇文献是 15 年来对近乎淹溺的病理生理学错误认识的理论基础。

45. van Berkel M, Bierens JJ, Lie RL, et al. Pulmonary oedema, pneumonia and mortality in submersion victims: a retrospective study in 125 patients. *Intensive Care Med*. 1996;22:101.

该文章是关于 125 例溺水患者的回顾性研究,评估了近乎淹溺患者住院的必要性和肺水肿的发生、发展情况。

46. Zuckerman GB, Gregory PM, Santos-Domaini SM. Predictors of death and neurologic impairment in pediatric submersion injuries. *Arch Pediatr Adolesc Med*. 1998; 152:134.

该文章是最近发表的一篇文章,试图确定近乎淹溺儿童患者的预后因素。引用了 34 篇文献,多数是与近乎淹溺患者预后相关的文章。

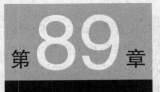

放射性肺病

Lindsay G. Jensen, Mark M. Fuster, Ajay P. Sandhu

引言

　　胸部肿瘤进行放射治疗时通常包括肺野内的正常肺组织,从而易出现放射性肺损伤的危险。关于肺癌、乳腺癌、食管癌及霍奇金病在放射治疗后,放射性肺损伤发生率的报道差异很大,这取决于该项研究是否对影像学及临床特征进行了评估。一些研究显示大部分患者会出现放射后改变,但出现临床症状的患者较少。尽管越来越多地使用适形放射治疗技术可以限制正常肺部组织的暴露,但在计划和进行放射治疗期间,放射性肺损伤仍然是我们需要考虑的重要因素。

病理生理学

　　辐射产生的活性氧和活性氮可以损伤细胞蛋白、细胞膜以及 DNA。虽然尚未完全了解放射性损伤的确切病理生理学机制,但其可能累及内皮细胞及Ⅰ型和Ⅱ型肺泡上皮细胞的损伤。

　　放射性肺炎急性期的特征为内皮细胞改变、基底膜肿胀、间质水肿、不同的毛细血管闭塞以及炎细胞浸润。最初含有表面活性物质的Ⅱ型肺泡上皮细胞的板层小体释放引起表面活性物质增加,随后表面活性物质含量下降,透明膜改变。内皮细胞脱落及毛细血管通透性增加导致毛细血管堵塞、肺泡蛋白渗出物聚集,从而损害气体交换功能。

　　放射性肺炎急性期产生的炎细胞能引发细胞因子级联反应,并最终介导以纤维化为特征的宿主反应。这些细胞因子包括转化生长因子 - β(TGF - β)、肿瘤坏死因子 - α(TNF - α)、白细胞介素 6(IL - 6)和 IL - 1,它们在放射性肺炎的发生中起着重要作用,其血清含量已被研究作为放射性肺炎的潜在预测指标。晚期损伤发生在放射性治疗后 6 个月或更久,以肺纤维化及血管壁和肺泡隔增厚为特征。TGF - β 尤其被认为通过增加胶原蛋白和纤连蛋白的合成而参与慢性纤维化的进展。

　　放射性肺损伤的发生可能与总放射剂量、分次剂量、同步化疗、肺照射总体积、肿瘤发生部位、胸部放疗史及先前存在的肺部疾病相关。年龄的增长及大面积肿瘤可能会增加放射性肺损伤的风险。吸烟者发生放射性肺损伤的风险可能会降低。关于基础肺功能异常是否可以预测放射性肺炎的研究结论各异。研究显示分次剂量及放射总剂量对于放射性肺炎的发生尤其重要。当放射总剂量较高时,可以通过降低分次剂量来避免放射性肺炎的发生。单次剂量较大时,如果分次剂量 $>7.5Gy$,则放射性肺炎发生的概率会迅速增加。如果将分次剂量控制为 $1.8\sim2Gy$,则 5 年内出现并发症的可能性为 5% 和 50%,所需放射总剂量的估算值分别为 17.5Gy 和 24.5Gy。有些研究试图通过评估剂量容积参数来建立放射性肺炎与 V_{DOSE} 之间的关系,V_{DOSE} 被定义为肺容积 (V) 接受大于或等于指定剂量的百分比。单剂量参数无法可靠地预测肺损伤,但当肺平均剂量(MLD) $>20Gy$、$V_{13}>40\%$、$V_{20}>30\%$、$V_{30}>15\%$ 时发生放射性肺炎的可能性似乎增加。

　　关于放射剂量与放射性肺炎关系的研究是一个热门领域。有研究报道,在大部分模型中,用剂量容积参数、正常组织发生并发症的概率及 MLD 来预测放射性肺炎发生的精确性不高。以大量患者为基础计算的预测模型来确定放射性肺损伤的发生风险,在其他群体中是否适用还未得到证实。

　　具有肺毒性的化疗药物可能会加重放射性肺炎。博莱霉素是其中最常见的一种,但是阿霉素、白消安、紫杉醇、顺铂、放线菌素 D、长春新碱、丝裂霉素和吉西他滨等其他化疗药物也会造成放射性肺损伤。因此,按顺序而不是同时应用化疗药物也许可以减少肺损伤的发生。有研究报道,某些化疗药物可能会引起"记忆性肺炎",这是指接受化疗药物数小时内,在曾经的放射肺野内出现放射性肺炎的症状,这种反应也可能在放射治疗结束后数月内发生。

临床表现

　　放射性肺病可分为两个阶段:急性放射性肺炎和慢性放射性肺纤维化。

急性放射性肺炎

　　放射治疗数天内肺部组织就开始出现损伤,但是放射性肺炎在 1～3 个月后才会出现症状。放射性肺炎的早发与临床病程差有关。放射性肺炎最常见的临床症状是呼吸困难,但咳嗽、发热、胸痛也可能出现。咳嗽通常少痰,偶尔伴有咯血。胸痛可能并不明显或可发展为胸膜炎。体格检查一般正常,但可听到湿啰音、胸膜摩擦音和心包摩擦音。肺部受累区域可能出现实变。急性放射性肺炎很少会进一步恶化而发展为暴发性呼吸衰竭,甚至死亡。

慢性放射性肺纤维化

慢性放射性肺纤维化发生于放射治疗后 6 个月,甚至更晚,并在 2 年内达到稳定状态。所有肺部接受过放射治疗的患者都有可能出现一定程度的纤维化,但常常没有临床症状。呼吸困难是最常见的表现,重度肺纤维化可能发展为肺动脉高压和肺源性心脏病,并出现爆裂音、膈肌抬高、发绀、杵状指和颈静脉怒张等表现。

影像学改变

早期和晚期肺损伤的影像学改变比临床症状更常见。急性放射性肺炎的胸部 X 线片的典型表现是磨玻璃影。影像学改变与放射区域的形状相对应,边缘清晰,但越来越多的患者进行适形放射治疗使得这一边缘变得不明显,随后会出现小叶间隔增厚和支气管充气征。放射性纤维化在非放射区表现为线性间隔改变,致密纤维化区偶有合并实变、容积减少和牵拉支气管扩张,胸膜增厚也会出现。在评估肺结构改变时,CT 比 X 线片更灵敏,其主要包括(按严重程度)密度增加、斑片状致密影和实变影。MRI 对鉴别放射性肺炎和复发性疾病非常有用。

虽然影像学表现仅局限于照射区域,但在照射野之外发现双侧淋巴细胞性肺泡炎。对单侧乳房照射后的患者进行支气管肺泡灌洗发现,与正常对照组相比,其淋巴细胞及中性粒细胞的数量均有所上升,而照射侧与未照射侧相比,细胞数目没有明显差异。淋巴细胞增加的程度是否与放射性肺炎的症状相关尚不清楚。

功能影像学研究有助于肺损伤的诊断及量化。放射治疗后 FDG – PET 摄取量增加似乎与最大限度地临床放射性肺炎具有相关性。放射治疗后 FDG – PET 的摄取量也会随放射剂量的增加而增加,但增加幅度有显著差异。这种表现表明,患者之间的潜在生物反应可能不同。一些研究报道,单光子发射计算机体层摄影(SPECT)显示放疗后 3~4 个月肺通气灌注降低,并在 18 个月时会有部分功能恢复。

肺功能在放射性肺损伤中是可变的,对基线异常的肺癌患者尤其难以评估。与其他参数相比,一氧化碳弥散量更加持续地减少,FEV_1 下降也很常见。TLC 与 VC 因纤维化的存在可能也会下降。在某些情况下,当肿瘤收缩减少阻塞后肺功能会有所改善。与放射性肺炎相关的最常见的实验室发现是中性粒细胞增多和红细胞沉降率升高。

放射性肺损伤的鉴别诊断包括感染、心包炎、药物毒性、肺栓塞、基础肺疾病加重、肿瘤复发或淋巴管性肿瘤扩散。放射性肺损伤的评分依据国家肿瘤研究所对不良事件的共同术语标准、放射治疗肿瘤学组的标准(RTOG)或者美国西南肿瘤学组的标准(SWOG)。所有评估标准的总分都为 5 分,1分代表最轻或者没有临床症状,5 分代表死亡,但是依据不同的标准,中毒性等级有所不同。

并发症

胸部放射治疗的并发症中胸腔积液、气胸、支气管狭窄和气管食管瘘并不常见。胸腔积液通常为少量且一般同急性肺炎的其他影像学表现同时出现。有报道显示支气管狭窄主要发生在支气管内近距离放射治疗的患者,但高剂量放射治疗后也会出现。

细支气管炎伴机化性肺炎(BOOP)是胸部放射治疗后出现的一种炎性反应,其症状与放射性肺炎相似,包括咳嗽和呼吸困难。但是放射治疗肺野外的肺组织受累及胸片和 CT 中的游走性肺部浸润可以区分 BOOP 与放射性肺炎。BOOP 并不常见,乳腺癌患者中的发生率为 2.5%,而且在放射治疗完成数月甚至数年后才出现。BOOP 的症状对糖皮质激素敏感,但停用糖皮质激素后,其比传统的放射性肺炎更易复发。

预防及治疗

经评估许多化合物可以对肺起到潜在的保护作用,包括在放疗期间和放疗后。氨磷汀是一种自由基清除剂,多项随机实验显示这种药物对肺有保护作用。最大规模的随机试验并没有显著效果,但却因给药时机而受到质疑。一项小规模随机试验显示,己酮可可碱可以抑制 TNF-α 和血小板聚集,增加毛细血管血流量,并可以适度减轻放射性肺炎。动物实验及回顾性临床研究显示,血管紧张素Ⅱ转换酶抑制剂(ACE－I)及血管紧张素受体阻断剂(ARB)可以降低放射性肺损伤的风险。最近的一项随机试验显示,小檗碱可以降低早期和晚期放射性肺损伤的发病率。但是目前仍没有证据支持这些药物可以预防放射相关性肺损伤。在动物模型中,其他的一些化合物,包括牛磺酸、染料木黄酮、他汀类药物和吉非替尼等有潜在的减轻肺炎及纤维化的作用。

　　放射性肺损伤的治疗方法主要是支持治疗。没有临床症状的放射性疾病不需要治疗。呼吸困难和咳嗽可以应用支气管扩张剂和止咳剂治疗。如果出现发热,可以应用退烧药,但如果是感染,需要进一步检查,有时需要经验性治疗。更严重的放射性肺损伤患者可能还需吸氧治疗。

　　糖皮质激素是治疗放射性肺炎最有效的药物,多达 80% 的患者临床症状得到改善。糖皮质激素的给药剂量为 60mg,至少两周,随后逐渐减量,停药太快可能会引起症状恶化。预防性给予糖皮质激素对放射性肺炎没有显著效果。非甾体抗炎药物也可以改善症状。抗生素对放射性肺炎的治疗没有作用,不应该被使用,除非患者存在感染。然而,感染有时候很难被排除,因此我们需要高度警惕。

适形放射治疗

　　在过去的 10 年,适形放射治疗技术在治疗胸部肿瘤的过程中得到大量应用。调强放射治疗(IMRT)和立体定向放射治疗(SBRT)这两种适形放射治疗技术可以将高剂量射线集中到肿瘤区而降低周围正常组织的放射剂量。

　　对于肺癌的治疗,几项剂量测定的规划研究显示,与传统的放射治疗技术相比,适形放射治疗技术可以提高靶区剂量而降低肺实质的放射剂量。一项针对肺癌治疗中 CT/3DCRT 和 4DCT/IMRT 两种治疗方法进行比较的研究发现,应用 4DCT/IMRT 降低了 ≥3 级放射性肺炎和其他类似疾病。

　　SBRT 是一种局灶性高剂量治疗方法,一般分为 5 个或少于 5 个区域,SBRT 可以用于临床上不能手术的肺癌患者。临床结果显示,与传统放射治疗技术相比,对肺部进行 SBRT 可以提高患者的存活率且对肿瘤的控制效果良好。我们担忧的是,每个区域的高剂量射线可能会增加暴露正常组织的毒性损伤,特别是肿瘤位于近端支气管的患者,但是对毒性损伤的临床报道各有不同。两项关于应用 SBRT 治疗非小细胞肺癌(NSCLC)的回顾性调查显示,只有 1% ~ 2.4% 的患者出现 3 级或者 3 级以上的毒性反应。两项评估 SBRT 毒性和效果的前瞻性试验显示,患者的局部控制率更高,并且 15% ~ 16% 的患者出现 3 级或者 3 级以上的毒性反应。SBRT 仍然是相对较新的临床实践,并且我们还需要做大量的前瞻性研究来建立 SBRT 的毒性特征。

展望

对适形放射治疗技术的不断研究可以帮助我们优化治疗方案,并掌握放射性肺炎的危险因素。SPECT 和 FDG – PET 的初步成像研究显示,这些成像方式有助于在治疗前区分出活跃的肺部区域以便将其排除在治疗计划之外。TGF – β、IL – 1、IL – 6、细胞黏附分子 – 1(ICAM – 1)及肺泡细胞表面抗原 – 6(KL – 6)可能是鉴别更易发生放射性肺损伤患者的有用标志物。近期研究表明,某些基因的单核苷酸多态性也有助于预测个体肺损伤的易感性。放射治疗过程中使用的几种保护剂已经初见成效,但要应用于常规临床实践还需要更多证据支持。

(张凯茹 译 孙昕 审校)

参考文献

1. Movsas B, Raffin JA, Ebstein AH, et al. Pulmonary radiation injury. *Chest*. 1997; 111:1061.
   回顾了经典放射性肺炎的临床综合征和病理生理学机制,以及现代放射计划策略和易患放射性肺炎的关键因素。
2. Liao Z, Travis L, Komaki R. Radiation treatment-related lung damage. In: Pass H, Carbone D, Johnson D, et al, eds. *Principles and Practice of Lung Cancer*. Philadelphia, PA: Lippincott Williams & Wilkins; 2011:601 – 642.
   详细回顾辐射诱发肺损伤的机制、风险因素、剂量 – 体积关系和预测模型。
3. Mehta V. Radiation pneumonitis and pulmonary fibrosis in non-small-cell lung cancer: pulmonary function, prediction, and prevention. *Int J Radiat Oncol Biol Phys*. 2005; 63:5 – 24.

本文是关于放射性肺炎的危险因素、剂量学参数和生化指标的综述,讨论了不断发展的放射治疗策略和细胞保护药物的潜在益处。

4. McDonald S, Rubin P, Phillips TL, et al. Injury to the lung from cancer therapy: clinical syndromes, measurable endpoints, and potential scoring systems. *Int J Radiat Oncol Biol Phys.* 1995;31:1187.

该文章是辐射后不同时间点胸部放射对肺细胞类型影响的详细总结,还说明了 TGF-β 在启动和维持纤维化过程的多细胞相互作用中的作用。

5. Ghafoori P, Marks L, Vujaskovic C. Radiation-induced lung injury assessment, management, and prevention. *Oncology.* 2008;22:37-47.

关于放射性肺损伤的机制、效果、影像学表现、预测和预防方法的综述。

6. Morgan GW, Breit SN. Radiation and the lung: a reevaluation of the mechanisms mediating pulmonary injury. *Int J Radiat Oncol Biol Phys.* 1995;31:361.

该综述包括了对胸部照射和放射性肺炎之间陡峭的剂量反应关系的讨论,还讨论了非经典双侧淋巴细胞性肺泡炎反应,将其作为对辐射损伤肺的广泛超敏反应。

7. Vogelius IR, Bentzen SM. A literature-based meta-analysis of clinical risk factors for development of radiation induced pneumonitis. *Acta Oncol.* 2012;1:975-983.

一项包括每个变量的 419～2167 例患者的荟萃分析,发现年龄较大、中下肺肿瘤、合并症和序贯化疗是放射性肺炎的重要危险因素。吸烟被发现具有保护作用。

8. Palma DA, Senan S, Tsujino K, et al. Predicting radiation pneumonitis after chemoradiation therapy for lung cancer: an international individual patient data meta-analysis. *Int J Radiat Oncol Biol Phys.* 2013;85:444-450.

该文章是使用 557 例患者的训练数据集进行的荟萃分析,发现 V20 和卡铂/紫杉醇化疗可预测有症状(2 级)肺炎,验证数据集中也是如此($n = 279$)。

9. Zhang XJ, Sun JG, Sun J, et al. Prediction of radiation pneumonitis in lung cancer patients: a systematic review. *J Cancer Res Clin Oncol.* 2012;138:2103-2116.

该文章是对辐射性肺炎的大约 20 个潜在风险因素的荟萃分析,包括每个变量 200～2100 例患者。他们发现慢性肺病,肿瘤位于中叶或下叶,未进行 RT 前手术,RT 联合化疗,血浆末端/ RT 前 TGF-b1 比例大于或等于 1,而 GTV 可预测分级 大于或等于 2 的放射性肺炎。

10. Wang J, Cao J, Yuan S, et al. Poor baseline pulmonary function may not increase the risk of radiation-induced lung toxicity. *Int J Radiat Oncol Biol Phys.* 2013;85:798-804.

该文章评估了来自 2 个机构的 260 例患者,发现不良基线 D_{LCO},FEV_1 和 FVC 未显著增加出现症状性放射性肺毒性的风险。

11. VanDyk J, Keane TJ, Kan S, et al. Radiation pneumonitis following large single-dose irradiation: a reevaluation based on absolute dose to lung. *Int J Radiat Oncol Biol Phys*. 1981;7:461.

该文章根据对肺的绝对剂量,描述 303 例患者中放射性肺炎的发生率。肺炎的发病发生在约 7.5Gy。

12. Emami B, Lyman J, Brown A, et al. Tolerance of normal tissue to therapeutic irradiation. *Int J Radiat Oncol Biol Phys*. 1991;21:109 – 122.

提供累积剂量,导致 5 年时并发症的概率为 5% 和 50% 。

13. Constine LS, Milano MT, Friedman D. Late effects of cancer treatment on normal tissues. In: Halperin EC, Perez CA, Brady LW, eds. *Principles and Practice of Radiation Oncology*. 5th ed. Philadelphia, PA: Lippincott Williams & Wilkins; 2008: 319 – 355.

该文章讨论了放射性肺损伤的时程、危险因素、诊断、病理生理学和临床综合征。

14. Rodrigues G, Lock M, D'Souza D, et al. Prediction of radiation pneumonitis by dose-volume histogram parameters in lung cancer—a systematic review. *Radiother Oncol*. 2004;71:127 – 138.

12 篇关于 V_{DOSE}、MLD 和 NTCP 研究作为肺炎预测因子的研究综述结论:剂量参数和放射性肺炎之间的关联已在文献中得到证实,但尚未找到理想的指标。

15. Bradley JD, Hope A, El Naqa I, et al. A nomogram to predict radiation pneumonitis, derived from a combined analysis of RTOG 9311 and institutional data. *Int J Radiat Oncol Biol Phys*. 2007;69:985 – 992.

该研究是使用来自华盛顿大学($n=219$)和 RTOG 9311($n=129$)数据集的临床、剂量测定和肿瘤位置数据来创建放射性肺炎的预测模型。研究发现这两个模型在预测其他数据集中的放射性肺炎方面表现不佳,但该组合模型表现良好。本文是关于辐射诱发肺损伤的综述。

16. Davis SD, Yankelevitz DF, Henschke CL, et al. Radiation effects on the lung: clinical features, pathology, and imaging findings. *AJR Am J Roentgenol*. 1992; 159:1157.

一篇专注于成像结果的综述。

17. Kocak Z, Evans ES, Zhou SM, et al. Challenges in defining radiation pneumonitis in patients with lung cancer. *Int J Radiat Oncol Biol Phys*. 2005;62:635 – 638.

该文章前瞻性评估 318 例肺癌患者的 RT 诱导肺损伤。47 例患者的等级≥2 个肺炎症状。其中,28% 有混淆因素,医学因素使放射性肺炎的确诊变得困难。

18. Mac Manus MP, Ding Z, Hogg A, et al. Association between pulmonary uptake of

fluorodeoxyglucose detected by positron emission tomography scanning after radiation therapy for non-small-cell lung cancer and radiation pneumonitis. *Int J Radiat Oncol Biol Phys*. 2011;80:1365 – 1371.

该研究对 88 例患者进行了 FDG-PET 检查,并将 PET 肺炎与临床肺炎进行了比较,发现两者有显著相关性。

19. Guerrero T, Johnson V, Hart J, et al. Radiation pneumonitis: local dose versus [18F]-fluorodeoxyglucose uptake response in irradiated lung. *Int J Radiat Oncol Biol Phys*. 2007;68:1030 – 1035.

该研究测量了 36 例食管癌患者的 FDG – PET 摄取,发现存在线性关系,但患者之间存在显著差异,表明生物对辐射的反应可能存在差异。

20. Speiser BL, Spratling L. Radiation bronchitis and stenosis secondary to high dose rate endobronchial irradiation. *Int J Radiat Oncol Biol Phys*. 1993;85:589.

放射性支气管炎和狭窄是在接受支气管近距离放射治疗的患者中鉴定的临床实体。

21. Miller KL, Shafman TD, Anscher MS, et al. Bronchial stenosis: an underreported complication of high-dose external beam radiotherapy for lung cancer? *Int J Radiat Oncol Biol Phys*. 2005;61:64 – 69.

该文章评估了 103 例接受每日两次放射治疗的患者,剂量为 70.8 ~ 86.4Gy,8 例患者被发现存在临床上显著的支气管狭窄。

22. Katayama N, Sato S, Katsui K, et al. Analysis of factors associated with radiation-induced bronchiolitis obliterans organizing pneumonia syndrome after breast-conserving therapy. *Int J Radiat Oncol Biol Phys*. 2009;73:1049.

该文章评估了在 7 个机构接受保乳治疗的 702 例女性患者,并评估了潜在的预测因素,发现年龄 >50 岁并且使用并发内分泌治疗与 BOOP 相关。

23. King TE. BOOP: an important cause of migratory pulmonary infiltrates? [editorial]. *Eur Respir J*. 1995;8:193.

关于胸部照射引起的迁移性 BOOP 病例报告的精彩社论。

24. Graves PR, Siddiqui F, Anscher MS, et al. Radiation pulmonary toxicity: from mechanisms to management. *Semin Radiat Oncol*. 2010;20:201 – 207.

回顾了分子和细胞事件、症状、预防策略和实验预防方法。

25. Komaki R, Lee JS, Milas L, et al. Effects of amifostine on acute toxicity from concurrent chemotherapy and radiotherapy for inoperable non-small-cell lung cancer: report of a randomized comparative trial. *Int J Radiat Oncol Biol Phys*. 2004;58:1369.

在人体试验中有希望使用辐射防护剂(和自由基清除剂)。

26. Movsas B, Scott C, Langer C, et al. Randomized trial of amifostine in locally advanced non-small-cell lung cancer patients receiving chemotherapy and hyperfractionated radiation: Radiation Therapy Oncology Group Trial 98 – 01. *J Clin Oncol.* 2005; 23:2145 –2154.

在放射治疗期间,243 例 NSCLC 患者随机接受氨磷汀或安慰剂治疗。该研究的主要终点是食管炎。安慰剂组 16.7%,氨磷汀组 8%,P = NS 的患者,发生 ≥3 次肺炎的等级。

27. Ozturk B, Egehan I, Atavci S, et al. Pentoxifylline in prevention of radiation-induced lung toxicity in patients with breast and lung cancer: a double-blind randomized trial. *Int J Radiat Oncol Biol Phys.* 2004;58:213 –219.

40 例乳腺癌和肺癌患者随机接受己酮可可碱或安慰剂治疗。PFT 改变、肺损伤的放射学发现和 LENT-SOMA 评分表明己酮可可碱可能具有保护作用。

28. Kharofa J, Gore E. Symptomatic radiation pneumonitis in elderly patients receiving thoracic irradiation. *Clin Lung Cancer.* 2013;14(3):283 –287.

该研究对 256 例患者进行了评估,发现 ≥2 级放射性肺炎的发病率 ≥70% (或 4.52,$P = 0.001$),并且在治疗期间服用 ACE 抑制剂的患者发病率较低(或0.22,$P = 0.02$)。

29. Liao ZX, Komaki RR, Thames HD Jr, et al. Influence of technologic advances on outcomes in patients with unresectable, locally advanced non-small-cell lung cancer receiving concomitant chemoradiotherapy. *Int J Radiat Oncol Biol Phys.* 2010;76: 775 –781.

该文章比较了用 4DCT / IMRT 和 CT / 3DCRT 治疗的 496 例 NSCLC 患者的结果。在具有相似疾病控制的 4DCT / IMRT 组中发现毒性和 V20 显著较低。

30. Fakiris AJ, McGarry RC, Yiannoutsos CT, et al. Stereotactic body radiation therapy for early-stage non-small-cell lung carcinoma: four-year results of a prospective phase II study. *Int J Radiat Oncol Biol Phys.* 2009;75:677 –682.

70 例接受 SBRT 治疗 NSCLC 的患者,其 3 年局部控制总生存率和癌症特异性生存率的 4 年结果分别为 88.1% 、42.7% 和 81.7%。等级 ≥3 的毒性发生于 15.7% (11/70)的患者。

31. Nath SK, Sandhu AP, Kim D, et al. Locoregional and distant failure following image-guided stereotactic body radiation for early-stage primary lung cancer. *Radiother Oncol.* 2011;99:12 –17.

48 例接受 SBRT 治疗的 NSCLC 患者,其 2 年的局部控制率为 95%。3 级毒性仅发生在 1 例患者中,并且是非肺部的。

32. Timmerman R, Paulus R, Galvin J, et al. Stereotactic body radiation therapy for inoperable early stage lung cancer. *JAMA*. 2010;303:1070 – 1076.

该研究是 RTOG 0236 的结果,是一项多中心前瞻性试验,旨在评估 SBRT 治疗不能手术的小细胞肺癌的疗效和毒性。排除近端支气管树受累的患者。在约 16% (9/55)的患者中发现≥3 级的肺或上呼吸道毒性。

33. Barriger RB, Forquer JA, Brabham JG, et al. A dose-volume analysis of radiation pneumonitis in non-small-cell lung cancer patients treated with stereotactic body radiation therapy. *Int J Radiat Oncol Biol Phys*. 2012;83:457 – 462.

该文章是一项针对 251 例接受 SBRT 治疗的 NSCLC 患者进行的单一机构审查。3 级(2%)和 4 级(0.4%)毒性低。发现 MLD 和 V20 可预测放射性肺炎。

34. Baker R, Han G, Sarangkasiri S, et al. Clinical and dosimetric predictors of radiation pneumonitis in a large series of patients treated with stereotactic body radiation therapy to the lung. *Int J Radiat Oncol Biol Phys*. 2013;85:190 – 195.

该文章评估了 240 例接受 SBRT 治疗的肺肿瘤患者,≥2 级和≥3 级肺炎的发病率分别为 11% 和 1%。在多变量分析中,女性性别、吸烟年包数和较大的内部肿瘤体积可预测放射性肺炎。

35. Pang Q, Wei Q, Xu T, et al. Functional promoter variant rs2868371 of HSPB1 is associated with risk of radiation pneumonitis after chemoradiation for non-small-cell lung cancer. *Int J Radiat Oncol Biol Phys*. 2013;85(5):1332 – 1339.

该文章基于单核苷酸多态性 HSPB1 蛋白的基因型,评估了 146 例患者的放射性肺炎风险,发现其中一种基因型的风险显著高于其他基因型。在 125 例患者的验证数据集中也是如此。

第90章 结节病

Xavier Soler

结节病是一种病因不明的多系统肉芽肿性疾病,其临床表现和病程各不相同,从无症状而仅有影像学发现到威胁生命。由于结节病的临床表现多样且缺乏特异的诊断方法,结节病的流行病学仍存在许多问题。在美国,结节病在非洲裔美国人,尤其是女性中发病率很高。一些流行病学研究证实,结节病具有时间、季节和空间聚集性,这表明了结节病的共同病因学。尽管结节病的病因不明确,但是一些因素被认为可能是结节病的病因。越来越多的证据表明,传染性因子与结节病相关。全基因组扫描(GWAS)确定了候选基因,并且细胞因子功能失调也已得到证实。然而,结节病的诊断标准并未改变。结节病仍然是一个排除诊断,组织活检切片显示非干酪样肉芽肿,并且其具有相应的临床和影像学特征支持。

结节病的免疫学发病机制尚不清楚,很可能是由于暴露于一种或多种外源性抗原、环境因素及宿主免疫反应之间复杂的相互作用。随着聚集发病的报道,某些职业和环境暴露(如从事农业,接触霉菌、霉味或杀虫剂)增加易感性和经器官移植传播均支持这一理论。世界贸易中心灾难过后,对于暴露于尘埃中的消防员,其结节病的发病率高于预期值,并且其临床和表型特征与一般人群明显不同。过敏反应和吸烟可降低结节病患病风险。GWAS 研究确定非 HLA 候选易感基因,如 BTNL2 通常参与宿主免疫反应。越来越清楚地认识到,各种炎症化学介质的多态性有助于明确结节病的免疫发病机制。在美国,非裔美国人受影响更频繁,并且其疾病通常呈慢性过程,也更加严重。家族聚集性结节病也很常见。

结节病病因学病例对照研究(ACCESS)收集了 704 例新近诊断、组织活检证实的结节病患者以及与其性别、年龄、种族和地域相匹配的正常对照组,发现患者的兄弟姐妹或父母患结节病的例数是对照组的 5 倍。此外,肿瘤坏死因子 - α(TNF - α)启动子区的多态性与 Löfgren 综合征相关。Löfgren 综合征是一种以结节性红斑、肺门淋巴结肿大和葡萄膜炎为特征的结节病,且其预后良好。血管紧张素 -1 转换酶启动子区存在插入与缺失也得到证实。有研究观察生物 TNF 拮抗剂治疗某些结节病患者的有效性,从而验证了 TNF 的重要性。结节病患者血液及支气管肺泡灌洗液中的自然杀伤细胞(NKT)的数量均有下降。

有数据表明,有些细菌,如结核分枝杆菌、痤疮丙酸杆菌等也许与结节病的病因相关。触发抗原的多样性可能是由种族、地理位置及个人基因背景所决定。同时,强极化辅助性 T 细胞 1(T_H – 1)的免疫应答反应表达更加频繁。免疫应答引发一系列反应而导致肉芽肿的形成:①暴露于抗原;②抗原递呈(由巨噬细胞通过 HLA Ⅱ型分子递呈给 T 细胞);③免疫效应细胞促进非干酪样肉芽肿的形成,这是结节病的病理特征。活化的 CD4 T 细胞(指示 T_H – 1 免疫应答)释放 γ – 干扰素、IL – 2 等细胞因子,最终导致成纤维细胞复制增强和肉芽肿形成。尽管局部免疫活性增加,但皮肤常常没有反应。

尽管通过不特异的临床表现结合生化、影像及病理特点进行诊断,但结节病的诊断是不确定的。因此,结节病常常被漏诊。结节病的临床表现可从没有症状到累及危及生命的脏器。结节病的共同特征为多器官受累,包括呼吸系统(咳嗽、胸痛、呼吸困难)、肌肉骨骼系统(关节痛和肌痛)、视觉系统(视力改变及疼痛)、皮肤系统(结节性红斑、结节、斑块和丘疹)的多个器官。结节病的诊断没有金标准。某些非特异性的临床特征是结节病的典型表现,包括双侧肺门淋巴结肿大、Löfgren 综合征(伴有双侧肺门淋巴结肿大、发热和关节痛的结节性红斑)、Heerfordt 综合征(葡萄膜炎、腮腺炎和发热),以及腮腺、泪腺(熊猫征)及右侧气管旁和双肺门(λ 标)扫描显示镓 – 67 摄入增加。除非存在上述其中之一的特异性临床表现,否则诊断结节病需要组织学确定及排除其他原因。咳嗽和呼吸困难是最常见的呼吸系统症状。1% ~4% 的患者会有心脏受累,并且结节性心脏病具有突发性及致命性。结节性红斑会偶伴双侧肺门淋巴结肿大的典型表现,并且其一般显示预后良好。胸膜疾病不常出现,可能与胸腔积液有关。30% ~60% 的结节病患者没有症状,偶尔会出现胸部影像学异常。

胸部影像学分级如下:

0 级:正常;

1 级:双侧肺门淋巴结肿大;

2 级:双侧肺门淋巴结肿大伴肺浸润;

3 级:肺浸润不伴肺门淋巴结肿大;

4 级:肺纤维化。

目前,结节病还没有可靠的预后标志物。在病理学上,结节病最常见的受累器官系统包括肺、外周淋巴管、肝脏、心脏、皮肤、眼睛、脾、唾液腺、关节及骨骼。弥散量下降是肺功能检测中最常见的改变。虽然30%的患者会出现气流阻塞,但是弥散量下降常伴有限制性通气功能障碍。患者在休息或运动时都会出现低氧血症。连续肺功能检测的变化有助于制订治疗方案及后续随访。实验室检查一般没有帮助。血管紧张素-1转换酶的水平常常升高,但是其并没有特异性且不能用于筛查。胸部CT用于常规评估仍存在争议。磁共振成像及核医学可以用于辅助诊断、监测疾病的活动性及确定最佳活检部位。有研究证明,正电子发射断层扫描技术对发现隐匿部位的病变是有价值的。BAL可以作为一种辅助手段用于结节病的诊断(CD4细胞数增加及CD4/CD8比例升高)。当需要组织诊断时,受累处组织活检一般都具有诊断价值。由于组织学不具有特征性,因此必须排除肺结核、真菌感染、铍暴露、药物反应及局部结节样反应等。超声内镜引导下的经支气管针吸活检(EBUS-TBNA)可以对肺门及纵隔淋巴结进行定位及针吸活检,并且通常不需要纵隔镜检查等侵入性操作。

多数结节病患者不需治疗,其许多症状可以自行缓解。最近,通过症状决定开始治疗或维持治疗的诊疗模式可以减少继发药物的副作用。当有重要脏器受累或出现全身症状时,则需要系统性的长期治疗。紧急适应证主要包括眼、心肌及中枢神经系统受累。其他相关症状包括持续性高钙血症、皮肤病变、有症状的呼吸系统疾病、血小板减少症及严重的全身症状。如果稳定性肺浸润患者没有症状,则不需要治疗。当患者有严重功能损伤时,皮质类固醇仍是首选药物,但维持期使用皮质类固醇可能会引起副作用,而使用甲氨蝶呤或硫唑嘌呤等非固醇类药物可能减轻副作用。治疗方案大多使用泼尼松0.5mg/(kg·d),逐步减量,维持6个月或者更久直至观察到疗效。当结核菌素反应阳性或完全无反应时,可以使用异烟肼合并皮质类固醇进行治疗。当泼尼松降至15mg/d以下时,患者可能会出现急性加重。最好通过症状缓解情况来监测治疗,而不是通过血液检查或影像学。吸入皮质类固醇可用于轻症患者,但其作用尚不清楚。耐皮质类固醇的结节病患者可以应用硫唑嘌呤治疗。氯喹、皮内注射类固醇、甲氨蝶呤和维A酸可有效控制皮肤病。局部使用固醇类药物对治疗葡萄膜炎有效。正在研究尝试使用TNF抑制剂(例如英夫利昔单抗和依那西普)治疗难治性结节病。磷酸二酯酶-5抑制剂、前列腺素类似物和内皮素拮抗剂用于治疗结节病相关的肺动脉高压,但疗效尚不清楚。外科手术对结节病的某些类型,特别是鼻窦的干预还存在争议,一般不推荐。器官移植已经被成功应用,但非干酪样肉芽肿可能会复发。结节病的预后通常较好。大多数肺部受累的患者在 1 ~ 2 年内可以痊愈。然而,有些患者的病情会逐步恶化,从而死于肺部受累。

(周洋洋 译　孙昕 审校)

参考文献

1. Morgenthau AS, Iannuzzi MC. Recent advances in sarcoidosis. *Chest*. 2011;139(1): 174 – 182.
   回顾了结节病的各个方面,包括成像、遗传评估和当前治疗方案。

2. Baughman RP, Nagai S, Balter M, et al. Defining the clinical outcome status (COS) in sarcoidosis: results of WASOG Task Force. *Sarcoidosis Vasc Diffuse Lung Dis*. 2011;28(1):56 – 64.
   一个工作组努力根据临床结果状态评估确定疾病的临床表型。

3. Baughman RP, Culver DA, Judson MA. A concise review of pulmonary sarcoidosis. *Am J Respir Crit Care Med*. 2011;183(5):573 – 581.
   对结节病临床方面进行的全面的最新综述,包括病因、实验室检查、诊断和治疗。

4. Tremblay A, Stather DR, Maceachern P, et al. A randomized controlled trial of standard vs endobronchial ultrasonography-guided transbronchial needle aspiration in patients with suspected sarcoidosis. *Chest*. 2009;136(2):340 – 346.
   一项随机对照试验,比较了 50 例纵隔腺萎缩和疑似麻痹患者的 EBUS – TBNA 与 TBNA 的诊断率。结果表明,与单独使用 TBNA 相比,EBUS – TBNA 在诊断结节病方面更优越。

5. Kim JS, Judson MA, Donnino R, et al. Cardiac sarcoidosis. *Am Heart J*. 2009;157 (1):9 – 21.
   全面回顾了一些患者中罕见但可能致命的病情。

6. Victorson DE, Cella D, Judson MA. Quality of life evaluation in sarcoidosis: current status and future directions. *Curr Opin Pulm Med*. 2008;14(5):470 – 477.
   回顾健康相关的生活质量,将其作为评估患者状态相关临床信息的衡量标准。

7. Rossman MD, Thompson B, Frederick M, et al. HLA and environmental interactions in sarcoidosis. *Sarcoidosis Vasc Diffuse Lung Dis*. 2008;25(2):125 – 132.
   一项对 476 例患者的详细环境历史和高分辨率 HLA Ⅱ 类分型的研究,包括遗传易感性和环境暴露的相互作用等内容。

8. Judson MA, Baughman RP, Costabel U, et al. Efficacy of infliximab in extrapulmonary sarcoidosis: results from a randomised trial. *Eur Respir J.* 2008;31(6):1189 – 1196.
作者发现,与安慰剂相比,英夫利昔单抗可能对已经接受皮质类固醇治疗的患者的肺外结节病有益。

9. Moller DR. Potential etiologic agents in sarcoidosis. *Proc Am Thorac Soc.* 2007;4(5): 465 – 468.
该文章是关于结节病可能病因的研究和综述。作者得出结论,结核分枝杆菌过氧化氢酶 – 过氧化物酶蛋白是结节病中适应性免疫应答的组织抗原和靶标,因此,在一部分患者中可能成为病因。

10. Garwood S, Judson MA, Silvestri G, et al. Endobronchial ultrasound for the diagnosis of pulmonary sarcoidosis. *Chest.* 2007;132(4):1298 – 1304.
该文章是一项针对 50 例患者的研究,以评估 EBUS – TBNA 作为诊断纵隔结节病的新兴工具。作者得出结论,EBUS – TBNA 是一种安全且微创的诊断方法。

11. Handa T, Nagai S, Miki S, et al. Incidence of pulmonary hypertension and its clinical relevance in patients with sarcoidosis. *Chest.* 2006;129(5):1246 – 1252.
一项使用多普勒超声心动图检查 246 例日本结节病患者的肺动脉高压频率的研究。

12. Baughman RP, Drent M, Kavuru M, et al. Infliximab therapy in patients with chronic sarcoidosis and pulmonary involvement. *Am J Respir Crit Care Med.* 2006;174(7): 795 – 802.
作者发现英夫利昔单抗显著改善,表明其可能用于某些严重和有症状的病例。

13. Rybicki BA, Hirst K, Iyengar SK, et al. A sarcoidosis genetic linkage consortium: the Sarcoidosis Genetic Analysis (SAGA) study. *Sarcoidosis Vasc Diffuse Lung Dis.* 2005;22(2):115 – 122.
一项旨在确定可能包含结节病易感基因的染色体区域并确定非裔美国人的环境因素的研究。

14. Newman LS, Rose CS, Bresnitz EA, et al. A case control etiologic study of sarcoidosis: environmental and occupational risk factors. *Am J Respir Crit Care Med.* 2004; 170(12):1324 – 1330.
该文章是一项旨在确定 706 例患者中与结节病相关的环境和职业暴露的研究。作者没有确定单一的、主要的原因,但有几种与结节病风险相关的暴露。

15. Judson MA, Baughman RP, Thompson BW, et al. Two year prognosis of sarcoidosis: the ACCESS experience. *Sarcoidosis Vasc Diffuse Lung Dis.* 2003;20(3):204 – 211.

该文章是一组 215 例美国患者在基线和 2 年后接受的临床评估。确定了与 2 年内改善或恶化结果相关的因素。

16. Paramothayan S, Jones PW. Corticosteroid therapy in pulmonary sarcoidosis: a systematic review. *JAMA*. 2002;287(10):1301 – 1307.
    一篇与口服和吸入皮质类固醇在肺结节病治疗中的应用相关的广泛性文献综述。

17. Mana J. Magnetic resonance imaging and nuclear imaging in sarcoidosis. *Curr Opin Pulm Med*. 2002;8(5):457 – 463.
    关于胸腔内和结肠外结节病的不同成像方式及其局限性的优秀综述,重点是 MRI。

18. Eishi Y, Suga M, Ishige I, et al. Quantitative analysis of mycobacterial and propionibacterial DNA in lymph nodes of Japanese and European patients with sarcoidosis. *J Clin Microbiol*. 2002;40(1):198 – 204.
    作者分析了 108 例结节病淋巴结,65 例结核病淋巴结,以及 86 个对照组中的结节病与欧洲和日本的可疑细菌物种之间可能存在的病因学联系。

19. Schurmann M, Reichel P, Muller-Myhsok B, et al. Results from a genome-wide search for predisposing genes in sarcoidosis. *Am J Respir Crit Care Med*. 2001;164(5):840 – 846.
    GWAS 分析,以确定导致结节病风险的染色体区域。

20. Baughman RP, Teirstein AS, Judson MA, et al. Clinical characteristics of patients in a case control study of sarcoidosis. *Am J Respir Crit Care Med*. 2001;164(10, pt 1):1885 – 1889.
    作者使用 ACCESS 结节病评估系统,评估了 736 例患者的器官受累情况,发现结节病的初始表现与性别、种族和年龄有关。

21. Baughman RP, Ohmichi M, Lower EE. Combination therapy for sarcoidosis. *Sarcoidosis Vasc Diffuse Lung Dis*. 2001;18(2):133 – 137.
    作者讨论了实施皮质类固醇和替代疗法的方法,以缓解和控制致残症状。

22. Johns CJ, Michele TM. The clinical management of sarcoidosis. A 50-year experience at the Johns Hopkins Hospital. *Medicine* (*Baltimore*). 1999;78(2):65 – 111.
    该文章回顾了约翰·霍普金斯肉瘤诊所过去 50 年的经验,讨论了诊断工具、治疗适应证、随访和不寻常的表现,包括结节病的胸外表现。

23. Hunninghake GW, Costabel U, Ando M, et al. ATS/ERS/WASOG statement on sarcoidosis. American Thoracic Society/European Respiratory Society/World Association of Sarcoidosis and other Granulomatous Disorders. *Sarcoidosis Vasc Diffuse Lung Dis*.

1999;16(2):149-173.

结节病由国际结节病会议描述性地定义。除了回顾病因和遗传学外,本文还对结节病的临床和放射学诊断进行了综述。

24. Kantrow SP, Meyer KC, Kidd P, et al. The CD4/CD8 ratio in BAL fluid is highly variable in sarcoidosis. *Eur Respir J.* 1997;10(12):2716-2721.

研究结果表明,BAL 衍生的 CD4: CD8 比率无法区分 86 例经活检证实的疾病患者的结节病,而这种疾病的敏感性较低。

25. Moller DR, Forman JD, Liu MC, et al. Enhanced expression of IL-12 associated with Th1 cytokine profiles in active pulmonary sarcoidosis. *J Immunol.* 1996;156(12): 4952-4960.

作者研究了 BAL 中结节病和特发性肺纤维化的免疫形成机制。

26. Levinson RS, Metzger LF, Stanley NN, et al. Airway function in sarcoidosis. *Am J Med.* 1977;62(1):51-59.

在 18 例结节病患者中,作者发现气道功能障碍很常见。

27. Beekman JF, Zimmet SM, Chun BK, et al. Spectrum of pleural involvement in sarcoidosis. *Arch Intern Med.* 1976;136(3):323-330.

该研究的结果表明,结节病的胸膜受累仍然是不寻常的表现,但组织学受累比普遍认为的更常见。

第91章 肉芽肿性多血管炎(韦格纳肉芽肿)

Justin P. Stocks, Michael Tripp

肉芽肿性多血管炎(GPA),旧称韦格纳肉芽肿,是一种特发性系统性血管炎,可累及任何器官系统,包括上呼吸道、肺和肾脏。美国风湿病学会、美国肾脏病学会、欧洲抗风湿病联盟在 2010 年共识声明中建议更改韦格纳肉芽肿的命名,将重点从基于人名转移到疾病描述性术语。

GPA 较为罕见,估计每年的发病率是 11.3/100 万。在美国 GPA 的患病率是 3/10 万,男女比例相等。高加索人为主,在流行病学研究中占 95%。一种称为抗中性粒细胞胞质抗体(ANCA)的自身抗体与 GPA 密切相关,很可能是这种疾病的发病机制。多达 90% 的 GPA 患者有上呼吸道或下呼吸道症状。上呼吸道症状包括慢性鼻窦炎、流涕、鼻出血、鼻窦疼痛、中耳炎及鼻腔/口腔溃疡。气管受累可导致狭窄、阻塞和喘鸣。肺部症状包括咳嗽、胸膜炎性胸痛、呼吸困难或者咯血。50%~75% 的急性 GPA 患者会出现暴发性肺出血,导致缺氧性呼吸衰竭或急性肺损伤伴全身炎症反应综合征。但也有 1/3 患者肺部受累却没有症状。GPA 的其他症状包括关节痛或肌肉痛、单/多发性关节炎、全身症状、包括多发性神经炎在内的神经系统症状、皮肤病变及心包炎。

GPA 的诊断需要结合临床、放射影像、血清学检查及组织活检等综合判断。现有美国风湿病学会的两个或更多诊断标准(异常尿沉渣、胸部影像学异常、口腔溃疡或流涕),其敏感性可达 88%,特异性可达 92%。所有患者应行血清学 ANCA 检测。肺功能异常是非特异性的,但表现为反应气道狭窄的阻塞性通气功能障碍或与明显实质性病变相关的 CO 弥散量(D_{LCO})和肺容积减少。GPA 确诊需要组织活检。上呼吸道组织可显示为坏死性肉芽肿性炎症,但敏感性只有 44%~53%。当肾功能受损及尿沉渣出现异常时,肾穿刺活检可显示节段性坏死性肾小球肾炎的特征表现,而且比外科肺活检的侵袭性小。气管镜检查异常是非特异性的,可在多达 80% 的 GPA 患者中发现;肺泡出血、声门下狭窄、气管支气管及喉部炎症是最常见的症状。在一项对 197 例 GPA 患者的大型支气管镜检查研究中发现,节段性狭窄和气道炎症最常见,以右肺为主。经支气管肺活检在肺 GPA 诊断中的作用有限,但对排除感染及评估咯血很有价值。肺泡灌洗液中发现中性粒细胞或淋巴细胞非特异性升高,CD4/CD8 比例没有特异性。肺泡出血会进一步出现血性灌洗液及含铁血黄素巨噬细胞。外科肺活检是诊断肺 GPA 的金标准,还可能有更多的发现,最常见的包括中性粒细胞微脓肿和坏死、多核巨细胞性肉芽肿、血管炎伴偏心新月形微脓肿、栅栏组织细胞包围的地图样坏死和肺泡出血等。

肺 GPA 的影像学表现为实变、可形成空洞的单个或多个结节、胸腔积液、实性带、局部或弥漫的磨玻璃密度影。CT 在发现和描述肺部阴影特征上要优于传统的胸片。40%~70% 的患者会出现肺结节,通常为双侧,没有节段性偏好,数量多,并且 25%~50% 的患者会出现空洞性改变。许多研究发现,高分辨率 CT(HRCT)出现结节及实质性区域与疾病活动性直接相关。高达 12% 的患者可能出现单侧或双侧胸腔积液。0~15% 的患者会出现纵隔淋巴结肿大,但支气管扩张、蜂窝样改变、胸膜增厚及气胸少见。HRCT 可能有助于气管支气管狭窄的诊断。鼻窦 X 线图像可能表现出气液平。

80% 的 GPA 患者会出现肾脏受累。尿检发现镜下血尿及红细胞管型。肾组织活检表现为不同程度的炎症,从局灶性或节段性肾小球肾炎到急进性坏死性肾小球肾炎。免疫荧光表现为“寡免疫性”肾小球肾炎,没有或只是微量的免疫球蛋白沉积。肾小球肾炎可能会先于肺 GPA 数月到数年出现。

GPA 与 ANCA 有关,某些类型的系统性血管炎如 Churg - Strauss 综合征、显微镜下多血管炎和结节性多动脉炎等均会出现 ANCA。ANCA 间接免疫荧光染色包括两种类型:胞质型(cANCA)和核周型(pANCA)。ANCA 所涉及的特异性抗原已经得到鉴定。蛋白酶 3(PR3)是 cANCA 常见的特异性抗原,髓过氧化物酶(MPO)是 pANCA 的常见靶抗原。大约 90% GPA 患者 ANCA 阳性。与 GPA 相关的 cANCA 几乎总是抗 PR3 抗体。因此谨慎的做法是使用抗 - RP3 或抗 - MPO 的 ELISA 方法测定 cANCA。>10% 的 GPA 患者并没有检测到 ANCA。2/3 的患者 ANCA 滴度与疾病严重程度的相关性较弱。

标准疗法是使用环磷酰胺和泼尼松联合治疗。起始剂量一般是环磷酰胺[2mg/(kg·d)]合并泼尼松[1mg/(kg·d)]。3 个月泼尼松的剂量逐渐减为 0.25mg/(kg·d)并维持至少 1 年。暴发性或致命性疾病需使用高剂量糖皮质激素进行治疗,包括冲击剂量的甲泼尼龙静脉注射(达到 1000mg/d, 3 天)及高剂量的环磷酰胺(静脉注射 15mg/kg)。血浆置换(40 ~60ml/kg, 4 ~7 个疗程)用于需要透析的肾病及有严重肺出血的患者。使用环磷酰胺和泼尼松治疗的患者存在发生肺孢子菌肺炎的风险,建议使用复方新诺明进行预防性治疗。

　　临床症状好转、尿沉淀检验阴性及影像学异常消失说明疾病有所缓解; ANCA 水平可能会下降或者消失。症状缓解后,大部分专家建议继续使用低剂量药物治疗至少 12 个月。环磷酰胺治疗有明显的副作用,包括出血性膀胱炎、膀胱癌风险增加、骨髓异常增生以及淋巴组织异常增生性疾病。当替代药物如硫唑嘌呤、低剂量的甲氨蝶呤、复方新诺明、氨酚酸酯及来氟米特与低剂量泼尼松联用时,对症状的缓解也有一定疗效。GPA 复发时需要重复使用或增加环磷酰胺和泼尼松的剂量,直到临床症状缓解。环磷酰胺每月冲击治疗与每日口服疗法相比复发率更高,但对发病率和死亡率没有影响。暴发性复发需要重新制订诱导治疗方案。虽然抗肿瘤坏死因子药物依那西普没有显示对 GPA 症状缓解有效,但英夫利昔单抗对 GPA 的治疗有益。目前正在研究抗 CD - 20 单克隆抗体利妥昔单抗在 GPA 中的作用。

　　总之,GPA 是多系统性疾病,伴有多种危及生命的肺部症状,其诊断要综合血清学检查、临床表现及标准肺部手术获得的发现进行诊断。对肺泡出血及坏死性肉芽肿等肺部疾病应立即应用免疫抑制剂治疗。鼻窦炎、气管狭窄等不剧烈暴发的表现可能是 GPA 的首发症状。GPA 的预后主要取决于准确及时的诊断、治疗以及复发监测,这有可能需要重复诱导治疗。GPA 患者的中位生存期超过 20 年。GPA 患者最好由一组专业团队进行管理,包括熟悉 GPA 复杂的发病机制和慢性免疫抑制剂治疗的风湿病学家、肾脏专家、肺病专家。

(周洋洋　译　孙昕　审校)

参考文献

1. Falk RJ, Gross WL, Guillevin L, et al. Granulomatosis with polyangiitis (Wegener's): an alternative name for Wegener's granulomatosis. *Arthritis Rheum*. 2011;63: 863 – 864.
改变韦格纳肉芽肿病名称为肉芽肿性多血管炎的基本原理和建议。

2. Watts RA, Mooney J, Skinner J, et al. The contrasting epidemiology of granulomatosis with polyangiitis (Wegener's) and microscopic polyangiitis. *Rheumatology*. 2012;51 (5):926 – 931.

欧洲一项大型前瞻性流行病学研究,评估 GPA 和显微镜下多血管炎的发病率。

3. Cotch MF, Hoffman GS, Yerg DE, et al. The epidemiology of Wegener's granulomatosis. *Arthritis Rheum*. 1996;39:87 – 92.

美国的 GPA 流行病学,包括患病率和死亡率。

4. Stevic R, Jovanovi D, Obradovi LN, et al. Wegener's granulomatosis: clinic-radiological finding at initial presentation. *Coll Antropol*. 2012;36:505 – 511.

对塞尔维亚 37 例 GPA 患者记录和初步临床和影像学检查结果的回顾研究。

5. Khan AM, Jariwala S, Appel D, et al. Wegener's granulomatosis: predicting mortality/morbidity in those with pulmonary manifestations. *Chest*. 2008;134:(4 Meeting Abstracts):p128003.

一项回顾性评估,评估 20 例入住重症监护病房 GPA 患者的症状、初始表现、发病率和死亡率。

6. Klein LW, Polychronopolus VS, Golbin JM, et al. Frequency and location of tracheobronchial lesions in Wegener granulomatosis. *Chest*. 2008;134:(4 Meeting Abstracts):s13002.

对 Mayo Clinic 的 197 例患者进行了图表审查,包括诊断为 GPA 的和相关的支气管镜检查结果。71% 的患者有支气管镜检查异常。气管炎症、声门下狭窄和肺泡出血是支气管镜检查中最常见的异常发现。

7. Ananthakrishnan L, Sharma N, Kanne JP. Wegener's granulomatosis in the chest: high-resolution CT findings. *AJR Am J Roentgenol*. 2009;192:676 – 682.

因结合了相关频率和大量的图片,这是一篇优秀的 GPA 中 HRCT 结果频谱的回顾分析。

8. Zycinska K, Wardyn KA, Zycinski Z, et al. Association between clinical activity and high-resolution tomography findings in pulmonary Wegener's granulomatosis. *J Physiol Pharmacol*. 2008;59:833 – 838.

一项在 66 例患者中,关于 GPA 疾病活动与 HRCT 相关性的队列研究。

9. Reuter M, Schnabel A, Wesner F, et al. Pulmonary Wegener's granulomatosis: correlation between high-resolution CT findings and clinical scoring of disease activity. *Chest*. 1998;114:500 – 506.

一项在 73 例患者中的,关于疾病活动与 HRCT 异常的关系的初步研究。

10. Martinez F, Chung JH, Digumarthy SR, et al. Common and uncommon manifesta-

tions of Wegener's granulomatosis at chest CT: radiologic-pathologic correlation. *Radiographics*. 2012;32:51 – 69.

在线发布(doi:10.1148 / rg.321115060)。一篇优秀的关于 GPA 常见与罕见影像学结果的回顾分析。

11. Manna R, Cadoni G, Ferri E, et al. Wegener's granulomatosis: an update on diagnosis and therapy. *Expert Rev Clin Immunol*. 2008;4:481 – 485.

一篇关于 GPA 诊断和治疗的综述文章。

12. Leavitt RY, Fauci AS, Bloch DA, et al. The American College of Rheumatology 1990 criteria for the classification of Wegener's granulomatosis. *Arthritis Rheum*. 1990;33:1101 – 1107.

13. Jennette JC, Falk RJ, Andrassy K, et al. Nomenclature of systemic vasculitides. *Arthritis Rheum*. 1994;37:187 – 192.

教堂山共识标准。

14. Watts R, Lane S, Hanslik T, et al. Development and validation of a consensus methodology for the classification of the ANCA-associated vasculitides and polyarteritis nodosa for the epidemiological studies. *Ann Rheum Dis*. 2007;66:222 – 227.

升级的 GPA 诊断算法的验证。

15. Polychronopoulos VS, Prakash UB, Golbin JM, et al. Airway involvement in Wegener's granulomatosis. *Rheum Dis Clin North Am*. 2007;33:755 – 775.

全面回顾肺部 GPA 患者的 PFT 和相关气道异常。

16. Borner U, Landis BN, Banz Y, et al. Diagnostic value of biopsies in identifying cytoplasmic anti-neutrophil cytoplasmic antibody-negative localized Wegener's granulomatosis presenting primarily with sinonasal disease. *Am J Rhinol Allergy*. 2012;26:475 – 480.

对 82 例 GPA 鼻腔活检患者的回顾性分析。对于广泛性 GPA 患者,鼻活检的敏感性为 44%。

17. Traveis WD, Hoffman GS, Leavitt RY, et al. Surgical pathology of the lung in Wegener's granulomatosis. *Am J Surg Pathol*. 1991;15:315 – 333.

回顾来自 67 名 GPA 患者的 87 例肺活检病例,分析其病理基因频率和异常表现。

18. Harper L, Morgan MD, Walsh M, et al. Pulse versus daily oral cyclophosphamide for induction of remission in ANCA-associated vasculitis: long-term follow-up. *Ann Rheum Dis*. 2012;71:955 – 960.

脉冲环磷酰胺与近 40% 的复发率相关,而口服每日环磷酰胺治疗的患者复发率为 20%。

19. Csernok E. Anti-neutrophil cytoplasmic antibodies and pathogenesis of small vessel vasculitidies. *Autoimmun Rev.* 2003;2:158.

回顾迄今为止的工作,确定 ANCA 直接参与 WG 和相关疾病的发病机制。

20. DeGroot K, Reinhold-Keller E, Tatsis E, et al. Therapy for the maintenance of remission in sixty-five patients with generalized Wegener's granulomatosis: methotrexate versus trimethoprim/sulfamethoxazole. *Arthritis Rheum.* 1996;39:2052 – 2061.

氨甲蝶呤在 86% 的患者中维持缓解,而给予甲氧苄啶 – 磺胺甲恶唑的患者为 58%。

21. Fauci AS, Haynes BF, Katz P, et al. Wegener's granulomatosis: prospective clinical and therapeutic experience with 85 patients for 21 years. *Ann Intern Med.* 1983; 98:76.

报道了美国国立卫生研究院(NIH)的经验,并确认环磷酰胺作为潜在治疗剂的功效。

22. Hoffman G, Kerr GS, Leavitt RY, et al. Wegener granulomatosis: an analysis of 158 patients. *Ann Intern Med.* 1992;116:488.

美国国立卫生研究院试验的长期随访证实了环磷酰胺的益处,但提出了关于复发频率和治疗毒性的担忧。

23. Jayne D, Rasmussen N, Andrassy K, et al. A randomized trial of maintenance therapy for vasculitis associated with antineutrophil cytoplasmic antibodies. *N Engl J Med.* 2003;349:36.

记录诱导缓解后硫唑嘌呤作为维持治疗的功效。接受硫唑嘌呤治疗的患者中,有 15.5% 患者复发。

24. Kyndt X, Reumaux D, Bridoux F, et al. Serial measurements of antineutrophil cytoplasmic antibodies in patients with systemic vasculitis. *Am J Med.* 1999;106:527.

对于随后的 WG 复发,cANCA 升高的预测值仅为 28%。

25. Langford C, Talar-Williams C, Barron KS, et al. Use of a cyclophosphamide-induction methotrexate maintenance regimen for the treatment of Wegener's granulomatosis: extended follow-up and rate of relapse. *Am J Med.* 2003;114:463.

给予维持治疗的甲氨蝶呤耐受性良好,但复发率为 52%。

26. Ognibene F, Shelhamer JH, Hoffman GS, et al. Pneumocystis carinii pneumonia: a major complication of immunosuppressive therapy in patients with Wegener's granulomatosis. *Am J Respir Crit Care Med.* 1995;151:795.

接受 WG 治疗的患者中有 6% 患有卡氏肺孢子虫肺炎。

27. Reinhold-Keller E, Beuge N, Latza U, et al. An interdisciplinary approach to the care of patients with Wegener's granulomatosis: long-term outcome in 155 patients. *Arthritis Rheum*. 2000;43:1021.

关于环磷酰胺和泼尼松治疗患者的综述；155 例中有 83 例完全缓解。药物毒性是一个重大问题，特别是当总环磷酰胺剂量为 100g 时。

28. Stegemen CA, Tervaert JWC, deJong PE, et al. Trimethoprim-sulfamethoxazole for the prevention of relapses of Wegener's granulomatosis. *N Engl J Med*. 1996; 335:16.

81 例患者随机接受甲氧苄啶 – 磺胺甲恶唑(TMP／SMX)或安慰剂。给予 SPM／SMX 的患者复发的相对风险在 24 个月内为 0.40。

29. Schnabel A, Holl-Ulrich K, Dalhoff K, et al. Efficacy of transbronchial biopsy in pulmonary vasculitides. *Eur Respir J*. 1997;10:2738.

经支气管活检在 WG 中检出率较低，但上呼吸道病变的支气管镜活检是有用的。上呼吸道病变的活检在 WG 中具有最高的检出率。

30. Seo P, Stone J. The antineutrophil cytoplasmic antibody-associated vasculitides. *Am J Med*. 2004;117:39.

全面回顾 WG 和其他 ANCA 相关疾病的临床表现、诊断和治疗。

第92章 肺出血-肾炎综合征

Omar H. Mohamedaly

　　肺出血-肾炎综合征是一种伴弥漫性肺泡出血(DAH)和肾小球肾炎的肺肾综合征,该术语可以与 Goodpasture 疾病互换使用,但严格来说,术语疾病应限于循环或组织中出现抗肾小球基底膜抗体(AGBMA)时使用,而"综合征"可适用于任何发病机制。术语 AGBMA 可能更为合适,为了避免混淆,在本章将使用这一术语。

　　有趣的是,1919 年美国病理学家 Ernest Goodpasture 在 Vanderbilt 大学最初描述的同名综合征可能指的是血管炎,而不是我们现在所说的 AGBMA 疾病。曾有过报道,一名 18 岁男性在患流感 6 周后死亡,发现其患有 DAH、肾小球肾炎、脾梗死及小肠血管炎。该病例报道确实突出了 AGBMA 疾病中重要的显著特征。

　　正如 AGBMA 疾病所描述的,这是一种类似于 Ⅱ 型过敏性反应的自身免疫性疾病。AGBMA 于 1965 年首次发现,现在认为 AGBMA 自身的靶点是Ⅳ型胶原蛋白 α3 链的非胶原区-1(NC1)结构域。在肾及肺泡基底膜中 α3 链的表达最高,这就解释了 AGBMA 疾病中 DAH 及肾小球肾炎的临床症状。在肾小管基底膜、脉络丛、耳蜗及视网膜中也有 α3 链表达,但表达水平低得多。

　　AGBMA 疾病是一种罕见疾病,发病率只有 1/100 万。然而,急进性肾小球肾炎中的 20% 可能是 AGBMA 疾病。流行病学数据很难评估。性别呈现双峰分布,20~30 岁的年轻患者中男性略占优势,60~70 岁的老年患者中性别分布男女相当,女性略占优势。年轻患者更容易出现肺出血-肾炎综合征,而老年患者易局限于肾脏。

　　60%~80% 的病例同时出现肺病和肾病,然而,肺病可能先于肾病 12 个月出现。5%~10% 的病例只有肺部受累。值得一提的是,即使没有明显的肾病出现,如果进行肾组织活检,在肾小球也常常会发现 AGBMA 沉积。

　　肺部症状最常见,包括咯血、咳嗽和(或)呼吸困难。咯血的程度差异很大,可能很轻微,也可能危及生命。肾小球肾炎很少表现为高血压和血尿。

与肾衰竭相关的疲劳较为常见。发热可能出现,尤其是在先前有流感症状或上呼吸道感染的情况下。然而,全身症状如全身不适、体重减轻、关节痛和肌痛应怀疑为血管炎。

实验室检查可发现与肺泡出血相关的缺铁性贫血。尿沉渣检查常可见镜下血尿、非肾性蛋白尿,偶尔可见红细胞管型或者异形红细胞。血清肌酐经常升高。补体水平正常,C3 和(或)C4 水平降低提示有血管炎或导致肺出血 - 肾炎综合征的其他诊断。>90% 的 AGBMA 疾病患者可以检测到循环 AGBMA 的存在。高达 30% 的病例可能发现 ANCA 阳性。

影像学表现大多为非特异性。胸部 X 线图像显示弥漫性对称性透过度减低,不常见的表现是非对称性、局限性或肺间质渗出影。不伴容量超负荷或感染的情况下胸腔积液很少出现。肺部浸润影常常持续数天。少数情况下,尽管有咯血史胸部 X 线可能仍为正常。胸部 CT 扫描技术对于发现 DAH 比平片 X 线更敏感,表现为磨玻璃影和实变影,尽管这些发现对于 DAH 没有特异性。

当有活动性肺泡出血时,肺功能测试显示肺一氧化碳弥散量(D_{LCO})增加,提示肺泡腔中存有大量红细胞,CO 与血红蛋白有很强的结合力,为 CO 提供了扩散空间。有人建议把 D_{LCO} 超过正常预测值 30% 作为广泛肺泡内出血的预测指标。由于 D_{LCO} 的增加可能先于临床症状及影像学改变的出现,因此可用于监测 DAH 的复发。

尽管 AGBMA 滴度有利于疾病的监测,但 AGBMA 的滴度不总是与疾病活动程度相关。高水平的 AGBMA 提示更严重的肾病。最常用的方法是酶联免疫吸附抗体(ELISA)分析,取决于所使用的特定抗原,其敏感性可达 70%~100%。据报道使用天然或重构的人类 α3(Ⅳ)抗原底物检测的敏感性可达 95%~100%,特异性可达 91%~100%。蛋白印记方法已应用于很多研究中心。

AGBMA 的致病性在一项经典的实验中得到证实,从肺出血 - 肾炎综合征患者的血清或肾洗脱液中分离出的抗体可诱导受体猴引起肾小球肾炎。有趣的是在一些动物模型中,AGBMA 导致的是肾部疾病而非肺部疾病。在鉴定出 α3(Ⅳ)链的抗原表位并将其 cDNA 定位于染色体 2q35 - 37 后,将其转染到细胞,该片段得到克隆,并诱导 AGBMA 结合蛋白的表达。这些抗体是典型的 IgG1 或 IgG3 亚型,很少是 IgA 或 IgM 亚型。它们在解离之前不与先天交联的 α - 3,4,5 六聚体结合。自身反应性 T 细胞也与 AGBMA

疾病的发病机制相关。AGBMA 患者与对照组相比,α3(Ⅳ)链 NC1 结构域的特异性 T 细胞出现频率更高。越来越多的证据表明效应 T 细胞可能直接导致损伤,$CD4^+CD25^+$ 调节性 T 细胞可以促进 AGBMA 疾病的自身免疫性反应。

自身免疫反应的诱发因素尚不清楚,最可能是环境和遗传因素的综合作用。AGBMA 疾病进展与各种感染和暴露之间的时间关联性说明某些有害刺激的作用,会暴露先前隐藏的基底膜表位,其刺激自身免疫应答,或更可能受先前循环系统中自发反应抗体和 T 细胞的攻击。Goodpasture 首次提出了与流感的相关性,随后有大量相关报道。其他上呼吸道感染、碳氢化合物暴露、吸烟也都与疾病也相关。一项研究显示,100% AGBMA 疾病的吸烟者会出现 DAH 和肾小球肾炎,而不吸烟者只有 20% 会出现 DAH,这表明 AGBMA 疾病中 DAH 需要直接的肺部刺激。类似的是,也有报道称碎石术后或是存在尿路感染及其他肾小球肾炎的情况下很少发生 AGBMA 疾病。遗传易感性表明在 90% 的 AGBMA 疾病患者中会出现 HLA - DR2,60% 的患者会出现 HLA - B7。DR2 的亚型 HLA - DRw15 和 DR4(尤其是 DR4)增加了 AGBMA 疾病的患病风险。疾病的易感性最有可能是由这些抗原中共同的 6 - 氨基酸基序决定,该序列在患病率较低的黑人患者中并不常见。DR1 和 DR7 预示患 AGBMA 疾病的风险较低。

在组织病理学检查中,肺组织活检常常显示轻度肺出血,伴有肺泡内红细胞及含铁血黄素巨噬细胞。肺部毛细血管炎更少见。肺血管炎很少出现肺泡壁坏死。肾组织活检会发现肾小球局灶性节段性肾小球肾炎坏死伴新月体形成。免疫荧光检查可见 IgG 沿肾小球基底膜线性沉积。在 60%~70% 的活组织标本中也可见 C3 线性沉积。在肺组织活检中,免疫荧光也会出现类似结果,尽管这些更具技术挑战性。即使没有明显的肾脏疾病,在肾组织活检中也会发现典型的染色。

该病的治疗策略旨在消除循环的抗体并预防新抗体形成。单纯 DAH 时应用糖皮质激素治疗有效,但肾小球肾炎通常对单独糖皮质激素有典型的抗药性。该病的主要治疗方法是血浆置换联合糖皮质激素和免疫抑制剂。血浆置换一般每天或隔天一次,持续 2~3 周,每次置换量为 3~6L。已进行的唯一一项随机对照试验是一项小型研究,8 例接受血浆置换的患者中有 2 例进展为透析依赖,而 9 例未接受血浆置换的患者中有 6 例产生透析依赖。然而其有益性与血清肌酐水平及肾组织活检中新月体的比例有关。使用糖皮质激素和免疫抑制剂同时进行血浆置换的患者(与单独使用糖皮质激素和免疫抑制剂相比),其 AGBMA 滴度下降得更快,因此推荐所有 AGB-MA 疾病患者行血浆置换。

使用皮质类固醇初始给予冲击剂量[甲泼尼龙 15～30mg/(kg·d),最高剂量 1000mg/d,使用 3 天],然后使用泼尼松 1mg/(kg·d),最大剂量为 60～80mg/d。最常使用的免疫抑制剂是环磷酰胺 2mg/(kg·d);对于老年患者剂量要限制在 100mg/d,以免引起药物毒性。每天环磷酰胺治疗优于间歇静脉给药,因为每天疗法可以达到持久的缓解。症状一旦缓解,皮质类固醇可以逐渐减量,同时可使用毒性较小的药物如硫唑嘌呤代替环磷酰胺,维持治疗持续 6～9 个月。但有较大的系列报道由于其复发风险较低,维持治疗 2～3 个月已足够。治疗期间每 1～2 周测量 1 次 AGBMA 的滴度,直到连续两次阴性,专家建议监测 6 个月以确保其保持缓解。使用利妥昔单抗和霉酚酸酯治疗的病例报道已有发表。较新的治疗方法包括免疫吸附和 T 细胞靶向技术。1 例病例报道显示,应用偶联琼脂糖的羊抗人 IgG 柱子免疫吸附技术联合免疫抑制剂对疾病治疗有效。T 细胞靶向技术还处于动物实验阶段。在小鼠模型中阻断 T 细胞活化的 CD28-B7 共刺激途径的融合蛋白显示可以预防新月体性肾小球肾炎。当肾功能没有恢复时,肾移植是必要的,但常常延期到 AGBMA 连续 9～12 个月的检测结果为阴性。14% 的移植失败与 AGBMA 疾病复发有关。

最初 AGBMA 疾病 6 个月内死亡率为 80%,现已经得到改善。但 5 年生存率依然只有 50%。特定的预后因素预示不同的死亡风险。最重要的两个因素是血清肌酐及肾组织活检中新月体的形成程度。肌酐值 <30mg/L、新月体形成少于 30% 的患者预后较好;新月体高于 90% 则患者肾功能和总体预后都较差。相似的是,立即行血液透析,即在疾病出现后 72 小时内透析,也是一个预后不良因素。在一项 71 例患者的大型回顾性研究中显示,Cr 值 <57mg/L 时,患者和肾的存活率分别是 100% 和 95%,一年内的存活率是 84% 和 74%(中位数是 90 个月)。如果 Cr 值 >57mg/L 但没有立即透析,患者生存率和肾存活率分别是 83% 和 82%,一年内的存活率分别为 72% 和 69%。立即透析则预后较差,患者和肾的存活率分别是 65% 和 8%,一年内的存活率分别为 36% 和 5%。另一方面,90% 的患者 DAH 会得到缓解,复发也不常见,一个中心的经验报道复发率只有 2%,可能与吸烟或暴露于碳烃化合物有关。ANCA 阳性的意义并不确定;考虑到 ANCA 阳性见于 <30% 的 AGBMA 疾病

患者,因此它似乎不会致病,尽管最近的一项对照研究显示,在临床 AGBMA 疾病发展之前就存在 ANCA 阳性,从预后的角度来看,ANCA 阳性的 AGBMA 疾病患者似乎预后较好,尽管此类患者常见 ANCA 相关性血管炎。

（周洋洋 译 孙昕 审校）

参考文献

1. Goodpasture EW. The significance of certain pulmonary lesions in relation to the etiology of influenza. *Am J Med Sci*. 1919;158:863 – 870.
   流感感染后患有 DAH、肾小球肾炎、脾梗死和小肠血管炎患者的原始报道。这可能是血管炎而不是真正的 AGBMA 疾病,但仍有一些原因使 Goodpasture 博士认为这是肺出血－肾炎综合征。

2. Stanton MC, Tange JD. Goodpasture's syndrome. *Aust N Z J Med*. 1958;7:132 – 144.
   首次使用肺出血－肾炎综合征这一术语。

3. Cashman SJ, Pusey CD, Evans DJ. Extraglomerular distribution of immunoreactive Goodpasture antigen. *J Pathol*. 1988;155:61 – 70.
   在肾小球外组织中 α3(Ⅳ)链的分布。

4. Pusey CD. Anti-glomerular basement membrane disease. *Kidney Int*. 2003;64:1535 – 1550.
   这是一篇研究 AGBMA 疾病发病机制的重要综述。

5. Wilson CB, Dixon FJ. Anti-glomerular basement membrane antibody-induced ? glomerulonephritis. *Kidney Int*. 1973;3:74 – 89.
   一篇关于 AGBMA 肾小球肾炎的经典评论文章总结了当时的知识状况。

6. Segelmark M, Hellmark T. Autoimmune kidney diseases. *Autoimmun Rev*. 2010;9:366 – 371.
   一篇关于四种免疫介导型肾小球肾炎的文章:AGBMA 疾病、IgA 肾炎、膜性肾病、膜性增生性肾小球肾炎的综述。

7. Lazor R, Bigay-Gamé L, Cottin V, et al. Alveolar hemorrhage in anti-basement membrane antibody disease: a series of 28 cases. *Medicine (Baltimore)*. 2007;86:181 – 193.
   回顾性分析 28 例 AGMBA 疾病。烟草和其他吸入性接触很常见。肺部受累的患者的肾脏预后非常好。有趣的是,D_{LCO} 仅在 25% 的肺泡出血患者中增加。支气管肺泡灌洗对检测肺泡出血最敏感。

8. Lahmer T, Heemann U. Anti-glomerular basement membrane antibody disease: a rare autoimmune disorder affecting the kidney and lung. *Autoimmun Rev*. 2012;12: 169 – 173.

另一篇关于 AGBMA 疾病的好评文章。

9. Kluth DC, Rees AJ. Anti-glomerular basement membrane disease. *J Am Soc Nephrol*. 1999;10: 2446 – 2453.

一篇关于 AGBMA 疾病的综述文章,内容涉及 Alport 病患者肾移植术后 AGBMA 疾病的复发和描述。

10. Ewan PW, Jones HA, Rhodes CG, et al. Detection of intrapulmonary hemorrhage with carbon monoxide uptake: appreciation in Goodpasture's syndrome. *N Engl J Med*. 1976;295:1391 – 1396.

早期描述了 D_{LCO} 测量在肺出血检测中的作用及其用于监测目的的使用。该研究还描述了在呼吸保持期间使用放射性同位素 $C^{15}O$ 来区分具有和不具有肺出血的肺出血 – 肾炎综合征患者的 CO 摄取与清除的比率。

11. Primack SL, Miller RR, Müller NL. Diffuse pulmonary hemorrhage: clinical, pathologic, and imaging features. *AJR Am J Roentgenol*. 1995;164:295 – 300.

对弥漫性肺出血的临床、病理和影像学特征以及常见原因的治疗进行了详细的综述。

12. Lerner RA, Glassock RJ, Dixon FJ. The role of anti-glomerular basement membrane antibody in the pathogenesis of human glomerulonephritis. *J Exp Med*. 1967;126: 989 – 1004.

在一项经典实验中,AGBMA 从病患的肾脏中洗脱,被证明可诱导受体猴的肾小球肾炎。

13. Pedchenko V, Bondar O, Fogo AB, et al. Molecular architecture of the Goodpasture autoantigen in anti-GBM nephritis. *N Engl J Med*. 2010;363:343 – 354.

基于 ELISA 的循环和肾结合 AGBMA 结合的表位的研究表明 α – 3,4,5 – NC1 六聚体的四级结构的构象变化暴露了由 AGBMA 选择性识别和结合的表位,特别是 α3 – NC1 和 α4 – NC1 单体。

14. Salama AD, Pusey CD. Immunology of anti-glomerular basement membrane disease. *Curr Opin Nephrol Hypertens*. 2002;11:279 – 286.

对 AGBMA 疾病的分子发病机制进行了良好的综述,侧重于疾病发生和持续的体液和细胞免疫机制。

15. Queluz TH, Pawlowski I, Brunda MJ, et al. Pathogenesis of an experimental model of

Goodpasture's hemorrhagic pneumonitis. *J Clin Invest.* 1990;85:1507－1515.

一项有趣的动物模型研究细胞因子在肺出血－肾炎综合症综合征肺出血的发病机制中的作用,可能是通过增加肺泡内皮通透性,从而使 AGBMA 循环进入肺泡基底膜。当单独注射兔 AGBMA 时,肺部正常的幼稚小鼠没有肺出血,但是当用人重组 IL－2 和 IFN－α 预处理时,确实具有 Goodpasture 出血性肺炎的病理学发现。有趣的是,在该鼠模型中需要 IL－2 和 IFN－α 的协同作用。

16. Donaghy M, Rees AJ. Cigarette smoking and lung haemorrhage in glomerulonephritis caused by autoantibodies to glomerular basement membrane. *Lancet.* 1983;2:1390－1393.

AGBMA 引起肾小球肾炎患者的病例对照研究。37 例吸烟者中有 37 例与出现肺出血,对比 10 例不吸烟者中只有 2 例出现肺出血,而循环 AGBMA 的滴度没有显著差异。在一名患者中,恢复吸烟之后出现肺出血复发。

17. Fisher M, Pusey CD, Vaughan RW, et al. Susceptibility to anti-glomerular basement membrane disease is strongly associated with HLA－DRB1 genes. *Kidney Int.* 1997;51:222－229.

对 82 例患者遗传的 HLA－DRB 和 DQB 等位基因的分析表明 DRB1 基因与 AG-BMA 疾病的关联等级:易感等位基因(DRB1 * 15,DRB1 * 04),中性等位基因(DRB1 * 03)和保护性等位基因(DRB1 * 07)。进一步的测序将片段赋予环的易感性或保护定位于 HLA Ⅱ类抗原结合沟的第二肽结合区。

18. Phelps RG, Rees AJ. The HLA complex in Goodpasture's disease: a model for analyzing susceptibility to autoimmunity. *Kidney Int.* 1999;56:1638－1653.

彻底分析 HLA 与肺出血－肾炎综合征的关联,并检查分子机制(包括抗原－HLA 相互作用和抗原对 T 细胞的呈递),这可以解释观察到的 HLA 相关性。

19. Litwin CM, Mouritsen CL, Wilfahrt PA, et al. Anti-glomerular basement membrane disease: role of enzyme-linked immunosorbent assays in diagnosis. *Biochem Mol Med.* 1996;59:52－56.

使用间接免疫荧光法测定 AGBMA 的两种 ELISA 方法的比较。一种 ELISA 检测的敏感性高达 93.3%,而另一种检测敏感性较低,为 63.3%。

20. Sinico RA, Radice A, Corace C, et al. Anti-glomerular basement membrane antibodies in the diagnosis of Goodpasture syndrome: a comparison of different assays. *Nephrol Dial Transplant.* 2006;21(2):397－401.

四种基于免疫分析的 AGBMA 试剂盒的性能特征比较。所有测定显示出 94.7% 和 100% 之间的敏感性,但特异性在 90.9%～100% 之间显著变化。在使用重组抗原的荧光免疫测定中观察到更高的特异性。

21. Merkel F, Kalluri R, Marx M, et al. Autoreactive T-cells in Goodpasture's syndrome recognize the N-terminal NC1 domain on alpha 3 type IV collagen. *Kidney Int.* 1996;49:1127-1133.

首次报道自身反应性 T 细胞参与肺出血-肾炎综合征的发病机制。对来自患者和对照的 T 细胞,用纯化的天然或重组的Ⅳ型胶原蛋白和合成的寡肽进行分离和刺激。在患者中发现了对Ⅳ型胶原 α3 链的 NC1 结构域特异的克隆,但在对照中未发现。

22. Salama AD, Chaudhry AN, Ryan JJ, et al. In Goodpasture's disease, CD4⁺ T cells escape thymic deletion and are reactive with the autoantigen a3(IV)NC1. *J Am Soc Nephrol.* 2001;12:1908-1915.

一项关于自身反应性 T 细胞在肺出血-肾炎综合征发病机制中作用的有趣研究。免疫组织化学和 RT-PCR 用于证明 Goodpasture 抗原在正常人胸腺中的表达。然后使用有限稀释分析评估患者和对照中循环自身反应性 T 细胞的频率,发现在活动性疾病期间患者中更高并且随着时间而减少,与观察到的低复发频率一致。

23. Lombard CM, Colby TV, Elliott CG. Surgical pathology of the lung in anti-basement membrane antibody-associated Goodpasture's syndrome. *Hum Pathol.* 1989;20:445-451.

5 例 AGBMA 疾病患者的外科肺活检报道。在 4 次活检中观察到肺毛细血管炎和肺泡出血;弥漫性肺泡损伤是第 5 个活检标本中的主要发现。

24. Abboud RT, Chase WH, Ballon HS, et al. Goodpasture's syndrome: diagnosis by transbronchial lung biopsy. *Ann Intern Med.* 1978;89:635-638.

1 例 28 岁男性患有咯血和肺部浸润的病例报道,经支气管肺活检显示红细胞,含铁肺泡巨噬细胞和 IgG 阳性线性染色的正常基底膜。尽管没有临床肾脏受累,肾活检显示类似的免疫荧光染色。

25. Zimmerman SW, Varanasi UR, Hoff B. Goodpasture's syndrome with normal renal function. *Am J Med.* 1979;66:163-171.

肺出血-肾炎综合征患者的两例病例报道。主要表现为肺出血,但肾脏表现轻微(两者均为显微镜下血尿,1 例为瞬时蛋白尿),肌酐正常。两例患者的肾活检显示免疫荧光上的线性 IgG 沉积。

26. Keogh AM, Ibels LS, Allen DH, et al. Exacerbation of Goodpasture's syndrome after inadvertent exposure to hydrocarbon fumes. *Br Med J.* 1984;288:188.

该女子在银行柜员的工作中接触碳氧化合物烟雾后,出现肺出血-肾炎综合征,在接触碳氧化合物的驱虫剂喷雾后,疾病复发。

27. Jindal KK. Management of idiopathic crescentic and diffuse proliferative glomerulone-phritis: evidence-based recommendations. *Kidney Int Suppl.* 1999;70:33 – 40.

对与新月体肾小球肾炎相关的几种疾病的治疗方案的循证回顾。包括 2 周的血浆置换疗程和 2 个月的皮质类固醇和环磷酰胺治疗 AGBMA 疾病的数据。

28. Levy JB, Turner AN, Rees AJ, et al. Long-term outcome of anti-glomerular basement membrane antibody disease treated with plasma exchange and immunosuppression. *Ann Intern Med.* 2001;134:1033 – 1042.

对所有接受血浆置换、泼尼松龙和环磷酰胺治疗的 AGBMA 患者进行回顾性研究,并根据血清肌酐水平(> 5. 7mg/dL 和 < 5. 7mg/dL)对患者的肾存活率进行评估。

29. Johnson JP, Moore J Jr, Wilson CB, et al. Therapy of anti-glomerular basement membrane antibody disease: analysis of prognostic significance of clinical, pathologic and treatment factors. *Medicine (Baltimore).* 1985;64:219 – 227.

对单独接受免疫抑制或血浆置换的 AGBMA 疾病患者进行的小型病例对照研究显示联合治疗可更快地清除 AGBMA 滴度和改善血清肌酐。然而,亚组分析显示基于初始肾活检和进入血清肌酸酐水平的新月受累的结果预测更好。

30. Arzoo K, Sadeghi S, Liebman HA. Treatment of refractory antibody mediated autoimmune disorders with an anti – CD20 monoclonal antibody (rituximab). *Ann Rheum Dis.* 2002;61:922 – 924.

利妥昔单抗成功治疗难治性自身免疫病的 3 例报道;其中的 1 例病例报告是患有肺出血 – 肾炎综合征的患者,其患有咯血和血尿,环磷酰胺、泼尼松和血浆去除术对其无效。

31. Garcia-Canton C, Toledo A, Palomar R, et al. Goodpasture's syndrome treated with mycophenolate mofetil. *Nephrol Dial Transplant.* 2000;15:920 – 922.

一例肺出血 – 肾炎综合征患者的病例报道,尽管采用常规治疗并对霉酚酸酯有反应,但其 DAH 仍复发数次。

32. Laczika K, Derfler K, Soleiman A, et al. Immunoadsorption in Goodpasture's syndrome. *Am J Kidney Dis.* 2000;36:392 – 395.

1 例患有肺出血 – 肾炎综合征和晚期血液透析依赖性肾衰竭的患者的病例报道,其肾功能随免疫吸附开始与免疫抑制一起恢复。

33. Reynolds J, Tam FW, Chandraker A, et al. CD28 – B7 blockade prevents the development of experimental autoimmune glomerulonephritis. *J Clin Invest.* 2000;105:643 – 651.

动物模型数据表明 CD28 – B7 阻断在预防新月体性肾小球肾炎中的应用。

34. Kalluri R, Meyers K, Mogyorosi A, et al. Goodpasture syndrome involving overlap with Wegener's granulomatosis and anti-glomerular basement membrane disease. *J Am Soc Nephrol*. 1997;8:1795 – 1800.

1 例病例报道显示基于 cANCA 阳性,肺结节和急性肾衰竭的被认为是韦格纳肉芽肿病的患者,但后来发现其患有 AGBMA 和与肺出血 - 肾炎综合征一致的肾活检。讨论这些自身抗体在快速进展性肾小球肾炎发病机制中的作用。

35. Levy JB, Hammad T, Coulthart A, et al. Clinical features and outcome of patients with both ANCA and anti-GBM antibodies. *Kidney Int*. 2004;66:1535 – 1540.

关于 ANCA 和 AGMBA 血清学阳性患者的回顾性图表综述显示,这些患者预后不良,肾衰竭罕见恢复。

36. Olson SW, Arbogast CB, Baker TP, et al. Asymptomatic autoantibodies associate with future anti-glomerular basement membrane disease. *J Am Soc Nephrol*. 2011;22:1946 – 1952.

一项来自美国国防部血清库的血清样本病例对照研究表明,在临床 AGBMA 发病前数年,抗 - MPO 和 PR3 均呈阳性。

第93章 特发性肺含铁血黄素沉着症

William L. Ring

病因学

　　特发性肺含铁血黄素沉着症(IPH)是一种病因及发病机制尚不明确的罕见疾病,以肺部含铁血黄素的异常沉积为特征。该疾病大多数患者在10岁之前患病,但可能成年后才被诊断出来。男女发病率相同,一些病例可能有遗传倾向。许多报道记录了乳糜泻与IPH之间的联系,在一些病例中,治疗乳糜泻似乎能改善IPH的病程。然而,乳糜泻与IPH之间的致病机制尚有争议。一些报道表明IPH可能与患者社会经济地位低、毒物暴露(杀虫剂、碳氢化合物)、季节性聚集(春季和秋季)、病毒或者饮食(牛奶过敏)有关。有报道称IPH在妊娠期间时和妊娠后会出现病情恶化。尽管发现了这些发病因素,IPH的发病原因仍不明确。

临床表现

　　IPH的临床表现多样。IPH以缺铁性贫血和反复发作的慢性肺部症状(如咳嗽、咯血、呼吸困难)为特征。患者可表现为间断性咯血。虽然可能出现大咯血,但常常比较轻微,甚至肺内严重出血时表现也并不显著。肺内出血最初可能无明显症状。缺铁性贫血可掩盖临床或X线图像上的肺部异常。慢性咳嗽、乏力、呼吸困难和面色苍白较常见。偶尔会发展为肺动脉高压。

诊断

　　IPH的诊断是一种排除诊断,通常需要排除凝血功能障碍、血流动力学异常(充血性心力衰竭、二尖瓣狭窄)、感染以及血管炎、免疫复合物疾病和抗肾小球基底膜抗体病等全身性疾病。

临床诊断

IPH 的胸部平片通常能够发现异常,呈弥漫性肺实质浸润。在急性出血期,胸部平片可以出现弥漫性斑点状阴影,尤其以肺门区和下肺野最为突出。2~3 天后,网状影代替实变影,并在 10~14 天后消散。出血反复发作,进行性间质性病变可以发展成肺间质纤维化,并数量众多。肺门淋巴结可能增大,特别是在急性发作期间。CT 检查可证实胸部平片结果。由于三价铁离子的顺磁效应,MRI 可明确诊断新的出血部位。随着出血期间一氧化碳扩散能力升高,肺功能表现为限制性通气功能障碍,还可能出现瞬态阻塞。

组织学检查不具有特异性,但是开胸肺活检常常可以排除其他诊断。组织病理学的主要特征是肺泡内出血和含铁血黄素巨噬细胞充满肺泡腔。可见肺泡上皮细胞增生和各种程度的纤维化,但不存在血管炎、坏死及肉芽肿形成。基底膜免疫物沉积的免疫荧光染色为阴性,而且炎症改变也很轻微。

治疗和预后

不同 IPH 患者的预后决然不同,范围从 10 年缓解期到突然死于大咯血。研究称 IPH 中位生存期约为诊断后 3 年,但最近的研究表明预后要更好一些。IPH 的治疗为免疫抑制剂联合其他对症支持治疗。因为疾病临床病程的自然变异和患者报道例数有限,治疗的结果很难解释,也没有进行对照治疗实验。皮质类固醇仍是一线治疗药物,辅以其他免疫抑制剂,特别是硫唑嘌呤、氯喹和 6 - 巯基嘌呤,这主要是基于一些病例报道和回顾性研究的临床改善。病例报道表明全身激素治疗稳定后,长期中等剂量的吸入性激素可能有助于控制 IPH。而肺移植也已用于治疗 IPH,但至少有 1 例报道称移植肺出现 IPH 的快速复发。

(邵红霞 译 孙昕 审校)

参考文献

1. Soergel KH, Sommers SC. Idiopathic pulmonary hemosiderosis and related syndromes. *Am J Med*. 1962;32:499.

IPH 的经典描述。

2. Leatherman JW, Davies SF, Hoidal JR. Alveolar hemorrhage syndromes: diffuse microvascular lung hemorrhage in immune and idiopathic disorders. *Medicine* (*Baltimore*). 1984;63:343.

   对包括 IPH 在内的所有肺泡出血综合征的综述。

3. Le Clainche L, Le Bourgeois M, Fauroux B, et al. Long-term outcome of idiopathic pulmonary hemosiderosis in children. *Medicine* (*Baltimore*). 2000;79:318.

   对 15 例患者的详细描述,包括症状、胸部 X 线片、肺功能研究、CT 扫描、治疗反应以及 10 至 25 年的随访。

4. Cassimos CD, Chryssanthopoulos C, Panagiotidou C. Epidemiologic observations in idiopathic pulmonary hemosiderosis. *J Pediatr*. 1983;102:698.

   对来自希腊北部的 30 名儿童进行的流行病学调查。随着生活条件的改善和某些杀虫剂的禁用,新诊断病例的发病率下降,这表明环境因素可能影响发病机制。

5. Gencer M, Ceylan E, Bitiren M, et al. Two sisters with idiopathic pulmonary hemosiderosis. *Can Respir J*. 2007;14:490.

   IPH 家庭成员的典型报道;在本报道中,两种诊断均由成年人中得出。建议家族因素可能与 IPH 病因有关。

6. Khemiri M, Ouederni M, Khaldi F, et al. Screening for celiac disease in idiopathic pulmonary hemosiderosis. *Gastroenterol Clin Biol*. 2008;32:745.

   一项筛查 10 例乳糜泻 IPH 患者的报道,其中 30% 为阳性,所有患者均在乳糜泻治疗后显著改善,提示乳糜泻与 IPH 之间存在病因学联系。

7. Helman D, Sullivan A, Kariya ST, et al. Management of idiopathic pulmonary haemosiderosis in pregnancy: report of two cases. *Respirology*. 2003;8:398.

   回顾妊娠期间 IPH 的治疗。

8. Buschman DL, Ballard R. Progressive massive fibrosis associated with idiopathic pulmonary hemosiderosis. *Chest*. 1993;104:293.

   1 例患者在 30 岁时妊娠期间被诊断患有 IPH 的病例报道显示,在接下来的 23 年中,患者发生了大量肺纤维化,提示继发于 IPH。

9. Akyar S, Ozbek SS. Computed tomography findings in idiopathic pulmonary hemosiderosis. *Respiration*. 1993;60:63.

   1 例关于 IPH 患者 CT 表现的病例报道。

10. Rubin GD, Edwards DK Ⅲ, Reicher MA, et al. Diagnosis of pulmonary hemosiderosis by MR imaging. *AJR Am J Roentgenol*. 1989;152:573.

    建议磁共振成像可能在隐匿性肺出血的诊断中起作用。

11. Kabra SK, Bhargava S, Lodha R, et al. Idiopathic pulmonary hemosiderosis: clinical profile and follow up of 26 children. *Indian Pediatr*. 2007;44:333.

据印度大学医院经验的报道,最初使用类固醇和羟氯喹治疗,然后吸入皮质类固醇,可能提高生存率。

12. Saeed MM, Woo MS, MacLaughlin EF, et al. Prognosis in pediatric idiopathic pulmonary hemosiderosis. *Chest*. 1999;1116:721.

美国对 17 例 IPH 患者的回顾性研究。据报道,5 年生存率为 86%,他们认为这得力于长期免疫抑制疗法,包括类固醇,羟氯喹和硫唑嘌呤。

13. Lui XQ, Ke ZY, Huang LB, et al. Maintenance therapy with dose-adjusted 6-mercaptopurine in idiopathic pulmonary hemosiderosis. *Pediatr Pulmonol*. 2008; 43:1067.

一项对 15 例患者的研究表明,6 - 巯基嘌呤可以有效治疗 IPH。

14. Tutor JD, Eid NS. Treatment of idiopathic pulmonary hemosiderosis with inhaled flunisolide. *South Med J*. 1995;88:984.

一项治疗 1 例成人的报道,吸入氟尼缩松 750μg,2 次/天,全身戒断皮质类固醇后,至少获得 4 年疾病的缓解。

15. Calabrese F, Giacometti C, Rea F, et al. Recurrence of idiopathic pulmonary hemosiderosis in a young adult patient after bilateral single-lung transplantation. *Transplantation*. 2002;74:1643.

肺移植术后 3 年 IPH 复发的报道。

第 94 章

特发性间质性肺炎

Gordon L. Yung, Cecilia M. Smith

在 20 世纪 40 年代,"特发性(弥漫性)间质性肺炎"(IIP)是用来描述一类普遍的、难以定义类别的、原因不明的肺间质性肺病。随后提出了几种不同的分类方法。在 20 世纪 90 年代后期,IIP 一词被分类定义不明病因的各类间质性肺病。新的分类发展很大程度上是由于在特发性肺纤维化(IPF)的总体框架下,重新认识不同的组织学亚型。

分类

根据目前的分类,IIP 分为 7 种亚型(表 94-1)。"无法归类的间质性肺炎"适用于手术活检组织学变化为非特异性的,且不适用其中任何一种亚型的情况。随着我们更好地理解这些亚型的情况,分类还会有进一步的变化。

表 94-1		特发性间质性肺炎分类
临床诊断	病理诊断	相关因素
IPF	UIP	吸烟、胃食管反流、木工、CTD、结节病、过敏性肺炎(HP)
NSIP	NSIP	CTD、药物毒性、HIV、过敏性肺炎、迁延愈合的弥漫性肺泡损伤(DAD)、复发性机化性肺炎、职业暴露、免疫缺陷(主要是 HIV 感染)、移植物抗宿主病(GVFD)
DIP	呼吸性细支气管炎伴肺泡腔内巨噬细胞浸润	吸烟、朗格汉斯细胞组织细胞增生症
RB-ILD	呼吸性细支气管炎	吸烟
急性间质性肺炎	DAD	IPF、CTD、药物和毒素、ARDS、肺炎(非典型或病毒性)、急性 HP

(待续)

表 94 - 1(续)

临床诊断	病理诊断	相关因素
COP	机化性肺炎	肺部感染、药物和滥用药物、辐射、CTD、结节病、射频消融、淋巴瘤样肉芽肿、韦格纳肉芽肿、肿瘤、肺梗死、全身性炎症性疾病、恶性肿瘤
LIP	细胞浸润伴结节性淋巴细胞聚集	干燥综合征、SLE、RA、AIDS、常见变异性免疫球蛋白缺乏

一般医学界采用这种新的分类方式速度很慢,部分是因为有一些误解:

1. 即使在手术(开放)肺活检标本,并不是每个亚型都有独特的组织学特征。其他"非特发性"肺部疾病可能有相似的组织学改变。也就是说,在确诊 IIP 之前,必须通过临床和实验室检查排除其他全身性疾病。

2. 在同一病理标本中可能同时存在几种 IIP 亚型,这意味着其中一些疾病可能有共同的病理机制,而其他可能代表不同的实体。例如,大约 1/3 具有普通型间质性肺炎特征(UIP、IPF 的病理描述)的标本可能与非特异性间质性肺炎(NSIP)有共同的改变。特发性肺纤维化患者也可能会经历肺部疾病急性加重,其发展变化符合活检或尸检标本中急性间质性肺炎的变化过程。

临床、影像学、组织学特征

特发性肺纤维化

IPF,也称为隐源性纤维性肺泡炎,是 IIP 中最常见的亚型,约占所有病例的 50%。IPF 的真实发病率尚不清楚,因为很多病例仍未被确诊或存在误诊。估计在美国每年新发病例 30 000 ~ 40 000 例,总患病数为 80 000 ~ 100 000 例。虽然约 10% 的患者有阳性家族史,但大多数病例为散发。尽管进行了深入研究,但对这种情况仍不完全了解。动物模型并不能转化为人类,因为 IPF 独特的组织学和影像学表现未能在实验室标本中复制。不幸的是,IPF 往往被很多人误认为与没有明确病因(即"特发性")的肺间质纤维化同义。IPF 的诊断有时会给患者造成很大压力,这是由于早期的医学文献报道 IPF 诊断后的平均生存期为 2 ~ 2.5 年,而这一观点已在互联网上广泛接受并频繁引用。现在我们知道生存期变异很大;生存时间很长的患者并不少见,特别是那些临床特征不典型和早期确诊的患者。一项独立的报道指出,与那些具有"经典"影像学变化的患者相比,CT 示不典型表现的 IPF 患者生存率更高。另有研究表明死亡率可能与蜂窝肺的程度相关。因此,必须坚持严格的诊断标准以避免患者的困惑和不必要的焦虑。这也表明,尽管 IPF 通常是一个恶化的临床病程,但变化的速度不一定是线性的。尽管通常的临床病程是缓慢恶化,偶有急性加重,但有些患者可保持肺功能相对稳定长达 7 ~ 10 年。通常患者在每次急性加重后会造成肺功能显著的、永久的下降,在病情加重后死亡的情况也并不少见。IPF 的确诊只能在以下情况下得出:①适当的临床特点和实验室检查结果和②典型的胸部 CT 变化或外科肺活检标本中明确的组织学改变。

1. 临床和实验室检查

不同于其他大多数的 IIP,IPF 患者往往是老年患者,多为 60 岁或 70 岁,很少在 50 岁之前发病。男性居多(约占 2/3),尤其老年患者中更为明显。IPF 还与吸烟(有吸烟史或仍在吸烟)、胃食管反流病和木材或金属粉尘接触史有关。高达 20% 的患者有肺间质纤维化家族史,这提示至少一部分患者存在遗传易感性。通常情况下,患者有下列情况之一:①起病隐匿,进行性气短、干咳;②呼吸道感染后持续性咳嗽和呼吸急促;或③胸片上偶然发现的间质性改变。体格检查可提供重要的临床线索:肺底部闻及 velcro 啰音和发现杵状指样病变强烈提示 IPF 的诊断。

2. 影像学改变

胸片改变不能诊断 IPF 或任何 IIP。由于胸片检查方便、辐射剂量相对较低,在呼吸道症状急性变化的情况下可作为筛查工具。胸部 CT 对于鉴别各种 IIP 亚型有潜在能力。当所有典型影像学表现都存在时,可诊断为 IPF,可信度 >90%,不需要进行肺活检。诊断为 IPF 的典型影像学表现包括以下内容:

- 肺外周蜂窝状影;
- 不规则网格状影;
- 牵拉性支气管扩张症;
- 轻微磨玻璃样改变;
- 病变以胸膜下、后段、下叶为主。

3. 只有少部分 IPF 患者表现出所有的典型特征。在临床实践中,如果出现胸膜下周围肺野蜂窝状影而没有任何明显的磨玻璃样改变也可以做出诊断。

4. 组织学改变

IPF 组织学改变的一种类型称为 UIP。重要的是,类似的改变可以发生在结节病、硬皮病、类风湿关节炎等相关的肺部疾病标本中。诊断标准包括具有"时间异质性"的非炎症性纤维化(不同程度和阶段的纤维化,散布有相对不受累的肺实质)、成纤维细胞灶,以及无大量炎性细胞或肉芽肿存在的证据。值得注意的是,成纤维细胞灶是产生纤维组织的区域;病灶数目与生存率相关。晚期纤维化可能难以区分这些变化,为了提高诊断率应至少活检两个部位,其中包括从一个相对未受累的肺部区域。肺活检有一些固有风险,尤其是在没有 FDA 批准的治疗方法情况下。因此,如果活检结果不影响临床治疗管理或不需要组织学活检即可作出临床诊断时,可考虑放弃肺活检。

5. 肺功能检查

IPF 的肺功能检查为典型的限制性通气功能障碍,肺容量,特别是肺活量(VC)和肺总量(TLC)减少。此外,用力肺活量(FVC)和第 1 秒用力呼气量(FEV_1)均减小,而 FEV_1/FVC 比值相对平稳。一氧化碳弥散量(D_{LCO})可能是疾病进展最敏感的指标,但特异性相对较差。FVC 和 FEV_1 与生存期相关。在一项研究中,FVC 和 D_{LCO} 在超过 6 个月期间的变化可对两年生存期进行准确预测。

虽然对于 IPF 特异的临床、影像和组织学变化没有统一的解释,但仍可以提出一种可能的发病机制。最近的研究表明,端粒酶的突变或端粒异常可能参与 IPF 的发病机制。端粒是染色体末端的一段 DNA 重复序列;它们的长度(和功能)可能随着衰老和吸烟而缩短。它们似乎在细胞分裂和组织修复过程中起着至关重要的作用。端粒和其他基因的变化可以解释为什么 IPF 常常发生在老年并且和吸烟有关(这些往往会导致气道损伤和疾病,而不是间质损伤),以及为什么与肺部感染相关的急性加重发作后病情经常恶化加速,纤维化病变发生在没有感染的区域。据推测,最初的损伤可能是由于用力吸气和咳嗽时施加在肺表面的负压造成,而不是感染本身。这个发病机制模型支持早期 IPF 累及肺外带(胸膜下),其中应力/压力通常在咳嗽和吸气时最大。它也支持咳嗽明显的患者病情往往进展更快,也能解释为什么有吸烟史、木屑和粉尘暴露史、胃食管反流病的患者发生 IPF 的风险更高(咳嗽增加的相关病症)。最后,这一理论可以解释为什么各种途径的抗纤维化治疗对其他形式的纤维化有作用,而针对特发性肺纤维化却不太成功,尽管它们共有相同的途径。

非特异性间质性肺炎

非特异性间质性肺炎(NSIP)一词既是临床诊断,也是组织学诊断。它是特发性间质性肺病第二常见亚型,占所有病例的 1/4。NSIP 在任何年龄均可发病。许多病例肺部发病后数年出现肺外表现,提示潜在的风湿性疾病。

在提及 NSIP 时,重要的是要指明该术语是指临床诊断(IIP 的亚型)还是通过活检的病理诊断非常重要,在这种情况下应考虑几个基本条件。NSIP 的特发性形式通常好发于 40~50 岁的中年女性,没有明显的吸烟史。约 1/3 的患者有亚急性呼吸道症状。有些患者有非特异性的结缔组织病(CTD)血清学标志物,最终可能出现硬皮病、RA 等疾病的临床特征。根据是否存在明显的间质炎性改变,NSIP 通常分为三型:细胞型、纤维化型和混合型(细胞和纤维化改变共存)。一般来说,具有明显炎性改变的细胞型 NSIP 对免疫抑制治疗反应更好,总生存期也更长。纤维化型的 NSIP 临床表现更像 UIP/IPF,预后和治疗反应不佳。事实上,75% 的 NSIP 患者治疗后病情稳定或改善。

许多 NSIP 患者影像学表现出非特异性的间质性改变,伴或不伴有磨玻璃影。细胞型 NSIP 的早期病例可表现出双肺基底部的磨玻璃影,而纤维化型 NSIP 则表现为磨玻璃影伴网格影。牵引性支气管扩张在 NSIP 和 UIP 中均可出现,提示进入慢性病程,它在纤维化型 NSIP 和 UIP 中更常见。NSIP 患者 CT 上磨玻璃影的程度可能反映了炎症的程度,似乎与有效的治疗反应和更长的生存期相关。不同于 UIP,蜂窝样变少见。同时,不同于 IPF,诊断 NSIP 没有特异的影像学改变。最近认为,在 CT 图像上发现胸膜下未受累的间质改变对诊断 NSIP 具有高度特异性。这种病理-影像学联合诊断的方法需要进一步验证才能在不做肺活检的情况下做出 NSIP 的诊断。一般情况下,经纤维支气管镜肺活检或支气管肺泡灌洗(BAL)对于诊断 UIP 或 NSIP 是无效的。行纤维支气管镜检查的主要适应证包括需要排除其他诊断如结节病和并存的感染。BALF 中淋巴细胞升高超过 30% 支持 NSIP 的诊断。

外科肺活检的组织学诊断仍然是金标准,所以应尽可能获得。NSIP 的组织病理学特点是相对均匀的单核细胞浸润和间质纤维化,正常组织比较少(即时间和空间的同质性)。与 UIP 一样,排除其他可引起 NSIP 样变的病理结果,如肉芽肿性疾病非常重要。合并机化性肺炎很常见,但不是 NSIP 的主要特征(<10% 肺区)。

急性间质性肺炎

我们对于急性间质性肺炎的认识尚浅,在 1935 年,其第一次被描述为 Hamman – Rich 综合征。像其他的 IIP,它可以单独发病或合并其他疾病,但它是急性或亚急性 IIP 的唯一一形式,呈现急性呼吸衰竭却无如败血症等的明显刺激因素。除了缺乏可识别的诱发因素,其临床和影像学特征类似于急性呼吸窘迫综合征(ARDS),起病急剧、进行性呼吸短促和呼吸衰竭。一些患者在呼吸急促发病前 1~2 周有前驱症状,推测感染因子可能是诱发因素。在某些情况下,它的发生与 IPF 急性加重相关,但两者如何相关联尚不清楚。

急性间质性肺炎的影像学改变包括弥漫性、快速进展性磨玻璃影和实变影。在某些病例中,初始低氧血症的程度与影像学改变可能会不成比例。随着时间的推移,也可以出现支气管扩张。组织学改变包括弥漫性肺泡损伤,常与成纤维细胞增殖及间质纤维化有关。病变分为两阶段:渗出期以出现间质水肿、透明膜、急性间质炎症和不同程度的出血为特点;而后进入机化期,以肺泡隔为主的 II 型肺泡细胞增生和组织纤维化为特点。不同于大多数其他的 IIP,经支气管活检可以提供足够的组织进行诊断,但是在临床实践中,疾病迅速进展常致使支气管活检风险升高。也许是因为病程从渗出期到机化期进展迅速,治疗往往不成功,死亡率 >60% ;大多数在 6 个月内死亡。

隐源性机化性肺炎

在新的分类下,隐源性机化性肺炎(COP)已经取代了闭塞性细支气管炎伴机化性肺炎(BOOP)一词。像旧名称所提到的那样,疾病由小气道阻塞和肺泡腔炎症两部分组成。组织学诊断取决于远端气道腔和肺泡腔内肉芽组织的"芽"(疏松结缔组织内的成纤维细胞和肌成纤维细胞的混合物)。

患者可出现在任何年龄段,但好发于 50～60 岁,男女比例相当。共同特征包括咳嗽、呼吸急促和双肺湿啰音。虽然归类于 IIP,但超过 50% 的病例之前有病毒样疾病。已知其他疾病也与该疾病过程相关,包括化疗、结缔组织病和放疗。不同于其他 IIP,特发性和继发性 COP 的临床表现、预后、治疗的反应以及复发率相似,这引起了一个问题:特发性 COP 是否真正独立存在。肺功能检查显示限制性和阻塞性混合型通气功能障碍,以及 D_{LCO} 不成比例地下降。

COP 的早期影像学变化可能细微,早期胸片正常但呼吸道症状明显的情况并不罕见。在这种情况下,大多数 CT 扫描显示为以下三种模式之一,多寡依次为:①双侧斑片状浸润影(肺泡磨玻璃影);②弥漫性浸润性影累及胸膜下(可能呈三角形)和(或)支气管血管周围;③孤立性局灶性结节影或肿块。此外,12%～20% 的 COP 患者 CT 图像表现出反晕征(也被称为"环礁征"或"仙女环征")。反晕征是指中央为圆形磨玻璃密度影,周围为环("晕")或新月形的实变影。磨玻璃影的变化对应肺泡炎而周围实变影代表肺泡管内机化性肺炎。有人曾提出结节状外观的环代表肉芽肿并且是COP 的继发原因。后者的影像学改变起初被认为对 COP 有特异性,但现在一些其他疾病也可出现相同改变。

在适当的临床和影像学检查后,可能就没有必要行外科肺活检来诊断COP。由于疾病源于远端气道和肺泡,支气管镜活检可以诊断出 2/3 的病例。有些人认为,当 CT 没有诊断特异性,BAL 发现淋巴细胞增多和发现泡沫样巨噬细胞可能会对诊断有所帮助。

糖皮质激素是最好的治疗方案。COP 患者预后好;高达 80% 的患者可以治愈。报道称随访 1 年后复发率和死亡率分别为 37.8% 和 9.4%。

脱屑性间质性肺炎

脱屑性间质性肺炎(DIP)是一种相对罕见的 IIP,所占比例不到 10%。超过 90% 的患者都是男性,发病年龄通常为 40～50 岁。大多数患者(＞90%)吸烟;无吸烟史,尤其是女性患者,通常有相关的结缔组织病,如系统性红斑狼疮(SLE)或 RA。

疾病早期胸片可正常,但 CT 影像常见磨玻璃影。随着疾病的进展,可能出现小的囊样病变,接着可能出现蜂窝肺改变。这种疾病似乎有明显的炎症成分,很多患者 BAL 显示嗜酸性粒细胞计数升高。明确诊断通常需要外科肺活检,病理学特点为肺泡内大量含色素巨噬细胞弥漫性浸润合并间质炎症和(或)纤维化。患者对糖皮质激素治疗反应良好,肺功能得到维持或改善。由于与吸烟相关,这些患者应坚决戒烟。脱屑性间质性肺炎死亡率为 6% ~30% ,大多数的患者死于疾病晚期。

呼吸性细支气管炎伴间质性肺病

呼吸性细支气管炎,1974 年首次被提出,常在吸烟者尸检时发现。然而,少数患者伴间质性肺疾病(RB - ILD)。这些患者,年龄为 30 ~50 岁,通常无症状或轻微的非特异性呼吸道症状,如慢性咳嗽或呼吸短促。所有患者都有一手(很少二手)烟雾暴露(>30 包 - 年的历史);2/3 的患者为男性。

因为 RB - ILD 和 DIP 在临床、影像学和组织学上特点有很大的重叠,所以这两种疾病被认为是代表一种疾病的不同阶段,而 RB - ILD 代表疾病的早期过程。然而,从 RB - ILD 发展到 DIP 可能需要明确的基础遗传因素或其他因素。临床上,区分这两种状况也很重要:尽管 DIP 的死亡率为 6% ~30% ,但直接死于 RB - ILD 的病例很少。

RB - ILD 的影像学改变可能是轻微且非特异的,包括非树芽状磨玻璃影、均匀分布、边界不清的小叶中心性(微)结节,一定程度上以肺上叶为著。在一些患者中,CT 扫描发现非特异性间质改变,代表明显的支气管炎和相邻肺泡隔继发性非特异性纤维化。虽然微小结节的发现可能会使 RB - ILD 与 DIP 相鉴别,但是 NSIP、DIP,或亚急性过敏性肺炎(HP)也可以表现出相似的影像学改变。组织学上,RB - ILD 的特点是含黄褐色色素的巨噬细胞显著存在于呼吸性细支气管和肺泡内。大多数 RB - ILD 患者症状轻微,通常(但并非总是)戒烟后病情有所改善。虽然很少应用糖皮质激素,但这种疾病导致死亡却很罕见。

淋巴细胞性间质性肺炎

特发性淋巴细胞性间质性肺炎(LIP)可能非常罕见,其真正的发病率仍未知。虽然属于 IIP 的一种,它也被认为是肺淋巴细胞增生性疾病谱的一部分,是一种以淋巴细胞增殖失控为特点的疾病。这些淋巴细胞可能来源于肺固有淋巴组织(支气管黏膜相关淋巴组织,MALT),并可引起从简单的良性的小气道淋巴结聚集到恶性淋巴瘤的病理改变。LIP 一般指从呼吸道到肺实质弥漫性多克隆淋巴组织良性增生。尽管有早期的关注,LIP 可能不是淋巴瘤的前体,但表现出局限于肺实质内良性淋巴细胞增生性疾病的局部侵袭。与其他类型的 IIP 相似,LIP 没有发现明确的病因。继发性 LIP 通常与免疫疾病相关,如结缔组织病。在一些病例中,已在淋巴细胞中发现 HIV 或 EB 病毒的 DNA。不同于其他的 IIP,LIP 通常好发于儿童。在成人,它往往与自身免疫疾病(尤其是干燥综合征)或 HIV 相关。成人患者年龄通常为 40~60 岁,以女性居多,通常表现为进行性咳嗽和呼吸急促。临床病程差异较大,有时可以致命。肺功能检查通常显示限制性通气功能障碍和不成比例的 D_{LCO} 降低。

影像学变化常是非特异性的。最常见的特征包括双肺均匀或斑片状磨玻璃影和边界不清的小叶中心性结节,伴或不伴胸膜下结节。在许多病例中,还存在小叶间和支气管血管周围增厚及纵隔淋巴结肿大。2/3 的病例发现大小不一的薄壁囊性空腔。最后一个特征支气管狭窄和阻塞,被认为是由于支气管周围淋巴细胞浸润引起。由于临床和影像学改变不具特异性,所以往往需要活检来诊断。组织学上,LIP 的特点是肺泡间 T 淋巴细胞、浆细胞和组织细胞为主的弥漫性炎性浸润,常伴有松散形成的非坏死性上皮样肉芽肿。

特发性间质性肺炎的诊断方法

所有疑似 IIP 的患者都应该详细询问临床病史,包括职业史和药物、吸烟、其他毒物暴露史。还应注意其他系统性疾病的症状和体征。IIP 很少出现喘鸣和咯血,一旦出现则提示存在另一种诊断,如进展为继发性支气管扩张或合并感染。出现杵状指可提高诊断 IPF 的可能性,虽然它也可以见于结节病和过敏性肺炎的后期。值得注意的是,许多 IIP 的影像学和组织学变化也可以发生在其他疾病,包括各种 CTD。这些疾病肺受累可先于其他临床症状许多年出现。另一种常见的类似于 IIP 的疾病是 HP。应详细询问禽类、真菌和非典型分枝杆菌接触史。

影像学表现

标准胸片的敏感性和特异性都不能满足 IIP 患者的诊断和随访。因此,所有疑似 IIP 的患者都应行胸部高分辨率 CT 扫描。对早期病例,俯卧位和仰卧位影像可能有助于区分早期的间质改变与依赖性肺不张。虽然很多

IIP 没有诊断性的 CT 改变,但也有少数例外:一些 IPF 可以出现先前所述的典型改变;胸膜下未受累的外周基底段间质改变可提示 NSIP 的诊断;在适当的临床背景下,CT 扫描可高度提示 COP。然而,其他亚型的 IIP 通常需要组织学确认来明确诊断。

镓扫描和氟脱氧葡萄糖 – 正电子发射断层扫描(FDG – PET)一般没有意义,除非怀疑恶性肿瘤等其他特殊诊断。

血清学检查

因为与各种风湿性疾病的密切相关性,所以经常行血清学检测。检测的范围取决于临床怀疑。尤其是年轻女性患者应做详细的检查。典型的血清学试验包括抗核抗体(ANA)[和双链 DNA(ds – DNA)]、类风湿因子、环瓜氨酸肽(CCP)、肌酸磷酸激酶(CPK)和醛缩酶、抗肌炎谱(包括抗 Jo – 1 抗体)、可提取性核抗原(ENA)谱(抗 Scl – 70、抗 Ro、抗 La)和抗中性粒细胞胞质抗体(ANCA)。不幸的是,许多 IIP 患者的血清学标记物阳性,但没有相应的临床特征支持特定的诊断。其中一些患者可能在初始肺部症状出现几年后才有新的结缔组织病的肺外表现,而另外一些初始血清学阴性的患者可能随后转为阳性。当患者有相应的病史或影像学改变时也应考虑 HP。对 COP 患者,血清降钙素原的检查可能有助于鉴别感染和非感染性病因。

纤维支气管镜、支气管肺泡灌洗和经纤维支气管镜活检

支气管镜检查、支气管肺泡灌洗和经支气管镜活检在诊断中的作用仍有争议。无论是 IPF/UIP 和 NSIP 都不能单独通过这种方法诊断,因为两者的诊断需要在更大样本中体现结构变化。然而,其他的 IIP 可以在支气管活检中发现前文所述的独特特征。一些医生建议使用细胞分类计数来明确诊断,并提出糖皮质激素和其他免疫抑制剂治疗的可能性,但大多数研究都没有发现这个方法有效。支气管镜检查最一致的应用似乎是排除感染和恶性肿瘤,以及用于确诊特殊的肺疾病如脱屑性间质性肺炎和肺结节病。

外科肺活检

对大多数患者来说,经胸腔镜手术(VATS)得到的外科肺活检是诊断的金标准。当怀疑 IPF 和 NSIP 时,重要的是从远离晚期纤维化部位取样,因为晚期纤维化部位的正常结构可能已被完全破坏。手术活检固然有益处,但

也应该权衡潜在的风险,其中包括活检后肺功能加速下降。IPF 患者在缺乏有效的治疗时,明确诊断除了能提供潜在的预后指标外,对改善治疗可能无益。

其他方法

应行基础全肺功能检查,包括 D_{LCO}。显著的阻塞性通气障碍提醒医生注意除 IIP 以外的诊断。其他的检查通常包括:超声心动图检查排除引起呼吸困难、咳嗽以及肺动脉高压的心脏病;运动试验评估氧减饱和度和是否需要吸氧治疗;如果可行的话,应行睡眠监测来排除睡眠呼吸暂停,因为睡眠呼吸暂停可能增加氧需求量导致早期和重度肺动脉高压。

治疗

特殊治疗

目前还没有美国 FDA 批准的针对 IPF 的特殊治疗。然而,一种新药吡非尼酮已经在几项大型的前瞻性随机临床试验中凸显治疗前景。其他国家已批准使用,包括日本、欧盟、加拿大和中国。目前正在美国和其他国家进行一项多国前瞻性随机对照研究,以进一步评估该药物的疗效;有望在 2014年得出结果。使用 N - 乙酰半胱氨酸仍存在争议。尽管之前报道称在小部分 IPF 患者中取得成功,但最近的数据显示了相反的结果,特别是在联合使用低剂量泼尼松时。

对于其他的特发性间质性肺炎,一线治疗通常是糖皮质激素,通常口服泼尼松,初始剂量在 $0.5 \sim 1mg/(kg \cdot d)$。最佳治疗时间尚不清楚。只有 20%~30% 的 NSIP 患者对糖皮质激素治疗有效,其中最常见的是细胞型 NSIP。然而,急性间质性肺炎对任何治疗效果都不佳。在某种程度上,因为许多非 - IPF 类型的 IIP 患者具有潜在的结缔组织病,所以对于那些类固醇治疗无效或需要大剂量类固醇(通常泼尼松剂量超过 $10 \sim 20mg/d$)的患者,可加用无类固醇药物如硫唑嘌呤或霉酚酸(钠或酯)治疗。其他免疫抑制药物如环磷酰胺的效果有限且不稳定。

支持疗法和肺康复

治疗 IIP 的重要策略是预防和治疗胸部感染。这对 IPF 患者尤其重要,因为咳嗽引起的机械损伤可能会导致肺损伤和纤维化。治疗策略通常包括使用黏液溶解药、镇咳药、早期使用抗生素和胃食管反流病的治疗。其他重要措施包括手部卫生宣传,并为患者和他们的家庭成员接种最新疫苗。

许多 IIP 患者称参与肺康复计划获得显著的益处,包括改善症状(如呼吸困难)和运动耐量。此外,许多项目有助于评估和指导患者选择最佳的输氧系统。在 IIP 患者中肺动脉高压患病率高,部分可能与反复及长时间的低氧血症有关。积极地氧疗可以改善肺动脉高压和缓解肺心病的进展。

肺移植

对许多 IIP 患者来说,肺移植是改善肺功能和延长生存的唯一选择。例如,典型的 IPF 患者平均生存期为 4 年,30%~50% 的 LIP 患者在诊断后 5 年内死亡。因为移植的风险以及肺源的有限性,应仔细权衡每位患者的移植风险和潜在获益。由于每位 IIP 亚型患者的治疗反应和疾病的进展是高度可变的,所以个体化评估移植的收益十分重要。更多信息请参阅肺移植章节。

(邵红霞 译　孙昕 审校)

参考文献

1. American Thoracic Society, European Respiratory Society. American Thoracic Society/ European Respiratory Society international multidisciplinary consensus classification of the idiopathic interstitial pneumonias. *Am J Respir Crit Care Med*. 2002;165(2): 277 – 304.

   这是了解 IIP 分类基础知识的良好起点。预计会有更新。
2. Travis WD, Hunninghake G, King TE Jr, et al. Idiopathic nonspecific interstitial pneumonia: report of an American Thoracic Society project. *Am J Respir Crit Care Med*. 2008;177(12):1338 – 1347.

   一份关于 NSIP 的综合报道。
3. Nathan SD, Shlobin OA, Weir N, et al. Long-term course and prognosis of idiopathic pulmonary fibrosis in the new millennium. *Chest*. 2011;1:221 – 229.

   更详细地了解 IPF 如何不是一种统一的疾病,而是一种具有不同结果的疾病。数据基于使用新疗法的不同临床试验。尽管这些试验往往未能证明其治疗效果,但它们提供了关于 IPF 自然病程的良好信息。

4. Raghu G, Collard HR, Egan JJ, et al. An official ATS/ERS/JRS/ALAT statement: idiopathic pulmonary fibrosis: evidence-based guidelines for diagnosis and management. *Am J Respir Crit Care Med.* 2011;183(6):788-824.

根据最新数据对 IPF 进行全面审查。

5. Ohshimo S, Bonella F, Cui A, et al. Significance of bronchoalveolar lavage for the diagnosis of idiopathic pulmonary fibrosis. *Am J Respir Crit Care Med.* 2009;179(11): 1043-1047.

基于现代 IIP 分类,研究 BAL 在 IPF 中的作用的少数研究之一。虽是小型研究但数据总结得很好。

6. Kinder BW, Wells AU. The art and science of diagnosing interstitial lung diseases. *Am J Respir Crit Care Med.* 2009;179(11):974-975.

对 ILD 诊断困难的一个很好的回顾。

7. Flaherty KR, Toews GB, Travis WD, et al. Clinical significance of histological classification of idiopathic interstitial pneumonia. *Eur Respir J.* 2002;19:275-283.

全面回顾 IIP 的临床和组织学相关性。

8. Lee HY, Lee KS, Jeong YJ, et al. High-resolution CT findings in fibrotic idiopathic interstitial pneumonia with little honeycombing: serial changes and prognostic implications. *AJR Am J Roentgenol.* 2012;199(5):982-989.

对 154 例早期 UIP 或 NSIP 患者进行回顾性分析,结果显示,随着时间的推移,CT 扫描实质变化的总体程度与生存率相关。

9. Larsen BY, Colby TV. Update for pathologists on idiopathic interstitial pneumonias. *Arch Pathol Lab Med.* 2012;136(10):1234-1241.

很好地回顾了不同类型的 IIP 的组织学变化。

10. Poletti V, Romagnoli M. Current status of idiopathic nonspecific interstitial pneumonia. *Semin Respir Crit Care Med.* 2012;33(5):440-449.

对 NSIP 的全面回顾。

11. King TE Jr, Tooze JA, Schwarz MI, et al. Predicting survival in idiopathic pulmonary fibrosis: scoring system and survival model. *Am J Respir Crit Care Med.* 2001;164: 1171-1181.

对 238 例活检证实的 IPF 患者进行回顾性分析。生存与年龄、吸烟时间、杵状指样病变、CT 扫描变化、肺动脉高压以及休息和运动时的肺部生理有关。

12. Jegal Y, Kim DS, Shim TS, et al. Physiology is a stronger predictor of survival than pathology in fibrotic interstitial pneumonia. *Am J Respir Crit Care Med.* 2005;171: 639-644.

对 179 例 IPF 或 NSIP 患者的回顾性分析。结果表明,PFT 短期生理变化(FVC)在预测生存方面可能比 CT 上的放射学变化更为重要。

13. Kawabata Y, Takemura T, Hebisawa A, et al; for the Desquamative Interstitial Pneumonia Study Group. Desquamative interstitial pneumonia may progress to lung fibrosis as characterized radiologically. *Respirology*. 2012;17:1214 – 1221.

关于 DIP 长期随访的最大研究之一。结果不仅限于放射学进展,还提供了关于 BAL 发现的高乳酸脱氢酶、IgG 和嗜酸性粒细胞的数据。

14. Cottin V, Cordier JF. Cryptogenic organizing pneumonia. *Semin Respir Crit Care Med*. 2012;33(5):462 – 475.

关于隐源性机化性肺炎(COP)的最新综合报道。

15. Jara-Palomares L, Gomez-Izquierdo L, Gonzalez-Vergara D, et al. Utility of high-resolution computed tomography and BAL in cryptogenic organizing pneumonia. *Respir Med*. 2010;104(11):1706 – 1711.

该研究提供了基于 CT 扫描结果和 BAL 诊断 COP 能力的数据,无须进行外科肺活检。BAL 的发现相对具体(89%)但敏感性较低。

16. Walsh SL, Roberton BJ. Images in thorax: the atoll sign. *Thorax*. 2010;65:1029 – 1030.

关于环礁标志解释的简要回顾。

17. Drakopanagiotakis F, Paschalaki K, Abu-Hijleh M, et al. Cryptogenic and secondary organizing pneumonia: clinical presentation, radiographic findings, treatment response, and prognosis. *Chest*. 2011;139(4):893 – 900.

回顾了 61 例经活检证实的 COP 患者,观察临床和影像学表现、BAL 变化、复发率和死亡率。

18. Nakanishi M, Demura Y, Mizuno S, et al. Changes in HRCT findings in patients with respiratory bronchiolitis-associated interstitial lung disease after smoking cessation. *Eur Respir J*. 2007;29(3):453 – 461.

5 例 RB – ILD 患者戒烟后临床症状改善、CT 改化和 DLCO 的改变。

19. Niewoehner DE, Kleinerman J, Rice DB. Pathologic changes in the peripheral airways of young cigarette smokers. *N Engl J Med*. 1974;291:755 – 758

一项早期研究表明,无症状的年轻吸烟者中存在患呼吸性细支气管炎的情况。

20. Yousem SA, Colby TV, Gaensler EA. Respiratory bronchiolitis-associated interstitial lung disease and its relationship to desquamative interstitial pneumonia. *Mayo Clin Proc*. 1989;64:1373 – 1380.

一份小型报道强调 RB – ILD 和 DIP 之间的组织学相似性。

21. Heyneman LE, Ward S, Lynch DA, et al. Respiratory bronchiolitis, respiratory bronchiolitis-associated interstitial lung disease, and desquamative interstitial pneumonia: different entities or part of the spectrum of the same disease process? *AJR Am J Roentgenol*. 1999;173:1617 – 1622.

　　本报道强调了 DIP 和 RB – ILD 中 CT 扫描结果的相似性。

22. Wells AU, Nicholson AG, Hansell DM, et al. Respiratory bronchiolitis-associated interstitial lung disease. *Semin Respir Crit Care Med*. 2003;24(5):585 – 594.

　　对 RB – ILD 进行全面的审查。

23. Swigris JJ, Berry GJ, Raffin TA, et al. Lymphoid interstitial pneumonia: a narrative review. *Chest*. 2002;122(6):2150 – 2164.

　　对 LIP 优秀的回顾分析。

24. Hare SS, Souza CA, Bain G, et al. The radiological spectrum of pulmonary lymphoproliferative disease. *Br J Radiol*. 2012;85(1015):848 – 864.

　　全面回顾各种肺淋巴增殖性疾病的影像学变化。

25. Cha SI, Fessler MB, Cool CD, et al. Lymphoid interstitial pneumonia: clinical features, associations and prognosis. *Eur Respir J*. 2006;28(2):364 – 369.

　　在 14 年期间对 15 例 LIP 患者进行了回顾,其中大部分为继发性患者。

26. Ferreira A, Garvey C, Connors GL, et al. Pulmonary rehabilitation in interstitial lung disease: benefits and predictors of response. *Chest*. 2009;135(2):442 – 447.

　　对 113 例接受肺康复治疗的 IIP 患者进行回顾性分析。在呼吸困难、情绪(抑郁)和 6 分钟步行距离方面有改善。最初步行距离较短的人的步行距离改善较大。

第95章
类风湿关节炎的肺部表现

Frank D. Bender

类风湿关节炎(RA)是一种系统性炎症性疾病,其对肺部的影响可以分为 8 类:①胸膜疾病;②间质性肺炎;③药物相关性肺疾病;④肺结节;⑤气道疾病;⑥肺血管疾病;⑦肺尖纤维空洞性肺疾病;⑧其他影响。这些表现常可独立出现,也可能是一种或多种表现同时或依次出现在同一个患者中。

胸膜疾病

胸膜疾病是最常见的肺部表现;20% 表现为胸膜炎,3%~5% 为胸腔积液。此外,无症状性胸膜病变常见,因为约 50% 的 RA 患者尸检显示有胸膜纤维化或胸腔积液。尽管 RA 本身在女性中更常见,但是胸膜疾病更倾向于中年男性。它可以在 RA 病程中任何时间发病;但是 20% 的患者在关节炎发病之前或同时发病。胸膜疾病的存在似乎与关节炎活动或类风湿因子的滴度没有明确关系,但某种程度上与皮下结节的存在有关。病理上,胸膜示慢性炎症(单核细胞);偶尔可见胸膜或胸膜下类风湿结节。

症状通常轻微,至少有 1/3 的时间无症状。当出现症状时,症状包括胸痛或咳嗽。极少数情况下,会有大量胸腔积液导致呼吸困难,尤其是有基础性肺实质性疾病的患者。发热并不常见。胸片显示胸膜增厚或胸腔积液,其中 80% 为单侧,以右侧居多。

诊断性胸腔穿刺可以排除其他病因,如恶性肿瘤或感染。胸腔积液呈特征性的黄绿色,尽管长期积液可能出现乳白色或乳状的胆固醇晶体。类风湿性积液为渗出液,蛋白水平增加,乳酸脱氢酶水平常常高于 1000 U/L。pH 值和葡萄糖水平较低。80% 的患者血糖值 <50mg/dL,而 66% 的患者 <25mg/dL。胸腔积液中葡萄糖水平不会因为静脉输注葡萄糖升高,这有助于区别类风湿性积液与其他疾病引起的低葡萄糖积液。透明质酸酶水平可升高。细胞分类计数以淋巴细胞为主,但如果在炎症早期进行胸腔穿刺术,则为粒细胞占主导地位。胸腔积液中的类风湿因子浓度比血清中高,但这是一种非特

801

异性的表现,同样也可发生在其他原因引起的胸腔积液。胸腔积液中补体水平比血清大幅减少,这点可将类风湿积液和继发于系统性红斑狼疮的积液与其他原因的积液区分开来。胸腔积液细胞学三大特征:细长的巨噬细胞、多核巨细胞和粒细胞碎片,这些是有诊断价值的,应该寻找。几乎没有间皮细胞。可能需要胸膜活检来排除恶性肿瘤或感染。

　　RA 的胸腔积液往往会在数月内自行消退,并经常残留胸膜增厚。极少出现胸膜增厚引起明显的肺部活动受限,须行胸膜剥脱术治疗。如果胸膜疾病引起严重的呼吸困难或其他症状,治疗方法包括:①非甾体抗炎药;②经胸腔穿刺或胸导管引流;③如果胸腔积液复发,可口服或胸腔内注射皮质类固醇;④胸膜固定术。约有 20% 的 RA 相关的胸腔积液是持久的,其中大多数在 1～5 年内缓解。有报道称脓胸可并发于类风湿性胸腔积液,可能是由于局部防御机制受损与胸膜下结节坏死所致。如果使用全身性类固醇,可能造成脓胸加重或掩盖脓胸的存在,所以应仔细监测接受这种治疗的患者。

间质性肺炎

　　间质性肺炎,在临床上曾与其他特发性间质性肺炎难以鉴别,在 RA 患者中的发生率比预期更高。相反,15%～20% 的特发性间质性肺炎患者呈类风湿因子阳性或临床发展过程中出现符合 RA 的对称性多关节炎。与胸膜疾病一样,男性居多。20% 的患者间质性肺炎发生在关节炎发作之前。患者通常血清学阳性,但关节炎的活动性与间质性肺炎的发生和严重程度无关。

　　RA 患者中间质性肺炎的确切发病率尚不清楚。一项 516 例 RA 患者研究中,间质性肺炎(弥漫性网状结节浸润影,基底部为主)特征性 X 线表现的发生率为 1.6%。其他研究显示高达 6% 的患者出现特征性地胸片异常。高分辨率 CT(HRCT)检测间质疾病比普通胸片更敏感。多篇报道显示 10%～60% 的患者出现间质异常。肺功能检查异常大多表现为典型的限制性通气障碍和弥散能力下降。一份报道描述了 41% 未经选择的 RA 患者出现肺功能异常,其中大多数没有肺部症状。一氧化碳弥散量(D_{LCO})检测间质性病变比肺量计法和肺容量测定法更敏感。最近的一项研究认为 $D_{LCO} < 54\%$ 预测值是进展性肺间质疾病的敏感指标。

　　结合成像、生理学检查和支气管肺泡灌洗,结果异常提示肺间质病可见于 58% 新发 RA 患者。其中 14% 变化有临床意义。吸烟是间质性疾病发生发展的重要危险因素。应劝告患者戒烟。有人提议将血清学检测循环中 KL－6(MUC1 黏蛋白)水平作为活动性类风湿性间质性肺炎以及其他形式的肺间质病变的敏感指标。

干咳、劳力性呼吸困难、易疲劳是最常见的症状。临床稳定期可存在多年,极少数情况下可迅速进展为呼吸衰竭。体征为双肺底细小的 Velcro 啰音。大多数患者发生皮下结节,杵状指也很常见。有症状的个体表现出低氧血症(运动时恶化)、D_{LCO} 下降、静态肺容量下降。类风湿性间质性肺炎病程是可变的。

是否治疗类风湿相关间质性疾病是基于最初症状的严重程度和生理损伤,以及随时间恶化的速度。没有对照研究来指导治疗方案的选择。最初的治疗通常是糖皮质激素联合免疫抑制剂:环磷酰胺或硫唑嘌呤。虽然该系列报道仅有少数患者受益,但霉酚酸酯可能有治疗作用。对低氧血症予以吸氧治疗。适当时可考虑肺移植。已有报道称因评估或治疗间质性肺炎而住院的 RA 患者预后不良,中位生存期为 3.5 年,5 年生存率为 39%。

药物相关的肺疾病

在对 RA 患者评估时,必须时刻警惕药物引起的间质性肺炎和其他治疗相关的肺部反应。甲氨蝶呤在 1%~5% 的患者中引起肺部反应。急性过敏性间质性肺炎最常见,其他反应包括胸膜炎、肺门淋巴结肿大和结节。嗜酸性粒细胞增多可见于 50% 的患者。非间质疾病相关的咳嗽可能发生,可能是因为甲氨蝶呤的刺激作用。甲氨蝶呤相关肺毒性发生的危险因素包括高龄、糖尿病、低白蛋白血症、既往存在肺间质异常与以往抗风湿药物的不良反应。低剂量甲氨蝶呤与慢性肺间质疾病的发展无关。可能发生机会性感染。

金可以引起间质性肺炎。有助于区分金诱导的间质性肺炎与类风湿相关间质性疾病的因素有:女性居多、存在皮疹或发热、类风湿因子滴度低、支气管肺泡灌洗液中淋巴细胞增多以及金特异性的胸部 CT 表现。不论是甲氨蝶呤还是金,治疗肺毒性包括停药和应用皮质类固醇。

布洛芬与过敏性肺炎、胸腔积液和哮喘加重相关。皮质类固醇与机会性肺部感染有关,这点类似间质性肺炎。

抗肿瘤坏死因子 α(抗 - TNF - α)药物,依那西普、英夫利昔单抗和阿达木单抗与快速进展的、常致命的肺纤维化有关。它们还增加机会性感染的风险,尤其是分枝杆菌和真菌感染。结核分枝杆菌更常见。感染可能出现在治疗早期,并伴有肺外疾病。

来氟米特与致命的间质性肺疾病急性加重、肺结节、弥漫性肺泡出血以及肺泡蛋白沉着症相关。

总的来说,评估和管理可能的药物相关性肺毒性需要:①排除类风湿性间质性疾病和感染的进展;②停用潜在的致病药物(而不能再次给药);③适当时用皮质类固醇治疗。

应采取支气管镜肺泡灌洗和(或)开胸肺活检的情况是:①急进性间质性疾病;②考虑存在药物诱导的疾病或机会性肺部感染;③不明原因的发热。

肺结节

肺实质中坏死性结节,无论是单个(34%)或多个(66%),都可以发生在 RA 病程中的任何时间。有时它们的出现与关节症状恶化一致。坏死性结节多见于男性,与皮下结节存在有关。组织学上与皮下类风湿结节相同,它们的特点是围绕纤维蛋白样坏死中心核的栅栏状上皮细胞。这些病变往往无症状,除非它们体积变大到可引起压迫症状。它们很少形成空洞,此时可能出现少量咯血,但很少引发感染。结节可破裂进入胸膜腔,导致支气管胸膜瘘、胸腔积液、气胸或脓气胸。胸部 X 线片示结节呈圆形,密度均匀,直径在 0.3 ~ 7cm,通常位于肺野周边区域。它们可持久不变、空洞化或自行缓解;通常,它们随着疾病的活动而发展或缓解。虽然有报道证实糖皮质激素可加速它们的缓解,但大多数结节不需要特殊治疗;然而单个结节需要与任何孤立性肺结节有相同的评估。

类风湿尘肺(卡普兰综合征)最初被用来描述单纯尘肺煤矿工人合并有类风湿病以及对称性多关节炎者、类风湿因子阳性者,或都有者,可有结节性肺部阴影。随后该综合征在硅酸盐、石棉、铁、铝粉职业接触的个体中有所描述。组织学上,结节类似于坏死性结节,只是在栅栏状上皮细胞和中央坏死区之间含一个带有粉尘的炎性细胞层。结节一般成批出现,这可能预示着关节炎症状的发作或恶化。X 线片显示,结节为多发性,直径为 0.5 ~

5cm,位于外周。它们经常发生空洞,偶尔形成钙化。目前尚无特殊疗法。

气道疾病

RA 患者上呼吸道受累最常累及环杓关节。高达 75% 的患者在喉镜和 CT 检查中可能有异常发现。症状可能轻微且慢性;然而,当出现急性喘鸣可能需要紧急气道处理。此外,口腔气管插管时颈部过伸可发生 C1 ~ C2 半脱位导致四肢瘫痪。应用较小的气管导管和光纤插管可减少手术中喉并发症的风险。但也可发现声带小结和阻塞性睡眠呼吸暂停。

RA 的远端气道受累可以表现为小气道疾病伴呼气气流阻塞、闭塞性细支气管炎伴机化性肺炎(BOOP)、闭塞性细支气管炎、滤泡性细支气管炎或支气管扩张。

导致呼气气流阻塞的小气道疾病在 RA 不吸烟人群中的发病率为 16%~30%,吸烟人群为 60%。气流阻塞为支气管周围单核细胞浸润所致,可进展为闭塞性细支气管炎。小气道疾病与高滴度的类风湿因子、类风湿结节、干燥性角结膜炎(干燥综合征)和特异性人类白细胞抗原的同种抗原的存在相关。病理学上,BOOP 是指终末细支气管肉芽组织伴远端机化性肺炎。BOOP 与肺功能限制性通气功能障碍、咳嗽、发热、体重减轻、呼吸困难及双侧肺浸润相关。皮质类固醇治疗有效。

闭塞性细支气管炎病理显示累及小气道的狭窄支气管周围纤维化。尽管名称类似,但疾病的病理和预后不同于 BOOP。闭塞性细支气管炎与肺功能阻塞性通气功能障碍、女性、晚期的风湿性疾病、使用金和青霉胺以及干燥综合征有关。可见急性进行性呼吸困难伴咳嗽。可用皮质类固醇治疗。

滤泡性细支气管炎的特征是淋巴细胞浸润和沿细支气管增生的淋巴滤泡。临床上,患者有呼吸困难伴咳嗽,有时发热。肺功能检查可示混合性通气功能障碍伴弥散功能下降。

HRCT 扫描可见 35% 的患者出现支气管扩张症,反映了小气道疾病和反复感染。

肺血管疾病

在 RA 中严重肺血管受累罕见。据报道有数例长期患 RA 的年轻女性患者有进展性肺动脉高压,最终导致肺心病。虽然类风湿性间质性肺炎患者的肺组织中偶有血管炎的轻微成分,但这些女性患者肺组织主要表现为血管内膜纤维化增生的肺动脉炎和肌型小肺动脉中膜增厚以及极轻微的间质性肺炎。这种病例是代表了类风湿性肺疾病不同的变体,还是只是肺动脉炎与 RA 恰巧同时发病尚不清楚。有此综合征的患者预后较差,其现状和发展类似于原发性肺动脉高压的患者。

一组 RA 患者中31% 检测到肺动脉高压(超声心动图示肺动脉收缩压 >30mmHg)。本组 2/3 患者没有心脏病或肺功能异常的临床证据。

已有报道发现肺毛细血管炎和弥漫性肺泡出血,但不常见。可见发生间质性肺炎继发性肺动脉高压。

肺尖纤维空洞性肺疾病

在极少数的 RA 患者中发现了肺尖纤维空洞性病变。最近的一份病例报道表明,这是临床上一种 RA 肺部受累的不同形式。在临床上,病变可提示肺结核和类似于强直性脊柱炎的肺尖病变。病理上,可见空洞性坏死性结节(临床上没有料到的)和间质纤维化。

其他影响

RA 患者的其他肺部疾病包括恶性肿瘤、支气管肺癌和淋巴瘤的发病率增加。淀粉样蛋白可造成间质浸润或肺结节。已有关于呼吸肌肌力和耐力减弱以及有氧代谢降低的病例报道。肌无力导致呼吸困难的原因可能是类风湿关节炎肌炎、血管炎,或使用治疗药物:皮质类固醇或羟氯喹、青霉胺。RA 也与下肢深静脉血栓形成的风险增加相关。

(邵红霞 译 孙昕 审校)

参考文献

1. Vourlekis JS, Brown KK. Thoracic complications of RA. PCCU lesson 17, vol 14. http://wwwchestnet. org/education/online/pccu/vol14.
   最近被广泛引用的一篇评论文章。一个很好的资源。
2. Dedhia HV, DiBartolomeo A. Rheumatoid arthritis. *Crit Care Clin*. 2002;18: 841 – 854.

一篇评论文章,重点介绍 ICU 护理和气道管理。

3. Tanoue LT. Pulmonary manifestations of rheumatoid arthritis. *Clin Chest Med*. 1998;
   4:667.
   一篇优秀、简洁、引用良好的评论文章。一个权威的来源。

4. Anaya JM, Diethelm L, Ortiz LA, et al. Pulmonary involvement in rheumatoid arthritis. *Semin Arthritis Rheum*. 1995;24:242.
   一篇综合性评论文章。

5. Helmers R, Galvin J, Hunninghake G. Pulmonary manifestations associated with rheumatoid arthritis. *Chest*. 1991;100:235.
   一篇简明扼要的评论文章。

6. Winterbauer RH, DePaso W, Lambert J. Pulmonary disease in rheumatoid arthritis patients. *J Respir Dis*. 1989;10:35.
   一篇面向临床的评论文章。

7. Sahn SA. The pleura. *Am Rev Respir Dis*. 1988;138:184.
   一项关于胸腔积液的最新综述,其中有一篇关于类风湿性胸膜炎的详细介绍。一
   个权威的来源。

8. Saag KG, Kolluri S, Koehnke RK, et al. Rheumatoid arthritis lung disease: determinants of radiographic and physiologic abnormalities. *Arthritis Rheum*. 1996;39:1711.
   得出结论,吸烟是影响 RA 间质性肺病的放射学和生理异常的独立预测因子。

9. Gabbay E, Tarala R, Will R, et al. Interstitial lung disease in recent onset rheumatoid arthritis. *Am J Respir Crit Care Med*. 1997;156:528.

10. Dawson JK, Fewins HE, Desmond J, et al. Predictors of progression of HRCT diagnosed fibrosing alveolitis in patients with RA. *Ann Rheum Dis*. 2002;61:517 – 521.
    他们发现了低扩散能力(预测 54%)的进展。

11. Vassallo R, Matteson E, Thomas CF Jr. Clinical response of RA-associated pulmonary fibrosis to tumor necrosis factor-a inhibition. *Chest*. 2002;122:1093 – 1096.
    在本病例报道中,英夫利昔单抗治疗可稳定肺功能恶化,改善咳嗽、呼吸困难和
    疲劳。

12. Oyama T, Kohno N, Yokoyama A, et al. Detection of interstitial pneumonitis in patients with rheumatoid arthritis by measuring circulating levels of KL-6, a human MUC1 mucin. *Lung*. 1997;175:379.
    本报道将活动性间质性肺炎与血清 KL-6 水平升高联系起来。是一种潜在的、
    实用的测试。

13. Ohnishi H, Yokoyama A, Kondo K, et al. Comparative study of KL-6, surfactant

protein-A, surfactant protein-D, and monocyte chemoattractant protein-1 as serum markers for interstitial lung diseases. *Am J Respir Crit Care Med.* 2002;165: 378 – 381.

在研究的标志物中,KL－6 是间质性肺病的最佳标志物。33 例间质性肺病患者中有 12 例患有胶原血管疾病。

14. Hakala M. Poor prognosis in patients with rheumatoid arthritis hospitalized for interstitial lung fibrosis. *Chest.* 1988;93:114.

对类风湿性间质性肺病谱一端的独特临床分析。

15. Kremer JM, Alarcón GS, Weinblatt ME, et al. Clinical laboratory, radiographic, and histopathologic features of methotrexate-associated lung injury in patients with rheumatoid arthritis: a multicenter study with literature review. *Arthritis Rheum.* 1997; 40:1829.

一篇重要的评论文章。

16. Ohosonc Y, Okano Y, Kameda H, et al. Clinical characteristics of patients with rheumatoid arthritis and methotrexate induced pneumonitis. *J Rheumatol.* 1997; 12:2299.

本回顾性综述定义了甲氨蝶呤肺毒性的危险因素。

17. Dawson JK, Graham DR, Desmond J, et al. Investigation of the chronic pulmonary effects of low-dose methotrexate in patients with RA: a prospective study incorporating HRCT scanning and pulmonary function tests. *Rheumatology (Oxford).* 2002;41: 262 – 267.

18. Keane J, Gershon S, Wise RP, et al. Tuberculosis associated with infliximab, a tumor necrosis factor alpha-neutralizing agent. *N Engl J Med.* 2001;345:1098 – 1104.

人们必须意识到这种药物可能会引发机会性感染。结核分枝杆菌是最常见的。

19. Tomioka R, King TE Jr. Gold-induced pulmonary disease: clinical features, outcomes and differentiation from rheumatoid lung disease. *Am J Respir Crit Care Med.* 1997;155:1011.

关于临床导向的文章。

20. Perez T, Remy-Jardin M, Cortet B. Airways involvement in rheumatoid arthritis: clinical, functional and HRCT findings. *Am J Respir Crit Care Med.* 1998; 157:1658.

该研究表明,HRCT 似乎比检测小气道疾病的肺功能检查更敏感。

21. Begin R, Massé S, Cantin A, et al. Airways disease in a subset of non-smoking rheumatoid patients. *Am J Med.* 1983;72:743.

RA 的细支气管炎的进一步证据及其可能的自身免疫基础。

22. Frank ST, Weg JG, Walsh RE, et al. Pulmonary dysfunction in rheumatoid disease. *Chest*. 1973;63:27.

在这个系列中,41% 的患者肺扩散能力降低,其中 50% 的患者有正常的胸部 X 线片表现。

23. Geddes DM, Webley M, Brewerton DA, et al. a-1-Antitrypsin phenotypes in fibrosing alveolitis and rheumatoid arthritis. *Lancet*. 1977;2:1049.

在患有和不患有 RA 的纤维化肺泡炎患者中均发现 MZ 表型频率的显著增加,但在没有肺受累的 RA 患者中没有发现。

24. Geddes DM, Corrin B, Brewerton DA, et al. Progressive airway obliteration in adults and its association with rheumatoid disease. *Q J Med*. 1977;46:427.

描述了 6 例 RA 和快速进展性阻塞性气道疾病患者;4 个是不吸烟者。胸部 X 线片显示没有浸润的过度充气,组织学检查显示闭塞性细支气管炎。

25. Caplan A. Certain unusual radiological appearances in the chest of coal miners suffering from rheumatoid arthritis. *Thorax*. 1953;8:29.

类风湿性尘肺病的初步描述。

26. Rubin EH, Gordon M, Thelmo WL. Nodular pleuropulmonary rheumatoid disease. *Am J Med*. 1967;42:567.

非肺部感染性类风湿性肺病的综述。观察到胸膜下坏死性结节和持续性支气管胸膜瘘。

27. Dawson JK, Goodson NG, Graham DR, et al. Raised pulmonary artery pressures measured with Doppler echocardiography in RA patients. *Rheumatology* (*Oxford*). 2000;39:1320 – 1325.

31% 的 RA 患者出现轻度肺动脉高压。

28. Schwarz MI, Zamora MR, Hodges TN, et al. Isolated pulmonary capillaritis and diffuse alveolar hemorrhage in rheumatoid arthritis and mixed connective tissue disease. *Chest*. 1998;113:1609.

首次报道的 RA 患者弥漫性肺泡出血。

29. Morikawa J, Kitamura K, Habuchi Y, et al. Pulmonary hypertension in a patient with rheumatoid arthritis. *Chest*. 1988;93:876.

肺动脉炎与 RA 罕见关联的病例报道及文献回顾。

30. Kay JM, Banik S. Unexplained pulmonary hypertension with pulmonary arteritis in rheumatoid disease. *Br J Dis Chest*. 1977;71:53.

描述了患有 RA 和肺血管炎的年轻女性,并回顾了相关文献。

31. Yue CC. Apical fibro-cavitary lesions of the lung in rheumatoid arthritis: review of 2 cases and review of the literature. *Am J Med.* 1986;81:741.

这是一篇很好的、关于临床导向的报道。

32. Mellemkjaer L, Linet MS, Gridley G, et al. Rheumatoid arthritis and cancer risk. *Eur J Cancer.* 1996;324:1753.

RA 与非霍奇金淋巴瘤,霍奇金病和肺癌之间存在正相关。RA 与结直肠癌之间存在负相关。

33. Cimen B, Deviren SD, Yorgacloglu ZR. Pulmonary function tests, aerobic capacity, respiratory muscle strength, and endurance of patients with RA. *Clin Rheumatol.* 2001;20:168 – 173.

在这项对 25 名正常肺功能检查的 RA 患者的研究中观察到呼吸肌力量、耐力和有氧能力降低。

34. Lofgren RH, Montgomery WW. Incidence of laryngeal involvement in rheumatoid arthritis. *N Engl J Med.* 1962;267:193.

描述了环杓核苷参与 RA 的特征。

35. Artin-Ozerkis D, Gaffo AL, Alarcón GS. Pulmonary manifestations of rheumatoid arthritis. *Clin Chest Med.* 2010;31:451.

一篇及时、全面、具有很高参考价值的评论文章。

36. Kelly C, Saravanan V. Treatment strategies for a rheumatoid arthritis patient with interstitial lung disease. *Expert Opin Pharmacother.* 2008;9(18):3221.

对当前和未来可能的治疗方案进行出色的权威性评估。

37. Matta F, Singala R, Yaekoub AY, et al. Risk of venous thromboembolism with rheumatoid arthritis. *J Thromb Haemost.* 2009;101(1):134.

RA 患者能感到静脉血栓形成的风险增加。

38. Kim E, Dillon K, McGlothan K, et al. Rheumatoid arthritis-associated interstitial lung disease: the relevance of histopathology and radiographic pattern. *Chest.* 2009;136(5):1397.

基于高分辨率胸部 CT 模式探讨 RA 相关间质性肺病的诊断和治疗方法。

39. Nesheiwat J, Dillon K, McGlothan K, et al. An elderly man with rheumatoid arthritis and dyspnea. *Chest.* 2008;135(4):1090.

来氟米特肺毒性的病例报道与对其检查的良好讨论。

第96章 肺部系统性红斑狼疮、系统性硬化症、多发性肌炎、皮肌炎和混合性结缔组织疾病

Cecilia M. Smith, Gordon L. Yung

系统性红斑狼疮

系统性红斑狼疮（SLE）通常累及肺和胸膜。SLE直接影响呼吸系统，临床表现包括：①胸膜炎伴或不伴胸腔积液；②急性狼疮性肺炎；③慢性间质性肺炎、间质纤维化；④出血性肺泡炎伴或不伴咯血；⑤闭塞性细支气管炎伴机化性肺炎（BOOP）；⑥膈肌－呼吸肌功能障碍；⑦上气道功能障碍；⑧肺动脉高压伴或不伴血栓栓塞性疾病；⑨不常见的弥漫性肺疾病，包括机化性肺炎（OP），弥漫性肺泡损伤（DAD），或急性纤维蛋白性机化性肺炎（AFOP）；⑩肺癌的风险。SLE对肺部的间接影响为增加感染易感性；事实上，肺炎是狼疮患者最常见的浸润原因。

胸膜炎和胸膜炎性胸痛，伴或不伴积液，是SLE最常见的肺部表现，见于50%~75%的患者，男性略多，可在病程中任何时间发生，是1/3患者的首发症状。积液一般为少量、双侧，但也可是大量、单侧的，或伴有心包积液。渗出液可清亮或血清样，pH值升高或降低；然而，通常血糖值>56mg/dL，可用来与类风湿性积液鉴别。细胞计数显示以中性粒细胞为主。总溶血性补体和血清抗核抗体（ANA）滴度是可变的，但如果胸腔积液ANA滴度大于1:320，则强烈提示SLE胸膜炎。胸腔积液中的红斑狼疮细胞具有诊断性。虽然大部分胸腔积液使用类固醇激素治疗后彻底消退，但可能会残留一定程度的胸膜增厚。

SLE相关间质性肺炎的发病率存在争议，这取决于是否使用临床、肺功能或组织学结果作为诊断标准。组织学显示的一系列改变：从间质单核细胞浸润到广泛的纤维化，都类似于特发性间质性肺炎。血清抗Sm抗体与肺纤维化明显相关。临床上，急性狼疮性肺炎常表现为突然出现发热（高达40℃）和干咳，可迅速进展为症状明显的呼吸衰竭。组织学显示单核细胞浸润、间质增厚、肺泡炎和血管炎。一些病例报道还发现了肺泡壁、肺小动脉和小血管内有免疫复合物和补体沉积。

对比其他胶原血管性疾病如类风湿关节炎和硬皮病,慢性间质性肺炎和间质纤维化在 SLE 中实属少见。有一例报道称 <3% 的狼疮患者存在肺纤维化。肺纤维化患者往往是老年患者(45～50岁),且在发展成慢性肺部疾病前已患病很长时间。组织学证据表现为:①慢性或复发性肺炎;②肺间质及肺泡纤维化;③肺泡间隔免疫球蛋白和补体沉积。甲襞毛细血管密度是一项有用的体检发现,因为它与气体交换不足的程度相关。急性和慢性狼疮性肺炎影像学上都可以无异常表现,然而也可进展到晚期间质纤维化和蜂窝肺。即使症状和影像学表现改善后,肺部 D_{LCO} 降低和肺功能限制性通气功能障碍也常持续存在。

肺泡出血是 SLE 相对少见的表现。它主要发生于女性,与狼疮性肾炎的存在相关。在适当的环境下,贫血和低氧血症相关的呼吸困难结合影像学新的浸润影可能提示肺泡出血。死亡率接近50%,在那些需要机械通气、使用环磷酰胺(也许表示疾病晚期)或有院内感染的患者中甚至更高。病理学通常显示小血管毛细血管炎、小动脉炎和小静脉炎。SLE 弥漫性肺泡出血(DAH)的病理表现为颗粒状免疫复合物沉积,可区别于肺出血－肾炎综合征(线性分布)。

开胸肺活检标本中比较常见的组织学表现为隐源性机化性肺炎(COP),包括小气道和肺泡管内特征性肉芽组织栓塞伴细支气管和肺实质的炎性改变。通常相关的临床表现是非特异性的,且患者可以表现为限制性通气障碍。需要胸腔镜或开放式胸肺活检进行诊断,病理改变对类固醇治疗有反应。

生理学研究包括:在一些 SLE 患者中,膈肌和呼吸肌无力是导致呼吸困难和限制性通气障碍的重要原因。一种被称为肺萎缩综合征的症状包括呼吸困难伴胸片示肺容积减小、半侧膈肌抬高及基底肺不张。最大吸气压和呼气压的测量表明吸气和呼气的呼吸肌无力是限制性通气不足的基础。X线透视下比较两膈肌的运动是无效的,因为两侧膈肌都受影响。通过食管和胃气囊测量的主动呼吸跨膈压证实存在膈肌无力。大多数患者没有弥漫性肌无力;因此,随机肌肉活检用处不大。该综合征的发病机制尚不清楚,最佳治疗方案也尚未确定。这可能也与胸膜炎有关,报道称对77例患者进行评估时,65% 患有胸膜炎伴胸膜炎性胸痛。

　　虽然 SLE 患者上呼吸道受累罕见,但咽下溃疡、喉炎、会厌炎和声门下狭窄均已有报道。狼疮患者的这些症状可能是气管插管后导致的并发症。

　　肺动脉高压合并肺心病(可伴或不伴肺栓塞),与抗磷脂综合征显著相关。在一组 24 例肺动脉高压患者中,68% 存在狼疮抗凝物或抗心磷脂抗体。SLE 患者发生肺动脉高压可以有不同的原因。可能的原因包括:①小血管动脉病;②慢性大血管血栓栓塞性疾病;③晚期实质纤维化引起的继发性高血压。在许多患者中,肺血管床病变与原发性肺动脉高压在病理上难以区别。雷诺现象几乎均见于与肺实质性疾病无关的病例中。血管炎和免疫复合物沉积在 SLE 患者中常见,伴或不伴肺动脉高压。另一方面,血栓栓塞在 SLE 患者发生率高达 25% ,是造成死亡的一个主要原因。大多数血栓栓塞患者需要终身抗凝治疗。动脉内膜血栓切除术治疗慢性肺动脉血栓栓塞疾病已在狼疮患者中获得成功。

　　不常见及罕见的表现包括 OP 和 DAD。急性纤维素性机化性肺炎具有肺泡内纤维蛋白沉积伴 OP 的组织病理学特点。也有 DAD、OP 和 AFOP 重叠的特点。需要胸腔镜或开胸肺活检来区分这些组织病理学改变。

　　胸片正常、肺泡 – 动脉氧分压增加的狼疮患者可出现急性可逆性低氧血症。患者一般表现为胸膜炎性胸痛、呼吸困难和胸部不适。肺活量和 D_{LCO} 明显减少。该综合征对皮质类固醇治疗有反应,能改善氧合。原因可能与肺血管内瞬态、补体介导的聚集和中性粒细胞活化相关。

　　SLE 与肺癌的发病风险增加之间存在联系。30 例病例回顾分析,75% 为女性,中位年龄 61 岁(21 ~ 91 岁)。SLE 患者的肺癌细胞类型的组织分布与一般人群中的肺癌患者相似。在这一组病例中,71% 是吸烟者,只有 20% 的患者接受免疫抑制疗法。

　　肺功能异常很常见,即使没有症状和影像学异常,70% ~ 80% 的 SLE 相关性肺疾病患者也会发生肺功能异常。最常见的异常是 D_{LCO} 降低和肺容积减少。气道阻塞不常见。休息或运动时经常出现低氧血症。合并肾功能不全常见于狼疮相关性肺疾病。

　　SLE 患者肺部受累一般是支持治疗。糖皮质激素似乎是最有用的药物,根据器官受累的严重程度加用环磷酰胺、硫唑嘌呤或霉酚酸酯等其他药物。应用利妥昔单抗(抗 CD20 单克隆抗体)或英夫利昔单抗(肿瘤坏死因子 – α 阻滞剂)治疗 B 细胞和 T 细胞功能的方法也在不断地研究评估中。即使患者治疗有效,肺部受累仍是预后不良的标志;系统性红斑狼疮呼吸系统综合征 1 年内死亡风险增加 2 倍。文献中报道各型肺血管扩张剂对 SLE 相关的肺动脉高压治疗有效。对于合并肺血栓栓塞的肺动脉高压患者,治疗针对肺栓塞疾病,急性或慢性均应治疗。

系统性硬化症

系统性硬皮病(SSc)是一种涉及内脏器官的硬皮病,也是特征性皮肤疾病,通常经历从水肿期到硬化期以及皮肤增厚变硬一系列变化。最终,手指也可发生凹陷性瘢痕和肢端硬化病。本病的另一种形式局限于皮肤和邻近组织(硬斑病,线形硬皮病)。基于皮肤受累的程度和分布范围加上受累的内脏器官,系统性硬化症进一步分为 5 种亚型:弥漫性硬皮病、局限性硬皮病、无皮肤硬化的硬皮病、环境介导的硬皮病、与其他胶原血管病的重叠综合征。

硬皮病最常见的两种亚型是弥漫性硬皮病和局限性硬皮病,根据皮肤受累的程度和分布范围以及内脏器官受累情况,再确定是弥漫性还是局限性。

弥漫性硬皮病(dcSSc)表现为弥漫的、快速进展的胸、腹、肩和手臂皮肤受累,以及纤维化和(或)缺血性血管病导致的内脏器官损伤。雷诺现象一般在皮肤和其他系统性改变发生后迅速出现。如肾病、肺间质纤维化、食管运动功能障碍、心肌疾病等内脏器官受累可早期发生,病情严重,而且总体预后一般较差。

局限性硬皮病(lcSSc)与弥漫性硬皮病不同,受累皮肤通常局限于手和前臂远端及面部和颈部,内脏器官表现往往延迟出现。SSc 与毛细血管扩张和血管钙化等血管病变相关;其完整的表现形式往往与 CREST 综合征相关。CREST 综合征包括:①皮肤钙质沉着;②雷诺现象;③可能有食管运动功能障碍;④指端硬化;⑤毛细血管扩张。确诊前雷诺现象可能已存在很长时间。

SSc 的其他亚型包括无皮肤硬化的硬皮病,是一种罕见的、无皮肤受累、但有脏器疾病存在的亚型;环境介导的硬皮病,临床表现是由于暴露于化学剂(例如,氯乙烯或杀虫剂)而发生;另有重叠综合征,包括硬皮病的特征以及其他胶原血管疾病的表现。

系统性硬化症常累及肺,其发病频率仅次于食管疾病,肺部并发症是最常见的死亡原因,这就使肺损害的早期检测成为生存状况的重要预测因子。约90%的患者在尸检中发现肺部病变。

肺部最常见的病变包括间质性肺疾病和肺动脉高压(PAH)。弥漫性肺疾病最常见的类型是非特异性间质性肺炎(NSIP)。这种类型可见于75% SSc伴间质性肺疾病的患者。在弥漫性硬皮病中发病率(约40%)比lcSSc(约35%)更高。小部分患者发展为终末期肺纤维化,其组织病理学符合普通型间质性肺炎(UIP)的表现。

PAH在系统性硬化症患者中的发生率高达40%。肺动脉高压在弥漫性和局限性类型中均可发生,但是更多见于局限性硬皮病,是其他类型的10倍。PAH发生可伴或不伴有肺间质纤维化。肺动脉高压的发展可进一步导致肺心病及右心衰竭。

其他与系统性硬化症相关的肺部疾病包括食管运动功能障碍导致的吸入性肺炎、气道疾病、神经肌肉无力导致的通气不足、皮肤疾病中胸壁受累所致外源性限制性通气障碍、胸腔积液、气胸以及肺部肿瘤。

硬皮病患者患肺癌的风险比一般人群明显要高。硬皮病患者中吸烟者比不吸烟者患肺癌的风险高7倍,不吸烟的硬皮病患者与年龄和性别匹配的普通人群相比,患肺癌的风险高5倍。这点在弥漫性硬皮病与局限性硬皮病中情况类似。

虽然肺部总是受累,但很少出现呼吸道症状。劳力性呼吸困难是最常见的肺部症状,其次是干咳或咳嗽伴少量痰。胸膜炎性胸痛和胸腔积液罕见。肺部检查发现肺底的吸气相湿啰音。根据疾病的严重程度,可出现症状不同的肺动脉高压。肢端溃疡的发生与间质性肺疾病相关而与PAH不相关。

大多数患者肺功能异常;D_{LCO}下降最为常见,其次是肺容积减少和气道阻塞。约1/3的患者胸片显示肺间质浸润。超声心动图估计肺动脉压可以用来筛查肺动脉高压,如果检查异常,则需右心导管检查确诊PAH。可行运动超声心动图来诱发肺动脉压异常升高。

系统性硬化症没有特异的实验室检查;诊断是基于临床和实验室检查的综合评估。90%患者在病程的不同时期出现雷诺现象和皮肤硬化,约80%最终会出现一定程度的食管运动功能障碍。各种自身抗体与系统性硬化症相关,但发生率差异很大,有许多自身抗体出现在疾病晚期。ANA,典型的斑点荧光型,也称抗核抗体,在>90%的硬皮病患者中出现。几种"硬皮病-特异"抗体的特异性为70%~80%,但敏感性<20%。一般情况下,

抗 DNA 拓扑异构酶 I（Scl－70）抗体、抗－U3 核糖核蛋白（抗 U3－RNP）抗体和抗 RNA 聚合酶 I、Ⅱ、Ⅲ抗体与弥漫性硬皮病和肾危象相关,抗着丝粒抗体（ACA）25%~30% 系统性硬化症患者和 70%~80% 的局限性硬皮病患者 ACA 阳性。已注意到 ACA 阳性的患者肺间质纤维化和限制性肺疾病的发病率低,但易并发肺动脉高压和食管疾病。另一方面,抗 Scl－70 抗体与弥漫性皮肤受累、内脏器官受累、肺间质疾病以及癌症的发病风险增加相关。最后,抗－PM/Scl 易见于硬皮病/多发性肌炎重叠综合征。

由于缺乏特异性诊断标志物,发展为完整的临床表现时间滞后,因此最近提出的方案旨在早期诊断系统性硬化症。患者合并雷诺现象、"浮肿的手指"和抗核抗体阳性应考虑诊断为系统性硬化症。随后应行甲襞毛细血管显微镜检查［异常毛细血管扩张和（或）缺失］和硬皮病特异抗体的血液检查。如果两者任一检测结果是阳性,则诊断为系统性硬化症。

肺部受累的年龄分布和性别优势反映了系统性硬化症在普通人群中的分布:多数患者为 40~60 岁,女男比例为 3:1。

人们认为转录因子 Sp1 表达增加、内皮细胞损伤和血管舒张功能受损导致肺部成纤维细胞增殖,这些多因素复杂的病理过程推动并促进了肺纤维化。随着纤维化的进展,肺结构发生严重扭曲,这与支气管扩张及胸膜下分布的直径 1~2cm 的囊性空腔形成有关。这些囊腔破裂可导致自发性气胸。肺动脉高压也可在肺间质病的进程中发生。影像学（HRCT）显示基底细网状或网状结节改变,通常伴有限制性肺功能障碍。D_{LCO} 降低可能是肺部受累的最初征象,并相当敏感。在缺乏影像学异常或者通气障碍的情况下,明显的呼吸困难伴 D_{LCO} 降低提示存在肺血管疾病。

硬皮病中 PAH 发生率为 6%~60%,这取决于 PAH 的诊断方法。此外,抗拓扑异构酶 1 自身抗体与严重的肺血管疾病相关。有人认为 PAH 的发病机制是继发于血管和心脏的炎症和纤维化途径。纤维化和活化的 T 细胞在肺动脉血管周围浸润导致 PAH 和肺心病。继发于全身性高血压或心肌病的左心室衰竭常常并存。孤立的 PAH 比继发于纤维化的 PAH 预后差,其预后不良,2 年生存率为 40%。早期诊断和治疗是关键。

尸检时高达 85% 的患者存在组织学上的胸膜炎,但仅 16% 的硬皮病患者有症状。临床上大量胸腔积液罕见。胸腔积液或胸膜增厚是由于硬皮病累及胸膜或累及心脏导致的充血性心力衰竭所致。由于肺顺应性降低,胸腔穿刺术后肺复张通常比较缓慢;复发很常见,往往需要胸膜固定术。

吸入性肺炎的发生是由于食管功能障碍,可发展为慢性肺炎。有报道称可发生呼吸肌功能障碍而无全身乏力,类似于 SLE 中描述的表现。

已观察到系统性硬化症中肺癌发病率相对于正常人群增加了 2 倍。老年患者、弥漫性病变、肺纤维化存在和抗拓扑异构酶 1 抗体与硬皮病患者癌症风险的增加相关。

已发现在系统性硬化症患者中维生素 D 水平降低。在一项研究中,系统性硬化症患者伴维生素 D 水平低表明出更严重的病情。在另一项研究中,系统性硬化症患者与匹配的健康对照组相比,维生素 D 水平较低。测量维生素 D 的水平可能有益处,必要时应予补充。然而,它对该病病程的影响尚不明确。

没有任何治疗方案能够在早期逆转肺间质纤维化性疾病。有一些研究评估了环磷酰胺在治疗系统性硬化症相关肺纤维化中的作用,其中包括口服和静脉途径给药。从这些研究中普遍发现完成长达 1 年的治疗能稳定改善肺功能,但维持后期疗效可能会有所不同。一些研究报道称在治疗后的 2~3 年内肺功能持续改善,而另一项研究报道在治疗后 1 年肺功能下降。环磷酰胺也被发现能改善治疗后 1 年的健康相关生活质量参数。另一项研究评估了应用环磷酰胺初始治疗,随后应用硫唑嘌呤来维持初始治疗的改善作用。霉酚酸酯治疗系统性硬化症相关肺纤维化的有效性也正在研究中。两项独立的小型研究结果显示霉酚酸酯在治疗 1 年后对改善或趋于改善肺功能有肯定疗效。另外,霉酚酸酯还可改善本病的皮肤变化。

因为此进展性疾病在系统性硬化症患者中的严重性,需要对 PAH 给予早期治疗。吸氧、口服肺血管扩张剂治疗和(或)前列环素类似物能有效降低肺动脉压力和改善心排血量和运动能力。许多学者主张加用华法林抗凝治疗,基于其治疗原发性肺动脉高压效果明显。

对于某些系统性硬化症患者来说,肺移植可能是一种选择。一个中心试验比较系统性硬化症或 IPF 两组移植患者的预后。两组患者的 1 年死亡率没有差异。急性排斥反应的发生率在系统性硬化症组较高,但慢性排斥反应、感染和肺功能无明显差异。移植是一种选择,但需要在权衡其他器官受累的程度和严重性的基础上作出个性化的决策。

多发性肌炎

多发性肌炎(PM)是一种炎症性自身免疫性肌病,以近端肌肉无力为特征。皮肌炎(DM)类似于 PM,另外累及皮肤,有特征性淡紫色皮疹。据报道 10% 的患者肺部受累,且肺部受累是一个重要的死亡原因。女性较多,男女比例为 1∶2,好发年龄为 50~60 岁。与 PM 和 DM 相关的综合征可以大致分为以下几类:①成人 PM;②成人 DM;③儿童 PM 或 DM;④PM 或 DM 合并恶性肿瘤;⑤PM 或 DM 合并已有的胶原血管病。

该综合征可能会以下列任何一种方式影响肺部:①原发性间质性肺炎进展到纤维化;②继发于间质性肺疾病或肺血管疾病的肺动脉高压;③继发于食管平滑肌运动障碍的复发性吸入性肺炎;④呼吸肌无力导致通气不足、肺不张和肺炎;⑤自发性纵隔气肿;⑥COP。

PM 或 DM 的肺部症状可先于肌肉症状数年出现。当间质性肺炎先于肌肉表现出现时,可能会因重点关注肺部疾病而误诊。高达 75% 患者抗组氨酰 - tRNA 合成酶(抗 - Jo - 1)的血清学抗体与间质性肺疾病显著相关。在孤立性间质性肺疾病患者中发现这种抗体可能有助于预测 PM 或 DM 的未来进展。

抗合成酶综合征指包括间质性肺疾病、关节炎、肌炎、发热、机械手和雷诺现象;抗合成酶抗体阳性,最常见的是抗 Jo - 1 抗体,其他抗合成酶自身抗体也被认为与此临床表现相关。

其他两种呼吸受累形式可以视为治疗的并发症:①继发于免疫抑制药物的机会性感染;②继发于治疗肌炎所用的细胞毒性药物性肺损伤。

自发性纵隔气肿是 PM/DM 罕见的并发症。一项系列研究示 25% 的患者发病 1 个月内死亡。纵隔气肿可在 DM 诊断之前发生,或没有或只有轻微的肌肉受累。严重的肺部疾病发生在纵隔气肿发病前。

PM/DM 被认为与恶性肿瘤相关。常见的 PM/DM 相关性癌症包括卵巢癌、肺癌、胰腺癌、乳腺癌和胃癌。相关的血液系统恶性肿瘤罕见,包括急性髓细胞性白血病。间质性肺疾病在 PM/DM 合并恶性肿瘤中较少见。

急性、有症状的肺间质疾病患者和亚急性或慢性表现的患者相比,病理表现不同。急性表现者可出现咳嗽、发热、呼吸困难、伴或不伴皮肤及肌肉表现。胸部影像学显示弥漫性、混合性肺泡间质浸润。临床过程类似于 Hamman - Rich 综合征。病理表现包括 NSIP、普通型间质性肺炎、COP 或伴局灶性肺泡出血的 DAD。最近报道数例 PM 患者并发小血管炎(肺毛细血管)、同时出现肺部和肌肉症状。慢性表现者,病理通常与普通型间质性肺炎一致。该病的肌肉和肺部表现发病机制被认为是肌肉自身抗原引起 T 细胞活化,导致白细胞介素 – 2 和 γ 干扰素释放。随后促使巨噬细胞和被称为巨噬细胞炎症蛋白的细胞因子导致最终的组织损伤。

在临床上,40% 有影像学或组织学改变的患者没有呼吸道症状。当出现症状时,患者可出现呼吸困难、吞咽困难或干咳。间质性肺疾病患者的肺部检查特征为双肺底吸气末期细啰音(称为 Velcro 啰音)。影像学上,20% 患者出现肺下叶网状结节浸润影伴有相关的肺泡填充。胸膜受累罕见。肺功能示由间质性改变或呼吸肌无力引起的限制性通气障碍。通常也可发现 D_{LCO} 降低。

常规实验室检查结果是非特异性的。血沉通常升高,而抗核抗体和类风湿因子则为阴性。在大多数情况下,血清肌酶(肌酸激酶和醛缩酶)水平升高。

对治疗的反应取决于组织学特征。COP 对皮质类固醇最敏感,而到目前为止,DAD 预后均不良。然而,不同治疗方法的研究正在进行中。皮质类固醇可单独使用,或与环磷酰胺或硫唑嘌呤联用治疗肺实质性疾病。一小部分 DM 合并急性/亚急性间质性肺炎患者应用不同剂量环孢素和泼尼松龙治疗。在肺部疾病出现早期开始合用泼尼松龙和环孢素组,呼吸衰竭死亡率较低。每个月静脉注射环磷酰胺加口服泼尼松龙治疗慢性进行性间质性肺炎的患者,其症状、肺功能及 HRCT 结果均有改善。利妥昔单抗、B 细胞靶向抗 – CD20 单克隆抗体已用于炎症性肌炎,在 DM 中应用更普遍,但也用于 PM。疾病最常见的表现包括皮肤异常和肌肉无力。该药耐受性和疗效均良好。最常见的并发症为呼吸道感染。

混合性结缔组织病

混合性结缔组织病(MCTD)具有 SLE、PM/DM 以及硬皮病的临床表现和实验室特点。MCTD 的鉴别特点是抗可提取核抗原自身抗体(抗 – nRNP 抗体)或抗核糖核酸酶敏感的核糖核蛋白(Sn – RNP)抗体。Sn – RNP 浓度大于 1∶10000 考虑是 MCTD。关于 MCTD 与其他胶原性血管炎是否有本质的区别,争论仍在继续。

MCTD 累及肺的发生率约为 85%(n = 34),其中 73% 是无症状的。可发生胸腔积液(25%~50%)、间质性肺炎、肺血管炎、肺动脉高压、肺动脉血栓栓塞性疾病、吸入性肺炎和低通气。症状包括劳力性呼吸困难、干咳、胸膜炎性胸痛和发热。未见杵状指。MCTD 无症状的患者,75% 在胸片或肺功能检查中发现肺部受累。HRCT 扫描发现 MCTD 与任何其他胶原血管疾病没有显著区别,但 MCTD 以肺下叶的小叶间隔增厚为主。一个小型研究发现 HLA – DR3 和肺间质纤维化具有相关性。

MCTD 相关间质性肺疾病的肺组织病理学类似于 IPF。此外,增生性血管病变与 MCTD 有关,其特点是肺动脉和小动脉内膜增厚及中层肌肥大,这与肺动脉高压的出现有一定相关性。

影像学显示双肺基底间质影、右心室肥厚和肺动脉扩张。肺功能异常包括 D_{LCO} 降低(67% 的患者)和肺容积减少(50% 的患者)。早期可看到小气道阻塞,是功能性损害的指征。

有报道称,MCTD 相关肺疾病是良性的,类固醇皮质激素治疗有效且 X 线胸片和肺功能检查显示改善。然而,一些报道示渐进性肺疾病尽管应用类固醇皮质激素治疗仍迅速恶化。肾病和雷诺现象与较高的死亡率相关。一些长期随访研究显示 MCTD 可发展为其他结缔组织病(SLE、进行性系统性硬化症、类风湿关节炎)。估计总体预后与 SLE 类似。

(邵红霞 译 孙昕 审校)

参考文献

红斑狼疮

1. Ford HJ, Roubey RAS. Pulmonary manifestations of the antiphospholipid antibody syndrome. *Clin Chest Med.* 2010;31:537 – 545.
   与抗磷脂抗体综合征相关的血管和肺实质受累与肺血栓栓塞和肺动脉高压是最常见的表现。

2. Prabu A, Patel K, Yee CS, et al. Prevalence and risk factors for pulmonary arterial hypertension in patients with lupus. *Rheumatology(Oxford).* 2009;48(12):1506 – 1511.
   一个大型研究组的狼疮患者随后在非三级中心接受了 PAH 患病率的调查,结果为 4.2%,发现与狼疮抗凝剂密切相关。

3. Kamen DL, Strange C. Pulmonary manifestations of systemic lupus erythematosus. *Clin Chest Med.* 2010;31:479 – 488.
   回顾各种形式的 SLE 相关肺病。

4. Toya SP, Tzelepis GE. Association of the shrinking lung syndrome in systemic lupus erythematosus with pleurisy: a systematic review. *Semin Arthritis Rheum.* 2009;39(1):30 – 37.

胸膜疾病以及膈肌无力在这种现象中起作用。

5. Bin J, Bernatsky S, Gordon C, et al. Lung cancer in systemic lupus erythematosus. *Lung Cancer.* 2007;56(3):303 –306.

6. Bernatsky S, Boimin JF, Joseph L, et al. Mortality in systemic lupus erythematosus. *Arthritis Rheum.* 2006;54(8):2550 – 2557.

7. Oudiz RJ, Schilz RJ, Barst RJ, et al. Treprostinil, a prostacyclin analogue, in pulmonary arterial hypertension associated with connective tissue disease. *Chest.* 2004;126(2):420 –427.

8. Garcia-Carrasco M, Jimenez-Hernandez M, Escarcega RO, et al. Use of rituximab in patients with systemic lupus erythematosus: an update. *Autoimmun Rev.* 2009;8(4):343 –348.

9. Hassoun PM. Pulmonary arterial hypertension complicating connective tissue diseases. *Semin Respir Crit Care Med.* 2009;30:429 –439.

10. Wahl D, Guillemin F, de Maistre E, et al. Risk for venous thrombosis related to antiphospholipid antibodies in systemic lupus erythematosus—a meta-analysis. *Lupus.* 1997;6:467 –473.

11. Flaherty K, Colby TV, Travis WD, et al. Fibroblastic foci in usual interstitial pneumonia, idiopathic versus collagen vascular disease. *Am J Respir Crit Care Med.* 2003;167:1410 –1415.

12. Rojas-Serrano J, Pedroza J, Regalado J, et al. High prevalence of infections in patients with systemic lupus erythematosus and pulmonary hemorrhage. *Lupus.* 2008;17(4):295 –299.

13. Pope J. An update in pulmonary hypertension in systemic lupus erythematosus-do we need to know about it? *Lupus.* 2008;17(4):274 –277.

14. Swigris JJ, Olson AL, Fischer A, et al. Mycophenolate mofetil is safe, well tolerated, and preserves lung function in patients with connective tissue disease-related interstitial lung disease. *Chest.* 2006;130(1):30 –36.

15. Badsha H, Teh CL, Kong KO, et al. Pulmonary hemorrhage in systemic lupus erythematosus. *Semin Arthritis Rheum.* 2004;33(6):414 –421.

系统性硬化症

16. Hudson M, Fritzler MJ, Baron M, et al. Systemic sclerosis: establishing diagnostic criteria. *Medicine (Baltimore).* 2010;89(3):159 –165.

加拿大硬皮病研究组登记处评估了 1000 多例硬皮病患者，以便灵敏诊断 SSc。若存在雷诺现象、皮肤受累、可见的毛细血管扩张和至少一种 SSc 相关自身抗体,那么建立诊断的敏感性为97%。

17. Tyndall AJ, Bannert B, Vonk M, et al. Causes and risk factors for death in systemic sclerosis: a study from the EULAR Scleroderma Trials and Research (EUSTAR) database. *Ann Rheum Dis.* 2010;69(10):1809 – 1815.

在234例患者中调查了死因。55%的死亡直接归因于SSc。与SSc相关的死亡包括35%由于肺纤维化,26%由于肺动脉高压,26%由于心脏原因。

18. Tashkin DP, Elashoff R, Clements PJ, et al. Cyclophosphamide versus placebo in scleroderma lung disease. *N Engl J Med.* 2006;354(25):2655 – 2666.

一项多中心、双盲、随机、安慰剂对照试验,评估口服环磷酰胺对与SSc相关的肺纤维化患者肺功能的影响。1年的治疗为肺功能提供了显著的益处,维持了24个月。

19. Shitrit D, Amital A, Peled N, et al. Lung transplantation in patients with scleroderma: case series, review of the literature, and criteria for transplantation. *Clin Transplant.* 2009;23(2):178 – 183.

20. Goldin JG, Lynch DA, Strollo DC, et al. High-resolution CT scan findings in patients with symptomatic scleroderma-related interstitial lung disease. *Chest.* 2008;134(2): 358 – 367.

21. Steen V, Chou M, Shanmugam V, et al. Exercise-induced pulmonary arterial hypertension in patients with systemic sclerosis. *Chest.* 2008;134(1):146 – 151.

22. Koutroumpas A, Ziogas A, Alexiou I, et al. Mycophenolate mofetil in systemic sclerosis-associated interstitial lung disease. *Clin Rheumatol.* 2010;29(10):1167 – 1168.

23. Avouac J, Wipff J, Kahan A, et al. Effects of oral treatments on exercise capacity in systemic sclerosis-related pulmonary arterial hypertension: a meta-analysis of randomized controlled trials. *Ann Rheum Dis.* 2008;67(6):808 – 814.

24. Tashkin DP, Elashoff R, Clements PJ, et al. Effects of 1-year treatment with cyclophosphamide on outcomes at 2 years in scleroderma lung disease. *Am J Respir Crit Care Med.* 2007;176(10):1026 – 1034.

25. Khanna D, Yan X, Tashkin DP, et al. Impact of oral cyclophosphamide on health-related quality of life in patients with active scleroderma lung disease: results from the scleroderma lung study. *Arthritis Rheum.* 2007;56(5):1676 – 1684.

26. Domiciano DS, Bonfa E, Borges CT, et al. A long-term prospective randomized controlled study of non-specific interstitial pneumonia (NSIP) treatment in scleroderma. Clin Rheumatol. 2011;30(2):223 – 229.

27. Hant FN, Silver RM. Biomarkers of scleroderma lung disease: recent progress. *Curr*

Rheumatol Rep. 2011;13(1):44 – 50.

28. Manno R, Boin F. Immunotherapy of systemic sclerosis. *Immunotherapy.* 2010;2 (6):863 – 878.

29. LePavec J, Launay D, Mathai SC, et al. Scleroderma lung disease. *Clin Rev Allergy Immunol.* 2011;40(2):104 – 116.

30. Hsu E, Shi H, Jordan RM, et al. Lung tissues in patients with systemic sclerosis have gene expression patterns unique to pulmonary fibrosis and pulmonary hypertension. *Arthritis Rheum.* 2011;63(3):783 – 794.

31. Bussone G, Mouthon L. Interstitial lung disease in systemic sclerosis. *Autoimmun Rev.* 2011;10(5):248 – 255.

32. Arnson Y, Amital H, Agmon-Levin N, et al. Serum 25 – OH vitamin D concentrations are linked with various clinical aspects in patients with systemic sclerosis: a retrospective cohort study and review of the literature. *Autoimmun Rev.* 2011;10(8): 490 – 494. doi:10.1016/j.autrev.2011.02.002.

33. Hudson M, Lo E, Lu Y, et al. Cigarette smoking in patients with systemic sclerosis. *Arthritis Rheum.* 2011;63(1):2230 – 2238.

34. Christmann RB, Wells AU, Capelozzi VL, et al. Gastroesophageal reflux incites interstitial lung disease in systemic sclerosis: clinical, radiologic, histopathologic, and treatment evidence. *Semin Arthritis Rheum.* 2010;40(3):241 – 249.

35. Swartz JS, Chatterjee S, Parambil JG. Desquamative interstitial pneumonia as the initial manifestation of systemic sclerosis. *J Clin Rheumatol.* 2010;166:284 – 286.

36. Mouthon L, Berezne A, Guillevin L, et al. Therapeutic options for systemic sclerosis related interstitial lung diseases. *Respir Med.* 2010;104(suppl 1):S59 – S69.

37. Sweiss NJ, Jushaw L, Thenappan T, et al. Diagnosis and management of pulmonary hypertension in systemic sclerosis. *Curr Rheumatol Rep.* 2010;12(1):8 – 18.

38. Mathai SC, Hassoun PM. Therapy for pulmonary arterial hypertension associated with systemic sclerosis. *Curr Opin Rheumatol.* 2009;21(6):642 – 648.

39. Lynch DA. Lung disease related to collagen vascular disease. *J Thorac Imaging.* 2009;24(4):299 – 309.

40. Hachulla E, Launay D, Yaici A, et al. Pulmonary arterial hypertension associated with systemic sclerosis in patients with functional class Ⅱ dyspnoea: mild symptoms but severe outcome. *Rheumatology (Oxford).* 2010;49(5):940 – 944.

风湿病

41. Launay D, Sitbon O, Le Pavec J, et al. Long-term outcome of systemic sclerosis-as-

sociated pulmonary arterial hypertension treated with bosentan as first-line monotherapy followed or not by the addition of prostanoids or sildenafil. *Rheumatology (Oxford).* 2010;49(3):490 – 500.

42. Badesch DB, McGoon MD, Barst RJ, et al. Longterm survival among patients with scleroderma-associated pulmonary arterial hypertension treated with intravenous epoprostenol. *J Rheumatol.* 2009;36(10):2244 – 2249.

43. Badesch DB, Hill NS, Burgess G, et al. Sildenafil for pulmonary arterial hypertension associated with connective tissue disease. *J Rheumatol.* 2007;34 (12):2417 – 2422.

44. Pontifex EK, Hill CL, Roberts-Thomson P. Risk factors for lung cancer in patients with scleroderma: a nested case-control study. *Ann Rheum Dis.* 2007;66 (4): 551 – 553.

45. Al – Dhaher FF, Pope JE, Ouimet JM. Determinants of morbidity and mortality of systemic sclerosis in Canada. *Semin Arthritis Rheum.* 2010;39:269 – 277.

多发性肌炎/皮肌炎

46. Kalluri M, Sahn SA, Oddis CV, et al. Clinical profile of anti-PL – 12 autoantibody: cohort study and review of the literature. *Chest.* 2009;135:1550 – 1556.
本文重点讨论了与抗恶性酶综合征相关的抗肿瘤酶抗体。综述了临床表现和与间质性肺病的强烈关联。

47. Kalluir M, Oddis CV. Pulmonary manifestations of the idiopathic inflammatory myopathies. *Clin Chest Med.* 2010;31:501 – 512.
PM 的肺部表现的临床病理学综述。

48. Connors GR, Christopher-Stine L, Oddis CV, et al. Interstitial lung disease associated with the idiopathic inflammatory myopathies: what progress has been made in the past 35 years? *Chest.* 2010;138:1464 – 1474.
关于发病机制、临床表现、诊断测试、生物标志物和疗法的综述。诊断和管理算法为这些患者的护理提供指导。

49. Rios FR, Callejas RJL, Sanchez CD, et al. Rituximab in the treatment of dermatomyositis and other inflammatory myopathies: a report of 4 cases and review of the literature. *Clin Exp Rheumatol.* 2009;27(6):1009 – 1016.

50. Fathi M, Vikgren J, Boijsen M, et al. Interstitial lung disease in polymyositis and dermatomyositis:longitudinal evaluation by pulmonary function and radiology. *Arthritis Rheum.* 2008;59:677 – 685.

51. Richards TJ, Eggebeen A, Gibson K, et al. Characterization and peripheral blood bi-

omarker assessment of anti-Jo-1 antibody-positive interstitial lung disease. *Arthritis Rheum.* 2009;60:2183 - 2192.

52. Douglas WW, Tazelaar HD, Hartman TE, et al. Polymyositis-dermatomyositis-associated interstitial lung disease. *Am J Respir Crit Care Med.* 2001;164:1182 - 1185.

53. Tillie-Leblond I, Wislez M, Valeyre D, et al. Interstitial lung disease and anti-Jo-1 antibodies: difference between acute and gradual onset. *Thorax.* 2008;63:53 - 59.

54. Arakawa H, Yamada J, Kurihara Y, et al. Nonspecific interstitial pneumonia associated with polymyositis and dermatomyositis: serial high-resolution CT findings and functional correlation. *Chest.* 2003;123:1096 - 1103.

55. LeGoff B, Cherin P, Cantagrel A, et al. Pneumomediastinum in interstitial lung disease associated with dermatomyositis and polymyositis. *Arthritis Rheum.* 2009;61:108 - 118.

56. Teixeira A, Cherin P, Demoule A, et al. Diaphragmatic dysfunction in patients with idiopathic inflammatory myopathies. *Neuromuscul Disord.* 2005;15:32 - 39.

57. Kotani T, Makino S, Takeuchi T, et al. Early intervention with corticosteroids and cyclosporine A and 2-hour postdose blood concentration monitoring improves the prognosis of acute/subacute interstitial pneumonia in dermatomyositis. *J Rheumatol.* 2008;35(2):254 - 259.

58. Yamasaki R, Yamada H, Yamasaki M, et al. Intravenous cyclophosphamide therapy for progressive interstitial pneumonia in patients with polymyositis/dermatomyositis. *Rheumatology (Oxford).* 2007;46(1):124 - 130.

混合性结缔组织病

59. Hant FN, Herpel LBM, Silvery RM. Pulmonary manifestations of scleroderma and mixed connective tissue disease. *Clin Chest Med.* 2010;31:433 - 449.
关于 MCTD 的肺部表现,治疗选择和预后的综述。

60. Vegh J, Szodoray P, Kappelmayer J, et al. Clinical and immunoserological characteristics of mixed connective tissue disease associated with pulmonary arterial hypertension. *Scand J Immunol.* 2006;64:69 - 76.
在 197 例患者中研究了与 PAH 存在相关的自身抗体。在存在和不存在 PAH 的患者中评估患者人口统计学和死亡率的差异。

61. Devaraj A, Wells AU, Hansell DM. Computed tomographic imaging in connective tissue diseases. *Semin Respir Crit Care Med.* 2007;28:389 - 397.
回顾包括 MCTD 在内的结缔组织疾病的胸部 CT 影像结果。

62. Lundberg IE. Cardiac involvement in autoimmune myositis and mixed connective tis-

sue disease. *Lupus*. 2005;14:708 – 712.

63. Burdt MA, Hoffman RW, Deutscher SL, et al. Long-term outcome in mixed connective tissue disease: longitudinal clinical and serologic findings. *Arthritis Rheum*. 1999;42:899 – 909.

64. Bull TM, Fagan KA, Badesch DB. Pulmonary vascular manifestations of mixed connective tissue disease. *Rheum Dis Clin North Am*. 2005;31:451 – 464.

65. Bodolay E, Szekanecz Z, Devenyi K, et al. Evaluation of interstitial lung disease in mixed connective tissue disease (MCTD). *Rheumatology (Oxford)*. 2005;44:656 – 661.

66. Fagundes MN, Caleiro MT, Navarro-Rodriguez T, et al. Esophageal involvement and interstitial lung disease in mixed connective tissue disease. *Respir Med*. 2009;103: 854 – 860.

67. Horiki T, Fuyuno G, Ishii M, et al. Fatal alveolar hemorrhage in a patient with mixed connective tissue disease presenting polymyositis features. *Intern Med*. 1998;37: 554 – 560.

第97章 肺朗格汉斯细胞组织细胞增生症

Cecilia M. Smith, Gordon L. Yung

肺朗格汉斯细胞组织细胞增生症(PLCH)也称为组织细胞增生症 X,是一种组织学以单核/巨噬细胞系分化细胞为主的弥漫性肺间质疾病。PLCH 是正确的术语,如嗜酸性肉芽肿或朗格汉斯细胞肉芽肿,后两者都是误称,因为该病的病理改变只包含很少的嗜酸性粒细胞,并不形成真正的肉芽肿。PLCH 与 Letterer - Siwe 病和 Hand - Schüller - Christian 病属于同一疾病谱。后两种疾病发病有年龄特征(通常是儿童),病情也更严重,可影响包括骨等多个系统,偶尔也见于非典型组织细胞浸润的软组织。虽然 PLCH 最初被描述为一种骨病,但孤立性肺疾病和多系统受累的情况也见于报道。

PLCH 的发病率和患病率尚不清楚。即使在专门的弥漫性间质性肺疾病中心都很少诊断出此病。PICH 可发生在任何年龄段。报道称从婴儿期(3 个月)到 70 岁均可发病。然而,大多数病例都是在青少年期诊断的,年龄为 20~40 岁。以前认为 PLCH 在男性中的发病率高于女性,但最近的数据不支持发病率存在性别差异。高龄女性比男性更易患病。白人血统发病率似乎高于非洲和亚洲血统。该病无相关职业倾向。其最显著的人口统计学特征是疾病与当前或过去吸烟密切相关。只有不到 5% 的患者为终身不吸烟者。

临床表现

PLCH 患者常表现出肺部症状(咳嗽、呼吸困难和胸痛)和全身症状(发热和体重减轻),一些患者仅出现影像学改变,无临床症状。最常见的影像学异常表现为自发性气胸。偶尔会发生咯血,这种情况应及时寻找是否存在机会性感染(特别是曲霉菌)或相关肿瘤。疼痛性骨病可先于肺部受累出现,可导致病理性骨折。骨 X 线图像可无特征性表现。下丘脑受累可导致尿崩症,可能提示预后不良。气道受累、胸腔积液和淋巴结肿大并不常见。

　　体格检查通常正常。湿啰音与杵状指不常见;在疾病晚期,可能会出现肺动脉高压相关性右心衰竭。实验室评估通常正常。外周嗜酸性粒细胞与PLCH 无相关性。尽管肺活量和静态肺容量测定通常正常,但可见阻塞性或限制性通气功能障碍,以及 D_{LCO} 特征性降低。气道阻塞性疾病伴过度通气仅见于少数晚期囊性病变患者。通常运动不耐受、活动受限与肺功能受损程度不成比例。静息室温状态下血气结果通常正常,直到疾病晚期才会出现异常,但运动测试结果显示气体交换异常,以及最大耗氧量和工作负荷量减少。

诊断

　　胸片和 HRCT 的特征性表现可强烈支持 PLCH 的诊断。具体而言,微小结节(2～12mm)、肺上叶网状结节影和囊肿或蜂窝样病变可强烈提示 PLCH 的诊断。影像学表现相似的鉴别诊断包括淋巴管平滑肌瘤病、结节性硬化症、过敏性肺炎、慢性嗜酸细胞性肺炎、结节病和晚期的特发性肺纤维化。在适当的临床背景中(如青少年吸烟者)这些影像学发现具有特征性。HRCT 扫描可以发现胸片不易察觉的病变,并在监测疾病进展和治疗反应中起重要作用。X 线表现包括病变以肺上部区域为主、特征性的不累及肋膈角、网状结节影、边界模糊或微小结节(2～12mm)、肺上区囊肿以及蜂窝肺但容积正常等。肋膈角受累患者更容易出现病情恶化,且预后不良。

　　参与 PLCH 的病理细胞为朗格汉斯细胞,来自单核细胞/巨噬细胞系,以细胞质苍白、细胞核大、核仁突出为特征。电子显微镜下看到的五层胞质内容物称为 Birbeck 颗粒或 X 体,具有特异性。S100 和 CD1a 免疫组化染色阳性。正常情况下这些细胞分布在真皮、肺、胸膜以及网状内皮系统。特发性肺纤维化患者的肺实质内也可有少量分布。病理标本中 S100 蛋白或 CD1a 受体的免疫染色及识别通常不需要使用电子显微镜。

　　少数 PLCH 患者(15%),根据适当的影像学表现和临床病史即可确诊。在缺乏典型发现时,有必要获取组织。支气管肺泡灌洗(BAL)检出超过 5% 的朗格汉斯细胞强烈提示此病,但是灌洗液常常达不到这一标准。支气管活检标本可为诊断提供足够的组织,据报道可为 10%～40% 的患者做出诊断。然而,样本量太少和潜在采样误差可能产生假阴性结果。可视胸腔镜手术或开胸肺活检可以在直接观察下取得较大的样本,这是最明确的诊断方法。

病理组织标本显示朗格汉斯细胞、组织炎症、纤维化和囊性空腔聚集。在疾病早期,炎性病变(细胞浸润)以细支气管、小动脉和小静脉为中心,形成星状的外观特征。这种细胞浸润由朗格汉斯细胞、中性粒细胞、淋巴细胞以及散在的嗜酸性粒细胞组成。嗜酸性粒细胞不是炎症过程的重要组成部分,且典型的肉芽肿也比较罕见。脱屑性间质性肺炎(似脱屑性间质性肺炎)和呼吸性细支气管炎(吸烟者的支气管炎)区域也可以看到。晚期可发生纤维化。在这些情况下,典型的组织病理学特征可能不再出现,取而代之的是无细胞组织发现,这些发现伴有纤维化组织、蜂窝组织和囊性病变,与其他形式的肺纤维化终末期难以鉴别。

治疗

初步治疗应包括戒烟。仅通过这种干预就可以使临床和影像学改善。继续吸烟者疾病会逐步进展。皮质类固醇和细胞毒性药物(长春新碱、甲氨蝶呤、环磷酰胺和氯脱氧腺苷)对治疗无效。只有存在明显结节影的患者对皮质类固醇有反应。尽管无文献报道支持,全身性皮质类固醇仍在进展性肺疾病中使用,可能因为缺乏其他有效药物。放射治疗对孤立的骨病变非常有效,但对肺部病变治疗效果欠佳。复发性气胸采用内科和外科胸膜固定术治疗有效。在孤立的终末期肺病患者中肺移植治疗很成功,但研究显示移植肺也会有 PLCH 复发。

PLCH 自然病程变异性很大:一些患者可完全缓解,而其他人可进展为终末期肺病。据报道,平均生存期为诊断后 12 年。近 50% 患者死于呼吸衰竭。预后不良的因素包括诊断时的年龄极限、FEV_1 较低、D_{LCO} 较低、出现肺动脉高压以及孤立性肺疾病。PLCH 患者罹患恶性和非恶性肿瘤的风险增加,包括支气管肿瘤、肺类癌和恶性血液病(霍奇金淋巴瘤和非霍奇金淋巴瘤)。复发性气胸发病率高达 25%。相关恶性肿瘤是仅次于呼吸衰竭引起 PLCH 的死亡原因。患者也可能发展成肺动脉高压,其比例与肺纤维化严重程度相关。在使用全身性皮质类固醇可能导致死亡率增高的病例中,肺动脉高压与之相关。尽管尿崩症通常对化疗有反应,但患者可能仍需要长期使用去氨加压素治疗。影像学上,肋膈角未累及的患者更有可能保持病情稳定或改善。

患者和提供者的其他信息由美国组织细胞增多症协会提供(www. histio. org；1 – 800 – 548 – 2758)。

（邵红霞 译 孙昕 审校）

参考文献

1. Lazor R, Etienne-Mastroianni B, Khouatra C, et al. Progressive diffuse pulmonary Langerhans cell histiocytosis improved by cladribine chemotherapy. *Thorax*. 2009;64：274 – 275.

由吸入剂引发的细胞增殖的描述,其作为进入囊肿的细支气管中心肉芽肿的位置,以及组织细胞肉芽肿和囊肿病变在肺上部的显著表现是朗格汉斯细胞组织细胞增生症的特征。

2. Aerni MR, Aubry MC, Myers JL, et al. Complete remission of nodular pulmonary Langerhans cell histiocytosis lesions induced by 2-chlorodeoxyadenosine in a non-smoker. *Respir Med*. 2008;102:316 – 319.

关于患者对2 – 氯脱氧腺苷反应的报道。虽然类固醇和免疫抑制剂已用于疾病的进展,但疗效尚不清楚。

3. Beasley MB. Smoking-related small airway disease—a review and update. *Adv Anat Pathol*. 2010;17:270 – 276.

与吸烟有关的小气道疾病的组织学发现和发病机制的综述。

4. Nagarjun Rao R, Moran CA, Suster S. Histiocytic disorders of the lung. *Adv Anat Pathol*. 2010;17(1):12 – 22.

不确定组织发生,其中包括肺朗格汉斯细胞组织细胞增生症的肺组织细胞增生的综述。

5. Arico M, Girschikofsky M, Genereau T, et al. Langerhans cell histiocytosis in adults：report from the International Registry of the Histiocyte Society. *Eur J Cancer*. 2003；39:2341 – 2348.

最大的患者数据集之一。来自13个国家的274名患者的数据。本文介绍了人口统计学数据,预后因素和治疗方法。据报道,局限性肺部疾病的患者死亡率最高,但在诊断后5年仍保持良好生存状态的存活率为87.5%。

6. Sundar KM, Gosselin MV, Chung HL, et al. Pulmonary Langerhans cell histiocytosis：emerging concepts in pathobiology, radiology and clinical evolution of disease. *Chest*. 2003;123:1673 – 1683.

一项出色的综述,特别关注嗜酸性肉芽肿的病因学和病理学基础以及用于监测疾病的放射学方法。

7. Vassallo R, Ryu JH, Schroeder DR, et al. Clinical outcomes of pulmonary Langerhans'-cell histiocytosis in adults. *N Engl J Med*. 2002;346:484–490.

　对一组 102 例患者进行为期 4 年的随访。死亡人数为 33 人,其中 15 人死于呼吸衰竭。诊断出 6 种血液系统癌症。中位生存期为 12.5 年。基于一般人口的精算表,生存率显著低于预期。不良预后指标包括低 FEV_1,高残留量和低 D_{LCO}。呼吸衰竭导致了大量的死亡。

8. Mendez JL, Nadrous HF, Vassallo R, et al. Pneumothorax in pulmonary Langerhans' cell histiocytosis (PPLCH). *Chest*. 2004;125:1028–1032.

　回顾性分析了 102 例患有气胸的肺炎朗格汉斯细胞组织细胞增生症患者,评估其频率、复发和气胸管理。气胸发生率为 16%,63% 的患者复发。胸腔管引流和胸膜固定术后没有气胸复发。

9. Dacic S, Trusky C, Bakker A, et al. Genotypic analysis of pulmonary Langerhans' cell histiocytosis. *Hum Pathol*. 2003;34:1345–1349.

　使用肿瘤抑制基因杂合性缺失进行基因型分析比较。根据结果推测肿瘤抑制基因可能位于染色体 9,22 或两者上。

10. Suzuki M, Betsuyaku T, Suga M, et al. Pulmonary Langerhans' cell histiocytosis presenting with an endobronchial lesion. *Intern Med*. 2004;43:227–230.

　嗜酸性肉芽肿的非典型表现。1 例伴有嗜酸性肉芽肿的实质和支气管内证据的病例报道,两者均自发消退。

11. Vassallo R, Ryu JH. Pulmonary Langerhans' cell histiocytosis. *Clin Chest Med*. 2004;25:561–571.

　间质性肺疾病的罕见原因的综述,该病主要出现在成年吸烟者中。该病可以是轻度至重度、单一至广泛的器官受累和高死亡率。肺部受累在成人中更常见。

12. Tazi A. Adult pulmonary Langerhans' cell histiocytosis. *Eur Respir J*. 2006;27:1272–1285.

　临床表现和诊断试验的概述。HRCT 描述的扫描结果为:主要在上叶的结节、空洞结节、厚壁和薄壁囊肿的组合。BAL 可以提供朗格汉斯细胞但灵敏度低。需要用朗格汉斯细胞肉芽肿进行活组织检查以进行诊断。

13. Gotz G, Fighter J. Langerhans'-cell histiocytosis in 58 adults. *Eur J Med Res*. 2004;9:510–514.

　收集的成人患者数据显示单个器官受累占优势(72%),多系统受累占 28%。主要在肺部受累之外出现骨质和皮肤受累。患者的 88% 是当前或曾经吸烟者。

14. Chaowalit N, Pellikka PA, Decker PA, et al. Echocardiographic and clinical charac-
teristics of pulmonary hypertension complicating pulmonary Langerhans cell histiocyto-
sis. *Mayo Clin Proc.* 2004;79:1269 – 1275.

肺动脉高压与死亡率升高有关。在用力肺活量和估计的肺动脉收缩压之间存在
反比关系。

15. Canuet M, Kessler R, Jeung MY, et al. Correlation between high-resolution compu-
ted tomography findings and lung function in pulmonary Langerhans cell histiocytosis.
Respiration. 2007;74:640 – 646.

肺结节丰富度评分与肺功能或气体交换参数之间无相关性。囊性范围评分与
FEV_1 和 PaO_2 相关。主要的囊性模式与结节性或混合型疾病相比具有最高级别
的呼吸困难、最低 FEV_1 和最低 PaO_2。

16. Vassallo R, Ryu JH. Tobacco smoke-related diffuse lung diseases. *Semin Respir Crit
Care Med.* 2008;29(6):643 – 650.

回顾了吸烟相关的间质性肺病。细支气管和间质炎症均由吸入烟草烟雾引起。

17. Attili AK, Kazerooni EA, Gross BH, et al. Smoking-related interstitial lung disease:
radiologicclinical-pathologic correlation. *Radiographics.* 2008;28(5):1383 – 1396.

吸烟相关病症中组织病理学谱的重叠。需要临床、放射学和病理学数据的相关
性来识别特定实体。

第98章 神经纤维瘤病、淋巴管平滑肌瘤病和结节性硬化症

Cecilia M. Smith, Gordon L. Yung

神经纤维瘤病

神经纤维瘤病 1 型(NF1,von Recklinghausen 病)的特点为皮肤神经纤维瘤、咖啡斑、虹膜 Lisch 结节以及其他各种全身表现。von Recklinghausen 病是一种源自外胚层和中胚层的常染色体显性发育异常,临床表现各异,在各种种族中均可出现,在存活婴儿中的患病率为 1/3000。NF1 基因位于 17 号染色体。30% ~50% 的患者没有该病的家族史。累及肺和胸部的病变包括胸壁皮肤和皮下纤维瘤、脊柱后侧凸、肋骨带状畸形、胸部肿瘤和间质性肺病(ILD)。

间质性肺炎见于一部分 NF1 患者。有一篇文献综述报道 64 例 NF1 患者罹患弥漫性肺疾病(DLD)。有学者指出 7% ~20% 的 NF1 成人患者并发ILD。NF1 并发 DLD 的患者平均年龄为 50 岁,男性多于女性。大多数患者主诉呼吸困难。发生肺炎的原因仍不明确。在病理学上它与特发性间质性肺炎在肉眼和显微镜下都难以区分。肺表面常常布满大小不等的肺大疱,以上叶为主,切片常呈蜂窝状。组织学切片显示弥漫性间质纤维化和结构破坏,伴有广泛的肺泡破坏和囊性改变。可见肺内神经的神经细胞增生。

隐匿性发作出现呼吸困难是常见的表现,无症状患者可能通过偶然的胸片发现病变。咳嗽见于 1/3 患者,5% 的患者出现胸痛。63 例患者的胸片显示,肺大疱占 73% ,主要位于肺上叶。基底线性影占 63% ,蜂窝肺占13% 。HRCT 显示肺大疱(50%)、网状影(50%)、磨玻璃影(37%)、囊性改变(25%)和肺气肿(25%)。在一项研究中,6 例非吸烟 NF1 患者的 HRCT结果发现 2 ~18mm 的薄壁囊肿、上叶为主的斑片状磨玻璃密度影和小叶微结节。肺囊腔位于中央或胸膜下,或两者兼而有之。未发现肺纤维化、蜂窝状肺和严重肺大疱的影像学依据。胸片最初仅表现为突出的间质改变或弥漫的模糊影。该渗出影通常会在几年内进展为粗索条状或网状影以及肺大

疱。肺纤维化通常呈对称性,以基底为主。肺大疱可形成弥漫性纤维大疱性间质性肺病。该病的其他胸部表现包括椎旁神经纤维瘤、侧脑膜膨出、椎体后侧凸畸形和皮肤神经纤维瘤。生理指标提示限制性和阻塞性混合的通气功能障碍,D_{LCO}降低和低氧血症(最初仅限于活动后)。

因为皮肤神经表现常先于间质性肺炎出现,因此诊断通常很容易。很少需要活检来排除其他浸润性肺疾病。该疾病进程多样化,且往往缓慢进展。目前与 NF1 相关的肺纤维化没有特定有效的治疗方法。少数情况下,患者发生进行性呼吸衰竭伴肺动脉高压(PH),并导致死亡。当 PH 发生时,一般晚发,且以女性为主,发生在肺疾病晚期。然而,NF1 相关性 PH 也可发生于轻微或无实质肺部疾病的患者中。毛细血管丛状肺动脉病可见于 NF1 相关性 PH 患者,类似于特发性肺动脉高压。呼吸困难和右心衰竭是 PH 诊断的主要症状。应给予吸氧、利尿和抗凝等常规治疗。肺血管扩张剂、磷酸二酯酶 5 型抑制剂、内皮素受体拮抗剂和前列腺素已被用于治疗 NF1 相关性 PH 患者,但这些药物的疗效尚不确定。这些药物的反应各不相同。有报道称这些药物的作用有限,患者预后较差。在一项包括 7 例患者的小型研究中,5 例在出现症状后 3 年内死亡。

条件合适的患者应尽早行肺移植评估。一般情况下,推荐患者在疾病早期进行肺移植。

其他胸部表现包括严重的脊柱侧弯及后/上纵隔神经纤维瘤。神经纤维瘤来源于交感神经链、迷走神经、肋间及肺内神经的神经鞘。这些纤维瘤通常邻近脊柱。神经纤维瘤存在舌、喉、气管和支气管从而引起气道阻塞。患者也可出现声音嘶哑、吞咽困难或气管移位。肺的神经性肿瘤较罕见,但可发生多个大小不同的神经纤维瘤。这些肿瘤内发生右到左分流可以引起低氧血症。这些肿瘤通常是良性的,但也可以发生恶变。肿瘤的进展可能并发弥漫性间质疾病。

淋巴管平滑肌瘤病

淋巴管平滑肌瘤病或淋巴血管瘤病(LAM)是一种罕见的、进展性的囊性肺疾病,多见于女性。LAM 见于 30% 结节性硬化综合征(TSC),以及无结节性硬化(散在 LAM、S - LAM)的女性患者。LAM 可见肺间质平滑肌细胞增生和浸润,并伴有肺囊性破坏。LAM 除了累及肺部以外,还常累及其他器官(如肾脏、腹膜后或腹部淋巴结、肝脏、子宫和胰腺),并与腹胸部淋巴管扩散淋巴结病和腹部肿瘤有关。据报道,30%~50% 的 LAM 患者有肾血管平滑肌脂肪瘤。女性 LAM 患者脑膜瘤发生率增加。

LAM 几乎全部发生于育龄期女性,疾病可迅速或缓慢进展为呼吸衰竭并导致死亡。LAM 极少见于 TSC 男性患者。在一项回顾性研究中,对 29 例 TSC 男性患者进行胸部 CT 扫描以评估囊性肺疾病发生率,结果显示 38% 的患者(11/29)肺部发现 4 个或更多的囊肿。平均年龄为 46.3 岁。无一例患者发生过气胸或乳糜胸。

在过去十年中,LAM 相关的基础科学已经取得一定进展。LAM 和 TSC 均是由结节性硬化症基因 – TSC1 或 TSC2 的突变引起的。这些基因通过西罗莫司(mTOR)信号通路的蛋白激酶/哺乳动物靶标来调控细胞的生长、存活和运动。若编码的蛋白质、错构瘤蛋白或马铃薯球蛋白发生缺失或功能失调,均会导致信号调节丧失。mTOR 激酶和 S6 激酶活化会导致细胞增殖、迁移和侵袭发生异常。年轻女性发病、妊娠期间加重、肺部相关的类固醇受体,加上已知雌激素和孕激素对平滑肌的影响,均表明激素间的相互作用在发病机制中很重要,尽管这些机制尚不明确。

LAM 的病理学标志是支气管血管周围结节和大量扭曲的平滑肌细胞及类上皮细胞,延伸至间质,无明显纤维化。末端部位发生弥漫性囊状扩张是其独有的特征,直径从几毫米到几厘米。总而言之,胸膜增厚以及较大的厚壁囊腔可以引起肺部蜂窝状外观。肺门、纵隔和腹膜后淋巴结常常肿大和海绵化,胸导管扩张。淋巴管破裂可引起乳糜胸。显微镜下,胸膜和肺泡壁内以及细支气管、小静脉和淋巴管壁上和其周围均可见明显的平滑肌结节样增生。免疫组化染色中黑色素细胞和平滑肌标志物阳性有助于明确诊断。这些平滑肌细胞表现出黑色素瘤相关标志物 – HMB45 免疫活性,不同于其他平滑肌增殖的原因。HMB45 是一种单克隆抗体,也与血管平滑肌脂肪瘤、肺透明细胞瘤和黑色素瘤的细胞产生反应。

因平滑肌增殖产生的细支气管阻塞引起空气潴留,导致肺泡间隔和蜂窝状囊腔的破坏,在肺基底尤为明显。肺活检标本的超微结构显示平滑肌聚集区的弹性纤维降解,可能是导致肺气肿的一个因素。静脉受阻引起小静脉扩张和破裂,慢性轻度出血,最终导致含铁血黄素沉着。已在肺部证实有雌激素和孕激素的细胞表面受体的存在。

肺部表现是 LAM 患者最常见的症状。在 NHLBI 淋巴管平滑肌瘤病登记处注册的 230 例患者中,约 1/3 是因自发性气胸被诊断为 LAM。症状出现的平均年龄为 39 岁(18～76 岁),诊断时的平均年龄为 41 岁。TSC 约占 15%。进行性呼吸困难和复发性气胸是最常见的表现。其他症状包括喘息、咳嗽和乳糜性胸腔积液。

约 70% 的患者会出现气胸。这些患者中有 70% 会复发,平均次数为 4.4。由于气胸复发率高,因此建议已确诊的 LAM 患者在首次发生气胸后行胸膜固定术。保守治疗(胸管引流或穿刺抽气)后复发率约 66%;手术或化学胸膜固定术后复发率分别降低到 32% 和 27%。

单侧或双侧乳糜胸见于约 33% 的患者。其他的临床表现包括咯血(30%)、腹水(11%)、心包积液(6%)、乳糜样痰(7%)和乳糜尿(3%)。腹部淋巴管阻塞可出现乳糜性腹水。偶尔会出现扩张的腹膜后淋巴管与肾或输尿管相通,导致乳糜尿。当患者出现血管平滑肌脂肪瘤和肺部症状时,应行胸部 CT 评估 LAM,因为两者具有相关性。一些患者在确诊时没有症状。

体格检查没有异常,直到临床晚期,才会出现吸气末啰音、下叶呼吸音低、散在干啰音、过度通气、胸腔积液和(或)腹水的体征以及触及腹腔内或淋巴管样团块。呼吸困难突然加重可能提示气胸。杵状指罕见。

LAM 可以通过 HRCT 发现薄壁囊性改变而确诊。不太常见的是在对可疑淋巴瘤或卵巢癌的腹部或腹膜后肿块进行活检时发现。胸片最初可表现正常或出现间质网状影,及晚期伴过度通气的肺气肿改变。偶尔小囊肿可合并形成肺大疱。主要发生在基底部。HRCT 扫描对评估囊性改变及其严重程度比胸片更为有用。HRCT 典型表现为两肺多发小薄壁囊肿(2～20mm)。与胸片相比,HRCT 显示的形态学和生理改变相关性更强。

实验室检查除了乳糜尿,全血细胞计数、血生化及肝酶水平均无特异性改变。肺功能检查(PFT)最常出现的结果是轻度到重度阻塞性通气功能障碍,其次是弥散功能下降。NHLBI 淋巴管平滑肌瘤病登记处的患者中有 17% 支气管舒张试验阳性。约 34% 的患者肺功能正常。低氧血症(劳累后加剧)、气流和 D_{LCO} 减少,以及体积描记肺容量渐进性增加都是其特点。显著的功能性障碍通常先于影像学异常(除了气胸)出现。很可能由于通气受限造成运动能力下降。建议进行连续运动试验作为监测疾病进展及筛查劳力性低氧血症的方法。

年轻女性出现呼吸困难、胸片呈肺气肿改变、复发性气胸和(或)肾脏肿瘤相关的乳糜性胸腔积液可考虑诊断 LAM;肺功能检查可能正常或异常。

病变的影像学分布和性质都极具特征性。通常需要通过活检确诊。在经支气管镜和开胸肺活检取得的 75 个肺标本中，只有 LAM 存在 HMB45 阳性细胞。有建议称，如果只有支气管活检，该标记有助于确诊。有研究评估血管内皮生长因子 D（VEGF－D）血清学试验作为生物学标志物在诊断中的价值。这可能替代活检。VEGF－D 是一种淋巴管生成生长因子，其血清水平在 S－LAM 女性中高于其他囊性肺病的女性患者。与单独 TSC 的女性相比，TSC－LAM 女性血清 VEGF－D 水平显著升高。血清 VEGF－D 水平大于 600pg/mL 与 LAM 的诊断密切相关。有一项对 48 例患有囊性肺病的女性进行的研究中，＞800pg/mL 则具有诊断特异性。

　　鉴别诊断包括肺郎格汉斯细胞组织细胞增生症（PLCH）、肺气肿、干燥综合征、滤泡性细支气管炎、淋巴细胞性间质性肺炎、过敏性肺炎、淀粉样变性、支气管肺发育不良、转移性子宫内膜间充质细胞肉瘤、平滑肌肉瘤和Birt-Hogg-Dube（BHD）综合征。低度肉瘤转移到肺则很少会被误诊为 LAM。

　　纵隔和肺淋巴管平滑肌瘤病对放射治疗不敏感。LAM 患者首次发生气胸时，为避免胸腔积液和气胸复发，建议行胸膜腔手术或化学闭塞术（胸膜固定术）。对症治疗支气管痉挛或肺心病。皮质类固醇和细胞毒性药物无效。激素的使用会影响疾病中肌细胞的增生。妊娠和雌激素治疗可能加重病情，绝经后疾病可得到缓解。在一些病例中，卵巢切除术或他莫昔芬加黄体酮（或两者共同）的治疗方法取得成功。

　　LAM 患者妊娠增加气胸和乳糜胸的发生风险。妊娠期间血管平滑肌脂肪瘤出血的风险可能增加。患者计划妊娠时，LAM 病情恶化的风险也增加了。建议对患者进行妊娠前教育及妊娠期间密切监测。重度肺部受累的患者建议终止妊娠。

　　根据报道称，航空旅行可能诱发气胸，所以建议 LAM 患者避免乘飞机旅行。但对于症状轻微和轻度的 LAM 患者，仍可进行航空旅行。如果呼吸道症状出现新的进展，则对病情做出评估前，最好不要航空旅行。晚期患者应对飞行过程中是否需要吸氧进行评估。有气胸史且未行胸膜固定术的患者也应告诫其相关航空旅行风险。

　　使用黄体酮和抗雌激素药物治疗，可以使一部分患者病情改善或稳定。一项对 36 例患者接受激素治疗的研究报道称，治疗组 10 年生存率为 90%，历史对照组为 20%。有些患者激素治疗无效。这可能是因为使用激素治疗时，患者已是疾病晚期，限制了治疗的效果。其他研究人员发现，激素治疗与死亡/移植风险增加相关（风险比2.93），尤其是黄体酮疗法（风险比2.17）。目前没有关于黄体酮的对照试验研究。由于使用黄体酮会增加风险，因此不推荐常规使用。

　　LAM 患者出现症状后 10 年死亡率为 10%~20%，肺活检诊断后 10 年死亡率约为 30%。但是这项数据个体差异性很大。LAM 协会估计未进行肺移植的患者 10 年生存率为 86%。美国未进行肺移植的 LAM 患者生存时间中位数为症状出现后 29 年以及确定诊断后 23 年。

　　迄今为止，纳入 LAM 患者最多的西罗莫司临床试验显示出前景。一项长达 1 年的前瞻性随机对照研究表明，西罗莫司能稳定肺功能，降低血清 VEGF－D 水平，减少症状并改善生活质量。西罗莫司可以抑制 mTOR 传导信号，从而调节细胞生成和淋巴管生成。鉴于西罗莫司显著的副作用，应在咨询熟悉药物的内科医师后，再考虑使用。目前没有关于这种药物长期使用的结果数据，其使用一般限于肺功能逐渐下降的患者。

　　肺移植是终末期疾病的可行性治疗方案。移植的标准包括：①药物治疗后病情仍在进展；②严重的肺功能障碍（$FEV_1/FVC < 50\%$，肺总量 > 130% 预计值，$FEV_1 < 30\%$ 预计值）；③HRCT 显示重度囊性改变。单侧和双侧肺移植均在 LAM 患者中实施过。不过，考虑到患者相对年轻及肺本身就存在气胸的风险，通常选择双侧移植。LAM/TSC 可能比 S－LAM 患者的并发症更多。这类患者可进行肺移植，但对其是否适合移植应仔细评估。该病与其他肺部疾病相比，移植后两年生存率结果差别不大。有关于 LAM 在移植肺中复发的报道，但在大多数情况下并不影响功能。既往进行过胸膜固定术不是移植的绝对禁忌，但可能会增加手术难度和术后并发症。

　　广泛囊性改变和过度通气的患者通常在症状出现后仅能存活 3～10 年。一些主要表现为纵隔 LAM，肺实质受累最少的患者生存时间更长。

结节性硬化症

　　结节性硬化症（伯恩维尔病）是一种常染色体显性遗传的神经皮肤疾病。皮肤（皮脂腺腺瘤）、大脑、视网膜、肾脏、心脏和肺部出现血管平滑肌脂肪瘤和结节。该病会发生比 LAM 更广泛的系统性并发症，但其肺部症状与 LAM 相同。约有 30% 的 TSC 患者并发 LAM（TSC－LAM）。

　　癫痫、智力障碍和皮肤损害常见于儿童早期。结节性硬化症中肾血管平滑肌脂肪瘤和肺部受累(肺淋巴管平滑肌瘤病,LAM)通常发生较晚。肺部受累主要发生在女性患者 40 岁后,很少在 20 岁之前发生。患者一旦出现肺部症状,呼吸困难可迅速加重,数年内发展为肺心病。这不同于经典的结节性硬化症,后者无明显性别差异。妊娠会加重这两种疾病,且都与肾血管纤维脂瘤相关。

结节性硬化症是一种罕见的疾病,在一般人群中的患病率为 1/100 000 ~ 1/170 000。与结节性硬化症相关的两种基因(TSC1、TSC2)已被确定位于 9 和 16 号染色体。TSC1 或 TSC2 突变的特征是 mTOR 信号和 TSC 肿瘤的活化。本病典型三联征包括智力障碍、癫痫发作和皮肤血管纤维瘤(皮脂腺腺瘤)。但是该病临床表现各异。当 TSC 并发肺部疾病时,典型三联征罕见,也就是说,患者智力可能正常。

TSC 主要特征包括:皮质和室管膜下结节的中枢神经系统(CNS)受损、指甲纤维瘤及面部血管纤维瘤(皮脂腺瘤)。继发性病变包括:鲨鱼斑、脑结节、视网膜错构瘤、多发性肾肿瘤、硬化骨病和心脏横纹肌瘤。美国国立卫生研究院(NIH)对 79 例 TSC 成年女性患者进行了一项观察性队列研究,显示 45 例在成年后被确诊为 TSC,其中 21 例表现为 LAM,19 例并发肾血管平滑肌脂肪瘤,10 例出现癫痫发作。在 45 例 TSC 女性患者中,30 例在童年期符合 TSC 临床诊断标准,但仍未确诊患者的平均年龄为 21.5 岁。在满足 TSC 临床标准之前,15 例女性患者年龄 > 18 岁。不论 TSC 患者在儿童期诊断还是成年期诊断,两组的气胸、气短、咯血、肾切除发生率和死亡率的发生率相似。

结节性硬化症肺部受累罕见,估计患者的差异很大,为 1% ~ 50%。无症状 TSC 女性患者的 HRCT 显示,52% 可有异常发现。异常发现包括:间质渗出影、蜂窝样变和过度通气。HRCT 扫描也可发现均匀、弥漫的小薄壁囊肿。肺部症状晚于皮肤和神经系统症状出现。肺部受累通常见于无中枢神经疾病表现的育龄女性。一旦肺部受累,肺部症状通常是最主要的临床表现,并且可引起肺心病或气胸并导致死亡。而最常见的死亡原因是肾脏疾病和脑肿瘤。淋巴结受累和乳糜性胸腔积液罕见报道。气胸和肺功能障碍常见。主要症状为劳力性呼吸困难。慢性咳嗽及咯血经常发生。肺组织学、胸片和 CT、肺部表现和临床病程均和 LAM 相似。

疑似病例应进行全面的皮肤及眼科检查。诊断性检查除了胸片、胸部 HRCT 扫描与肺生理检查外,还包括脑部 CT 扫描、肾脏超声检查和骨骼 X

线照射。结节性硬化症一种罕见而早期的指标是：一种不寻常的、以增大为特点、致密的肋骨畸形。这些骨性病变可被误认为是纤维异常增生或Paget病。

遗传咨询对本病患者的管理很重要。已经在患有TSC患者的肺中证实了雌激素受体。他莫昔芬和黄体酮治疗可以延缓结节性硬化症相关肺病的进展，此情况类似于LAM。但是，激素疗法仍尚未证明有效。

36例TSC或TSC/LAM患者的Ⅱ期药物临床多中心试验显示，西罗莫司（mTOR抑制剂）减少了44%患者的血管平滑肌脂肪瘤大小（16/36部分有效），47%患者病情稳定（17/36），8%患者无法评估（3/36）。肾肿瘤大小平均回缩30%，脑肿瘤平均直径回缩26%（7/11例），肝血管平滑肌脂肪瘤的最大直径平均减少32%（4/5例），57%面部血管纤维瘤有主观改善。TSC/LAM女性患者（15例）肺功能保持稳定。血清VEGF－D水平从高基线值下降。血清VEGF－D水平与肾血管平滑肌脂肪瘤大小相关。一旦停止治疗，肾血管平滑肌脂肪瘤体积就会增大。对于持续治疗时间＞52周的患者中，回缩反应持续存在。血清VEGF－D水平可能是监测肾血管平滑肌脂肪瘤体积大小的生物标志物。

据报道，西罗莫司可以引起1~2级（＞20%发生频率）和3级药物毒性反应（$n=3$）。1~2级药物毒性反应包括：口腔炎、关节痛、高甘油三酯血症、高胆固醇血症、贫血的骨髓抑制性、粒细胞轻度减少、白细胞减少和蛋白尿等。3级药物毒性反应包括：淋巴细胞减少、头痛和体重增加。

符合条件的患者可考虑肺移植。评估候选资格时，需要评估其他结节性病变受累的器官。

（郑兴杰 译　孙昕 审校）

参考文献

1. Zamora AC, Collard HR, Wolters PJ, et al. Neurofibromatosis-associated lung disease: a case series and literature review. *Eur Respir J.* 2007;29:210-214.
对一个医疗中心的55例NF1患者进行回顾性分析，并对该患者群体中DLD的定义进行综述。回顾了病历、X线片和HRCT扫描：55例患者中有3例患者有NF-DLD。文献综述确定了61例其他病例。作者总结DLD是一个可定义的临床实体。具有下叶纤维化的上叶囊性和大疱性疾病是特征性发现。其与吸烟的关系仍不清楚。

2. Ryu JH, Parambil JG, McGrann PS, et al. Lack of evidence for an association between neurofibromatosis and pulmonary fibrosis. *Chest*. 2005;128;2381 – 2386.

通过回顾胸部 X 线片,CT 扫描和病历,对 70 例 NF1 患者进行单中心回顾性分析。报道描述了这些发现。仅发现 3 例患者有间质浸润。这 3 项研究结果的发展都有其他潜在原因的病史。因此引导作者得出结论,其与 NF1 患者间质浸润的发展没有关联。这些研究者质疑此类关联的先前报道是否代表其他病因,包括吸烟引起的变化。

3. Montani D, Coulet F, Girerd B, et al. Pulmonary hypertension in patients with neuro-fibromatosis Type 1. *Medicine*. 2011;90;201 – 211.

讨论了 PH 与 NF1 的关联。评估了 8 例已知 NF1 的患者,发现他们患有 PH。描述了临床,功能,放射学和血流动力学特征。没有发现肺动脉高压的其他危险因素。对处方和结果进行审查。

4. Stewart DR, Cogan JD, Kramer MR, et al. Is pulmonary arterial hypertension in neu-rofibromatosis type 1 secondary to a plexogenic arteriopathy? *Chest*. 2007; 132: 798 – 808.

对 4 例 NF1 – PAH 患者进行了研究,其中肺部衰减的镶嵌模式与潜在的血管病变一致。描述了一项尸检结果。肺血管系统的发现与其他严重类型的 PAH 相似。丛状病变不是丛状神经纤维瘤,NF1 中的肿瘤是独特的。

5. Oikonomou A, Vadikolias K, Birbilis T, et al. HRCT findings in the lungs of non-smokers with neurofibromatosis. *Eur J Radiol*. 2011;80;e520 – e523.

由吸烟引起神经纤维瘤病的间质性疾病的问题,通过 HRCT 扫描评估了 6 例从不吸烟的患者。报道了两位放射科医师的解释结果。

6. Johnson SR, Cordier JF, Cottin V, et al. European respiratory society guidelines for the diagnosis and management of lymphangioleiomyomatosis. *Eur Respir J*. 2010;35: 14 – 26.

LAM 特别工作组为 LAM 患者的诊断、评估和治疗制定了基于证据的共识指南,提供建议。一篇非常好的参考文章以了解 LAM 的当前管理。

7. McCormack FX. Lymphangioleiomyomatosis: a clinical update. *Chest*. 2008;133: 507 – 516.

一篇综述更新了其他调查结果,有助于理解 LAM。回顾了 LAM 的自然病史、诊断结果、航空旅行、妊娠、治疗和临床试验。

8. Ryu JH, Moss J, Beck GJ, et al. The NHLBI Lymphangioleiomyomatosis Registry: characteristics of 230 patients at enrollment. *Am J Respir Crit Care Med*. 2006;173:

105 – 111.

一份资料性报道,包括 3 年期间在 NHLBI 淋巴管平滑肌瘤病登记表中注册登记的 230 例女性。该分析回顾了患者人口统计学、肺功能、生活质量和肺部表现。

9. Moss J, DeCastro R, Patronas NJ, et al. Meningiomas in lymphangioleiomyomatosis. *JAMA*. 2001;286:1879 – 1881.

一项筛查研究表明,患有 LAM 的女性患脑膜瘤的比例很高。因为据报道,黄体酮对脑膜瘤有促有丝分裂作用,作者建议在开始用黄体酮治疗之前对 LAM 患者进行 CNS MRI 筛查。

10. Ryu JH, Doerr CH, Fisher SD, et al. Chylothorax in lymphangioleiomyomatosis. *Chest*. 2003;123:623 – 667.

79 例 LAM 患者进行回顾性分析,其中 8 例患者发生乳糜胸。LAM 患者乳糜胸的临床病程各不相同。讨论了对这些患有乳糜胸患者的治疗方案。

11. Abbott GF, Rosado-de-Christenson ML, Frazier AA, et al. From the archives of the AFIP: lymphangioleiomyomatosis: radiologic-pathologic correlation. *Radiographics*. 2005;25:803 – 828.

回顾性分析了 33 例 LAM 患者,其中 3 例患有 TSC – LAM。详细描述了临床、平片、CT 结果和组织病理学发现。一篇很好的宏观综述。

12. Schiavina M, Contini P, Fabiani A, et al. Efficacy of hormonal manipulation in lymphangioleiomyomatosis: a 20-year – experience in 36 patients. *Sarcoidosis Vasc Diffuse Lung Dis*. 2007;24:39 – 50.

对 36 例 LAM 女性进行了为期 10 年的激素治疗,对治疗结果进行回顾。评估了肺功能,放射学研究和生存情况。与激素治疗开始前 LAM 的历史存活率相比,接受激素治疗 10 年的存活率显著提高。作者认为激素疗法可作为 LAM 的主要疗法。

13. Taveira-DaSilva AM, Stylianou MP, Hedin CJ, et al. Decline in lung function in patients with lymphangioleiomyomatosis treated with or without progesterone. *Chest*. 2004;126:1867 – 1874.

回顾性分析了 275 例 LAM 患者,随后在 NIH 进行了纵向检查。在接受口服黄体酮、IM 黄体酮或无黄体酮的组之间比较肺功能。研究结果表明黄体酮不能减缓 LAM 肺功能的下降。

14. Taveira-DaSilva AM, Stylianou MP, Hedin CJ, et al. Maximal oxygen uptake and severity of disease in lymphangioleiomyomatosis. *Am J Respir Crit Care Med*. 2003;168:1427 – 1431.

在 217 例 LAM 患者中进行了心肺运动试验(CPET),并将运动数据与严重程度、

CT 扫描、PFT 和组织学的临床标志物相关联。在这项研究中，CPET 记录了运动诱导的低氧血症的存在，并协助评估疾病严重程度和确定 LAM 患者的补充氧需求。

15. Hancock E, Osborne J. Lymphangioleiomyomatosis: a review of the literature. *Respir Med*. 2002;96:1-6.

全面回顾 LAM，了解该疾病的临床特征和治疗方法。

16. Johnson SR, Tattersfield AE. Clinical experience of lymphangioleiomyomatosi s in the UK. *Thorax*. 2000;55:1052-1057.

一份关于英国一批患者（50 例）的经验报道，其中包括对妊娠期气胸和 LAM 管理的讨论。

17. Johnson SR, Whale CI, Hubbard RB, et al. Survival and disease progression in UK patients with lymphangioleiomyomatosis. *Thorax*. 2004;59:800-803.

在英国登记的 LAM 患者的生存和疾病进展研究。据报道，所讨论的促成因素包括激素治疗的发现，提高了生存率。该客观报道的研究结果增加了激素治疗作用的争议。

18. Yu J, Parkhitko A, Henske EP. Mammalian target of rapamycin signaling and auto-phagy. Proc Am Thorac Soc. 2010;7:48-53.

从遗传水平上对 LAM 和 TSC 相关的基础科学进行良好回顾，讲述了激活途径对 LAM 和 TSC 临床表现的影响，以及对生物标志物、血清 VEGF-D 水平和治疗研究进展的重要性的理解。

19. Young LR, VanDyke R, Gulleman PM, et al. Serum vascular endothelial growth factor-D prospectively distinguishes lymphangioleiomyomatosis from other diseases. *Chest*. 2010;138:674-681.

研究人员评估血清 VEGF-D 水平的作用的报道。这项前瞻性研究评估了血清 VEGF-D 水平在 S-LAM、TSC-LAM、单独 TSC 和其他囊性肺病原因中的诊断价值。通过 HRCT 扫描，发现高于 800pg/mL 的典型囊性肺改变可诊断为 S-LAM，并且在该研究中鉴定了具有 TSC 的女性。然而，阴性水平并未排除 LAM 的诊断。

20. McCormack FX, Inoue Y, Moss J, et al. Efficacy and safety of sirolimus in lym-phangioleiomyomatosis. *N Engl J Med*. 2011;364:1595-1606.

西罗莫司与安慰剂治疗 12 个月的随机、双盲、前瞻性试验，随后是 12 个月的观察期，涉及 89 例 LAM 患者。该研究的主要终点是评估安慰剂和治疗组之间 FEV_1 变化率的差异。研究结果显示，在治疗进行期间，这种药物有希望。

21. Bissler JJ, McCormack FX, Young LR, et al. Sirolimus for angiomyolipoma in tuber-

ous sclerosis complex or lymphangioleiomyomatosis. *N Engl J Med*. 2008;358:140 –151.

作者进行了为期 24 个月的非随机开放性试验,以评估西罗莫司治疗在减少血管平滑肌脂肪瘤大小中的作用。该药仅在头 12 个月内给药。在整个 24 个月期间进行连续 MRI 和 CT 扫描研究以及肺功能。描述了使用药物带来的不良反应和客观结果。

22. Pechet TT, Meyers BF, Guthrie TJ, et al. Lung transplantation for lymphangioleiomyomatosis. *J Heart Lung Transplant*. 2004;23:301 – 308.

对单侧或双侧肺移植期间和之后 14 例 LAM 患者的回顾性综述。虽然 LAM 特有的术后并发症发生,但 LAM 的诊断并不排除移植。

23. Kpodonu J, Massad MG, Chaer RA, et al. The US experience with lung transplantation for pulmonary lymphangioleiomyomatosis. *J Heart Lung Transplant*. 2005;24:1247 – 1253.

对 79 例接受肺移植的 LAM 患者的回顾性综述。讨论了移植后的患者人口统计学和结果。

24. Crino PB, Nathanson KL, Henske EP. The tuberous sclerosis complex. *N Engl J Med*. 2006;355:1345 – 1356.

通过器官和诊断研究结果阐述 TSC 临床表现的简明综述文章。解释了导致临床表现的遗传和分子因素。介绍了管理和治疗的发展。

25. Moss J. Prevalence and clinical characteristics of lymphangioleiomyomatosis (LAM) in patients with tuberous sclerosis complex. *Am J Respir Crit Care Med*. 2001;164:669 – 671.

与 TSC 相关的 LAM 的真实患病率尚不清楚。研究人员对 48 例 TSC 患者进行了评估,并且没有已知的 LAM 史。48 例患者中有 38 例患有 LAM,均为女性。没有发现患有 TSC 的男性患 LAM。发现 TSC 女性患 LAM 的患病率为 34%。

26. Curatolo P, Bombardieri R, Jozwiak S. Tuberous sclerosis. *Lancet*. 2008;372:657 – 668.

一篇有价值的综述文章,描述了遗传性多系统疾病,包括其特点、遗传因素、影响临床表现的分子途径、治疗方法和管理。

27. Dabora SL, Franz DN, Ashwal S, et al. Multicenter phase 2 trial of sirolimus for tuberous sclerosis:kidney angiomyolipomas and other tumors regress and VEGF – D levels decrease. *PLoS One*. 2011;6(9):e23379. doi:10.1371/journal. pone.0023379.

36 例 TSC 或 TSC / LAM 患者在 Ⅱ 期多中心试验中每日用西罗莫司治疗,以评估该 mTOR 抑制剂治疗肾血管平滑肌脂肪瘤的疗效和不良事件。52 周治疗显示部分消退或病情稳定。血清生物标志物血清 VEGF – D 水平随治疗而降低。

28. Seibert D, Hong CH, Takeuchi F, et al. Recognition of tuberous sclerosis in adult women: delayed presentation with life-threatening consequences. *Ann Intern Med*. 2011;154(12):806 – 813.

一项有趣的研究,对 45 例在成年期被诊断患有 TSC 的女性进行了回顾,并对其病史进行了评估,以评估儿童期疾病存在的临床标准。45 例女性中有 30 例符合儿童时期 TSC 的临床标准,未确诊中位数为 21.5 岁。在达到确定 TSC 诊断的临床标准之前,15 例女性 >18 岁。无论诊断发生在儿童期还是成年期,该病的临床表现都是相似的。

29. Davies DM, deVries PJ, Johnson SR, et al. Sirolimus therapy for angiomyolipoma in tuberous sclerosis and sporadic lymphangioleiomyomatosis: a phase 2 trial. *Clin Cancer Res*. 2011;17:4071 – 4081.

一项前瞻性Ⅱ期、多中心、开放标签药物试验的报道,其中西罗莫司治疗 16 例患有 TSC 或 S – LAM 合并肾血管平滑肌脂肪瘤的患者长达 2 年。主要结果是评估肾血管平滑肌脂肪瘤的大小变化;次要结果是药物安全性、神经认知功能和肺功能。与基线大小相比,最后一次测量的 48 个血管平滑肌脂肪瘤中有 41 个有所缩小。肺功能变化不大;8 例 TSC 患者中有 7 例记忆得到改善。为了解这些发现,需要对西罗莫司进行持续的调查。

30. Ryu JH, Sykes AM, Lee AS, et al. Cystic lung disease is not uncommon in men with tuberous sclerosis complex. *Respir Med*. 2012;106:1586 – 1590.

这项回顾性研究评估了 29 例已知 TSC 的男性,以了解 13 年内肺部受累的频率。描述了其他特征。研究人员得出结论,男性的 LAM / TSC 可能并不像最初想的那么罕见,但严重程度较轻。

31. Collins J. CT signs and patterns of lung disease. *Radiol Clin North Am*. 2001;39:1115 – 1135.

一篇对 LAM、TS 和其他 ILD 的 CT 结果的回顾分析。

32. Costello LC, Hartman TE, Tyu JH. High frequency of pulmonary lymphangioleiomyomatosis in women with tuberous sclerosis complex. *Mayo Clin Proc*. 2000;75:591 – 594.

一项回顾性队列研究表明,78 例 TSC 女性的肺部受累频率(26%)明显高于先前的预估。该研究支持对 TSC 女性进行常规胸部 CT 扫描筛查。

肺泡蛋白质沉积症

Angela C. Wang

　　肺泡蛋白沉积症(PAP)是一组罕见的异质性疾病,其特征为嗜酸性细胞、过碘酸希夫(PAS)阳性物质聚集在肺泡内和远端气道导致肺限制性通气功能障碍,最终进展为呼吸衰竭,甚至导致死亡。PAP存在两种类型:自身免疫型和非自身免疫型,后者可进一步分为遗传性和继发性。

病理生理学

　　超过90%的PAP病例是由有缺陷的粒细胞巨噬细胞集落刺激因子(GM-CSF)信号传导引起的,而这种缺陷是由于高水平的循环自身抗体阻碍了GM-CSF与其受体结合(自身免疫型PAP)。GM-CSF是一种造血细胞因子,调节肺泡巨噬细胞对表面活性物质和蛋白质的清除。表面活性物质分解代谢减少及中性粒细胞杀菌活性降低导致宿主防御能力受损。在先天性患者中,遗传性的GM-CSF受体突变阻止了GM-CSF的信号传导,通过各种形式导致表面活性物质分解代谢降低,使大的、泡沫状、布满表面活性物质的巨噬细胞在肺泡中聚集。由于GM-CSF还负责调节中性粒细胞的多种功能,PAP也与肺泡巨噬细胞和中性粒细胞介导的宿主防御缺陷有关。因此,PAP患者很容易发生肺部和全身感染。

　　继发性PAP的三个主要病因有:①肺感染,包括艾滋病患者和非艾滋病患者的卡氏肺孢子虫肺炎;②血液系统恶性肿瘤和其他能改变患者免疫状态的疾病;③暴露于吸入性的化学品和矿物质。有些毒性物质(例如,SiO_2、NO_2、臭氧和$ONOO^-$)作用于肺可导致肺泡蛋白沉积症。实验室动物吸入含极细颗粒物的惰性粉尘也可引起PAP。据推测,这些暴露可导致巨噬细胞功能受损。

诊断

　　据推测,PAP可发生于各种族人群。自身免疫性PAP发病的高峰年龄为 30～50 岁；然而，这种疾病可见于各种年龄段人群。成年人中，男女患病比例为 4：1，与过去或现在的吸烟史有关。虽然有些患者在诊断时没有症状，但 PAP 最常见的呼吸困难和咳嗽进行性加重呈隐匿性发展。然而，常常是在伴随呼吸道感染的情况下 PAP 患者也可出现突然发病。患者常常表现为双侧社区获得性肺炎，抗生素治疗不能清除。

患者很少咳痰，有时痰液包含小块物质。其他不太常见的症状包括体重下降、乏力、胸痛和咯血。体检常无特异性。发热常常意味着重叠感染，偶尔也会出现低热。高达 50% 的患者可出现吸气相爆裂音；病情严重时，患者会出现发绀和杵状指。

最常见的实验室检查为血清乳酸脱氢酶（LDH）轻度升高。尽管不具有特异性，LDH 仍可以用于监测疾病活动性和严重程度。病情较重的患者可出现继发性红细胞增多症。白细胞计数正常或略有增加。血清蛋白电泳可能提示球蛋白数量增加。肺功能检查可能正常，但常常提示限制性通气障碍，伴静态肺顺应性降低及 D_{LCO} 减少。血气分析表现为低氧血症和肺泡动脉氧压差增加。

胸片常常表现为弥漫性、微结节状、肺门周围的蝴蝶样浸润影，在外观上与肺水肿相似；但是缺乏左心衰竭的其他体征（心脏扩大、Kerley B 线）。也可见到肺间质粟粒状或多结节状影及肺叶实变。肺门淋巴结肿大、胸腔积液和空洞罕见，如果存在则提示合并有感染。胸部高分辨 CT 可出现斑片状磨玻璃影伴小叶间隔增厚（"铺路征"），此为 PAP 的特征，但也可能不出现，尤其是在继发型 PAP 患者中。"铺路征"也并非 PAP 的特异性表现，也可见于肺泡结节病、类脂性肺炎和黏液性支气管肺泡癌。

鉴别诊断包括引起胸片弥漫性肺泡充盈改变的任何疾病，包括心源性和非心源性肺水肿、吸入有毒物质、肺出血、病毒性肺炎和卡氏肺囊虫感染。诊断 PAP 的一个线索是广泛的影像学异常与轻微的临床表现不一致。当胸片提示主要为间质性病变时，诊断 PAP 则更加困难。

开放式胸肺活检曾被认为是诊断 PAP 的金标准，现在可根据 BAL 的结果，结合临床及影像学表现及 BAL 或血清中的抗 GM-CSF 自身抗体来明确诊断。据报道，自身抗体血清浓度 ＜10μg/mL 时有较好的阴性预测价值。通常情况下，PAP 患者的 BAL 液呈乳白色、非透明，且 PAS 阳性。显微镜下可见少量肥大的、泡沫状肺泡巨噬细胞。也可见到淋巴细胞增多。在 PAS 阳性颗粒碎片的背景中可见大量嗜酸性小体。磨玻璃样外观与肺泡内磷脂或蛋白质物质的存在有关。

治疗

全肺灌洗(WLL)仍然是 3 种类型 PAP 治疗的首选方案,尽管对其治疗效果仍未形成共识,也没有随机对照试验来确定最佳治疗策略。大容积的 WLL 通常需要使用双腔气管导管对每侧肺进行选择性灌洗。该过程最多需要 3 小时,每侧肺需要使用 15~20L 的生理盐水。禁忌证包括无法纠正的低氧血症、抽搐以及可能由感染引起的发热。纤维支气管镜也可用来灌洗多个肺段和肺叶,优势在于只需进行局部麻醉。2~3 天内可进行多次灌洗。自身免疫性 PAP 也可选用皮下注射或雾化吸入 GM-CSF 治疗。有报道称血浆置换可短暂地改善病情,可能是由于降低了全身 snit-GM-CSF 抗体水平的原因。在一些病例中,免疫抑制疗法,即使用利妥昔单抗去除 B 细胞可改善氧合、肺总容量和 HRCT 结果。尽管皮质类固醇可能对治疗自身免疫性 PAP 有帮助,但因为其引起相关感染的发病率很高,所以仍属于相对禁忌。继发性 PAP 的治疗重点是原发疾病(如血液系统恶性肿瘤)。

由于 PAP 有可能自愈,故临床使用 WLL 治疗的必要性和频率仍不明确。对克利夫兰医院一系列患者进行统计后发现,46% 的患者在较长的随访期内从不需要行 WLL。而另外 29% 患者由于出现 PAP 复发迹象及症状,则需重复行 WLL。然而,灌洗可改善总体生存率:在 146 例患者中,5 年中位存活率(±SD)为 94% ±2%(灌洗)和 85% ±5%(不灌洗)。单凭影像学证据可能不足以明确是否需要行灌洗。需要重复肺泡灌洗的患者,其预后更差,进展到纤维化可能性也更大。

肺移植被认为是一部分患者治疗的选择,但其在 PAP 中的作用需要仔细评估,因为该疾病可能会复发。如果有合适的供体,遗传性 PAP 患者也可以考虑接受骨髓移植。

并发症

PAP 的主要并发症是感染,包括肺部感染及全身感染。细菌、分枝杆菌和真菌感染都被频繁报道过。即使没有明确的细菌学诊断,使用抗生素通常也能缓解疾病的恶化。病例报道中最常出现的是星状诺卡菌和结核杆菌感染。在一系列病例中,灌洗液中分离出鸟-胞内分枝杆菌的概率高达

42%。其他并发症包括肺纤维化、肺心病和自发性气胸。

预后

　　PAP 的病程多种多样。该病有三种预后：自发改善、病情稳定但有持续性症状、逐渐恶化。最近的一项研究发现，约8%患者可归为第一种。另一项研究表明，患者5年生存率约为75%，后者中的大部分死亡原因是呼吸衰竭，约20%的患者死于感染。婴幼儿患者预后严峻，大多数死亡患儿年龄为3~6个月，但经 WLL 治疗后长期生存的病例也有报道。

（李莉 译　孙昕 审校）

参考文献

1. Abraham J, McEuen D. Inorganic particulates associated with pulmonary alveolar proteinosis: SEM and X-ray microanalysis results. *Appl Pathol*. 1986;4:138.
   用光学显微镜、扫描电子显微镜和射线照相分析研究了 24 例 PAP 患者的肺部，发现其中含有少量无机颗粒物质。

2. Altose M, Hicks R, Edwards M. Extracorporeal membrane oxygenation during bronchopulmonary lavage. *Arch Surg*. 1976;111:1148.
   描述了用肺灌洗进行膜氧合的技术方面。

3. Campo I, Kadija Z, Mariani F, et al. Pulmonary alveolar proteinosis: diagnostic and therapeutic challenges. *Multidiscip Respir Med*. 2012;7:4.
   WLL 疾病和治疗方法的优秀概述。

4. Carrey B, Trapnell BC. The molecular basis of pulmonary alveolar proteinosis. *Clin Immunol*. 2010;135:223 – 235.
   全面回顾 PAP 的分子发病机制及 GM-CSF 在调节髓样细胞免疫功能中的作用。

5. Corrin B, King E. Pathogenesis of experimental pulmonary alveolar proteinosis. *Thorax*. 1970;25:230.
   暴露于铝粉或纯细石英的大鼠发生与 PAP 相同的病理变化。

6. Dranoff G, Crawford AD, Sadelain M, et al. Involvement of granulocyte-macrophage colony-stimulating factor in pulmonary homeostasis. *Science*. 1994;264:713.
   描述 PAP-CSF 缺陷小鼠 PAP 发展的两篇原创文章之一。

7. Frazier AA, Franks TJ, Cooke EO, et al. From the archives of the AFIB: pulmonary alveolar proteinosis. *Radiographics*. 2008;28:883 – 899.

PAP 的放射照相模式综述。

8. Hammon W, McCaffree R, Cucchiara A. A comparison of manual to mechanical chest percussion for clearance of alveolar material in patients with pulmonary alveolar proteinosis (phospholipidosis). *Chest*. 1993;103:1409.

   人工胸部敲击优于机械胸部叩诊或清除肺泡材料的无扣诊。

9. Kariman K, Kylstra J, Spock A. Pulmonary alveolar proteinosis: prospective clinical experience in 23 patients for 15 years. *Lung*. 1984;162:223.

   在患者中,24% 有自发缓解,肺灌洗后改善48%,肺灌洗后 13% 没有改善。

10. Kavuru MS, Bonfield TL, Thomassen MJ. Plasmapheresis, GM-CSF, and alveolar proteinosis. *Am J Respir Crit Care Med*. 2003;167:1036.

    用血浆置换成功治疗 PAP 患者的病例报道。

11. Leth S, Bendstrup E, Vestergaard H, et al. Autoimmune pulmonary alveolar proteinosis: treatment options in the year 2013. *Respirology*. 2013;18(1):82–91.

    目前治疗方案的一个很好的总结,包括分期和治疗算法。

12. Nhieu J, Vojtek AM, Bernaudin JF, et al. Pulmonary alveolar proteinosis associated with Pneumocystis carinii. *Chest*. 1990;98:801.

    对 26 例卡氏肺孢子虫肺炎患者的 BAL 液进行分析,发现表面活性剂样物质与 PAP 一致。

13. Parker LA, Novotny DB. Recurrent alveolar proteinosis following double lung transplantation. *Chest*. 1997;111:1457.

    1 份病例报道描述了接受 PAP 双肺移植患者的疾病复发。

14. Presneill JJ, Nakata K, Inoue Y, et al. Pulmonary alveolar proteinosis. *Clin Chest Med*. 2003;25:593–613, viii.

    一篇优秀的综述。

15. Riker J, Wolinsky H. Trypsin aerosol treatment of pulmonary alveolar proteinosis. *Am Rev Respir Dis*. 1973;108:108.

    1 例患者的报道,其中三次似乎对雾化胰蛋白酶有反应。

16. Rosen S, Castleman B, Liebow A. Pulmonary alveolar proteinosis. *N Engl J Med*. 1958;258:1123.

    最初描述这种疾病的经典文章。

17. Sakagami T, Uchida K, Carey BC, et al. Human GM-CSF autoantibodies and the reproduction of pulmonary alveolar proteinosis. *N Engl J Med*. 2009;351:2679–2681.

    施用来自患有特发性 PAP 患者的高度纯化的 GM-CSF 自身抗体导致健康的非人灵长类动物的 PAP。

18. Selecky P, Wasserman K, Benfield JR, et al. The clinical and physiological effect of whole lung lavage in pulmonary alveolar proteinosis: a ten-year experience. *Ann Thorac Surg.* 1977;24:451.

描述了大规模肺灌洗技术并回顾了 18 例患者的反应；发现灌洗液中不需要肝素或乙酰半胱氨酸。

19. Seymour JF, Presneill JJ. Pulmonary alveolar proteinosis: progress in the first 44 years. *Am J Respir Crit Care Med.* 2002;166:215-235.

一项分析详细说明 410 例 PAP 患者的临床表现、人口统计学和临床病程。

20. Singh G, Katyal SL, Bedrossian CW, et al. Pulmonary alveolar proteinosis: staining for surfactant apoprotein in alveolar proteinosis and in conditions simulating it. *Chest.* 1983;83:82.

原发性 PAP 患者的肺泡内物质均匀染色表面活性物质特异性载脂蛋白,而继发性 PAP 患者中呈局灶性染色。

21. Spock A. Long-term survival of paediatric patients with pulmonary alveolar proteinosis treated with lung lavage. *Eur Respir J.* 2005;25:1127.

描述了在儿科 PAP 中使用肺灌洗。

22. Stanley E, Lieschke GJ, Grail D, et al. Granulocyte/macrophage colony-stimulating factor-deficient mice show no major perturbation of hematopoiesis but develop a characteristic pulmonary pathology. *Proc Natl Acad Sci U S A.* 1994;91:5592.

原始文章描述了敲除 GM-CSF 基因的小鼠中 PAP 样疾病的意外发展。

23. Suzuki T, Sakagami T, Young LR, et al. Hereditary pulmonary alveolar proteinosis: pathogenesis, presentation, diagnosis, and therapy. *Am J Respir Crit Care Med.* 2010;182:1292-1304.

描述了导致 PAP 的具有各种 CSF2RA 突变 8 例患者的表现,诊断和治疗。

24. Uchida K, Nakata K, Trapnell BC, et al. High-affinity autoantibodies specifically eliminate granulocyte-macrophage colony-stimulating factor activity in the lungs of patients with idiopathic pulmonary alveolar proteinosis. *Blood.* 2004;103:1089.

一项研究表明,获得性 PAP 患者肺部存在的抗 GM-CSF 抗体可消除 GM-CSF 生物活性。

25. Venkateshiah SB, Yan TD, Bonfield TL, et al. An open-label trial of granulocyte-macrophage colony stimulating factor therapy for moderate symptomatic pulmonary alveolar proteinosis. *Chest.* 2006;130:227-237.

GM-CSF 的给药改善了 25 例患有中度症状性疾病的患者中的 12 例(48%)的氧合和其他临床和生活质量参数。血清抗 GM-CSF 抗体滴度与疾病活动相关,并且是对治疗反应性的预测因子。

26. Witty L, Tapson V, Piantadosi A. Isolation of mycobacteria in patients with pulmonary alveolar proteinosis. *Medicine (Baltimore)*. 1994;73:103.

    在连续 19 例 PAP 患者的 8 例中,从灌洗液中分离出鸟分枝杆菌 – 胞内分枝杆菌。

27. Xipell J, Ham KN, Price CG, et al. Acute silicolipoproteinosis. *Thorax*. 1977; 32:104.

    描述了 1 例急性硅沉着病,其中肺显示纤维化结节区域、间质纤维化和 PAS 阳性材料的肺泡填充,类似于 PAP。

第100章

支气管类癌和肺良性肿瘤

David H. Kupferberg

在所有原发性肺部肿瘤中,支气管类癌和肺良性肿瘤所占比例不到10%。随着 CT 使用率的增加,许多病例被偶然发现。这些病变的症状和诊断在很大程度上取决于肿瘤的位置,而大部分病变无症状。肿瘤位于气道中心时,胸片可能看不到病变,但肿瘤可以逐渐引起气道阻塞,导致喘息、阻塞性肺炎或咯血,甚至可能会与慢性气道疾病相混淆。肿瘤位于外周时,通常无临床症状,可表现为难以诊断的孤立性肺结节。行外科手术排除恶性肿瘤后,才可最终明确诊断。疾病的处理和评估依赖于临床上对恶性肿瘤的怀疑、PET 扫描等影像学形态以及患者接受手术干预的风险和倾向。

尽管"典型"类癌的增长模式和表现与肺良性肿瘤相似,但由于类癌存在潜在的转移性,通常被归于恶性肿瘤。最常见的肺部良性肿瘤是错构瘤。子宫肌瘤、支气管腺瘤、脂肪瘤、软骨瘤、炎性成肌纤维细胞瘤、子宫内膜异位症甚至畸胎瘤都可以发生。

支气管类癌

支气管类癌是肺部肿瘤的第二大组成部分,仅次于支气管源性肿瘤。占所有支气管肿瘤的0.5%~2%。与非类癌型支气管恶性肿瘤相比,支气管类癌在女性中发病率小幅度增加,且患者平均发病年龄为 40~60 岁。一些研究表明白种人比非裔美国人发病率更高。吸烟与类癌发展之间的关系尚不明确。超过90%的病例为散发,其发生与多发性内分泌肿瘤(MEN 1 型)及经报道的家族性非 MEN 1 型有关。

类癌肿瘤主要发生在胃肠道,支气管肺类癌占所有类癌肿瘤的25%。支气管类癌好发于中心型支气管,在大气道时可通过支气管镜直观观察。大体上,其生长方式主要为息肉病变或呈浸润过程,仅少许组织突入支气管腔(称为冰山肿瘤)。类癌通常位于黏膜下生长,表层上皮一般是完整的,但常会化生。类癌有广泛的组织学谱。最常出现组织学类型为小的、染色均匀的、血管基质丰富的细胞团,有些可以形成腺泡并产生黏蛋白;其他组织学类型恶性程度高,与小细胞肺癌有惊人的类似。它们可以按如下范围进行分类:①典型类癌预后最佳,组织学表现较温和;②不典型类癌,每高倍视野有 2~10 个有丝分裂,并出现坏死;③大细胞神经内分泌癌,有丝分裂速率较高,异型性更高,坏死也较多;④小细胞癌,恶性程度最高。免疫组织化学识别突触素、神经元特异性烯醇化酶和嗜铬粒蛋白常常为细胞的神经内分泌起源提供证据。肿瘤能够产生广泛的神经内分泌产物。由于在有限的支气管镜活检组织中计数核分裂比较困难,因此可能造成不典型类癌分类出现错误。

　　支气管类癌的临床表现取决于肿瘤所在部位。约 80% 支气管类癌位于中心型支气管,伴有支气管阻塞症状,包括咳嗽、发热、胸痛及局部喘鸣。约 50% 的患者会发生咯血,提示病变起源于中心且血管丰富部位。外周性类癌大多数无症状,常在 X 线成像时偶然发现。区域性淋巴结转移见于 10% 的典型类癌和 30%~50% 的非典型类癌。

　　支气管类癌很少伴有副肿瘤表现。最常见的是库欣综合征,它甚至可以早于肺结节出现。肢端肥大症也有报道,伴生长激素水平显著升高,即使患者并没有表现出明显的肢端肥大症。类癌综合征很少出现,发病率只有 0~3%。其释放的高水平 5-羟色胺和其他物质(如缓激肽,前列腺素)可进入体循环,导致潮红、喘息、焦虑、呕吐和低血压的症状。此外,与腹部肿瘤引起右心损害相反,支气管类癌综合征可以使左心心脏瓣膜损伤加重。这种综合征提示类癌发生了转移,常转移到肝脏。其他神经内分泌表现包括卓-艾综合征、高胰岛素血症以及 MEN-1 型的相关表现。

　　影像学表现由肿瘤的位置决定。中心型肿瘤可引起支气管阻塞并导致肺炎、肺不张、支气管扩张和肺泡萎陷。非阻塞性中心型肿瘤和外周肿瘤可表现为孤立性肺结节,一般直径 <4cm,呈分叶状。非典型类癌体积较大,可以出现钙化。CT 扫描对鉴别支气管内病变和淋巴结肿大很有帮助。因为类癌往往血管丰富,静脉造影明显增强。最新的定位方式包括放射性标记的促生长素抑制素类似物显像,据报道此方式可发现 85% 的原发性和转移性类癌病变。由于类癌呈低代谢活性,PET 扫描可能产生假阴性结果。

　　肺功能测试通常正常,当肿物阻塞中央气道时,可发生气流梗阻。血清或尿液中的激素水平升高与上述神经内分泌综合征相关。

　　鉴别诊断包括所有引起孤立性肺结节和气道阻塞的疾病。中心型肿瘤通常可以通过支气管镜进行诊断。周围型肿瘤的诊断则往往需要其他的方法［CT 引导下穿刺活检、胸腔镜手术（VATS）或开放式胸肺活检］。支气管类癌可选择手术治疗。肺保守性切除，与典型类癌的生存期无明显差异，如果可能应该尝试此方法。非典型类癌进展或怀疑有恶性程度更高的病变时应进行淋巴结清扫。在这些情况下，手术治疗与非小细胞肺癌类似，至少应该进行肺叶切除。支气管扩张和肿瘤阻塞远端气道而发生实质坏死时有必要行肺叶切除术。这些情况预后很好。Nd∶YAG 激光切除术对典型类癌可能有作用，尤其是当患者不适合进行手术时，但其局部复发率略高。非转移性典型类癌患者的生存率约为 90%。不典型类癌 5 年和 10 年生存率分别为 60% 和 40%。淋巴结阳性，年龄＞60 岁，肿瘤体积大的患者总体预后较差。可以使用铂 - 依托泊苷方案进行化疗，但化疗和放疗对转移性病变的作用有限。肝转移病灶可以通过肝动脉栓塞和局部化疗药物直接滴入成功治疗。有报道称干扰素和奥曲肽可暂时稳定肿瘤生长，但很少会缩小肿瘤体积。库欣综合征可以通过奥曲肽得到很好控制，并明显改善症状。靶向治疗（比如西罗莫司的受体蛋白）目前仍正在研究中。

肺错构瘤

　　肺错构瘤，是最常见的肺部良性肿瘤，男性发病率高于女性（男女比例为 3∶1），其发病高峰年龄为 60～70 岁。30 岁前罕见此病。病理学上，肺错构瘤由正常肺组织中的混杂成分构成［即平滑肌，胶原蛋白以及软骨（少见）］，然而这些成分完全呈无组织排列。超微结构研究表明，肺错构瘤表现为间质肿瘤的组织学类型，其源于支气管周围结缔组织。虽然肺错构瘤体积可以变得很大，但其始终保持良性状态。

　　由于错构瘤位于外周位置，因此可无临床症状。咯血罕见。X 线检查可表现为边界清楚的孤立性肺结节，一般直径＜4cm；体积有时可以很大，几乎充满整个胸腔。钙化、类爆米花样内核可发生于 5%～15% 的病例中。肺 CT 扫描结果可支持诊断。很少出现多发肿瘤。对于非典型的影像学表现和临床病程，通常在手术切除时才能得出诊断，因为其他方法不能排除癌的可能性。

其他良性肿瘤

原发性肺部受累偶尔见于其他良性肿瘤。症状和体征取决于肿瘤的位置,从没有临床表现周围病变,到支气管受累出现咳嗽、咯血或反复发生肺炎。X 线检查结果可能与支气管阻塞一致,或仅发现单个或多个结节。支气管腺瘤是相当罕见的良性肿瘤,来源于支气管黏液腺。它可以通过阻塞气道而引起症状。平滑肌瘤来源于肺平滑肌,通常位于支气管内。大多数病例无症状。女性发病率略高于男性,症状出现的平均年龄为 37 岁。曾患有子宫肌瘤的女性发生多发肺纤维平滑肌瘤似乎是两个独立事件。虽然这些肿瘤在组织学和临床表现上为良性,但其原位或转移性起源仍存在争议。脂肪瘤通常位于支气管内(80%),并且可以位于支气管软骨的任一侧。在影像学检查中,其可随患者体位变化而改变形状。软骨瘤极为罕见。不同于错构瘤,其完全来源于支气管软骨。畸胎瘤是纵隔中相对常见的肿瘤,但在肺组织中很少出现。肺畸胎瘤可含有任何胚层中的组织。影像学结果可发现钙化或成型的牙齿。有报道患者咳痰中带有毛发。子宫内膜异位症可以发生在肺部,表现为孤立性结节。此肺肿瘤的起源还不清楚;有些人认为它是转移性起源,也有人认为它源于多潜能肺组织。复发性气胸,尤其是位于右侧的复发性气胸,或者月经相关性咯血可提示该诊断。

(史丽霞 译　孙昕 审校)

参考文献

1. Myers JL, Giordano TJ. Benign lung tumors. In: Mason RJ, Broaddus VC, Martin T, et al, eds. *Murray and Nadel's Textbook of Respiratory Medicine*. 5th ed. Philadelphia, PA: WB Saunders;2010:1171 – 1185.
   一篇完整的关于病情检查和病理学的章节回顾。

2. Bertino EM, Confer PD, Colonna JE, et al. Pulmonary neuroendocrine/carcinoid tumors. *Cancer*. 2009;115:4434 – 4441.
   有关类癌组织学类型和化疗选择的简要综述。

3. Cao C, Yan TD, Kennedy C, et al. Bronchopulmonary carcinoid tumors: long-term outcomes after resection. *Ann Thorac Surg*. 2011;91:339 – 343.
   在 25 年的数据库和文献比较中发现年龄 > 60 岁和非典型类癌是较差生存率的

预测因子。

4. Naaslund A. Carcinoid tumors-incidence, treatment and outcomes: a population based study. *Eur J Cardiothorac Surg*. 2011;39:565 – 569.

对挪威的肺癌登记进行了 12 年的审查。其中 1% 是类癌肿瘤。他们发现 92% 的典型类癌和 66% 的非典型类癌有 5 年的生存率。诊断时的复发率和转移率是非典型类癌的 3 倍。

5. Fraser RS, Muller NL, Colman NC, et al, eds. *Fraser and Paré's Diagnosis of Diseases of the Chest*. 4th ed. Philadelphia, PA: WB Saunders; 1999.

一篇彻底而深入侧重于病理学和组织学章节。

6. Detterbeck FC. Management of carcinoid tumors. *Ann Thorac Surg*. 2010;89:998 – 1005.

一篇综述强调了纵隔镜检查在淋巴结取样中对非典型类癌诊断的重要性。

7. Erasmus JJ, Macapinlac HA. Low-sensitivity FDG-PET studies: less common lung neoplasms. *Semin Nucl Med*. 2012;42:255 – 260.

强调 FDG-PET 扫描在癌症和非典型肺部病变中的局限性。讨论了新型示踪剂,如用于神经内分泌肿瘤的生长抑素。

8. Gridelli C, Rossi A, Airoma G, et al. Treatment of pulmonary neuroendocrine tumours: state of the art and future developments. *Cancer Treat Rev*. 2013;39(5):466 – 472. http://dx.doi.org/10.1016/j.ctrv.2012.06.012.

对神经内分泌肿瘤中正处于探索阶段的化疗途径进行更深入的综述。

9. Guo W, Zhao YP, Jiang YG, et al. Surgical treatment and outcome of pulmonary hamartoma: aretrospective study of 20-year experience. *J Exp Clin Cancer Res*. 2008;27:8.

错构瘤的诊断通常需要手术。

10. Huang Y, Xu Dm, Jirapatnakul A, et al. CT and computer-based features of small hamartomas. *Clin Imaging*. 2011;35(2):116 – 122.

较新的 CT 模式可以帮助可靠地定义和诊断错构瘤。

11. Bhatia K, Ellis S. Unusual lung tumours: an illustrated review of CT features suggestive of this diagnosis. *Cancer Imaging*. 2006;6:72 – 82.

观察许多不太常见肺部病变的 CT 表现及特征。

12. Smith MA, Battafarano RJ, Meyers BF, et al. Prevalence of benign disease in patients undergoing resection for suspected lung cancer. *Ann Thorac Surg*. 2006;81:

1824 – 1829.

确认使用可用的现代模式(CT、PET、穿刺活检),良性病变的发生率约为 10%。

13. Li X, Zhang W, Wu X, et al. Mucoepidermoid carcinoma of the lung: common findings and unusual appearances on CT. *Clin Imaging*. 2012;36:8 – 13.
支气管内肿瘤的 CT 图像和病理表现的影像学回顾。

14. Rao N, Colby TV, Falconieri G, et al. Intrapulmonary solitary fibrous tumors, clinicopathologic and immunohistochemical study of 24 cases. *Am J Surg Pathol*. 2012;37:155 – 166.
虽然这些肿瘤通常来自胸膜,但文章描述了一系列肺内病变。

15. Hammas N, Chbani L, Rami M, et al. A rare tumor of the lung: inflammatory myofibroblastic tumor. *Diagn Pathol*. 2012;7:83 – 86.
对许多已知名称的疾病(炎性假瘤、浆细胞肉芽肿、组织细胞瘤或纤维黄瘤),讨论了其病理学、放射学发现和临床表现。

16. Carney JA, Aidan MD. Gastric stromal sarcoma, pulmonary chondroma, and extraadrenal paraganglioma(Carney triad): natural history, adrenocortical component and possible familial occurrence. *Mayo Clin Proc*. 1999;74:543.
评估了 79 例 Carney 三联症患者,其中包括肺部软骨瘤。肿瘤按年分类(平均 8.4 年,最长 26 年)。

17. Ishida T, Oka T, Nishino M, et al. Inflammatory pseudotumor of the lung in adults: radiographic and clinicopathological analysis. *Ann Thorac Surg*. 1989;48:90 – 95.
讨论患有此类肿瘤的患者。术中总体外观可能类似于肺癌,但这是一种良性病变。

18. Esteban JM, Allen WM, Schaerf RH. Benign metastasizing leiomyoma of the uterus: histologic and immunohistochemical characterization of primary and metastatic lesions. *Arch Pathol Lab Med*. 1999;123:960 – 962.
描述了被证实是良性的子宫平滑肌瘤与类似的肺部发现之间的病理联系和关联。

19. Turna A, Ozqul A, Kahraman S, et al. Primary pulmonary teratoma: report of a case and the proposition of "bronchotrichosis" as a new term. *Ann Thorac Cardiovasc Surg*. 2009;15:247 – 249.
咳出毛发是原发性肺畸胎瘤的标志。

20. Erkilic S, Kocer NE, Tuncozgur B. Peripheral intrapulmonary lipoma: a case report.

Acta Chir Belg. 2007；107：700 – 702.

虽然大多数脂肪瘤是支气管内的，但也有一些外周病例的报道。

21. Kuo E，Bharat A，Bontumasi N，et al. Impact of video-assisted thoracoscopic surgery on benign resections of solitary pulmonary nodules. *Ann Thorac Surg.* 2012；93：266 – 272.

一项很好的研究，研究了 15 年内 VATS 的使用增加及其在良性肿瘤切除术中的新作用。

22. Gjevre JA，Myers JL，Prakash UB. Pulmonary hamartomas. *Mayo Clin Proc.* 1996；71：14 – 20.

一项 17 年的、关于 215 例患者(98% 无症状)的回顾研究。

临床表现

　　肺癌患者常常表现为原位或转移性疾病的症状和体征。不常见的是少数无症状的患者仅在体检时发现。这可能会随着低剂量 CT 的广泛使用而有所改变。极少数患者表现为副肿瘤综合征。个体如何表现通常是由以下因素决定：①起始部位（中央与外周气道）；②肿瘤的固有生物活性；③并发症等。即使在疾病早期，也可遇到局部肿瘤生长出现的症状和体征，包括咳嗽、呼吸困难、喘憋或咯血等。另外，继发阻塞性肺炎可出现脓痰、发热、寒战。局部肿瘤生长更多的征象和症状还包括上腔静脉综合征、霍纳综合征、吞咽困难、吞咽痛、声音嘶哑（侵犯喉返神经）、纵隔抬高（侵犯膈神经）、呼吸困难和胸痛（胸腔积液）、呼吸困难和血流动力学改变（侵犯心包）等。

　　转移性的恶性肿瘤通常伴随身体不适和食欲减退；体重减轻也较为常见。其他症状反映了转移的部位：锁骨上和颈淋巴结、脑、骨、肝和肾上腺都是常见的转移部位。但副肿瘤综合征不一定意味着转移。常见的受累系统包括内分泌代谢系统、神经肌肉系统、血液血管系统、皮肤以及骨骼/结缔组织。

诊断

　　组织学诊断对于区分非小细胞肺癌（NSCLC）和小细胞肺癌（SCLC）至关重要，理想情况是采用微创手段准确诊断疾病及其程度。对于孤立性肺结节（直径 <3cm 的病变），首要的一步是区分良恶性。在一些病例中，病变部位在近端或接近中央气道，则可通过直视支气管镜活检或直视荧光引导支气管镜活检来获得诊断。支气管毛刷或灌洗可提高准确率。支

气管镜检查的诊断能力是明确的:可视气道病变的检出率 >90% ,非可视病变直径 >4cm 检出率超过 80% ,非可视病变 2 ~4cm 检出率 >60% 。外周病变一般需要 CT 引导经胸壁针吸活检术获得较高的诊断率。但是不管采用哪种方式,"阴性结果"都应视为没有诊断性,特别是当恶性肿瘤的预测概率是中高度的,不能用于排除癌症可能性。除非能够获得特异性的诊断,否则可行开放式胸切除活检和解剖切除术。对于手术高风险的患者(如严重的肺气肿),高度怀疑但是不能安全获取活检的患者可先予经验性放射治疗。

虽然常规的支气管镜检查和经胸壁针吸活检术在大多数情况下均可获得组织学诊断,但对于可疑纵隔淋巴结的准确评估作用有限。纵隔可疑淋巴结首先在 CT 扫描时发现,但 CT 扫描对纵隔淋巴结敏感性和特异性(分别约为 60% 和 80%)限于短轴 >1cm 。除了对于可能的远处转移部位进行仔细临床评估外,另外两种方式可补充提高我们的诊断能力:包括依赖于吸收放射性标记葡萄糖的 PET 和特别用于纵隔淋巴结组织诊断的支气管内超声(EBUS)。PET 扫描和 EBUS 在纵隔分期中起非常重要的作用,另外,通过 EBUS 针吸活检术(FNA;如阳性淋巴结、原发病灶,或两者都有)还可获得肺癌诊断的早期组织标本。对于孤立肺结节,结节大小为 8mm 或更大,PET 诊断的敏感性 94% ,特异性 83% ;而对于纵隔淋巴结,其敏感性和特异性为 85%~90% 。已有多项研究表明,联合使用 PET/CT 和 EBUS 可显著提高累及纵隔淋巴结肿瘤的诊断,敏感性可达 92% ,而特异性接近 100% 。

PET 的使用越来越多地与 CT 相结合,称为"PET/CT",对被疑诊或确诊肺癌的原发病变整合分期,因为它们能高效地预测癌症发生概率并辅助分期。然而,PET/CT 在疾病诊断方面也存在很多重要的缺陷。首先,对于平均直径 <0.8cm 的病变敏感性显著下降;因此,对于直径 <1cm 的病变不能依赖 PET 来评价癌症的概率,而需应用 2005 年 Fleischner 放射学会指南其他射线追踪和活检算法来确诊任何可能为肺癌的病变。第二,必须明确这样一个事实:即使面对阴性或"冷"PET 扫描,胸部 X 线片或 CT 影像上高度怀疑 >0.8cm 病变为生长缓慢的癌。例如,低分化肺腺癌可能发生,包括原位腺癌(原名"支气管肺泡癌")或类癌。因此,必须注

意不要忽视直径 >1cm 的、PET 阴性但 CT 和(或)其他有关临床特点可疑癌的病变。

分期

对于非小细胞肺癌分期采用国际肺癌分期系统(见表 101 – 1)。这一系统依赖于 TNM 定义分期。自上次修订以来已经进行了几次分类更改,包括:①原发肿瘤表现为同一肺叶的多个结节或"卫星"病变被定义为 T3(因此可能切除);②病变大小与预后有关,因此 T1 和 T2 进一步细分(a 和 b),直径 >7cm 的病变被认为是 T3;③T4 肿瘤包括在一个以上的肺叶中发现卫星病灶,但局限于一个/同侧肺;④两肺均有卫星结节为 M1;⑤恶性胸腔积液被认为是 M1;⑥T4N0M0 或 T4N1M0 病变现在列为 ⅢA 期。淋巴结分期定义无变化。

为了确定病变的 T(肿瘤)特征,胸片、CT 扫描、PET、MRI 以及支气管镜检查均有所帮助。MRI 对于 T3 或 T4 病变、臂丛受累(如上级沟肿瘤)和(或)胸壁浸润的特异性评估特别有效。在某些情况下,胸腔镜(VATS)技术有助于诊断和更好地定义 T4 病变。

为了准确地评估病变淋巴结(N)的状态, PET/CT 与 EBUS 的结合可提高识别能力,除了传统上通过纵隔镜到达到淋巴结部位,也可评估多组淋巴结。无论采用哪种方法,都应采用经支气管镜针吸活检术(TBNA)评估淋巴细胞量(如阴性无淋巴细胞有很高的假阴性率);当阳性时,有取样时被结外肿瘤污染的风险。其他可用于淋巴结分期的方法包括:超声引导经食管穿刺针吸活检术、纵隔切开术(如诊断肺主动脉或前纵隔腺瘤)、胸腔镜或开胸术(如切除时结节取样/确诊)。在一般情况下, CT 表现为增大、PET 阳性的结节需要组织病理学确诊,除非肿瘤侵犯纵隔(T4)明显。任何一种情况也需组织学诊断才能进行适当的治疗。最后,不应仅根据影像学表现拒绝为患者进行潜在的治愈手术。在这方面,PET/CT 有助于识别 CT 表现为淋巴结肿大但 PET 阴性的患者:对于这类 CT 假阳性可能性较高的结节,应采用 EBUS – TBNA 进行纵隔分期或在手术切除过程中取样。

表 101 - 1	NSCLC 分期 – TNM 定义（第 7 版 IASLC）
肿瘤特性（T）	
TX	隐匿性癌（状态无法评估）
T0	无肿瘤证据
Tis	原位癌
T1	肿瘤最大直径≤3cm，被肺或脏胸膜包绕，未侵及支气管近端。T1a：肿瘤最大直径 ≤2cm，T1b：肿瘤最大直径 >2cm，但≤3cm
T2	肿瘤最大直径 >3cm 但≤7cm，或任何大小的肿瘤侵犯脏胸膜，肺不张或阻塞性肺炎累及至肺门区域；具有以下任一特征侵犯主支气管，气管镜中，肿瘤的近端范围距离隆突≥2cm；肺不张或阻塞性肺炎未累及一侧全肺。T2a：肿瘤最大直径 >3cm 且≤5cm。T2b：肿瘤最大直径 >5cm 但≤7cm
T3	肿瘤最大直径 >7cm，或直接侵及胸壁（含肺上沟瘤）、膈肌、膈神经、纵隔胸膜、壁层心包，或心包壁层未侵犯心脏、大血管、气管、食管或椎体；或肿瘤位于主支气管内距离隆突 <2cm，但未侵及隆突；或相关肺不张或阻塞性肺炎波及至一侧全肺；或分开的肿瘤病灶位于同一肺叶
T4	任何大小的肿瘤侵犯下列结构：纵隔、心脏、大血管、气管、喉返神经、食管、脏体、隆突或分开的肿瘤病灶位于原发肿瘤同侧的不同肺叶
淋巴结（N）	
NX	隐匿性癌
N0	无区域淋巴结转移
N1	同侧支气管周围和（或）肺门及肺内淋巴结转移，包括直接侵犯
N2	同侧纵隔和（或）隆突下淋巴结转移
N3	对侧纵隔、对侧肺门、同侧或对侧斜角肌或锁骨上淋巴结转移
远处转移（M）	
M0	无（已知）远处转移
M1	分开的肿瘤病灶位于对侧肺叶内；恶性胸膜积液；伴有胸膜结节
M2	远处转移

Modified from Detterbeck FC, Boffa DJ, Tanoue LT. The new lung cancer staging system. *Chest*. 2009;136;260 – 271.

　　病变的转移（M）特征可通过病史和体格检查、生化指标、肝功能检测以及影像学评估，包括通过 CT 和全身 PET 评估肝脏、肾上腺，以指导进一步取样。针对神经症状/体征和（或）骨疼痛等问题和检查可以进行脑（CT 或 MRI）或骨扫描。美国国家综合癌症网络（NCCN）制订的指南推荐任何Ⅱ期或更高分期的非小细胞肺癌患者都应进行脑部 MRI 扫描，因为该类患者隐匿性脑转移风险很显著（腺癌高达 10%），并会进一步影响治疗计划。最后，全身 PET 经常可能发现未预料的转移性病变（占 11% ~29% 的患者）。但还需进行更多的调查研究来确定选择性摄入放射性标记类似物以及 SPECT 在评估肺癌原位/区域和远处转移中的作用。

　　肺癌的分期由 TNM 联合定义（表 101 – 2）。Ⅰ 期包括无淋巴结转移（N0）和未侵犯其他组织（T1、T2）。Ⅱ期包括没有其他组织侵犯（T1、T2）和肺门（N1）淋巴结转移或有胸壁侵犯，或者在同一个肺叶有卫星病灶，但无淋巴结转移（T3N0；ⅡB 期）。Ⅲ期分为潜在可切除病变（ⅢA）和不可切除病变（ⅢB）。尽管有多个 T 和 N 组合的可能性，但Ⅲ期（甚至ⅢA）仍然是异质的。Ⅳ期为癌症转移至远处。

表 101 – 2	国际新修订分期
分期	TNM 系列
0	原位癌
ⅠA	T1a, bN0M0
ⅠB	T2a, N0M0
ⅡA	T1a, bN1M0
	T2a, N1M0
	T2b, N0M0
ⅡB	T2b, N1M0
	T3, N0M0
ⅢA	T1 ~ 3, N1M0
	T3, N1M0
	T4, N0,1M0
ⅢB	T4, N2M0
	T1 ~ 4, N3M0
Ⅳ	TxNxM1a, b

Modified from Detterbeck FC, Boffa DJ, Tanoue LT. The new lung cancer staging system. *Chest*. 2009;136;260 – 271.

虽然分期系统随着诊断技术、生物学标记物以及治疗方法的进步而不断得以完善,但是仍需努力以使当前系统更准确地对患者进行分期。N(结节)的确定仍然是非小细胞肺癌 TNM 分期过程中最具挑战性的一方面。使用美国癌症联合委员会(AJCC)发布的癌症区域淋巴结图可以统一报告患者的数据,这对于新临床试验方法的设计和实施也很重要。

对于小细胞肺癌,一旦组织学确诊,则可将疾病分为局限性和广泛性。局限性 SCLC 位于同侧胸腔(即,可以包含在"可容忍的"放射区域的疾病)。广泛性 SCLC 则可向同侧胸腔以外的部位转移。

预后

非小细胞肺癌的分期与肺癌生存期密切相关。临床 TNM 分期为ⅠA、ⅠB,ⅡA、ⅡB 的手术患者,5 年生存期分别约为 50%、43%、36%/25%。病理为ⅠA、ⅠB、ⅡA/ⅡB 的患者,5 年生存期则分别为 73%、56% 和 46%/36%。Ⅲ期患者高度异质性,5 年生存期 <25%,但在某些患者也可达到30%~40%,这取决于 TNM 分期和治疗方式(见第 104 章)。Ⅳ期患者的 1年生存率为 20%~30%,5 年生存率 <5%。对化疗反应较好的Ⅳ期患者可能存活 2~3 年或更长时间。

根据东部肿瘤协作组(ECOG)量表,患者在诊断时的表现状态也明显影响预后及治疗决策(见第 103 章)。最后,虽然许多组织学和生物分子标志物都未正式整合到基于解剖学的 TNM 系统中,但已有一些标志物被用于选择性分子靶向治疗,并且似乎具有显著的预后意义。进一步的工作可能会将其中的一些指标整合到未来的预测公式中。

未经治疗的 SCLC 生存期仅为数周或数月。经过治疗的局限性 SCLC 平均生存期为 18~24 个月,5 年生存率 20%~25%。广泛性 SCLC 平均生存时间通常是 8~10 个月。使用 IASLC 数据库对 SCLC 患者的生存分析显示,SCLC 的 TNM 分期也具有预后意义,故应纳入早期的临床试验。目前对于SCLC 患者,在肿瘤登记时提供 TNM 数据,同时应采用局限性和广泛性分期方法对患者进行临床分期并指导治疗。

（史丽霞 译　孙昕 审校）

参考文献

1. Detterbeck FC, Boffa DJ, Tanoue LT. The new lung cancer staging system. *Chest*. 2009;136;260 – 271.

   概述第 7 版 IASLC 肺癌分期系统,详细描述 T、N 和 M,以及预后、临床和病理分期。

2. Lababede O, Meziane J, Rice T. Seventh edition of the cancer staging manual and stage grouping of lung cancer: quick reference chart and diagrams. *Chest*. 2011;139;183 – 189.

   第 7 版 IASLC 分期系统中意义较大的图表和摘要,可为当前分期系统提供参考。

3. Maeda R, Yoshida J, Ishii G, et al. Prognostic impact of histology on early-stage non-small cell lung cancer. *Chest*. 2011;37;2798 – 2800.

   本出版物提供了令人信服的数据,强调了如何单独或作为一组使用显微解剖学因子(如组织学分化、血管侵犯和胸膜侵犯)来改进任何给定阶段的预测/预后的重要性。IR 侧重于早期非小细胞肺癌,并强调除了我们的宏观 T 和 N 描述方法之外的测量的实用性(和未来可能的合并),这是一个额外的预后指南。

4. MacMahon H, Austin JH, Gamsu G, et al. Guidelines for management of small pulmonary nodules detected on CT scans: a statement from the Fleischner Society. *Radiology*. 2005;237;395 – 400.

   Fleischner 社会声明/指南:CT 影像显示 <1cm 结节的管理。结合癌症危险因素,可作为影像学随访频率的指南。

5. Sher T, Dy GK, Adjei AA. Small cell lung cancer. *Mayo Clin Proc*. 2008;83;355 – 367

   一篇全面的系统评价,包括实践治疗为导向的分期方法的概述,以及有限和广泛的小细胞肺癌的预后。

6. Chandra S, Nehra M, Agarwal D, et al. Diagnostic accuracy of endobronchial ultrasound-guided transbronchial needle biopsy in mediastinal lymphadenopathy: a systematic review and meta-analysis. *Respir Care*. 2012;57;384 – 391.

   关于 EBUS – TBNA 的 14 个最新的系统评价和荟萃分析。

第102章　肺癌：分类、流行病学及筛查

Philippe R. Montgrain

分类

肺癌包括多种组织学类型(表102-1)，其中最为主要的4种类型为鳞状细胞癌、腺癌、大细胞癌和小细胞癌。过去临床医生一直重点关注将肺癌划分为SCLC和NSCLC两种。两者具有不同的临床表现、转移潜能及治疗反应。然而在过去的十年中，随着分子检测技术的进步和依赖于组织学治疗方法的出现，NSCLC的精确分类逐渐受到重视。例如，腺癌更可能含有表皮生长因子受体(EGFR)基因的突变，对特定的靶向抑制物有反应。由于需要更高的精确度，故在2011年对肺腺癌进一步进行了细化分类(表102-1)。一个主要的变化是不再使用支气管肺泡癌(BAC)这一术语。本文将讨论4个主要的肺癌组织学类型。

在美国，鳞状细胞癌占肺癌总数的20%~25%。鳞状细胞癌曾是最常见的肺癌类型，但近年来由于不明原因，其发病率已下降，超过腺癌下降的速度。从历史上看，绝大多数的鳞状细胞癌为中央型，但最近的数据表明周围型肿瘤的比率增加。空洞并不少见。形态学特征包括细胞间桥接、鳞状角化珠的形成以及角质化。鳞状细胞癌通常来自支气管上皮病变，并且已有多年的进行性黏膜改变，包括鳞状上皮化生、发育不良和原位癌。在其生长早期，肿瘤可表现为小的红色颗粒斑块或黏膜白斑，之后可能形成大的外生型气管内肿物。

在美国，腺癌是最常见的组织学类型，占所有肺癌的40%~50%。腺癌是由于外周气道和肺泡引起的周围型肿瘤，同时它们也可能来自上皮或黏膜下腺体。空洞罕见。形态学上，它们表现为立方或柱状细胞形成的腺样结构，可能产生或不产生黏蛋白。一些腺癌表现为胚层样的生长形式，这就意味生长仅沿着预先存在的肺泡结构的肿瘤细胞而没有侵袭。这些侵袭前的病变或轻微侵袭的病变预后更好。2011年新的腺癌分类引入很多变化，

其中一些值得关注。首先,不再使用支气管肺泡癌这一术语,进一步分为新的术语(表102 -1);其次提出了原位癌和微小浸润腺癌的新概念;第三,加入微乳头腺癌作为新的亚型,提示预后不良;最后提出小的活检组织和细胞学标本的新术语和诊断标准。这些变化有助于确定患者的治疗方式及评估预后。

表 102 - 1	肺癌的组织学分类
鳞状细胞癌	
结构变异:乳头状、透明细胞、小细胞、基底细胞样	
小细胞癌	
结构变异:结合小细胞癌	
腺癌	
原位腺癌(原 BAC)	
微小浸润腺癌(浸润≤5mm、直径≤3cm 的鳞癌)	
浸润癌	
• 鳞状细胞为主型(原非黏液性 BAC 模式,浸润 >5mm)	
• 腺泡为主型	
• 乳头状为主型	
• 微小乳头状为主型	
• 产生黏蛋白的硬化型	
浸润性腺癌的变异型	
• 浸润性黏液腺癌(原黏液 BAC)	
• 胶体型	
• 胎型(低级和高级)	
• 肠型	
大细胞癌	
结构变异:大细胞神经内分泌癌、基底细胞癌、淋巴上皮样癌、透明细胞癌、杆状表型的大细胞癌	
肉瘤样癌	
结构变异:多形性癌、梭形细胞癌、巨大细胞癌、癌肉瘤、肺母细胞瘤、其他	
类癌肿瘤	
结构变异:典型类癌、非典型类癌	
唾液腺癌的类型	
结构变异:黏液表皮样癌、腺样囊性癌、肌上皮癌	
腺鳞癌	

SCLC 约占所有肺癌的 15%,其临床表现特异,表现为具有非常快的侵袭性和发现时已频繁转移。副癌综合征较为常见。尽管对化疗有反应,但 SCLC 预后仍然很差。约 2/3 的 SCLC 表现为肺门区肿块,但也有 5% 的患者仅表现为孤立的肺结节。广泛的淋巴结转移常见,肿瘤常通过外压引起支气管阻塞。肿瘤细胞很小,圆形或梭形,胞质较少,核仁缺失或微小。可以看到由于挤压造成的核变性和核染色质模糊。广泛坏死常见。CD56、嗜铬粒蛋白、突触小泡蛋白等神经内分泌标志物有助于诊断。

大细胞癌占所有肺癌的 3%~9%。多为周围型肿瘤,肿瘤体积一般较大,坏死常见。组织学上,大细胞癌通常由具有囊泡核和突出的核仁组成大多边形细胞的片和巢。诊断大细胞癌必须首先排除鳞状或腺样上皮分化。因此,大细胞癌不能单纯依靠小活检组织和细胞学标本诊断,而需切除标本才能诊断。大细胞癌属于异质性低分化肿瘤,存在一些变异体,其中一些预后较差,如大细胞神经内分泌癌。

流行病学

肺癌是全球癌症死亡的主要原因。随着发病率和死亡率的急剧上升,肺癌在 20 世纪成为一种流行病。全世界每年有超过 150 万新发病例。2012 年,仅美国的预计患者数就达到 226 160 例。虽然过去认为肺癌主要发生于男性,但目前肺癌的发生率已不再有性别差异,例如,2012 年男性新发病例 116 470 例、女性新发病例 109 690 例。肺癌死亡率仍然居高不下。2012 年美国的肺癌预计死亡数为男性 87 750 例,女性 72 590 例,分别占男女所有癌症死亡率的 29% 和 26%。肺癌死亡人数高于乳腺癌、前列腺癌和结肠癌的总和。年龄、种族和社会经济地位均会影响肺癌的发生率和死亡率。肺癌属于衰老性疾病,60% 的患者年龄 >65 岁。在美国,高加索人和非洲裔美国人的发病率和死亡率比其他种族高,社会经济状况与肺癌死亡率呈负相关。

肺癌的危险因素有遗传因素、行为因素和环境因素。到目前为止最重要的危险因素是行为因素:吸烟。在美国,约 85% 的肺癌是由吸烟引起的。吸烟者比不吸烟者患肺癌的风险增加约 20 倍。吸烟和患肺癌风险之间有直接的剂量依赖关系。烟草中含有大约 4000 种化学物质,其中至少 60 种是已知的致癌物质。这些致癌物质及其代谢产物导致 DNA 加合物的形成。随着自由基损伤,这些加合物产生致癌作用。戒烟后吸烟者致癌风险逐渐下降。戒烟 15 年后肺癌风险下降超过 70%。尽管仍可能有残余风险,且风险取决于过去吸烟的强度(例如,年吸烟量、吸烟方式和起始年龄)。

　　二手烟暴露目前公认为是不吸烟者的患肺癌风险之一,存在剂量依赖关系。二手烟暴露无安全水平。与吸烟者一起生活的不吸烟人群患肺癌的风险增加了 20%~30%。仅在美国,每年因二手烟或被动吸烟会导致 3000 例的肺癌患者死亡。

　　肺癌的其他环境危险因素包括氡、室内和室外空气污染以及某些职业暴露。氡是肺癌的第二大致病原因,约占肺癌死亡人数的 10%。氡在不同房屋的数量不同,可以通过氡检测试剂盒进行检测。房屋的氡水平超过 4pCi/L 应进行干预,以降低氡的水平。职业暴露引起肺癌的因素包括:电离辐射、砷、铬、镍、石棉、焦油和烟灰。这些暴露因素增加或协同烟草的作用,诱导肺部恶性肿瘤的发生。

　　肺癌可能存在显著的个体易感性。有肺癌家族史的人群,肺癌患病风险增加 1.7 倍。即使不吸烟者,其风险也增加 1.4 倍。如果有两名或两名以上的亲属患肺癌,则患病风险增加 3.6 倍。已发现若干基因的等位基因突变与肺癌的易感性增加有关。这些基因参与烟草致癌物代谢或 DNA 修复。全基因组相关研究也发现肺癌易感性的基因多态性。目前这一领域已成为研究热点。

　　既往肺部疾病史亦可增加肺癌患病风险。慢性阻塞性肺疾病、肺纤维化、肺结核、尘肺以及系统性硬化病都与患病风险增加有关。其他宿主因素如 HIV 感染等也可能影响患病率。最后,多数研究结果证明水果和蔬菜的摄入可以降低肺癌的患病风险。高水平摄入 β–胡萝卜素可降低 50% 的肺癌患病风险。然而,三组以 β–胡萝卜素作为膳食补充剂的前瞻性随机对照干预试验并没有发现其能降低或增加肺癌死亡风险。

筛查

　　任何良好筛查的基本原则包括:①无症状患者的早期诊断;②检测早期治疗较晚期治疗预后更好的疾病;③确保治疗少数确诊患者的获益超过了对大量未患病者进行筛查的不利影响。作为全球癌症死亡的主要原因,肺癌是较为理想的筛查候选疾病。目前,仅有 30% 的肺癌患者在早期有治愈可能时被确诊。而这一状况可能通过肺癌筛查得到改善。20 世纪 70 年代和80年代,多项研究评估通过胸片(CXR)和痰细胞学来评价肺癌的筛查情况。结果表明,采用CXR进行肺癌筛查可提高其诊断率,但对肺癌死亡率没有影响。2011年,美国进行了有史以来最大规模的一次筛查试验,即针对前列腺癌、肺癌、结肠癌和卵巢癌(PLCO)筛查试验,并公布了肺癌的筛查结果。15万例患者随机分为常规治疗组和每年行CXR筛查组。经过13年的随访,两组之间的肺癌死亡率、分期及组织学没有显著性差异。现在很清楚,CXR不适用于肺癌筛查。

自20世纪70年代以来,胸部放射成像技术已有了大幅改善。目前的CT扫描可以发现<2mm的病变。一些大型观察性研究表明,对高危人群每年行CT筛查可发现大量无症状肺癌患者,且大多数处于早期阶段。这些进展重新燃起了肺癌筛查的热情。由美国国家癌症研究所支持的国家肺部筛查试验(NLST),抽取>5万例高危人群,随机分为低剂量CT组和CXR组(注意:由于PLCO试验结果仍然未知,对照组为CXR组)。受试者年龄55~74岁,既往或目前累积吸烟剂量至少30包-年,如果已经戒烟,则戒烟时间为15年以内。经过6年的随访,低剂量CT组肺癌死亡率降低了20%。筛查所需的数量为320,以防止1例肺癌死亡,较其他筛查项目存在很大优势。NLST研究之后,很多医疗机构和美国预防服务工作组建议肺癌高危患者每年应行低剂量CT筛查。但是对于NLST入选标准(55~74岁,累积吸烟剂量≥30包-年)之外的人群是否行同样筛查还存在一定争议,目前尚不推荐该类人群行低剂量CT筛查。

目前肺癌的低剂量CT筛查仍有许多问题和不确定性。例如,筛查的成本效益如何?虽然一些研究证明这项筛查是有成本效益的,但NLST研究的成本效益数据仍然没有定论。多大年龄的患者应该筛查?筛查应该持续多久?过度诊断的风险是什么(诊断一种不会引起患者死亡的低度恶性肿瘤)?长期辐射存在哪些风险?低剂量CT的平均辐射量为1.5mSv,而标准诊断CT的辐射量约为8mSv,生活在地球上一年的辐射暴露约为3mSv。因此筛查所接受的辐射剂量很低,但重复的累积辐射则不可忽略。另一个问题是,是否可通过使用生物标志物选择肺癌风险更高的患者,以降低过高的假阳性率(阳性筛查率约为94%)?另外,筛查需要何种环境?需要哪些设备?理论上来说,筛查应在多学科、专业护理的环境中进行、并进行密切监测和随访,但现实中的实施并不总那么理想。这些问题都需要在未来数年内得以解决。

　　总之,通过低剂量 CT 筛查肺癌的死亡率降低了 20% ,但仅限于特定的高危人群(55 ~ 74 岁,累积吸烟剂量大于 30 包 – 年的患者),目前这些数据不能推及其他"风险"人群。理想情况下,肺癌筛查应该是一项多学科工作,包括戒烟,应在适当的条件下严格地实施。

(史丽霞 译　孙昕 审校)

参考文献

1. The Alpha-Tocopherol, Beta-Carotene Cancer Prevention Study Group. The effect of vitamin E and β – carotene on the incidence of lung cancer and other cancers in male smokers. *N Engl J Med.* 1994;330;1029 – 1035.
   在一项随机、双盲、安慰剂对照研究中,β – 胡萝卜素添加组肺癌发生率增加 18% 。
2. Auerbach O, Stout AP, Hammond EC, et al. Changes in bronchial epithelium in relation to lung cancer. *N Engl J Med.* 1961;265;253 – 267.
   通过流行病学数据证明吸烟与肺癌发生的相关性的重要病理学研究。
3. Bach PB, Mirkin JN, Oliver TK, et al. Benefits and harms of CT screening for lung cancer: a systematic review. *JAMA.* 2012;307;2418 – 2429.
   谈论低剂量 CT 筛查的优势以及潜在的危害和普遍性。
4. Cohen MH. Natural history of lung cancer. *Clin Chest Med.* 1982;3;229 – 241.
   描述肺癌特性的全面的高水平综述。
5. Cone JE. Occupational lung cancer. *Occup Med.* 1987;2;273 – 295.
   关于职业肺癌的高水平综述。
6. de Groot P, Munden RF. Lung cancer epidemiology, risk factors, and prevention. *Radiol Clin North Am.* 2012;50;863 – 876.
   关于肺癌流行病学的高水平综述。
7. Hammond EC, Horn D. Smoking and death rates: report on 44 months follow-up of 187,783 men. *JAMA.* 1958;166;1294 – 1308.
   关于吸烟增加肺癌及其他心血管癌症死亡率的经典的流行病学文献。
8. Hennekens CH, Buring JE, Manson JE, et al. Lack of effect of long-term supplementation with beta carotene on the incidence of malignant neoplasms and cardiovascular disease. *N Engl J Med.* 1996;334;1145 – 1149.
   一项随机、双盲、安慰剂对照研究,证明肺癌患者添加 β – 胡萝卜素对发病率和死亡率无影响。

9. Knekt P, Jarvinen R, Seppanen R, et al. Dietary antioxidants and the risk of lung cancer. *Am J Epidemiol*. 1991;134:471-479.

随访 20 年的大规模男性人群调查,讨论类维生素 A、类胡萝卜素、维生素 E、维生素 C 以及硒摄入与肺癌发生风险之间的关系。

10. Midthun DE. Screening for lung cancer. *Clin Chest Med*. 2011;32:659-668.

关于肺癌筛查的全面的综述。

11. National Lung Screening Trial Research Team. Reduced lung-cancer mortality with low-dose computed tomographic screening. *N Engl J Med*. 2011;365:395-409.

高危人群每年低剂量 CT 筛查可使肺癌死亡率降低 20%。

12. Omenn GS, Goodman GE, Thornquist MD, et al. Effects of a combination of beta carotene and vitamin A on lung cancer and cardiovascular disease. *N Engl J Med*. 1996;334:1150-1155.

随机、双盲、安慰剂对照试验,证实 β - 胡萝卜素组肺癌发生风险增加 28%,研究不得不提前 21 个月结束。

13. *Smoking and Health: A Report of the Surgeon General*. Washington, DC: US Department of Health, Education, and Welfare; 1979. Publication no [PHS] 79-50066.

回顾了一篇 1964 年的有关吸烟与癌症发生相关性的文献。

14. *The Health Consequences of Smoking: Cancer*. A Report of the Surgeon General. Rockville, MD: US Department of Health and Human Services; 1982. Publication no DHHS [PHS] 82-50179.

美国联邦政府监督机构发布的最为全面的综述。

15. Siegel R, Naishadham D, Jemal A. Cancer statistics, 2012. *CA Cancer J Clin*. 2012;62:10-29.

最新的癌症统计数据,包括发病率和死亡率。

16. Travis WD. Pathology of lung cancer. *Clin Chest Med*. 2011;32:669-692.

关于癌症的病理学分类高水平综述,包括最新的腺癌分类方法。

17. Travis WD, Brambilla E, Noguchi M, et al. International Association for the Study of Lung Cancer/American Thoracic Society/European Respiratory Society international multidisciplinary classification of lung adenocarcinoma. *J Thorac Oncol*. 2011;6:244-285.

介绍了最新的腺癌分类方法。同时提议依据小活检样本和细胞学样本进行分类的系统。

第103章 肺癌：治疗

Mark M. Fuster

　　虽然肺癌的总体生存率仍然很低（5 年生存率为 16%～18%），但过去10～15 年的临床和基础研究发现联合辅助治疗及靶向疗法可以显著改善患者预后。治疗方案的选择需结合组织学（小细胞癌和非小细胞癌）、疾病分期以及允许个体化治疗的分子学特征。同时也需考虑患者的一般状态和肺功能。多学科团队（肺科、内科和放射肿瘤学、胸外科、放射学、病理学、姑息治疗以及专业护理）参与制订综合治疗方案有助于提供先进的治疗。NSCLC 在诊断时最需要解决的关键问题在于患者是否处于早期，是否有切除治愈的可能，还是已处于晚期。SCLC 的治疗方案取决于解剖学上是局限性还是广泛性，放疗和化疗联合是否可以作为基础治疗方案。以下章节将主要介绍非小细胞肺癌的治疗方案。

Ⅰ 期及 Ⅱ 期 NSCLC：手术、切除和辅助治疗

　　对有治愈可能的 Ⅰ 期或 Ⅱ 期 NSCLC 应首先考虑手术切除治疗。患者必须能够耐受手术。术前需要常规评估心血管、肺功能和动脉血气。一般来说，预测 FEV_1 或 D_{LCO} 术后小于 40%，意味着围术期并发症或组织/大叶性切除术后死亡风险较高。尤其当影像学表现为弥漫性实质性肺疾病或劳累的呼吸困难时，D_{LCO} 的指导意义尤为重要。当肺功能结果为临界值时，则需评估心肺运动试验[最大摄氧量 <15mL/（kg·min）提示围术期风险增加]和（或）肺定量通气灌注扫描，最大程度地判断是否可行手术治疗。对于 FEV_1 处于临界值的患者，如果肺扫描显示肿瘤受累肺叶几乎没有影响通气（或灌注）功能，则倾向于手术治疗。总之，应该通过综合评价各种生理测试指标，个性化的做出决策。

　　如果患者可以耐受手术，接下来则需要通过分期评估手术切除的可能。Ⅰ 期和 Ⅱ 期患者可进行手术切除。手术切除后辅助化疗对 Ⅰ A 期患者预后无明显影响，但可明显改善 Ⅱ 期患者预后。最后，如果患者肺功能受损无法

手术时,通常可尝试放射治疗,很少采用次叶段切除(ⅠA 期)。ⅠA 期患者的放射治疗已经发招为包括高剂量、低分次照射[例如,固定立体定向放射治疗(SBRT)],显著改善了局部控制率和治愈率。关于使用 SBRT 治疗疾病早期阶段的预后正在研究中;但是疾病早期常规放疗的治愈率显著低于外科手术切除。明确治疗后,影像学随访(如胸部 CT)应每年进行两次,连续两年,此后可每年一次。

较高分期 NSCLC:化疗、放疗和综合治疗

ⅢA 期 NSCLC 具有明显的异质性。多数患者(如体积较大的 N2/纵隔病变)不宜手术切除,而化疗和放疗结合治疗最有效。标准化疗方案以铂为基础,包含其他两种药物。一些ⅢA 期患者(如 T3N1 肺沟瘤)可能受益于"新辅助"疗法,即诱导化疗/放疗反应好的患者再行手术治疗,5 年生存率可达 30%。但是新辅助疗法仍处于研究阶段,对一些患者来说,这种方法的副反应可能很大,因此此疗法通常应保留在方案内容里。偶尔,临床Ⅰ期或Ⅱ期的患者经肺叶性切除后病理检查为ⅢA 期;对于这些患者,辅助化疗可改善预后。辅助放疗适用于切除时发现为晚期(Ⅲ期)的患者(或任何分期阶段切除后出现阳性手术边缘时),最大益处是减少局部区域的复发。对于ⅢB 或Ⅳ期患者,化疗可作为身体状态良好患者的主要治疗方法。尽管副反应限制其使用,但化疗和放疗同时进行仍适用于Ⅲ期患者的积极治疗。序贯使用是常见的治疗形式。身体状态良好的Ⅳ期 NSCLC 患者,除非放疗可缓解病情,否则治疗仅限于化疗。Ⅳ期患者大部分是不可治愈的,病理类型为Ⅳ期患者总体 5 年生存率仅为 10%~15%;然而身体状态良好的患者 2 年生存率可达 30%~40%。这些患者对新的靶向治疗反应好的其生存期可进一步改善。然而应该认识到其治疗作用的有限性,并及早采取适当的姑息治疗来改善生活质量。

NSCLC 靶向治疗:针对性治疗和个体化治疗

过去的 10 年中已经发现生长受体为肿瘤细胞生长和转移的重要参与者。其中一些已经在具有独特组织学的特定人群中浮现了。迄今为止,最具特征的靶位是表皮生长因子受体(EGFR)。已在不吸烟的女性肺腺癌患者中发现激酶结构域的突变(亚裔个体的概率更高)。存在 EGFR 特定基因

突变(如δ–LRE、L858R、G719X)的肿瘤对于埃罗替尼等小分子酪氨酸激酶抑制剂治疗反应好,因此可作为该类患者的主要(靶向)治疗药物。在任何不吸烟或曾经吸烟的肺腺癌患者中应怀疑可能存在这些基因突变,应通过针吸活检或组织学标本进行突变基因的病理学检测。埃罗替尼对一线或二线化疗药物治疗无效的晚期肺癌患者有益。然而目前已经发现了针对该药的原发和获得性耐药基因突变,这可能限制治疗的疗程。另一个最近发现的治疗靶点是基因融合(EML4–ALK),其能激活间变性淋巴瘤激酶(ALK),该酶具有高致癌作用,存在于3%~6%的NSCLS患者中。在不吸烟、年轻的腺癌患者也有较高频率的表达。因此,ALK抑制剂靶向治疗可能是该类患者治疗的新希望。值得注意的是,KRAS突变提示对EGFR或ALK抑制剂缺乏反应,并可识别不太可能从EGFR(也可能ALK)激酶抑制剂中获益的患者。

小细胞肺癌

　　小细胞肺癌未经治疗时具有侵袭性,高度转移性及迅速致命性。局限性疾病(LD–SCLC)指限制在一侧胸腔,或"包含"在一个辐射口,其中位生存期为18~24个月,应与广泛或转移性疾病(ED–SCLC)相鉴别。LD–SCLC经联合化疗和放疗治疗,5年的生存率可达20%~25%。而ED–SCLC患者经治疗后的中位生存期仅为8~10个月。ED–SCLC通常采取化疗,如有需要,也可针对有症状的部位进行姑息性放疗。手术切除在SCLC的治疗中不起主要作用;但是开胸手术极少切除以孤立肺结节出现的早期病变,这种情况下,通常建议辅助化疗。疾病缓解期的患者应预防性行头部照射(PCI),可显著降低中枢神经系统的转移,同时能够提高患者生存期,即使对化疗有反应的ED–SCLC患者也是如此。而PCI晚期中枢神经系统毒性的风险则与2.5Gy的辐射分数有关(或总辐射剂量>30Gy)。

姑息治疗

　　对于疾病晚期、复发或无法切除的患者,可采用多种减轻症状的姑息治疗方法。放疗可减轻气道受压、咳嗽、阻塞性肺炎或肺不张、咯血、疼痛(如骨转移)、脑转移或上腔静脉阻塞等局部肿瘤相关症状。支气管内支架可用于缓解中央气道阻塞(如外压性主气道受压);通过硬支气管镜的激光治疗

(如外生型增长进入气道、咯血)或支气管内放疗(短程放疗)可用于缓解支气管内疾病。用于减轻中央气道疾病的其他治疗方法包括电烙术、球囊扩张术、冷冻疗法以及光动力学疗法。姑息治疗的目标是缓解症状,提高患者生活质量。对于转移性 NSCLC 患者,早期姑息治疗与标准肿瘤护理相结合可改善患者生活质量,延长生存期。

(史丽霞 译 孙昕 审校)

参考文献

1. Alberts WM. Follow up and surveillance of the patient with lung cancer: what do you do after surgery? *Respirology*. 2007;12:16 – 21.
   明确肺癌治疗后最佳影像监测时间。间隔 6 个月持续 2 年 CT 扫描的使用值得推荐,其后每年 1 次。

2. Arriagada R, Bergman B, Dunant A, et al. Cisplatin-based adjuvant chemotherapy in patients with completely resected non-small-cell lung cancer. *N Engl J Med*. 2004; 350:351 – 360.
   阐述 II 期和 III 期为主的术前非小细胞肺癌患者辅助化疗重要性的重要试验之一。

3. Belderbos J, Sonke JJ. State-of-the-art lung cancer radiation therapy. *Expert Rev Anticancer Ther*. 2009;9:1353 – 1363.
   回顾肺癌患者基本放疗原则,并讨论其疗效。

4. Cheng H, Xu X, Costa DB, et al. Molecular testing in lung cancer: the time is now. *Curr Oncol Rep*. 2010;12:335 – 348.
   系统评价:用于肺癌个性化治疗的新分子标记物,包括表皮生长因子受体(EGFR)和 EMl4 – ALK 基因突变和小分子抑制剂。

5. Colice GL, Shafazand S, Griffin JP, et al. Physiologic evaluation of the patient with lung cancer being considered for resectional surgery: ACCP evidenced-based clinical practice guidelines (2nd edition). *Chest*. 2007;132:161S – 177S.
   肺癌切除术前评估期间重要的检查:肺功能测试、肺灌注测试以及锻炼。

6. Detterbeck FC, Boffa DJ, Tanoue LT. The new lung cancer staging system. *Chest*. 2009;136:260 – 271.
   最新肺癌分期系统(IASLC 第 7 版),总结当前分期定义,包括 T、N、M,将其数据图表融入当前分期以及预后。这些数据是治疗方案的基本依据。

7. Herbst RS, Heymach JV, Lippman SM. Lung cancer. *N Engl J Med*. 2008;359:

1367 – 1380.

系统评价:肺癌分子起源及在非小细胞肺癌基础治疗中组织学的重要性。

8. Jemal A, Siegel R, Xu J, et al. Cancer statistics, 2010. *CA Cancer J Clin.* 2010;60: 277 – 300.

肺癌的人群和数据统计列表。

9. Kvale PA, Selecky PA, Prakash UB. Palliative care in lung cancer: ACCP evidence-based clinical practice guidelines (2nd edition). *Chest.* 2007;132:368S – 403S.

讨论晚期肺癌患者的多种姑息治疗方法,包括具体疼痛控制、减轻气道侵入及其他多个姑息治疗问题。

10. Nath SK, Sandhu AP, Kim D, et al. Locoregional and distant failure following image-guided stereotactic body radiation for early-stage primary lung cancer. *Radiother Oncol.* 2011;99:12 – 17.

对早期非手术肺癌患者使用 SBRT 方法照射获得局部控制率的机构试验。

11. Onishi H, Araki T, Shirato H, et al. Stereotactic hypofractionated high-dose irradia-tion for stage I non-small-cell lung carcinoma: clinical outcomes in 245 subjects in a Japanese multi-institutional study. *Cancer.* 2004;101:1623 – 1631.

在日本,采用 SBRT 作为新放疗分级的一项早期研究。

12. Reungwetwattana T, Eadens MJ, Molina JR. Chemotherapy for non-small-cell lung carcinoma: from a blanket approach to individual therapy. *Semin Respir Crit Care Med.* 2011;32:78 – 93.

综合评价:化疗方案和靶向治疗适用于术前辅助治疗及无法手术切除的肺癌患者。

13. Rusch VW, Giroux DJ, Kraut MJ, et al. Induction chemoradiation and surgical re-section for superior sulcus non-small-cell lung carcinomas: long-term results of South-west Oncology Group Trial 9416 (Intergroup Trial 0160). *J Clin Oncol.* 2007;25: 313 – 318.

阐述新辅助方法对晚期非小细胞肺癌患者中上沟肿瘤有效。

14. Scagliotti GV, Parikh P, von Pawel J, et al. Phase III study comparing cisplatin plus gemcitabine with cisplatin plus pemetrexed in chemotherapy-naive patients with ad-vanced-stage non-small-cell lung cancer. *J Clin Oncol.* 2008;26:3543 – 3551

试验显示对腺癌有特性反应的方案是以培美曲塞为基础的铂治疗方案,并且组织学上可明显的区分(即鳞状细胞癌)其他对铂联合治疗方案反应更好的组织类型。组织学上涉及多个原因。

15. Scott WJ, Howington J, Feigenberg S, et al. Treatment of non-small cell lung cancer

stage I and stage Ⅱ： ACCP evidence-based clinical practice guidelines（2nd edition）. *Chest*. 2007；132：234S－242S.

ACCP 指南：早期肺癌的管理。

16. Sher T, Dy GK, Adjei AA. Small-cell lung cancer. *Mayo Clin Proc*. 2008；83：355－367.

小细胞肺癌所有方面的系统评价，包括局限性到广泛性的分期结果、治疗和预防性头颅照射。

17. Simon GR, Turrisi A. Management of small-cell lung cancer：ACCP evidence-based clinical practice guidelines（2nd edition）. *Chest*. 2007；132：324S－339S.

ACCP 指南：小细胞肺癌的管理——全面推荐及证据评分。

18. Socinski MA, Crowell R, Hensing TE, et al. Treatment of non-small cell lung cancer, stage Ⅳ： ACCP evidence-based clinical practice guidelines （2nd edition）. *Chest*. 2007；132：277S－289S.

晚期肺癌治疗方案的系统评价。

19. Vergnon JM, Huber RM, Moghissi K. Place of cryotherapy, brachytherapy and photodynamic therapy in therapeutic bronchoscopy of lung cancers. *Eur Respir J*. 2006；28：200－218.

系统评价：用于治疗肺癌呼吸道侵入的多种方法以及相关的技术难题和并发症。

20. Winton T, Livingston R, Johnson D, et al. Vinorelbine plus cisplatin vs. observation in resected non-small-cell lung cancer. *N Engl J Med*. 2005；352：2589－2597.

证实Ⅱ期肺癌患者术前接受辅助化疗 5 年生存率显著（达到 15%）提高的经典文献。故该文为Ⅱ期和Ⅲ期肺癌患者术前接受辅助治疗提供文献支持。

第104章 肺癌的肺内、肺外表现

Shari A. Brazinsky

　　支气管癌的肺外表现可分为三类,分别是原位扩散、转移以及与癌症扩散无关的症状(即副肿瘤综合征)。

原位扩散症状

　　局部扩散症状引起肺外表现通常是由侵犯第八颈椎和第一胸神经的上肺沟瘤引起的。患者常主诉肩疼,且疼痛沿手臂尺侧分布。如果肿瘤进一步侵犯脊椎旁的交感神经链,则会引起霍纳综合征。如果压迫喉返神经,则会引起声音嘶哑。上腔静脉综合征则是由于肿瘤压迫血管引起的。如果肿瘤侵犯到纵隔,则会引起心脏和食管的其他的肺外表现。

转移症状

　　尽管肺癌晚期患者多伴肿瘤转移(约96%),但一般不表现出临床症状。转移部位可涉及所有的器官或组织,但以淋巴结(70%)、肝脏(49%)、脑部(30%)、肾上腺(25%)、骨(30%)及肾脏(18%)最为常见。淋巴结、肾上腺和肾脏转移一般不表现临床症状。骨转移则可引起局部疼痛,如果累及椎体甚至还会出现脊髓压迫症状。脊髓受压属于临床急症,因此一旦出现神经系统症状,应考虑是否存在脊髓受压情况。肝脏转移通常也无症状,少数患者可表现为腹部不适。脑转移的症状则类似于脑血管疾病或原发性颅内肿瘤。

副癌综合征

　　副癌综合征可以表现为:①全身;②血液系统;③骨骼;④神经肌肉;⑤皮肤;⑥血管炎;⑦内分泌系统。最常见的全身症状是消瘦、厌食及疲劳。仅仅肿瘤大小并不能解释这些症状的存在及严重程度,原因尚不清楚。恶病质是影响肺癌预后的重要因素。最近的研究表明,肿瘤坏死因子 α、白介素(IL)6、IL-1β 等细胞因子参与恶病质以及肌肉和脂肪组织的消耗过程。已发现一种合成孕激素醋酸甲地孕酮,可改善多种类型肺癌患者的身体状况,并可增加体重。

正常红细胞正色素性贫血在支气管肺癌患者中的发病率 <10%,且与骨髓浸润或治疗无关。许多凝血障碍与肺癌有关,包括迁移性血栓静脉炎(Trousseau 综合征),弥散性血管内凝血、慢性出血、非细菌性血栓性心内膜炎以及动脉栓塞。Trousseau 综合征多发生在上肢或腔静脉等不常见的部位,且抗凝治疗无效。非小细胞癌也与肿瘤相关性白细胞增多有关,这是由细胞因子介导并且预后不良。

4%~12% 的肺癌患者还会发生肥大性肺性骨关节病,最常见于表皮样癌,小细胞癌少见(5%)。表现为长骨骨膜新生骨形成、伴杵状指和对称性关节炎。血管舒缩失调往往表现为手脚间断性变白、肿胀和发汗。足踝、手腕和长骨疼痛变软。虽然存在新骨生长,但该综合征似乎并不是由异位人类生长激素引起的,而可能由自主神经反射介导。其通常在肿瘤切除、迷走神经切断术和未切除肿瘤的开胸术后都可复发。虽然该综合征并不影响患者预后,但肿瘤复发会频繁伴有复发性肺性骨关节病。肥大性骨病或副肿瘤分泌的循环体液因子均可能导致单侧面部疼痛和丛集性头痛。放射治疗、迷走神经切断或非甾体抗炎药及双膦酸盐类药物治疗可缓解疼痛。

越来越多的神经肌肉综合征与支气管肺癌相关,最常见的是小细胞癌。这些综合征可以在肿瘤临床表现的数月至数年前出现。其中最危险的情况是脑性脑病和皮质小脑变性,两者均可突然发生。周围神经病变,通常为感觉运动障碍,常表现为下肢疼痛和感觉异常,发生率高达 15%。其次是渐进的神经性关节病。Lambert-Eaton 肌无力综合征(LEMS)在小细胞癌中发生率为 6%,不同于重症肌无力患者,其发病机制主要是重复刺激引起的肌肉动作电位增加,使用抗胆碱酯酶药物无效。研究表明 LEMS 相关抗体可能带来生存优势,小细胞癌患者中位生存期延长 >10 个月,因此 LEMS 相关 SOX1 抗体可以预测小细胞肺癌。与肌肉萎缩有关的对称性近端神经肌病也很常见。有报道非小细胞肿瘤可出现副肿瘤性坏死性肌病。副肿瘤性脑脊髓炎常与小细胞癌有关,其特点是炎性浸润和神经元损失。快速进展性双目失明,又称癌症相关视网膜病变,在小细胞癌患者中发现。小细胞癌还可发生成年性眼阵挛－肌阵挛综合征,其没有特异的免疫活性,且预后较特发性病变更差。如果肿瘤能够得到有效治疗,神经症状也可能明显恢复。

这些神经肌肉副肿瘤综合征的病因通常是未知的,但已经有证据发现这些综合征中的一部分是自身免疫基础。在这些病变中,已发现抗体与肿瘤和正常组织抗原有交叉反应。在 LEMS 中,抗体与神经肌肉接头处突触前的电压门控钙通道存在交叉反应。在癌症相关的视网膜病变中,肿瘤抗体与视网膜神经节细胞的一个子集(感光细胞恢复蛋白)存在交叉反应。有报道证实泼尼松治疗可减少抗体滴度,稳定视野。小细胞癌患者中出现的特殊症状,包括副肿瘤脑脊髓炎、小脑变性、LEMS 以及分泌性神经元病等,都与血清或脑脊液的特定抗体有关,这些症状被定义为抗－Hu 综合征(第一个发现该抗体患者的名字)。存在高浓度 Hu 抗体患者较不存在该抗体患者的小脑变性更为严重。在某些副肿瘤性小脑变性患者中还发现了抗浦肯野细胞抗体。但是该抗体在肺癌患者中极少存在,且与其他类型的癌症相关综合征相比,临床症状轻微且发展缓慢。使用抗－Hu 抗体也观察到了以下运动神经元病变为表现的副肿瘤综合征。在恶性肿瘤的早期诊断过程中,18% 的患者存在副肿瘤神经元自身抗体与 PET－CT 介导的癌症检查相关。

一些研究发现在副肿瘤综合征患者中存在多种抗体,提示这些自身抗体与其他副肿瘤综合征有关。例如,胃肠运动功能障碍与小细胞癌(具有多种副肿瘤自身抗体)有关,并可先于肿瘤数月至数年前发现。这种功能障碍包括胃排空延迟、食管蠕动障碍和自主神经反射异常。

皮肤症状包括皮肌炎、由促黑激素的异位产生引起的色素沉着以及黑棘皮症。除此以外还包括一种角化性色素沉着性皮肤病,伴有小的乳头瘤状病变,使皮肤出现天鹅绒一样的质地。这种病变常对称出现且在皮肤褶皱部位明显。如果在 > 40 岁的人群出现这种皮肤改变,多数提示与癌症(90% 为腹腔内, 5% 为肺)相关。皮肌炎与功能未知的核自身抗体有关。其他罕见的表现还包括小细胞癌有关的回状红斑(增厚的带状荨麻疹样斑块,表现为"多枝松树样"外观)、鳞状细胞癌出现的全身多毛症以及小细胞癌出现的快速进展性足趾坏死。最近有研究报道,良性皮肤肉芽肿、间质性肉芽肿性皮炎、牛肚掌以及亚急性皮肤红斑狼疮均可能是肺癌的一过性症状,并且可以通过恶性肿瘤的成功治疗得以消退。

非小细胞癌还与皮肤血管炎和风湿性紫癜有关。同时也有报道播散性血管炎与肺小细胞癌有关。非系统性亚急性血管炎性神经病变又称副肿瘤血管炎性神经病变,也与肺小细胞癌有关。各种神经病变,包括从单神经多通路病变及对称性多神经病变,均与红细胞沉降率升高和脑脊液蛋白计数升高有关。化疗和免疫治疗对血管炎有效。

多种内分泌和代谢综合征也与支气管肺癌相关,主要是但不限于小细胞癌。从理论上讲,胚胎来源于具有胺前体摄取以及脱羧能力的神经嵴细胞,在恶变去抑制过程中可分泌一种或多种肽类激素。虽然亚临床状态的激素分泌更常见,但约有10%的肺癌患者表现出明显的临床综合征。这些分泌的激素主要为各种肽类,包括促肾上腺皮质激素(ACTH)、促黑激素、甲状旁腺激素、抗利尿激素(ADH)、人类绒毛膜促性腺激素、泌乳素、血清素、胰岛素、胰高糖素、促肾上腺皮质激素的释放因子以及降血钙素等。其中异位 ACTH、甲状旁腺素和抗利尿激素最为常见。

尽管支气管癌很少合并库欣综合征,但 ACTH 仍可能是最常见的异位激素(约占50%的小细胞癌患者)。肿瘤所分泌的 ACTH 包括一小部分有活性、具有免疫活性,但生理功能较弱的"大分子 ACTH",它可能是一种前体分子。这种大分子 ACTH 可以作为肺癌评估的标志物,因为 >80% 的肺癌患者中都会出现。但是并不具有特异性,因为其在许多慢性阻塞性肺疾病患者中也可出现。一旦肿瘤 ACTH 分泌引起库欣综合征,则提示预后不良。酮康唑是一种肾上腺类固醇合成抑制剂,其对细胞色素酶 p-450 系统具有抑制作用,有报道能显著降低小细胞癌导致的库欣综合征患者的血清皮质醇水平。

至少12%的肺癌患者存在血钙过高,尤以表皮样癌为主。虽然小细胞癌常伴发骨转移,但很少引起高钙血症。异位甲状旁腺激素的产生是引起血钙升高的原因之一,并可通过治疗缓解。有些病例可能是肿瘤分泌的前列腺素 E 引起的,这种高钙血症可被阿司匹林或吲哚美辛抑制。其他原因还包括肿瘤细胞分泌的多肽,这种多肽与甲状旁腺激素具有显著的结构同源性,但没有免疫学上的交叉反应。

异位 ADH 分泌可导致不适当抗利尿激素分泌综合征(SIADH)。11%的小细胞癌患者存在这一综合征,尽管低钠血症很严重,但仅有25%肿瘤诱导的 SIADH 患者出现临床症状。它通常在初始化疗 3 周内消退。回顾性研究显示,低钠血症与肺小细胞肺癌预后不良相关,因为经两个化疗周期后血钠水平仍然不能正常化。偶尔,严重的 SIADH 还可能在初始化疗后的前 5 天内发生,因此在这段时间应密切监测。初步研究采用^{131}I 标记的抗血管升压素相关神经生长因子的抗体,使用放射成像定位肿瘤。

肺癌相关性低钠血症的其他原因并不常见。已有报道指出肾小管功能障碍与糖尿和氨基酸尿有关,因此,支气管肺泡细胞癌导致的大量支气管黏液分泌产生钠的消耗。此外,某些伴低钠血症的肺癌患者虽然 ADH 水平正常,而心房利钠因子的信使 RNA 水平明显升高,可能是钠平衡紊乱的机制之一。

促性腺激素的分泌主要发生在大细胞癌,并可造成男性乳房发育,这可表现为单侧发病。应通过 hCG 水平评估男性乳房发育症。间变性肿瘤产生的催乳素还可引起女性泌乳。极少数表皮样囊肿癌还与血管活性肠肽的产生有关,并可导致水样腹泻、低钠及胃酸缺乏等症状。另外还发现支气管肺癌可分泌小的、具有生物活性的胺或肽,包括 5 - 羟色胺、组胺以及类似于过敏性嗜酸性粒细胞趋化因子的物质。

目前对这些激素的了解还很缺乏,未来这些激素可能成为疾病诊断和治疗的标志物,并且他们的产生机制可以对肿瘤的行为提供解释。

一项为期 40 年的回顾性研究发现,13% 可切除的非小细胞肺癌患者存在副肿瘤综合征。因此,作者认为最新出现的无法解释的关节炎和关节痛应视为早期肺癌的线索。PET 有助于副癌综合征患者的癌症定位(特别是小细胞癌)。应提高对各种新的副癌综合征的认知,其中很多由免疫介导,但使用糖皮质激素、免疫球蛋白及血浆置换治疗仍然失败。一项采用蛋白 A 免疫吸附法治疗神经系统症状副肿瘤综合征的研究已经取得了初步成功,但还需进一步验证。

(史丽霞 译 孙昕 审校)

参考文献

1. Amital H, Applbaum YH, Vasiliev L, et al. Hypertrophic pulmonary osteoarthropathy: control of pain and symptoms with pamidronate. *Clin Rheumatol*. 2004; 23 (4):

330 - 332.

一项采用单一剂量帕米磷酸钠缓解疼痛的个例报道。

2. Antoine JC, Absi L, Honnorat J, et al. Antiamphiphysin antibodies are associated with various paraneoplastic neurological syndromes and tumors. *Arch Neurol*. 1999;56;172.

非单一肿瘤或单一神经综合征特异性的抗体可能是由多模式自身抗体产生的。

3. Bataller L, Graus F, Sarz A, et al. Clinical outcome in adult onset idiopathic or paraneoplastic opsoclonus-myoclonus. *Brain*. 2001;124(pt 2);437.

比较具有这种罕见的特发性的副肿瘤综合征患者的预后。

4. Batchelor TT, Platten M, Hochberg FH. Immunoadsorption therapy for paraneoplastic syndromes. *J Neurooncol*. 1998;40;131.

报道 13 例采用蛋白 A 免疫沉淀疗法治疗的患者,预后较好(75% 完全有效或部分有效)。

5. Beck C, Burger HG. Evidence for the presence of immunoreactive growth hormone in cancers of the lung and stomach. *Cancer*. 1972;30;75.

18 例肺癌患者中,7 例分泌生长激素,但均无临床症状。

6. Campanella N, Moraca A, Pergolini M, et al. Paraneoplastic syndromes in 68 cases of resectable non-small cell carcinoma: can they help in early detection? *Med Oncol*. 1999;16;129.

回顾既往文献,指出新近出现的不能解释的关节炎或关节痛应作为肺癌早期筛查指标。

7. Chester KA, Lang B, Gill J, et al. Lambert-Eaton syndrome antibodies: reaction with membranes from a small cell lung cancer xenograft. *J Neuroimmunol*. 1988;18;97.

回顾性分析,表明 LEMS 患者中存在 IgG 介导的神经肌肉接头部位突触前电压门控钙离子通道减少。

8. Crotty E, Patz EF Jr. FDG-PET imaging in patients with paraneoplastic syndromes and suspected small cell lung cancer. *J Thorac Imaging*. 2001;16;89 - 93.

介绍有助于疑诊的副肿瘤综合征患者肿瘤定位的影像学新技术。

9. Dimopoulos MA, Fernandez JF, Samaan NA, et al. Paraneoplastic Cushing's syndrome as an adverse prognostic factor in patients who die early with small cell lung cancer. *Cancer*. 1992;69;66.

在患库欣综合征的患者中,82% 在初次化疗 14 天内死亡,而对照组这一比例仅为 25%。且库欣综合征患者中位生存期减少 50%,45% 死于机会性感染。初始化疗前通过生化治疗方式控制库欣综合征可能能够改善这种不良预后。

10. Gewirtz G, Yalow RS. Ectopic ACTH production in carcinoma of the lung. *J Clin Invest*. 1974;53:1022.

“大分子”ACTH 在多种肺癌类型的原位肿瘤和转移部位被发现。

11. Grunwald GB, Kornguth SE, Towfighi J, et al. Autoimmune basis for visual paraneoplastic syndrome in patients with small cell lung carcinoma. *Cancer*. 1987;60:780.

描述了视觉副肿瘤综合症以及在这一综合征中与视网膜神经节细胞亚型存在交叉反应的肿瘤抗体。

12. Hansen O, Sorensen P, Hansen KH. The occurrence of hyponatremia in SCLC and the influence on prognosis: a retrospective study of 453 patients treated in a single institution in a 10-year period. *Lung Cancer*. 2010;68(1):111 – 114.

SCLC 患者存在低钠血症提示预后不良,尤其是经两轮化疗仍无法恢复的低钠血症患者。

13. Heckmayr M, Gatzemeier U. Treatment of cancer weight loss in patients with advanced lung cancer. *Oncology*. 1992;49(suppl 2):32.

醋酸甲地孕酮对恢复肺癌恶病质患者体重和精神状态有效。

14. Hoffman DM, Brigham B. The use of ketoconazole in ectopic adrenocorticotropic hormone syndrome. *Cancer*. 1991;67:1447.

酮康唑可显著降低血清皮质激素水平。

15. Holling H, Brody R, Boland H. Pulmonary hypertrophic osteoarthropathy. *Lancet*. 1961;2:1269.

介绍该副肿瘤综合征临床特点的较久远的,高水平的文献回顾。

16. Kasuga I, Makino S, Kiyokawa H, et al. Tumor-related leukocytosis is linked with poor prognosis in patients with lung carcinoma. *Cancer*. 2001;92:2399.

介绍了一种由造血因子介导的、大细胞癌相关的副肿瘤综合征。

17. Keltner JL, Thirkill CE, Tyler CE, et al. Management and monitoring of cancer-associated retinopathy. *Arch Ophthalmol*. 1992;110:48.

讨论了泼尼松在癌症相关视网膜病中可以发挥稳定视野的效果,包括一例通过追踪抗体滴度决定激素治疗方案的个案。

18. Lee HR, Lennon VA, Camilleri M, et al. Paraneoplastic gastrointestinal motor dysfunction: clinical and laboratory characteristics. *Am J Gastroenterol*. 2001;96:373 – 379.

胃肠道症状可先于小细胞癌存在,并且与抗 – Hu 抗体及其他副肿瘤抗体有关。

19. Levin KH. Paraneoplastic neuromuscular syndromes. *Neurol Clin*. 1997;15:597.

一篇有关神经肌肉综合征的高质量综述。

20. Levin MI, Mozaffar T, Al-Lozi MT, et al. Paraneoplastic necrotizing myopathy: clinical and pathological features. *Neurology*. 1998;50:764.

描述了一种与非小细胞肺癌相关的快速进展的、对称的近端肌无力症状。

21. List AF, Hainsworth JD, Davis BW, et al. The syndrome of inappropriate secretion of antidiuretic hormone (SIADH) in small cell lung cancer. *J Clin Oncol*. 1986; 4:1191.

介绍肺癌中这一综合征临床表现的较为全面的综述。

22. Maddion P, Lang B. Paraneoplastic neurological autoimmunity and survival in small-cell lung cancer. *J Neuroimmunol*. 2008;201:159 – 162.

抗 LEMS 抗体阳性患者中位生存期由 8.9 个月提高为 19.6 个月。

23. Marchioli CC, Graziano SL. Paraneoplastic syndromes associated with small cell lung cancer. *Chest Surg Clin N Am*. 1997;7:65.

一篇高水平综述。

24. Mason WP, Graus F, Lang B, et al. Small-cell lung cancer, paraneoplastic cerebellar degeneration and the Eaton-Lambert myasthenic syndrome. *Brain*. 1997; 120:1279.

关于抗 – Hu 抗体和神经肌肉综合征的更为详细的介绍。

25. Matsubara S, Yamaji Y, Fujita T, et al. Cancer-associated retinopathy syndrome: a case of small cell lung cancer expressing recoverin immunoreactivity. *Lung Cancer*. 1996;14:265.

视觉恢复蛋白免疫反应性的存在提示癌症相关视网膜病变中的视野缺失是由免疫交叉反应造成的。

26. McKeon A, Apiwattanakul M, Lachance DH, et al. Positron emission tomography-computed tomography in paraneoplastic neurologic disorders: systematic analysis and review. *Arch Neurol*. 2010;67(3):322 – 329.

评价了一种有助于临床罕见的副癌综合征早期诊断的新技术,进而可以预测恶性肿瘤的存在。

27. Merrill WW, Bondy PK. Production of biochemical marker substances by bronchogenic carcinomas. *Clin Chest Med*. 1982;3:307.

一篇高水平的综述。

28. Miller FW. Myositis-specific autoantibodies. *JAMA*. 1993;270:1846.

根据自身抗体将皮肌炎分为具有临床和预后意义的组。

29. Mortin D, Itabashi H, Grimes D. Nonmetastatic neurologic complications of broncho-genic carcinoma: the carcinomatous myopathies. *J Thorac Cardiovasc Surg.* 1966;51: 14.

约 1/3 具有这一综合征的患者胸片正常。尤以小细胞癌为主(2.5:1)。

30. Moses AM, Scheinman SJ. Ectopic secretion of neurohypophyseal peptides in patients with malignancy. *Endocrinol Metab Clin North Am.* 1991;20:489.

关于 SIADH 的高水平综述,包括其发病机制及治疗方法。

31. Oh SJ. Paraneoplastic vasculitis of the peripheral nervous system. *Neurol Clin.* 1997; 15:849.

讨论与小细胞肺癌相关的神经病的潜在治疗方法。

32. Patel AM, Davila DG, Peters SG. Paraneoplastic syndromes associated with lung cancer. *Mayo Clin Proc.* 1993;68:278.

一篇包括机制、诊断及治疗的高水平综述。

33. Richardson GE, Johnson BE. Paraneoplastic syndromes in lung cancer. *Curr Opin Oncol.* 1992;4:323.

一篇关于高钙血症、自身免疫性副癌综合征以及癌症恶病质的综述。

34. Rosen SW, Becker CE, Schlaff S, et al. Ectopic gonadotropin production before clin-ical recognition of bronchogenic carcinoma. *N Engl J Med.* 1968;279:640.

男性乳房发育症先于癌症确诊前 1 年出现。

35. Sack G, Levin J, Bell W. Trousseau's syndrome and other manifestations of chronic disseminated coagulopathy in patients with neoplasm. *Medicine (Baltimore).* 1977; 56:1.

回顾了 182 例患者,其中 20% 与肺癌相关,这一比例仅次于胰腺癌(24%)。

36. Sarlani E, Schwartz AH, Greenspan JD, et al. Facial pain as first manifestation of lung cancer: a case of lung cancer-related cluster headache and a review of the litera-ture. *J Orofac Pain.* 2003;17:262 – 267.

总结 32 例面部疼痛患者,提示不典型或难治性面部疼痛患者应考虑肺癌可能。

37. Schiller JH, Jones JC. Paraneoplastic syndromes associated with lung cancer. *Curr Opin Oncol.* 1993;5:335.

回顾性综述肺癌综合征患者内分泌和神经症状诊断和治疗的进展。

38. Seyberth HW, Segre GV, Morgan JL, et al. Prostaglandins as mediators of hypercal-cemia associated with certain types of cancer. *N Engl J Med.* 1975;293:1278.

高钙血症患者尿中前列腺素代谢物水平升高,而前列腺素抑制剂可逆转高钙血症。

39. Silva OL, Becker KL, Primack A, et al. Ectopic secretion of calcitonin by oat-cell carcinoma. *N Engl J Med.* 1974;290:1122.

患者均无症状,血钙水平正常。

40. Yatura S, Harrara E, Nopajaroonsri C, et al. Gynecomastia attributable to human chorionic gonadotropin-secreting giant cell carcinoma of lung. *Endocr Pract.* 2003;9: 233 – 235.

分泌 HCG 的癌症可能导致男性乳房发育症,这一症状可通过肿瘤治疗得以改善。

第105章 胸膜肿瘤性疾病

Henri G. Colt

流行病学和病理生理学

胸膜肿瘤性疾病可以是由胸膜表面细胞（如间皮组织）引起的原发性肿瘤，或胸腔内或胸腔外引起的转移性肿瘤。多数胸膜肿瘤为转移性，组织学表现与原发性肿瘤相似，通常与放射学表现为明显的胸腔积液或胸膜增厚相关。

胸膜原发肿瘤罕见，分为良性间皮瘤（如实性型或局限纤维型）和弥漫性恶性间皮瘤。胸膜孤立性纤维型肿瘤男女发病率相似，发病高峰年龄为40~60岁。吸烟和石棉暴露不会增加良性肿瘤的风险，良性肿瘤通常包膜完整，组织学由纤维成分组成。据报道，类似的病变是胸膜炎症后肿瘤，由此推测它们可能与间皮细胞受到各种刺激有关。过去的研究通过免疫组织化染色、电子显微镜和组织培养技术，认为肿瘤为间充质来源，但现今多数学者支持肿瘤是来自多种具有分化潜能的成纤维细胞。

另一方面，虽然恶性胸膜间皮瘤（MPM）也很少见，但其发生与职业暴露密切相关，近80%的MPM患者有石棉暴露史。其他转移性恶性胸膜肿瘤（也称为胸膜癌病或继发胸膜转移）的发病机制尚不清楚。最常见的是由肺癌、乳腺癌和胃肠道腺癌引起，这些肿瘤的预后差，中位生存期仅约9个月。其他少见原发肿瘤为卵巢、胰腺、肝脏、肾脏、子宫、肾上腺、睾丸、喉和甲状腺。此外，良性盆腔肿瘤也可能引起胸腔积液和腹水（Meigs-Salmon综合征），这些症状会随着肿瘤的切除而消退。非小细胞肺癌转移导致的恶性胸膜疾病预后更差，促使最近的TNM分期由T4升至M1。

临床表现和诊断

30%~40%的胸膜肿瘤患者在确诊时没有临床症状；其他主诉包括胸痛、咳嗽、呼吸困难和体重减轻。肿瘤可生长至十分巨大。瘤体可通过蒂附着在胸膜上,当患者体位改变时,可感到有东西在胸部移动。有时还会影响膈肌表面。极少数患者还可出现肺叶萎陷或上腔静脉阻塞。它们可以表现为胸片或 CT 显示的广泛壁胸膜异常和胸膜增厚。肿瘤很少累及脏胸膜,如果累及影像学表现为孤立的肺部结节。患有癌症但没有胸腔积液的患者死后尸检经常可以发现继发的胸膜转移。这些胸膜转移可能是通过血液播散。但也有一些学者强调淋巴管阻塞的作用,因为在胸腔镜检查时常常可以见到沿着肋下和肋后胸膜壁层肿胀的淋巴管。

患有良性胸膜疾病的患者,查体通常无明显异常,常见的临床表现包括杵状指(< 20%)和类似风湿性关节炎的骨关节病或关节病(< 15%)。胸片通常提示局限性肿物;不到 15% 的病例会出现胸腔积液。肿瘤体积较大的患者,已报道有低血糖症。虽然针吸活检、胸腔积液细胞学检查或胸膜活检可能提示诊断,但对于胸膜孤立性纤维瘤的确诊通常都需要胸腔镜、CT 引导下的针吸活检或开胸术。术前鉴别诊断包括各种与胸膜渗出相关的疾病,例如,恶性间皮瘤、转移癌、肉瘤以及奇异的假瘤。外科手术切除一般可以治愈,但当肿瘤侵犯血管、神经或纵隔时,手术会很困难。初次切除后肿瘤通常不会复发。患者的关节病多在肿瘤切除后消退,但在肿瘤复发后可能重新出现,并可通过肿瘤切除再次消退。

对于可疑恶性间皮瘤的患者,除需明确的职业接触史外,还需要组织学诊断。胸腔积液细胞学结果通常模棱两可。新近研究表明血清间皮相关蛋白和骨桥蛋白的作用,但这些标志物只能支持推测性诊断。胸膜间皮瘤较为罕见,占一般人群中总的癌症死亡率 < 1% ;但是,目前发生率存在上升趋势,原因如下:①石棉职业暴露的延迟效应;②病理医师逐渐增高的知晓率;③更准确的诊断方法的出现,如电子显微镜和免疫组化。目前美国每年新发间皮瘤大约为 2000 例。恶性间皮瘤还需与其他肿瘤区分开,如累及胸膜的软组织肉瘤、白血病或淋巴瘤。

恶性间皮瘤也可作为睾丸腹膜和阴道的原发性肿瘤发生。尽管患者可同时患有胸膜和腹膜间皮瘤,但是目前胸膜间皮瘤和其他部位间皮瘤同时发生的病例还未见报道。病理学上,MPM 肿瘤早期为小的单发或多发、白色或灰色病灶;之后,它可能会产生厚厚的、凝胶状、灰粉色的包裹受累肺的鞘。需要特别注意的是,胸腔镜下的表现可能导致误诊。例如,胸腔镜下 1A 期恶性间皮瘤脏胸膜多正常或表现为大小结节的结合体,累及脏胸膜和(或)壁胸膜。

　　组织学上,肿瘤由上皮细胞和间充质细胞(纤维肉瘤)组成,分为上皮型(54%)、纤维肉瘤型(21%)或混合型(25%)。上皮间皮瘤是最常诊断的组织学类型。可见 7 种类型的上皮型间皮瘤,最常见的为管状乳头状型。肉瘤型间皮瘤约占 20%,并且角蛋白染色通常阳性,这与大多数肉瘤不同。20%的上皮型间皮瘤可产生透明质酸,可通过特定染色确定。透明质酸增加了间皮瘤患者胸腔积液的黏度。据报道,88%的间皮瘤患者癌胚抗原(CEA)阴性。免疫组化染色可帮助从诊断中排除间皮瘤。在大多数情况下,胸膜肿瘤的免疫组织学和超微结构分析可以准确诊断间皮瘤,但 CEA、Leu－M1 和黏液蛋白胭脂红染色这些检测也很有必要。当发现诸如长而细的微绒毛等异常时,可使用电子显微镜辅助诊断。关于胸膜恶性肿瘤的生物学标志物的研究越来越多,MPM、腺癌、正常或良性间皮细胞的差异基因正在评估当中。

　　对于一些患者,应该仔细分析患者的暴露史、临床病史、免疫组化染色以及超微结构分析、临床和影像学进展(通常是与胸膜增厚和呼吸困难相关的肺渐进性萎陷)和尸检结果(死亡患者),才能进行回顾性诊断。虽然恶性间皮瘤的发病机制尚不清楚,但石棉是最重要的致病因素。此结论是基于:①回顾性研究显示石棉工人中高恶性间皮瘤发生率(300×)明显高;②研究表明新发间皮瘤病例与对照组相比,石棉暴露的发生率更高;③与对照组相比,恶性间皮瘤患者肺中石棉纤维含量显著增高(95%)。石棉暴露史从石棉最初使用到最终使用(石棉产品的操作者,如建筑工人)的转移,诱导间皮瘤所需的石棉暴露量目前还未确定,仅仅是推测。吸烟并非恶性间皮瘤的危险因素,但可显著增加石棉暴露者肺癌的发生风险。组织学、生物学、细胞学的各种预后因素作用仍存争议,如肿瘤标本的微血管密度、COX－2 的过表达、MIB－1 的水平、SV40 病毒(一种 DNA 病毒,经胸腔注射后可 100%诱导豚鼠间皮瘤的发生)。

　　石棉暴露可以是职业性的,如纺织、码头、矿业、隔热绝缘和建筑工业,或可在环境中发生,如居住在石棉矿或石棉制造厂附近。暴露甚至还可以是石棉工人的家庭成员接触过工人的工作服。因此,暴露水平看起来并不连续,纤维负荷可能并没有预期的那么重要。纤维的大小可能是重要的,尽管所有类型的石棉都可诱导间皮瘤,但大而细的纤维比短而粗的纤维更具致瘤性。不同类型的石棉纤维的致瘤性各不相同。长度/横径比最大的纤维致癌性最强,但是短纤维的致瘤性也不应排除。角闪石,特别是青石棉

（还包括铁石棉、直闪石、透闪石和阳起石），与蛇纹石相比（如温石棉）与恶性间皮瘤的关系更密切。

暴露的强度和时间与肿瘤发生率存在直接关系。暴露强度与出现时间成反比。工厂工人从暴露到出现（潜伏期）约为 29 年，而其他环境暴露则为 48 年。吸入石棉纤维并沉积在较小的细支气管和肺泡水平，由肺泡巨噬细胞消化吞噬并被含铁蛋白质包裹。石棉纤维是间皮细胞恶性转化的启动剂和引发剂。一旦吸入，石棉纤维无法消解也无法排出，因此间皮瘤的终生危险随时间推移而增加。

还可以看到其他无石棉出现间皮瘤的原因，包括天然存在的纤维性硅酸盐 - 毛沸石，一种纤维化沸石。在土耳其中部的一个村庄，那里的人们使用这种矿物质作为建筑材料，当地居民的恶性间皮瘤发病率居世界第一。尽管至少有一项研究提示遗传易感性影响人工矿物纤维的致癌性（毛沸石），但多数人工纤维（例如，陶瓷纤维、玻璃纤维和岩石纤维）尚未明确会引起间皮瘤。

CT 扫描和传统的 TNM 分期系统常用于疾病诊断，国际间皮瘤学会的分期系统则用于确定治疗后的疾病程度和预后估计。越来越多的使用磁共振和 CT 可帮助患者准确分期，新近研究结果表明，^{18}F - FDG - PET 在 MPM 与良性疾病鉴别诊断、分期和监测复发方面具有优势。根据最新的 ERS - ESTS 指南，国际专家组并没能就分类系统达成共识（目前至少有五种不同的分类系统在使用）。该指南的作者仍然指出，在疾病管理方面，临床状态和组织病理学亚型仍是唯一重要的临床因素。

与胸膜孤立性纤维型肿瘤患者相比，几乎所有恶性间皮瘤患者就诊时都有症状。而以胸腔积液的影像学表现为偶然发现也越来越常见。常见主诉为持续的胸痛（43%），偶尔为体位性的，但本质上很少是胸膜炎性的。呼吸困难是另一常见主诉（27%），伴或不伴胸痛。咳嗽（19%）、体重减轻（13%）和发热（7%）也会出现。其中，体重减轻提示预后不良。

体格检查常可发现胸腔积液的证据。杵状指不常见（<5%）。胸部听诊可闻及单侧呼吸音减低、粗湿啰音、鸣音和胸膜心包摩擦音。霍纳综合征、声嘶、肿瘤沿针吸部位或手术切口穿透胸壁生长等现象现都已不常见。胸部放射学典型表现为单侧胸腔积液、胸膜结节或增厚，或局部肿物。大量胸腔积液而无纵隔移位至对侧的应怀疑间皮瘤，特别是有石棉接触史的患者。邻近胸膜病灶处可能出现肋骨破坏。间质纤维化改变或膈胸膜钙化提

示曾有石棉暴露史,但不表示是 MPM。CT 可显示胸膜钙化、明显的胸膜肿物以及邻近结构侵犯或腹部扩散;但这些在放射学上不明显。

　　恶性间皮瘤的组织学诊断十分困难。痰细胞学阴性,支气管镜检查通常提示无气道内病变;但偶尔可观察到纵隔胸膜增厚、大量胸腔积液造成支气管外压,或肺容积减少。胸腔穿刺术检测到的胸腔积液通常为淡黄色,但30%~50%的病例也可呈血清色或血性。通常蛋白水平增高,范围在 35g/L 到 55g/L;乳酸脱氢酶水平增高。因为良、恶性间皮细胞形态相似,所以细胞学诊断价值有限。

　　Abrams 或 Cope 针吸胸膜活检可确诊,但通常提供的组织标本不足。CT引导的胸膜活检可提高诊断率。胸腔镜检查可提供足够组织样本、完全清除胸腔积液、全面检查壁胸膜和脏胸膜表面情况、评估肺膨胀性,还可以在可视的情况下,对肋部和隔膜胸膜正常和异常区域进行活检。尽管可能会出现假阴性结果,但这一操作仍是最常用的诊断方法。如不计划进行胸膜内化疗,可行胸腔镜镜滑石粉胸膜固定术,该方法在 >80% 的患者中成功地防止了液体再积聚。极少情况下需通过开胸手术明确诊断。除非开放性壁胸膜活检仍不能明确诊断,否则不应进行开胸手术。如遇疑难病例或进行临床试验时,需要一个独立病理学家小组。

　　恶性间皮瘤属于进展、致命性疾病。随疾病进展,患者可能出现下、上腔(或两者)静脉阻塞或心包受累的症状。也可侵犯胸廓软组织、同侧肺、对侧胸膜、锁骨上淋巴结和腹腔。远处转移至骨、肝或脑的情况罕见。外科减瘤手术证据有限。积极的外科手术切除、放射治疗和化学治疗都可能产生不良的后果。使用联合治疗的新型方案正在评估中,但还未见明确效果(中位生存期为 20~24 个月)。在有经验的治疗中心,通过采用包括根治性手术(胸膜外全肺切除术)在内的联合性治疗方案可以使该病达到很低的死亡率(5%),但发病率仍然很高。在确诊初期就可使用联合化疗,但根据英国胸科协会研究报道,其与最佳支持性治疗相比没有生存获益。新的基因治疗方案仍处于实验阶段,尚未证明可明显改变结果。姑息性放疗可能有利于控制疼痛,但是放疗的剂量需严格控制。预防性放疗在胸腔镜检查、胸廓切开术或胸导管肿瘤种植中的作用尚不清楚。

　　继发性转移性胸膜受累是最常见的肿瘤性胸膜疾病。常见的临床表现为胸腔积液,可能与脏胸膜或壁胸膜植入物、外周或纵隔淋巴和静脉阻塞、胸导管阻塞或以上机制组合发生有关。肿瘤性淋巴阻塞和(或)肿瘤的胸导管侵袭可导致乳糜胸。

转移性胸膜肿瘤的临床表现与原发肿瘤的状态和胸腔积液量有关。如果积液量较大,则会出现非常严重的呼吸困难。当放射学上表现为纵隔向胸腔积液侧偏移(提示肺不张)、潜在的肺实质、纵隔肿物或肋骨糜烂等现象均提示恶性倾向。对这些病例行胸腔镜或胸管置入术前,应先行纤维支气管镜检查排除支气管阻塞的情况。胸膜转移性肿瘤的诊断主要依据对胸腔积液的评估、活检标本的病理学评估或两者结合。典型表现为渗出液,多为血性。长期存在的积液,葡萄糖值很低,pH 值 < 7.35。白细胞计数低,以淋巴细胞为主。多达 70% 的病例可通过细胞学检查确认原发灶。由于重复穿刺术可增加产量,因为胸腔积液恶性细胞负荷量随着时间的推移会增加,并且恶性疾病本身也会进展,所以重复性胸腔穿刺可提高阳性率。

闭合针胸膜活检诊断率可达 50%,结合细胞学检查诊断率可达 90%。胸腔镜检查通常可以明确诊断(唯一的假阴性可能是由于患者处于恶性间皮瘤早期),还方便胸膜固定术或留置胸膜导管。复发性积液的治疗包括胸膜内滴注硬化剂,如奎纳克林、小型棒状杆菌、氮芥、米特蒽醌、多西环素、米诺环素、四环素(已不再上市)、碘、博来霉素;也可采用胸膜摩擦固定术或胸膜切除术。对生存时间以周来计算的患者,才可优先考虑胸膜固定术后留置小口径胸导管由于反复抽吸。不含石棉的无菌滑石粉是最有效和最经济的胸膜固定剂,无论采用悬浊液还是喷入给药方式,均可达到相同的治疗效果。胸膜炎性胸痛和发热是最常见的不良反应。导管注入浆液后患者不需变换体位。对于萎陷肺的患者采用胸腔内胸导管留置十分必要,对于复发性症状性恶性胸腔积液、不能耐受胸膜固定术或不愿住院治疗的患者,这一技术提供了大量有利的结果。

(李莉 译 孙昕 审校)

参考文献

1. Baas P. Predictive and prognostic factors in malignant pleural mesothelioma. *Curr Opin Oncol*. 2003;15:127 – 130.

   总结目前已知的预后指标、分子生物学研究进展以及 SV40 的潜在作用。

2. Berghmans T, Paesmans M, Lalami Y, et al. Activity of chemotherapy and immuno-therapy on malignant mesothelioma: a systematic review of the literature with meta-a-

nalysis. *Lung Cancer.* 2002;38:111 - 121.

顺铂仍然是目前恶性间皮瘤化疗最有效的单药,建议将来的随机临床试验采用顺铂联合阿霉素作为对照研究方案。

3. Britton M. The epidemiology of mesothelioma. *Semin Oncol.* 2002;29:18 - 25.

对目前间皮瘤相关的致病纤维方面存在的争议进行了概括。

4. Bourdes V, Boffetta P, Pisani P. Environmental exposure to asbestos and risk of pleural mesothelioma: review and meta-analysis. *Eur J Epidemiol.* 2000;16:411 - 417.

一篇全面及时的综述。

5. Colt HG. Thoracoscopic management of malignant pleural effusions. *Clin Chest Med.* 1995;16:505.

总结该检查方法的诊断及治疗作用,以及这种微创技术越来越多地在胸膜疾病中使用的现状。

6. Dogan AU, Baris YI, Dogan M, et al. Genetic predisposition of fiber carcinogenesis causes a mesothelioma epidemic in Turkey. *Cancer Res.* 2006;66:5063 - 5068.

提出了高风险人群的遗传学问题。

7. Eibel R, Tuengerthal S, Schoenberg SO. The role of new imaging techniques in diagnosis and staging of malignant pleural mesothelioma. *Curr Opin Oncol.* 2003;15:131 - 138.

描述了国际间皮瘤组织最新的分级系统,以及该类人群中使用增强磁共振成像技术和正电子发射断层扫描技术的优劣。

8. England DM, Hochholzer L, McCarthy MJ. Localized benign and malignant fibrous tumors of the pleura: a clinicopathologic review of 223 cases. *Am J Surg Pathol.* 1993;17:876.

总结了223例胸膜肿瘤患者,其中141例为良性,82例为恶性。症状包括胸痛、呼吸困难以及咳嗽。1/4的患者还表现为低血糖症、杵状指以及胸腔积液。2/3肿瘤侵犯脏胸膜。肿瘤可位于肺脏周边缝隙等不典型位置。恶性肿瘤中,45%可通过手术切除治愈。这些病变多有蒂或较完整的包膜。可切除性是评估临床预后最重要的指标。

9. Francis RJ, Byrne MJ, van der Schaaf AA, et al. Early prediction of response to chemotherapy and survival in malignant mesothelioma using a novel semiautomated 3 - dimensional volume based analysis of serial 18F - FDG PET scans. *J Nucl Med.* 2007; 48:1449 - 1458.

FDG - PET具有较好的应用前景,但需更多研究证实,尤其是该技术是否可用于疾病诊断及评估疾病的进展和复发性。

10. International Mesothelioma Interest Group. A proposed new international TNM staging system for malignant mesothelioma. *Chest*. 1995;108:1122.

总结和描述了过去的分级系统,提出一种新的分级系统,可能为前瞻性临床试验提供结果分析框架。

11. Janssen JP, Collier G, Astoul P. Safety of pleurodesis with talc poudrage in malignant pleural effusion: a prospective cohort study. *Lancet*. 2007;369:153 – 159.

证明撒石灰粉有效性和安全性的里程碑式的研究。

12. Marchevsky AM, Wick MR. Current controversies regarding the role of asbestos exposure in the causation of malignant mesothelioma: the need for an evidence-based approach to develop medicolegal guidelines. *Ann Diagn Pathol*. 2003;7:321 – 332.

关于石棉是否为间皮瘤发病因素的高水平综述。

13. Mitchell JD. Solitary fibrous tumor of the pleura. *Semin Thorac Cardiovasc Surg*. 2003;15:305 – 309.

总结了间皮细胞来源的良性肿瘤的临床表现、影像学表现以及手术治疗方式。

14. Mohanty SK, Dey P. Serous effusions: diagnosis of malignancy beyond cytomorphology: an analytic review. *Postgrad Med J*. 2003;79:569 – 582.

概括了用于胸膜癌症鉴别诊断的细胞病理学技术,包括流式细胞术、免疫荧光染色、端粒酶活性测定、聚合酶链式反应以及癌基因产物检测。

15. Powers A, Carbone M. The role of environmental carcinogens, viruses, and genetic predisposition in the pathogenesis of mesothelioma. *Cancer Biol Ther*. 2002;1:348 – 353.

概括包括猿猴病毒 40 以及其他遗传性因素在内的最新的研究进展。

16. Rahman NM, Ali NJ, Brown G, et al. Local anaesthetic thoracoscopy: British Thoracic Society pleural disease guideline 2010. *Thorax*. 2010;65:ii54 – ii65.

一篇高水平综述,引入了一个新的术语(局部麻醉胸腔镜检查)。

17. Roberts ME, Neville E, Berrisford RG. Management of a malignant pleural effusion: British Thoracic Society pleural disease guideline 2010. *Thorax*. 2010;65(suppl 2): ii32 – ii40.

一篇高水平综述,包括众多参考文献。

18. Scherpereel A, Astoul P, Baas P, et al. Guidelines of the European Respiratory Society and the European Society of Thoracic Surgeons for the management of malignant pleural mesothelioma. *Eur Respir J*. 2010;35:479 – 495.

一篇包含众多参考文献的经典文章。

19. Stahel RA, Weder W, Felip E. Malignant pleural mesothelioma: ESMO clinical rec-

ommendations for diagnosis and follow-up. *Ann Oncol*. 2008;19:ii43 – ii44.
另一篇"指南"。

20. Stathopoulos GT. Translational advances in pleural malignancies. *Respirology*. 2011; 16:53 – 63.
一篇关于转化研究新进展的高水平且通俗易懂的综述。

21. Tomek S, Emri S, Krejcy K, et al. Chemotherapy for malignant pleural mesothelioma: past results and recent developments. *Br J Cancer*. 2003;88:167 – 174.
总结既往临床试验和结果,提示培美曲塞等抗代谢药物与铂类化合物合用可能有较好的治疗效果。

22. Van Ruth S, Bass P, Zoetmulder FA. Surgical treatment of malignant pleural mesothelioma. *Chest*. 2003;123:551 – 561.
关于患者经历手术切除所得治疗收益的简明综述,包括对腔内治疗问题的讨论。

索 引